HANDBUCH DER NEUROLOGIE

HERAUSGEGEBEN

VON

O. BUMKE UND **O. FOERSTER**

MÜNCHEN BRESLAU

ZEHNTER BAND

SPEZIELLE NEUROLOGIE II

ERKRANKUNGEN DER WIRBELSÄULE DES SCHÄDELS MIT NEBENHÖHLEN UND DER HÜLLEN

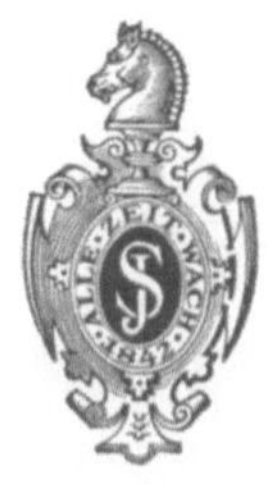

BERLIN
VERLAG VON JULIUS SPRINGER
1936

ERKRANKUNGEN DER WIRBELSÄULE DES SCHÄDELS MIT NEBENHÖHLEN UND DER HÜLLEN

BEARBEITET VON

N. ANTONI · H. BRUNNER · L. EHRENBERG
O. HIRSCH · M. LANGE · H. PETTE · W. SCHULZE

MIT 105 ABBILDUNGEN

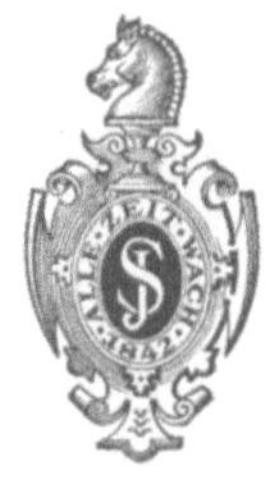

BERLIN
VERLAG VON JULIUS SPRINGER
1936

ISBN 978-3-540-01233-7 ISBN 978-3-642-48662-3 (eBook)
DOI 10.1007/978-3-642-48662-3

Softcover reprint of the hardcover 1st edition 1936

Inhaltsverzeichnis.

Affektionen der Wirbelsäule.

Affektionen des Schädels mit Nebenhöhlen.

Erkrankungen der Hüllen des Zentralnervensystems.

Affektionen der Wirbelsäule.

Erkrankungen der Wirbelsäule.

Von MAX LANGE-München.

Mit 22 Abbildungen.

Wirbelsäule, Rückenmark und Nervenwurzeln bilden eine bedeutungsvolle Einheit. Die engen räumlichen Beziehungen dieser Teile zueinander bringen es mit sich, daß die verschiedensten Veränderungen, die sich an der gesamten Wirbelsäule oder an einzelnen Teilen der Wirbelsäule abspielen, leicht das Rückenmark oder die Nervenwurzeln in Mitleidenschaft ziehen. Das Auftreten von Rückenmarksstörungen, Wurzelreizerscheinungen oder Nervenausfällen ist deshalb keine Seltenheit, und die Verhältnisse liegen in manchem Fall sogar so, daß die Störungen von seiten des Nervensystems die ersten Zeichen sind, die als Ausdruck einer bestehenden Wirbelsäulenerkrankung festgestellt werden.

Die Ausfälle des Nervensystems zeigen bei den einzelnen Wirbelsäulenerkrankungen wohl gewisse Unterschiede, aber sie tragen im allgemeinen doch den Stempel einer gewissen Gleichförmigkeit. Dies kommt daher, daß der Charakter der Nervenerscheinungen in erster Linie durch den Sitz der Wirbelerkrankung und erst in zweiter Linie durch die besondere Art der Wirbelsäulenerkrankung bestimmt wird. So können entzündliche Erkrankungen der Wirbelsäule, wie z. B. die Tuberkulose, die gleichen Ausfallserscheinungen des Nervensystems hervorrufen wie Veränderungen, die nur auf eine Formverunstaltung der Wirbelsäule wie bei der Kyphoskoliose beruhen. Eine gute Kenntnis der verschiedenen Wirbelsäulenerkrankungen ist deshalb auch für den Neurologen unentbehrlich.

Für die Diagnose der Wirbelsäulenerkrankungen, die oft mit beträchtlichen Schwierigkeiten verbunden ist, kann schon die gewöhnliche *Rückenuntersuchung* ausschlaggebend oder wenigstens richtungsbestimmend für den ganzen weiteren Untersuchungsgang sein. Es muß zuerst darauf geachtet werden, ob die Form und die Stellung des Rumpfes normal ist; sodann muß eine Untersuchung darauf vorgenommen werden, ob eine Bewegungseinschränkung der Wirbelsäule besteht oder nicht. Die Wirbelsäule ist normalerweise senkrecht über dem Becken aufgerichtet und hat drei Ausbiegungen in der sagittalen Ebene, eine Lordose an der Hals-, eine Kyphose an der Brust- und wieder eine Lordose an der Lendenwirbelsäule. In der Frontalebene ist die Wirbelsäule für das bloße Auge des Untersuchers gerade, während das Röntgenbild oder das pathologische Präparat auch normalerweise nicht selten geringfügige Abweichungen erkennen läßt.

Eine sorgfältige *Bewegungsprüfung* der Wirbelsäule ist für die Diagnosenstellung jeder Wirbelsäulenerkrankung unerläßlich. Ist ein großer Teil der Wirbelsäule versteift, so erkennt man das beim Vorwärtsbeugen des Rumpfes daran, daß sich die Wirbelsäule nicht in einem leicht nach oben gerichteten Bogen einstellt, sondern daß der Rumpf eine mehr gerade Linie bildet. Teilweise Versteifungen eines Wirbelsäulenabschnittes lassen sich besonders gut bei den seitlichen Bewegungen der Wirbelsäule feststellen. Bei dem Beugen nach der Seite stellt sich normalerweise die Wirbelsäule in einen gleichmäßigen nach der Gegenseite gerichteten konvexen Bogen ein. Besteht eine teilweise Versteifung, so wird der Bogen an der Versteifungsstelle abgeflacht (s. Abb. 1) oder, wenn die Versteifung wie bei mancher Skoliose hochgradig ist, so wird der Bogen im Bereiche der Versteifung nach der umgekehrten Seite ausgebuchtet. Die Untersuchung erleichtert man sich, indem man die Dornfortsatzreihe mit einem Farbstift auf der Haut aufzeichnet. Mit der Feststellung einer Wirbelsäulenversteifung darf man sich nicht begnügen. Eine abnorme Wirbelsäulenversteifung ist nicht mehr, wie zu der Zeit als BECHTEREW sein Krankheitsbild beschrieb, ein Krankheitsbegriff, die *Wirbelsäulenversteifung* ist nur ein *Symptom*. Zur Klärung der

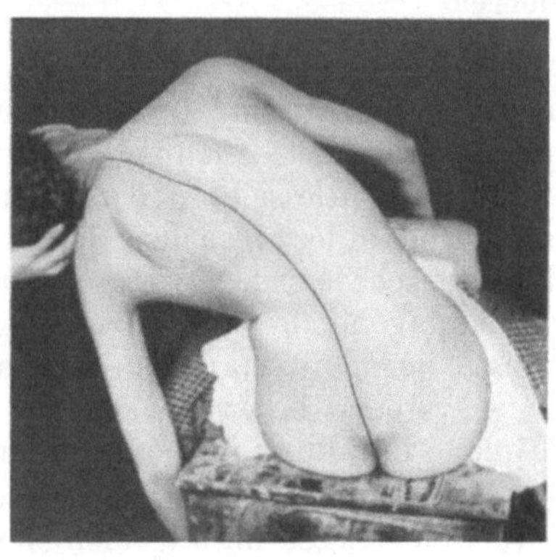

Abb. 1a.

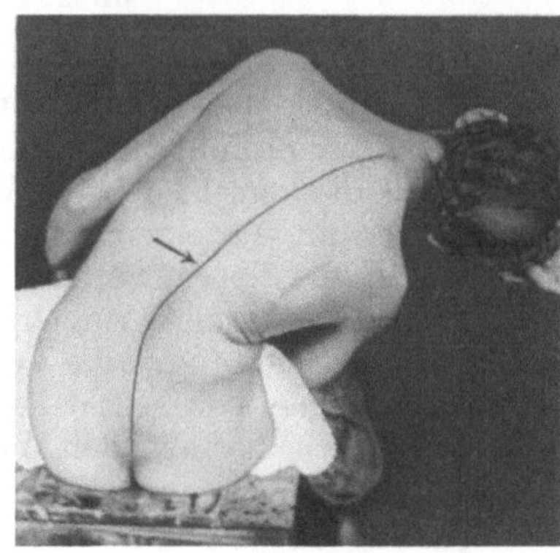

Abb. 1b.

Abb. 1a und b. Bewegungsprüfung der Wirbelsäule auf Versteifung. Beim Biegen nach rechts ist an der Lendenwirbelsäule ein deutlicher Bewegungsausfall feststellbar (→).

Ursache der Wirbelsäulenversteifung ist in vielen Fällen eine ausgiebige Röntgenuntersuchung unerläßlich.

Die Anschauungen über die Wirbelsäulenerkrankungen haben sich in den letzten Jahren vielfach geändert. Das hängt damit zusammen, daß das klinische Bild der Wirbelsäulenerkrankungen durch die Fortschritte der Röntgentechnik wesentlich gefördert wurde, und daß die Pathologie der Wirbelsäule durch die klassischen Arbeiten SCHMORLs neu erschlossen wurde. Auf Grund der so gewonnenen Kenntnisse haben auch die Krankheiten der Wirbelsäule zum Teil eine Umbenennung erfahren. Als Spondylitis werden nur noch die Erkrankungen bezeichnet, bei denen sich wirklich eine infektiöse Entzündung abspielt (tb., osteomyelitische usw.). Die degenerativen Erkrankungen der Wirbelsäule werden je nachdem, ob die Erkrankung ihren Sitz an den Wirbelkörpern oder den Wirbelgelenken hat, als Spondylosis oder Arthrosis deformans benannt. Sind beide Teile, Wirbelkörper und -gelenke betroffen, so spricht man von einer Spondylarthropathie.

I. KÜMMELLsche Wirbelerkrankung.

(Posttraumatische Wirbelkörpernekrose.)

KÜMMELL kennzeichnet das von ihm aufgestellte Krankheitsbild selber zuletzt folgendermaßen: „Bei der posttraumatischen Wirbelerkrankung handelt es sich um ein Trauma oft geringfügiger Art, welches die Wirbelsäule direkt oder indirekt trifft, in seiner sofortigen Wirkung nach wenigen Tagen abklingt, um nach wenigen Monaten scheinbarer Gesundheit mit nur relativ geringen

Beschwerden einen rarefizierenden Prozeß der Wirbelkörper einzuleiten und mit einem Substanzverlust derselben, mit Gibbusbildung, zu enden. Bei diesem Krankheitsprozeß kommt es niemals zur Eiterung wie bei einer tuberkulösen Spondylitis oder zu Verdickungen wie bei luischen Prozessen. Auch die Zackenbildungen, wie man sie von der Spondylosis deformans her kennt, entstehen nicht an dem zusammengebrochenen Wirbelkörper.“ Diese Beschreibung entspricht im wesentlichen der ersten Darstellung des Symptomenkomplexes der Erkrankung, die KÜMMELL schon im Jahre 1891 gab.

VERNEUIL beschrieb 1892 ein ähnliches Krankheitsbild, nur mit dem Unterschied, daß sich die Spätdeformierung eines Wirbels im Anschluß an einen schweren Unfall, an eine Wirbelfraktur ausbilden sollte. In der französischen Literatur spricht man deshalb von der KÜMMELL-VERNEUILschen Spondylitis.

Seitdem das Krankheitsbild der posttraumatischen Wirbelerkrankung aufgestellt wurde, hat es Gegner und Befürworter für das Vorkommen dieser Erkrankung gegeben. Über die Einstellung der deutschen Chirurgen und Orthopäden zu dem Vorkommen der KÜMMELLschen Krankheit gibt das Ergebnis einer Rundfrage guten Aufschluß, das SCHMIEDEN auf dem Chirurgenkongreß 1930 mitteilte. Von 79 Chirurgen und Orthopäden erkennen 38 das Krankheitsbild der KÜMMELLschen Krankheit an, 13 lehnen es ab und 28 haben selber nie einen typischen Fall dieser Erkrankung beobachtet. Das Ergebnis dieser Rundfrage muß zu denken geben, insbesondere die Tatsache, daß so viele namhafte Chirurgen und Orthopäden unter ihrem Material nie eine KÜMMELLsche Krankheit gesehen haben. Auch in der französischen Literatur, wo im Anschluß an die Verhandlungen auf dem Chirurgenkongreß 1930 eine lebhafte Diskussion über die KÜMMELL-VERNEUILsche Krankheit stattfand, wurde keine Einigkeit über das Vorkommen und die Häufigkeit dieser Erkrankung erzielt. Während FROELICH, MOUCHET und andere sie anerkennen, beobachtete z. B. JAILLARD sie nie.

Die Gegner des Krankheitsbildes der KÜMMELLschen Krankheit führen an, daß die Aufstellung eines eigenen Krankheitsbildes der KÜMMELLschen Krankheit ungerechtfertigt sei. Es handelte sich entweder nur um die Spätfolgen übersehener typischer Wirbelfrakturen, oder es hätten überhaupt andere Erkrankungen, wie z. B. eine Tuberkulose vorgelegen, die nicht erkannt wären und die später zur Gibbusbildung Anlaß gegeben hätten. Eine Stütze fand diese Auffassung durch die Untersuchungen von HEILIGTAG, der zeigen konnte, daß die Diagnose der „KÜMMELLschen Spondylitis“ oft nicht mit der genügenden Kritik gestellt worden war.

HEILIGTAG ließ sich von verschiedenen deutschen Berufsgenossenschaften die Akten von 70 Fällen, bei denen eine „KÜMMELLsche Spondylitis“ anerkannt war, zusenden. In allen diesen Fällen wies er nach, daß die Diagnose irrtümlich gestellt war. Oft hat es sich um eine sichere Tuberkulose gehandelt, so daß später schon in den Akten die Diagnose berichtigt war, in vielen Fällen waren es die Folgezustände nach sicheren Wirbelfrakturen gewesen und in anderen Fällen waren keilförmige Verunstaltungen der Wirbelkörper, wie sie durch die Adoleszentenkyphose oder bei der Spondylosis deformans entstehen, für eine „KÜMMELLsche Spondylitis“ gehalten worden.

Daß tatsächlich die Diagnose KÜMMELL-VERNEUILsche Erkrankung manchmal zu weitherzig gestellt wird, zeigt u. a. die Angabe IMBERTs, der unter 88 Wirbelbrüchen 11mal die „KÜMMELL-VERNEUILsche Spondylitis“ beobachtet haben will! Solchen Mitteilungen stehen die einwandfreien Beobachtungen HAUMANs, JOUILLARDs, ISELINs u. a. gegenüber, die unter vielen Hunderten von Wirbelbrüchen und unter Tausenden von Unfällen, die die Wirbelsäule betrafen, keinen einzigen Fall von KÜMMELLscher Krankheit gesehen haben. In diesem Streit der Meinungen ist heute eine Klärung möglich. Wir wissen heute, daß das Krankheitsbild der KÜMMELLschen posttraumatischen Wirbelerkrankung zu Recht besteht. Das *Vorkommen* dieser Erkrankung ist *durch einzelne klinische*

Beobachtungen erwiesen (Gold). Es ist in den letzten Jahren gelungen, einzelne Fälle mit beweisenden Röntgenbildern zu beobachten. Es war in den Fällen so, daß nach einem anfangs röntgennegativen Befund nach einem Zwischenraum von mehreren Monaten eine keilförmige Formveränderung des Wirbels entstanden war (Bressot, Rigler, Solkard). *Auch die pathologischen Unterlagen* für die posttraumatische Wirbelerkrankung, die bisher völlig fehlten, wurden in den letzten Jahren *erbracht*. So beobachtete Schmorl einige typische Fälle von Kümmellscher Krankheit. Er fand an den zusammengebrochenen Wirbeln eine hochgradige Zerstörung der Spongiosa, ohne daß irgendwelche entzündliche Erscheinungen nachweisbar waren, auch fehlten irgendwelche Callusbildungen. Die Ursache dieser Veränderungen sieht Schmorl in einer traumatischen Schädigung der Spongiosa, wodurch es zu Ernährungsstörungen des verletzten Wirbels kommt. Die Erkrankung erstreckt sich nur auf die Wirbelkörper, die Zwischenwirbelscheiben sind fast unversehrt und insbesondere die knorpeligen Schlußplatten der Wirbelkörper sind unverändert. Ferner konnte Schmorl die wichtige Tatsache feststellen, daß Infraktionen und selbst Frakturen vorkommen können, ohne daß die Menschen während ihres Lebens etwas davon gewußt hatten. Die Regel ist, daß diese Verletzungen ohne Dauerschaden und insbesondere ohne Ausbildung einer posttraumatischen Spätschädigung ausheilen. In einzelnen solchen Fällen entwickelt sich aber eine fortschreitende Nekrose der Spongiosa mit Wirbelkörperschwund.

Auf Grund dieser Kenntnisse müssen wir annehmen, daß es tatsächlich, wie Kümmell immer wieder betont hat, schon nach geringfügigen Traumen der Wirbelsäule zu einer späteren Deformierung und zu einem teilweisen Schwund eines Wirbelkörpers einmal kommen kann. Für den Neurologen gewinnt das Krankheitsbild dadurch ein besonderes Interesse, daß *selbst Markschädigungen mit Lähmungserscheinungen an den Beinen und von Blase und Mastdarm* beobachtet sind (Gold, Schmieden). Eine solche Entwicklung ist aber etwas Außergewöhnliches. *Es müssen ganz besondere Verhältnisse vorliegen, weshalb die normale Knochenheilung ausbleibt und weshalb sich an eine anfangs umschriebene Spongiosaschädigung ein Zusammenbruch des ganzen Wirbels entwickelt.* Über die Gründe im einzelnen sind wir noch nicht unterrichtet. Die Verhältnisse dürften ähnlich wie bei anderen Knochenverletzungen z. B. am Schenkelhals liegen. Durch die Verletzung wird eine so weitgehende Ernährungsstörung gesetzt, daß eine fortschreitende Nekrose entsteht, und daß die normalen Heilungsvorgänge der Fraktur ausbleiben. Wenn noch außerdem eine zu frühzeitige Belastung hinzukommt, bricht der weiche, wenig widerstandsfähige Knochen zusammen. Das gleiche beobachtet man auch bei Infraktionen des Calcaneus, wenn der Fuß belastet wird, bevor die Schädigungen im Spongiosabau wieder ausgeglichen sind. Der Wirbelkörper eines Jugendlichen erscheint uns gefährdeter als der eines Erwachsenen, weil der wachsende Knochen auf eine Ernährungsstörung stärker reagiert als ein ausgewachsener Knochen.

Ebenso wie nach leichten Schädigungen des Wirbelkörpers kann es auch nach schweren Verletzungen, nach vollständigen Wirbelbrüchen zu einer späteren Deformierung des Wirbelkörpers kommen. Das dürfte nur für die Fälle zutreffen, die nicht auf Wirbelbruch behandelt wurden und bei denen infolge der zu frühzeitigen Belastung (Stahl) die Frakturheilung ausbleibt. Außerdem dürften diese Fälle eine individuelle mangelnde Knochenheilungstendenz haben, genau so wie man das auch nach Brüchen der Röhrenknochen beobachtet. So fand Schmorl bei den Fällen mit Kümmellscher Krankheit nicht die geringste Callusbildung. Nimmt man an, daß eine zu frühe Belastung eines unerkannten Wirbelbruches die Entstehung der Kümmellschen Krankheit fördert, so wird es verständlich, weshalb an dem großen Material der Unfallkrankenhäuser in den letzten 10 Jahren keine solche Erkrankung beobachtet wurde. Die Wirbelbrüche waren erkannt und die Wirbelkörper erhielten Ruhe und Zeit zur Heilung.

Die KÜMMELLsche Wirbelerkrankung, die früher als Spondylitis bezeichnet wurde, hat mit einer Entzündung, wie die pathologisch-anatomischen Untersuchungen SCHMORLs gelehrt haben, nichts zu tun. Man soll deshalb den *irreführenden Namen Spondylitis fallen lassen* und *statt dessen* von einer *posttraumatischen Wirbelkörpernekrose* sprechen. Dieser Name wird den pathologisch-anatomischen Befunden gerecht.

Mit der Möglichkeit der Entwicklung einer posttraumatischen Spätschädigung nach einem Wirbelsäulenunfall muß man rechnen. Ihr Vorkommen ist aber äußerst selten. Je mehr Röntgenaufnahmen man nach Wirbelsäulenunfällen bald nach dem Unfall macht, um keine Fraktur zu übersehen, um so weniger posttraumatische Späterkrankungen wird man beobachten. Die *Prognose* der posttraumatischen Wirbelkörpererkrankung ist nicht günstig. Der Wirbelkörperschwund schreitet, wenn keine Behandlung erfolgt, ungehemmt fort. Das kann so weit gehen, daß nur noch geringe Spongiosareste zwischen den Bandscheiben, die oben und unten den Wirbelkörper begrenzt haben, übrigbleiben (M. B. SCHMIDT, SCHMORL) (s. Abb. 2). Wenn es zu ausgedehnten Lähmungen kommt, kann die Erkrankung selbst tödlich enden (GOLD). Ist ein fortschreitender posttraumatischer Wirbelkörperschwund sichergestellt, so muß durch eine Behandlung für eine Entlastung des erkrankten Wirbelkörpers gesorgt werden. Die notwendige Stütze wird der Wirbelsäule durch ein Korsett gegeben, in einzelnen Fällen wird sogar die Behandlung in einer Liegeschale nötig sein. Auch die operative Schienung der Wirbelsäule im Bereich des Wirbels, in dem sich die Spongiosanekrose abspielt, ist empfohlen worden.

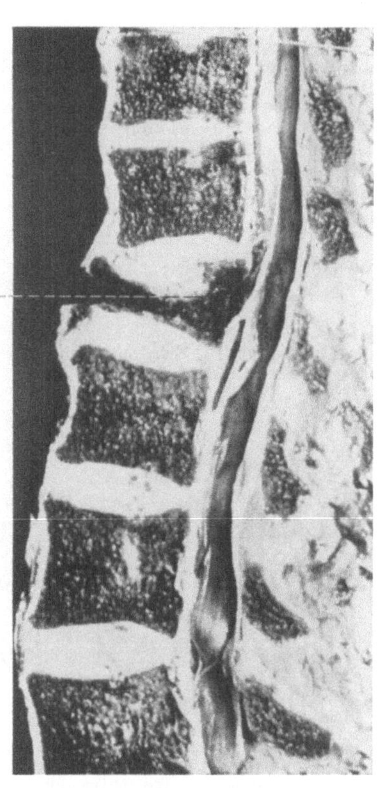

Abb. 2. KÜMMELLsche Erkrankung des 11. Brustwirkelkörpers. An der Stelle des Wirbelkörpers findet sich nur noch ein bröckliges Gewebe mit spärlichen Resten nekrotischer Knochenbälkchen (1). (Aus SCHMORL-JUNGHANNS.)

II. Spondylosis und Arthrosis deformans (Spondylarthropathie).

Es gibt an der Wirbelsäule zwei Krankheiten, die beide der Ausdruck von Abnützungserscheinungen sind. Die eine Erkrankung spielt sich an den Wirbelkörpern ab (Spondylosis deformans) und die andere hat ihren Sitz in den Wirbelgelenken (Arthrosis deformans).

1. Spondylosis deformans.

Die *Spondylosis deformans* hatte schon lange die Aufmerksamkeit der Kliniker und Pathologen auf sich gezogen. Dadurch sind wir heute über das **pathologisch-anatomische Bild** recht gut unterrichtet.

Schon ROKITANSKY hatte darauf hingewiesen, daß die Ursache der deformierenden Wirbelkörpererkrankung eine Degeneration der Zwischenwirbelscheiben ist. Durch die umfassenden Untersuchungen von BENEKE wurde dies bestätigt. Die entscheidende Klärung über die Entstehung der Spondylosis deformans brachten die Arbeiten von SCHMORL. Er konnte nachweisen, daß die Entstehung der Zackenbildungen bei der Spondylosis deformans in einem direkten Zusammenhang mit Veränderungen steht, die in *dem vordersten Teil der Zwischenwirbelscheibe*, dem *Randleistcnannulus*, lokalisiert sind. Hier bilden sich infolge der funktionellen Beanspruchung, der jede Wirbelsäule während des Lebens ausgesetzt ist, kleine Risse und Spaltbildungen. Dadurch wird das feste Gefüge des Lamellenringes gelockert, und es leidet die Verbindung des Randleistenannulus mit der Wirbelkörperrandleiste. Die Folge davon ist, daß bei allen Bewegungen der locker gewordene vordere Teil der Zwischenwirbelscheibe nach vorn gegen das Längsband angepreßt wird, wodurch die Bildung von Knochenwucherungen an den Bandansatzstellen ausgelöst wird. Die Randwulstbildungen können den ganzen vorderen Teil eines Wirbelkörpers umgreifen (s. Abb. 3). *Erst wenn die Spondylosis deformans einen bestimmten Grad erreicht hat, bedingt sie eine Bewegungseinschränkung der Wirbelsäule.* Auch bei ganz hochgradigen Fällen ist es fast nie so, daß die gesamte Wirbelsäule ganz unbeweglich und steif ist. Es ist meistens im Hals- und Lendenwirbelabschnitt noch ein gewisses Maß von Beweglichkeit erhalten.

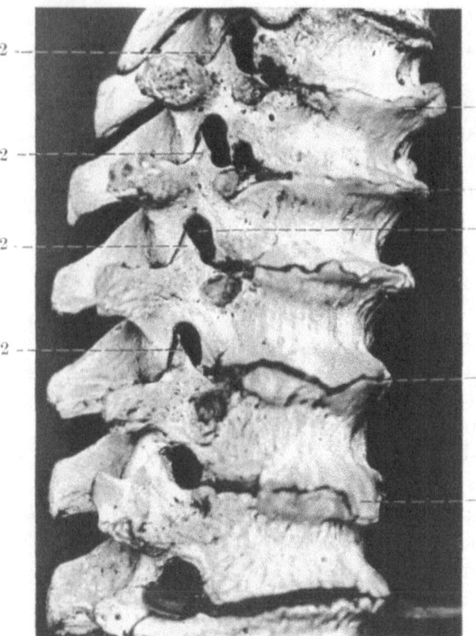

Abb. 3. Präparat einer hochgradigen Spondylosis deformans (1). Die Wirbelgelenke (2) sind nur geringgradig verändert. Die Zwischenwirbellöcher (3) sind durch die Spondylosis deformans nicht in Mitleidenschaft gezogen. (Präparat des pathologischen Institutes der Universität München.)

Mit der fortschreitenden Entwicklung der Randwulstbildungen ist eine *zunehmende Degeneration der ganzen Zwischenwirbelscheibe* eng verbunden, die für den weiteren Verlauf der Spondylosis deformans nicht gleichgültig ist. Auch der *Wirbelkörper* erfährt in seinem inneren Aufbau wesentliche Veränderungen. Das Strukturgerüst der Spongiosa wird unter den veränderten mechanischen Beanspruchungen umgebaut und Bilder können entstehen, die der Wirbelsäule das Aussehen einer Ostitis deformans PAGET geben (SCHMORL).

Die Randwulstbildungen sind in der Regel auf den vorderen Teil des Wirbelkörpers beschränkt. Eine Lokalisation von *Randwülsten an der hinteren Fläche der Wirbelkörper* ist etwas ganz Außergewöhnliches. Dies gibt es nur bei besonderen Verhältnissen. Die Veränderungen erreichen aber *nie ein solches Ausmaß, daß dadurch Druckerscheinungen auf das Rückenmark ausgehen* (SCHMORL). In seltenen Fällen können dagegen verknöcherte hintere SCHMORLsche Knötchen von vorn in den Rückenmarkskanal hineinragen und Kompressionserscheinungen hervorrufen, die den Verdacht eines Tumors erwecken (Fall von KORTZEBORN mit Lokalisation des SCHMORLschen Knötchens an der Halswirbelsäule).

Die Spondylosis deformans ist eine Alters- und Abnutzungskrankheit der Wirbelsäule. Die ersten Veränderungen werden schon in den zwanziger, dreißiger Jahren beobachtet, ihre *Häufigkeit* und die Stärke der Veränderungen nimmt mit dem Alter zu. Mit 50 Jahren findet sie sich bereits in 40% und bei 70jährigen Menschen in über 90% aller Fälle (JUNGHANNS). Die Spondylosis deformans entwickelt sich bei Männern wie Frauen, ist bei Frauen aber weniger häufig als in den gleichen Jahren bei den Männern. Die Zackenbildungen an den Wirbelkörpern sind nicht im Sinne von SCHANZ als Abstützungsmaßnahme des Körpers aufzufassen, um die Tragfähigkeit und Leistungsfähigkeit einer belastungsinsuffizient gewordenen Wirbelsäule wieder zu heben. Die *Randwulstbildungen* sind vielmehr *die Reaktion des Knochen auf die Reize, die nach einer Schädigung des Randleistenannulus in vermehrtem Maße an den Ansatzstellen des vorderen Längsbandes am Wirbelkörper einwirken.* Diese Erkenntnis macht es verständlich, daß außer individuellen konstitutionellen Momenten eine dauernde starke mechanische Beanspruchung der Wirbelsäule fördernd auf die Entwicklung einer Spondylosis deformans wirken muß. Das ist inzwischen auch durch die Untersuchungen Gantenbergs bewiesen.

Er fand an einem Wirbelsäulenröntgenbildermaterial von 1200 Fällen, daß die Spondylosis deformans am häufigsten bei Schwerarbeitern (insbesondere bei Bergarbeitern) war, an 2. Stelle standen die landwirtschaftlichen Arbeiter und Fabrikarbeiter und an 3. Stelle kamen die anderen Berufe. Hier war die Spondylosis deformans bei Angestellten und Beamten wieder seltener als bei Handwerkern. Die Frauen hatten wesentlich weniger oft als die Männer eine Spondylosis deformans.

Lange ist die Frage umstritten gewesen, ob *durch eine einmalige Verletzung* ohne daß eine Fraktur vorliegt, eine umschriebene *Spondylosis deformans* entstehen kann oder nicht. Diese Frage ist zu bejahen. Die Untersuchungen von Lob und Schrader haben bewiesen, daß nach einer künstlich gesetzten Bandscheibenverletzung eine Spondylosis deformans entsteht.

Die **Lokalisation** der Spondylosis deformans ist *von statischen mechanischen Gesetzen abhängig.* Bei Rechtshändern sitzen die Randwulstbildungen vor allem an der Brustwirbelsäule rechts, bei Linkshändern auf der linken Seite. Bei Skoliosen trifft man spondylotische Zacken, wenn sich überhaupt solche entwickeln, fast regelmäßig nur auf der Innenseite der Bögen, d. h. dort, wo die Belastung und damit auch die mechanischen Anforderungen erhöht sind. Die Voraussetzung dafür, daß spondylotische Zacken unter dem Einfluß von mechanischen Einwirkungen entstehen, ist aber eine Veränderung der Bandscheiben im Sinne Schmorls. Fehlt diese, so bleibt die Spondylosis deformans auch bei schweren statischen Veränderungen der Wirbelsäule aus.

Das zeigen die Beobachtungen bei *Wirbelfrakturen.* Trotz der beträchtlichen statischen Veränderungen, die eine jede Fraktur für den Aufbau der gesamten Wirbelsäule bedeutet, gibt es nach einer Wirbelfraktur keine allgemeine Spondylosis deformans. Was es nach einem Wirbelbruch gibt, ist eine auf das Bruchgebiet beschränkte Spondylosis deformans, die sich auf 3—5 Wirbel erstreckt. Hier reicht bei einer Anzahl von Fällen die abfedernde, ausgleichende Pufferwirkung der Bandscheiben nicht aus. Als Frakturfolge entstehen Schädigungen des Randleistenannulus und spondylotische Zacken bilden sich. Mit diesen Verhältnissen dürfen nicht die Fälle verwechselt werden, wo ein Mensch mit einer allgemeinen Spondylosis deformans einen Wirbelbruch erleidet!

Das **klinische Bild** der Spondylosis deformans ist uncharakteristisch. Angaben über frühe Ermüdungserscheinungen am Rücken, von rheumatischen Schmerzen, die je nach dem Sitz der Erkrankung zwischen die Schulterblätter oder mehr in das Kreuz verlegt werden, und Klagen über Unvermögen noch schwere Arbeiten zu verrichten oder schwere Lasten zu tragen, wechseln miteinander ab. Die Klagen sind oft so unbestimmt, daß die Diagnose auf Rheumatismus oder auf Ischias, was besonders gern geschieht, gestellt wird. Wie häufig Spondylosis deformans verkannt wird, zeigen eindrucksvoll die Mitteilungen von Krebs. Unter den Kranken, die in das Landesbad Aachen mit der Diagnose „Rheumatismus" eingewiesen waren, bestand in 40% eine deutliche Spondylosis deformans.

Bei der **Untersuchung** des Rückens muß man außer auf die Beweglichkeit der Wirbelsäule sein besonderes Augenmerk auf den *Zustand der Muskulatur* richten. Bei einer Spondylosis deformans ist oft die lange Rückenmuskulatur vermehrt gespannt („Hartspann" A. Müller) und es sind außerdem auf Berührung schmerzempfindliche, umschriebene Verhärtungen nachweisbar (Muskelhärten-Myogelosen Fritz Lange). Die Muskelveränderungen sind etwas Sekundäres, sie sind die Folge der Spondylosis deformans.

Das *Vorkommen von Wurzelsymptomen* als direkte Folge einer Spondylosis deformans ist *unwahrscheinlich.* Wir haben sie nie beobachtet. Wenn Nervenausfalls- oder Reizerscheinungen bei einer Spondylosis deformans vorhanden sind, so hat das eine andere Ursache. Die *Spondylosis deformans darf nicht als Erklärung neurologischer Symptomenbilder herangezogen werden.* Die Mitteilungen, die über spinale Erscheinungen bei Spondylosis deformans gemacht sind, müssen mit Vorsicht aufgenommen werden. Die Fälle liegen nach dem Urteil SCHMORLs so, daß es schwer ist, sich über sie ein klares Bild zu machen, und daß es ferner zweifelhaft ist, ob die nachgewiesenen Nervenstörungen (Fälle von JUNGHAGEN, KRABBE, v. RAD) tatsächlich infolge von spondylotischen Zackenbildungen, die in den Rückenmarkskanal hineinragten, hervorgerufen waren. SCHMORL betont ausdrücklich, daß er auf dem Sektionstisch nie derartige Fälle gesehen hätte. Auch LYON vermutet, daß in den Fällen, wo bei Spondylosis deformans Nervenstörungen gefunden werden, diese nicht durch die Spondylosis deformans bedingt sind, sondern daß sie eine andere Ursache haben. LYON denkt vor allem an Erkrankungen der Rückenmarkshäute. Er wird in dieser Auffassung durch einen Operationsbefund bestätigt, der eine adhäsive Meningitis ergab.

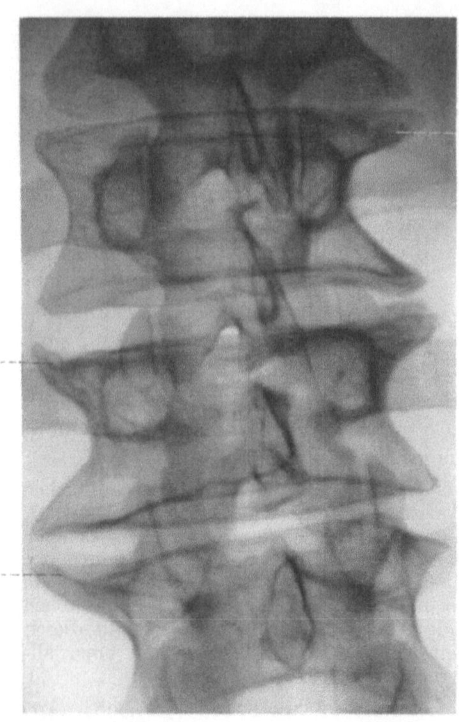

Abb. 4. Mäßig schwere Spondylosis deformans der Lendenwirbelsäule. Die Spangenbildungen (1) gehen von den Bandansatzstellen in geringer Entfernung von den Wirbelkörperecken aus.

Das **Röntgenbild** der Spondylosis deformans ist äußerst charakteristisch. Im *Anfangsstadium* gehen kleine spornartige Zackenbildungen in geringer Entfernung von den oberen und unteren Begrenzungsflächen eines Wirbels nach einer oder beiden Seiten aus. Im *fortgeschrittenen Stadium* sind die Zackenbildungen wie zwei Fangarme, die von zwei benachbarten Wirbeln aufeinander zustreben (s. Abb. 4), und im *Endstadium* überbrücken die Randwulstbildungen in leicht geschwungenen Bogen den Zwischenraum zwischen zwei benachbarten Wirbeln. Die Zackenbildungen können auf einige wenige Wirbel beschränkt sein, sie können sich aber auch ebenso gut über große Abschnitte erstrecken. Die Zwischenwirbelscheiben sind oft verschmälert und man sieht in ihnen nicht selten Knochen- oder Kalkeinlagerungen. Die Form der Wirbelkörper ist im Bereich der Brustwirbelsäule vielfach nach vorn keilförmig. Hochgradige Spondylosis mit ausgesprochener Keilform mehrerer Brustwirbel sieht man vor allem in den Fällen, bei denen schon infolge einer in den Entwicklungsjahren durchgemachten Wirbelsäulenerkrankung (Adoleszentenkyphose) eine vermehrte Brustkyphose bestand.

Vor einer Überbewertung röntgenologisch nachgewiesener spondylotischer Zacken als Schmerzursache und als Ursache für eine Leistungsminderung der Wirbelsäule *muß man sich hüten.* Es ist nicht selten, daß eine fortgeschrittene Spondylosis deformans als zufälliger Nebenbefund erhoben wird, ohne daß irgendwelche Schmerzen bisher bestanden hatten. Die Stärke der Schmerzen geht nicht mit dem Grade der röntgenologisch erkennbaren Randwulstbildungen an den Wirbelkörpern einher. Auch das Ausmaß der Bewegungseinschränkung entspricht oft nicht der Ausdehnung der auf dem Röntgenbild sichtbaren Randwucherungen. Eine *richtige Beurteilung* der Leistungsfähigkeit einer Wirbelsäule mit Spondylosis deformans ist nur möglich, wenn man den Zustand der Muskulatur, das Ausmaß der Beweglichkeit der Wirbelsäule und den Röntgenbefund gemeinsam verwertet. Die Frage des Zusammenhanges einer Spondylosis deformans mit einem *Unfall* ist ein äußerst schwieriges Kapitel, bei der aber doch in den letzten Jahren insbesondere durch die Arbeiten von GAUGELE eine gewisse Klärung erreicht ist. Es ist jetzt wenigstens möglich, *Richtlinien* für die Beurteilung solcher Fälle anzugeben.

Der Zusammenhang einer Spondylosis deformans mit einem Unfall ist nur anzuerkennen, wenn es ein sicherer Unfall war, wenn das Röntgenbild kurze Zeit nach dem Unfall noch keine Randzackenbildung zeigte, und wenn das Röntgenbild einige Monate später eine beginnende Spondylosis deformans erkennen läßt. Bei solchen Fällen wird es sich stets um eine Spondylosis deformans handeln, die auf ein bestimmtes Gebiet der Wirbelsäule begrenzt ist. Die Frage, ob erheblich oder unerheblich, ist hier weniger bedeutungsvoll, das Entscheidende ist, daß der Unfall sichergestellt ist, und daß einwandfreie Röntgenaufnahmen vorhanden sind. Die *Verschlechterung einer allgemeinen Spondylosis deformans durch einen Unfall ist durchaus möglich.* Meistens ist es aber nur eine vorübergehende Verschlechterung. Der Nachweis einer dauernden nachhaltigen wesentlichen Verschlechterung ist objektiv nur selten zu erbringen, subjektiv wird er von den Unfallverletzten dagegen immer wieder behauptet. *In vielen Fällen* ist es so, daß *in Wirklichkeit gar kein Unfall im gesetzlichen Sinne* sich ereignet hatte. Die Schmerzen waren nur beim Verrichten der gewohnten Arbeit zum erstenmal aufgetreten. Ein „Schwerheben", ein „Sichbücken" oder eine schnelle Drehbewegung wird zu einem Unfallereignis gestempelt. Die Schmerzen, die hierbei auftreten, sind in solchen Fällen der Ausdruck von einem Versagen der Wirbelsäule. Die Leute haben mit ihrer Angabe oft recht, daß sie nicht mehr die gleiche schwere Arbeit wie früher verrichten können. Das ist aber nicht die Folge des angeschuldigten Unfallereignisses, sondern die Folge der Abnützungserscheinungen, die sich an der Wirbelsäule unter dem Einfluß einer schweren Arbeit oft vorzeitig entwickelt haben. Es ist eine *Berufsschädigung, aber keine Berufsunfallfolge.* Die Beurteilung solcher Fälle hat oft etwas Unbefriedigendes für den Arzt (MAU), er muß den Zusammenhang der Spondylosis deformans nach den gesetzlichen Bestimmungen ablehnen, sieht aber, daß die Leute in ihrer Leistungsfähigkeit schwer behindert sind.

2. Arthrosis deformans.

Während die Spondylosis deformans die Aufbrauchskrankheit der Halbgelenke, der Zwischenwirbelscheiben ist, ist die *Arthrosis deformans* die Abnützungskrankheit der echten Gelenke, *der kleinen Wirbelgelenke.* Sie entspricht in ihrer Ursache, in ihrem pathologisch-anatomischen Verhalten durchaus der Arthrosis deformans der Extremitätengelenke. Die Entwicklung der Arthrosis deformans und ihre Lokalisation an den Wirbelgelenken ist neben konstitutionellen Einflüssen ebenso wie die Arthrosis der anderen Körpergelenke *weitgehend von statischen Gesetzen abhängig* (MAX LANGE).

Einseitige Pressung der Gelenkflächen führt zu einer Überbeanspruchung des Gelenkknorpels, und Knorpelschwund und Randwucherungen, die typischen Kennzeichen einer Athrosis deformans, entstehen. Die Arthrosis deformans der Wirbelgelenke, insbesondere des Lumbosacralgelenkes wird schon in den 20er Jahren bei statischen Veränderungen, bei Frauen insbesondere nach Geburten usw., beobachtet und ist eine häufige Ursache von verkannten Kreuz- und Rückenschmerzen.

Nicht jede Arthrosis deformans eines Wirbelgelenkes macht Schmerzen. Schmerzen sind vor allem dann vorhanden, wenn ein Knorpelschwund eintritt und wenn zwei Gelenkflächen fest aufeinandergepreßt werden. Durch Unfälle leichter Art, wie durch ein Verheben oder Schwertragen kann in einem arthrotisch veränderten Wirbelgelenk ein Reizzustand auftreten, der heftige Schmerzen auslöst. Bei einer Lumbosacralarthrose bereiten auch Erschütterungen, z. B. Fahren auf einem Motorrad, auf einem Traktor oder einem Bauernwagen Schmerzen. Hierauf wies schon Kienboeck hin. In der Rückenmuskulatur und in der Muskulatur des Kreuzes sind bei einer Arthrosis deformans der Wirbelgelenke meist Muskelhärten nachweisbar. Jede ausgedehnte Arthrosis der Wirbelgelenke geht mit einer Bewegungseinschränkung der Wirbelsäule einher. *Spondylosis und Arthrosis deformans* können *an der gleichen Wirbelsäule* vorkommen (s. Abb. 5). Das Verhältnis beider Erkrankungen zueinander ist dadurch gekennzeichnet, daß die schnelle fortschreitende Entwicklung einer der beiden Abnützungskrankheiten der Wirbelsäule z. B. der Spondylosis deformans die Ausbildung der anderen, der Arthrosis deformans hemmt (Max Lange). Die rasche Entwicklung einer jeden dieser beiden Krankheiten führt zu einer Bewegungsbehinderung der Wirbelsäule, die Spondylosis deformans an den Zwischenwirbelgelenkverbindungen und die Arthrosis deformans der kleinen Wirbelgelenke. Dadurch wird bei Spondylosis deformans die funktionelle Beanspruchung der noch relativ gut erhaltenen Wirbelgelenke vermindert und eine wichtige Ursache für die Arthrosis deformans-Bildung, die mechanische Überbeanspruchung wird ausgeschaltet. Das gleiche ist für die Zwischenwirbelscheiben der Fall, wenn zuerst eine Arthrosis deformans entsteht.

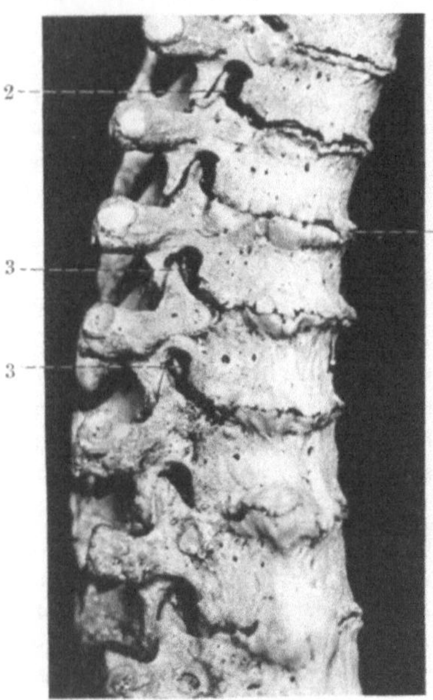

Abb. 5. Spondylosis deformans (1) der Wirbelkörper und Arthrosis deformans (2) der Wirbelgelenke. Deutliche Zackenbildungen haben sich in die Zwischenwirbellöcher, den Durchtrittsstellen der Nervenwurzeln, hinein entwickelt (3). (Präparat des pathologischen Institutes der Universität München.)

Die röntgenologische Darstellung der Wirbelgelenke erfordert eine besondere Aufnahmetechnik, die für jeden Wirbelabschnitt entsprechend der verschiedenen Lage und Stellung der Gelenke verschieden sein muß. An der Halswirbelsäule benützt man Seiten- oder Schrägaufnahmen, an der Brustwirbelsäule Schrägaufnahmen bei Drehung des in Seitenlage liegenden Kranken um 20° nach hinten bei gleichzeitig erhobenen Armen. An der Lendenwirbelsäule sind außer der Aufnahme von vorn nach hinten, die bei ausgeglichener Lendenlordose gemacht werden müssen, Aufnahmen in halbschräger Richtung (Drehung des Rumpfes um 45°) nötig.

Die Schmerzen bei der Arthrosis der Wirbelgelenke können Gelenk-, Muskel- oder *Nervenschmerzen* sein. Die arthrotischen Zacken ragen manchmal in beträchtlicher Stärke in die Foramina intervertebralia hinein, durch die die Nervenwurzeln hindurchtreten. Das ist an pathologisch-anatomischen Präparaten sichergestellt und durch Röntgenaufnahmen am Lebenden bestätigt worden. Durch das Hineinragen der Zacken in die Intervertebrallöcher kann es zu Druck- und Reizerscheinungen der Spinalwurzeln kommen, die sich in unklaren neuralgiformen oder rheumatischen Schmerzen äußern. Außerdem kann es zu Stauungserscheinungen der Gefäße kommen, die nachteilig auf die Nerven einwirken. *Kopfneuralgien* können ihre Ursache in einer Spondylarthropathie der Halswirbelsäule haben (Krebs). Es ist ferner behauptet worden, (Terracol), daß sensible und trophische Störungen alter Leute im Pharynx, die zu Schluckbeschwerden Anlaß geben, mit osteoarthrotischen Veränderungen an der Halswirbelsäule zusammenhängen. So manche „*Brachialneuralgie*" oder so mancher Schulterrheumatismus soll gleichfalls auf eine „Spondylarthropathie" der Halswirbelgelenke zurückzuführen sein. Die radikulären Störungen, die sensible und motorische Nerven betreffen, sind besonders an C 4—C 8 beobachtet worden (GOETTE). Die Störungen sind mit Änderungen der Reflexe verbunden und auch die Ausbildung einer Muskelatrophie ist möglich. Die Neigung zum Einschlafen der Arme und Kribbelgefühl in den Händen, worüber ältere Menschen öfter klagen, braucht mit Gefäßstörungen nichts zu tun haben und kann allein durch eine Erkrankung der Halswirbelgelenke bedingt sein (VEIL). An der Halswirbelsäule besteht anatomisch noch eine Besonderheit gegenüber den anderen Teilen der Wirbelsäule, auf die GIRAUDI wieder die Aufmerksamkeit gelenkt hat. An der Außenseite der Zwischenwirbelscheiben findet sich zwischen den Wirbelkörpern noch ein gelenkähnlicher schmaler Spalt („Hemiarthrosis intervertebralis lateralis" LUSCHKA). Eine Arthrosis deformans, die sich in diesen Halbgelenken entwickelt, ist imstande, Ausfallserscheinungen der vorderen Äste der Cervicalnerven und des hinteren Cervicalsympathicus nach dem Syndrom, wie es BARRÉ beschrieben hat, hervorzurufen. GIRAUDI glaubt, daß die Arthrosis deformans der Hemiarthrosis intervertebralis lateralis leichter zu Nervenerscheinungen führen kann als die Arthrosis der echten Wirbelgelenke zwischen den Gelenkfortsätzen.

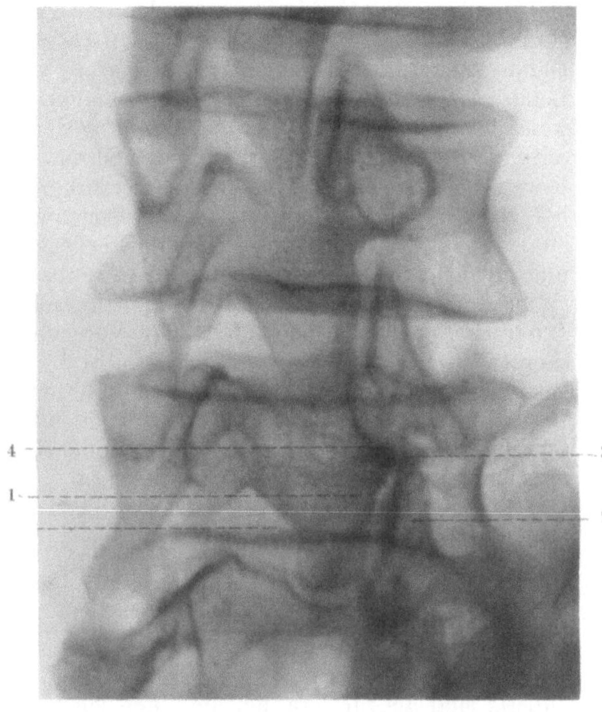

Abb. 6. Schmerzhafte Lumbosacralarthrose bei einem 54jährigen Mann. Die Gelenkfortsätze vom 5. Lendenwirbel (1) und 1. Kreuzbeinwirbel (2) sind oben vermehrt aufeinandergepreßt (3) als Zeichen dafür, daß der Gelenkknorpel teilweise geschwunden ist. Die Vermehrung der Schattendichte (4) ist der Ausdruck für das Vorhandensein von Randwucherungen.

An der Lendenwirbelsäule gewinnt die Wirbelgelenkerkrankung dadurch eine besondere Bedeutung, daß sich häufig hinter einem rezidivierenden *Hexenschuß* die Erkrankung eines Wirbelgelenkes versteckt. Die schmerzhafte Zwangshaltung ist der Ausdruck einer Gelenkreizung, die ihrerseits wieder die Spinalwurzeln in Mitleidenschaft gezogen hat. Das, was wir in diesen Fällen an Muskelveränderungen finden, Hartspann oder Muskelhärten, ist nur etwas Sekundäres und nur die Folge der Gelenkerkrankung. Deshalb tritt der Hexenschuß bei älteren Arbeitern so gerne beim Schwerheben zu wiederholten Malen auf, immer kommt es wieder zu einer neuen Gelenkreizung. Deshalb kommen wir auch bei diesen Formen von Hexenschuß mit unseren von außen einwirkenden Mitteln wie der Massage, die in anderen Fällen von Hexenschuß so schnell wirkt, nur langsam vorwärts. Jede gute Massage verschafft wohl auch hier eine wesentliche Erleichterung, aber Hartspann und Muskelhärten bilden sich wieder, bis der Reizzustand an den Gelenken und an den Nerven abgeklungen ist. Aus diesem Grunde tut solchen Kranken die Ruhigstellung der Lendenwirbelsäule mit einer geeigneten Bandage so wohl. Sie schützt sie vor schmerzhaften Bewegungen, verringert die Wiederbildung der Muskelhärten und fördert den Rückgang des Reizzustandes in den Wirbelgelenken. Ob diese Gelenke nur arthrotisch verändert sind oder ob dabei auch noch eine Entzündung sich abspielt (Veil), ist noch offen. Die Arthrosis der unteren Lendenwirbelgelenke, insbesondere die Verbindung des letzten Lendenwirbels mit dem Kreuzbein (Lumbosacralgelenk) ist fähig *ischiatische Beschwerden* hervorzurufen. Die Gefahr ist namentlich in den Fällen groß, wo die Wirbelsäule im Kreuzbein-Lendenwirbelabschnitt nicht lotrecht aufgebaut ist, sondern wo statische Abweichungen bestehen. Die Schrägstellung der untersten Lendenwirbel ist nicht selten mit einer geringen Drehung der einzelnen Wirbel verbunden. Diese Drehbewegung wird bei Schwund des Gelenkknorpels an den Gelenkfortsätzen und bei einseitiger Degeneration der Zwischenwirbelscheiben noch stärker. Das äußert sich bei älteren Leuten in dem Stärkerwerden einer vorher unbedeutenden und oft nicht beachteten tiefsitzenden Lumbalskoliose. Die Folge der Stellungsänderung der Wirbel ist eine röntgenologisch nachweisbare *Verkleinerung der Intervertebrallöcher*. Die Gefahr der Verengerung ist vor allem für das präsacrale Intervertebralloch gegeben (Thoma). In solchen Fällen haben wir ausgesprochene Reizzustände im Ischiadikusgebiet gesehen. Außer subjektiven Beschwerden, wie in das Bein ausstrahlenden Schmerzen, Gefühl des Einschlafens des Beines usw., bestanden eindeutige objektive Zeichen einer Ischiadicusbeteiligung. Die Reflexe waren herabgesetzt, eine Sensibilitätsstörung im Gebiet des N. cutaneus surae lat. ließ sich nachweisen und eine leichte Muskelatrophie am Bein war vorhanden.

Für die **Behandlung** der Spondylosis und der Arthrosis deformans gelten die gleichen Grundsätze. *Das Wichtigste* ist die *Schonung* vor übermäßigen Beanspruchungen der Wirbelsäule. Damit ist schon gesagt, daß die Aussichten einer erfolgreichen Behandlung für Kranke, die einen schweren Beruf haben, weniger günstig sind als für Kranke, die einen leichten Beruf haben, sich schonen und auf ihre Krankheit Rücksicht nehmen können. Bei Schwerarbeitern soll man versuchen, daß man ihnen auf Grund eines ärztlichen Zeugnisses eine leichtere Tätigkeit verschafft, weil so jahrelang die Arbeitsfähigkeit erhalten bleiben kann, während sonst die Invalidität droht. *Bäder* wie Aachen, Gastein, Wildbad werden von Kranken mit einer Spondylarthropathie gerne aufgesucht. Einen gewissen Ersatz bieten hierfür Bäder, die zu Hause ohne Arbeitsunterbrechung verordnet werden können (Salhumin- oder Schwefelbäder). Eine *Injektionsbehandlung*, namentlich mit Schwefelpräparaten, wie Mirion, Sufrogel, ist wiederholt empfohlen worden. Wir wenden die Injektionsbehandlung nur noch ganz selten an. Als Behandlung haben sich uns bewährt *heiße Packungen* mit entöltem Leinsamenmehl (nur für 1—2 Stunden), mit Antiphlogistikum Klopfer, Enelbin (gleichwertige Ersatzpräparate für das ausländische Antiphlogistin) oder Paraffin (Hygiea 8 oder Moorparaffin). Großen Wert legen wir auf eine gute *Massage*behandlung zur Beseitigung der krankhaften Veränderungen in der Muskulatur. Die Massage wird in ihrer Wirkung durch Heißluft, Diathermie oder Kurzwellenbestrahlung unterstützt. Die Kranken sind mit der Wirkung schon dieser einfachen Maßnahmen oft recht zufrieden. Eine Linderung der Rückenschmerzen ist in einer Anzahl von Fällen allein schon durch Verordnung von *Einreibemitteln* wie Panthesinbalsam, Rheumasan, Salit, Uraneuxen usw. erreichbar. In einer Anzahl von Fällen wirkt auch eine kurzdauernd durchgeführte

Extension günstig, die am besten im Sitzen gemacht wird. *Gymnastische Übungen* kommen nur in Betracht, wenn bei der Spondylarthropathie überhaupt keine Schmerzen bestehen oder wenn sie vollständig beseitigt sind. Alle Übungen müssen langsam und vorsichtig ausgeführt werden, um die Auslösung von Reizzuständen zu verhüten. Bei stark schmerzhaften Spondylarthropathien, die anderen Behandlungen trotzen, ist eine Ruhigstellung der Wirbelsäule unumgänglich. Schwere Korsette sind unnötig, es genügen durchaus *leichte*, aber gut und fest ansitzende *Mieder*. Bei Erkrankungen im unteren Wirbelsäulenabschnitt beschränken wir uns meist auf die Anpassung von *Hüftgürteln*, die das Becken fest umfassen, und die außerdem noch mit einem kurzen Mieder verbunden sind. Die Anwendung dieser orthopädischen Maßnahmen ist zur Beseitigung hartnäckiger Schmerzen bei Spondylarthropathien ein äußerst zuverlässiges Mittel. Es wird zwar immer wieder der Ruf erhoben, „nur ja kein Korsett!", für viele Kranke mit einer Spondylarthropathie ist eine gute, so leicht als möglich gearbeitete Stütze für die Wirbelsäule aber eine Wohltat!

III. Spondylarthritis ankylopoetica.

(Bechtenew, Strümpell-Marie, Spondylose rhizomélique.)

Die Spondylarthritis ankylopoetica ist eine entzündliche Erkrankung der kleinen Wirbelgelenke, die nach Zerstörung des Gelenkknorpels zu einer völligen knöchernen Versteifung der Gelenke führt. Außerdem kommt es zu ausgedehnten Verknöcherungen des gesamten Bandapparates der Wirbelsäule. Die Wirbelkörper und die Zwischenwirbelscheiben bleiben dagegen in ihrer Form erhalten. Sie machen erst im Endstadium der Erkrankung Veränderungen durch, die mit der Versteifung der gesamten Wirbelsäule zusammenhängen. Die Erkrankung kann sich allein an der Wirbelsäule abspielen, sie kann aber auch gleichzeitig oder nacheinander andere Körpergelenke insbesondere die rumpfnahen Gelenke, Hüfte, Schulter, Kreuzdarmbeingelenke befallen. *So faßt man heute die beiden Krankheiten, die von* Bechterew *und* Strümpell-Pierre Marie *als getrennte Krankheiten beschrieben wurden, als ein einheitliches Krankheitsbild auf.*

Bechterew beschrieb sein Krankheitsbild im Jahre 1892. Für die Erkrankung sollte eine teilweise oder völlige Versteifung der Wirbelsäule charakteristisch sein. Die Brustkyphose war vermehrt, der Kopf nach vorn gesenkt, die Muskulatur des Rumpfes, Halses oder der Extremitäten war teilweise paretisch und die Rücken-Schulterblattmuskeln zeigten eine geringgradige Atrophie. Außer den motorischen Ausfallserscheinungen bestanden auch sensible Störungen. Bechterew fand bei seinen drei ersten Fällen eine Herabsetzung der Empfindlichkeit der Hautnerven im unteren Halsabschnitt und am ganzen Rücken, außerdem aber auch Reizerscheinungen der gleichen Nerven in Form von Parästhesien und Schmerzen. Die *erste Mitteilung über die pathologisch-anatomischen* Befunde der Erkrankung machte Bechterew 1898. Das Präparat zeigte eine ausgedehnte Versteifung der Wirbelsäule, besonders im Brustteil. Außerdem fanden sich eine chronisch-entzündliche Erkrankung der weichen Rückenmarkshäute, sowie eine Degeneration einer Anzahl von Spinalnervenwurzeln, denen Entartungserscheinungen in den zugehörigen „weißen Rückenmarkssäulen" entsprachen. Diese sollten in einem direkten Zusammenhang mit der Wurzelaffektion stehen. Zumal da die Beschreibung des Wirbelsäulenbefundes sehr kurz gehalten war, fand die *Mitteilung* Bechterews über die pathologischen Veränderungen bei dem von ihm beschriebenen Krankheitsbilde *keine allgemeine Anerkennung.* Kirchgläser wies darauf hin, daß die Befunde im Rückenmark nur das typische Bild einer einfachen Kachexie zeigten, und daß, wenn die Paresen zentral bedingt gewesen seien, sich Veränderungen an den Ganglienzellen hätten nachweisen lassen müssen. Turner glaubt, daß dem ganzen Befund nach eine luische Meningomyelitis vorgelegen hat, zumal der Kranke eine unregelmäßig behandelte Lues gehabt hatte. Schlesinger kommt zu der Ansicht, daß, weil die Zwischenwirbelscheiben an der Brustwirbelsäule verändert und die Wirbelgelenke selbst frei waren, der von Bechterew beschriebene Fall nur eine „Spondylitis deformans" gewesen sei. Auch sei es ihm nicht möglich gewesen, unter den Sammlungspräparaten des Wiener anatomischen Museums ein Präparat zu finden, das in seiner Form dem von Bechterew beschriebenen Bilde entspräche. Ebenso wie SCHLESINGER auf Grund von pathologisch-anatomischen Erwägungen zur Ablehnung eines eigenen Krankheitsbildes „Bechterew" gekommen war, kam ANSCHÜTZ auf Grund von klinischen Beobachtungen zu der gleichen Überzeugung. Erst durch die pathologisch-anatomischen Untersuchungen von E. FRÄNKEL und SIMMONDS wurde der Beweis erbracht, daß es tatsächlich eine besondere Form der Wirbelversteifung gibt, die grundlegende Unterschiede zwischen der Alters- und Abnutzungskrankheit der Spondylosis deformans besitzt.

STRÜMPELL gab die erste Beschreibung der Wirbelsäulenversteifung, die mit einer gleichzeitigen Versteifung der Hüftgelenke einherging, schon 1884. PIERRE MARIE stellte sein Krankheitsbild, dem er wegen der Beteiligung der rumpfnahen Gelenke den Namen „Spondylose rhizomélique" gab, im Jahre 1898 auf Grund der Beobachtung von 2 eigenen Fällen und unter besonderer Berücksichtigung der von STRÜMPELL mitgeteilten Fälle auf. Der Name Spondylose rhizomélique hat namentlich in der französischen und englischen Literatur Eingang gefunden, während in Deutschland diese Krankheitsbezeichnung wenig gebräuchlich ist. Um die Stützung des Krankheitsbildes durch pathologisch-anatomische Untersuchungen und um seine Abgrenzung gegenüber anderen Wirbelsäulenerkrankungen hat sich vor allem LERI bemüht. Für die STRÜMPELL-MARIEsche Erkrankung sind als charakteristische Kennzeichen angegeben worden, die Erkrankung entwickelt sich in aufsteigender Weise von den unteren zu den oberen Wirbelsäulenabschnitten, Wurzelsymptome fehlen in der Regel und stets sind noch einige der großen Gelenke, insbesondere die Hüftgelenke, miterkrankt.

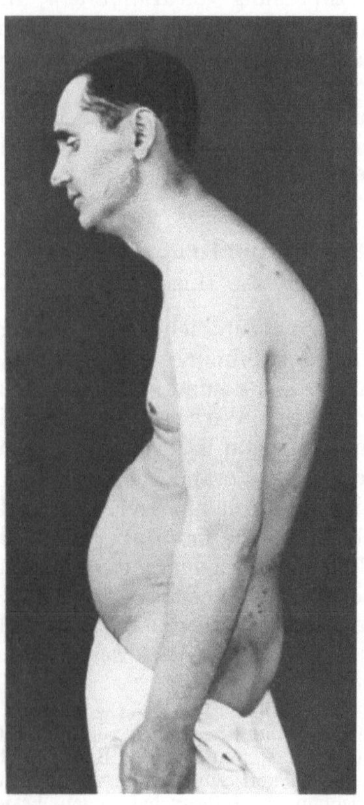

Abb. 7. Spondylarthritis ankylopoetica, Typ „BECHTEREW". Die Wirbelsäule ist allein befallen. Die Brustkyphose ist vermehrt, die Lendenlordose abgeflacht. Der Brustkorb bleibt bei der Atmung starr, der Leib wölbt sich vor (40jähriger Mann).

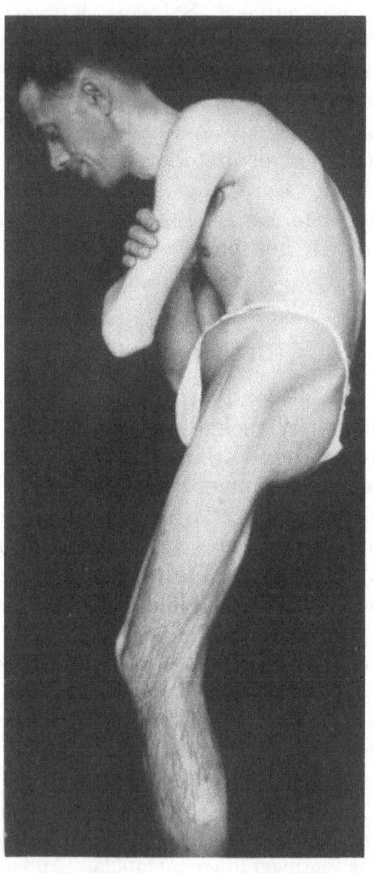

Abb. 8. Schwere Spondylarthritis ankylopoetica, Typ „STRÜMPELL-MARIE". Außer der Wirbelsäule sind auch die Hüftgelenke befallen. Sie stehen in einer leichten Beugestellung und sind vollständig versteift. Infolge der Hüftversteifung werden auch die Knie in einer leichten Beugestellung gehalten (36jähriger Mann).

STRÜMPELL hat schon darauf hingewiesen, daß eine scharfe Trennung der beiden Verlaufsformen der Wirbelsäulenversteifungen, der Typ BECHTEREW und STRÜMPELL-MARIE, nicht immer möglich sein dürfte. Die späteren Untersuchungen und Beobachtungen gaben dieser Auffassung recht. E. FRÄNKEL konnte zeigen, daß es weniger darauf ankommt, die beiden Krankheitsbilder gegeneinander abzugrenzen, als daß das Wesentliche eine Scheidung gegenüber der Spondylosis deformans ist. Auch die Spondylosis deformans führt zu einer fortschreitenden Wirbelsäulenversteifung, für sie ist die primäre Erkrankung der Zwischenwirbelscheiben und der Wirbelkörper das Typische. Außerdem gibt es aber noch eine Wirbelsäulenversteifung für die eine fortschreitende Verknöcherung der Wirbelgelenke das Primäre ist. FRÄNKEL prägte für diese Form der Wirbelsäulenversteifung den Namen Spondylarthritis ankylopoetica, und dieser Name hat sich durchgesetzt, weil die Beobachtungen E. FRÄNKELs durch klinische und pathologisch-anatomische Untersuchungen immer wieder gestützt werden konnten. Weil die Spondylarthritis ankylopoetica ein fest umrissener pathologisch-anatomisch gesicherter Krankheitsbegriff geworden ist, ist es ratsam, die alten Autorennamen als alleinige Bezeichnung für eine Wirbelsäulenversteifung fallen zu lassen. Ist bei einem Kranken mit einer Wirbelsäulenversteifung die Diagnose auf eine Spondylarthritis ankylopoetica gestellt, so kann man, wie auch SCHMORL vorschlägt, je nachdem ob nur die Wirbelsäule allein befallen ist, oder ob auch andere Gelenke befallen sind, als zusätzliche Bezeichnung noch hinzufügen „Typ BECHTEREW“ oder „Typ STRÜMPELL-MARIE“ (s. Abb. 7 u. 8). So werden die Namen der großen Kliniker, die die ersten Beschreibungen der eigenartigen fortschreitenden Wirbelsäulenversteifung machten, weiter in Erinnerung behalten und man wird auch dem Ergebnis der neuen Forschungen über die Krankheit gerecht.

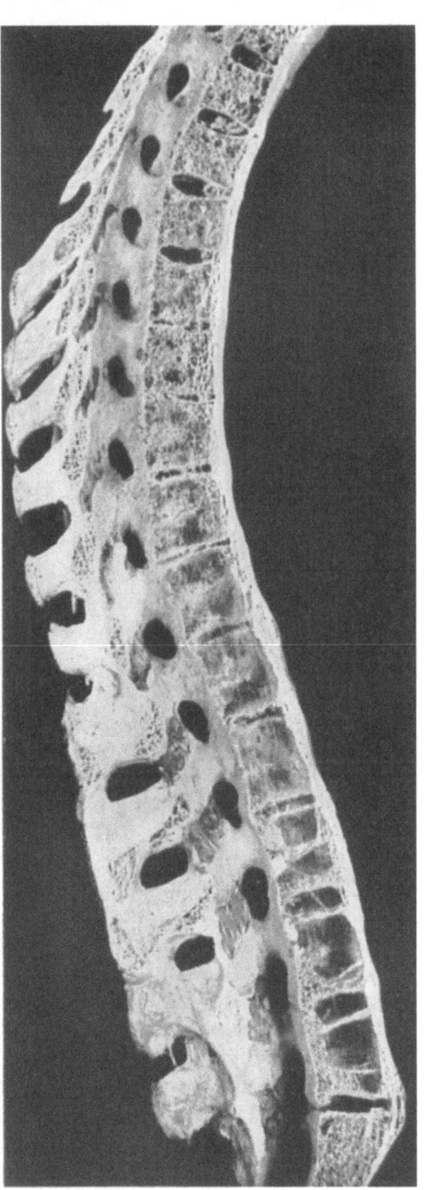

Abb. 9. Spondylarthritis ankylopoetica. Dicke Verknöcherung des ganzen vorderen Längsbandes, Verknöcherung der Wirbelgelenke und spongiöse Verknöcherung der Zwischenwirbelscheiben. (Aus SCHMORL-JUNGHANNS: Die gesunde und kranke Wirbelsäule.)

Die wichtigsten **pathologisch-anatomischen Untersuchungen** über die Spondylarthritis ankylopoetica stellten E. FRÄNKEL, SIMMONDS, SIVÈN und neuerdings JUNGHANNS und GÜNTZ an. Der Prozeß beginnt in den kleinen Wirbelgelenken. Die Bandverknöcherung (s. Abb. 9), die dem Krankheitsbild ein später so charakteristisches Bild gibt, ist nach der Auffassung der meisten Autoren etwas Sekundäres, weil man Fälle mit völliger Versteifung der Wirbelgelenke beobachten kann, ohne daß die Bänder verknöchert sind.

Die Erkrankung in den *Wirbelgelenken* ist eine *Entzündung*, die zu einer allmählichen Zerstörung des Gelenkknorpels führt und die eine reaktive proliferative Bindegewebswucherung auslöst. Die Ausheilung des Entzündungsprozesses geschieht mit Verknöcherung und Versteifung der Gelenke. Den entzündlichen Charakter der Erkrankung wies schon SIVÉN nach. Diese Befunde wurden jetzt durch GÜNTZ bestätigt, der in den Gelenken die typischen Zeichen der Entzündung, Hyperämie und Rundzelleninfiltrate, nachweisen konnte. Die Gelenke erkranken nicht alle gleichzeitig, sondern nacheinander, auch in einem Wirbelabschnitt können neben schwer veränderten noch relativ gut erhaltene Gelenke angetroffen werden. So kann man auch bei ein und demselben Kranken völlig verknöcherte Gelenke neben solchen antreffen, in denen noch eine teilweise Beweglichkeit vorhanden ist. Die *Verknöcherung des Bandapparates*, insbesondere des Lig. flava, interspinalia und des Lig. longuitudinale ant. ist ein sekundärer Vorgang.

Weil man den Beginn der Bandverknöcherung in manchen Fällen schon frühzeitig findet, hatten SIMMONDS und ERHARDT den Bandveränderungen eine größere Bedeutung als den Gelenkveränderungen beigemessen. SIMMONDS sprach aus diesem Grunde von einer „Syndesmitis ossificans“.

Die *Wirbelkörper* und die *Zwischenwirbelscheiben* behalten lange ihre Form und Höhe. Erst in dem Spätstadium werden die Zwischenwirbelscheiben von spongiösem Knochen durchwachsen, der von der Bandscheiben-Wirbelkörpergrenze her eindringt. Gleichzeitig findet ein Umbau der Knochenstruktur der Wirbelkörper statt, der eine Folge der Umwandlung der gesamten Wirbelsäule aus einer vielgliedrigen Bewegungskette in einem starren, unbeweglichen Stab ist. Das geht so weit, daß die Wirbelsäule in ihrem Aufbau röhrenknochenähnlich wird (SCHMORL). Im Endstadium ist kein einziger Wirbelgelenkspalt mehr an den Präparaten nachweisbar. Die *Zwischenwirbellöcher*, durch die die *Nervenwurzeln hindurchtreten*, werden durch den Verknöcherungsprozeß in Mitleidenschaft gezogen, sie verlieren ihre normale Form, werden eiförmig und im ganzen kleiner. Der Raum für die Nervenwurzeln bleibt aber trotzdem immer noch groß genug, so daß eine direkte Schädigung der Nervenwurzeln durch Druckwirkung nicht anzunehmen ist (SCHMORL). Eine *Unterscheidung der Spondylarthritis ankylopoetica gegenüber anderen Erkrankungen der Wirbelsäule*, die mit einer Versteifung der Wirbelsäule einhergehen, der Spondylosis deformans der Wirbelkörper und der Arthrosis der Wirbelgelenke ist auch im fortgeschrittenen Stadium der Erkrankung stets noch möglich. *Nur bei der Spondylarthritis ankylopoetica kommt es zu einer ausgedehnten gleichmäßigen Verknöcherung der Wirbelgelenke.* Bei den anderen Wirbelerkrankungen, insbesondere bei der Spondylosis deformans lassen sich stets noch die erhaltenen Wirbelgelenkspalten nachweisen. Die Gelenke können mächtige Randwucherungen aufweisen und durch Knochenbrücken äußerlich in beträchtlichem Ausmaße überbrückt sein. Im Innern der Gelenke findet man nach Eröffnung der Gelenke doch immer noch einen Gelenkspalt (JUNGHANNS). Die Verknöcherung eines Wirbelgelenkes bei einer Arthrosis deformans ist ebenso eine Ausnahme wie die Verknöcherung eines Hüftgelenkes infolge einer Arthrosis deformans. Es entsteht wohl eine Ausschaltung von Bewegungen infolge der schweren Veränderungen, aber nicht eine knöcherne Ankylose.

Die **Ursache** der Spondylarthritis ankylopoetica ist noch nicht restlos geklärt. Viel spricht dafür, daß es eine *entzündliche infektiöse Erkrankung* ist. Das machen klinische Beobachtungen wahrscheinlich, wie subfebrile Temperaturen, beträchtliche Beschleunigung der Blutsenkungsgeschwindigkeit, Entwicklung der Erkrankung im Anschluß an eine Angina oder in Verbindung mit einem Gelenkrheumatismus, der sich schließlich in den Wirbelgelenken festsetzt (ASSMANN). Außerdem sind durch pathologisch-anatomische Untersuchungen entzündliche Veränderungen an den Wirbelgelenken sichergestellt. Man nimmt an, daß die Erreger die gleichen Streptokokken sind, die in anderen Fällen einen typischen Gelenkrheumatismus hervorrufen und die, wenn besondere allergische Verhältnisse bestehen (VEIL), die eigenartige Erkrankung der Wirbelgelenke hervorrufen. Daß es die gleichen Erreger wie beim Gelenkrheumatismus sind, dafür sprächen auch die neuerdings wieder bestätigten Beobachtungen über das Vorkommen einer Iritis rheumatica bei der Spondylarthritis ankylopoetica (TESCHENDORF).

Früher hat man gerne darauf hingewiesen, daß sich in der Vorgeschichte eine alte Gonorrhoe findet (nach (SCHWANCKE-WEHRSIG in etwa 11%), auch an die Lues als ursächliches Moment hat man gedacht.

Die *Bedeutung eines Trauma* für die Entstehung der Spondylarthritis ankylopoetica *ist recht verschieden beurteilt* worden. STRÜMPELL schrieb 1922, „in ätiologischer Hinsicht kennen wir nur ein Moment, dem unzweifelhaft eine Bedeutung zukommt, nämlich traumatische Einwirkungen“. Man kam zu dieser Auffassung, weil in der Vorgeschichte oft ein Trauma angegeben wurde (nach GEILINGER, HEILINGENTHAL, SCHWANKE in 15—18%). Als ein Trauma, das zur Auslösung der Wirbelsäulenversteifung geeignet sein sollte, sind einmalige schwere Unfälle, aber auch leichte, oft sich wiederholende Schädigungen verantwortlich gemacht worden. Auch wiederholte Durchnässungen und Kälteschäden, wie sie namentlich der Kriegsdienst mit sich brachte, werden als Ursache für die Erkrankung angeführt. *Heute steht man der Frage*, ob dem *Trauma* wirklich eine Bedeutung für die Auslösung einer Spondylarthritis ankylopoetica in Betracht kommt, *skeptisch gegenüber*. A. W. FISCHER weist mit Recht darauf hin, daß bei den früheren Mitteilungen die Angaben der Kranken über irgendeinen Unfall oft nicht genügend nachgeprüft wurden, und daß heute, wo jeder Angabe über einen fraglichen Unfall genau nachgegangen wird, man bisher keinen Fall beobachtet habe, bei dem eindeutig ein Zusammenhang der Erkrankung sich mit einem Unfall feststellen lassen.

Das *Eigenartigste bei der Spondylarthritis ankylopoetica ist die ausgedehnte Verknöcherung der Bänder*. Dieser Vorgang ist schwer allein durch die Annahme eines chronischentzündlichen Prozesses der Wirbelgelenke zu erklären. Bei einer Polyarthritis kann es schon zu einer völligen Versteifung und Verknöcherung einzelner Extremitätengelenke kommen, aber Verknöcherungen des Bandapparates fehlen.

Es ist auch nicht daran zu zweifeln, daß es eine entzündliche, relativ harmlos verlaufende Arthritis der Wirbelgelenke gibt, und daß diese Erkrankung nicht selten ist (VEIL). Es kommt hierbei auch zu dauernden Schädigungen der Gelenke und eine teilweise Wirbelversteifung kann zurückbleiben, aber es entwickelt sich doch keine allgemeine Verknöcherung der Gelenke und Bänder wie bei der Spondylarthritis ankylopoetica. Einen solchen Fall beschrieb schon 1898 HOFFMANN.

Was der besondere Faktor ist, der die ausgedehnten Verknöcherungen bei der Spondylarthritis ankylopoetica entstehen läßt, darüber herrscht noch großes Dunkel. Es gibt wohl keine Erklärungsmöglichkeit, die man nicht versucht hätte, heranzuziehen. So betonte schon STRÜMPELL, daß man an eine *endogen bedingte metaplastische Umwandlung des Bindegewebes und Knorpels in Knochengewebe* denken müsse. Man hat auch auf Störungen des vegetativen Nervensystems (GOLD) und der innersekretorischen Drüsen gefahndet.

Auch eine Hyperfunktion der Epithelkörperchen hat man für die Entwicklung der ausgedehnten Verknöcherungen beschuldigt, weil während des ersten Stadiums im Blut eine Hyperkalk- und Hyperphosphatämie nachweisbar ist (OPPEL und SSAMARIN). Diese Annahme erscheint aber noch nicht berechtigt, weil auch bei anderen chronischen Knochenerkrankungen, die mit ausgedehnten Zerstörungen verbunden sind, eine Erhöhung des Kalkgehaltes im Blut beobachtet wird.

Besonders interessant sind die Beobachtungen über ein *familiäres* Auftreten der Erkrankung. Sie ist mehrfach bei Geschwistern beobachtet worden (A. W. FISCHER, EHRLICH, WEIL und ALLOLIO) und es ist ferner das Auftreten der Erkrankung in drei aufeinanderfolgenden Generationen beschrieben worden (Stammbaum bei GEILINGER). Schon BECHTEREW wies auf die hereditäre Komponente bei seinen Fällen hin.

Das **Vorkommen** der Spondylarthritis ankylopoetica ist an keine Berufsgruppe gebunden, Geistesarbeiter können ebenso daran erkranken wie Schwerarbeiter. Die Erkrankung findet sich fast nur bei Männern. Bei Frauen ist die Spondylarthritis ankylopoetica eine große Seltenheit.

Die *Häufigkeit* der Erkrankung wird verschieden angegeben. Ältere Mitteilungen über ein häufiges Vorkommen der Spondylarthritis ankylopoetica sind durch die neuesten Beobachtungen nicht bestätigt worden. Die Spondylarthritis ankylopoetica ist vielmehr eine recht *seltene Erkrankung.* Sie wird nur häufiger in Bädern wie Aachen, Pistyan oder in einzelnen großen Kliniken beobachtet, die Sammelstellen für diese Krankheit sind.

Die Seltenheit der Krankheit zeigen die Angaben SCHMORLs, der sie unter 10 000 Wirbelsäulensektionen 6—8mal fand, und die von BACHMANN, der sie unter einem Wirbelsäulenröntgenbildermaterial von über 3000 Fällen nur in 2% beobachtete.

Das **klinische Bild** ist anfangs wenig prägnant. Die Erkrankung beginnt im Alter von 20—40 Jahren. Ihr Anfang ist meist langsam schleichend, manchmal fast unmerklich für den Kranken. Dieses Stadium mit den unklaren Erscheinungen kann jahrelang anhalten. Die langsame Entwicklung wird zuweilen durch schubweise auftretende schnelle Verschlechterungen unterbrochen, die mit stärkeren Schmerzen verbunden sind und die von Temperaturerhöhungen begleitet sein können. Im Laufe von mehreren Jahren kommt es zu einer völligen Versteifung der Wirbelsäule. Die Wirbelsäule bildet dann vom Kreuzbein bis zum Kopf nur noch einen steifen, starren Stab. Die Lendenlordose flacht sich im Laufe der Jahre ab, aber die Brustkyphose bleibt regelmäßig erhalten (SCHMORL) oder sie wird sogar noch wesentlich verstärkt (s. Abb. 7). Dies kann soweit gehen, daß der Kopf stark nach vorn geneigt wird, und daß das Kinn bis auf die Brust niedergedrückt wird. Diese Kranken, die schwer unter dem Zustand leiden, und denen die Möglichkeit genommen ist, noch zum Himmel aufzublicken, bieten einen unvergeßlichen Anblick. In einzelnen Fällen ist der Verlauf von Anfang an stürmischer und die Erkrankung setzt mehr akut ein (HEILIGENTHAL, FOCKEN). Die Erkrankung schreitet bei einem Teil der Fälle vom Kreuz kopfwärts fort, hier stehen anfangs meist verkannte Kreuzschmerzen im Vordergrund, in anderen Fällen hingegen setzt die Erkrankung an der oberen Brustwirbelsäule ein und breitet sich von hier über die ganze Wirbelsäule aus. *Schmerzen* bestehen *nur solange, bis die Wirbelgelenke noch nicht voll versteift* sind. Das Endstadium ist schmerzlos. Die Schmerzen können anfänglich unter der Form von Intercostalneuralgien und von Rippenfellerkrankungen auftreten, sie können auch das Bestehen einer Angina pectoris vortäuschen und wegen ihres gürtelförmigen Charakters an die Schmerzen bei Tabes erinnern (SCHERESCHEWSKY).

Die ausstrahlenden Schmerzen werden wahrscheinlich dadurch hervorgerufen, daß die *Entzündungen* der Wirbelgelenke, die sich in der Nachbarschaft der Nervenwurzeln abspielen, *auf die Nerven übergreifen.* Eine Verengerung der Intervertebrallöcher in einem Maße, daß dadurch eine Raumbeengung der

Nerven stattfindet, ist nicht beobachtet (SCHMORL). Dafür spricht auch, daß nach dem Abklingen der entzündlichen Erscheinungen die Schmerzen aufhören.

Die *Rückenmuskulatur* ist im Anfangsstadium vermehrt gespannt, die Muskulatur sucht die Wirbelsäule vor übermäßigen Bewegungen möglichst zu schützen. In der Muskulatur findet man schmerzhafte Muskelhärten (Myogelosen). Je mehr die Versteifung zunimmt, um so mehr gehen die Veränderungen in der Muskulatur zurück, und die Muskeln am Rumpf werden infolge der Unbeweglichkeit der Wirbelsäule atrophisch. Diese Muskelausfälle sind eine Folge der Untätigkeit der Muskeln nach Eintritt der Versteifung. Der *Atmungstypus* ändert sich, weil die Rippenwirbelgelenke mit in den Versteifungsprozeß an der Wirbelsäule einbezogen werden. Die Brustatmung wird allmählich geringer und wird mehr und mehr durch die „Bauchatmung" ersetzt. Im Endstadium bleibt der Brustkorb bei der Atmung starr und unbeweglich.

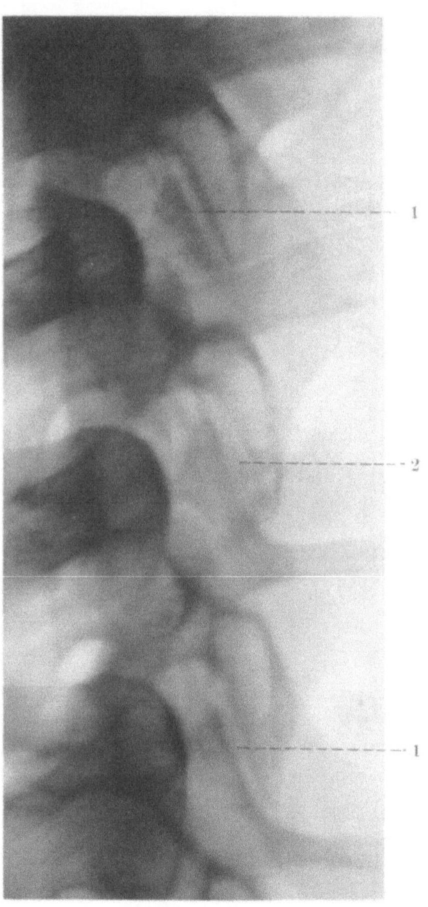

Abb. 10. Brustwirbelgelenke bei einem Frühfall von einer Spondylarthritis ankylopoetica (erste Beschwerden seit ½ Jahre). In der Mitte von zwei noch ganz gut erhaltenen Wirbelgelenken (1) findet sich ein schwer verändertes Gelenk (2). Die Gelenkkonturen sind ganz unscharf und verwaschen (34jähriger Mann).

Mit der Erkrankung der Wirbelsäule geht in einer beträchtlichen Zahl von Fällen *gleichzeitig eine Erkrankung anderer Gelenke* (s. Abb. 8) insbesondere der rumpfnahen Gelenke (Hüfte, Schulter, Sternoclaviculargelenk) einher. Wenn die Hüften beidseitig völlig versteifen, bekommt der Gang ein eigenartiges Gepräge. Die Kranken gehen mit leicht gebeugten Knien und bewegen sich unter abwechselnden Drehbewegungen des Rumpfes nach rechts und links vorwärts. Die Gelenke von Hand und Fuß sind wesentlich seltener befallen. Häufiger ist dagegen wieder das Kiefergelenk erkrankt. Tritt dies ein, so kann kaum noch der Mund geöffnet werden.

Die Diagnose der Spondylarthritis ankylopoetica wird durch das **Röntgenbild** gesichert. Im Frühstadium der Erkrankung war es bisher kaum möglich, auf dem Röntgenbild charakteristische Veränderungen festzustellen. Man sollte Jahre warten müssen, bis dies möglich ist (nach SCHLAYER 1½, nach HEINEMANN-GRÜDER sogar 4–6 Jahre). Seitdem die Technik der Röntgenaufnahmen für die Wirbelgelenke entsprechend ausgebildet ist (DITTMAR, MAX LANGE) und seitdem man in den letzten Jahren gelernt hat, das gesunde und kranke Röntgenbild der Wirbelgelenke richtig zu deuten, ist die röntgenologische *Frühdiagnose* möglich. Man kann schon nach einem halbjährigen Bestehen der Erkrankung charakteristische Veränderungen an den Wirbelgelenken feststellen. Die *Gelenkkonturen* sind *unscharf* und *zum Teil wie wegradiert* (s. Abb. 10). Die Gelenkspalte sind bei einem Teil der Gelenke noch gut erhalten, bei anderen Gelenken sind sie teilweise geschwunden. Man sieht auf dem Röntgenbild, daß die entzündlichen Prozesse sich in den einzelnen Gelenken in einem verschiedenen Stadium abspielen, man sieht neben schwer veränderten Gelenken auch solche, die keine Veränderungen erkennen lassen. Man sieht auch ferner, daß die Verknöcherung sich keineswegs in allen Gelenken gleichzeitig, sondern nacheinander ausbildet. Die übrige Wirbelsäule zeigt im Anfangsstadium eine beträchtliche Kalksalzatrophie, wie man sie auch sonst bei entzündlich rheumatischen Gelenkerkrankungen beobachtet. Verknöcherungen des Bandapparates fehlen noch. *Wenn die Erkrankung länger besteht,* sieht man auf dem Röntgenbild die fortschreitende Verknöcherung der Bänder zwischen den Dornfortsätzen und zwischen den Wirbelkörpern, die Form der Wirbelkörper und die Höhe der Zwischenwirbelscheiben bleibt aber erhalten. Das ist ein wichtiges differentialdiagnostisches Merkmal (Assmann). Im *Endstadium* bietet die einheitlich verknöcherte Wirbelsäule das Bild der flämischen Säule oder eines Bambusstabes (s. Abb. 11). Wird das Becken mit in die Erkrankung einbezogen, so bilden im Endstadium Wirbelsäule-, Becken- und Oberschenkelknochen eine einheitliche Knochenmasse (s. Abb. 12). Die Knochenstruktur weicht völlig vom Normalen ab und ist den neuen mechanischen Beanspruchungen angepaßt.

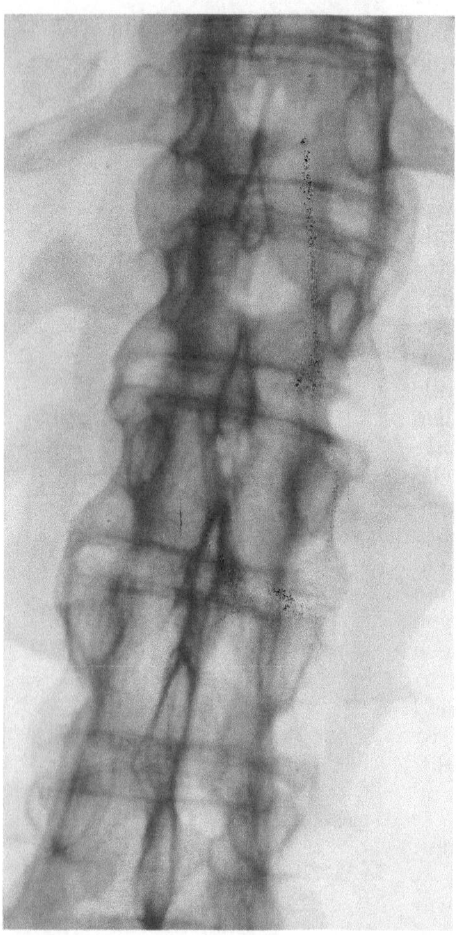

Abb. 11. Endstadium einer Spondylarthritis ankylopoetica. Ausgedehnte Verknöcherung der Wirbelgelenke und des Bandapparates (33jähriger Mann).

Die **Behandlung** der Spondylarthritis ankylopoetica bietet nur Aussichten im Frühstadium, deshalb ist die Frühdiagnose so wichtig, für die alle Hilfsmittel, Blutuntersuchung, Augenuntersuchung (Iritis rheumatica!) und ausgiebige einwandfreie Röntgenaufnahmen hinzugezogen werden müssen. Sind erst die Gelenke verknöchert, so ist jede Therapie machtlos, auch die Versuche, ein großes im Verlauf der Erkrankung ankylosiertes Gelenk auf operativem Wege wieder beweglich zu machen, sind ergebnislos verlaufen. Ist die Frühdiagnose gestellt, so muß die erste Aufgabe die Suche nach einem *primären Fokalherd* sein (Mandeln, Zähne), von dem die Erreger in den Körper eingedrungen sind. Ist ein solcher verdächtiger Herd gefunden, so ist seine Beseitigung eine selbstverständliche Forderung.

Für die Behandlung kommt in erster Linie die *Bäder*behandlung in Betracht (Aachen, Wiesbaden, Pystian), wodurch die Kranken zum mindesten wieder vorübergehende Erleichterung erhalten. Außerdem haben die sonst beim chronischen Gelenkrheumatismus angewandten Methoden (*Wärme* in jeder Form) ihre Berechtigung. Eine günstige Beeinflussung des Prozesses wird auch der *Injektionsbehandlung* mit Yatren-Casein (Graf) und den organischen Schwefelverbindungen (Detoxin, Pyrasulf, BETTMANN, DITTMAR) nachgerühmt. Die Schmerzen sollen beseitigt werden können und nach Eintritt von Schmerzfreiheit soll auch eine Besserung der Rumpf- und insbesondere der Kopfhaltung eintreten. In manchen Fällen zeigt auch die Goldbehandlung einen unverkennbar günstigen Einfluß auf den Verlauf der Erkrankung. Als Präparate kommen in Betracht die Solganaldragées oder Injektionen mit Solganal oleosum B. Ein einfaches Mittel zur Linderung der Schmerzen ist die Verabreichung von Pyramidonzäpfchen (0,5), die unbedenklich monatelang gegeben werden können. Nach dem Vorschlag von F. NEGRO kann man auch einen Versuch mit Präparaten des Hypophysenhinterlappens machen. F. NEGRO hat diese Behandlung zwar für die chronisch ankylosierende Polyarthritis empfohlen, die gleiche Behandlung hat sich uns aber auch bei der Behandlung der Spondylarthritis ankylopoetica bewährt. Gelingt es nicht, durch solche Maßnahmen eine Linderung der Schmerzen herbeizuführen, so sind *orthopädische Maßnahmen* angezeigt. Die Entzündung der Wirbelgelenke verlangt in so schweren schmerzhaften Fällen eine Ruhigstellung. Sie erreicht man durch konsequente Lagerung in einer Liegeschale oder durch Anpassen eines Korsettes. Es sind freilich nur symptomatische schmerzbekämpfende Maßnahmen, aber bei solchen Leiden wie die Spondylarthritis ankylopoetica muß man sich bescheiden, und man muß froh sein, wenn man den Kranken wenigstens die Schmerzen nimmt. Ist die Spondylarthritis ankylopoetica in einem *schmerzfreien Stadium* und besteht eine entstellende Haltung des Rumpfes und Kopfes, so ist die Versuchung groß, durch redressierende Maßnahmen eine Besserung der Rumpf- oder Kopfhaltung anzustreben. Vor allen gewaltsamen redressierenden Behandlungsmethoden ist aber zu warnen. Man darf nur ganz vorsichtig durch passive Übungen eine Haltungsbesserung des Rumpfes und eine Wiederaufrichtung des Kopfes zu erreichen versuchen. Man muß mit der größten Vorsicht vorgehen, weil die erkrankten Gelenke äußerst empfindlich sind. Sie neigen zu Blutungen und es besteht außerdem die Gefahr, daß die Entzündung durch mechanische Reizung wiederaufflackert und die Entwicklung eines neuen Schubes der Erkrankung begünstigt wird. In einzelnen Fällen, wenn die Kranken unter Atemnot leiden, ist es ferner angezeigt, durch Atemübungen das Ausmaß der Brustatmung wieder zu bessern (SCHEDE, THOMSEN). Bewährt hat sich hierfür die Benützung einer festen Leibbandage, die die Bauchatmung erschwert und den Kranken zwingt, so weit als möglich zur Brustatmung zurückzukehren. Der Versuch, eine Umkehr des Atmungstypus von der Bauch- zur Brustatmung zu erreichen, hat nur Sinn, solange die Rippenwirbelgelenke noch nicht verknöchert sind.

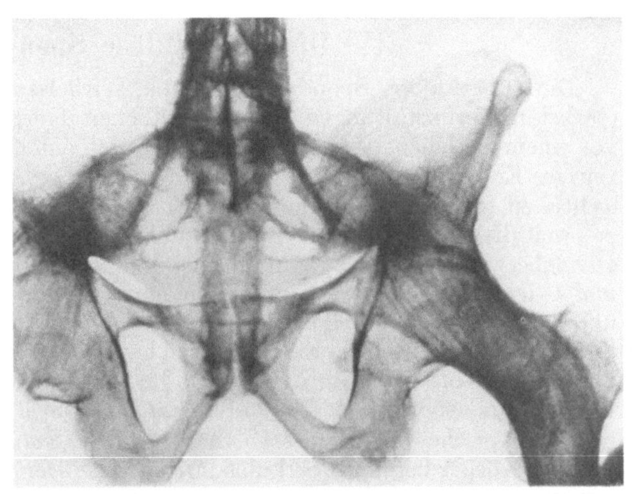

Abb. 12. Spondylarthritis ankylopoetica, Typ „STRÜMPELL-MARIE". Lendenwirbelsäule, Becken und Oberschenkelknochen bilden eine gemeinsame knöcherne Masse. (Nach WALTER MÜLLER.)

Bei allen Behandlungsmethoden, die man bei einem Kranken mit einer Spondylarthritis ankylopoetica beginnt, muß man vor Beginn der Behandlung im klaren darüber sein, ist die Erkrankung in einem floriden oder latenten Stadium, hat man einen Frühfall oder einen Fall im Endstadium vor sich. Hiernach richten sich die Aussichten und die Art der Behandlung. Ferner soll man bei allen Behandlungsmaßnahmen schrittweise vorgehen, man darf sich nicht bei der Länge der Erkrankungsdauer vorzeitig verausgaben. Weil die Behandlungsaussichten der Spondylarthritis ankylopoetica so begrenzt sind, ist es besondere Aufgabe des Arztes auch auf die Seele des Kranken einzuwirken, um ihm eine gewisse Zuversicht und den Lebensmut zu erhalten.

IV. Die tuberkulöse Spondylitis.

Die tuberkulöse Spondylitis ist die Wirbelsäulenerkrankung, die zu den stärksten Verunstaltungen des menschlichen Körpers führt. Die Bewahrung vor einem zeitlebenslangen Krüppeltum durch eine Spondylitis ist nur bei rechtzeitiger Erkennung der Erkrankung möglich. Die Aufgabe, die Diagnose Spondylitis zu stellen, fällt zumal beim Erwachsenen nicht selten dem Neurologen zu, weil die ersten Schmerzen einen unklaren neuralgiformen Charakter haben. Die tuberkulöse Wirbelentzündung ist *eine der häufigsten tuberkulösen Knochen- und Gelenkerkrankungen*. Unter dem Material der Münchener Klinik steht sie überhaupt an erster Stelle. Nach anderen Beobachtungen nimmt sie die zweite Stelle ein (JOHANNSSON). Sie findet sich häufiger bei Kindern als bei Erwachsenen und beginnt oft schon in den ersten Lebensjahren. Auch bei alten Menschen über 60 und selbst über 70 Jahren kann sie noch entstehen.

Die typische Spondylitis tb. hat für ihre *Entwicklung* die Voraussetzung, daß der Körper bereits tuberkulös infiziert ist. Der tuberkulöse Primärkomplex, der aus einem Primärherd und der zugehörigen Lymphdrüsenerkrankung besteht (GHON, MAX LANGE), hat seinen Sitz meistens in der Lunge, bei Kindern nicht selten aber auch im Darmkanal. Die tuberkulöse Erkrankung eines Wirbels entsteht auf hämatogenem Wege in der Regel aus inneren Ursachen, ohne Einwirkung äußerer Einflüsse. Ein ursächlicher Zusammenhang einer tuberkulösen Spondylitis mit einem Unfall ist nur in ganz seltenen Fällen gegeben, öfter trifft es dagegen zu, daß unter dem Einfluß eines sicheren, erheblichen Trauma eine bis dahin latente Wirbeltuberkulose manifest und wesentlich verschlimmert wird. Die tuberkulöse Erkrankung am Wirbelkörper beginnt meistens *an der vorderen Fläche des Wirbelkörpers in der Nähe der Zwischenwirbelscheibe* (FREUND, SCHMORL). Diese Lokalisation hängt mit der Gefäßverzweigung im Wirbelkörper zusammen (LEXER). Von dem ersten Herd am Wirbelkörperrande breitet sich die Tuberkulose nach zwei Seiten aus, *im Wirbelkörper* selber und nach Durchbrechung der Knorpelschlußplatte des Wirbelkörpers in die *Zwischenwirbelscheibe*. Hierdurch ist die Gefahr zumal bei Kindern groß, deren Wirbelkörperschlußplatte nicht so widerstandsfähig wie beim Erwachsenen ist, daß die Entzündung auf einen weiteren Wirbelkörper übergreift. Im Wirbelkörper wird die Spongiosa durch eine käsige Ostitis oder durch ein tuberkulöses Granulationsgewebe weitgehend zerstört. Sequester entstehen namentlich bei der käsigen Ostitis. Durch diese Vorgänge leidet die Festigkeit des Wirbelkörpers so, daß er allmählich oder bei traumatischen Einwirkungen auf einmal zusammenbricht. Das äußere Kennzeichen des Wirbelkörperzusammenbruches ist die *Entstehung eines spitzwinkligen Buckels, des Gibbus* (Malum Pottii). Beim Fortschreiten der Tuberkulose können selbst 4 und 6 Wirbel erkranken. Vom Wirbelkörper kann die Tuberkulose auch auf den *Wirbelbogen* übergreifen. Das ist zwar selten der Fall, aber wenn, so ist das meistens verhängnisvoll, weil dadurch die Gefahr der Ausbildung von Nervenstörungen vergrößert wird. Eine Folge der Einschmelzungsvorgänge an einem oder mehreren Wirbelkörpern ist die Entwicklung von *Abscessen*, die *am Anfang prävertebral* gelegen sind. Das Charakteristische für diese Abscesse ist ihr Wandern. Sie folgen hierbei den Gesetzen der Schwere und breiten sich in vorgeschriebenen Bahnen entlang den großen Gefäßen in den Fascienlogen oder in den Bindegewebszwischenräumen aus. Sie können sich aber auch einfach in Richtung auf den geringsten Widerstand, den sie im Gewebe finden, entwickeln. Die spondytitischen Abscesse kommen so an ganz verschiedenen Stellen, die manchmal weit von dem eigentlichen Erkrankungsherd entfernt sind, an die Körperoberfläche. Diese *Senkungsabscesse* haben an jedem Wirbelsäulenabschnitt ihre bestimmte *Lokalisation*.

Bei einer Spondylitis der oberen *Halswirbelsäule* kommen die Abscesse hinter dem Sternocleidomastoideus an die Oberfläche, wo die Gefahr der Verwechselung mit Ohrerkrankungen gegeben ist, oder sie senken sich nach vorn und liegen retro-pharyngeal, dann sind sie im Rachenraum sicht- und fühlbar. Die Senkungsabscesse der unteren Halswirbel folgen dem Verlaufe der großen Gefäße und gelangen in das Mediastinum. Ein Durchbruch in den Oesophagus oder die Trachea ist sehr selten. Häufiger ist ein Druck auf die Trachea, so daß dadurch die Atmung erschwert wird. Auch Todesfälle an Erstickung durch Luftröhrenkompression sind beobachtet worden. Die Abscesse im oberen und mittleren Abschnitt der *Brustwirbelsäule* senken sich meist nicht, sie breiten sich dafür um so mehr seitlich aus. Bei den Abscessen an der Brustwirbelsäule besteht die Gefahr des Durchbruches in die Lunge, aber auch das ist sehr selten. Die Abscesse der unteren Brustwirbel zeigen oft das gleiche Verhalten wie die der *Lendenwirbelsäule*. Die Abscesse treten durch den Hiatus vasorum in die Bauchhöhle nach unten und gehen die gleichen Wege wie die Lendenwirbelabscesse. Die Senkung dieser Abscesse entlang der großen Gefäße kann bis in die Kniekehle gehen. Je nach der Richtung, die die Abscesse einschlagen, und nach der Stelle, wo sie unter der Hautoberfläche fühl- oder sichtbar werden, spricht man von den *Psoas-*, den *Iliacal-*, den *Ileofemoral-*, *den Ischiofemoral-* und den seltenen *Poplitealabscessen*. Die Abscesse können in seltenen Fällen auch andere Wege einschlagen. Dann erscheinen sie neben der Wirbelsäule hinten am Rücken zwischen den Rippen, oder sie kommen hinten oberhalb von Darmbein an die Oberfläche *(Lumbalabscesse)*. Ist dies der Fall, so ist eine Verwechslung mit einer Rippenerkrankung oder einem paranephritischen Absceß möglich.

Ziemlich häufig brechen die Abscesse auch in den Epiduralraum ein (Kisch). Die *epiduralen* Abscesse, die sich im Rückenmarkskanal ausbreiten, hängen in der Regel mit den paravertebralen Abscessen zusammen. Diese Tatsache ist für die Behandlung der epiduralen Abscesse wichtig.

Die tuberkulöse Spondylitis ist die Wirbelsäulenerkrankung, die am häufigsten zu Wurzelsymptomen und Rückenmarkskompressionen führt. Die *Ursache der Nerven- und Rückenmarksschädigung* durch eine Spondylitis ist verschieden. Zweierlei steht für das Zustandekommen einer Kompressionsmyelitis bei Spondylitis tb. heute fest. Gerade der Vorgang, den man vor allem für die Rückenmarksschädigung verantwortlich machen möchte, das Abknicken der Wirbelsäule bei dem Zusammenbruch mehrerer erkrankter Wirbel, die Gibbusbildung ist nur selten der Grund von Lähmungserscheinungen. Das ist durch Sektionsbefunde (Schmaus) wie durch Beobachtungen bei Operationen bewiesen. Zweitens entsteht die Kompressionsmyelitis nicht einfach mechanisch. Die Ursache der Kompressionsmyelitis bei der Spondylitis tb. ist in der Mehrzahl der Fälle ein *kollaterales Ödem*. Das zeigten schon die schönen Untersuchungen von Kahler und Schmaus, die vor 50 und 40 Jahren gemacht wurden.

Kahler spritzte bei jungen Hunden Wachs in den Rückenmarkskanal und konnte nachweisen, daß die Rückenmarksstörungen, die sich schon wenige Stunden danach entwickelten, durch *Ödemdruck* im Rückenmark, aber nicht durch eine direkte mechanische Schädigung entstanden waren. Der *Ödemdruck* war eine sekundäre Folge der mechanischen Druckwirkung, die zu einer *Lymphstauung* geführt hatte. Schmaus hatte die Versuchsanwendung verfeinert. Er injizierte bei Kaninchen tuberkulöses und eitriges Material in den Epiduralraum. Daraufhin entstanden Rückenmarksschädigungen, obwohl eine mechanische Druckwirkung so gut wie ganz auszuschließen war. Die Ursache der Schädigung sah Schmaus in dem *entzündlichen toxischen Ödem*.

Das Ödem bei den epiduralen Abscessen ist wahrscheinlich nur ein Stauungsödem, das durch Behinderung des Lymph- und Blutabflusses entsteht. Das Ödem, das sich beim Bestehen epiduraler tuberkulöser Granulationen entwickelt, dürfte aber außerdem auch noch auf eine *toxische Wirkung* zurückzuführen sein. Durch das Ödem kommt es zu Quellungserscheinungen mit degenerativen Veränderungen im Rückenmark und schließlich zur Nekrosenbildung. *Die Rückbildungsfähigkeit der Lähmung hängt von dem Zeitpunkt des Rückganges des Ödems ab.* Sie muß zu einer Zeit eintreten, wo noch nicht irreparable Schädigungen im Rückenmark entstanden sind. Sind erst ausgedehnte Nekrosen im Rückenmark vorhanden, so nützt auch die „Heilung" der tuberkulösen Entzündung nichts mehr, die verhängnisvolle Folge der Spondylitis tb., die Lähmung bleibt unverändert bestehen. Umschriebene Ausfallserscheinungen am Rückenmark können auch durch eine *Thrombosierung* einzelner Gefäße entstehen, die sich als direkte Folge der tuberkulösen Granulationen entwickelt. Der Gefäßverschluß führt dann seinerseits zur Ausbildung von Erweichungsherden in den zugehörigen Rückenmarksgebieten. Das kann man auch klinisch manchmal in dem Auftreten einer *begrenzten Motilitätsstörung* erkennen. In den meisten Fällen ist es dem Kliniker dagegen unmöglich zu sagen, ob die Erscheinungen einer Kompressionsmyelitis allein durch ein Ödem bedingt sind, oder ob es die Wirkung eines Gefäßverschlusses ist. Für die Prognose sind die Lähmungen nach Gefäßverschlüssen ganz ungünstig. Die Lähmungen, die durch ein Rückenmarksödem bedingt sind, entwickeln sich meist in der ersten Zeit der Erkrankung und hängen mit der Absceßbildung zusammen. Die Spätlähmungen sind dagegen oft durch ein *Übergreifen der tuberkulösen epiduralen Granulationen* auf die Dura bedingt. Es wird *aus der Peripachymeningitis eine echte Pachymeningitis* mit mächtiger Duraverdickung. Anfangs ist die Dura mit käsigen Massen durchsetzt, später bildet sie ein derbes schwieliges Gewebe. Die Prognose der Lähmungen, die hierauf zurückzuführen sind, ist durchaus ungünstig. Schließlich ist auch ein *Einbruch* der tuberkulösen Entzündung *in den Intraduralraum* selber möglich, nachdem der feste Widerstand der Dura überwunden ist. Der Einbruch erfolgt meist entlang den Gefäßen. In diesen Fällen ist die tuberkulöse Meningitis der unausbleibliche Entwicklungsgang. Wann die allgemeine Infektion der Meningen erfolgt, ist nur eine Frage der Zeit.

Das **klinische Bild** der Spondylitis ist *beim Kinde* im Anfang *anders als beim Erwachsenen.* Beim *Kinde* stehen zu Beginn der Erkrankung Allgemeinerscheinungen. Bei Kindern ist auch die Beachtung der Familienanamnese wichtig, wir fanden bei der Knochen- und Gelenktuberkulose in $^1/_5$ aller Fälle eine sichere Tuberkulose in der nächsten Verwandtschaft (Eltern und Geschwister!). Beim Kind machen sich die ersten Erscheinungen darin bemerkbar, daß ein bis dahin munteres, aufgewecktes Kind anfängt, mürrisch und verdrießlich zu werden, das Aussehen wird schlechter, der Ausdruck der Augen wird müde und die Augen selber sind umschattet. Der Appetit läßt nach und der Schlaf wird unruhig. Schon bei solchen unbestimmten Angaben soll die Aufmerksamkeit auf eine Untersuchung der Wirbelsäule gelenkt werden. Nur wenn dies geschieht, sind *Frühdiagnosen* möglich. Wenn wir mit der Untersuchung des Rückens warten, bis die Mutter wiederkommt und angibt, daß das Kind sich jetzt auch beim Spielen von anderen Kindern zurückhalte, und daß es eigenartig steif sich bücke, indem es mit einer Hand sich auf den Oberschenkel aufstütze, wenn es etwas vom Boden aufhebt (s. Abb. 13), so ist inzwischen eine kostbare Zeit für die Behandlung verloren. Die Angaben über einen Klopf- oder Stauchschmerz sind oft bei Kindern ebenso unzuverlässig wie beim Erwachsenen. Beim Kinde verhindert Scheu oder Angst die richtige Angabe, beim Erwachsenen wird die richtige Angabe oft von Wunschvorstellungen beeinflußt. Beim *Erwachsenen* werden meist im Anfang unklare Schmerzen am Rücken angegeben. Sie werden für rheumatisch oder neuralgiform gehalten oder eine Behandlung auf Rippenfellentzündung wird eingeleitet. Bei Frauen wird, wenn die Spondylitis tb. im unteren Teil der Lendenwirbelsäule sitzt und „Kreuzschmerzen" hervorruft, eine Unterleibserkrankung vorgetäuscht. Beim Erwachsenen kann die Spondylitis tb. so schleichend verlaufen, daß das Erste, was der Arzt feststellt, *Reflexstörungen* und *einzelne Muskelparesen* sind, und daß, wenn auf Grund eines solchen Befundes die Wirbelsäule betrachtet wird, sich dort bereits ein deutlicher Gibbus findet. Die Angabe, daß noch alle Arbeiten hätten gemacht werden können, besagt über den Ernst der Erkrankung nichts. Denn es ist erstaunlich, wie lange manchmal beim Erwachsenen trotz des Bestehens eines Gibbus die Arbeitsfähigkeit erhalten bleibt. *Die Diagnose auf Spondylitis muß schon gestellt werden, bevor ein ausgesprochener Gibbus entstanden ist.* Das ist bei einer sorgfältigen *Rückenuntersuchung* durchaus möglich. Wenn man mit den Fingern über die Dornfortsatzlinie fährt, spürt man schon ein geringgradiges verdächtiges Vorspringen eines Wirbeldornes. Wenn man sich den Kranken nach vorn bücken läßt, sieht man schon beginnende Unterschiede in der Wirbeldornstellung. Das geringgradige vermehrte Vorspringen eines Dornfortsatzes kann im unteren Teil der Brustwirbelsäule der kleine Rest eines alten rachitischen Sitzbuckels oder auch die Folge einer geringen Abweichung im normalen Aufbau der Wirbelsäule sein, es kann aber ebensogut das Zeichen für eine beginnende Spondylitis sein. Die Beweglichkeitsprüfung bringt uns hierbei einen Schritt weiter. Wenn bei der Prüfung der seitlichen Beweglichkeit die Wirbelsäule auch nur in einem kleinen Abschnitt steif gehalten wird, so ist das verdächtig auf eine entzündliche Wirbelerkrankung. Auch der Zustand der Muskulatur ist zu beachten, sie ist in dem gleichen Abschnitt vermehrt gespannt. Das ist eine Abwehrreaktion, um den erkrankten Wirbel vor Bewegungen zu schützen, die vergleichbar ist der défense musculaire der Bauchmuskulatur bei Abdominalerkrankungen.

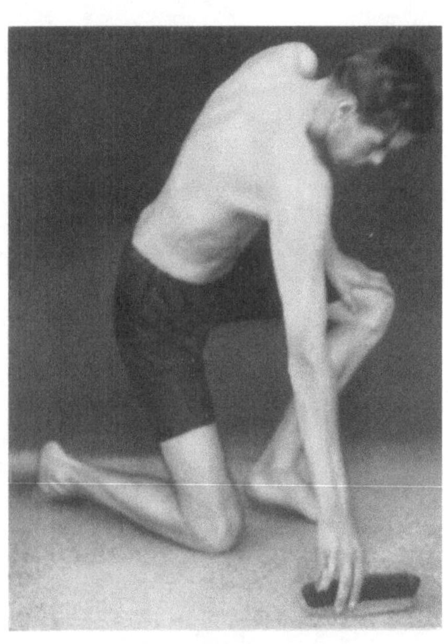

Abb. 13. Charakteristisches Bücken eines Spondylitikers. Die Wirbelsäule wird steif gehalten und eine Hand auf einen Oberschenkel aufgestützt (21jähriger Mann mit einer frischen Lendenwirbelsäulenspondylitis).

In manchen Fällen zeigt die Rückenmuskulatur beim Erwachsenen auch ein anderes Verhalten, bei der Aufforderung sich gerade in strammer Haltung hinzustellen, ist in der Rückenlängsmuskulatur beiderseits neben der Wirbelsäule eine *ovale Delle* sichtbar. Der *Tonus der Muskulatur* ist in dem erkrankten Wirbelgebiet *herabgesetzt* (Frühsymptom der Spondylitis nach KOFMANN).

Der *Gibbus* gehört zum ausgeprägten Bild einer jeden Spondylitis. Er erreicht im oberen und mittleren Teil der Brustwirbelsäule die stärksten Grade. Bei einer Gibbusbildung im unteren Teil der Brustwirbelsäule bekommt der Gang durch eine vermehrte kompensatorische Aufrichtung des Rumpfes leicht etwas Stolzes. Bei Sitz des Gibbus im unteren Teil der Lendenwirbelsäule wird die physiologische Lendenlordose aufgehoben, die Hüften stellen sich in leichte Beugestellung ein, und die Kranken gehen mit leicht gebeugten Knien. Wenn die Erkrankung sich in der Halswirbelsäule abspielt, wird der Kopf leicht steif gehalten, und die Kranken suchen zuweilen mit ihren Händen den Kopf vor schmerzhaften Bewegungen zu schützen.

Ein *klinisch nachweisbarer Absceß* gehört an und für sich nicht zum Frühbild der Spondylitis. Er ist stets ein *Zeichen für ein schon längeres Bestehen der Spondylitis.* Trotzdem ist in einer Reihe von Fällen der Absceß insofern als ein Frühsymptom anzusehen, weil er der Anlaß ist, daß die Kranken zum Arzt gehen (PITZEN). Die Abscesse sind je nach dem Sitz der Erkrankung an den typischen Stellen (s. S. 23) hinter dem Ohr, retropharyngeal, neben der Brustwirbelsäule, zwischen dem unteren Rippenrand und dem Darmbein und ganz besonders auf einer Darmbeinschaufel oder unterhalb vom Leistenband aufzufinden. Die Abscesse sind, wie auch die Abscesse bei einer anderen Lokalisation der Knochentuberkulose „*kalte*“ *Abscesse*, die Hauttemperatur ist nicht erhöht, die Haut ist darüber nicht gerötet und keine Schmerzen bestehen. Der Nachweis eines solchen Abscesses an typischer Stelle macht das Vorliegen einer tuberkulösen Wirbelsäulenerkrankung, auch wenn keine Schmerzen von seiten der Wirbelsäule bestehen, so gut wie sicher. Eine besondere diagnostische Bedeutung hat der so häufige *Psoasabsceß*, namentlich bei der Spondylitis der Kinder. Den Psoasabsceß erkennt man daran, daß die *Darmbeinschaufel vermehrt* ausgefüllt ist, und daß, wenn der Absceß eine gewisse Größe hat, eine ausgesprochene Dämpfung des Abdomens besteht. Ferner ist als Folge des Psoasabscesses die *Überstreckbarkeit in der Hüfte eingeschränkt.*

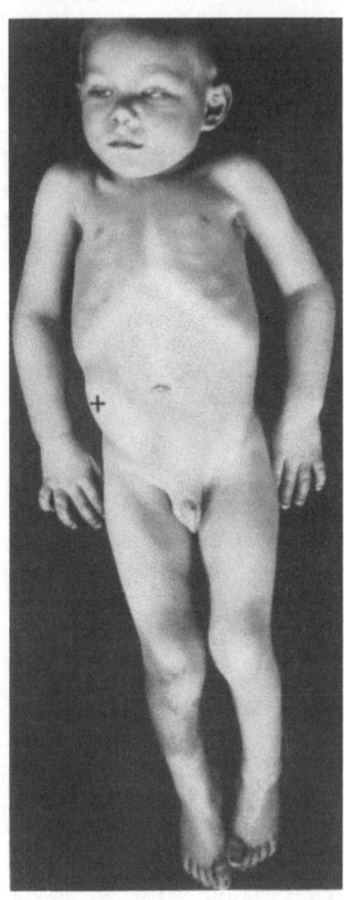

Abb. 14. Mächtiger Psoasabsceß rechts bei einem 4jährigen Kinde mit bisher unbehandelter Spondylitis tb. Der ganze Leib ist rechts durch den Absceß vorgewölbt (+).

Das stellt man so fest, daß man den Kranken in Bauchlage sich hinlegen läßt, mit einer Hand das Becken durch Auflegen der Hand auf das Gefäß fixiert und daß man mit der anderen Hand nacheinander die Beine nach hinten hochhebt. Ist ein Psoasabsceß vorhanden, so kann man auf der Seite des Abscesses das Bein nicht so hoch wie auf der anderen Seite von der Tischplatte abheben. Eine *andere Prüfung* auf Psoasabsceß ist, daß man den Kranken in Rückenlage bis zum Becken am Tisch aufliegen läßt, während die Beine frei herabhängen. Auf der Seite der „Psoaskontraktur“ sinkt das Bein nicht so weit herab als auf der Gegenseite und es stellt sich in leichte Beugestellung ein. Diese Prüfung ist aber nur im beschränkten Umfange namentlich bei unruhigen Kindern und mit Vorsicht insbesondere bei schmerzhaften Spondylitiden anwendbar. Eine Psoaskontraktur kann auch eine andere Ursache als die Spondylitis haben, sie findet sich namentlich auch bei einem appendizitischen Absceß.

Ein Psoasabsceß kann bei Kindern über mannsfaustgroß (s. Abb. 14) und bei Erwachsenen bis kindskopfgroß werden Er kann solche Ausdehnung gewinnen, daß er bis zum Nabel reicht und daß er sich außerdem auch noch nach unten unter das Leistenband bis in die Leistenbeuge erstreckt. Solche Abscesse haben eine Zwerchsackform und man kann den Absceßinhalt von unterhalb des Leistenbandes durch Handdruck nach oben in die Bauchhöhle drängen und umgekehrt. Größere Abscesse bei einer *Brustwirbelspondylitis* sind durch die Perkusion feststellbar. Man erkennt sie durch eine Dämpfung, die sich beidseitig neben der Wirbelsäule erstreckt.

Störungen des Nervensystems sind bei der Spondylitis tb. *recht häufig, je mehr man darauf achtet, um so häufiger findet man sie.* Die Art der Erscheinungen ist abhängig von dem Sitz der Erkrankung. Ferner muß man unterscheiden zwischen Erscheinungen einer direkten Schädigung des Rückenmarkes (Kompressionsmyelitis) und den Wurzelsymptomen. Die neuralgiformen gürtelförmigen Schmerzen bei der Spondylitis des Erwachsenen sind bereits als *Wurzelsymptome* aufzufassen. Ihr Schmerztypus, der an der Brustwirbelsäule dem einer Intercostalneuralgie gleichen kann, verleitet leicht zu einer Fehldiagnose. Bei einem Sitz der Spondylitis an der Lendenwirbelsäule können typische Ischiaserscheinungen mit positivem Lasègue und Bragard, Reflexherabsetzungen und Sensibilitätsstörungen sich entwickeln. Die Ischiasschmerzen mit dem objektiven Befund für eine einseitige Ischias können, wenn am Rücken keine Schmerzen bestehen, lange die Erkennung der Spondylitis verzögern, wenn die Wirbelsäule nicht sorgfältig untersucht wird. Anders ist es, wenn die Ischias doppelseitig ausgeprägt ist. Diese muß von vornherein den Verdacht auf eine Wirbelerkrankung erwecken. Segmentäre sensible Störungen am Rücken, die auf den Bereich der erkrankten Wirbel beschränkt sind, werden bei der tuberkulösen Spondylitis auch beobachtet, sind aber seltener als bei der osteomyelitischen Spondylitis (s. S. 35).

Als Folge einer Wurzelschädigung kann es auch zu einer *Atrophie und Lähmung einzelner Muskeln* kommen. OPPENHEIM beobachtete solche atrophische Lähmungen auch als Frühzeichen einer Spondylitis. Auch von BROCA ist ein Fall mit einer isolierten Atrophie der Muskulatur des Rückens und Schultergürtels beschrieben worden. LEWANDOWSKY hat mit Recht hervorgehoben, daß diese Befunde, ohne daß gleichzeitig radikuläre Schmerzen oder Querschnittssymptome ausgeprägt sind, selten sein dürften. Bei einer Spondylitis der ersten Halswirbel können auch Lähmungen einzelner Hirnnerven sich entwickeln, insbesondere sind die spinalen Wurzeln des N. accessorius (LEWANDOWSKY) gefährdet. OPPENHEIM sah auch Lähmungen des Hypoglossus. Es ist daher durchaus möglich, daß die Schluckbeschwerden bei einer hochsitzenden Halsspondylitis auch durch eine Hypoglossusschädigung und nicht allein durch einen retropharyngealen Absceß bedingt sind. Ein häufiges Vorkommnis ist die isolierte *Bauchmuskellähmung* (OPPENHEIM). Sie weist auf eine Erkrankung der untersten Brustwirbel und des 1. Lendenwirbels hin. Sitzt die *tuberkulöse Wirbelerkrankung vom 2. Lendenwirbel abwärts*, so haben die evtl. vorhandenen Nervenerscheinungen stets den Charakter von *Wurzelsymptomen*, weil hier der Conus terminalis des Rückenmarkes endet und das Gebiet der Cauda equina beginnt. Bei Erkrankungen am 2. Lendenwirbel findet man eine schlaffe Lähmung beider Beine und eine Sensibilitätsstörung, die bis zur Schenkelbeuge reicht. Auch die Funktion von Blase und Mastdarm ist gestört. Bei einer Erkrankung des letzten Lendenwirbels und ersten Kreuzbeinwirbels hat man das Bild der Reithosenanästhesie verbunden mit einer Störung von Blase und Mastdarm vor sich.

Vom *1. Lendenwirbel an aufwärts* kann das Rückenmark durch die tuberkulöse Wirbelerkrankung selber getroffen werden, und es kommt zu den Erscheinungen einer *Kompressionsmyelitis*. Die ersten Zeichen sind hierfür oft unbestimmt, die Kranken klagen über Schmerzen in den Beinen oder leichte Ermüdbarkeit, und der Gang wird, je nach dem Sitz der Erkrankung weiter unten oder oben an der Brustwirbelsäule, paretisch oder leicht spastisch.

Bei Lokalisation am *1. Lendenwirbel und 12. Brustwirbel* besteht eine schlaffe Lähmung der Beine, mit gleichzeitiger Lähmung der Bauchmuskeln. Sitzt die Erkrankung *oberhalb vom 12. Brustwirbel*, so bilden sich zunächst spastische

Lähmungen aus mit Steigerung der Patellar- und Achillessehnenreflexe bis zum kaum erschöpfbaren Klonus. Auch die Reflexe der Babinskigruppe sind positiv. Erst allmählich geht bei längerem Bestand der Kompressionsmyelitis die Lähmung in die schlaffe Form über. Jede Beweglichkeit der Beine, auch die Möglichkeit nur eine Zehe zu rühren, geht verloren. Zu der Sensibilitätsherabsetzung oder -aufhebung unterhalb von dem erkrankten Wirbelabschnitt gesellt sich zuweilen oberhalb davon eine Zone von erhöhter Empfindlichkeit. Spielt sich die Spondylitis zwischen dem *6. Hals- und 1. Brustwirbel* ab, so kommt es an den Armen zu schlaffen und an den Beinen zu spastischen Lähmungen. Am Arm ist in solchen Fällen auch schon frühzeitig eine Lähmung im Ulnarisgebiet vorhanden. Eine spastische Lähmung von Armen *und* Beinen kann nur bei einer hochsitzenden Halswirbelspondylitis entstehen. Bei dieser Lokalisation der Spondylitis gibt es auch Augenstörungen (Miosis, Mydriasis).

Die Pflege solcher Kranken mit Spasmen und Gefühlsstörungen ist wegen der großen Decubitusgefahr sehr schwer. Die Spasmen ziehen die Hüft- und Kniegelenke in starke Beugezwangshaltungen und schon unbedeutende äußere Reize, wie nur das Aufheben der Bettdecke löst bei manchen Kranken starke krampfhafte Bewegungen der Beine aus („Epilepsie spinale"). Mit den Lähmungen sind Störungen von Blase und Mastdarm meist im Sinne einer Retentio urinae und alvi verbunden. Bei Blasenlähmungen ist oft wochenlanges Katheterisieren nötig, bis sich ein gewisser Automatismus der Blasenmuskulatur ausgebildet hat. Bei Darmlähmungen ist der Stuhlgang jedesmal eine Prozedur. Er erfolgt nur in mehrtägigen Zwischenräumen unter gemeinsamer Verwendung von Einläufen, innerlichen Mitteln und unter Zuhilfenahme von die Darmtätigkeit anregenden Injektionspräparaten (z. B. Prostigmin). In anderen Fällen besteht dagegen dauernd eine Inkontinentia urinae und alvi.

Als *Besonderheiten* des Lähmungstypus sind auch einseitige Lähmungen und Lähmungen von Brown-Séquardscher Typus beobachtet worden (Oppenheim).

Die Nervenstörungen sind am häufigsten bei der Spondylitis der Brustwirbelsäule, weniger häufig bei der Halswirbelspondylitis und relativ am seltensten bei der Lendenwirbelspondylitis.

Die *Häufigkeit* der Nervenstörungen bei Spondylitis wird sehr unterschiedlich angegeben. Nach den älteren Statistiken rechnet Vulpius mit 17%, Wullstein dagegen nur mit 3%. Lewandowsky vermutete seinerzeit, daß die niedrigen Angaben eher das Richtige träfen. Die neue Sammelstatistik, die Schmieden auf dem Chirurgenkongreß 1930 mitgeteilt hat, gibt auch wieder an, daß in 12% aller Spondylitisfälle Lähmungserscheinungen bestanden. Unter den Spondylitisfällen der Münchener orthopädischen Klinik kamen auf 318 Fälle 61 (= 19%) mit einer Störung des Nervensystems. Darunter waren 6% mit vollständigen Lähmungen, 25% hatten ausgesprochene Spasmen, in 36% bestand ein Clonus und in 33% waren die Beinreflexe gesteigert (Kirsten). Nach Willis sind bei Erwachsenen die Lähmungserscheinungen häufiger (13%) als bei Kindern (5,6%). Nach Calvé gehen die Lähmungen im Kindesalter und bei Adoleszenten viel eher zurück als bei Erwachsenen. Bei Kindern soll die Lähmung nur selten länger als 8 Monate bestehen bleiben.

Zur Diagnosenstellung der tuberkulösen Spondylitis sind die *Tuberkulinproben* mit heranzuziehen. Man beginnt mit den Subcutanproben von Pirquet und Petruschky und führt, wenn diese negativ ausfallen, noch die Intracutanproben mit Alt-Tuberkulin aus (Anfangsdosis 1 : 100 000, nur ausnahmsweise allmählich steigend bis 1 : 10 000). Meist kommt man aber mit den Subcutanproben aus. Bei Kindern, zumal beim Kleinkinde, hat auch der positive Ausfall einer Tuberkulinprobe einen Wert für die Beurteilung. Sonst ist *der negative Ausfall* der Tuberkulinproben *wichtiger*, in der Voraussetzung, daß keine Anhaltspunkte dafür da sind, daß der Kranke gerade in einer tuberkulinnegativen Phase ist. In vielen Fällen kann man auf die Tuberkulinproben ganz verzichten. Ein weiteres Unterstützungsmittel für die Diagnosenstellung ist ferner die *Blutkörperchensenkungsgeschwindigkeit.* Sie soll *in jedem Fall* gemacht werden. Sie ist bei einer noch nicht geheilten tuberkulösen Spondylitis regelmäßig beträchtlich beschleunigt und gibt bei der tuberkulösen Wirbelerkrankung im allgemeinen durchaus zuverlässige Werte.

Unentbehrlich für die Spondylitisdiagnose ist das **Röntgenbild.** Zur sicheren Beurteilung sind stets zwei Aufnahmen in verschiedenen Ebenen nötig. Außerdem soll man die Röntgenaufnahmen auch nicht zu klein machen. Das beste ist zuerst gute Übersichtsaufnahmen der ganzen Wirbelsäule anfertigen zu lassen, weil gar *nicht selten außer dem vermuteten Krankheitsherd noch ein zweiter Herd* sich *an einer anderen Stelle der Wirbelsäule* findet. Die Röntgendiagnose einer beginnenden Spondylitis erfordert große Erfahrung und es gibt Frühfälle, wo der Befund am Röntgenbild anfangs unklar bleibt und bei dem erst der weitere Verlauf die Diagnose tuberkulöse Spondylitis sichert. Jede Veränderund in einem Wirbel muß erst eine gewisse Größe erreicht haben, bis sie auf einem noch so guten Röntgenbilde erkannt werden kann. Noch erbsengroße Defekte in einem isolierten Wirbel sind röntgenologisch nicht darstellbar. Aus diesem Grunde muß für eine Frühestdiagnose das Röntgenblid versagen (LINDEMANN, BAENSCH) und man darf nicht beim klinischen Verdacht auf eine Spondylitis bei röntgennegativem Befunde die Tuberkulose sicher ausschließen, sondern muß den Kranken unter sorgfältiger Beobachtung halten, um durch spätere Vergleichsröntgenaufnahmen die Diagnose völlig zu klären. Eine röntgenologische Unterscheidung der Verlaufsform der Tuberkulose, ob die käsige, exsudative oder die granulierende, proliferierende Form vorliegt (FLESCH-THEBESIUS, KREMER, FREUND) ist nur in einer beschränkten Zahl möglich. Beim Erwachsenen ist manchmal ein kleiner umschriebener Herd im Anfangsstadium zu erkennen, der im vorderen Teil des Wirbelkörpers nahe an der Wirbelkörperschlußplatte sitzt, und der von einer dichteren etwas verwaschenen Zone umgeben ist. Die Form des Wirbels ist in solchen Fällen noch erhalten und die Zwischenwirbelscheibe ist gleichfalls noch unverändert. Bei Kindern sieht man leider fast nie solche Frühfälle. Man findet auch bei sog. Frühfällen, daß der Wirbelkörper schon in seiner Form verändert ist. Er ist etwas schmaler geworden und die seitliche Röntgenaufnahme zeigt anstatt der viereckigen Form der kindlichen Wirbel mehr oder weniger die Keilform. Gleichzeitig ist auch schon die Zwischenwirbelscheibe mit erkrankt. Sie ist schmaler als die anderen Zwischenwirbelscheiben, ihre Begrenzung ist ungleichmäßig geworden und der Raum der Zwischenwirbelscheibe ist weniger durchsichtig. Er ist teilweise mit wolkigen Massen ausgefüllt. Die Schattendichte des erkrankten Wirbelkörpers ist oft vermehrt (s. Abb. 15). Diese Kalksalzerhöhung ist nur scheinbar und hängt mit der Verkleinerung des Wirbelkörpers zusammen (PITZEN). Diese relative Kalksalzvermehrung verdient für die Diagnose der Wirbelsäulentuberkulose besonders beachtet zu werden, weil bei den anderen Skelettuberkulosen gerade umgekehrt eine Kalksalzatrophie für Tuberkulose charakteristisch ist. Ist der Prozeß mehr fortgeschritten, so bricht der ganze Wirbel in seinem vorderen Teil zusammen und legt sich auf den nächsten darunterliegenden auf. Die Folge davon ist, daß durch Kontaktinfektion auch dieser Wirbel erkrankt. Bei hochgradigen Fällen greift die Tuberkulose nacheinander auf 4, 5 und mehr Wirbel über und die Reste dieser Wirbelkörper sind auf einen engen Raum zusammengesunken. Je mehr Wirbel zusammenbrechen, um so größer wird der Gibbus. Der Zusammenhalt der Wirbelsäule wird in solchen Fällen durch die Wirbelkörper und Gelenkfortsätze aufrechterhalten, die auch ihrerseits wieder fest ineinandergepreßt werden.

Wenn der Zusammenbruch ungleichmäßig erfolgt, kann zu dem Gibbus auch noch eine seitliche Abknickung in Form einer Skoliose hinzukommen.

Frühzeitig findet man auf dem Röntgenbild einer Spondylitis tb. einen *Absceß*. Der Absceß ist für eine tuberkulöse Spondylitis in seiner Form und Ausbreitung pathognomisch (P. PITZEN) und wird bei guten Röntgenaufnahmen *fast nie vermißt*. An der Halswirbelsäule sieht man den Absceß am besten auf den Seitenaufnahmen, an den übrigen Abschnitten der Wirbelsäule dagegen auf den Aufnahmen von vorn nach hinten.

Bei *Halswirbelabscessen* ist der Weichteilschatten vor der Luft- und Speiseröhre verbreitert und oft nach vorn halbkreisförmig oder flachbogig vorgewölbt. An der *Brustwirbelsäule* breitet sich der Absceß als spindel-apfel- oder birnförmiger Schatten beiderseits neben der Wirbelsäule aus (s. Abb. 15). Der Absceßschatten kann an der Brustwirbelsäule um mehrere Wirbel weiter nach oben reichen als die Wirbelerkrankung selber. Das ist der Fall, wenn der Eiter sich nicht durch den Hiatus des Zwerchfells nach unten senkt, sondern nach oben steigt. Die *Psoas*abscesse, die wir bei einer Spondylitis am unteren Teil der Brustwirbelsäule oder der Lendenwirbelsäule haben, sind etwas schwierig nachzuweisen. Sie

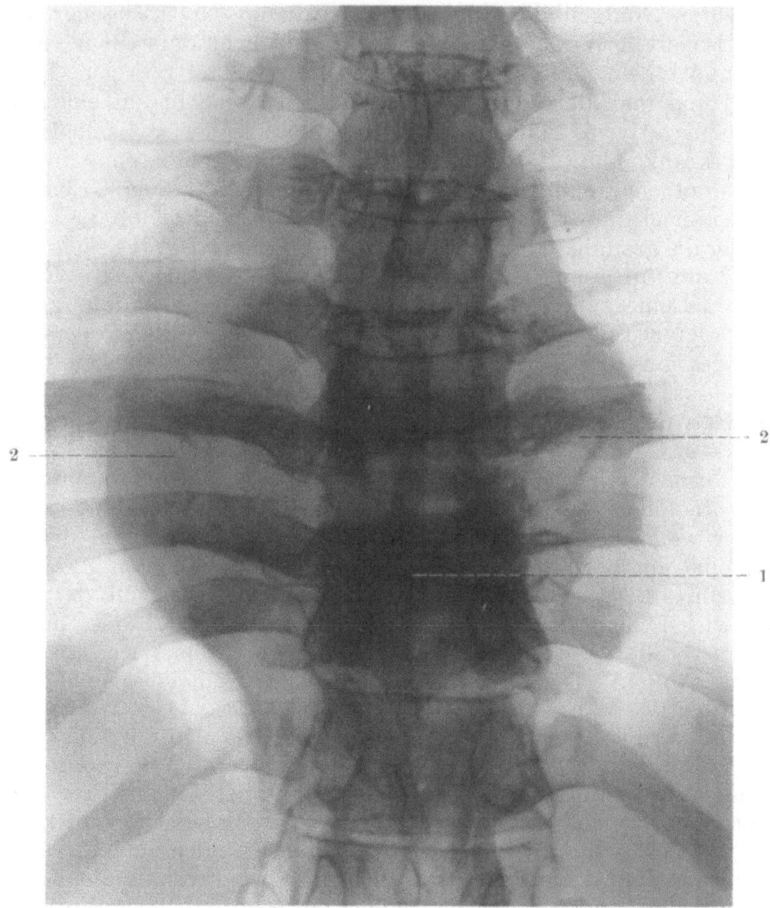

Abb. 15. Spondylitis tb. des 10./11. Brustwirbels. Der Kalksalzgehalt in den erkrankten Wirbeln zeigt eine relative Vermehrung (1). Ein Absceß ist als birnförmiger Schatten (2) beiderseits an der Wirbelsäule sichtbar. Der Absceß reicht um mehrere Wirbel weiter nach oben als der Sitz der Erkrankung ist.

erkennt man an dem veränderten Verlauf des Psoasschatten (P. PITZEN). Der Psoasschatten verläuft normalerweise als ein geradliniges, sich allmählich nach unten verbreiterndes Schattenband neben der Lendenwirbelsäule abwärts. Bei dem Vorhandensein eines Abscesses ist das Schattenband wesentlich verbreitert oder ist nach einer Seite flach- oder halbkugelförmig vorgewölbt (s. Abb. 16).

Wenn Lähmungserscheinungen bestehen, muß man bei der Betrachtung der Röntgenaufnahme sein besonderes Augenmerk darauf richten, ob die Tuberkulose nach hinten auf die *Wirbelbögen* übergegriffen hat, oder ob eine Verengerung des Wirbelkanals oder der *Foramina intervertebralia* durch vorgeschobene Knochenstücke erkennbar ist.

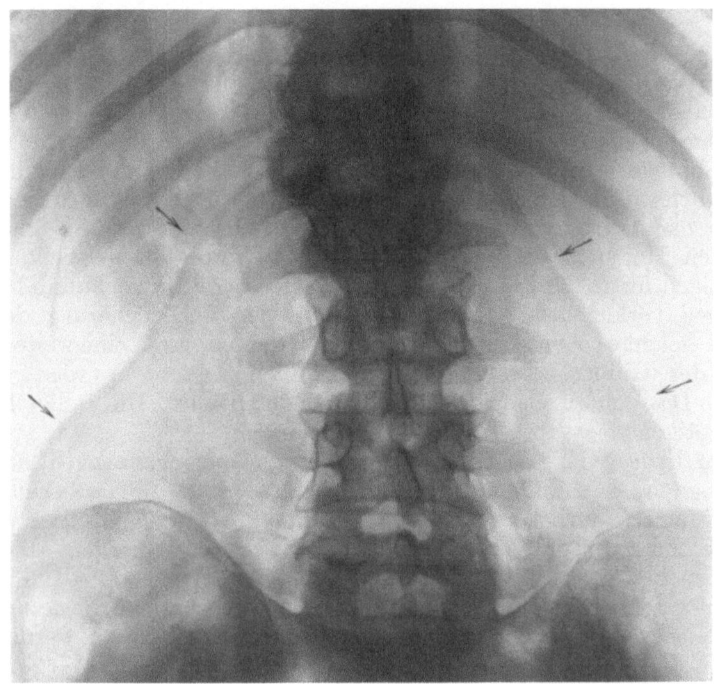

Abb. 16 a.

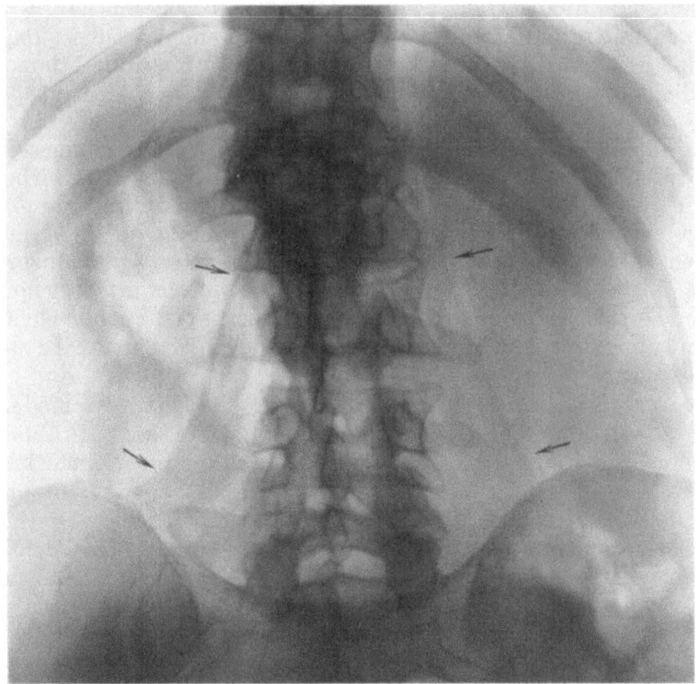

Abb. 16 b.

Abb. 16 a und b. Spondylitis tb. des 12. Brust- und 1. Lendenwirbels bei einer 32jährigen Frau. a Der Psoasschatten ist beiderseits als Zeichen für das Vorhandensein von großen Psoasabscessen mächtig verbreitert. b $2^1/_2$ Jahre später. Die Psoasabscesse sind geschwunden (spontane Resorption und mehrfache Punktionen). Die Psoasschatten verlaufen jetzt als schmale Bänder neben der Wirbelsäule.

Die *einsetzende Heilung* erkennt man an der schärferen Abgrenzung der erkrankten Wirbelabschnitte und an dem Wiederaufbau einer klaren Knochenstruktur in den erkrankten Wirbelkörperresten. In manchen Fällen geht der Heilung eine schollige, fleckige Verdichtung in dem gesamten Gebiet der zusammengebrochenen Wirbel voraus. In manchen Fällen kann auch ein Knochenanbau ähnlich wie bei den osteomyelitischen Prozessen sich entwickeln. Sequester, die vorher nachweisbar waren, werden langsam durch Resorption kleiner. Von einer vollen Heilung verlangt man, daß die erkrankten Wirbelkörper einen gleichmäßigen festen Knochenblock mit scharfer Strukturzeichnung bilden. Die Wirbelbögen verknöchern gleichfalls, und in der Verknöcherung der Wirbelbögen und Gelenke sehen wir einen besonderen Schutz gegen eine weitere Größenzunahme des Gibbus. Die Abscesse verkalken oder sie werden vollständig resorbiert. Das dauert aber nicht Monate, sondern Jahre. Die völlige Resorption eines mächtigen Psoasabscesses zeigt die Abb. 16.

Zu dem *Verlauf* der tuberkulösen Spondylitis ist noch zu sagen, daß es beim Erwachsenen auch auffallend *gutartige Formen* gibt. Der tuberkulöse Herd bleibt auf einen Wirbel beschränkt, ohne daß es zu einem Wirbeleinbruch kommt (KIENBOECK). Für die Behandlung sind sie aber trotzdem als ernste Erkrankung zu bewerten, weil man nie weiß, ob nicht jederzeit die Tuberkulose schneller fortschreiten kann. Das Auftreten von großen *Senkungsabscessen* braucht keineswegs als ein ungünstiges Zeichen aufgefaßt zu werden. Es ist weit besser, daß der Eiter sich in einem Senkungsabsceß seinen Weg nach außen sucht, als daß der erkennbare Absceß klein bleibt und daß dafür sich der Eiter epidural ansammelt und eine Kompressionsmyelitis hervorruft. Man kann immer wieder beobachten, daß bei fehlenden Senkungsabscessen und bei auf dem Röngtenbilde klein erscheinenden Abscessen besonders häufig Lähmungserscheinungen auftreten. Die *Fistelbildung* bei einem Absceß ist dagegen stets eine bedrohliche Komplikation wegen der Gefahr der Mischinfektion. Manchmal kann allerdings auch eine Fistelbildung sein Gutes haben. Bei großen Absceßbildungen, wie z. B. den Psoasabscessen, hat man den Eindruck, daß es zu einem „Auslaufen“ des Absceßinhaltes kommt, wodurch die Heilung selber günstig beeinflußt wird. Die Erkrankung der beiden obersten Halswirbel *(Malum suboccipitale)* ist die *gefährlichste* Lokalisation der Spondylitis. Diese Halswirbel haben keine eigentlichen Wirbelkörper. Die Erkrankung spielt sich hier bald im wesentlichen in den Gelenken ab, deren Gelenkfortsätze bald zerstört sind. Sinken die Wirbel zusammen, so wird der N. occipitalis major gequetscht und unertägliche Kopfneuralgien entstehen. Weiter besteht die große Gefahr, daß bei einer Abknickung der obersten Halswirbel das Atemzentrum in der Medulla getroffen wird.

Die *Prognose der Lähmungen* bei einer Spondylitis ist verschieden nach der Zeit, wann die Lähmungen auftreten (SORREL). Bei den „Frühlähmungen“, die sich schon in den ersten Monaten der Erkrankung entwickeln können, geht in der Mehrzahl der Fälle die Lähmung wieder zurück, weil die Lähmung meistens durch ein kollaterales Ödem bedingt ist (s. S. 23). Anders verhält es sich bei den „Spätlähmungen“, deren Ursache eher eine tuberkulöse Pachymeningitis ist (SORREL). Hier ist ein spontaner Rückgang ebensowenig zu erwarten, als wenn ein verschobenes Knochenstück die Lähmung hervorruft.

Die *Prognose einer jeden Spondylitis* ist *durchaus ernst*. Volle Heilung ist bei jahrelanger Behandlung in der Mehrzahl der Fälle namentlich bei Kindern erreichbar. Aber die *Zahl der Todesfälle* ist immer noch hoch. Auf Grund eigener Feststellungen müssen wir mit einer Mortalität von 26% rechnen. Eine gleiche Zahl gibt JOHANSSON an und SCHMIEDEN errechnet bei seiner Sammelstatistik eine Zahl von 30% Todesfällen. Die Todesursache ist weniger die Spondylitis selber als auftretende Komplikationen, Mischinfektionen bei Fistelbildung, die Kompressionsmyelitis mit ihren Folgen, Tuberkulose anderer Organe (Lunge, Niere, Blase, große Körpergelenke usw.) und ganz besonders bei Kindern die tuberkulöse Meningitis und die Miliartuberkulose. *Bei alten Menschen* über 60 Jahren verläuft eine Spondylitis *manchmal* trotz anfänglich höchst bedrohlichen Erscheinungen *günstig*. Selbst Kranke über 60 Jahren, bei denen schon schwere Spasmen bestehen, sind nach dem Schwinden der Spasmen wieder zum ausdauernden Gehen zu bringen.

Das Bedrohliche, das eine jede Spondylitis für das Leben des Kranken und für die weitere Gestaltung des Lebensschicksales des Kranken bedeutet, verlangt gebieterisch, daß die **Behandlung** *der Spondylitis in die Hand eines Facharztes* gehört. Die besten Erfolge bei der Behandlung erzielt der Arzt, der Zeit und Geduld hat; denn die Zeit ist ein wichtiges Heilmittel für jede Knochen- und Gelenktuberkulose. Eine Wirbelsäulentuberkulose ist nicht in Monaten und auch nicht in 1—2 Jahren heilbar. Wir wissen heute, die Heilung dauert 4 Jahre und länger. Wer kürzere Angaben über die Heilung macht, rechnet nur die Zeit vom Beginn seiner Behandlung, aber nicht vom Beginn der Erkrankung an. An diesem grundlegenden Unterschied kranken viele Statistiken, namentlich die aus Sanatorien. Die *Grundsätze* der Behandlung einer frischen Spondylitis sind, Hebung des Allgemeinbefindens und Stärkung der Abwehrkraft des Körpers durch eine Frischluftbehandlung, und absolute Ruhigstellung der erkrankten Wirbelsäule. Die Durchführung der Frischluftbehandlung ist auch bei dem Klima in Deutschland möglich. Das haben Bier und Kisch in Hohenlychen bewiesen, und das haben seit Jahrzehnten die Erfahrungen der Münchner Klinik (Fritz Lange) gezeigt. Wenn ein Spondylitiskranker in das Hochgebirge kann, so ist das wunderschön. Die Hochgebirgsluft und -sonne ist, wie Bernhards und Rolliers Erfahrungen gelehrt haben, ein ausgezeichneter Heilfaktor. Die Heilung geht im Hochgebirge nach den von Bernhard und Rollier veröffentlichten Behandlungsergebnissen schneller als in der Ebene vor sich. Aber die Hochgebirgsluft und -sonne ist zur Heilung einer tuberkulösen Spondylitis nicht unbedingt nötig und ist vor allem kein Allheilmittel, das eine sorgfältige orthopädische Behandlung überflüssig macht. Im übrigen ist *für die Tuberkulosebehandlung das Wesentliche nicht die Sonnen-, sondern die Frischluftbehandlung* (Fritz Lange). Man muß vielmehr mit jeder Sonnenbehandlung bei einer Tuberkulose sehr vorsichtig sein, und darf die Bestrahlungsdauer nur ganz allmählich erhöhen.

Die Ruhigstellung der erkrankten Wirbelsäule erfolgt am besten in einer *Liegeschale* (aus Gips oder nach der Celluloidtechnik gearbeitet).

Bei hochsitzenden Herden, auch schon bei Erkrankung der oberen Brustwirbel muß der Kopf mitgefaßt werden, bei tiefsitzenden Herden der Lendenwirbelsäule muß die Liegeschale auch noch Oberschenkelteile haben. In der Liegeschale kann man gleichzeitig noch eine Extension mit der Glissonschen Schlinge anbringen. Wenn starke Spasmen bestehen, ist es zweckmäßig, an einer Liegeschale auch Beinteile anzusetzen. So läßt sich am leichtesten die Beugekontrakturneigung bekämpfen und außerdem beruhigen sich so am schnellsten die Spasmen.

Die *Lagerung* mit einer Liegeschale erfolgt am besten in der von Schede angegebenen Weise. Das mittlere Teil einer dreiteiligen Matratze wird durch einen Holzkasten ersetzt, der oben einen toilettendeckelähnlichen Ausschnitt hat. Darunter wird in den Kasten die Bettschüssel gestellt. Hierdurch ist die Pflege solcher Kranken, die nicht für jede Defäkation angehoben zu werden brauchen, äußerst erleichtert. Diese gleiche Lagerung ist auch sonst für Schwerkranke zumal mit Lähmungszuständen sehr zu empfehlen.

Die Liegeschale wird meistens als Rücken- in besonderen Fällen aber auch als Bauchliegeschale gearbeitet. In manchen Sanatorien sucht man die

Ruhigstellung der Wirbelsäule durch eine *Lagerung auf festen Roßhaarmatratzen* zu erreichen, während die Kranken mit besonderen Gurtenvorrichtungen angeschnallt werden (Kisch, Rollier). Diese Lagerung erfordert ein sehr gut geschultes Pflegepersonal und gewährt trotzdem oft nicht eine absolute Ruhigstellung der Wirbelsäule, die für eine frische Spondylitis unbedingt erforderlich ist. Die Liegeschalenbehandlung hat noch einen weiteren Vorzug. Nur in einer Liegeschale ist eine allmähliche erfolgreiche *Bekämpfung eines Gibbus* möglich. Sie geschieht durch Watteauflagen, die stetig verstärkt werden (v. Finck). Erfolge sind hierdurch zu erreichen, die an das Wunderbare grenzen. Wir haben uns von der Wirksamkeit der Methode an der jetzigen Arbeitsstätte des Schöpfers und Meisters dieser Methode in Dresden selbst überzeugt. Einen Nachteil hat das Verfahren, es dauert lange und erfordert ein etwa 2jähriges Liegen bei steter ärztlicher Überwachung, aber wenn dadurch eine Heilung bei Kindern erreicht wird, ohne Verunstaltung für das ganze Leben, so ist das Opfer an Zeit und Geld nicht zu groß.

Der Zeitpunkt, *wann die Liegekur beendet* werden kann, wird auf Grund des gesamten klinischen Befundes (normale Blutkörperchensenkungsgeschwindigkeit) und aus dem Röntgenbefunde bestimmt. Ein prognostisch günstiges Zeichen ist sodann, wenn wieder ein *vermehrtes Längenwachstum* der Kinder einsetzt und insbesondere wieder eine Längenzunahme des Rumpfes nachweisbar ist. Hieraus erkennt man, daß der Körper nicht mehr alle Kräfte zum Kampf gegen die Tuberkulose braucht, daß er vielmehr wieder Kräfte zu seinem eigenen Aufbau frei hat. Als Nachbehandlung ist das Tragen eines von einem Facharzt angepaßten Korsettes evtl. mit Kopfstütze noch für Jahre erforderlich. Das *Korsett* darf erst bei völliger Verknöcherung des erkrankten Wirbelgebietes vor allem im Bereich der Wirbelbögen weggelassen werden.

Die Absceßbehandlung besteht im wesentlichen in rechtzeitiger Punktion, um das Aufbrechen einer Fistel zu verhüten.

Die *Spondylitisbehandlung* ist *heute wieder rein konservativ* geworden. Die Begeisterung über die Operationen, die zur Versteifung des erkrankten Wirbelabschnittes angegeben waren (Fritz Lange, Henle-Albee, Hibbs), hat sich gelegt. Der geniale Gedanke, die äußere Schiene des Korsettes durch eine innere Schienung der erkrankten Wirbelsäule zu ersetzen, stammt von Fritz Lange. Leider ist es noch durch keine Operationsmethode weder durch Verwendung von Stahlstäben noch von Knochenspänen möglich gewesen, das gesteckte Ziel ganz zu erreichen. Während in der amerikanischen und französischen (Sorrel) Literatur immer wieder über gute Behandlungserfolge mit der operativen Schienung oder Versteifung der Wirbelsäule berichtet wird, ist man in Deutschland mit der Operation sehr zurückhaltend geworden. Die überwiegende konservativ gewordene Einstellung der deutschen Chirurgen und Orthopäden zeigt am besten die Sammelstatistik Schmiedens.

Von 9589 Spondylitisfällen sind nur 605 mit der versteifenden Operation behandelt worden. Unter diesen 605 wurden in 25% Heilungen und in 56% Besserungen erzielt. 10% blieben ungeheilt und 9% starben.

Es ist so das Urteil Schmiedens über die Operationsbehandlung der Spondylitis verständlich. „Das ehedem als Allgemeinmethode gepriesene Verfahren sinkt zu einer gelegentlichen nützlichen Beihilfe für ausgewählte Fälle herab.“

Die Erscheinungen der *Kompressionsmyelitis* kann eine *besondere Behandlung* erfordern. In der Mehrzahl der Fälle ist die Behandlung der Spondylitis mit Lähmungen die gleiche wie der Spondylitis ohne Lähmungen. In vielen Fällen geht die Lähmung allein durch die Liegeschalenbehandlung zurück. Man kann den Versuch mit einer Dauerextension auf einer schiefen Ebene machen, um so die Senkung eines raumbeengenden Subduralabscesses zu beschleunigen (SPITZY). Die Versuchung, bei einer Kompressionsmyelitis operativ vorzugehen, ist groß, aber je erfahrener ein Arzt ist, um so mehr hält er mit einer übereilten Indikationsstellung zurück. Man kann 8—10 Monate warten, bis man einen operativen Eingriff erwägt (CALVÉ). Als Verfahren zur operativen Behandlung stehen zur Verfügung die Punktion eines prävertebralen (SCHEDE) oder extraduralen Abscesses (CALVÉ), die Costotransversektomie (MÉNARD-HEIDENHAIN) und die Laminektomie.

Durch die Punktion eines prävertebralen Abscesses hofft man gleichzeitig eine Entleerung eines im Extraduralraum gelegenen Abscesses zu erreichen. Die Wirkung einer solchen Punktion ist zweifelhaft und die Vornahme der Punktion wegen der Gefahr der Nebenverletzungen zumal bei der Punktion eines extraduralen Abscesses keineswegs leicht. Die Costotransversektomie bezweckt von hinten her nach Wegnahme einzelner Rippenstücke den Absceß breit zu eröffnen und so eine Druckentlastung für das Rückenmark zu erreichen. Die Wunde muß offen bleiben und man muß eine Fistelbildung in Kauf nehmen. KREMER-WIESE empfehlen dies Verfahren wieder von neuem, SCHMIEDEN will die Costotransversektomie aber nur auf die Fälle angewandt wissen, bei denen eine dringende Zwangslage besteht.

Die Laminektomie ist das letzte, wozu man sich bei einer Spondylitis mit Lähmungen entschließt. Ihr Anzeigengebiet sind die Spätlähmungen der Erwachsenen. Sie ist mit großen Gefahren verbunden und hat eine hohe Mortalitätsziffer. Nach der Zusammenstellung von SCHMIEDEN war die Mortalitätszahl bei 228 Fällen etwa 40%. Demgegenüber stehen aber 25—30% Heilungen. Es wird bei strenger Indikation deshalb immer Fälle geben, wo die Laminektomie angezeigt bleibt, und wo es einem erfahrenen Operateur gelingt, in günstig gelegenen Fällen die Lähmungsursache zu beseitigen, wodurch die gelähmten Kranken dem Leben wiedergegeben werden.

V. Die nichttuberkulösen Spondylitiden.

1. Die osteomyelitische Spondylitis.

Die osteomyelitische Spondylitis ist im Vergleich zur tuberkulösen Spondylitis eine seltene Wirbelsäulenerkrankung. Die Erreger der Wirbelsäulenosteomyelitis sind meist Staphylokokken, in seltenen Fällen Streptokokken. Der Ausgangspunkt der Osteomyelitis kann ein Furunkel, eine unbeachtete Hautwunde oder auch ein anderer osteomyelitischer Herd im Körper sein. In der Mehrzahl der Fälle ist ein primärer Infektionsherd aber nicht nachweisbar. Man muß bei dem Verlauf der osteomyelitischen Spondylitis zwischen den akuten, subakuten und chronischen Formen unterscheiden. Die *akute* osteomyelitische Spondylitis verläuft wie auch die Osteomyelitis an anderen Knochen mit hohem Fieber und unter schweren Allgemeinerscheinungen. Sie kommt vor allem in den beiden ersten Lebensjahrzehnten vor, dann wird sie ganz selten. Die *Diagnose* ist bei Lebzeiten eines Kranken äußerst schwer zu stellen. Das Röntgenbild versagt bei der frischen osteomyelitischen Wirbelerkrankung ganz. Die *Allgemeinsymptome* stehen meist so *im Vordergrund,* daß die Aufmerksamkeit gar nicht auf die Wirbelsäule gelenkt wird. Manchmal besteht ein Krankheitsbild wie beim Beginn eines schweren akuten Gelenkrheumatismus, während das Fieber typhusähnlich ist (STEINDLER). Nur bei einzelnen Fällen weist die starke Schmerzhaftigkeit der Wirbelsäule auf das Vorliegen einer Wirbelerkrankung hin. Am erkrankten Wirbel kommt es *schnell zu eitrigen Einschmelzungen.* Die Mortalität ist 50—60% (DONATI, BORCHERS, OEHLECKER). Der *Tod* tritt bei diesen Fällen *meist unter cerebralen Erscheinungen* (Benommenheit, Delirium) ein, so daß die Diagnose auf epidemische Meningitis oder Typhus gestellt wird, während erst die Sektion die wahre Ursache der Erkrankung aufdeckt. Gelingt es, während des Lebens die Diagnose zu stellen, so kommt als *Behandlung* nur der Versuch eines operativen Eingriffes in Betracht. Mehr Erfolg für die Behandlung versprechen die Fälle, wo die Erkrankung nicht im Wirbelkörper, sondern im Wirbelbogen sich abspielt.

Bei den *subakut* verlaufenden Fällen ist die *Prognose nicht ganz so ungünstig* wie bei den hochakuten Fällen. Wichtig ist, daß die Diagnose schon eher zu stellen ist, als bei der akuten, weil die *örtlichen Symptome* gegenüber den Allgemeinerscheinungen mehr hervortreten. Auf dem Röntgenbild ist aber ein positiver Befund nicht vor der 3.—4. Woche zu erheben (GOLD). Über dem erkrankten Wirbelkörper ist am Rücken die Hauttemperatur erhöht, die Venenzeichnung kann vermehrt sein und eine umschriebene teigige Schwellung kann bestehen. Klopfschmerz ist keineswegs regelmäßig vorhanden. Bei Erkrankung der Lendenwirbelsäule soll auch die Venenzeichnung am Bauch verstärkt sein, Meteorismus kann sich ausbilden und Verstopfung und Durchfälle wechseln miteinander ab. Die abdominalen Erscheinungen hängen mit der Ausbildung eines retroperitonealen Abscesses zusammen. Eine besondere Gefahr bieten die *paravertebralen Abscesse* bei der osteomyelitischen Spondylitis der Brustwirbelsäule, weil sie leicht in die Pleura oder in das hintere Mediastinum durchbrechen. Noch gefährlicher sind die *epiduralen Abscesse.* Sie führen zu *Wurzelsymptomen* und rufen die Erscheinungen einer *Kompressionsmyelitis* bis zur vollen Querschnittsmyelitis hervor. Sind die Rückenmarkserscheinungen nur durch ein kollaterales Ödem bedingt, so können auch die Lähmungen bei der osteomyelitischen Spondylitis ebenso wie bei der tuberkulösen Spondylitis wieder ganz zurückgehen. Leider ist es aber bei der osteomyelitischen Spondylitis in der Mehrzahl der Fälle so, daß die Erkrankung direkt auf die Meningen und das Rückenmark übergreift, und daß die *Lähmungserscheinungen die Folge einer echten entzündlichen Myelitis* sind. Die Bedeutung der Lähmungen bei der osteomyelitischen Spondylitis zeigt die Angabe SCHMIEDENs, daß bei allen tödlich ausgegangenen Fällen in 64% Lähmungen bestanden hatten. Die *Behandlung* der subakut verlaufenden Osteomyelitis der Wirbelsäule ist in erster Linie *chirurgisch.* Wenn ein Absceß nachgewiesen ist, muß er breit eröffnet werden. Bestehen Lähmungen, so muß der baldige Versuch einer Druckentlastung des Rückenmarks durch eine Laminektomie gemacht werden, um dem Eiter Abfluß zu verschaffen und um die große Infektionsgefahr für die Rückenmarkshäute zu verringern (SCHMIEDEN). Wenn es technisch möglich ist, soll man auch versuchen, den Knochenherd selbst anzugehen. Eine Heilung ist durch operative Eingriffe bei diesen Formen der osteomyelitischen Spondylitis jetzt in etwa $^1/_3$ der Fälle erreichbar.

Die *chronische* Osteomyelitis der Wirbelsäule hat eine *wesentlich günstigere Prognose als die akute oder subakute.* Sie kann sich aus einer subakuten entwickeln und mit Fieber beginnen, sie kann aber auch ebenso schleichend wie eine Tuberkulose der Wirbelsäule einsetzen. *Absceßbildungen,* die bei der subakuten Form fast regelmäßig zu beobachten sind, *fehlen* bei der chronischen Form auffallenderweise *fast ganz.* Die *klinische Untersuchung* gibt manchmal schon Hinweise, um die Diagnose auch ohne Röntgenbild wahrscheinlich zu machen. Die chronische Osteomyelitis der Wirbelsäule hat ihren Sitz meist an der Lendenwirbelsäule. Beim Bestehen der chronischen Osteomyelitis ist die physiologische Lendenlordose leicht verstrichen, man sieht eine teigige umschriebene Schwellung („Fernödem“ PAYR, SEHRT) und fühlt, daß die Hauttemperatur erhöht ist. Die *Sensibilitätsprüfung* ergibt, daß eine segmentäre Störung im erkrankten Wirbelabschnitt entweder in Form einer Hypo- oder auch einer Hyperästhesie besteht. Außerdem wird meist ein Klopfschmerz über dem erkrankten Wirbel angegeben und die Wirbelsäule wird bei Bewegungen im Bereich der Lendenwirbelsäule steif gehalten. Reflexstörungen an den Beinen fehlen meist. Das *Röntgenbild* dieser Fälle gibt einen charakteristischen Befund (OEHLECKER). An einem Wirbel findet sich ein wechselnd großer Aufhellungsherd, um den sich eine deutliche Verdichtungszone entwickelt hat (s. Abb. 17). An der Außenseite des Wirbelkörpers sind *reaktive Knochenwucherungen* in Form von Auflagerungen oder Spangenbildungen sichtbar. Wenn die Erkrankung länger besteht, finden sich zwischen zwei Wirbeln mächtige, meist bogenförmige Knochenbrücken (s. Abb. 18). Wird die Zwischenwirbelscheibe mit infiziert, so kann sie teilweise oder ganz schwinden und im Ausheilungsstadium sind in solchen Fällen zwei benachbarte Wirbelkörper einheitlich verknöchert.

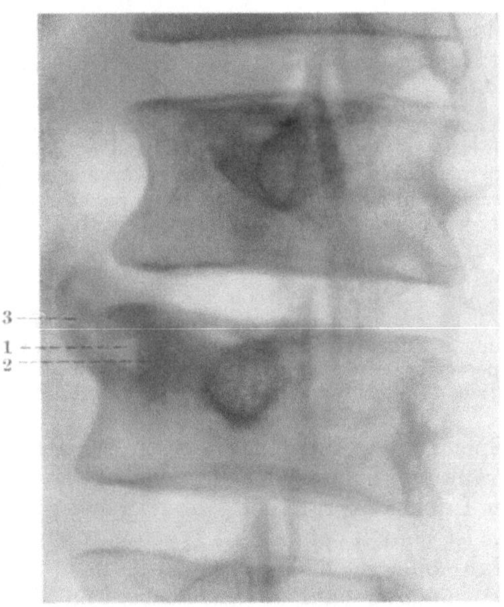

Abb. 17. Chronische osteomyelitische Spondylitis des 2. Lendenwirbels. Beschwerden seit $^1/_4$ Jahr. In der oberen vorderen Ecke ist ein deutlicher Aufhellungsherd sichtbar (1), der von einer Knochenverdichtungszone (2) umgeben ist. Außen am Wirbelkörper sind bereits reaktive Knochenwucherungen entstanden (3) (25jähriger Mann).

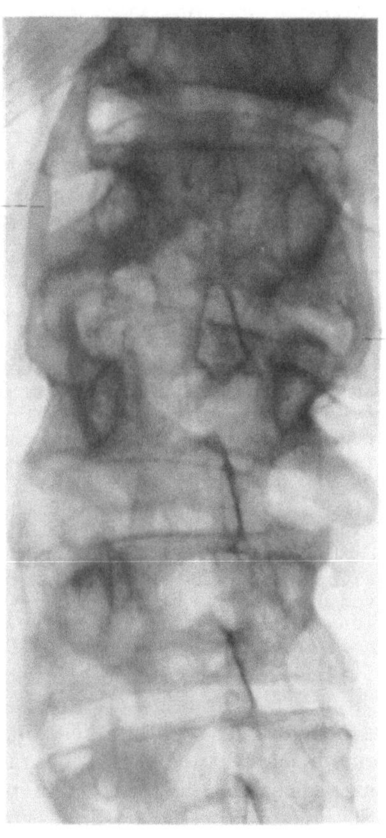

Abb. 18. Alte, seit mehreren Jahren bestehende chronische Osteomyelitis mehrerer Lendenwirbel. Mächtige reaktive Knochenspangen sind entstanden (1) (40jähriger Mann).

Die *Behandlung* der chronischen Osteomyelitis der Wirbelsäule ist in der Regel, wenn nicht der sichere Nachweis eines gefahrdrohenden Abscesses ein operatives Vorgehen verlangt, *konservativ*. Die Behandlung besteht zuerst in einer Liegekur in einer Liegeschale (mindestens $^1/_4$—$^1/_2$ Jahr), anschließend ist noch eine Korsettbehandlung solange nötig, bis eine feste knöcherne Abstützung und Ummauerung des erkrankten Wirbelabschnittes mit neuem Knochen auf dem Röntgenbild erkennbar ist.

2. Die Spondylitis infectiosa.

Unter dem Sammelnamen der Spondylitis infectiosa faßt man alle die verschiedenen Erkrankungsmöglichkeiten der Wirbelsäule zusammen, die bei Infektionskrankheiten auftreten können. Es gibt wohl *kaum eine Infektionskrankheit, bei der nicht* einmal eine *gelegentliche Miterkrankung der Wirbelsäule* beobachtet ist. Das gilt für den Typhus (Quincke), den Paratyphus (Puhl, Schottmüller, Wittek), die Pneumonie wie die Grippe (Schmorl, Puhl), für Masern, Scharlach und Pocken (Chiari) genau so wie für die Gonorrhoe. Das Zusammentreffen einer Meningokokkenspondylitis (Billington, Epstein) mit einer Cerebrospinalmeningitis hat man so zu erklären versucht, daß durch die Lumbalpunktion, wenn hierbei mit der Nadel der Wirbel verletzt wird, eine direkte Infektion des Wirbels erfolgt. Auch entzündliche Erkrankungen der Wirbelsäule bei Rotz, bei der Banginfektion und bei dem Maltafieber sind beobachtet worden. Die Fälle, wo es zu den klinischen Erscheinungen einer Spondylitis infectiosa kommt, sind je nach der Erkrankung selten bis äußerst selten.

Die Anwesenheit von Bakterien bei einer Infektionskrankheit ist im Knochenmark des Wirbelkörpers dagegen relativ häufig (z. B. beim Typhus, nachgewiesen von Fraenkel). Es kommt deshalb aber noch lange nicht zu entzündlichen Erscheinungen am Wirbelkörper (Quincke), und wenn es zu Entzündungen und Einschmelzungen kommt, sind sie oft so klein, daß sie klinisch keinerlei Erscheinungen machen und nur von einem sorgfältig jede Wirbelsäule untersuchenden Pathologen entdeckt werden. Wahrscheinlich sind diese kleinen Herde ganz ausheilbar.

Die pathologischen Befunde bei der infektiösen Spondylitis sind im einzelnen noch nicht geklärt, weil diese Fälle nur selten während der Erkrankung zur Sektion kommen. Die Erkrankung beginnt wahrscheinlich in kleinen Herden neben der Wirbelkörperschlußplatte, von hier aus wird die Zwischenwirbelscheibe infiziert. Es ist aber auch eine direkte Infektion der Zwischenwirbelscheiben möglich, so lange sie eigene Gefäße haben (bis zum 25.—30. Jahre). Die Zwischenwirbelscheibe wird zum großen Teil zerstört, wodurch geringgradige Abweichungen der Wirbelsäulenachse auftreten. An den Wirbelrändern treten reaktive Knochenwucherungen auf. Die normale Form des Wirbels bleibt in der Regel erhalten. Daß aber auch der ganze Wirbelkörper nach einer infektiösen Spondylitis fast ganz schwinden kann, zeigen zwei Beobachtungen Schmorls. Das eine Präparat stammte von einer posttyphösen, das andere von einer postgrippösen Spondylitis. Eine entsprechende klinische Beobachtung über einen beträchtlichen Wirbelschwund mit Kyphosenbildung nach Grippe machte Gold.

Das klinische Bild der infektiösen Spondylitis gibt den Fällen in der Regel ihr eigenes Gepräge (Puhl). Die Erkrankung beginnt meist nicht direkt im Anschluß oder während des Ablaufes der Infektionskrankheit, sondern erst nach einem schmerzfreien Zwischenraume. Er ist beim Typhus 3—4 Wochen, manchmal auch einige Monate, aber nicht 1 Jahr oder noch länger (Madelung). Die Schmerzen, die zuerst unbestimmt sind, nehmen bald an Stärke zu und sind entsprechend dem Sitz der Erkrankung meist auf den unteren Teil der Brustwirbelsäule und auf die Lendenwirbelsäule beschränkt. In einzelnen Fällen setzen die Schmerzen auch plötzlich ein. Ein *Ausstrahlen der Schmerzen* in die Beine sowie gürtelförmige Schmerzen am Leib sind beobachtet. Über dem erkrankten Wirbelgebiet findet sich oft eine teigige Schwellung, *segmentäre Hyper- oder Parästhesien* sind zuweilen vorhanden und ein Klopfschmerz besteht. Ein *Gibbus fehlt,* aber die Lendenlordose ist beim Sitz der Erkrankung an der Lendenwirbelsäule abgeflacht, die Bewegungsfähigkeit der Wirbelsäule ist in dem erkrankten Abschnitt der Wirbelsäule eingeschränkt und die Rückenlängsmuskulatur ist vermehrt gespannt. Die Temperaturen sind oft erhöht, die Senkungsgeschwindigkeit beschleunigt, die Zahl der Leukocyten ist vermehrt und das Blutbild zeigt eine Linksverschiebung. Bei der typhösen Spondylitis ist die Gruber-Widalsche Reaktion selbst in starker Verdünnung positiv. *Reflexstörungen* an den Beinen *fehlen* in der Regel, ein von dem Wirbelherd ausgehender Absceß ist nur in Ausnahmefällen nachweisbar.

Das Röntgenbild vervollständigt die Diagnose, wenn auch in den ersten 3 Wochen der Erkrankung noch kein Befund zu erheben ist. Aber dann findet man *als erstes eine Verschmälerung der Zwischenwirbelscheibe,* die Begrenzung der zugehörigen Wirbelkörper ist wie angerauht und unscharf, die Begrenzungslinien zeigen eine vermehrte Schattendichte. In den nächsten Wochen entwickeln sich *periostale Auflagerungen und Knochenwucherungen* an den Wirbelrändern (s. Abb. 19a). Ein Fortschreiten der Erkrankung im Wirbelkörper fehlt in der Regel. Die Stellung zweier benachbarter Wirbelkörper ändert sich stets, aber ihre Form bleibt fast ganz erhalten. Wenn die *Ausheilung* eintritt, wird die Abgrenzung an den Wirbelkörperschlußplatten wieder scharf, die Verschmälerung der Zwischenwirbelscheibe bleibt aber bestehen und die reaktiven

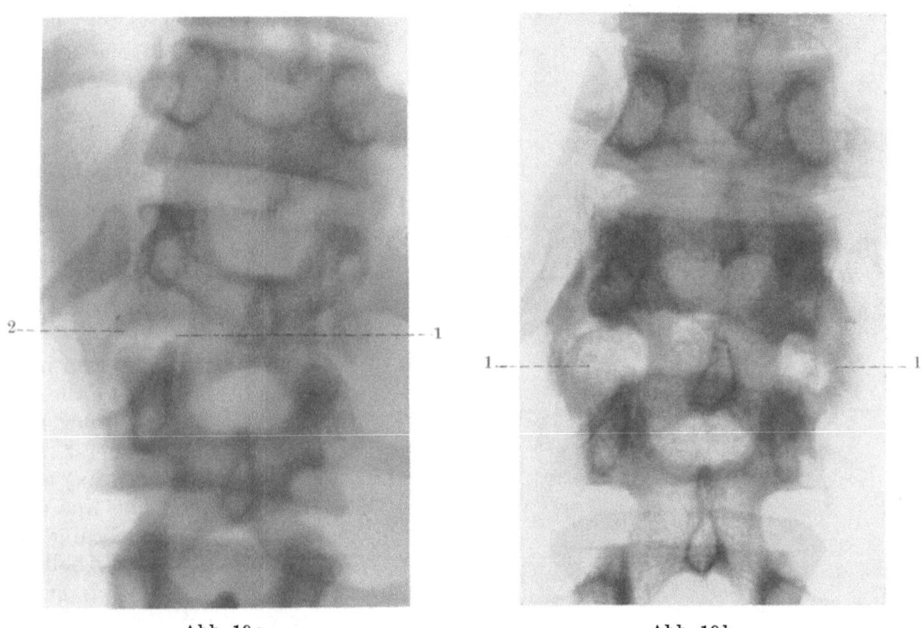

Abb. 19a. Abb. 19b.

Abb. 19a und b. Spondylitis infectiosa (Go). (30jähriger Mann.) a Schmerzen seit etwa 6 Wochen. Der Zwischenwirbelraum zwischen dem 12. Brust- und dem 1. Lendenwirbel ist verschmälert und verwaschen (1). Geringgradige Knochenwucherung (2). b 4 Monate später. Die Knochenwucherungen haben mächtig zugenommen (1) und führen zu einer festen knöchernen Vereinigung der benachbarten Wirbelkörper.

Knochenwucherungen an den Wirbelkörperrändern und zwischen zwei Wirbelkörpern bekommen ein einheitliches Gefüge und werden fester (s. Abb. 19b). Die Beobachtungen über den Verlauf der infektiösen Spondylitis im Röntgenbilde verdanken wir Puhl.

Die *Prognose* der infektiösen Spondylitis ist *meist gut,* insbesondere die beim Typhus führt meist zur vollen Wiederherstellung. Die **Behandlung** ist, abgesehen von den seltenen Fällen, wo es zu einem nachweisbaren Absceß kommt (z. B. der eine Fall von Puhl nach Paratyphus), rein konservativ (in den ersten Monaten Liegeschale, später Korsett, s. auch S. 37). Trotz der an und für sich guten Prognose der infektiösen Spondylitis ist die Behandlung ernst zu nehmen, um ein Fortschreiten der Erkrankung im Wirbelkörper zu verhüten, sonst besteht die Gefahr der völligen Wirbelkörpereinschmelzung (Beobachtungen von Schmorl) (s. Abb. 20). Außerdem muß durch die orthopädische Behandlung der Entstehung schwerer Wirbelsäulendeformitäten (Skoliosen, Gibbus und auch Kyphosenbildung) vorgebeugt werden.

Zur infektiösen Spondylitis werden im weiteren Sinne auch die *Spondylitis aktinomykotica,* die durch ein direktes Übergreifen der Strahlenpilzerkrankung von einem der Wirbelsäule benachbarten Erkrankungsherd auf die Wirbelsäule entsteht, und die *lymphogranulomatöse Spondylitis* gerechnet. Eine Beteiligung der Wirbelsäule ist bei der Lymphogranulomatose, wie die histologischen Untersuchungen Tetzners gezeigt haben, häufig, selbst eine primäre Lymphogranulomatose der Wirbelsäule, die röntgenologisch jahrelang verkannt war, ist beobachtet (Blount). Mit der Möglichkeit des Auftretens von Nervenstörungen auch bei diesen beiden Wirbelerkrankungen muß gerechnet werden.

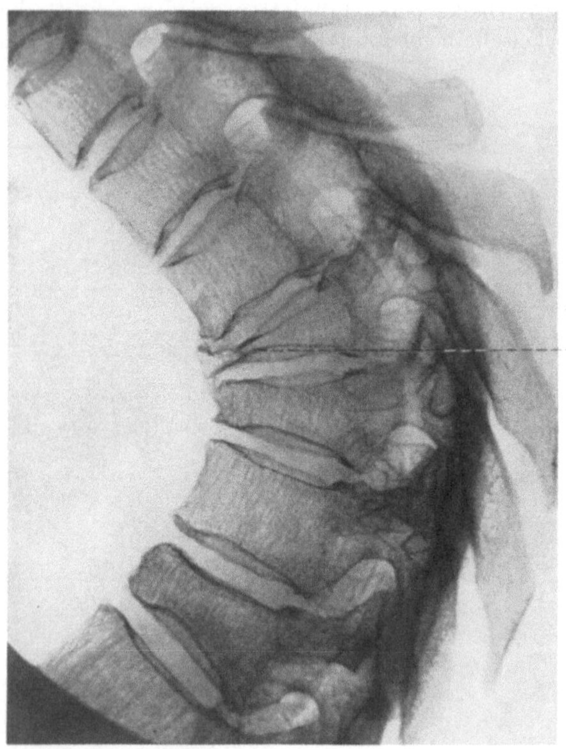

Abb. 20. Weitgehende Zerstörung eines Brustwirbels (1) nach infektiöser Spondylitis (Grippe 5 Jahre vor dem Tode). (Beobachtung von Schmorl.)

3. Die Echinokokkenspondylitis.

Die Lokalisation des Echinococcus an der Wirbelsäule ist mehrfach beobachtet worden. Grisel und Dévé sammelten in der Weltliteratur 190 Fälle. Unklar ist noch, ob der Echinococcus sich zuerst paravertebral (Woerden) ansiedelt und von hier aus unter teilweiser Zerstörung des Wirbels in den Wirbelkanal eindringt, oder ob er sich sofort im Wirbelkörper festsetzt (Dévé) und von dort in den Wirbelkanal einbricht. Auch eine primäre Lokalisation des Echinococcus im Intraduralraum ist beobachtet worden. Die *Diagnose* wird dadurch so erschwert, daß der Echinococcus an der Wirbelsäule nicht immer in der Cystenform auftritt, sondern ein mehr diffuses Wachstum zeigt. Das **klinische Bild** des Echinococcus ist, wenn ein Einbruch in den Wirbelkanal erfolgt ist, *das eines Rückenmarkstumors*, es sind *aber auch Verwechslungen mit der tuberkulösen Spondylitis möglich.* Die Verwechslung mit dieser Erkrankung ist vor allem deshalb gegeben, weil die paravertebrale Echinokokkenansammlung das Vorhandensein eines tuberkulösen Abscesses vortäuschen kann. Die Eigentümlichkeiten der Echinokokkenansammlung des „abscès ossifluent hydatique" sind, daß der Absceß oft nur auf der einen Seite der Wirbelsäule auf dem Röntgenbilde sichtbar ist, daß keine Neigung zu einer Senkung wie bei der Tuberkulose besteht, und daß sich keine Fisteln entwickeln. Nur in seltenen Fällen (z. B. in dem Fall von Rocher) gelingt es im „Absceßschatten" die Echinokokkenblasen zu erkennen. Der Echinococcus-„Absceß" breitet sich ferner gern von der Wirbelsäule nach hinten unter die Rückenhaut aus. Ist dies der Fall, so kann die Diagnose durch Punktion der „Abscesse" und durch *Untersuchung* *des Punktates* gesichert werden. Wenn ein Wirbelkörper zerstört ist, kann es ebenso wie bei der tuberkulösen Spondylitis zur Gibbusbildung kommen. Die Echinokokkenerkrankung beschränkt sich in der Regel auf ein oder zwei Wirbel. Das Allgemeinbefinden ist lange Zeit wenig in Mitleidenschaft gezogen (GOLD). In den meisten Fällen stehen *im Anfang Wurzelschmerzen, aber schon bald* entwickeln sich *schwere Lähmungen.* In anderen Fällen können die Wurzelsymptome länger bestehen bleiben, so berichtet GOLD über einen Fall, bei dem 3 Jahre vor dem Auftreten der ersten Lähmungserscheinungen sich in Höhe des erkrankten Wirbelkörpers ein hartnäckiger Herpes zoster ausgebildet hatten. Die *Lähmungen,* die beim Echinococcus fast regelmäßig vorkommen (84%), haben eine *ganz schlechte Prognose.* Es ist bei der Art der Erkrankung im Gegensatz zu der tuberkulösen Spondylitis ein Rückgang nicht zu erwarten. Für die Diagnosenstellung ist das Blutbild wichtig (Eosinophilie). Bei unklaren Wirbelerkrankungen, zumal wenn sie mit Lähmungserscheinungen einhergehen, soll man ferner die Komplementablenkungsreaktion mit Echinokokkenantigen und die Hautreaktion mit Echinokokkenextrakt anstellen.

Die **Behandlungsaussichten** der Echinokokkenspondylitis sind schlecht.

Das zeigen insbesondere die Mitteilungen von GRISEL-DÉVÉ. Von 163 operierten Fällen starben 113 an den Folgen der Operation und nur 5 wurden dauernd geheilt.

Die Aussichten der operativen Behandlung sind so schlecht, weil bei der Eigenart der Erkrankung, diffuses Vordringen des Echinococcus auch im Rückenmarkskanal, eine operative Entfernung des erkrankten Gewebes meist unmöglich ist. Trotzdem ist bei jedem Fall von erkannter Echinokokkenspondylitis, der klinisch noch die Vornahme einer Operation gerechtfertigt erscheinen läßt, die Operation angezeigt. Denn nur die Operation bietet eine gewisse Aussicht, den Kranken vor dem sonst sicheren Tode nach einer qualvollen Leidenszeit zu retten.

4. Die syphilitische Spondylitis.

Die luische Spondylitis hat heute an Bedeutung verloren, und man wird nur selten noch die Gelegenheit haben, diese Erkrankung in ausgeprägter Form anzutreffen. Während in der älteren Literatur sich zahlreiche Beiträge über die Spondylitis syphilitica finden, sind sie in der neueren Literatur ganz vereinzelt (ARNSTEIN, INGMANN, JESSNER, RUSZI). Man hat das seltene Vorkommen der Spondylitis syphilitica mit der jetzt soviel intensiveren Luesbehandlung in Verbindung gebracht. Man hat aber auch betont, daß man *heute* wohl *die schweren Formen nicht mehr* sieht, *aber* daß es dafür *um so mehr schleichend verlaufende Fälle* gibt, die klinisch unklare Erscheinungen machen. Es ist deshalb durchaus verständlich, wenn gerade erfahrene Ärzte sagen, bei unklaren schmerzhaften Wirbelerkrankungen gebe ich zunächst einmal Jod, vielleicht verbirgt sich doch dahinter eine Lues. Der Behandlungserfolg wird es zeigen. LEWANDOVSKY unterschied bei der syphilitischen Spondylitis noch zwei Formen, die eine greift von einer primären Rachenerkrankung sekundär auf die Wirbelsäule über, die andere Form entsteht direkt in der Wirbelsäule. GOLD rechnet dagegen heute zur Spondylitis syphilitica nur die primäre Lokalisation der tertiären Lues an der Wirbelsäule. Die Erkrankung der Wirbelsäule findet *stets erst eine Reihe von Jahren nach der syphilitischen Infektion* statt. *Fast ausschließlich* spielt sich die syphilitische Spondylitis in der *Halswirbelsäule* ab. Sie ist besonders bedrohlich, wenn die obersten Halswirbel erkrankt sind. Die syphilitische Erkrankung der Wirbelsäule ruft starke Schmerzen hervor und bedingt eine Bewegungseinschränkung des erkrankten Wirbelabschnittes. Ein Gibbus fehlt meistens, aber nicht selten entwickelt sich ein Schiefhals. Wichtig ist, daß bei den gleichen Kranken, bei denen eine Syphilis der Wirbelsäule besteht, sich auch noch in anderen Knochen (Schädel, Tibia usw.) gummöse Erkrankungen feststellen lassen. An der Wirbelsäule können die knöchernen Veränderungen beträchtliche Grade erreichen. Die Veränderungen sind destruierender Natur, gleichzeitig sind aber auch reaktive Knochenwucherungen zu erkennen. Selbst ein völliger Schwund von Wirbelkörpern ist möglich (JOACHIMSTHAL). Infolge der schweren knöchernen Veränderungen kann es zu plötzlichen Frakturen und Luxationen kommen, die an den oberen Halswirbeln besonders verhängnisvoll sind. In der älteren Literatur sind eine ganze Reihe von plötzlichen Todesfällen mitgeteilt (s. bei JASINSKI), die auf diese Weise entstanden sind.

Die *Nervenerscheinungen* bei der luischen Spondylitis, die sich in Wurzel- wie in Rückenmarkssymptomen äußern können, haben eine verschiedene Ursache. Reaktive Knochenwucherungen und gummöse Infiltrate können ebensogut Wurzelsymptome auslösen wie die Formveränderungen an der Wirbelsäule, die nach teilweisem Wirbelzusammenbruch auf einzelne Nervenwurzeln einen Druck ausüben. Die Rückenmarkserscheinungen können wie bei der tuberkulösen Spondylitis nur auf ein kollaterales Ödem zurückzuführen sein, sie können aber auch infolge einer spezifischen Peripachymeningitis, die mit einer derben Schwielenbildung einhergeht, oder infolge einer luischen Meningomyelitis entstehen.

Von der luischen Spondylitis ist die *tabische Arthropathie* der Wirbelsäule abzugrenzen, die im Vergleich zu den anderen Arthropathien selten ist (BLENCKE). Die tabische Arthropathie sitzt relativ *am häufigsten* an der *Lendenwirbelsäule*. Nerven- und Rückenmarksschädigungen sind auch bei den tabischen Arthropathie beobachtet (Fälle von PÄSSLER u. a.). Das sind aber seltene Vorkommnisse, weil zu der Zeit, wo bei einer tabischen Arthropathie die Gefahr eines Wirbelzusammenbruches besteht, schon so viele Synosten und paravertebrale Knochenbildungen vorhanden sind, daß die Gefahr für eine Rückenmarks- oder Cauda-equina-Schädigung nicht mehr groß ist.

Die **Behandlung** der luischen Spondylitis hat zweierlei zu berücksichtigen. Durch eine *orthopädische* Behandlung muß für eine Ruhigstellung und Stützung der Wirbelsäule gesorgt werden (je nach der Schwere und dem Sitz der Erkrankung mit Liegeschale, Korsett, Halskravatte oder Kopfstütze) um vor allem einen plötzlichen Zusammenbruch eines erkrankten Wirbels zu verhüten. Gleichzeitig muß eine energische *antiluische* Behandlung eingeleitet werden. Unter einer solchen Behandlung lassen in der Regel in wenigen Wochen die vorher so quälenden Schmerzen nach. Die Aussichten der Behandlung sind im allgemeinen, so weit noch nicht schwere irreparable Veränderungen am Rückenmark entstanden sind, durchaus günstig und eine Heilung ist innerhalb von mehreren Monaten möglich.

VI. Kyphoskoliosen.

1. Skoliosen bei Poliomyelitis und Syringomyelie.

Eine Sonderstellung nehmen unter den Skoliosen die Wirbelsäulenverbiegungen bei Poliomyelitis und Syringomyelie ein. Die **poliomyelitische** Skoliose ist eine häufige Folge einer spinalen Kinderlähmung, weil die langen Rückenmuskeln oft von der Lähmung betroffen sind. *Selten* sieht man, daß *beiderseits* die gesamten langen *Rückenstrecker* (Erector trunci) *gleichmäßig* gelähmt sind. In solchen Fällen haben die Kranken eine charakteristische Haltung (s. Abb. 21). Der Oberkörper ist beim Gehen und Stehen weit nach hinten verlagert, um ein nach vorn Überfallen zu vermeiden. Gleichzeitig sind die Bauchmuskeln kräftig angespannt. Die Haltung ist die gleiche, wie man sie auch bei der progressiven Muskeldystrophie beobachtet, wenn die Erectores trunci befallen sind.

In der Regel ist bei der Poliomyelitis *ein Rückenstrecker mehr geschädigt* als der andere, und die Lähmung erstreckt sich außerdem nicht auf den ganzen Muskel gleichmäßig. Die Lähmung der Rückenmuskeln hat eine große Neigung, sich wieder zurückzubilden, das hängt damit zusammen, daß die langen Rückenmuskeln von soviel Rückenmarkssegmenten versorgt werden. Die Folge der Lähmung eines Erector trunci ist die *Skoliose,* die, wenn keine frühzeitige Behandlung einsetzt, die höchsten Grade erreicht (s. Abb. 22). Die Form der Skoliose ist verschieden, je nachdem ob die Kinder liegen oder sitzen und herumgehen. Sind die Kinder infolge der schweren Lähmung zum Liegen gezwungen, so entwickelt sich die Skoliose mit ihrer Konvexität nach der Seite hin, wo der Erector trunci gelähmt ist. Der erhaltene Erector trunci zieht die Wirbelsäule in einem großen Bogen zu sich herüber. Umgekehrt ist die Skoliosenform, wenn die Kinder viel sitzen oder umhergehen. Hierzu ist es nötig, daß der Rumpf möglichst über dem Becken ausbalanciert wird. Die Kranken verlagern deshalb ihren Rumpf nach der gelähmten Seite, so daß die Konvexität der Skoliose nach der gesunden Seite also bei einer Lähmung des rechten Erector trunci nach links gerichtet ist. Die Sicherung der Haltung wird durch die Zusammenarbeit des erhaltenen Erector trunci mit den Bauchmuskeln erreicht. Sind die Bauchmuskeln gleichfalls schwer von der Lähmung geschädigt, so kann auch, wenn nur ein Erector trunci gelähmt ist, schon das Sitzen unmöglich werden. Die *Untersuchung* auf Lähmung der langen Rückenmuskeln erfolgt in der einfachen Weise, daß man den in Bauchlage liegenden Kranken auffordert, er solle versuchen sich aufzurichten. Man legt gleichzeitig seine Hände flach auf die langen Rückenmuskeln auf und prüft nun, welche Teile und in welchem Umfange sich die Muskeln anspannen. Ein klares Bild über die Ausdehnung der Lähmung bekommt man aber nur so lange, wie noch keine versteifte Skoliose entstanden ist. Ist auch nur eine teilweise Lähmung der Rückenmuskeln nach einer frischen Poliomyelitis nachgewiesen, so ist die Einleitung einer *fachärztlichen orthopädischen* **Behandlung** unerläßlich, weil nur so die Ausbildung einer schweren Skoliose zu verhüten ist. Das ist so wichtig, weil die Lähmung der Rückenmuskeln oft so wesentlich zurückgeht. Leider ist es aber oft genug so, daß die Lähmung der Rückenmuskulatur schwindet, d. h. daß eine Heilung von der Poliomyelitis am Muskelbefunde eintritt, aber daß *diese Heilung für*

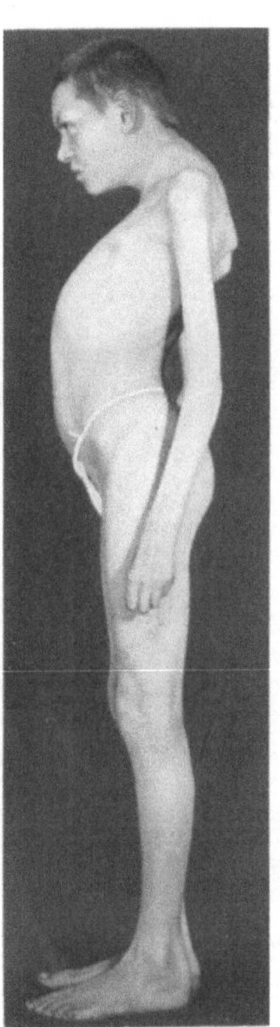

Abb. 21 a.

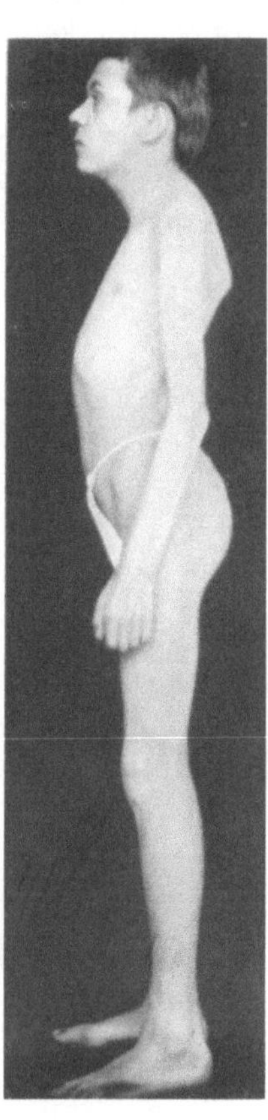

Abb. 21 b.

Abb. 21a und b. Poliomyelitische Lähmung beider Erectores trunci. a Vor der Behandlung. b Nach der Behandlung. (Aus Fritz LANGE: Epidemische Kinderlähmung.)

den Kranken wertlos ist, weil inzwischen eine unheilbare versteifte Skoliose entstanden ist. Den Ernst der Gefahr, die jeden Kranken mit einer poliomyelitischen Lähmung der Rückenmuskeln droht, wenn eine rechtzeitige orthopädische Behandlung versäumt wird, zeigen eindrucksvoll die Ausführungen FRITZ LANGES. „Die Skoliose ist die schlimmste Kontraktur, die infolge der Poliomyelitis auftreten kann und noch schlimmer ist, daß sie in der Regel durch die Schuld des behandelnden Arztes sich entwickelt hat, der dem Beginn der skoliotischen Kontraktur keine Beachtung geschenkt hat."

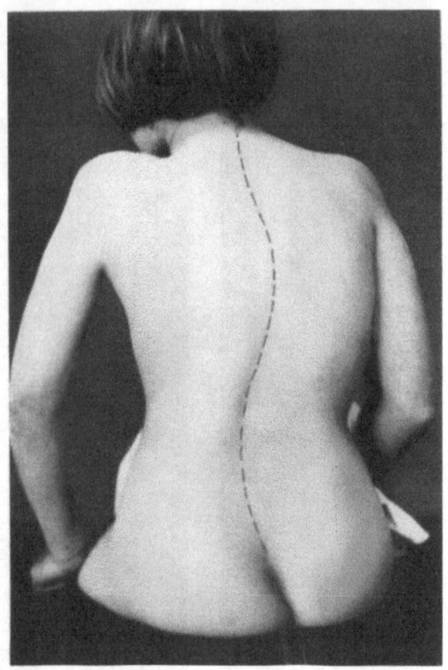

Abb. 22a.

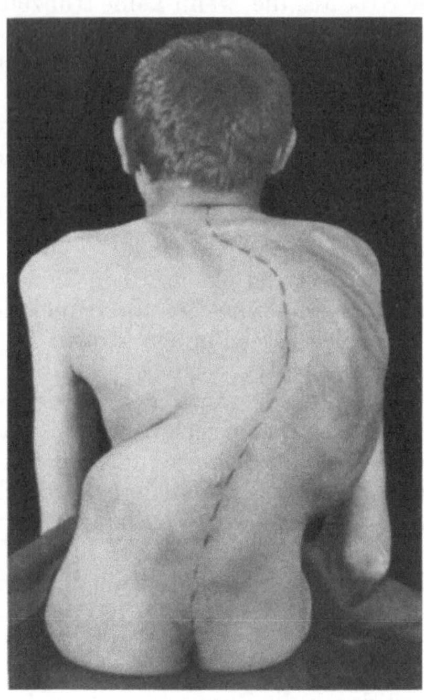

Abb. 22b.

Abb. 22a und b. Poliomyelitische Skoliose. a Leichte Skoliose in den ersten Jahren nach der Erkrankung. Sitzen ist nur mit Unterstützung der Hand möglich. b Schwere, völlig versteifte Skoliose im Spätstadium.

Die Skoliose wird bei **Syringomyelie** etwa in 20% aller Fälle beobachtet (BRUHL, NALBANDOFF). Sie findet sich im Kindesalter relativ selten und wird am häufigsten im 2. und 3. Jahrzehnt angetroffen (nach SCHLESINGER in 70% bis zum 30. Jahre). Die seltene Beobachtung von syringomyelitischen Skoliosen im Kindesalter wird darauf zurückgeführt, daß bei einem Kinde meist nicht an die Möglichkeit des Vorliegens einer Syringomyelie gedacht wird, und daß deshalb keine entsprechende neurologische Untersuchung erfolgt (BLENCKE). Die *Ursache* der Skoliosenbildung ist noch *nicht einheitlich erklärt.* OPPENHEIM nahm an, daß Skoliose und Syringomyelie nicht in Abhängigkeit voneinander stünden, sondern daß es koordinierte Störungen seien, die auf dem gemeinsamen Boden einer angeborenen Entwicklungsstörung sich ausbilden. Heute stehen sich vor allem die beiden Ansichten gegenüber, ob die Skoliosen infolge einer *primären Knochen- oder Muskelveränderung* bei der Syringomyelie entsteht. Wahrscheinlich ist beides möglich, denn es sind sichere Fälle von schweren Knochenveränderungen selbst mit schleichender Gibbusbildung beobachtet worden (CORNIL-FRANCFORT), aber es sind auch primäre Muskeldegenerationen beschrieben worden (ROTH). Der erfahrenste Beobachter auf dem Gebiete der neuropathischen Gelenkerkrankungen A. BLENCKE schreibt der primären Muskelerkrankung eine nicht zu unterschätzende Bedeutung bei der Ausbildung der syringomyelitischen Skoliose zu. Er weist auf folgende wichtige, bisher wenig bekannte Tatsache hin: bei Syringomyelie sind die knöchernen Veränderungen an der Wirbelsäule in der Regel die gleichen, wie man sie auch bei Skoliosen aus anderen Ursachen, z. B. bei Rachitis oder Poliomyelitis sieht. Es fehlen fast immer die schweren Veränderungen im Sinne einer Arthropathie, wie man sie bei der Tabes als typisch kennt. Außerdem gibt es bei der Syringomyelie Fälle, wo bei ein und demselben Kranken wohl an der Schulter eine hochgradige Arthropathie besteht, während aber an der Wirbelsäule trotz des Vorhandenseins einer schweren Skoliose eigentliche neuropathische Veränderungen fehlen.

Der *Sitz* der Skoliose bei der Syringomyelie ist meist der Übergang von der Hals- zur Brustwirbelsäule, er ist also höher als bei einer rachitischen Skoliose. Die Skoliose greift von hier auch auf andere Teile der Wirbelsäule über. Auffallenderweise stimmt die Lokalisation der Verbiegung der Wirbelsäule nicht mit dem Sitz der Syringomyelie im Rückenmark überein (BORCHARDT) und es sei auch ferner nicht möglich, aus der Schwere der Wirbelsäulenverbiegung einen Schluß auf die Ausdehnung der Rückenmarkserkrankung zu ziehen. Bei schweren skoliotischen Verbiegungen infolge Syringomyelie kann es ebenso wie bei rachitischen Skoliosen zu Schmerzen infolge von Druck auf die Nervenwurzeln kommen. Die *Behandlung* der syringomyelitischen Skoliosen kann nur in dem Anpassen eines Stützkorsettes bestehen, das den Rumpf vor einem weiteren Zusammensinken schützen soll. Die Behandlung soll aber nur mit Auswahl stattfinden unter besonderer Berücksichtigung des Stadiums des Grundleidens.

2. Wurzelsymptome und Lähmungserscheinungen bei Skoliosen.

Nervenstörungen sind bei den drei wichtigsten Formen der Skoliose, der angeborenen, der rachitischen und der paralytischen beobachtet worden. Man findet sie aber nur bei hochgradigen Verbiegungen. Bei den Nervenerscheinungen muß man wie bei den Spondylitiden zwischen den Wurzelsymptomen und den Erscheinungen einer Querschnittsschädigung des Rückenmarkes unterscheiden. Die **Wurzelsymptome**, die sich in gürtelförmigen Schmerzen äußern, findet man fast nur bei schweren rachitischen Skoliosen. Sie kommen dadurch zustande, daß durch das Zusammensinken der Wirbelsäule eine Verengerung der Durchtrittsöffnungen für die Nervenwurzeln entsteht. Solche Schmerzen sind im allgemeinen ein Zeichen dafür, daß die Skoliose sich in einem Stadium der Verschlechterung befindet. Sind die Skoliosen erst vollständig versteift, so ist das Auftreten von Nervenwurzelerscheinungen unwahrscheinlich, weil die schwere Versteifung vor einem weiteren Zusammensinken der Wirbel schützt. Bei hochgradigen Lendenwirbelskoliosen können in älteren Jahren auch Schmerzen von ischiasartigem Charakter auftreten. Eine Ursache für die Ausbildung von Nervenwurzelsymptomen bei schweren Skoliosen, auf die bisher erst wenig geachtet wurde, sind die osteoarthrotischen Veränderungen an den kleinen Wirbelgelenken. Diese erreichen den höchsten Grad auf der Innenseite des skoliotischen Bogens und können so mächtig werden, daß dadurch eine Raumbeengung der Foramina intervertebralia erfolgt. Je häufiger man bei schweren Skoliosen sorgfältige Sensibilitätsprüfungen vornimmt, um so öfter wird man segmentäre Sensibilitätsstörungen am Rumpf antreffen. Die *Behandlung* der Schmerzen, die infolge Wurzelreizerscheinungen bei Skoliose entstehen, geschieht am besten durch ein gutsitzendes Stützkorsett. Das Anpassen eines solchen Skoliosenkorsettes ist eine schwierige Aufgabe und ist stets dem Orthopäden zu überlassen. In einzelnen Fällen hat der Korsettbehandlung eine längere Liegestreckbehandlung vorauszugehen.

Von den Nervenwurzelerscheinungen sind die Lähmungszustände infolge einer **Rückenmarksquerschnittsschädigung** abzugrenzen. Früher hat man geglaubt, daß es Querschnittslähmungen bei Skoliosen nicht gibt, und daß das Auftreten von Lähmungserscheinungen ein differentialdiagnostisches Merkmal der Spondylitis gegenüber der Skoliose sein sollte. Vereinzelte Fälle von Lähmungen bei Skoliosen dürfte jeder erfahrene Orthopäde beobachtet haben. Das Verdienst, die Aufmerksamkeit wieder auf die Lähmungen bei Skoliosen gelenkt zu haben, hat JAROSCHY. Inzwischen sind noch weitere Fälle von LEHRNBECHER, MENARD, ZANOLI (aus der Klinik PUTTI) u. a. mitgeteilt, so daß GROBIELSKY bereits über 20 Fälle von sicheren schweren Querschnittslähmungen bei Skoliose aus der Literatur zusammenstellen konnte. Die Rückenmarksschädigungen sind relativ am häufigsten bei den angeborenen Skoliosen, an zweiter Stelle stehen schwere rachitische Skoliosen, während Lähmungen bei alten poliomyelitischen Skoliosen eine große Ausnahme sind (z. B. der Fall von GOLD). Die Mehrzahl der bisher beobachteten Lähmungen bei Skoliosen betraf Jugendliche in der Adoleszenz bis zum 20. Jahre, es ist aber auch schon über das Auftreten der Lähmungen bei einem 9jährigen Kinde berichtet worden. Die älteste Kranke mit einer schweren Skoliose, bei der eine Lähmung festgestellt wurde, war 38 Jahre (PAYR). Für die Lähmung bei schweren Skoliosen wird als charakteristisch bezeichnet, daß sie sich in der Regel ohne vorherige mahnende Schmerzen einstellt. Das ist ein Unterschied gegenüber den Rückenmarkslähmungen, die sich bei Spondylitiden, bei Wirbel- oder extremedullären Rückenmarkstumoren entwickeln. Hier geht dem Lähmungsstadium meist ein warnendes Schmerzstadium voraus. Die Lähmungen bei Skoliosen äußern sich zuerst in allgemeinen Ermüdungserscheinungen an den Beinen oder auch in einem Unsicherheitsgefühl beim Gehen. Die Lähmung kann allmählich sich verschlechtern, aber in einer Anzahl von Fällen ist doch eine auffallend schnelle Ausbildung der Querschnittslähmung beobachtet worden, wenigstens viel schneller als das bei der Spondylitis im allgemeinen der Fall ist. Als Anfangssymptom einer beginnenden Lähmung bei Skoliosen ist in einigen Fällen eine Störung der Kalt-Warmempfindung gefunden worden. Eine weitere Besonderheit der Querschnittslähmung bei der Skoliose gegenüber der bei der Spondylitis ist, daß in der Mehrzahl der Fälle keine hyperästhetische Zone oberhalb der Querschnittsschädigung besteht. Blasen-Mastdarmstörungen sind bei der Kompressionsmyelitis infolge von Skoliose selten. Wenn eine Myelographie gemacht wird, so zeigt diese an der Kompressionsstelle des Rückenmarkes einen typischen Stopp. Die *Ursache* für die Rückenmarksschädigung ist im einzelnen noch nicht geklärt. Es werden mehrere Momente verantwortlich gemacht: eine Verengerung des Rückenmarkskanals, eine Abknickung des Rückenmarkes über einen vorspringenden Bogen der gekrümmten Wirbelsäule, oder eine Verlagerung und Pressung des Rückenmarkes gegen die Wand des Wirbelkanales auf der Innenseite des skoliotischen Bogens. Die Rückenmarksschädigung kann aber auch durch eine Torsion des Rückenmarkes, durch eine abnorm gespannte Dura (Beobachtungen bei Operationen) oder durch einzelne in den Wirbelkanal vorspringende Knochenstücke hervorgerufen werden (PAYR). Die gleichmäßige Folge der verschiedenen Ursachen, die das Rückenmark schädigen, ist, daß infolge einer *Lymph- und Gefäßstauung ein Rückenmarksödem* entsteht. Eine lokale Anämie ist nur für wenige Fälle anzunehmen. Für das Zustandekommen der Lähmung sind noch zwei weitere Punkte zu beachten, die auffallend einförmige Lokalisation meist zwischen dem 7. und 4. Brustwirbel und das gehäufte Vorkommen der Lähmungen in der Adoleszenz. Zur Erklärung der einheitlichen

Lokalisation hat man darauf hingewiesen, daß an und für sich der Wirbelkanal in diesem Teil der Brustwirbelsäule schon besonders eng ist. Das Vorkommen der Lähmungen gerade in der Adoleszenz hat man so zu erklären versucht, daß das Rückenmark während der Zeit schneller wachsen solle als das Wirbelskelet (JAROSCHY), aber auch das Umgekehrte ist gesagt worden, daß der knöcherne Teil der Wirbelsäule schneller wachse als das Rückenmark (GROBIELSKY). Die *Prognose* der Lähmung hängt weitgehend von dem Zeitpunkt ab, wann der Skoliotiker sich in Behandlung begibt. Besteht die Lähmung schon so lange Zeit, daß irreparable Schädigungen des Rückenmarks entstanden sind, so ist die Prognose durchaus ungünstig. So stellte PUTSCHER in dem verstorbenen Fall von VALENTIN im Bereiche der Querschnittsläsion eine ausgesprochene Atrophie des gesamten Brustmarkes und im Hals- und Lendenmark ausgedehnte sekundäre auf- und absteigende Degenerationsvorgänge fest.

Die *Behandlung* der Rückenmarksschäden bei der Skoliose ist nur bei rechtzeitiger Einleitung der Behandlung dankbar. Besteht die Lähmung erst wenige Wochen oder Monate, so ist *konservative orthopädische* Behandlung angezeigt. In einer Anzahl der mit Streckung und Korsett behandelten Fälle ist ein völliger Rückgang der Lähmung beobachtet worden. Ist durch die orthopädische Behandlung nicht innerhalb von mehreren Wochen eine Besserung der Lähmung festzustellen, so muß *chirurgisch* vorgegangen und die Entlastungslaminektomie gemacht werden. Ihre Aussichten sind bei rechtzeitiger Ausführung nicht ungünstig. So sind von 12 in der Literatur mitgeteilten Fällen, bei denen die Laminektomie gemacht ist, 4 durch die Operation wesentlich gebessert und 6 völlig geheilt worden. Die Operation selber ist schwer und gefahrvoll. Die Aussicht auf den Erfolg rechtfertigt aber den Einsatz der Operation.

Literatur.

ALBEE: The bone-graft operation for tuberculosis of the spine. Twenty years experience. J. amer. med. Assoc. **94**, 1467. — ANSCHÜTZ: Über die Versteifung der Wirbelsäule. Mitt. Grenzgeb. Med. u. Chir. **1901**, 461. — ARENDT: Spondylitis typhosa im Röntgenbild. Röntgenpraxis **2**, 1080 (1930). — ASSMANN: Klinische Einteilung der chronischen Gelenkerkrankungen. Fortschr. Röntgenstr. **38**, 901 (1925). — Klinische Röntgendiagnostik. Leipzig: F. C. W. Vogel 1929. — AUBRY-PITZEN: Zur Diagnose des spondylitischen Abscesses im Röntgenbilde. Z. orthop. Chir. **43**, 247.

BACHMANN: Ein Beitrag zur Spondylarthritis ankylopoetica. Fortschr. Röntgenstr. **42**, 500. — BAENSCH: Über die Grenzen des Knochentumornachweises. Röntgenpraxis **2**, 325 (1930). — BAEYER, H. v.: Spondylitis. FRITZ LANGES Lehrbuch der Orthopädie, S. 379. — BARRÉ: Le syndrome sympatique cervical postérieur. Communication au Congrés d'Oto-Néuro-Ophtalmologie, 1925. — BARSONY: Das Röntgenbild der circumscripten Steifheit der Halswirbelsäule. Röntgenpraxis **1**, 731 (1929). — BAUER-JENNER: Über die Endergebnisse der HENLE-ALBEEschen Operation bei Spondylitis tb. Tagg nordwestdtsch. Chir., Juni 1932. Zbl. Chir. **1932**, 2948. — BECHTEREW: Steifigkeit der Wirbelsäule und ihre Verkrümmung als besondere Erkrankungsform. Zbl. Neur. **1893**, 426. — Über ankylosierende Entzündung der Wirbelsäule und der großen Extremitätengelenke. Dtsch. Z. Nervenheilk. **15**, 37 (1899). — Neue Beobachtungen und pathologisch-anatomische Untersuchungen über Steifigkeit der Wirbelsäule. Dtsch. Z. Nervenheilk. **15**, 45 (1899). — BENEKE: Zur Lehre von der Spondylitis deformans. Festschr. 69. Naturforsch. Verslg Braunschweig 1897. — Pathologisch-anatomische Grundanschauung zur Lehre von den chronischen Gelenkleiden. Fortschr. Röntgenstr. **33**, 843 (1925). — BERCHIN: Todesfall durch Asphyxie als Folge eines Senkungsabscesses bei Spondylitis tb. Orthop. Traumatol. (russ.) **1928**, 78. Ref. Z.org. Chir. **43** (1928). — BERGER: Über vielfache tuberkulöse Herdbildung in der Wirbelsäule. Dtsch. med. Wschr. **1930 II**, 1435. — BERNHARD: Sonnenlichtbehandlung in der Chirurgie. Stuttgart: Ferdinand Encke 1917. — Verh. Schweiz. Ges. Chir. 1928. Schweiz. med. Wschr. **1929 I**, 233. — BETTMANN: Die orthopädische und medikamentöse Behandlung der versteifenden Wirbelsäulenerkrankungen. Dtsch. med. Wschr. **1930 II**, 1347. — BIER: Die Abgrenzung der konservativen und der chirurgischen Behandlung der Knochen- und Gelenktuberkulose. Verh. dtsch. Ges. Chir. **2**, 1 (1921). — BILLINGTON: Spondylitis following cerebrospinal meningitis. J. amer. med. Assoc. **83**, 683 (1924). —

BLENCKE, A. u. B.: Die neuropatischen Knochen- und Gelenkaffektionen. Stuttgart: Ferdinand Enke 1931 (daselbst *ausführliche Literaturangaben*). — BLOCK: Beitrag zur primären akuten und subakuten Osteomyelitis der Wirbelsäule. Arch. klin. Chir. **168**, 284. — BLOUNT: Hodgkins disease an ortopedic problem. J. Bone Surg. **11**, 761 (1929). — BORCHARDT u. ROTHMANN: Zur Kenntnis des Echinokokkus der Wirbelsäule und des Rückenmarkes. Arch. klin. Chir. **88**, 328 (1909). — BORCHER: Ergebnisse der operativen Behandlung von Rückenmarkslähmungen bei tuberkulöser Spondylitis. Münch. med. Wschr. **1924 I**, 652. — BRESSOT: Un cas de maladie de KÜMMELL-VERNEUIL. Bull. Soc. nat. Chir. Paris **22**, 340.

CALVÉ: Traitement des paraplégies graves pottiques par un procédé nouveau. Arch. franco-belg. Chir. **1926**, 218. — CALVÉ et GALLAND: Physiologie pathologique de mal de POTT. Rev. d'Orthop. **17**, 5 (1930). — CORNIL-FRANCFORT: Pseudotabische Osteorthropathie der syringomyelitischen Wirbelsäule. Presse méd. **1928**, 243.

DÉVÉ et GRISEL: L'absces ossifluent hydatique d'origine vértebrale. Le mal de POTT hydatique. Rev. de Chir. **67**, 375 (1929) (daselbst *ausführliche Literatur*). — DITTMAR: Weitere Mitteilungen über Schrägaufnahmen von Knochen und Gelenken. Röntgenpraxis **2**, 1022. — Röntgenstudien zur Mechanologie der Wirbelsäule. Z. orthop. Chir. **55**, 321, 509. — DONATI: Akute und subakute Osteomyelitis der Wirbelsäule. Arch. klin. Chir. **79**, 1116.

EHRLICH: Zur Frage des Fortschreitens der sog. BECHTEREWschen Krankheit der Wirbelsäule. Röntgenpraxis **3**, 766. — Die sog. BECHTEREWsche Krankheit. R. HOBBINGs Arbeit und Gesundheit, H. 15. Berlin 1930. — EPSTEIN: Meningococcus spondylitis. Zbl. Chir. **1929**, 1977.

FINCK, v.: Gipsbettbehandlung der Wirbelsäulenerkrankungen. Verh. dtsch. orthop. Ges. **1911**, 199; **1933**, 343. — FISCHER, A. W.: Über die gutachtliche Beurteilung von Schäden der Wirbelsäule. Zbl. Chir. **1930**, 1202. — FISCHER u. VONTZ: Klinik der Spondylarthritis ankylopoetica. Mitt. Grenzgeb. Med. u. Chir. **42**, 586. — FOSSATI et TORRE: Arthrite vertébrale gonococcica. Rev. franç. Endocrin. 8 (1929). — FRAENKEL, E.: Über chronisch ankylosierende Wirbelsäulenversteifung. Fortschr. Röntgenstr. **7**, 62; **11**, 171. — Bemerkungen über die chronisch ankylosierende Wirbelsäulenversteifung. Münch. med. Wschr. **1914 II**, 1394. — FREUND: Zur Klinik und Radiographie der Spondylitis tb. Arch. klin. Chir. **159**, 434. — Spinal fusion in tuberculous spondylitis. J. Bone Surg **1933**, 752. — FROELICH-MOUCHET: Traumatische Spondylitis, KÜMMELL-VERNEUILsche Krankheit. 39. Französ. Chir.-Kongr. 1930. Ref. Zbl. Chir. **1931**, 89.

GANTENBERG: Zur klinischen Bedeutung deformierender Prozesse der Wirbelsäule. Fortschr. Röntgenstr. **42**, 740. — GAUGELE: Das klinische Bild der deformierenden Prozesse an der Wirbelsäule. Zusammenhänge zwischen Arthritis deformans und Verletzungen der Wirbelsäule. Verh. dtsch. orthop. Ges. **1927**, 168. — Wirbelcallus und Spondylosis deformans Verh. dtsch. orthop. Ges. **1931**, 247. — GEILINGER: Beitrag zur Lehre von der ankylosierenden Spondylitis mit besonderer Berücksichtigung ihrer Beziehungen zur Spondylitis deformans. Z. orthop. Chir. **38**, 183. — GHON: Der primäre Lungenherd bei der Tuberkulose der Kinder. 1912. — GIRAUDI: L'artrosi deformante unco-vertebrale. Radiol. med. **18**, 11 (1931). — GOETTE: Über eine Form der Spondylarthropathie der Halswirbelsäule mit radikulären Stauungen. Fortschr. Röntgenstr. **46**, 691. — GOLD: Die Chirurgie der Wirbelsäule. Stuttgart: Ferdinand Enke 1933. (Daselbst *ausführliche Literatur*). — GRAF: Günstige Beeinflussung zweier Fälle von chronischer ankylosierender Wirbelsäulenversteifung durch Behandlung mit Yatren-Kasein. Münch. med. Wschr. **1923 I**, 737. — GROBIELSKY: Kompressionslähmung des Rückenmarkes bei Skoliose. Z. orthop. Chir. **57**, 220. — GÜNTZ: Beitrag zur pathologischen Anatomie der Spondylarthritis ankylopoetica. Fortschr. Röntgenstr. **47**, 685. — Verh. dtsch. orthop. Ges. **1933**, 118. — GUTMANN: Spondylitis ankylopoetica mit der Verlaufsform eines Tumor spinalis. Dtsch. med. Wschr. **1925 I**, 67.

HAENEL: Syringomyelie. LEWANDOWSKYs Handbuch der Neurologie, Bd. 2, S, 573. — HAUMANN: Die Wirbelbrüche und ihre Endergebnisse. Stuttgart: Ferdinand Enke 1930. (Daselbst *ausführliche Literatur.*) — HEILIGENTHAL: Referat über die chronisch ankylosierende Wirbelsäulenversteifung. Zbl. Grenzgeb. Med. u. Chir. **3**. — HEILIGTAG: Ist die KÜMMELLsche Krankheit als ein selbständiges Krankheitsbild an der Wirbelsäule oder nur als ein Symptom zu deuten. Münch. med. Wschr. **1928 II**, 1965. — HEINEMANN-GRÜDER: Betrachtungen zur Frage der ankylosierenden Spondylitis. Arch. klin. Chir. **145**, 527. — HENLE u. HUBER: Die operative Versteifung der erkrankten Wirbelsäule durch Knochentransplantation. Erg. Chir. **1926**. — HIBBS and RISSER: Treatment of vertebral tuberculosis by the spine fusion operation. J. Bone Surg. **1928**, 805. — HOFFMANN: Über chronische Steifigkeit der Wirbelsäule. Dtsch. Z. Nervenheilk. **15**, 28 (1899).

IMBERT: 39. Französ. Chir.-Kongr. 1930. Diskussion zu Spondylité traumatique. Ref. Zbl. Chir. **1931**, 90. — INGMANN: Ein Fall von luischer Spondylitis der Halswirbelsäule. Finska Läk.sällsk. Hdl. **72**, 230 (1930). — ISELIN: Inwieweit darf nach Wirbelsäulentraumen die KÜMMELLsche Krankheit unsere Behandlung und unfallmedizinische Beurteilung bestimmen. Schweiz. med. Wschr. **1928 I**, 645.

Jaroschy: Über Spätschädigungen des Rückenmarks bei Skoliosen. Beitr. klin. Chir. **129**, 348 (daselbst *ausführliche Literatur*); **142**, 597. — Jasinski: Syphilitische Erkrankung der Wirbelsäule. Arch. f. Dermat. **23**, 409 (1891). — Jensen: Spondylitis durch den Bangschen Bacillus. Ref. Zbl. Chir. **1930**, 2765. — Jessner: Spondylitis luetica. Klin. Wschr. **1923 I**, 638. — Joachimsthal: Spondylitis gummosa. Z. orthop. Chir. **11**, 199 (1903). — Johansson: Über die Knochen- und Gelenktuberkulose im Kindesalter. Jena: Gustav Fischer 1926 (daselbst *ausführliche Literatur*). — Juillard: Spondylite traumatique. 39. Französ. Chir.-Kongr. 1930. Diskussion. Ref. Zbl. Chir. **1931**, 90. — Junghagen: Spondylitis deformas mit medullären Symptomen. Acta radiol. (Stockh.) **10**, 533 (1929). — Junghanns: Altersveränderungen der menschlichen Wirbelsäule mit besonderer Berücksichtigung der Röntgenbefunde. Arch. klin. Chir. **165**, 303; **166**, 106, 120.

Kienboeck: Röntgendiagnostik der Knochen- und Gelenkerkrankungen **2**, 118. — Knochenechinococcus, Wirbelsäule **3**, 118. — Die Krankheiten der Wirbelsäule im Röntgenbild. Wien. klin. Wschr. **1931 I**, 232. — Über Kreuzschmerzen bei versteckter Skoliose. Arch. f. Orthop. **28**, 609. — Kirchgläser: Über chronisch ankylosierende Entzündung der Wirbelsäule. Münch. med. Wschr. **1899 II**, 41/42. — Kisch: Diagnose und Therapie der Knochen- und Gelenktuberkulose. Leipzig: F. C. W. Vogel 1925. — Kofmann: Beitrag zur frühen Diagnostik der Spondylitis tb. Arch. f. Orthop. **30**, 308. — Kortzeborn: Schmorlsches Knorpelknötchen unter dem Bilde eines Rückenmarktumors im Bereiche des Halsmarkes. Zbl. Chir. **1930 II**, 2418. — Krabbe: Spondylitis deformans und Rückenmarkskompression. Zbl. Neur. **1928**, 561. — Krebs: Zur Frage der sog. rheumatischen Erkrankungen der Wirbelsäule. Dtsch. med. Wschr. **1930 I**, 220, 270. — Kremer-Wiese: Die Tuberkulose der Knochen und Gelenke. Berlin: Julius Springer 1930. (Daselbst *ausführliche Literatur*.) — Kresch: Skoliosen bei Syringomyelie. Breslau. Chir. Ges. 17. Nov. 1929. Zbl. Chir. **1930**, 490. — Kümmell: Neue Erfahrungen über die posttraumatischen Wirbelerkrankungen. 35. Tagg Nordwestdtsch. Chir., Dez. 1927. Zbl. Chir. **1928**, 786. — Der heutige Standpunkt der posttraumatischen Wirbelerkrankung. Arch. f. Orthop. **26**. 471. (Daselbst *ausführliche Literatur*.)

Lange, Fritz: Die epidemische Kinderlähmung. München: J. F. Lehmann 1930. — Braucht Deutschland für seine tuberkulösen Kinder Heilstätten im Auslande. Münch. med. Wschr. **1926 I**, 204. — Lehrbuch der Orthopädie. Jena: Gustav Fischer 1928. — Operative Behandlung der Spondylitis. Münch. med. Wschr. **1909 II**, 1817; **1924**, 492. — Z. orthop. Chir. **45**, 492. — Lange, Fritz u. G. Eversbusch: Muskelhärten für die allgemeine Praxis. Münch. med. Wschr. **1921 I**, 418. — Lange, Max: Der primäre Lungenherd bei der Tuberkulose der Kinder. Z. Tbk. **38**, 167, 264 (1923). — Die Muskelhärten. München: J. F. Lehmann 1931. — Lange, Max u. Becker: Die Behandlungsresultate und die Grenzen der konservativen Behandlung der Knochen- und Gelenktuberkulose. Z. orthop. Chir. **56**, 161. (Daselbst *ausführliche Literatur*.) — Orthopädie und Neurologie. Fortschr. Neur. **1931**, 406. — Veränderungen an den kleinen Wirbelgelenken, eine bisher wenig beachtete Ursache von Rückenschmerzen. Münch. med. Wschr. **1933 II**, 1134. — Die Wirbelgelenke, die röntgenologische Darstellbarkeit ihrer krankhaften Veränderungen und ihre Beziehungen zu den verschiedenen Erkrankungen der Wirbelsäule. Stuttgart: Ferdinand Enke 1934. — Lehrnbercher: Operation oder redressierendes Vorgehen bei skoliotischer Markkompression. Zbl. Chir. **1928**, 1606. — Leri: Spondylose Rhizomélique. Lewandowskys Handbuch der Neurologie, Bd. 2, S. 524. (Daselbst *ausführliche Literatur*.) — Lewandowsky: Rückenmarkserkrankungen bei Spondylitis. Lewandowskys Handbuch der Neurologie, Bd. 2, S. 500. Berlin: Julius Springer 1911. — Lexer, E.: Weitere Untersuchungen über Knochenarterien und ihre Bedeutung für krankhafte Vorgänge. Arch. klin. Chir. **73**, 481. — Allgemeine Chirurgie. Stuttgart: Ferdinand Enke 1920. — Lindemann: Wert und Bedeutung der Röntgenuntersuchung für die klinische Beurteilung der Wirbeltuberkulose in ihrem Verlauf. Dtsch. Z. Chir. **237**, 234. — Lob: Über einen Fall von spondylitischen Schiefhals nach isolierter Osteomyelitis des Epistropheus. Z. orthop. Chir. **52**, 109. — Zusammenhänge von Bandscheibenschädigung und Wirbelkörperveränderungen im Tierversuch. Zbl. Chir. **1931**, 121. — Lyon: Spondylosis deformans, Arthrosis deformans der kleinen Wirbelgelenke und Nervensystem. Fortschr. Röntgenstr. **48**, 46.

Mau: Gedanken zur Neuordnung der Sozialversicherung. Chirurg **1933**, 779. — Marie-Pierre et Astié: Sur un cas de cyphose herédo-traumatique. Rev. Méd. **1897**. — Ménard: De l'ouverture directa du fuyer tuberculeu dans la paraplegie du mal de Pott. Rev. d'Orthop. **1895**, 1. — Ostéomyelite vertébrale. Presse méd. **1932**, 495. — Müller, A.: Lehrbuch der Massage. Bonn: Markus & Weber 1926. — Müller, Walter: Pathologische Physiologie der Wirbelsäule. Leipzig: Georg Thieme 1932.

Oehlecker: Über die chronische Form der Osteomyelitis, insbesondere der Wirbelsäule. Beitr. klin. Chir. **134**, 1. — Oppenheim: Wirbelcaries mit ungewöhnlichem Verlauf. Berl. klin. Wschr. **1896**, 1040. — Lehrbuch der Nervenheilkunde. Berlin: S. Karger 1923.

Pässler: Tabische Wirbelsäulenveränderung. Zbl. Neur. **1904**, 425. — Payr: Analyse des Begriffes „Insufficientia vertebrae". Arch. klin. Chir. **113**, 645 — Pitzen, P.: Diagnose der beginnenden Knochen- und Gelenktuberkulose. München: Otto Gmelin 1929. (Daselbst *ausführliche Literatur.*) — PODESTÁ: Spondylosi traumatiche e morbo di KÜMMELL. Accad. med. Genova 1931. — POZZI: La spondiloartrite tifica. Arch. di Ortop. **26**, 3. — PUHL: Über Spondylitis infectiosa. Dtsch. Z. Chir. **228**, 172. (Daselbst *ausführliche Literatur.*)

QUINCKE: Über Spondylitis typhosa. Mitt. Grenzgeb. Med. u. Chir. **4** (1899).

RAD, v.: Fälle mit röntgenologischen Veränderungen an der Wirbelsäule mit spastischen Paresen der Beine usw. Klin. Wschr. **1927 II**, 1230. — RICH: The paralysis of POTT's disease. J. Bone Surg. **1930**, 112. — RIGLER and HANSEN: Paravertebral abscess an early Roentgen-sign of tuberkulous spondylitis. Radiology **15**, 471 (1930). — ROCHER: Kyste hydatique du rachis. Rev. d'Orthop. **1929**, 138. — La spondylose traumatique du maladie de KÜMMELL-VERNEUIL. Ref. Z.org. Chir. **56**, 154 (1931). — ROKITANSKY: Lehrbuch der pathologischen Anatomie, Bd. 3. Wien 1856. — ROLLIER: L'héliotherapie de la tuberculose chirurgical, son importance therapeutique, préventive et social. Verh. Schweiz. Ges. Chir. 1928. Schweiz. med. Wschr. **1929 I**, 237. — RUSZI: Die Syphilis der Wirbelsäule. Ref. Zbl. Chir. **1928**, 1457.

SCHEDE: Die Punktion des prävertebralen Abscesses. Münch. med. Wschr. **1922 I**, 779. — Die Technik der Lagerung. Verh. dtsch. orthop. Ges. **1930**, 261. — Beitrag zur Pathologie und Therapie der Atmung. Verh. dtsch. orthop. Ges. **1932**, 124. — SCHERESCHEWSKY: Die Bedeutung der Röntgenuntersuchung für die Erkennung beginnender deformierender Prozesse an der Wirbelsäule. Z. physik. Ther. **55**, 238. — SCHLAYER: Über chronische Wirbelsäulenversteifung. Fortschr. Röntgenstr. **10**, 261. — SCHLESINGER: Über die chronische Steifigkeit der Wirbelsäule. Mitt. Grenzgeb. Med. u. Chir. **1900**, 257. — Zur Kenntnis der Spondylitis infectiosa nach Dengue-Fieber. Arb. neur. Inst. Wien **1907**. — SCHMAUS: Die Kompressionsmyelitis. Wiesbaden 1890. — SCHMIEDEN: Die operative Chirurgie der Wirbelsäule. Verh. dtsch. Ges. Chir. **1930**, 388. (Daselbst *ausführliche Literatur.*) — SCHMORL-JUNGHANNS: Die gesunde und kranke Wirbelsäule im Röntgenbild. Leipzig: Georg Thieme 1932. (Daselbst *ausführliche Literatur.*) — SCHRADER: Zur Entstehung der Spondylosis deformans. Z. orthop. Chir. **58**, 281. — SCHWANCKE: Wirbelsäulenversteifung. Fortschr. Röntgenstr. **38**, 1. — SEHRT: Die Bedeutung des Fernödems in der Segmentdiagnose für die Behandlung der akuten Wirbelosteomyelitis. Zbl. Chir. **1932**, 71. — SIMMONDS: Über Spondylosis deformans und ankylosierende Spondylarthritis. Fortschr. Röntgenstr. **7**, 51 (1904). — SIVÉN: Zur Kenntnis der sog. chronisch ankylosierenden Entzündung der Wirbelsäule. Z. chir. Med. **49**, 343. — SMITH: KÜMMELL's Disease. Brit. med. J. **1930**, 109. — SOLKARD: Un cas de KÜMMELL-VERNEUIL. Rev. d'Orthop. **20** (1933). — SORREL: A propos du traitement des paraplégies pottiques. Bull. Soc. nat. Chir. Paris **55**, 658. — SORRELS et SORREL-DEJÉRINE: Traitement des paraplégies pottiques, d'aprés formes anatomo-cliniques. Arch. franco-belg. Chir. **29**, 3. — Tuberculose osseuse et ostéo-articulaire. Paris: Masson & Co. 1932. — STAHL: Wirbelverletzungen. Zbl. Chir. **1927**, 25. — STEINDLER, A.: L'ostéomyélite vertébrale. Arch. franco-belg. Chir. **32**, 658. — STRÜMPELL: Bemerkungen über die chronische ankylosierende Entzündung. Dtsch. Z. Nervenheilk. **1897**, 338. — Spezielle Pathologie und Therapie. Leipzig: F. C. W. Vogel 1924.

THOMA: Über die Zwischenwirbellöcher im Röntgenbild, ihre normale und pathologische Anatomie. Z. orthop. Chir. **55**, 115. — TERRACOL: Les troubles segmentaires sensitifs et trophiques du pharynx et l'ostéoarthrite déformante de la colonne cervicale. Zbl. Neur. **1928**, 66. — TESSENDORF: Iritis rheumatica und Spondylarthritis ankylopoetica. Dtsch. med. Wschr. **1933 II**, 1576. — TETZNER: Lymphogranulomatose der Wirbelsäule. Frankf. Z. Path. **42**, 545 (1932). — THOMSEN: Die Beeinflussung der Atemfunktion durch die Versteifung des Brustkorbes bei der BECHTEREWschen Erkrankung und ihre Therapie. Verh. dtsch. orthop. Ges. **1932**, 131. — TURNER: Über die sog. Versteifung der Wirbelsäule und über die BECHTEREWsche und STRÜMPELL-MARIEsche Krankheit. Z. orthop. Chir. **34**, 408.

VALENTIN u. PUTSCHAR: Zur Klinik und Pathologie der Kyphoskoliosen mit Rückenmarksschädigung. Z. orthop. Chir. **57**, 245. – VEIL: Rheumatismus als Allgemeinerkrankung. Verh. dtsch. orthop. Ges. **1933**, 19. — VULLIET: Les indications de la laminectomie dans le traitement des paraplégies pottiques. Bull. Soc. nat. Chir. **1928**, 303. — VULPIUS: Die moderne Behandlung der Spondylitis. Sammelref. Zbl. Grenzgeb. Med. u. Chir. **2**, 673.

WEHNER: Über Erkrankungen der Wirbelsäule. Nürnberg. med. Ges. u. Polikl. Okt. 1931. Münch. med. Wschr. **1932 I**, 533. — WEHRSIG: Zur Kenntnis der chronischen Wirbelsäulenversteifung. Virchows Arch. **202**, 305. — WEIL u. ALLOLIO: Spondylarthritis ankylopoetica bei Brüdern. Dtsch. med. Wschr. **1930 II**, 2038. — WILLIS: POTT's abscess. Surg. etc. **1926**, 285. — WITTEK: Zur Bedeutung der Röntgenuntersuchung für die Erkennung traumatischer Schädigungen der Knochen. Verh. dtsch. orthop. Ges. **1920**, 31. — WOERDEN, v.: Echinococcus der Wirbelsäule. Dtsch. Z. Chir. **206**, 394. — WOLFF-EISNER: Über die BECHTEREW-STRÜMPELLsche Erkrankung mit besonderer Berücksichtigung über die Frage der Kriegsdienstbeschädigung. Med. Klin. **1931 I**, 801. — WULLSTEIN: Die Wirbelentzündungen in Joachimsthal. Handbuch der orthopädischen Chirurgie. Jena 1907.

ZANOLI: L'ostéomyelite vertébrale. Chir. Org. Movim. **16**, 672.

Tumoren der Wirbelsäule einschließlich des epiduralen Spinalraums.

Von NILS ANTONI-Stockholm.

Mit 33 Abbildungen.

ELSBERG gab 1926 eine Übersicht über 179 Fälle von extraduralen Spinaltumoren. Die metastatischen Wirbeltumoren machen bekanntlich einen sehr bedeutenden Kontingent dieser Gruppe aus. Aber auch mit Ausschluß der Metastasen sind die extraduralen Geschwülste mit Rückenmarksschädigung in nahezu der Hälfte der Fälle (48%) sekundär, in dem Sinne, daß sie ihren Ursprung 1. in den Wirbeln, 2. in den paravertebralen Weichteilen der Hals- oder Rückenregion, 3. im Cavum thoracis, mit Einwachsen durch ein Zwischenwirbelloch haben. Meningiome und Neurinome, die vorwiegend operablen Formen juxtamedullärer Geschwülste, machen 82% der intra- gegenüber 17% der extraduralen Spinaltumoren aus. Sarkome und Chondrome stellen 6% jener, gegenüber 61% dieser Gruppe dar. Der kapitale Unterschied in bezug auf Operabilität geht aus diesen Zahlen ohne weiteres hervor. Hier die Synopsis ELSBERGS.

	Extra-durale Tumoren %	Intra-durale Tumoren %
Meningiom	7	54
Neurinom	11 } 15	28 } 32
Neurofibroma RECKLINGHAUSEN	4	4
Sarkom	37	6
Chondrom	24	0
Fibrom	2	2
Lipom	2	2
Summe	87	96

(Hierzu möchte ich nur bemerken, daß mehrere der „Endotheliome“ [bzw. Meningiome] ELSBERGS sicherlich Neurinome sind; das geht aus den vorzüglichen Beschreibungen und Bildern seiner bekannten Monographie deutlich hervor.)

Primäre Extraduraltumoren gehen nach ELSBERG teils von den Weichteilen des Spinalkanals aus — Dura, Wurzeln, Epiduralfett, Blutgefäße —, das sind Meningiome, Neurinome, Angiome, Fibrome, Sarkome, Chondrome, teils von den Wänden des Kanals — Knochen, Intervertebralscheiben, Ligamente —, das sind Ekchondrosen der Bandscheiben, Sarkome, Osteome. Die Tumoren dieser Gruppe sind ganz innerhalb des Kanals gelegen. Sekundäre Geschwülste sind Sarkome der Wirbel oder der perivertebralen Weichteile: Wirbelchondrome, Wirbelchordome, Ganglioneurome.

Nach außen leidlich oder völlig begrenzte, primäre *Sarkome der Dura,* an deren Außenseite gelegen, sind auch vor ELSBERG beschrieben. PALMÉN 1913: Fibrosarkom $8 \times 1^1/_2 \times 3/4$ cm, dorsolateral an der harten Rückenmarkshaut des cervico-thorakalen Gebiets gelegen. HILDEBRAND 1911, Fall 11, gewissermaßen ähnlich. Solche Fälle geben in der Praxis immer den Verdacht sekundären Charakters ein; ein Fall NONNES (1908, Fall 9) entschleierte sich bei der Sektion als metastasierendes Nierensarkom. Wegen der spät gewonnenen Einsicht des Neurinoms als besonderer Tumorform sowie der Eigenart meningiomatösen Gewebes sind ältere „Sarkom“fälle nunmehr großenteils unsicher. ELSBERG 1926 sah abgekapselte, 1—3 Wirbelhöhen messende, der Außenschicht

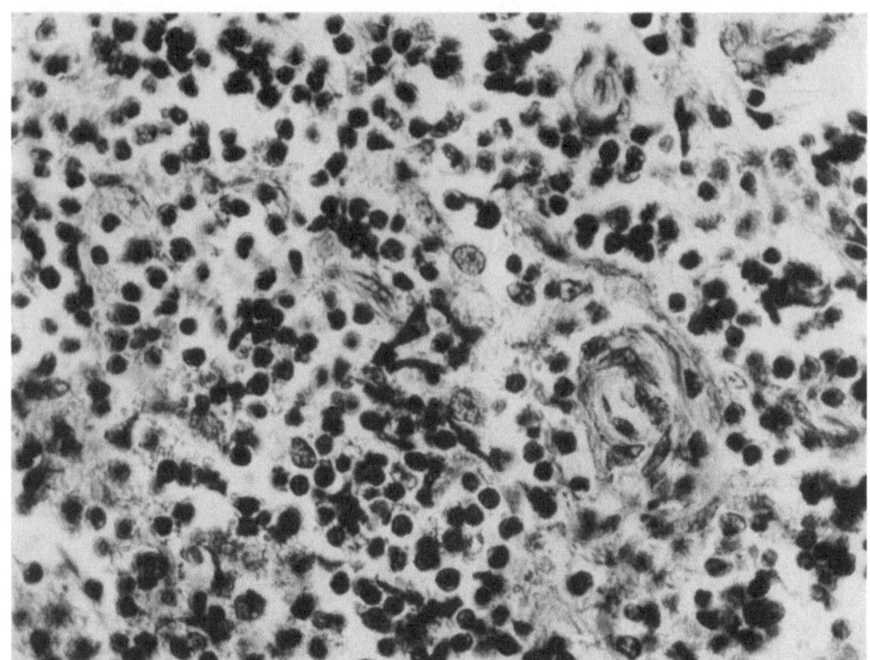

Abb. 1.

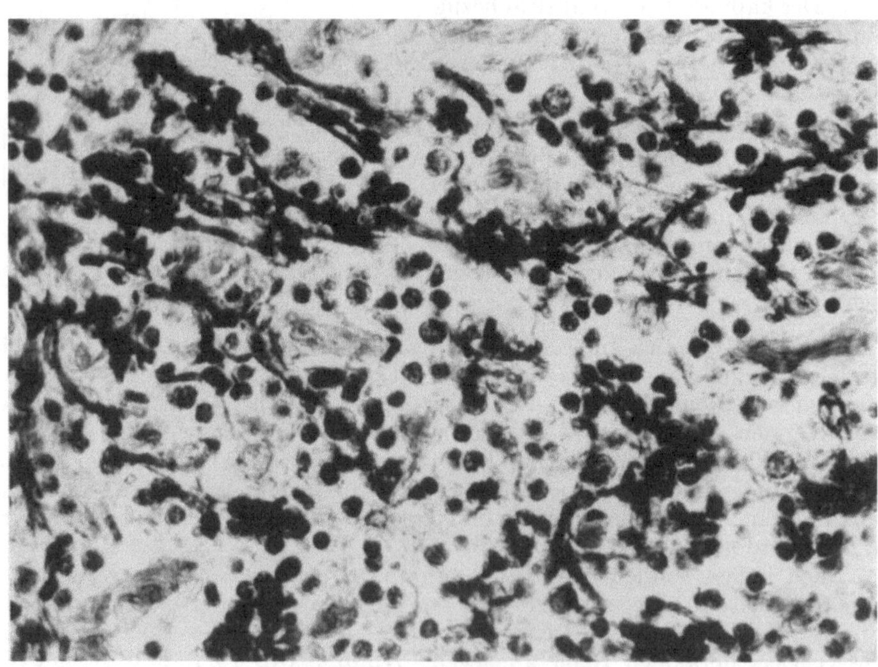

Abb. 2.

Abb. 1 und 2. Anscheinend primärer Tumor der Dura mater spinalis, sarkomartig. Überwiegend kleine Zellen, stellenweise sehr dicht angehäuft, stellenweise durch reichlicheres Stroma — aus gröberen Balken und feiner verteiltem, retikulärem Bindegewebe bestehend — geschieden. Vergr. 600mal. 42jähriger Mann. Seit 9 Jahren ab und zu Schmerz im Rücken und Beinen. Januar 1934 schwerer Schmerz im Rücken und rechten Bein. Anfang Juli derselbe Schmerz von neuem, dazu Ataxie der Beine. Allmählich entwickelte, spastische Paraplegie mit Hypästhesie ab Dermatom Th : 11. Ret. urinae. Doppelpunktion zeigt September 1934 absoluten hydrodynamischen Block, Lumballiquor leicht gelblich, eiweißreich (Bisgaard 130—150), keine Zellen, Mastix 112 244 321. Lipiodolstop in der Höhe der Zwischenwirbelscheibe Th: 9/10. In dieser Höhe bei der Operation epidurales Tumorgewebe, das nur unvollständig entfernt werden konnte.

der Dura mäßig adhärente Tumoren, operabel, von sarkomatösem Bau; außerdem sah er aber ausgebreitete, inoperable „Sarkomatose" der harten Haut.

Als **Sanduhrgeschwülste** (hourglass tumors, dumbbell tumors) wird eine lediglich topographisch charakterisierte Gruppe vielfach genannt, onkologisch ungleichartig. (Ich schlug 1920 die genannte Bezeichnung aus rein topographischem Gesichtspunkt vor, hob die Zugehörigkeit vieler so geformter oder gelegener Exemplare zur multiplen Neurofibromatose v. RECKLINGHAUSENs hervor, betonte aber auch das Vorkommen so gelegener und geformter Tumoren vom Bau solitärer Neurinome [VEROCAY-Geschwülste]; in den hierhergehörigen

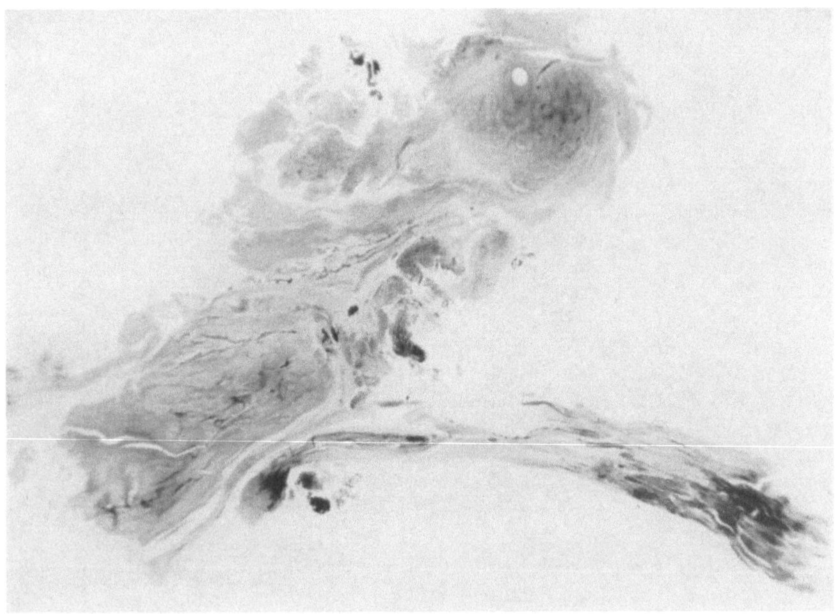

Abb. 3. Operationspräparat, Neurinom, Sanduhrgeschwulst extra- und intravertebral, des 6. Halsnerven, Erweiterung des entsprechenden Foramen intervertebrale. Wurzel angeschlossen. KULSCHITZSKY-Färbung. Vergr. 3,5mal. 25jährige Frau. Schmerzfreier Fall. Erstes Symptom Schwäche des linken Beins, 7 Monate vor der Operation. Kein externer Tumor. Allmählich entstandene, schwere Tetraplegie, Anästhesie ab C: 7—8. Doppelpunktion zeigt absoluten hydrodynamischen Block. Lumballiquor farblos, eiweißreich (Bisgaard 70), Mastix 3 3 3 3 2 3 2 1 1. Röntgen: Erweiterung des Kanals und eines Zwischenwirbelloches, walnußgroße extravertebrale Portion. Lipiodolstop beim Wirbelkörper C: 5. Operation mit gutem Erfolg.

Fällen v. HIPPELs und MEYERs wurde in der Tat die typische Struktur des Neurinoms schon vor VEROCAY ziemlich überzeugend beschrieben. Das Vorkommen sekundärer Geschwülste von ähnlicher Lage und Form, durch die Zwischenwirbellöcher aus dem Thorax- oder Abdominalraum hineingedrungen — Sarkome usw. von wechselnder Art —, war schon seit langem bekannt.) Statt „Sanduhrgeschwulst", eine oftmals wenig zutreffende Bezeichnung, könnte man vielleicht „kommunizierender Tumor" sagen. FLATAU und SAVICKI 1922 teilen einen derartigen Fall der Halsgegend unter dem Titel „Le neurofibrome cervical" mit; sie geben eine detaillierte Beschreibung mit guten Bildern des Sektionspräparats und Hinweis auf ähnliche Fälle der Literatur. BORCHARDT 1926 gibt „Bemerkungen zu den sog. Sanduhrgeschwülsten des Rückenmarks und der Wirbelsäule", drei eigene Fälle und ausführliche Literaturübersicht. Er teilt das vorliegende Material in folgende Gruppen: 1. *Intra- und extradurale* Portion, Fälle von ANTONI (1920, Fall 2), LANNOIS-DURAND,

DUBUJADOUX-CHEVALIER, NONNE, STARR, MEYER, ZINN und KOCH, FEUCHTWANGER; 2. *intra- und extradurale + inter- oder paravertebrale* Portion, Fälle von ROSENFELD und GULEKE, POTH; 3. *extradurale + inter- oder paravertebrale* Portion, Fälle von BRUNSCHWEILER und ROUX, BANSE, BORCHARDT, NAEGELI Fall 2, GULEKE Fall 2 und 3, BIRCHER 1921, v. EISELSBERG und RANZI; 4. *extradurale und extravertebrale* Portion, Fälle von BOERNER und MÜLLER, DOWSE, HEURTAUX, BERBLINGER, NAEGELI Fall 1, BING-BIRCHER-WILMS,

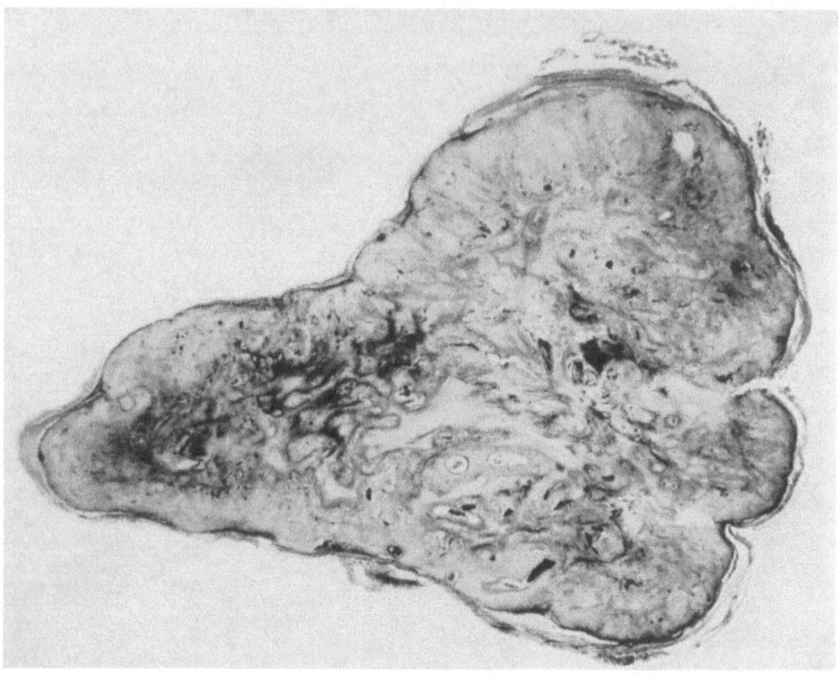

Abb. 4. Extradurale Sanduhrgeschwulst eines Segmentalnerven in der Höhe von Segm. Th: 7—8. Neurinom. Angelagerte Wurzel. Vergr. 4mal. Intervertebraler Zapfen. 29jähriger Mann. Partielle Paraplegie. Symptome 13 Monate vor der Operation, zuerst Schmerzen im unteren Bauch im Anschluß an Trauma, 4 Monate später leichte, spastische Parese beider Beine, besonders links. Hypalgesie und Thermohypästhesie besonders rechts, Bathyhypästhesie beiderseits. Babinski beiderseits +. Doppelpunktion zeigt absoluten hydrodynamischen Block. Lumballiquor normal! Lipiodolstop in zwei Etagen entspr. vert. Th: 7 und 8. Operation mit gutem Erfolg.

v. EISELSBERG-RANZI, GULEKE, ROHWER; 5. *intra- und extradurale + extravertebrale* Portion, Fälle von COLLIERS, SCHULTZE, BRUNS, BORCHARDT Fall 3. Späteste, sehr fleißige Zusammenstellungen rühren von HEUER 1929, KIENBÖCK und RÖSLER 1932, NAFFZINGER und BROWN 1933 her. Ein kleinerer Teil dieser Fälle wurde unter der Diagnose eines solitären Neurinoms veröffentlicht oder ist als solches erkenntlich. In bezug auf ältere Fälle ist aber zu bedenken, daß die Kenntnis dieser Geschwulstform ziemlich jung ist und daß noch heute die näheren Beziehungen zwischen Neurinom als eigenartigem Gewebe einerseits, Neurofibromatose andrerseits kontrovers sind; vgl. die Meinungen PENFIELDS, HARBITZ', ELSBERGS und anderer! Ja, es besteht kein Zweifel, daß bei multipler Neurofibromatose viele oder alle (untersuchten) Tumorexemplare nichts von Neurinomgewebe erkennen lassen, vielmehr als reine Fibrome imponieren. Verschiedene Gebiete des Nervensystems können im gegebenen Falle Tumoren von verschiedenem Typus hervorbringen. Bei sehr verbreiteter und hochgradiger Tumorbildung ist die Mehrzahl der Geschwülste wohl gewöhnlich ziemlich rein fibrös, so z. B. die spinale Sanduhrgeschwulst GULEKES, Fall 4, 1922; die klassischen Fälle VEROCAYS 1908—1910 zeigen aber, daß auch in derartigen exzessiven Fällen das charakteristische Neurinomgewebe prävalieren kann. Solitäre Nerventumoren, ob peripher oder zentral (radikulär) gelegen, sind wohl meistens deutlich neurinomatös, wie zuerst von VEROCAY, dann von HENSCHEN jr. am Beispiel der Acusticustumoren erwiesen wurde. Die Kenntnis des Neurinoms ist übrigens auch heute nicht ganz durchgedrungen; auch ist die Differentialdiagnose gegenüber „Sarkom", „Fibrosarkom" und „Fibrom", sowie

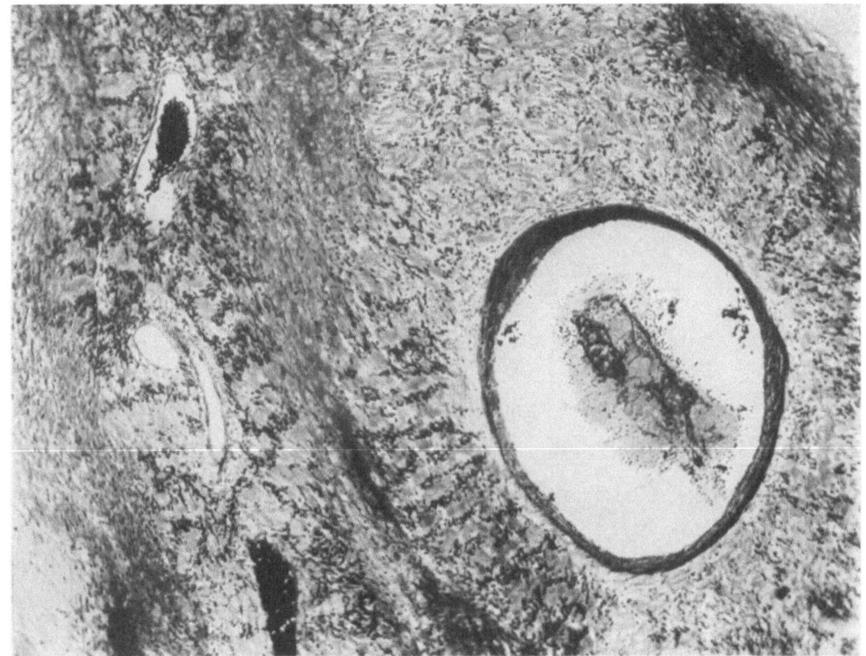

Abb. 5. Derselbe Fall wie Abb. 4—7. Scheckiges Bild, kernfreie Bänder in „Gewebsart A", um die Gefäße gehäuft. Vergr. 60mal.

gegenüber „Endotheliom" usw. bisweilen schwierig. Ein großer Teil des Literaturmaterials auf diesem Gebiete ist noch in bezug auf Art des Gewebes unverwertbar. GULEKE, der (1922) Fälle von kommunizierenden Geschwülsten mit besser abgekapseltem und histologisch gutartigerem, intraspinalem Teil, schlechter begrenzter und histologisch bösartigerer extravertebraler Verbreitung beschreibt, insistiert auf dem Vorkommen fibrosarkomatöser Tumoren mit Form und Lagerung der „Sanduhrgeschwülste", welche er vom inneren Periost des Wirbelkanals herleitet; sie wachsen nach ihm typisch von innen nach außen. Seiner Anschauung wurde neuerdings von COENEN widersprochen. Echt bösartige Tumoren vom kommunizierenden Typus, eventuell aus dem Thoraxraum hineingedrungen, sind, wie oben genannt, vielfach beschrieben worden; ein typischer Fall dieser Art ist derjenige von BREGMAN und STEINHAUS 1903, Lymphosarkom des Mediastinum mit intraspinaler Invasion und Paraplegie. Wichtig ist deshalb die Kenntnis, daß auch gutartige Tumoren vom kommunizierenden Typus, ganz vorwiegend sicherlich Neurinome oder neurofibromatöse Geschwülste, einen intrathorakalen Anteil haben können, bisweilen von bedeutender Größe und röntgenologisch darstellbar; jüngst sind

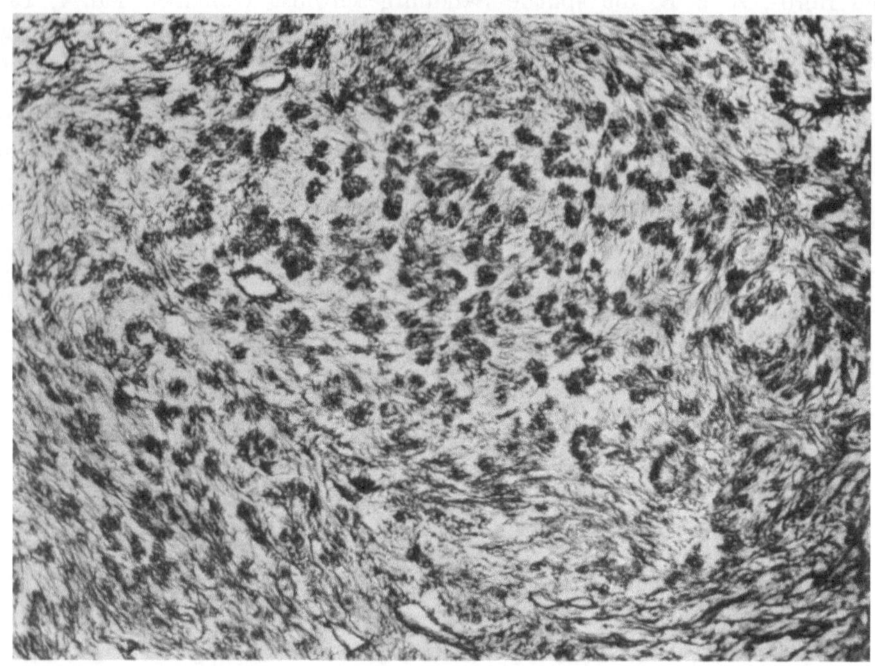

Abb. 6. Vergr. 90mal.

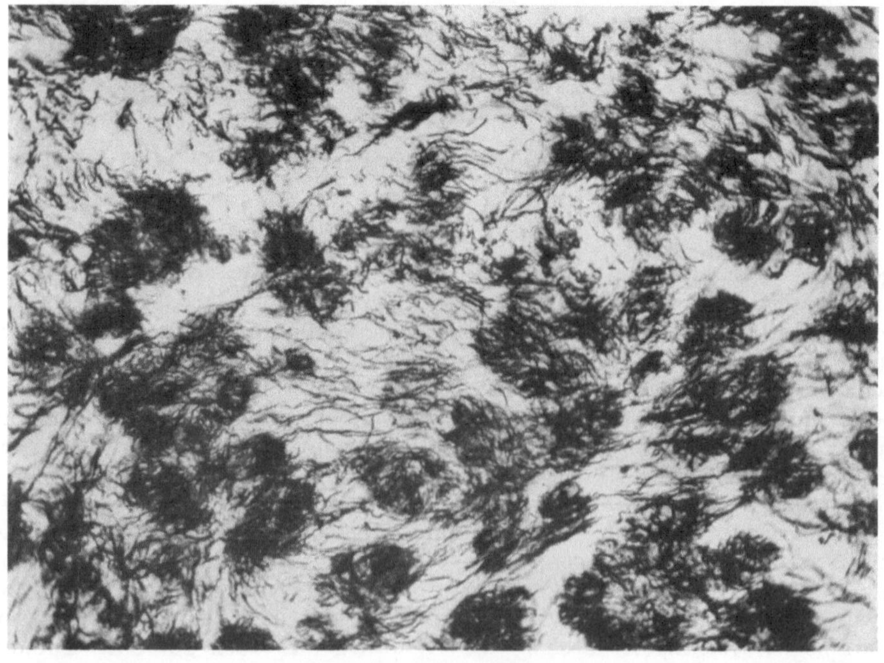

Abb. 7. Vergr. 340mal.

Abb. 6 und 7. Derselbe Fall wie Abb. 4 und 5. PERDRAU-Färbung. Zarte neurinomatöse Fibrillation mit eigenartigen Glomerulusbildungen.

solche Fälle von KIENBÖCK-RÖSLER sowie von KNUTSON mitgeteilt worden. Gut- und bösartigen Exemplaren ist die Erweiterung der Zwischenwirbellöcher gemeinsam.

ELSBERG 1926 findet den *Verlauf* extraduraler Tumorfälle durchschnittlich kürzer, plötzliche Verschlimmerungen des Zustandsbildes weniger selten, unter anderem im Anschluß an Lumbalpunktion. Die Symptome sind im Anfang des Verlaufs oft unbestimmt, uncharakteristisch. Wurzelschmerzen sind selten. Kontralaterale Parästhesien, kontralaterale Parese, invertierter BROWN-SÉQUARD sind verhältnismäßig häufig. Die Liquorsymptome weichen durchschnittlich deutlich von denjenigen der juxtamedullären Tumoren ab: der Liquor ist zwar nicht selten gelblich, jedoch viel seltener und weniger als bei intraduralen Tumoren, Totaleiweiß öfters nur wenig erhöht, 50—60, höchstens 150 mg-%, also selten oder niemals so kräftig gesteigert wie bei juxtamedullären Geschwülsten. Besonders die Ekchondrosen Typus LUSCHKA zeigen überwiegend negativen hydrodynamischen Befund bei schwach oder nicht gesteigertem Eiweißgehalt. Röntgenologisch findet sich positiver Befund öfter als bei juxtamedullären Tumoren: Erweiterung des Kanals, am besten in stereoskopischer Seitenaufnahme sichtbar, begrenzte Defekte der Wirbel, Skoliose bei oder oberhalb des Tumors, positiver Tumorschatten, Kompression eines Wirbels. Nach jüngsten Studien amerikanischer Autoren ist es zwar zweifelhaft, ob epidurale Tumoren so viel öfter als intradurale röntgenologische Veränderungen der knöchernen Wände des Spinalkanals hervorrufen; verfeinerte Technik scheint auch bei diesen in der überwiegenden Mehrzahl der Fälle ein positives Ergebnis geben zu können, vor allem in Form eines Undeutlichwerdens der Bogenbasis am Frontalbild und leichter Erweiterung des Kanals im Tumorgebiet; vgl. die instruktive Darstellung von CAMP, ADSON und SHUGRUE 1933!

Vielleicht besteht der durchgreifende Unterschied nicht sowohl zwischen intra- und extraduralen als zwischen intra- und epiduralen Geschwülsten einerseits, denjenigen der Wirbel andererseits. Bei näherem Zusehen aber gibt auch ein Teil der letzteren ähnliches Symptombild mit ähnlichem Verlauf wie die Mehrzahl der intraduralen. Die Besonderheit des Verlaufs — fehlende oder unbedeutende Asymmetrie des neurologischen Syndroms, rasche Entwicklung einer schweren Paraplegie mit vorwiegend schlaffer, hypotonischer Lähmung, hochgradigen Sphincterstörungen, hochgradiger Hypästhesie bis zum Niveau der Markläsion hinauf, mit anderen Worten das Bild schwerer, rasch einsetzender Querläsion des Rückenmarks — kommt ohne Zweifel eigentlich den *bösartigen,* intramedullären wie vertebralen Tumoren zu, welch letztere ja vorwiegend von malignem Typus sind. Die eigentliche Ursache solcher, meistens wirklicher Myelomalacie entsprechender Lähmungsart ist nicht einwandfrei klargelegt; der genügend langsam erfolgenden, reinen Kompression scheint ja das Nervenparenchym verblüffend gut widerstehen zu können. OPPENHEIM, SPILLER und andere haben sich für ischämische Schädigungen als Ursache des maligneren Typus ausgesprochen, was ja ganz plausibel erscheint, wenn auch nicht in casu demonstrabel. Ich verweise des weiteren auf den Abschnitt über Carcinose. Bei vielen langsam wachsenden, epiduralen und vertebralen Geschwülsten — fibromatösen und neurinomatösen Sanduhrgeschwülsten, Osteomen und Chondromen der Wirbel und Zwischenwirbelscheiben usw. — bietet sich in der Tat ein neurologisches Bild mit einer zeitlichen Entwicklung, die sich von denjenigen typischer intraduraler Tumoren wenig unterscheidet. Das BROWN-SÉQUARDsche Syndrom, das als bei extraduralen Tumoren selten gilt, fand sich z. B. im Falle eines extraduralen Fibroms (Neurinoms?) von BING und BIRCHER 1909; das war eine Sanduhrgeschwulst wie viele dieser gutartigen extraduralen Tumoren. Ein stark asymmetrisches Syndrom sah auch ich ganz neuerdings bei einem extraduralen Neurinom vom kommunizierenden Typus. Irgendeine besondere Symptomatologie dieser, topographisch charakterisierten Geschwulstgattung gibt es mit anderen Worten kaum, wie aus der Zusammenstellung HEUERS 1929 hervorgeht. Jedenfalls nicht in bezug auf das neurologische Syndrom; für diese besondere Art eines Tumors spricht vor allem eine röntgenologisch nachweisbare Erweiterung eines, dem Läsionsniveau entsprechenden Zwischenwirbelloches, weiter ein demselben Niveau entsprechender, intrathorakaler Tumorschatten am Röntgenbild, schließlich ein am Exterieur erkennbarer Tumoranteil, alles im Schrifttum reichlich exemplifiziert. Ein solcher, extravertebraler Teil kann vor den Rückenmarkssymptomen, in anderen Fällen erst nach denselben (Fall BING-BIRCHER 1909) bemerkt werden, in wieder anderen Fällen kommt es zu gar keinen neurologischen Ausfällen (GULEKE 1922, Fall 2).

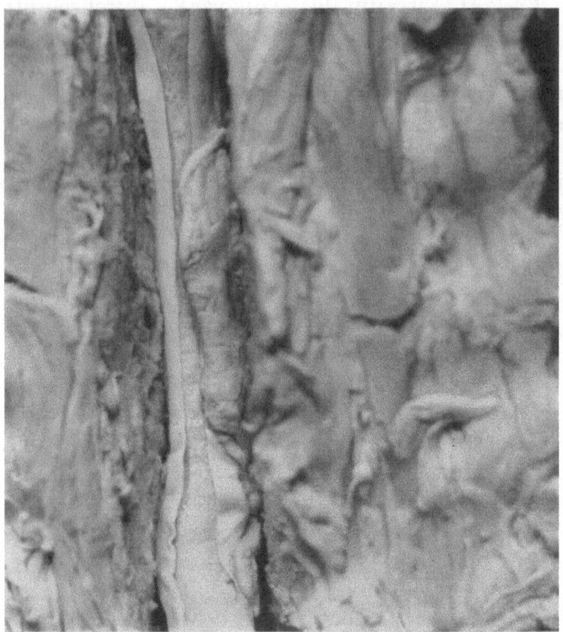

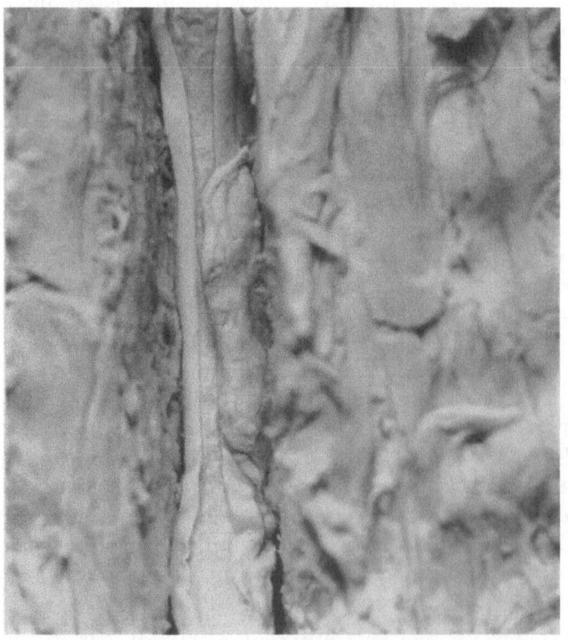

Abb. 8. (Stereoskopisches Bild.) Tumor extraduralis am Brustmark, durch ein Zwischenwirbelloch mit einer paravertebralen Portion kommunizierend (vgl. Abb. 9). Polymorphzelliges Sarkom.

Tumoren der Wirbel. SCHLESINGER fand 1898 unter 35000 Sektionen 107 Tumoren der Wirbelsäule gegenüber 44 des Rückenmarks und seiner Häute. Unter 330, von STEINKE 1918 aus der Literatur gesammelten Fällen von das Rückenmark primär oder sekundär interessierenden Tumoren saßen 55 Exemplare extradural, von welchen 45 = 13,6% des gesamten Materials primäre Wirbeltumoren waren. Unter den 6840 Sektionen der Jahre 1925—1934 im Krankenhaus St. Erik in Stockholm, dessen genau katalogisiertes Material mir Prof. F. HENSCHEN freundlichst zur Verfügung gestellt, befanden sich 228 Fälle metastatischen Carcinoms (Näheres siehe weiter unten!), 5 Fälle metastatischen osteogenen Sarkoms mit Primärtumor 4mal im Becken, 1mal im Femur; von gutartigen Tumoren ein Chondrom des 2. Lendenwirbelbogens sowie 11 Fälle von kavernösem Angiom eines oder mehrerer Wirbel der Strecke Th:9—L:4. Außer dem Hämangiom, das häufig ist, aber ganz überwiegend latent bleibt, sind somit primäre Tumoren der Wirbel, gut- oder bösartig, seltene Vorkommnisse.

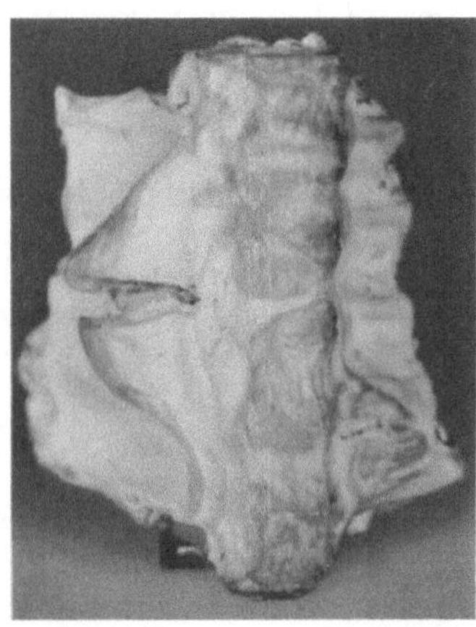
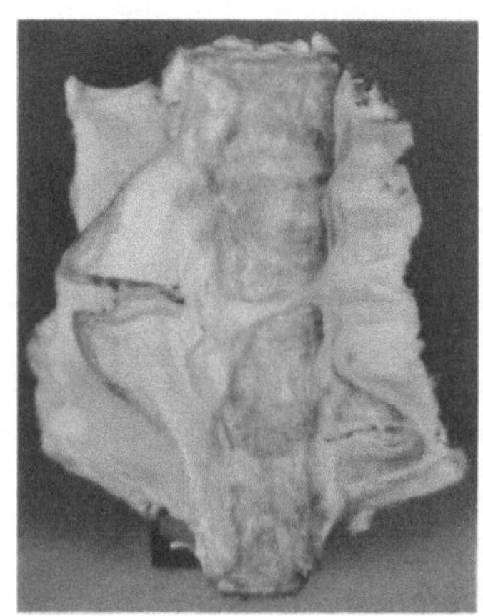

Abb. 9. (Stereoskopisches Bild.) Paravertebraler Tumor, durch ein Zwischenwirbelloch mit einer extraduralen Portion kommunizierend (vgl. Abb. 8).

Die Anschauungen der heutigen amerikanischen, klinisch-pathologischen Schule über genetisch unterschiedliche Formen tumorartiger Erkrankungen des Knochensystems geht aus folgender, der auf etwa 1700 eigenen Fällen aufgebauten Monographie GESCHICKTERs und COPELANDs entnommenen Synopsis hervor, wobei ich die Zahl der zur Wirbelsäule lokalisierten Fälle sowie die Gesamtzahlen für verschiedene Gruppen in der Form eines Bruches anführe.

Wie ersichtlich, insgesamt nur 15 nicht metastatische Wirbeltumoren im ganzen Material.

I. In Zusammenhang mit der Osteogenese entstandene Tumoren.

A. Von präkartilaginösen Bindesubstanzgeweben herzuleiten.

1. Gutartiges Osteochondrom oder Exostose 6/262
2. Multiple Exostosen oder „hereditäre deformierende Chondrodystrophie“ . . . . 1/ ?
3. Chondrom oder Chondromyxom 3/71
4. Periostales osteogenes Sarkom
   a) Primäres Chondromyxosarkom 1/79
   b) Sekundäres Chondrosarkom 1/75
   c) Sklerosierendes oder osteoblastisches osteogenes Sarkom 1/73

B. Von der späteren Knorpelentwicklung herzuleiten.

5. Osteolytische (= im Inneren des Knochens keimende) Form des osteogenen Sarkoms
   a) Chondroblastisch 0/28
   b) Nicht chondroblastisch. . . 0/87
6. Osteïtis fibrosa und Riesenzellentumoren
   a) Solitäre Knochencyste . . . 0/135
      aa) Gigantocelluläre Variante 0/16
   b) Polycystische Osteïtis fibrosa 0/8
   c) Multiple Osteïtis fibrosa und multiple Riesenzellentumoren als endokrine Systemerkrankung (ASKANAZY - ERDHEIM-MANDL) 1/20
   d) Solitäre Riesenzellengeschwulst 0/114

II. Nicht osteogene Tumoren.

1. EWINGS myeloblastisches Sarkom 1/65
2. Myeloma multiplex . . . . 12 ?
3. Metastatische Tumoren . . . 334
   a) Krebs 267
   b) Melanom 3
   c) Sarkom (außer metastasierendem EWING-Sarkom) . 3
   d) Hypernephrom 22
4. Fibrosarkom und sekundär den Knochen interessierende Sarkome der umgebenden Weichteile 0/35
5. Neurogene Sarkome 0/15
6. Angiom 0/3
7. Lipom 0/1
8. Rhabdomyosarkom 0/1

Chondrome und **Osteome** gehören eng zusammen, sind überhaupt nicht sehr häufige Geschwülste, kommen besonders selten im Rückgrat vor. HEURTAUX 1867 fand unter 104 Chondromen nur ein Exemplar an Wirbeln oder Rippen; WEBER fand unter 237 Enchondromen nur ein Exemplar an einem Wirbel (Lendengegend), unter 252 Exostosen 19mal vertebralen Sitz: 6 gehörten dem cervicalen, 2 dem thorakalen, 4 dem lumbalen, 7 dem sacralen Teil der Wirbelsäule an. Die multiplen hereditären Exostosen — „OLLIERsche Krankheit" — neigt dazu, nach dem 30. Jahre bösartig zu entarten; auch andere Osteochondrome oder Chondromyxome können lange Zeit langsames, lokal begrenztes Wachstum innehalten, um sich dann mit einem Male schneller zu vergrößern, infiltrativ zu wachsen, Metastasen zu setzen. Die Prognose ist mit anderen Worten nie unbedingt günstig zu stellen. "Ewing states that invasion of the veins is not confined to embryonal or teratoid chondromas" (MAY 1927). KAUFMANN betont, daß reine Chondrome Metastasen setzen, obgleich erst spät. Im Falle ERNST 1900, „Fibrochondroma vertebrale", das durch die Venae lumbales, spermaticae, azygos in die Cava inferior, Herz und Lungen vegetierte, fand sich „stellenweise sarkomatöse Struktur, mit in starker Wucherung befindlichen Chondroblasten". Geschwülste von „enchondromatösem" Bau können enorme Größe erreichen, wie im Falle FICHTE 1850, mannskopfgroßer Tumor, anscheinend vom 2. Kreuzwirbel ausgegangen. KIENBÖCK beschreibt 1932 einen Fall, der mit 14 Jahren Skoliose und Lendenschmerzen bekam, mit 18 Jahren röntgenologisch eine hühnereigroße Geschwulst im linken Teil des 4. Lendenwirbels zeigte, der allmählich kolossal wurde, mit 20 Jahren eine stark wachsende, zweite Geschwulst, von KIENBÖCK als Metastase gedeutet, im Schädeldach zu zeigen anfing, der schließlich Kopfgröße erreichte; der Fall galt einem zwergwüchsigen Mann, der mit 31 Jahren an Addisonsymptomen, Augenmuskel- und Facialisparese zugrunde ging und eine Unmenge von Metastasen im Skelet, in der Leber und anderen Organen hatte. Solche Chondrosarkome werden „in allen Altersstufen angetroffen, bei Kindern und Erwachsenen, kommen an den verschiedensten Skeletteilen vor, an den Gliedmaßen, am Kopfe, am Rumpf, sind stets solitär. Nach der Art der örtlichen Wucherung . . mehrere Formen: eine umschriebene, knotige Form, die Erkrankung sitzt im Knochen entweder zentral oder subperiostal, ferner gibt es eine diffus-infiltrierende Form. Bei der umschriebenen zentralen Form wird der Knochen an einer Stelle im Innern durch die Wucherung zerstört, häufig wird die Knochenrinde von der Innenseite her durchgefressen, es wird oft an der Außenseite eine vikariierende Knochenschale gebildet, der Teil erscheint aufgetrieben; ferner wird im Innern ein knöchernes Balkenwerk erzeugt. Es ist also ein zentraler, schaliger Tumor, eine expansiv-cystische, osteocorticalisierte und trabekulierte Geschwulst . . . wächst zunächst manchmal nur langsam . . erreicht schließlich eine sehr bedeutende Größe. Häufig findet im Innern eine fleckige Verkalkung statt, ab und zu auch eine Erweichung, myxomatöse Entartung mit Bildung von Zerfallshöhlen. Übergreifen . . auf die Nachbarschaft, Einbruch in das Venensystem, Bildung von Metastasen in der Umgebung und weit

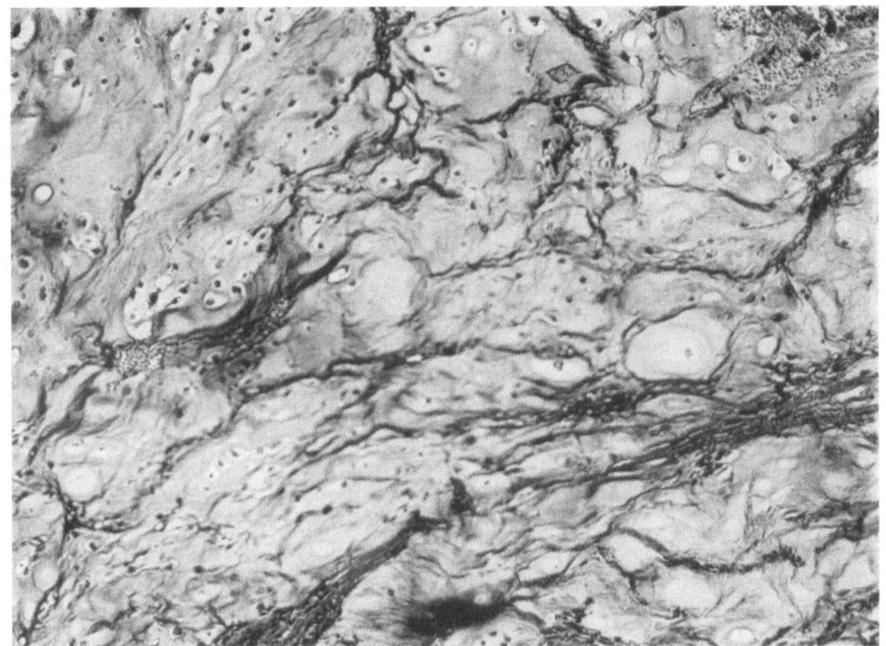

Abb. 10. Vergr. 250mal.

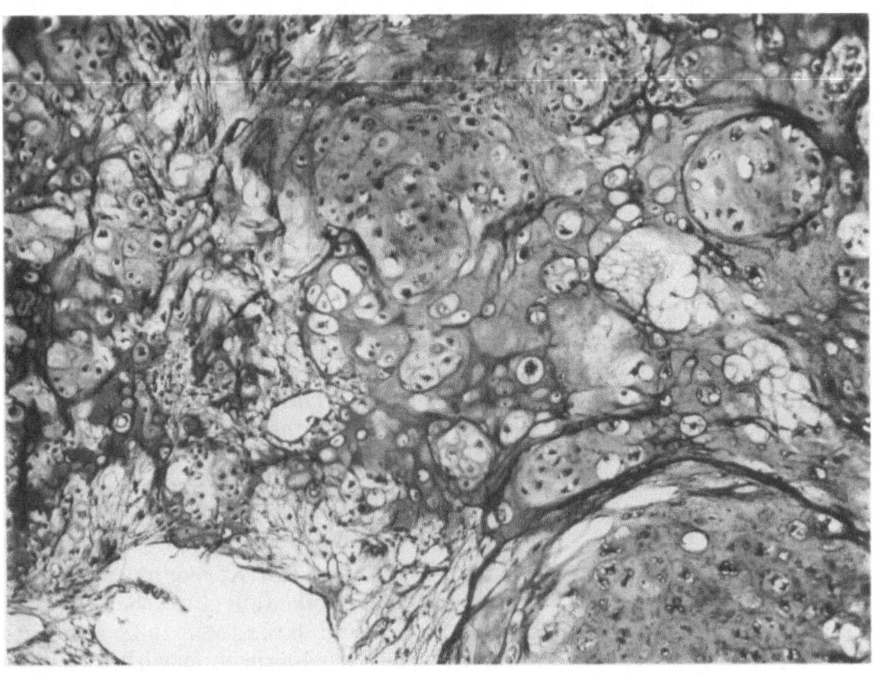

Abb. 11.

Abb. 10 und 11. Histologisch und klinisch gutartiges Chondrom am Halse, vom 4. Wirbel ausgegangen, wahrscheinlich dessen Proc. transv. dx., im Wirbelkörper nur eine seichte Grube, Tumor durch das erweiterte Foramen intervertebrale nach rechts vordrängend, von außen sicht- und fühlbar, zeigt sich bei der Operation intim mit den tiefen Nervenstämmen und Gefäßen verwachsen, ließ sich jedoch ohne Schaden entfernen. 54jährige Frau, Symptom vor der Operation etwa $2^1/_2$ Jahre, zuerst Schmerz und Hypästhesie rechts am Halse und Schulter (Nervi supraclaviculares), später Schwäche des rechten Arms, subjektive Störung auch des rechten Beins, Babinski beiderseits +. Lumbalpunktion zeigt absoluten hydrodynamischen Block, Pándy +, Nonne und Weichbrodt —, 7 Zellen, Mastix —; Röntgen zeigt totale neoplastische Destruktion des Bogens und sämtlicher Fortsätze des 4. Halswirbels, statt des Bogens sieht man kalkdichte Körner und Bündel in unregelmäßiger Anordnung. Vergr. 90mal.

entfernt. Mikroskopisch Knorpelgewebe, dabei viele unreife Zellen, Spindelzellen, in rascher Vermehrung befindliche Chondroblasten.“ MAY 1927 akzeptiert die Einteilung RANVIERS: 1. Einzellappen aus hyalinem Knorpel, 2. lobierte Geschwulst aus hyalinem Knorpel, durch Septa aus fibrösem Knorpel geschieden, 3. Geschwülste aus fetalem Knorpel, 4. Knorpel mit sternförmigen Zellen. Die Zellen variieren stark in bezug auf Größe, entbehren meistens die für normalen Knorpel typische, paarweise Gruppierung mit Abplattung der gegenüberliegenden Flächen. Häufig finden sich in den Zellen große Vacuolen nach dem Typus der VIRCHOWschen „Physaliden“. Bei unvollständiger Bildung von Chondrin werden die Zellen sternförmig, entarten mucinös oder nehmen Spindelform an, sich dem Fibroblastentypus nähernd. Sie enthalten oft Glykogen- oder Fetttropfen, fettige Entartung kann stattfinden. Kalkfällungen sind häufig, ebenso Übergänge zu osteoidem und Knochengewebe. Das Gewebe ist sehr gefäßarm.

11 Fälle der Literatur hatten ein Alter von 18—65 Jahren; der Beginn der Krankheit lag bisweilen 10 Jahre zurück (LJACHOWITSKY) oder sogar 15 (KIENBÖCK). 8 waren Männer, 3 Frauen. Viele sitzen im Halsteil, *ohne Nervensymptome:* TRÉLAT 1868, KÖNIG, LE DENTU, FÖDERL 1897, DESJAQUES 1927, *mit Nervensymptomen* HOLM 1928, C:2—3, LJACHOWITSKY 1930 C:2—3, SIMON 1933. Fälle des Brustteils: VALENTIN 1913, Th:10—11, MAY 1927, Th:6—8, beide mit ausgesprochenen Rückenmarkssymptomen; des Lendenteils ERNST 1900, L:1, KIENBÖCK 1932 mit vorübergehender Paraparese, L:1, der Kreuzgegend FICHTE 1850, S:2, HEYMANN 1925, PENKERT antesacral (zwischen Kreuzbein und Rectum) 1933, 2 Fälle. Der Tumor interessiert oft mehr als einen Wirbel einschließlich Fortsätze bzw. Rippenköpfe, kann den Spinalkanal sekundär durch ein Zwischenwirbelloch erreichen. Bei den cervicalen Fällen war der nähere Ausgangspunkt mehrmals kontrovers, der eigentlich vertebrale Ursprung fraglich.

Die neurologischen *Symptome* haben wenig Besonderes. Fall HOLM 1928, Halsgegend, Krankengeschichte vor der Operation 4—5 Monate, Schmerzen im Nacken und Schwäche besonders des rechten Arms, allmählich unsicherer Gang, radikuläre Hypästhesie des rechten Armes C:5—7, später Atrophie der rechten Schulter, spastische Parese beider Beine. Fall LJACHOWITSKY 1930: 10 Jahre nur Tumor am Halsrückgrat, dann radikuläre Hypästhesie am einen Arm C:5—6, BROWN-SÉQUARD mit Aussparung der Tiefensensibilität. Fall SIMON 1933: Tumor am Halsrückgrat seitlich, Schlingbeschwerden, Lähmung des Plexus brachialis. Fall VALENTIN 1913: beim 33jährigen Mann in 8 Tagen hochgradige, spastische Paraparese mit funikulärer Hypästhesie, bald in schlaffe Lähmung verwandelt, Tod nach 5 Monaten, Tumor 6×4 cm, Th:10—11, „myxoid entartetes Chondrom“, also benigner Tumor mit bösartigem Verlauf Fall MAY 1927: in 5 Monaten entstandenes Syndrom der spastischen Paraparese mit Hypästhesie der verschiedenen Hautqualitäten in verschiedenen Etagen. Die sacralen Exemplare geben gewöhnliche Caudasyndrome oder nur Schmerzen. Das *Röntgenbild* wurde von VALENTIN 1913, LJACHOWITSKY 1930 gezeichnet: *fleckiger,* ziemlich massiger Schatten, mit Körper oder Fortsätzen des ergriffenen Wirbels zusammenhängend, großenteils außerhalb desselben befindlich, in die Umgebung hineinragend. Fall KIENBÖCK 1932 begann sein Wachstum röntgenologisch im Innern des Wirbelkörpers, bewirkte „expansiv cystische Blähung des Knochens“, trabekuliertes Bild. Die antesacralen Exemplare lassen den Knochen unberührt oder bewirken leichte Druckatrophie, röntgenologisch mediane Erosion mit scharfen Rändern, dem Bild eines Meningocele anterior ähnlich (CAMP, ADSON und SHUGRUE 1933).

Die Therapie ist operativ; gute Resultate sind mehrmals berichtet worden: HOLM 1928, LJACHOWITSKY 1930 erreichten völlige Heilung, beide Fälle hatten

Nervensymptome gezeigt; andere erfolgreiche Operationen, in Fällen ohne neurologische Störungen, haben hier wenig Interesse. Die Radiosensibilität ist ganz gering.

Osteome der Wirbel mit medullären Symptomen sind selten beschrieben worden. Die oben genannten 6 Fälle von GESCHICKTER und COPELAND (Lendengegend) hatten nur Schmerzen und Bewegungsbehinderung. NONNE 1913 teilt einen wichtigen Fall mit und sammelt Fälle aus der Literatur: REID 1843; PEREIRA 1841, Osteom des Dens Epistrophei mit tödlicher Kompression der Oblongata; WEBER und VOGEL 1851, Osteom des 3.—5. Halswirbels mit Tetraplegie ohne Anästhesie; BRUNS und GOWERS sahen jeder ein Wirbelosteom der Lendengegend mit Compressio Caudae, SCHLESINGER ein Osteom des 3. bis 5. Halswirbels, HERMES 1905 Kompression des Rückenmarks durch Exostose im Brustteil; CASELIO teilt Heilung durch Resektion eines Osteoms mehrerer Wirbel mit Markkompression mit, MARTENS zeigte 1911 eine Exostose des 7. Brustwirbels mit enormer, seit 50 Jahren dauernder Kompression des Rückenmarks. NONNES eigener Fall hat großes Interesse, ist vielleicht eine Ekchondrose der Zwischenwirbelscheibe (vgl. unten!), war ein schmerzhaftes Leiden mit langsamer Entwicklung eines spärlichen Syndroms neurologischer Ausfälle. Die präoperative Diagnose ist sehr vom Röntgenbild abhängig, dessen kennzeichnende Züge der direkte Schatten mit normaler Knochenstruktur ist, in diejenige des tumortragenden Knochens direkt übergehend. Liquorveränderungen im Sinne einer Kompression können vorhanden sein (NONNE). Die Therapie besteht in Abmeißelung der Knochenbildung und hat mehrmals gute Erfolge gehabt. Differentialdiagnostisch ist an „hypertrophierende Osteoarthritis“ neuerer amerikanischer Autoren zu denken, einem Leiden, das, lokal beginnend und dann bisweilen röntgenologisch schwer erkennbar, mit der Zeit Teile mehrerer Wirbel verschmelzen kann; ich sah neulich einen solchen Fall, mit zirkulärer Verdrängung des unteren Lendenteils des Spinalkanals und schwerem, langjährigen Caudasyndrom; die Unterscheidung solcher Fälle von echten Blastomen ist nicht ganz leicht.

Das **Chordom** kommt als gut- oder bösartige Geschwulstform am Clivus Blumenbachii, anscheinend ausschließlich bösartig im Sacrum, extrem selten an den Wirbeln vor. Die meistens klein bleibenden, gutartigen Clivusgeschwülste wurden bekanntlich von VIRCHOW zuerst beschrieben und als chondromartige Auswüchse in Zusammenhang mit der Sutura spheno-occipitalis, von eigenartiger Struktur aufgefaßt; die charakteristischen, stark vakuolisierten Zellen, die „Physaliphoren“, sowie die reich vertretene, mucinartige Grundsubstanz, endlich der anscheinend allmähliche Übergang zwischen Knochen- und Knorpelgewebe des Clivus einerseits, dem Geschwulstgewebe andererseits fanden schon in der ursprünglichen Schilderung VIRCHOWS ihren Platz. Die jetzt allgemein bestehende Auffassung von der Natur und dem Ursprung — „Matrix“ — dieser Tumoren wurde aber von HEINR. MÜLLER 1856 begründet, der sie aus (pathologischen) Chordaresten herleitete, eine Möglichkeit, die von seinem Befund solcher Reste — außer in den Nuclei pulposi der Zwischenwirbelscheiben — in der Gestalt blasiger Zellen in kleinen Höhlen des Clivus, im Dens epistrophei und im Sacrum hergeleitet worden war; von ihm stammt auch die Bezeichnung „Chordom“. Später ist teils das Vorkommen von Geschwülsten ebensolcher Art im Kreuzbein und Coccyx bekannt geworden (FELDMANN 1910), teils auch der häufig bösartige Charakter dieser Tumorform.

(Die „normalen“ Chordareste in den Nuclei pulposi der Zwischenwirbelscheiben entbehren nicht ganz der expansiven oder proliferativen Neigung; SCHMORL hat bekanntlich aus dieser Neigung resultierende „Knorpelknötchen“ als häufige Vorkommnisse vornehmlich bei älteren Personen studiert, die von den Zwischenwirbelscheiben in die angrenzenden Wirbelkörper oder aber nach hinten in den Wirbelkanal vordrängen; dies in mehr als einer Hinsicht interessante Kapitel muß gesondert besprochen werden [siehe unter „Ekchondrosen der Disci intervertebrales!]).

Eigentliche Geschwülste chordogener Herkunft hat COENEN 1925 aus der Literatur in einer Zahl von 68 Fällen zusammengestellt; die Verteilung auf verschiedene Regionen der Skeletachse gestaltet sich folgendermaßen: *I. Kranielle Gruppe.* 1. Clivus, gutartig 21, bösartig 14; 2. Hypophyse 1; 3. Nasopharynx 5; 4. Dens epistrophei (B. FISCHER 1907, vielleicht eher vom Clivus ausgegangen); *II. Vertebrale Gruppe,* 1 Fall, HEINE-KLEBS 1889, Tumor vor dem Halsrückgrat, gestielt mit einer Zwischenwirbelscheibe zusammenhängend. (Später sind eigentlich vertebrale Chordome in 3 Fällen mitgeteilt worden: Chiari 1928, C : 5, HUTTON und YOUNG 1929, Th : 4—6; ZOLLINGER 1933, L : 3). *III. Caudale oder sacro-coccygeale Gruppe,* 1. antesacral gelegen bzw. entstanden, 13 Fälle, 2. retrosacral 8, 3. zentral 4. CAPPELL sammelte 1929 80 Chordomfälle, darunter nur drei vertebrale, einschl. Fall HUTTON-YOUNG.

Das vertebrale, einschl. caudale (sacro-coccygeale) Chordom ist ganz vorwiegend als bösartig zu bezeichnen. Eine Kapsel wurde bei den caudalen Exemplaren meistens vorgefunden, bei den in engerer Hinsicht vertebralen anscheinend nicht. Innerhalb Höhlen (Sacralkanal) wachsend, werden sie in ihrer Form von der Umgebung beeinflußt, erscheinen gelappt, eventuell zwerchsackartig; freiere Flächen erreichend, z. B. retrosacral, nähern sie sich einer kugeligen Gestalt. Die Schnittfläche ist grau oder bräunlich, halbdurchsichtig, größere Höhlen und Blutungen kommen vor. Infiltratives Wachstum in die Umgebung hinein kommt oft vor, z. B. in die Dura schon beim gutartigen Clivuschordom (NEBELTHAU), desgleichen Metastasierung in benachbarte oder entfernte Lymphdrüsen, entfernte Skeletteile, Leber. In den vertebralen Fällen sind eventuell mehrere Wirbel engagiert und der genaue Ausgangspunkt fraglich. Im histologischen Bild, das hier nur ganz kurz erwähnt werden soll, dominieren qualitativ die obengenannten, eigenartig vakuolisierten Zellen, die „Physaliphoren" VIRCHOWS, welche ein vorgeschrittenes Stadium einer Umwandlung darstellen, die mit allmählicher Einlagerung glykogenhaltiger Granulationen (NEBELTHAU 1897) in den anfänglich weniger umfangreichen, eventuell polygonalen, soliden oder feingranulierten Zellen mit zentralgestelltem Kern beginnt; die Körner schwellen und verflüssigen zu Vakuolen, der Kern wird wandständig, eine Zellmembran bildet sich aus, der Physaliphor ist fertig; eventuell wird die Zelle in eine einheitliche Blase mit schwer sichtbarem Kern verwandelt. Die Vakuolen können bersten und ihren Inhalt in die umgebende Intercellularsubstanz entleeren; ein retikuläres Gewebe kann durch solchen Untergang der Zelleiber gebildet werden; auch Hohlräume, „Cysten", bilden sich durch Untergang der Zellen. Schon VIRCHOW beschreibt „alle Übergänge" zwischen soliden kleinen und blasenförmigen großen Zellen; schon in benignen Exemplaren ist diese Form eines Polymorphismus zu sehen. Die Intercellularsubstanz ist reichlich, homogen oder leicht streifig; streifige Niederschläge werden durch Essigsäurezusatz bewirkt, was auf mucinöse Substanz hindeutet (VIRCHOW). Benignen wie malignen Exemplaren können solide wie vakuolisierte Zellen zukommen, reichliche oder weniger reichliche Intercellularsubstanz, verschiedener Gehalt an Glykogen, infiltratives Wachstum (wenigstens in der Dura). Vor allem dem bösartigen Typus kommen zu: Syncytienbildung, Mitosen — eventuell pluripolar — amitotische Teilungsfiguren, Polymorphismus und Atypie der Zellen, Einwachsen in Blut- und Lymphbahnen (B. FISCHER, WEGELIN u. a.).

Die drei bekannten, *von Wirbelkörpern ausgegangenen Chordome* betrafen eine 35jährige Frau, einen 55jährigen Mann, eine 62jährige Frau (Sitz vgl. oben!).

Der Tumor Chiaris saß extradural vor dem Mark, hing durch schmalen Stiel mit der Hinterfläche des Wirbelkörpers zusammen, dessen Spongiosa durch das Geschwulstgewebe ausgefüllt wurde, das durch Defekt des Cortex inferior auch mit dem Discus zusammenhing, der seinerseits kein Chordagewebe enthielt. Bei den zwei übrigen Fällen sind wir über die Topographie weniger genau unterrichtet. Die Kranke Chiaris, nicht operiert, starb in etwa 4 Monaten, nach allmählich, anfangs asymmetrisch entwickeltem, gewöhnlichem Bild der Compressio medullae spinalis: zuerst vorübergehende Schwäche des r. Arms, dann Schmerzen in Schulter und Nacken, schwere Lähmung des l. Arms, Hyperreflexie der Beine mit Babinski, später allmählich spastische Tetraplegie mit Sphincterparese. Fall Hutton-Young verhielt sich analog: allmählich entwickelte, spastische Paraparesis inferior, schließlich schwere „paraplégie en flexion", Liquorsymptome anfangs negativ, später totale Blockade, Rtg zeigte Destruktion von Th : 5—6 einschl. zwischenliegender Bandscheibe, Operation mit unvollständiger Exstirpation brachte gute neurologische Besserung; 6 Monate postoperative Beobachtung. Fall Zollinger wurde operativ gebessert, bekam aber Rezidiv und starb.

Die *caudalen Chordome* verhielten sich folgendermaßen. *Anterosacral gelegen,* 13 Fälle, 8 Männer, 1 Säugling mit chordalem Coccyxteratom. Alter 22 bis 60 Jahre. 2mal Trauma. Liegen „in den oberen Markräumen der Kreuzbeinaushöhlung" oder an der Coccyxspitze oder aber in den anterosacralen Weichteilen, eventuell in der Mastdarmwand (Albert, Lewis). Können per rectum palpiert werden, fühlen sich weich an. Lanzinierende Schmerzen, Sphincterstörungen entwickeln sich meistens erst spät, schließlich eventuell neurologische Ausfallssymptome nach gewöhnlichem Caudatypus. Bisweilen reine Rectalstörungen: erschwerter Stuhlgang, blutiger Stuhl, Ileus, palpable Mastdarmgeschwulst. Rezidivieren 2 Wochen bis 2 Jahre nach eventueller Operation, in loco, einmal nach dem Peritoneum und cervicalen Lymphdrüsen (Lewis). *Retrosacral gelegen,* 8 Fälle, 7 Männer, Alter 45—68 Jahre. Kindskopfgroß oder größer. 2mal Trauma. Gehen von den obersten Markräumen der konvexen Kreuzbeinfläche aus, wachsen eventuell in das Os ilei oder den Sacralkanal hinein. Symptome durchschnittlich später als bei a) (?): äußerlicher Tumor, Ischiadicusschmerzen, Sphincterstörungen. Rezidiv nach Operation innerhalb 1—5 Jahre, einmal Tod erst nach 11 Jahren; Metastasen nach der Leber (Pototschnig), anterosacrale oder inguinale Lymphdrüsen (Peters und Mincotti), Scapula (Stewart). *Zentral gelegen,* 4 Fälle (Linck und Warstat 1, Andler und Schmincke 2, Pool 1). Etwa 60jährige Männer. Einmal Trauma. Schwere Nervensymptome: Ziemlich früh intermittierende Anfälle glutealer (Nervi cluneum) und cruraler Schmerzen, später gewöhnliche Caudaausfälle (ausführlich bei Andler und Schmincke berichtet). Am Exterieur zeigt sich lange Zeit nichts, später eventuell retro- oder anterosacraler Tumor, eventuell seitlich oder coccygeal gelegen. Röntgen zeigt multiple, cystische Aufhellung des Knochens, wabenartig. Präoperative Krankheitsdauer 2—5 Jahre. Rezidiv spätestens nach $^1/_2$ Jahr.

Die Ekchondrosen der Zwischenwirbelscheiben. Luschka hatte 1855 harte, geschwulstähnliche Knoten an der Vorderwand des Spinalkanals beschrieben, nahe an der Mittellinie gelegen, an der Grenze zweier benachbarter Wirbelkörper; er fand auch, daß die Ausbildung eines solchen Knotens mit starker dorsaler Verschiebung des Nucleus pulposus der bezüglichen Zwischenwirbelscheibe verbunden war und deutete die ganze Bildung als Auswuchs des Discus intervertebralis in Zusammenhang mit Dislokation des Nucleus pulposus nach hinten. In unseren Tagen hat Schmorl, bei seinen wichtigen Studien über das Rückgrat, die Zwischenwirbelscheiben und Nuclei pulposi, die Beobachtung

LUSCHKAS von neuem gemacht; sein Schüler ANDRAE 1929 bearbeitet 56 positive Sektionsfälle. Sie sind „gar nicht so selten", finden sich in 11,5% männlicher, 18,7% weiblicher Leichen, fast niemals vor dem 50. Jahre, erreichen Hanfkorn- bis Bohnengröße, sitzen fast regelmäßig im Bereich des Ligamentum longitudinale posterius, ziemlich genau in der Mittellinie, mitunter auch mehr nach den seitlichen Abschnitten des Spinalkanals verschoben, jedoch immer vom Ligamentum longitudinale posterius überzogen. Zerstörungen im Faserverlauf des Annulus fibrosus oder Einrisse der Schlußplatten der Bandscheiben scheinen Bedingungen für ihre Entstehung darzustellen. Vorfall vom Gewebe des Nucleus pulposus folgt diesen Einrissen auf die Spur; diese Herde können sekundär vaskularisiert

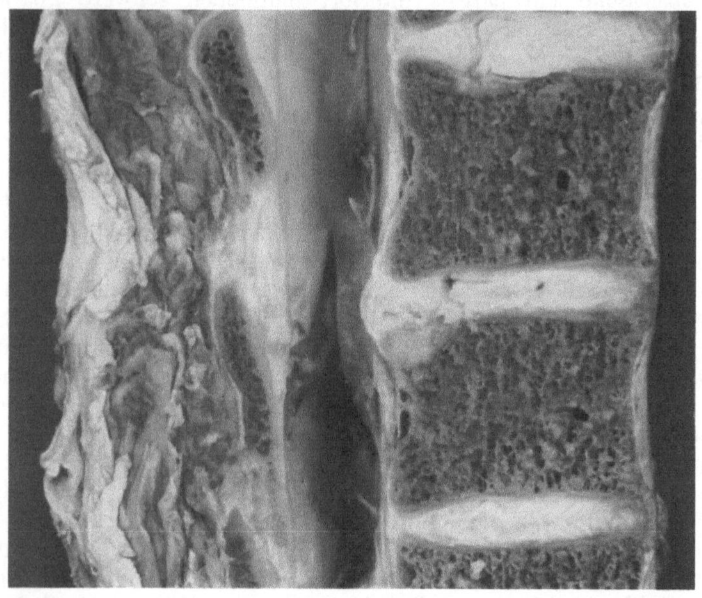

Abb. 12. Ekchondrose einer Zwischenwirbelscheibe, welche Rückenmarkskompression mit Paraplegie verursacht hatte. Präparat und Photogramm von Prof. H. BERGSTRAND. Vergr. etwa 2mal.

werden oder verknöchern. Die Knoten finden sich in mehr als der Hälfte aller Fälle in mehr als einem Exemplar, bis zu 7; ihr Sitz ist vorzugsweise der mittlere bis untere Brust- sowie obere Lendenteil der Wirbelsäule. (Über abweichende Erfahrungen an klinischem Material in bezug auf mehrere der eben angegebenen Momente siehe weiter unten!). VON PÉCHYS Knoten (Sektionsfall 1929, nicht operiert, „Ekchondrose") saß auch median, das Rückenmark ohne Kompression verschiebend; das Gewebe der Bandscheibe drang tief in die Geschwulst, die übrigens aus Knochen und (überwiegend) Knorpel bestand; nicht nur die knöchernen, sondern auch die knorpeligen Anteile der Geschwulst stehen in unmittelbarem Zusammenhang mit dem Wirbelknochen und der knorpeligen Bandscheibe, doch ist der Zusammenhang mit den Wirbelkörpern anscheinend erst sekundär entstanden; der Knorpel ist durch die ganze Geschwulst zerstreut verteilt, dessen Zellen klein, gruppiert, kapsellos; der Knorpel reichlich degenerativ verwandelt; Knochengewebe von spongiösem Typus zwischen den Knorpelinseln sowie an der Oberfläche des Knotens. BUCY 1930 fand in seinem operativ entfernten Knoten „typisches, faseriges Chondromgewebe", die Zellen von sehr verschiedener Größe, teilweise stark vakuolisiert, aufgetrieben, den Physaliphoren VIRCHOWS sehr ähnlich, teilweise mehrkernig, unregelmäßig gruppiert;

Grundsubstanz reichlich, feinfaserig kollagen; stellenweise lebhafte fibroblastische Proliferation.

Schon LUSCHKA warf die Möglichkeit einer komprimierenden Wirkung dieser Knoten auf die nervösen Bestandteile des Spinalkanals hin. Von klinischer Seite wurden zuerst ELSBERG und STOOKEY auf diese Knoten systematisch aufmerksam; letzterer Autor hat dem Gegenstand 1928 eine erste, besondere Studie gewidmet. In der Literatur finden sich jedoch sicherlich einzelne Exemplare früher erwähnt, wenngleich unter anderer Bezeichnung; so möchte ich bestimmt glauben, Fall 5 NONNES 1913 sei ein Luschkaknoten; er nennt seinen Fall Osteom, von der Hinterfläche des 10. Brustwirbels ausgegangen, der sagittale Sägeschnitt seines Bildes aber zeigt den Knoten auf 2 benachbarte Wirbelkörper verteilt und sein Zentrum dem hinteren Ende der Zwischenwirbelscheibe entsprechend. Es galt eine 40jährige Frau, die seit 6 Jahren an Schmerzen im untersten Teil des Rückens und im Mastdarm gelitten hatte, Obstipation, erschwerter Miktion; in den Beinen spontane Krämpfe, hochgradig gesteigerte Reflektivität und positiver Babinski bei kaum geschwächter Kraft, keine Hypästhesie; Liquor farblos, globulinreich. Das Rückenmark war hochgradig komprimiert und verdünnt, mikroskopisch geschwundene Markscheiden bei erhaltenen Achsenzylindern (als Erklärung des fast völligen Fehlens aller neurologischen Ausfälle trotz hochgradiger Reduktion des Rückenmarks). Der Fall wird hier wegen der, für eine Discusekchondrose, beispiellosen Kompression des Marks sowie des weiblichen Geschlechts des Trägers erwähnt. ADSON und OTT erwähnen 1922 ganz kurz einen operierten Knoten im Niveau des 5.—7. Halssegments, geben einen rekonstruktiven Sagittalschnitt als Illustration, an dem zu sehen ist, daß ein Luschkaknoten gemeint sein muß. STOOKEY-ELSBERG verfügen über 7 Fälle. DANDY beschreibt 1929 dasselbe als "loose cartilage from intervertebral disc simulating tumor of the spinal cord", faßt den Knoten als traumatisches Erzeugnis auf, als eine Art Osteochondritis dissecans oder ähnliches. Im ganzen erscheint es, im Hinblick auf die obenerwähnten, die Knotenbildung ermöglichenden Einrisse des Annulus fibrosus usw., sehr wahrscheinlich, daß Traumata, vielleicht vor allem indirekte, „Überstreckung" u. dgl., für die

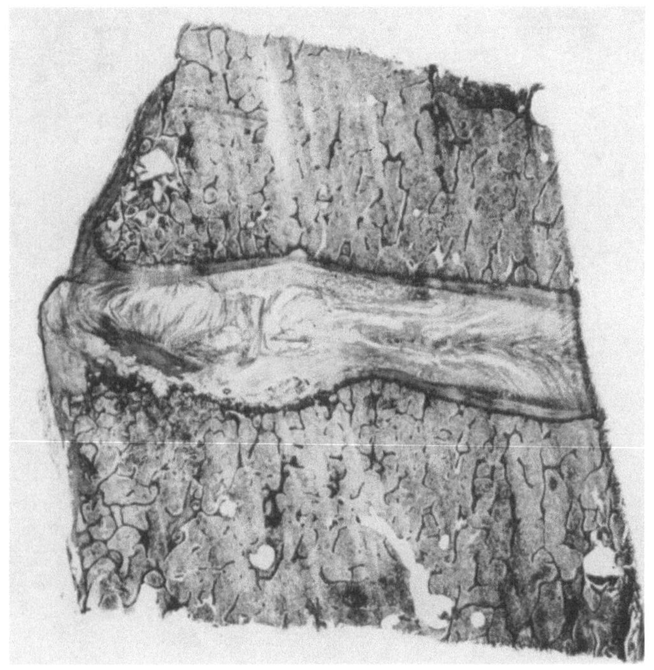

Abb. 13. Ekchondrose eines Discus intervertebralis, die zu Rückenmarkskompression mit Paraplegie geführt hatte. Obduktionsbefund. Vergr. 3mal. Derselbe Fall wie Abb. 2. Präparat von Prof. H. BERGSTRAND.

Entstehung dieser Bildungen Bedeutung haben; die klinisch diagnostizierten Fälle sitzen ausschließlich oder ganz überwiegend in den beweglichsten Teilen des Rückgrats, Hals- und Lendenteil. In der Tat haben MIDDLETON und TEACHER 1911 den Fall eines 38jährigen Mannes mitgeteilt, Träger eines bisher symptomlosen, erst bei der Sektion entdeckten Knotens der Bandscheibe Th_{11}/L_1, wo das Heben einer schweren Last in vornübergebeugter Stellung akute, hämorrhagische Erweichung des Lendenmarks gegenüber dem Knoten hervorrief. Sehr wohl kann ja dieser Knoten vorher bestanden, das Trauma lediglich die Komplikation hervorgerufen haben. Die Verfasser haben aber an einem normalen

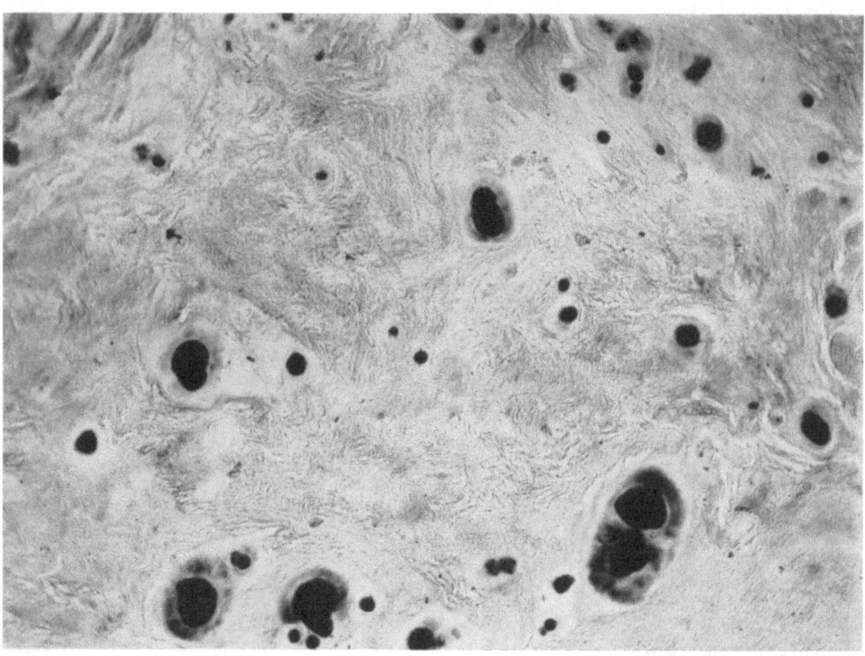

Abb. 14. Operativ exstirpierte Ekchondrose eines Discus intervertebralis. Fadenknorpel, Zellen sehr verschiedener Größe. 50jähriger Mann. Mit 28 Jahren Lumbago, seitdem öfters rezidiviert. Die letzten 15 Jahre zeitweise leichtes Nachschleifen des l. Beins, eisiges und eingeschlafenes Gefühl desselben Beines, im Bette Zuckungen oder Tremor des Beins. Nach Trauma Schmerzparoxysmen im Kreuz. Weihnachten 1933, nach Arbeit in hockender Stellung, gewaltige Kreuz- und Beinschmerzen, Schwäche der Beine, erschwertes Harnlassen, Hypästhesie der Genitoanalregion sowie der Unterschenkel und Füße. Objektiv Paralyse der Zehen, leichte Parese der Fußgelenke, Hypästhesie im subjektiv eingeschlafenen Gebiet, Wegfall der Wadenreflexe, Kernig; Lumbalpunktion zeigt keinen hydrodynamischen Block, leichte Eiweißvermehrung des Liquors (Bisgaard 30), Lipiodol zeigt Stop entsprechend dem unteren Teil des 4. Lendenwirbels. Röntgen zeigt hochgradige Spondylosis deformans der Lendenwirbelsäule, mit überbrückenden Spangen zwischen den Wirbeln, auch an der Hinterfläche der Wirbelkörper? Operation zeigt walnußgroßen Knoten etwas nach links an der Hinterfläche der Zwischenwirbelscheibe L : 4/5. Exstirpation, Heilung. Vergr. 80mal.

menschlichen Rückgrat durch Kompression in der Längsrichtung eine wirkliche Dislokation des Nucleus pulposus gegen die Oberfläche der Bandscheibe bewirken können, zwar ohne Einriß des Annulus fibrosus, aber mit bleibender, äußerlich sichtbarer Knotenbildung an der Hinterfläche der Bandscheibe. In diesem Zusammenhang mögen auch die Tierversuche RIBBERTs 1894—95 erwähnt werden, der durch Einstich in die Bandscheibe eine geschwulstartige Wucherung des Nucleus pulposus aus der Bandscheibe heraus hervorgerufen hatte.

Entgegen dem reinen Sektionsmaterial heben ALAJOUANINE und PETIT-DUTAILLIS 1930 die völlige Dominanz des männlichen Geschlechts sowie die gewöhnlich etwas seitliche, kurios genug fast immer linksseitige Lage der Knoten unter den klinischen Fällen hervor, desgleichen die abweichende Verteilung: cervicale Fälle 10, thoracale 3, lumbale 7.

In jüngster Zeit sind die Ekchondrosen allgemeiner bekannt geworden; CROUZON, PETIT-DUTAILLIS und CHRISTOPHE sammelten 1931 aus der Literatur 23 operierte Fälle. Ungefähr ein Drittel gehört dem Lenden- oder untersten Brustteil der Wirbelsäule an; das klinische Syndrom wird dann dasjenige der Cauda- oder tiefen Rückenmarkskompression; ALAJOUANINE und PETIT-DUTAILLIS geben hierüber detaillierten Bescheid; ein „hémisyndrome de la queue de cheval" mit motorischen, sensiblen und Sphincterstörungen, entwickelte sich nach 3—4jährigem, neuralgischem Vorstadium, „douleur lombo-sciatique". Am häufigsten sitzen sie im mittleren bis unteren Halsteil; STOOKEY beschreibt dabei 3 verschiedene klinische Syndrome, das der einseitigen ventralen Markkompression, mit herdgleichseitiger Myatrophie und fibrillären Zuckungen sowie gekreuzter Hypalgesie und Thermohypästhesie; das der doppelseitigen ventralen Markkompression und das der einfachen Wurzelkompression. In allen früheren Fällen war das Röntgenbild als negativ bezeichnet worden; in den Jahren 1925 bis 1929 beobachtete ich einen Fall, wo Wurzelschmerzen innerhalb Th_{11} zugleich mit einem, unter Röntgenbehandlung vorübergehenden, unvollständig ausgeprägtem BROWN-SÉQUARDschem Syndrom vorhanden waren, Liquoruntersuchung chemisch und hydrodynamisch immer negativ, in dem schließlich durch HELLMER ein charakteristisches Röntgenbild gefunden und richtig gedeutet wurde, hügelförmiger Schatten am Profilbild, vom hinteren Ende der Zwischenwirbelscheibe in den Spinalkanal dorsalwärts prominierend und etwas auf die benachbarten zwei Wirbelkörper übergreifend, zudem Verkalkung im Zentrum der Bandscheibe; das Lipiodol zeigte keinen eigentlichen Stop, bei exakter Lagerung des Kranken — Bauchlage, bestimmte Neigung — zeigte aber das Jodöl einen ganz charakteristischen Ringschatten (Frontalbild) bzw. Bogenkontour (Profilbild). Die Operation bestätigte die vom Röntgenologen gestellte Diagnose eines Discuschondroms. Die manometrische Untersuchung zeigte in den Fällen STOOKEYS partielle oder totale Blockade, im Falle DANDYS normale Verhältnisse, im darauf untersuchten Falle ALAJOUANINES desgleichen, im Falle BUCYS war QUECKENSTEDT schwach positiv. In allen 7 Fällen STOOKEYS außer einem war der Liquor normal, so auch im Falle DANDYS; die beiden Fälle ALAJOUANINES hatten „légère dissociation albumino-cytologique", derjenige BUCYS 199 mg-% Eiweiß. Die Jodölprobe fiel in sämtlichen Fällen STOOKEYS negativ aus, in den 2 Fällen DANDYS zeigte sich ein Stop, desgleichen im ersten Falle ALAJOUANINES, während sich der andere negativ verhielt. In einem neuerdings von mir gesehenen Falle war der Liquor im Sinne des Kompressionssyndroms kräftig verändert, hydrodynamische Blockade war vorhanden, das Lipiodol zeigte Stop (vgl. die negativen Ergebnisse in meinem ersten, obenerwähnten Fall!). Ich möchte glauben, daß sowohl direkte Röntgenuntersuchung des Rückgrats (Knochengewebe ist ja in den Knoten wenigstens oft vorhanden!) als die Jodölprobe, bei entsprechender, exakter Technik immer ein positives Resultat haben wird; die Lumbal- (oder kombinierte Zistern-Lumbal-) Punktion wird totalen oder partiellen Stop oder freie Kommunikation sowie normalen oder veränderten Liquor anzeigen.

Das Leiden ist ziemlich heimtückisch, weil sowohl klinisch-neurologisch wie röntgenologisch und sogar bei der Laminektomie leicht zu übersehen; wichtig ist es auch mit Hinsicht auf diese Krankheitsform, bei der Operation die Vorderfläche des knöchernen Spinalkanals abzutasten (vgl. den unglücklichen Fall KORTZEBORNS!); es ist im ganzen ausgesprochen oder hochgradig schmerzhaft, die neurologischen Ausfälle meistens wenig ausgesprochen, der Verlauf sehr langsam oder gar nicht progressiv, die operative Prognose vorwiegend günstig. Nach Laminektomie wird ein medianer Einschnitt im vorderen Durablatt gemacht (ELSBERG) und der osteochrondrotische Hügel abgemeißelt, eventuell bis tief in den Discus intervertebralis. Die Schmerzen pflegen schnell zu schwinden. Mehrere vollständige Heilungen sind mitgeteilt worden (BUCY, ALAJOUANINE und PETIT-DUTAILLIS u. a.); mein eigener erster Fall ging nicht glücklich, der zweite scheint sehr gut zu reagieren.

Das **Hämangiom** der Wirbelsäule ist, wie sich in den letzten Jahren herausgestellt hat, ein ganz gewöhnliches Vorkommnis (SCHMORL, TÖPFER, MAKRYCOSTAS). SCHMORL findet es in 10% aller untersuchten Rückgrate, TÖPFER in 11,93%, PUTSCHAR in 6%. Es ist in der Wirbelsäule solitär oder multipel, kommt auch mit gleichartigen Tumoren außerhalb des Skelets vor, z. B. im Hauptfundort der kavernösen Angiome überhaupt, der Leber (VIRCHOW, RIBBERT) oder in der Milz (PENTMANN). TÖPFER stellt 257 eigene, post mortem gefundene Exemplare der Wirbel zusammen, von denen keines spinale Störungen ergeben hatte. IRELAND 1933 verzeichnet 393 symptomlose Fälle. Rückenmarks- bzw. Wurzelsymptome wären also ganz seltene Komplikationen der an sich sehr häufigen Wirbelveränderung. Mann und Frau scheinen ungefähr gleich häufig betroffen. Diese Wirbelveränderung wird mit steigendem Alter immer häufiger, die Rückenmarksläsionen betreffen aber vorwiegend jüngere Individuen (SANDAHL 1931); unter den bis dahin bekannten 15 Fällen dieser Kombination war die Hälfte der betroffenen weniger als 20, $^3/_4$ weniger als 50 Jahre alt. IRELAND 1932 beschreibt den „14. Fall" von Wirbelangiom mit spinalen Symptomen, eine 25jährige Frau betreffend, HAMMES 1933 dieselbe Kombination bei einem 17jährigen Mädchen, SCHERER im selben Jahr dasselbe beim 59jährigen Mann. In 6 der von SANDAHL gesammelten 15 operierten Fällen fand sich eine epidurale Portion der Geschwulst; die den Bogen usw. infiltrierende Geschwulst bei HAMMES hatte eine die Dura spinalis umgebende Portion, die an einer Stelle sogar mit dieser fest verwachsen war. Meistens hält sich somit der Tumor innerhalb des Gebiets der Skeletgebilde, und zwar auch wenn spinale Symptome da sind. Die „Natur" der Geschwulst ist unzweifelhaft kavernös; sie sind keine „echten Hämangioblastome", „Angioreticulome" oder gar „Angio-reticuloxanthome" nach der, von CORNIL und MOSINGER 1932 akzeptierten Klassifikation ROUSSYs und OBERLINGs. Sie gehören somit eher zur Gruppe der angiösen Mißbildungen, stellen eine Art Naevi vasculosi der Wirbel dar, aus kavernösem Gewebe gebildet. Der ganze Wirbel kann der angiomatösen Umwandlung anheimfallen; meistens aber scheint sich die Geschwulst auf Teile desselben zu beschränken, infiltriert Teile des Körpers, den Querfortsatz derselben Seite mitsamt dem Dornfortsatz od. dgl.

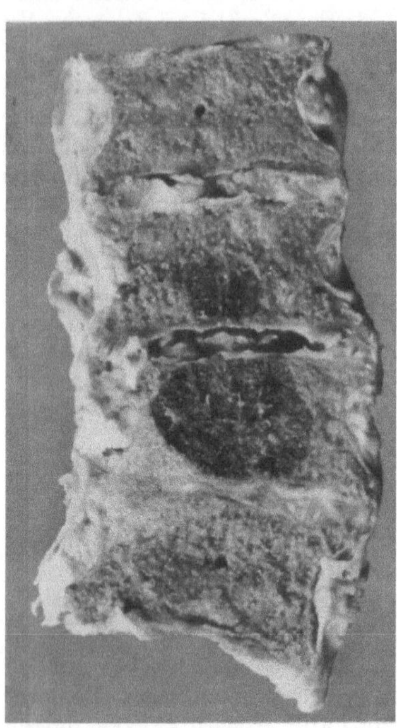

Abb. 15. Haemangioma cavernosum vertebrae. Präparat von Prof. F. HENSCHEN.

Das röntgenologische Bild des Hämangioms eines Knochens wurde zuerst von HITZROTH am Humerus 1917 beschrieben. GOLD teilt einen Fall 1926 mit, wo es an einem Wirbel zu finden war, jedoch als „Kümmel" gedeutet wurde. PERMAN jr. laminektomierte im selben Jahr einen Kranken wegen Rückenmarkskompression, fand verdickten, spongiösen, stark blutenden Wirbelbogen; nach der Operation genauere Rtg-Exploration durch RUNSTRÖM, der eigenartige, grobmaschige Spongiosität des Körpers und eines Querfortsatzes fand; der Wirbel war in transversaler sowie sagittaler Richtung verbreitert, die Höhe nicht vermindert. BUCY und CAPP 1930, SANDAHL 1931 bestätigen das ziemlich pathognomonische Bild des Wirbelangioms; LIÈVRE 1932 prägt dafür das Schlagwort „vertèbre poreuse". Auf Einzelheiten des Röntgenbildes ist hier nicht näher einzugehen.

Die radikulären oder medullären Symptome sind mehr oder weniger hervortretend; schon eingangs wurde die überwiegende klinische Latenz des Prozesses

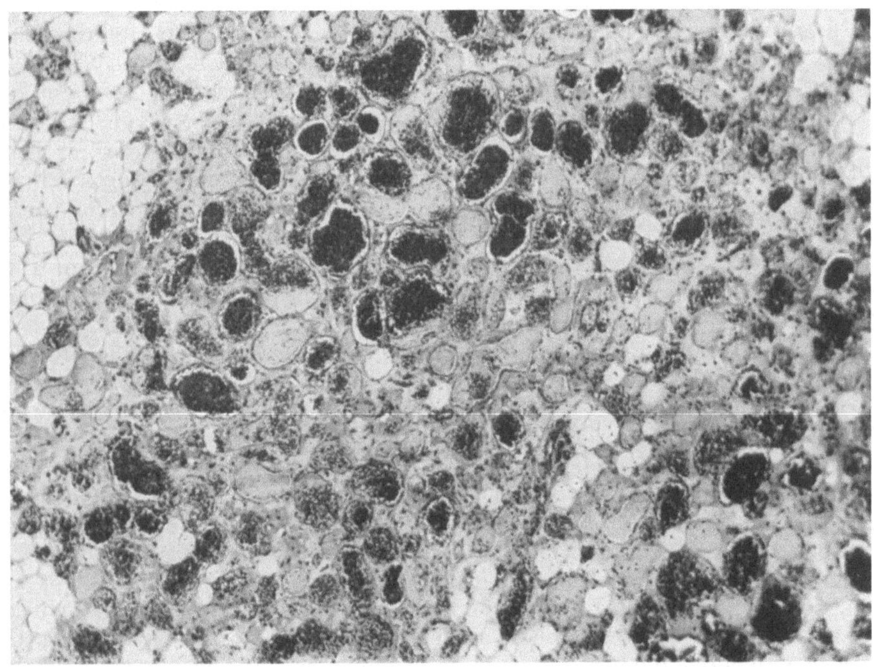

Abb. 16. Haemangioma cavernosum vertebrae. Vergr. 60mal. Präparat von Prof. F. HENSCHEN.

hervorgehoben. Lediglich Schmerzen, eventuell nur bei gewissen Bewegungen, brauchen ja übrigens nicht neurogen bedingt zu sein, sind vielleicht reine Knochenschmerzen; Druckempfindlichkeit des betreffenden Processus spinosus zugleich mit Schmerzen und positivem Rtg-Befund können das ganze klinische Syndrom darstellen, so z. B. im Falle IRELAND 1932. Oder es entwickelt sich, meistens nach vorausgegangener Schmerzperiode, das typische Syndrom der Compressio medullae spinalis mit Paraplegie usw. Einigemal ist auch „Kompressionssyndrom" des Liquors mit hydrodynamischen Zeichen der Blockade gesehen und mitgeteilt worden (PERMANN, HAMMES). Operative Hilfe kann im Entfernen eines angiomatösen Wirbelbogens (PERMAN) oder epiduralen Geschwulstanteils bestehen. Die stark blutende Beschaffenheit des Tumorgewebes muß oft große Schwierigkeiten bereiten; SCHERER 1933 verlor seinen Patient durch operative Blutung, HAMMES 1933 brach aus demselben Grund die Operation ab, um sie nach einiger Zeit mit wenigstens partiellem funktionellen Erfolg zu wiederholen. Mit Erfolg operierte Fälle sind weiter von PERMAN, HILLE, BAILEY und BUCY, JUNGHANNS mitgeteilt worden. Mehrmals wurde einer partiellen Exstirpation —

die intravertebralen Anteile sind der Entfernung meistens unzugänglich — die Rtg-Bestrahlung oder Radiumbehandlung angeschlossen. Im Falle Ireland wurden Schmerzen und Druckempfindlichkeit durch alleinige Radiumbestrahlung zum Schwinden gebracht.

Eine Sonderstellung in allgemein-pathologischer Hinsicht kommt dem Formenkreis der **Osteïtis fibrosa v. Recklinghausens** einschließlich der nunmehr sog. **Riesenzellentumoren** (giant cell tumors) zu, einem Übergangsgebiet zwischen inflammatorischer Reaktion und neoplastischer Wucherung. "The bone destructive phase of osteitis fibrosa is characterized by tissue typical of a giant cell tumor. The average solitary bone cyst in the long bones is a healed or healing giant cell tumor" (Geschickter und Copeland). Unter den 175 Knochencysten in der Serie der genannten Autoren hatten 29 Exemplare "marked giant cell areas"; unter den 226 Riesenzelltumoren zeigten 60 Fälle Heilungstendenz in der Richtung einer Osteïtis fibrosa. Das Trauma spielt in der Entstehung dieser Gebilde eine ganz hervorragende Rolle. Die Eigenart der Reaktion hängt mit dem entwicklungsgeschichtlichen Zustand des Knochensystems zusammen, somit auch mit dem Alter des Individuums — die Frequenz solitärer Riesenzellentumoren beginnt in demselben Alter zu steigen, wo die solitären Knochencysten seltener zu werden beginnen (III. Dekade). Konstitutionelle Einflüsse pathologischer Art können bisweilen gespürt werden, ganz besonders in der Form eines Hyperparathyreoidismus — mit Parathyreoideatumoren, Hypercalcämie und Hypophosphämie — dessen Bedeutung für die Entstehung der Riesenzellentumoren die glänzende Entdeckung Askanazys, Erdheims und Mandls bildet und der innerhalb des Rahmens dieses Gebiets eine scharf umschriebene Krankheitseinheit darstellt. Bei der auf endokriner Basis stehenden Form multipler Osteïtis fibrosa mit Riesenzellgewebe wurde in ganz vereinzelten Fällen auch das Rückgrat befallen.

Auch die „Osteïtis fibrosa localisata" bzw. der solitäre Riesenzellentumor kommt in der Wirbelsäule vor (Madelung 1909, Mannheimer 1911, Lewis 1924 usw.). „Riesenzellsarkome" der Wirbel, 1907—1909 von Madelung beschrieben, wurden damals wie an anderen Orten des Skelets als bösartig im gewöhnlichen Sinne betrachtet. Die „Umwertung" der Riesenzellentumoren überhaupt wurde von Mönckeberg 1923, Konjetzny und Lubarsch 1925 angebahnt. Nunmehr werden sie, wie genannt, eher als eigenartige, geschwulstartige Reaktionsprozeße aufgefaßt, die mit eigentlichen Sarkomen wenig gemeinsam haben, keine genuine Malignität, eine überwiegend gute therapeutische Prognose aufzuzeigen scheinen. Gut begründet ist hiergegen der Einspruch von Bower, Clark und Davis 1930: die wenig zugängliche Lage vieler vertebraler Exemplare und die gefährliche Nachbarschaft zum Rückenmark bedeuten hier schwere Impedimente; Metastasen seien zwar selten, Lokalrezidive nach Operation dagegen sehr häufig (über 50%), Kachexie regelmäßig vorhanden; Rasch 1922 betont jedoch bei seinem tödlich verlaufenen Falle die Abwesenheit der Kachexie. Ich habe bis einschl. 1934 36 Fälle aus der Literatur sammeln können; 22 Fälle galten Männer, 10 Frauen; in die I. Dekade fielen 3 Fälle, in die II. 14, in die III. 10, in die IV. 4, in der V. 1 Fall; cervical saßen 9, thoracal 13, lumbosacral 15 der Fälle. Der Krankheitsprozeß ergreift einen Dornfortsatz, Bogen mit Fortsätzen einer Seite, Körper primär oder Teile aller Elemente eines Wirbels, selten wohl einen ganzen Wirbel, kann aber benachbarte Wirbel in Mitleidenschaft ziehen. Vielleicht besteht keine ausgesprochene Prädilektion für bestimmte Regionen des Rückgrats oder der einzelnen Wirbel. Die ergriffene Partie des Skelets wird durch ein pathologisches Gewebe zerstört, das zahlreiche Riesenzellen in einem von kleinen Rundzellen gebildeten Stroma enthält; „subcortical" beginnend, schreitet die Destruktion unter sukzessivem Schwund der normalen Knochenstruktur zentral- und peripherwärts fort, der Knochen wird unregelmäßig aufgetrieben, röntgenologisch sieht man Verdünnung und eventuell Blasenbildung des Schattens, die erweiterte Knochenschale wird immer dünner, multipel perforiert; periostale Reaktion fehlt, umgebende Weichteile werden in späteren Stadien infiltriert. Pathologische Frakturen kommen oft zustande.

Äußerlich sichtbarer Tumor kommt je nach dem primären Sitz des Prozesses früh oder spät zustande, ersteres z. B. bei primärem Ergriffensein eines Dornfortsatzes, der bedeutend vergrößert werden kann. Auch Deformation eines Segments der Wirbelsäule kommt vor; BOWER, CLARK und DAVIS 1930 berechnen "visible mass" in 75%, Kyphose in 18% der bekannten Fälle. Die übrigen Symptome wechseln je nach Lage bzw. Größe der Geschwulst. Die cervicalen Fälle zeigen regionäre Schmerzen — Nacken, Hals, Schulter, Arm — eventuell spastischen Schiefhals, Parese einer Schulter (MILCH 1934) bis zu völliger Tetraplegie (MADELUNG 1909), eventuell nur Schmerz und Steifigkeit, keine neurologischen Ausfälle (ADSON 1928). Die thoracalen Fälle zeigen Schmerzen im erkrankten Gebiet oder, durch Vermittlung des engagierten Rückenmarks, in die Peripherie — gürtelförmig, in die Hüften, Beine, Leisten usw. — ausstrahlend ("referred pain"), wozu in der Mehrzahl der Fälle, mit der Zeit, medulläre Ausfallssymptome treten: Parästhesien taktiler, thermischer oder parästhetischer Art, Paresen, Reflex- und Sphincterstörungen nach dem gewöhnlichen Typus der allmählichen Markkompression. Hochgradige Paraplegie mit spastischer Fixation in Streck- oder Beugestellung; CUSHING sah das für tiefe Brustmarkläsionen typische Verhalten einer schlaffen Parese der Ober- mit Hyperreflexie der Unterschenkel usw. Mehrmals sind hydrodynamische Blocksymptome der Liquorsäule mit verändertem Liquor gesehen worden (UIBERALL 1929). Die lumbalen und sacralen Fälle geben nur Dolor und Tumor oder dazu das gewöhnliche, eventuell unilaterale Bild der Caudaläsion (BOWER-CLARK-DAVIS). Das Röntgenbild zeigt: Bogen und Dornfortsatz zu einem „kammerartigen", blasigen und fleckigen Tumor mit scharfer Grenze verwandelt (HELLNER 1928); tumoröse Schwellung eines Dornfortsatzes (MILCH 1934); expansiver, cystischer Tumor, Dorn- und Querfortsatz eines Wirbels ersetzend, mit dünner Randschicht und durchziehenden Trabekeln (LINDSAY und CROSBY 1933); verwischte Knochenzeichnung (Atrophie) zweier Wirbelkörper mit fast völligem Schwund der Dornfortsätze (UIBERALL 1929); "area of rarefaction" einer seitlichen Hälfte eines Wirbelkörpers, "outline broken and irregular" (LEWIS 1924); nach einem Trauma nur Fraktur eines Wirbelkörpers sichtbar, später Schwund der oberen Partie des Körpers (MCFARLANE und LINELL 1934); an serienmäßigen Aufnahmen verfolgbare, sukzessive Zerstörung eines ganzen Wirbelkörpers, keilförmige Kompression, später fast Morcellement sowie Verschiebung des ganzen kranialen Segments der Wirbelsäule nach hinten, „Spondylolisthesis" (SANTOS 1930); Wirbelkörper zuerst verwischt, ohne Knochenzeichnung, später keilförmige Kompression, dazu großer Weichteilschatten in den Thoraxraum hinein (RASCH 1922). Allgemeinsymptome wie Fieber, Leukocytose, beschleunigte Senkungsgeschwindigkeit der Erythrocyten, Harnveränderungen usw. gehören nicht zum typischen Bilde.

Viele Fälle sind operiert worden (24 nach BOWER-CLARK-DAVIS 1930), davon starben 6, 3 an operativen Komplikationen, 3 an Rezidiv. Vollständige Exstirpation oder Excochleation ist sehr selten möglich gewesen, am ehesten bei Beschränkung des Prozesses auf einen Dornfortsatz; sehr oft wurde deshalb Röntgen- oder Radiumbehandlung angeschlossen. Ich zähle im Schrifttum 11 „geheilte" Fälle (MADELUNG, MANNHEIMER, SICK, ASHHURT, COLEY, CUSHING, LEWIS, ADSON, UIBERALL, BOWER-CLARK-DAVIS). Letztgenannte Verfasser verwandten mit gutem Erfolg alleinige Radiumnadelntherapie: die Parese schwand, der

Tumor schrumpfte allmählich, der Kranke befand sich nach 5 Jahren fortwährend wohl; gutes Resultat durch alleinige Rtg-Bestrahlung in einem Falle ohne neurologische Ausfallssymptome hatte ADSON 1928; Arsenmedikation wurde neben der Excochleation in einigen geglückten Fällen verwandt (SICK, MANNHEIMER). COLEYS Toxin wurde in einem Falle allein, und zwar mit gutem Erfolg, verwandt (zit. LEWIS 1924), einmal in Verbindung mit Operation (ASHHURT). Wesentliche Besserung wurde 8mal verzeichnet (PEHAM, HELLNER, COTTON, HUET, MIXTER, MILCH): in allen Fällen durch Operation, eventuell mit nachfolgender Bestrahlung. Bemerkenswert ist die ossifizierende Verhärtung heilender Geschwülste: SANTOS, SCHUMANN, ASHHURT; letztgenannter Tumor wuchs zuerst schnell, wurde mit COLEYS Toxin behandelt, hörte auf zu wachsen, zeigte allmählich eintretende Knochenwandlung der Wand, war nach $7^1/_2$ Jahren noch ruhig.

Eigentliche, primäre, osteogene *Sarkome* kommen in der Wirbelsäule ebenfalls nur selten vor. Das primäre *Chondromyxosarkom* ist ganz malign; sekundär, etwas weniger bösartig, kommt es als Entartungsform primärer Skeletgeschwülste und anderer Skeleterkrankungen vor, wie z. B. PAGETscher Osteïtis deformans, hereditärer „deformierender Chondrodystrophie“ (= multiplen Exostosen), solitärer Osteochondrome oder Exostosen, benigner Chondrome, Osteïtis fibrosa localisata bzw. Riesenzellentumor, Frakturen und Myositis ossificans. Beides ist vereinzelt im Rückgrat beobachtet worden. Hier die tabellarische Übersicht von GESCHICKTER und COPELAND.

	Primäre	Sekundäre
Ursprungsort	Sehneninsertionen	Vorherbestehende Abnormitäten
Geschlecht	Mann/Frau = 2/1	2/1
Prädilektionsalter . .	(6) 14—21 Jahre (45)	30—50
Prädilektionssitz . .	Kniegegend, oberes Humerusende	Schulter, Becken, Knie, Hacke
Krankheitsdauer . .	3—5 Monate	2—25 Jahre
Trauma	22%	22%
Patholog. Fraktur .	0	6%
Allgemeinsymptome	Spät Fieber, Leukocytose, Adenitis, Anämie	Meist = 0, bisweilen Anämie
Röntgen	Durchsichtiger periostaler Schatten mit zarter, radiierender Spiculumbildung	Zentrale Knochendestruktion mit periostaler Reaktion
Mikroskopisch . . .	Pleomorphes fetales Knorpel- und Myxomgewebe	Myxom- und fetales Knorpelgewebe
Heilung über 5 Jahre	5%	24%

Die bekannteste Form osteogenen Sarkoms ist die *sklerosierende oder osteoplastische, periostale*. Das allgemeine Prädilektionsalter ist ziemlich langgezogen, in der Serie von GESCHICKTER und COPELAND: angeboren: 1 Fall, 5—15 Jahre: 16, 15—25 Jahre: 41, 25—35 Jahre: 9, über 35 Jahre: 4. Also überwiegend ganz junge Menschen. Sitzen, wie fast alle Knochensarkome, vor allem nahe den Enden langer Röhrenknochen, aber auch im Becken, Schädeldach, Wirbel. *(Sowohl gut- wie bösartige Knochentumoren scheinen innerhalb des Rückgrats eine sehr deutliche Prädilektion für den Lendenteil zu haben.)* Länge der Krankengeschichte meistens weniger als 10 Monate, postoperativer Verlauf in tödlichen Fällen durchschnittlich 14 Monate, Heilung mindestens 5 Jahre in gut 25% der Fälle. Mikroskopisch findet sich zellreiches osteoblastisches Gewebe, osteoides Gewebe, knöcherne Spicula. Das Röntgenbild zeigt die charakteristische periostale „Corona“, einen gesättigten Schatten, im späteren Verlauf Destruktion der Struktur des tumortragenden Knochens. Trauma findet sich in 50% der Fälle verzeichnet. Die Symptome bestehen, wie bei allen Sarkomen, in Schmerz, Tumor (hier hart), Dysfunktion, wozu sich bei vertebralem Sitz die typische, ziemlich rasch entwickelte, quere Rückenmarksschädigung gesellt. Die Form ist wenig radiosensibel. Andere osteogene Sarkome werden *osteolytisch* genannt, mit den Unterformen chondroblastisch und nichtchondroblastisch. Die erstere Form kommt eigentlich im II. Dezennium, besonders dessen 2. Hälfte, vor (14—19 Jahren), keimen in der Gegend der Epiphysenlinien langer Röhrenknochen, selten im Becken, in der Wirbelsäule nicht sicher bekannt. Symptome 5 Monate. Bestehen aus proliferierenden Chondroblasten, sind teilweise verkalkt und enthalten Riesenzellen. Röntgen zeigt fleckige Destruktion der Knochenstruktur, mit oder ohne leicht erweiterte Knochenschale, dazu eine deutliche periostale Reaktion. Die zweite Form, wahrscheinlich den Fällen von sog. „Osteoaneurysma" entsprechend, kommt in langen Röhrenknochen, seltener Becken oder Clavicula vor, ist in der Wirbelsäule nicht sicher bekannt. Alter 10—45 Jahre, meistens ganz junge Leute. Besonders oft pathologische Fraktur. Mikroskopisch größere Spindelzellen von bösartigem Typus, rundliche Osteoblasten, zahlreiche mitotische Figuren, spärliche Züge osteoiden Gewebes, Riesenzellen. Röntgen: zentrales Feld rascher Knochendestruktion, Auflösung der Corticalis ohne Erweiterung, eventuell deutlicher periostaler Schatten.

Die im Schrifttum hier und da veröffentlichten Fälle primären Wirbelsarkoms, auch solche der letzten Jahre, sind in bezug auf besondere Form nach obigem Schema nicht immer erkenntlich. Gorlitzer beschreibt 1929 in den Wirbeln Th: 8—10 ein Rundzellensarkom mit Nekrosen und großem Gefäßreichtum bei einem 59jährigen Mann; vielleicht würde es einem osteolytischen, nicht chondroblastischen Sarkom („Osteoaneurysma") nach obiger Nomenklatur entsprechen. Breitländer 1926 teilt den Fall eines 14jährigen Jünglings mit, röntgenologisch „Marmorknochen" des L : 5, „typisches Spindelzellensarkom" mit zentraler Einschmelzung — so daß ein großer, mit weichen Tumormassen ausgefüllter Hohlraum entstand — und extravertebraler Proliferation. Hermann 1930 sah ein Rundzellensarkom des Sacrums bei einem 55jährigen Mann, ein „Osteosarkom" des Kreuzbeins bei einem 25jährigen Mann, lateral gelegen, einen „malignen Tumor" des L : 5 + Darmbeins, ohne histologische Diagnose. Im Falle Gorlitzer — Th : 8—10 — trat als erstes Symptom plötzlich Retentio urinae auf, tags darauf von Hypästhesie perianal, gluteal und an den Innenseiten der Oberschenkel gefolgt, dann binnen kurzem Parese und Hypästhesie funikulär bis zum Arcus usw. Fall Breitländer — L : 5 — hatte gewöhnlichen Caudatypus, schlaffe Beinlähmung nach einem Schmerzstadium. Das Kreuzbeinrundzellensarkom Hermanns hatte als erstes Symptom Impotentia coeundi, bekam 3 Monate später Retentio urinae, dann Schmerzen an der Hinterseite beider Beine, Incontinentia urinae et alvi, Schwäche des rechten Fußes, Reithosenanästhesie, Areflexia achillea et ani usw. Hydrodynamische und chemische Liquorveränderungen nach gewöhnlichem Typus werden beobachtet. Hermann befürwortet Aspirationspunktion zur histologischen Diagnose, die in seinen Fällen nach dieser Methode auf Riesenzellentumor, Rundzellensarkom usw. gestellt werden konnte. Radikale Operation ist bei den echten Knochensarkomen der Wirbelsäule wohl immer unmöglich. Die Röntgentherapie hat mehrmals gute Dienste geleistet, wenngleich nur temporär (Barré, Schmoll und Morin 1926).

Nichtosteogene Formen bösartiger Knochengeschwülste nach neuerer Terminologie sind das „endotheliale (myeloblastische) Myelom" (Ewing 1924) und das multiple Myelom. Ersteres ist eine sehr bösartige Krankheit, vornehmlich die zwei ersten Lebensdekaden betreffend, Knaben deutlich häufiger als Mädchen, histologischer Bau gleichmäßig-rundzellig, der betroffene Knochen der zentralen Entstehung zufolge „exzentrisch" aufgetrieben, mit anfangs ausgebuchteter, erhaltener Corticalis; später zeigen sich eventuell Spicula oder Osteophyten. Metastasierung nach Lungen, andere innere Organe, Lymphdrüsen, Schädel, Rückgrat, lange Knochen, Scapula, Rippen, Schlüsselbein nach genannter Frequenzskala. Primärer Sitz ganz überwiegend die langen Röhrenknochen; Wirbel in etwa $^1/_{65}$ der Fälle primär betroffen. Durchschnittsdauer der Krankheit präoperativ $13^1/_2$ Monate, postoperativ 16. Bemerkenswert ist ja die so häufige Metastasierung von Knochen zu Knochen; in der Tat ist das primäre Betroffensein

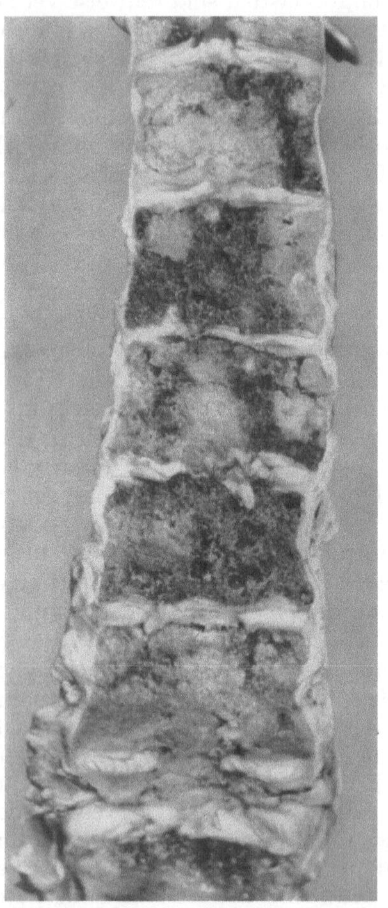

Abb. 17. Multiple Metastasen der Wirbelsäule von einem primären osteogenen Sarkom des Humerus. Präparat von Prof. F. HENSCHEN.

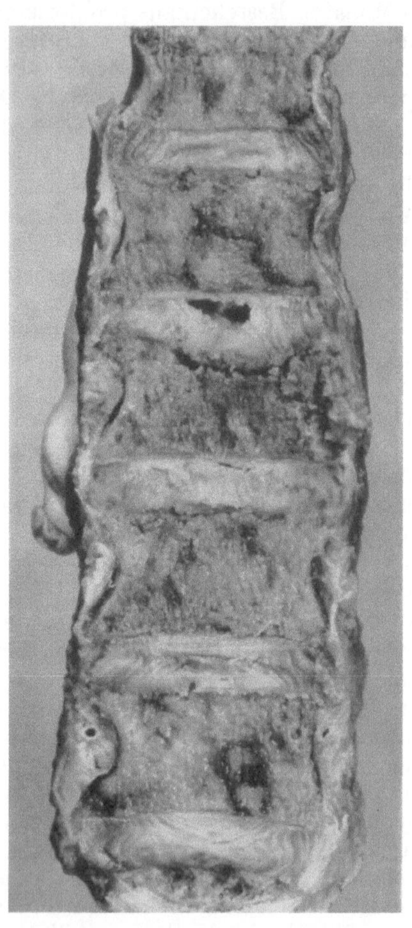

Abb. 18. Polymorphzelliges, multiples Myelosarkom (Myeloma multiplex?). Präparat von Prof. F. HENSCHEN.

eines bestimmten Knochens beim EWING-Sarkom nicht viel hervortretender als beim Myelom.

Das **multiple Myelom**, zuerst von MCINTYRE, BENCE-JONES und DALRYMPLE 1848—50 beschrieben, seit der Abhandlung KAHLERS 1889 allgemeiner bekannt, stellt eine noch bösartigere, etwas weniger seltene Knochen- und Allgemeinkrankheit als vorhergehende Form dar. Die Häufigkeit desselben wird von GESCHICKTER und COPELAND auf 0,03% aller Krankheitsfälle bösartiger Tumoren geschätzt; unter 400 sarkomartigen Knochentumoren waren 3% Myelome. 425 Fälle aus den Jahren 1845—1927 stimmen nach den genannten Autoren in bezug auf Altersverteilung mit denjenigen carcinomatöser Knochenmetastasen ziemlich genau überein; 80% treffen in den Jahren zwischen 40 und 70 Jahren ein, mit einem Maximum um 55. Vor 35 Jahren kommt das Myelom bei Erwachsenen ganz selten vor; eigentliche Kinderfälle werden angezweifelt[1]; CHRISTIANs Krankheit und EWINGs endotheliale Myelome kommen histologisch-differentialdiagnostisch in Frage. Männer werden nach übereinstimmender Erfahrung doppelt so häufig wie Frauen befallen. Bis 1931 waren *lokalisierte Fälle* nur insofern bekannt, daß die Beschränkung auf einen Knochen oder eine Knochenregion röntgenologisch festgestellt zu sein schien, aber autoptisch nicht bestätigt worden war (WALLGREN, MORAX, SCHMORL, GESCHICKTER). 1933 wurden von WRIGHT bzw. von BUSSER und LICHTENBERGER solche Fälle auch autoptisch verifiziert, "solitary plasma cell myeloma" des Sternum bzw. „plasmocytosarcome vertébral" des L: 3. Mehrmals zeigte sich die Krankheit anfänglich lokalisiert, mit unbestimmter Röntgendiagnose, stellte sich später als generalisiert dar. Multiple Invasion von Rippen, Sternum oder Schlüsselbein sowie Wirbelsäule wird in etwa 90% der Fälle konstatiert; 40% aller Fälle zeigen Veränderung derselben Art am Schädeldach oder in den proximalen Teilen der Extremitäten. Die betroffenen Knochen sind in einem Teil der Fälle aufgetrieben, gewöhnlich leicht, oft multipel; GESCHICKTER beschreibt einen „parasternalen Rosenkranz", in 50% der Fälle vorhanden und deshalb diagnostisch wichtig. Häufig ist Verbiegung der Wirbelsäule mit Verkürzung ihrer Achse und charakteristischer Zwangshaltung: vorgeschobenem Abdomen, Annäherung des Rippenbogens zur Crista ilei, Verstreichen der normalen Lumballordose, Stehen und Gehen mit gespreizten Beinen. Pathologische Frakturen sind noch häufiger als bei anderen Knochentumoren. Bronchitis, Emphysem sind sehr häufig. Die in der Mehrzahl autoptisch untersuchter Fälle gefundene Nierenveränderung scheint vorwiegend zum Typus der Nephrosis zu gehören, vielleicht mit sekundärer Glomerulusschädigung und Volumenverminderung des Organs. Paraplegie führt eventuell, auf dem Wege der Harnverhaltung, zur infektiösen Veränderung der Harnwege. Veränderungen des Tractus digestorius treten wenig hervor; Enterocolitis und Blutungen in den Tractus scheinen vorwiegend sub finem vitae vorzukommen. Aus der Konzeption der Krankheit als tumorartig heraus werden Herde außerhalb des Knochensystems oft als Metastasen bezeichnet; LUBARSCH spricht lieber von selbständigen Erzeugnissen hämatopoetischer Gewebsbestandteile außerhalb des Knochenmarks. Solche extraskeletale Herde sind häufig, vor allem in der Leber, Milz, den Lymphdrüsen, seltener in den Tonsillen, ganz selten in der Thyreoidea, in Nebennieren, Lungen, Ovarien. Die Nervensymptome werden wenigstens größtenteils leicht erklärlich mit Hinsicht auf die schweren Wirbelveränderungen der meisten Fälle,

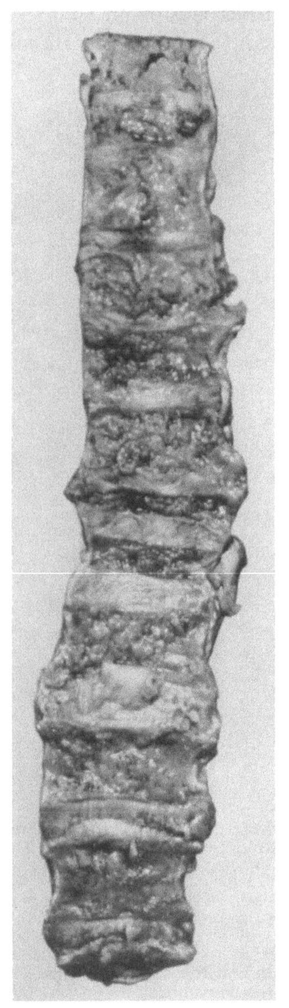

Abb. 19. Multiples Myelom. Compressio vertebrarum. Präparat von Prof. F. HENSCHEN.

[1] HAGER, ROEN und PETERSON teilen jedoch 1933 einen Fall mit, ein 16 Monate altes Kind betreffend, wo die röntgenologische Diagnose (Schädeldach, Rippen, Kiefer) autoptisch bestätigt wurde.

die bezüglich ihrer Wirkung auf das Rückenmark zwanglos in Analogie zu den Wirbelmetastasen bei Carcinose zu setzen sind. Paravertebrale Vegetationen würden im besonderen die radikulären Schmerzen, auch einen gelegentlichen Zoster auslösen. KUDREWETSKY 1892 fand Herde in den Meningen; direkte Invasion des zentralen bzw. peripheren Nervensystems und seiner Hüllen sind jedoch sehr viel seltener als z. B. beim malignen Granulom. Das Myelomgewebe, ursprünglich und vorwiegend im Knochenmark gelegen, makroskopisch gelatinös, dunkelrot, blutreich und leicht blutend (auch „spontan"), besteht mikroskopisch aus massenhaft vorhandenen Zellen von zwei

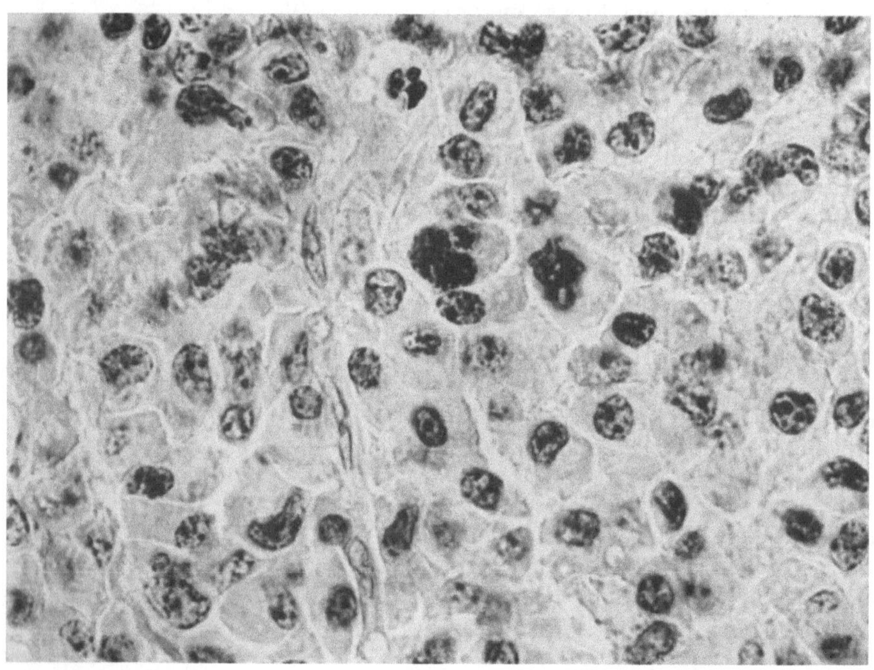

Abb. 20. Plasmocytom, vom 6. Brustwirbel (wahrscheinlich dessen Bogen) ausgegangen. Infiltration umgebender Weichteile, Einscheidung des Duralsackes, Rückenmarkskompression mit Paraplegie. 58jähriger Mann. Lumbago mehrmals seit 24 Jahren. Seit 8 Jahren Druckgefühl bei vert. Th : 6—7. Vor $1^1/_2$ Jahren Fall vom Rad, seitdem schwerere Schmerzen im selben Gebiet, durch Arbeit provoziert, in den Arcus cost. ausstrahlend. Seit 2 Monaten Beine gefühllos, Schwäche der Bauchmuskeln, Schwäche der Sphincteren. Schließlich Paralyse des rechten Beines, Parese des linken, Babinski beiderseits +, relative Hypästhesie von der Basis des proc. xiph. an, für alle Qualitäten. Röntgen: Hinterer Teil des Körpers vom Th: 6 defekt, rechter Teil des Bogens verschwunden, linker Teil undeutlich. Doppelpunktion zeigt absoluten hydrodynamischen Block. Lumballiquor leicht gelblich, Eiweiß leicht erhöht (Bisgaard 20—40), Mastix ?, keine Zellvermehrung. Vergr. 1080mal.

Typen, etwas größeren von 9—11 μ, etwas plasmareicher, und kleineren, plasmaärmeren, von 4—5 μ Durchmesser; auch „Übergänge" finden sich reichlich. Die größeren Zellen wurden oft als Plasmazellen oder aber Myelocyten bzw. Myeloblasten bezeichnet; die den erstgenannten Elementen zukommende spezifische Färbbarkeit nach UNNA-PAPPENHEIM sowie der perinukleäre „Hof" pflegen aber zu fehlen, desgleichen meistens die den Myelocyten zukommende Oxydasereaktion. CHRISTIAN 1907, WALLGREN 1920 betrachten nach eigenen Fällen die Elemente als eine Art Zwischenform zwischen beiden. Positive Reaktion für Plasmazellen wurde aber gelegentlich gefunden (ASCHOFF, HOFFMANN u. a.), desgleichen für Myelocyten (BERBLINGER, BECK und MCCLEARY, VANCE u. a.); einzelne Fälle sind demnach reine Plasmo- oder Myelocytome, die Mehrzahl aber wahrscheinlich weder dies noch jenes. Der Knochen wird arrodiert und resorbiert; Überreste des ursprünglichen Marks liegen als Fett-, Riesen- oder eosinophile Zellen im krankhaften Gewebe. Die Grenzen der Herde, makroskopisch ziemlich scharf, sind mikroskopisch wenig bestimmt. Intercellularsubstanz meistens sehr spärlich, zart-fibrillär.

Viele der *Symptome* der Krankheit gehen aus ihrer somit geschilderten pathologischen Anatomie direkt hervor. Über die allmählich entstehenden Deformitäten (KAHLER 1889) und Haltungsanomalien z. B. braucht nichts weiteres gesagt zu werden. Regionäre Schwellungen sind sehr gewöhnlich, vielleicht

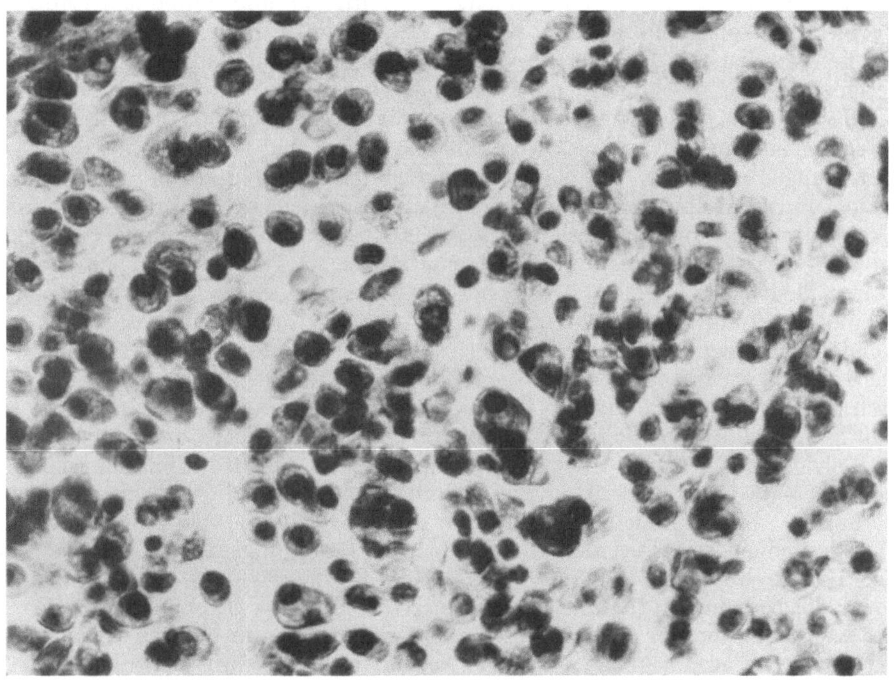

Abb. 21. Plasmocytom des 5. Brustwirbels mit Spondylolisthesis und Paraplegie. 47jähriger Mann, Symptome seit 1/2 Jahr vor der Operation: August 1934 Schwäche und Unsicherheit des rechten Fußes, später des ganzen rechten Beines. Oktober Kältegefühl des rechten Fußes, später leichte Schmerzen im rechten Unterschenkel, Innenseite des rechten Oberschenkels und angrenzenden Teil des Bauchs. November ähnliche Störung links. Mitte November rasch vorübergehende Ret. urinae, Wiederkehr dieser Störung Anfang Januar 1935. Absolute Paraplegie und Anästhesie ab Th: 7, mit Reflexsteigerung und Spinalautomatismus. Röntgen zeigt Destruktion und hochgradige Kompression des ganzen Wirbels Th: 5, der mitsamt des kranialen Segments der Wirbelsäule etwas nach rechts verschoben ist. Doppelpunktion zeigt absoluten hydrodynamischen Block, Lumballiquor leicht gelblich, Eiweißgehalt stark erhöht (Bisgaard 300), drei Zellen, Mastix 0 0 0 1/2 4 4 3 3 3. Operation mit partieller Entfernung epiduraler Massen. Vergr. 650mal.

besonders bemerkbar am Schädel und Thorax; sie entstehen, wenn nicht früher, wenn eine Markgeschwulst an die Oberfläche gelangt ist, und dies ihr äußerliches Hervortreten macht sich durch oft sehr heftige, lokale Schmerzen bemerkbar; RITTER sah die Fieberschübe regelmäßig von solchen Schwellungen am Exterieur abhängig, eine später, soweit ich finden kann, nicht bestätigte Beobachtung. Die Auftreibungen machen für die Palpation einen elastischen Eindruck, vereinzelt pulsierend (RUSTITZKY) oder semifluktuierend (CATHCART und BRUCE); die Knochenschale bietet zuweilen das Gefühl oder Geräusch des Pergamentknitterns. Die Schwellungen können wieder an Volum abnehmen oder sogar verschwinden. Pathologische Frakturen sind sehr häufig, kommen hier in 62% der Fälle gegenüber 33% bei Skeletcarcinose vor (Geschickter und Copeland), treffen vor allem das Rumpfskelet, ganz besonders die Rippen, nicht selten multipel. Sie sind gewöhnlich sehr schmerzhaft, wenn nicht innerhalb anästhetischer Gebiete gelegen, heilen aber meistens rasch und gut. Fast nie finden sich die Verbiegungen der Tibiae der Pagetschen Knochenerkrankung bzw. der Osteomalacie oder das Kartenherzbecken der letztgenannten, ebensowenig die kugeligen Auftreibungen der Extremitätenknochen der „polycystischen" Skeleterkrankung v. Recklinghausens; ganz vereinzelt steht die Beobachtung Schmorls einer Zunahme des Schädelumfangs. Die Tumorwandlung des Rückgrats und Beckens macht sich weniger durch Schwellungen am Exterieur, oft nur durch Schmerzen, Steifigkeit und allmählich erfolgende Verbiegung — Kyphose usw. — bemerkt. Schübe reißender Schmerzen im Nacken werden mit Fug der das Periost engagierenden Neubildung von Markgeschwülsten im Occipitale oder den oberen Halswirbeln zugeschrieben usw. Kopfschmerzen, auch von großer Intensität, sind häufig. Alle diese Dolores osteocopi sind in hohem Grade von äußerem Druck und vor allem von spontanen Bewegungen abhängig; das Ganze erinnert, wie ersichtlich, in bezug auf Lokalisation und klinische Charaktere, bis zur völligen Identität an das Verhalten der Skeletcarcinose, nur erfolgen die lokalen Reaktionen, die Schmerzhaftigkeit, äußere Tumorwandlungen und Deformationen hier durchschnittlich viel lebhafter, deutlicher, heftiger. Wie bei der Carcinose gehen ossale und neurale Phänomene ohne scharfe Grenze ineinander über; zu den Thorax-, Hüft- und Lendenschmerzen treten sehr oft crurale oder ischiadische Neuralgien, wozu sich als „neuritisches Reizsymptom" das Kernigsche Zeichen gesellen kann. (Ich möchte glauben, daß das Kernigsche Zeichen bei dieser Krankheit sehr häufig und wahrscheinlich auch ziemlich früh zu finden wäre, wenn systematisch danach gesucht würde.) Im ganzen scheinen sich die, das klinische Bild in so hohem Maße charakterisierenden Schmerzen periodisch verschiedentlich zu verhalten. Seegelken 1897 schildert das Abwechseln von Zeiten leidlichen Wohlbefindens mit Perioden höchstgradiger Bewegungsschmerzen, „in denen der Kranke regungslos im Bette lag, jede Bewegung ängstlich vermied und sogar die Nahrungsaufnahme verweigerte, weil ihm das Öffnen des Mundes und die Kaubewegung der Kiefer unerträgliche Schmerzen im Nacken verursachte". Geschickter und Copeland geben folgenden durchschnittlichen Verlauf der Schmerzphänomene als charakteristisch an: 1. intermittent, schleichend, umziehend, „rheumatisch" oder „neuralgisch", eventuell ausstrahlend oder gürtelförmig, durch Bewegungen oder Druck verschlechtert; 2. dramatisch einsetzende Aggravation, von einem Grad, der als "bone-breaking" oder "agonizing" bezeichnet wird und kollapsartigen Zustand herbeiführen kann; 3. zurücktretend, aussetzend, intermittent; 4. relative Schmerzfreiheit mit allgemeiner Remission; 5. wiederkehrend, mit neurologischen Ausfallserscheinungen kombiniert, unaufhaltsam sich steigernd bis zum Tode.

Neurologische Ausfallssymptome, vor allem in der Form einer Paraplegie, finden sich angeblich in etwa 40% der Fälle. Die Kenntnis der neurologischen Störungen beim Myelom baut sich auf einer Reihe zerstreuter Notizen von 1873 bis heute auf. Die Kenntnis der Grundkrankheit war ja früher wenig gefestigt, die Erkennung derselben schwierig. Die Fälle sind unter den verschiedensten Diagnosen veröffentlich worden: Primäres myelogenes Sarkom des Schädels und der Halswirbel, Arnold 1873; maligne Osteomyelitis und sarkomatöse Erkrankungen des Knochenmarks bei perniziöser Anämie, Grawitz 1879; primäre sarkomatöse Osteïtis, Hammer 1894; Maladie de Bence-Jones, Bertoye 1904. Ein Teil der älteren Fälle sind angezweifelt worden, wahrscheinlich zu Unrecht. Vorliegende Darstellung gründet sich, außer auf zwei eigenen Fällen, auf folgende Mitteilungen der Literatur: Rustitzky 1873, Arnold 1873, Grawitz 1879, Kahler 1889, Stokvis 1891, Kudrewetzky 1892, Wieland 1893, Hammer 1894, Seegelken 1897, Senator 1899, Winkler 1900, Thomas 1901, Anders und Boston 1903, Jellinek 1904, Bertoye 1904, Bloodgood 1906, Herz 1908, Mieremet 1915, Nonne 1921, Ritter 1921, Meyerding 1925, Gaube 1925, Kreuzer 1926, Pines und Pirogowa 1928. Mit der Zeit werden die Fälle sicherer, die neurologischen Beschreibungen detaillierter. Das vorliegende Material *eingehender* neurologischer Beobachtungen ist heute noch ziemlich unbedeutend. Etwas ausführlichere Mitteilungen über (neurologische Klinik und) anatomische Veränderungen des Nervensystems sind diejenigen von Kudrewetzky, Senator, Winkler, Kreuzer, Pines-Pirogowa.

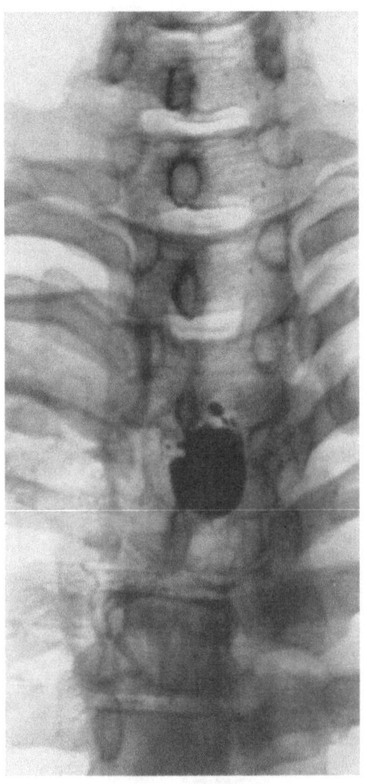

Abb. 22.

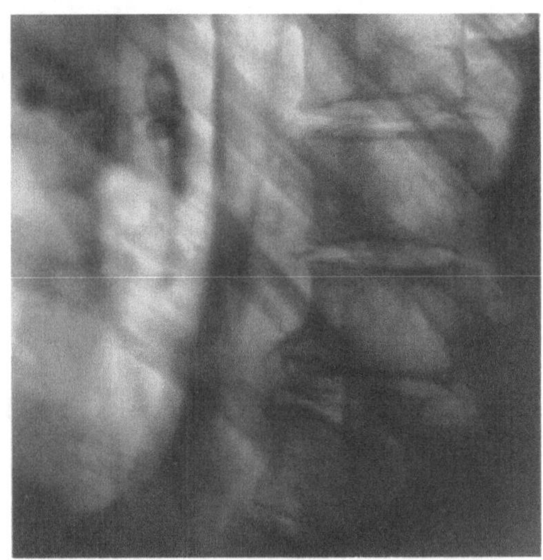

Abb. 23.

Abb. 22 und 23. Plasmocytom des 5. Brustwirbels mit hochgradiger Kompression des Wirbelkörpers. Kompression des Rückenmarks durch peridurale Wucherungen und Spondylolisthesis. Derselbe Fall wie Abb. 21. Absolutes Lipiodolstop am oberen Rande des 5. Brustwirbels.

Über die pathologische Anatomie und Pathogenese der neurologischen Störungen ist etwa folgendes bekanntgeworden. Rustizky sah Sehstörungen am rechten Auge bei großer, pulsierender Geschwulst der rechten Schläfe. Die multiple Invasion der Schädelknochen führte in mehreren Beobachtungen zu Hirnnervenlähmung, Diabetes insipidus (Erich Meyer), Exophthalmus (Mieremet). Wallgren wie auch Venturi fanden Thrombose der Sinus durae matris, letztgenannter Autor Thrombose der Arteria centralis retinae mit völliger Blindheit. Senator konnte am Schädel seines an Zungen- und Schlundlähmung zugrunde gegangenen Falles makroskopisch nichts Abnormes sehen, das von Oppenheim mikroskopisch untersuchte Gehirn zeigte keinerlei Abnormitäten, das ganze stellte nach Senator ein Beispiel von „Lähmung ohne anatomischen Befund“ dar; jedoch muß betont werden, daß die Foramina der Schädelbasis nicht besonders untersucht wurden. Nonne 1921 fand keinerlei histologische

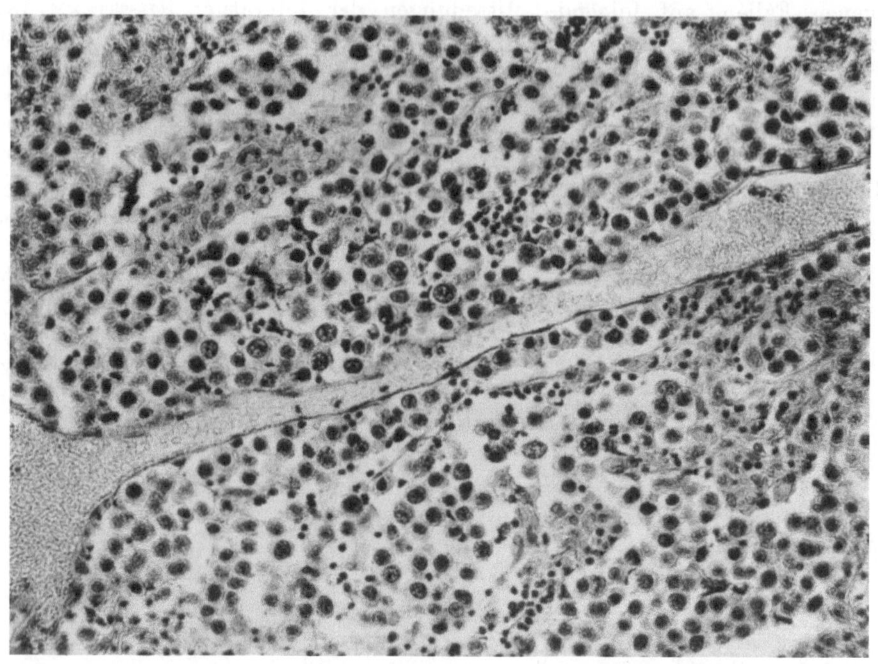

Abb. 24. Vergr. 225mal.

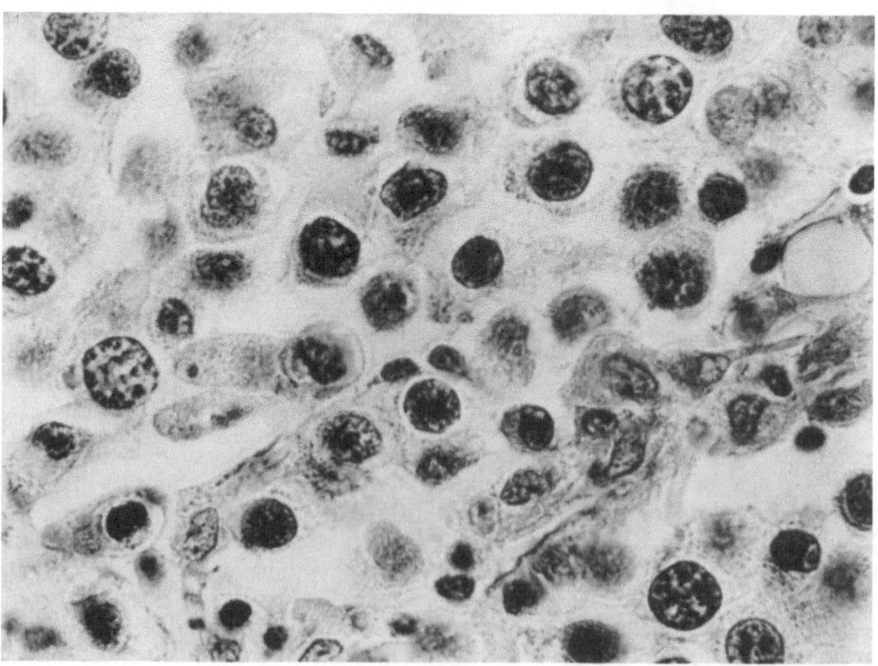

Abb. 25. Vergr. 860 mal.

Veränderungen am Rückenmark seines, durch leichtere Ausfallssymptome eines Armes, Harnverhaltung und Priapismus gekennzeichneten Falles. ARNOLD

1873 sah bei isolierter Armlähmung die entsprechende Region des Rückenmarks durch die skoliotisch verkrümmte und neoplastisch verdickte Wirbelsäule kompromiert und verdünnt; der symptomatisch analoge Fall Herz — isolierte Armlähmung mit Horner — zeigte ebenfalls im cervico-thorakalen Grenzgebiet destruierte und stark komprimierte Wirbel mit Verengerung der Foramina intervertebralia. Kudrewetzky fand epidurale Massen, den neoplastisch veränderten Wirbeln entstammend, die das Rückenmark direkt komprimierten; die degenerativen Veränderungen der Medulla waren zum Kompressionsgebiet

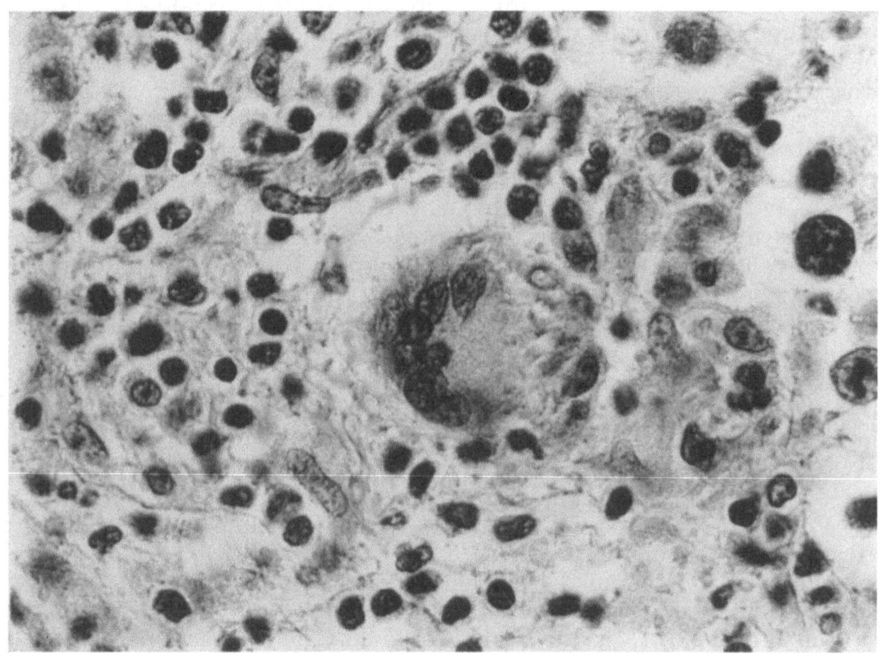

Abb. 26.

Abb. 24—26. Maligner Tumor des 7. Halswirbels eines 23jährigen Mannes. Plasmareiche Zellen, teilweise mit dem typischen Kerngerüst der Plasmazellen. Stellenweise Straßen und Haufen kleiner mehrkernig. Seminom? August 1934 nach Sportübung Schmerz durch den ganzen rechten Arm; Zellen. Spärliche Herde größerer Zellen mit lichten Kernen, einzelne Exemplare sehr groß, 14 Tage später Schwäche desselben Armes. Remission. Ende Januar 1935 Kältegefühl beider Beine, Tags darauf Schwäche und Unsicherheit der Beine. Rasch-allmählich zunehmende Paraplegie mit Anästhesie ab Th: 3 am Rumpf, Th: 1 oder C: 8 des linken Armes. Doppelpunktion mitte Februar 1935 zeigt absoluten hydrodynamischen Block, Lumballiquor gelblich, keine Zellen, Eiweiß stark erhöht (Bisgaard 750—1000, Globulinzahl 100—150). Lipiodolstop in der Höhe der Zwischenwirbelscheibe C: 6/7. Operation zeigt epidurale Massen, Bogen des C: 7 weich, grauweiß, neoplastisch infiltriert. Vergr. 860mal.

konzentriert. Winkler 1900, Kreuzer 1926 fanden gleichfalls epidurale, den Wirbeln entwachsene Tumormassen, das Maximum degenerativer Veränderungen aber einige Segmente höher hinauf bzw. knapp unterhalb der Durageschwulst; Pines und Pirogowa Kompression und Verdünnung des Brustmarks, die degenerativen Veränderungen in der komprimierten Region wenig stärker ausgesprochen als ober- und unterhalb derselben. Ritter sah Blasenstörungen bei sacralem Tumor. Mieremet sah schlaffe Lähmung eines Oberschenkels bei tumorösen Massen der gleichseitigen Fossa iliaca. Die mikroskopischen Veränderungen des Rückenmarks bieten nichts Eigenartiges: diffuses Ödem, Schwellung und später Zerfall der Achsenzylinder und Markscheiden mit Bildung von Lückenfeldern, die sich teilweise fleckig disseminiert, vorwiegend in den weißen Strängen, auf die Kompressionsstelle beschränkt oder weiter zerstreut finden; die graue Substanz (Ganglienzellen) überwiegend leicht verändert, wenig Fettkörnchenzellen, keine Gefäßwandveränderungen, keine Thrombosen sichtbar.

Außer den Neuralgien, die von den Dolores osteocopi schwer zu unterscheiden sind, gürtelförmig oder diffus zum Rumpf verlegt, in den Nacken, in die Hüften, Nates, Ischiadicusgebiete, diffus zum Kopf lokalisiert, finden sich vielfach taktile, thermische oder parästhetische Parästhesien; Kälteparästhesien nennen besonders KUDREWETZKY und BERTOYE, Hyperästhesie am Rumpf WINKLER und KREUZER. Nackenstarre wird von KUDREWETZKY, WINKLER, PINES und PIROGOWA genannt, Kernig von den letztgenannten. Ich sah vor einigen Jahren, in einem verifizierten Falle von multiplem Myelom bei einem 12jährigen Knaben, Kernig als erstes, hochgradiges und lange Zeit isoliertes neurologisches Symptom. Schmerzen von lanzinierendem Charakter schildern KUDREWETZKY im Kniegebiet, JELLINEK in beiden Beinen. Der seltsam „zerfleischende" Charakter der Myelomschmerzen und Parästhesien wird von ANDERS und BOSTON — "giving away" — und von BERTOYE („déchirement") betont. Mehr oder weniger isolierte Segmentalsymptome werden in einem Arm, z. B. als schlaffe Lähmung vom Typus einer unteren Plexuslähmung mit Horner (HERZ) oder ohne besondere Beachtung der Pupillen (ARNOLD) genannt; Myatrophie des Ulnarisgebietes einer Seite mit Schmerzen desselben Gebiets, aber ohne Hypästhesie, schildert NONNE; der Fall zeigte zugleich Retentio urinae und hochgradigen Priapismus. Paraparese, schleichend und in spastischer Form entwickelt oder aber rasch etabliert und in schlaffer Form, wird allgemein als überwiegende Erscheinung neurologischer Störung dieser Krankheit genannt; Beispiele geben RUSTITZKY, GRAWITZ, KUDREWETZKY, SEEGELKEN, BUCHSTAB und SCHAPOSCHNIKOW, SENATOR, WINKLER, JELLINEK, BERTOYE, GAUBE, KREUZER, PINES-PIROGOWA. Spuren BROWN-SÉQUARDscher Asymmetrie der Entwicklung schildern KUDREWETZKY, KREUZER und MEYERDING. Die Paraplegie wird meistens als spät erfolgend, eventuell terminal bezeichnet; jedoch bringt die Literatur viele Beispiele früh, sogar initial einsetzender Syndrome oder isolierter Zeichen dieser Art: Fall WINKLER in der 10. Woche der Krankheit lokalisierte Hypästhesien, starb im Zustand völliger Paraplegie innerhalb 4 Monaten; Fall KREUZER etablierte schwere Gehstörung in den ersten Wochen der Krankheit; Fall GAUBE zeigte einige Wochen nach dem Beginn des Leidens absolute Paraplegie mit Anästhesie, imponierte als akute Kompressionsmyelitis durch Spondylitis (Röntgenbild einer zu einem Wirbel beschränkten Destruktion mit perivertebralem Weichteilschatten); Fall THOMAS $1^1/_2$ Monate nach Einsetzen der Rückenschmerzen Unsicherheit der Beine und Gürtelgefühl, leichte Sphincterstörungen, einige Wochen später funikuläre Hypästhesie, Fußklonus, Ataxie. Fall NONNE ist als foudroyant-neurologische Form zu bezeichnen.

Von kranialen Symptomen ist oben Exophthalmus, Sehstörung, Diabetes insipidus als Seltenheit genannt. Kopfschmerzen sind sehr häufig und oft hochgradig, eventuell vom Typus der Trigeminusneuralgie (KAHLER). Diplopie wurde mehrmals, Abducenslähmung von HAMMER sowie von RITTER erwähnt. KAHLER sah Gehörstörung, KUDREWETZKY einseitige Gesichtslähmung. „Bulbäre" Lähmungen — Schlingstörungen, Zungenlähmung usw. — wurde von mehreren Autoren genannt: Fall ARNOLD hatte Schlinglähmung, Fall SENATOR hochgradige Zungenlähmung, Anästhesie des Kinns bis zur Unterlippe, Schlingbeschwerden, Phonasthenie; Fall STOKVIS Sprech- und Schlingstörung, Salivation, Lähmung des Trigeminus und Facialis; Fall WIELAND langsame, undeutliche Sprache bei reaktionslosen Pupillen. SENATOR betonte den „myasthenischen Charakter" dieser Lähmungen „ohne anatomischen Befund", das Fehle von Myatrophie, fibrillären Zuckungen und Entartungsreaktion; nur herabgesetzte Reaktion bei Reizung des Hypoglossusstammes wurde vermerkt. Nystagmus nennt KUDREWETZKY, Schwindelgefühl HERZ (beim Aufrichten) und GAUBE. Vortretende „Anxiété" wird von BERTOYE als sehr charakteristisch genannt, ein besonders ängstlicher Gefühlston der Schmerzen wird zuweilen hervorgehoben. Benommenheit und Delirien als terminale Erscheinungen schildert KUDREWETZKY; umgekehrt wurde das bis zum Ende und trotz furchtbarer Schmerzen und hochgradiger Atemnot, Lähmungen usw. ungetrübte Sensorium besonders hervorgehoben. Epileptische Anfälle sahen ELLERMANN und SCHROEDER.

Der Liquor wurde nur ein paar Mal als untersucht angegeben; NONNE und PINES-PIROGOWA verzeichnen Eiweißvermehrung, die letztgenannten leichte Xanthochromie; über hydrodynamische Prüfungen habe ich keine Notizen finden können.

Die Prognose der neurologischen Ausfälle ist selbstverständlicherweise überwiegend als pessima zu nennen; jedoch wurde spontane Rückbildung vor allem motorischer Ausfälle — Paraparese — im Falle BERTOYE vermerkt, der Abducenslähmung in den Fällen HAMMERs und RITTERs, der Paraparese — bald rezidivierend — im Falle KREUZER; im Falle THOMAS wurde die Paraparese nach Laminektomie zuerst absolut, bildete sich nachher aber bis auf belanglose Spuren zurück und kam während der folgenden Beobachtungszeit nicht wieder zum Vorschein.

Eine ausführliche Darstellung des sonstigen, sehr reichhaltigen Symptombildes der furchtbaren Krankheit darf an dieser Stelle unterbleiben; es muß auf die Monographien von WALLGREN 1920, ISAACS 1921, GESCHICKTER und COPELAND 1931 verwiesen werden. Nur einige Hauptzüge mögen in Erinnerung gebracht werden. Wichtig sind vor allem die Blutveränderungen — Anämie verschiedenen Grades, Plasmazellen, stark erhöhte Senkungsgeschwindigkeit —, die Abmagerung und der allgemeine Kräfteverfall, die Nephrose mit eventueller, sekundärer Glomerulusschädigung und vermehrtem Reststickstoff im Blute, die Ausscheidung des BENCE-JONESschen Eiweißkörpers mit dem Harne, die vielfachen Störungen der Brustorgane — bronchitische, emphysematöse, asthmatische Erscheinungen —, die fieberhaften Schübe.

Das Blut verhält sich verschiedentlich, sein Bild ähnelt bisweilen mehr einer „primären" Anämie, häufiger einer sekundären; aber auch eine Erythrocytenzahl zwischen 4 und 5 Millionen kommt vor, ebenso hohe Hämoglobinwerte. Unter 70 eigenen und literarischen Fällen, von GESCHICKTER und COPELAND gesammelt, fand sich 26mal ein Index über 1, dabei Leukopenie 3mal; Normoblasten wurden einigemal, Megaloblasten vereinzelt gefunden, Aniso- und Poikilocytose wie in anderen Fällen schwerer Anämie; 7 Fälle zeigten Leukopenie, 23 Leukocytose 11 000—15 000, 70 normale Werte. Unter 60 Fällen mit differentialgezähltem weißem Blutbild fand sich Myelocytengehalt von 1—10% in 15 Fällen, Eosinophilie von 3—5% in 5. Tumor-, meistens Plasmazellen im Blut fanden 1919 BECK und McCLEARLY und nach ihnen viele Autoren; MULLER und McNAUGHTON 1931 sahen 39—53% Plasmazellen bei 11 000—27 000 weißen Zellen in einem Falle, 65% Plasmazellen bei 50 000—60 000 weißen Zellen in einem anderen. Hyperproteinämie ist von PERLZWEIG, DELRUE und GESCHICKTER 1928 notiert worden, ein ähnlicher Befund 1931 von GESCHICKTER und COPELAND. Thrombopenie ist vielleicht sehr häufig, wofür die gelegentlichen Spontanblutungen sprächen. Die Senkungsgeschwindigkeit der roten Blutkörperchen ist sicherlich immer erhöht, oft sehr stark.

Die Frequenz des BENCE-JONESschen Körpers wird von GESCHICKTER und COPELAND nach eigener Prüfung des Schrifttums auf 65% aller untersuchten

Fälle angegeben. Er findet sich durchschnittlich erst ziemlich spät ein und dann oftmals nur intermittent. Er ist bekanntlich für diese Krankheit nicht pathognomonisch, findet sich bei vielen Krankheitszuständen wechselnder Art, die wahrscheinlich nur eine extensive Beeinflussung des Knochenmarks gemeinsam haben. Folgende Fälle werden von den letztgenannten Verfassern gesammelt: metastatische Tumoren des Skelets 9, multiples Knochensarkom 2, senile Osteomalacie 1, Osteïtis fibrosa cystica 1, komminute Fraktur 1, Spondylitis tbc. 1, Kiefertumor 1; lymphatische Leukämie 4, myeloide 3, Chlorom 1, Polycytämie 1. Beim Myelom kommt er in 10% der Fälle allein, in 65% mit Nephritis kombiniert vor.

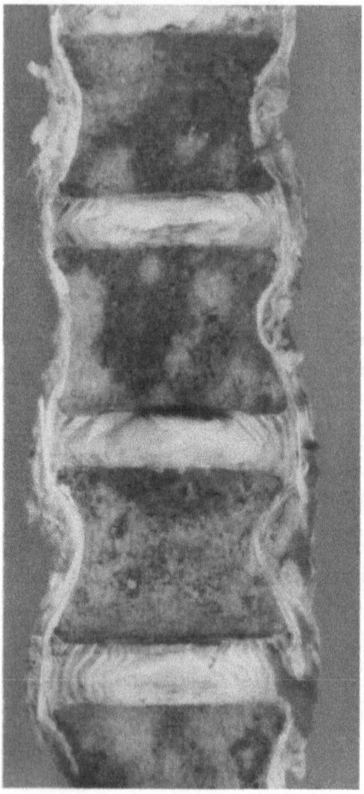

Abb. 27. Multipler Tumor unbestimmter Art (Lymphogranulomatosis?). Präparat von Prof. F. HENSCHEN.

Die fieberhaften Schübe wurden von HAMMER 1894 unter der Bezeichnung des chronischen Rückfallfiebers hervorgehoben, als intermittierendes Fieber von WINKLER 1900 und zu dem von EBSTEIN 1887 bei Pseudoleukämie, von RENVERS u. a. bei multiplem Lymphosarkom, von KAST 1890 bei metastasierenden malignen Tumoren mit schwerer Anämie, von PERITZ bei Sarkomatose beschriebenen, gleichartigen Phänomenen in Parallele gesetzt. RITTER 1922 sah es mit der Eruption schmerzhafter periostalerSchwellungen genau verbunden, HAMMER 1894 betont das Fehlen von Schüttelfrösten und Schwitzausbrüchen beim Anstieg bzw. Nachlassen des Fiebers sowie das Fehlen jeglicher Parallelität zu anderen Symptomen des Leidens.

Metastasen kommen in Lymphdrüsen, Leber, Milz, selten in Tonsillen, Schilddrüse, Nebennieren, Lungen, Ovarien vor; gewöhnlich wohl symptomlos, nur Lymphdrüsenschwellung wird als sicherlich seltene Erscheinung vermerkt. Dem Fehlen von Lungenmetastasen wird differentialdiagnostische Bedeutung für die Röntgenuntersuchung zugeschrieben.

Kürzere oder lang dauernde Diarrhöen sind häufig, Magen- oder Darmblutungen als Seltenheit mitgeteilt worden.

Von großer Wichtigkeit ist die Röntgenuntersuchung, die wohl immer, und zwar ziemlich früh am Rumpfskelet, sehr oft — auch ohne diesbezügliche klinische Erscheinungen — am Schädeldach positiv ausfällt; es handelt sich bekanntlich um scharf konturierte Defekte von einem Aussehen, das sonst nur bei einzelnen Fällen von metastatischem Carcinom sowie beim höchst seltenen „Morbus CHRISTIAN“ vorkommt.

Diagnose und Differentialdiagnose. GESCHICKTER und COPELAND heben folgende fünf Momente als besonders indikativ hervor, einzeln oder zu zwei oder drei oder sämtlich im gegebenen Fall nachweisbar: 1. Zeichen multipler Invasion des Knochensystems beim Erwachsenen, 2. pathologische („spontane“) Fraktur einer oder mehrerer Rippen, 3. Ausscheidung des BENCE-JONESschen Körpers durch den Harn, 4. eigenartige, von den Bewegungen des Kranken stark abhängige Rumpfschmerzen mit den Zeichen beginnender Paraparese, 5. eine sonst unerklärliche Anämie, 6. chronische Nephritis mit gesteigertem Reststickstoff im Blute und niedrigem Blutdruck. Wichtig ist die Röntgenuntersuchung, die bei nicht ganz geklärten Fällen von Krankheit der Wirbelsäule usw. auch auf extravertebrale Teile des Skelets ausgedehnt werden muß, vor allem Schädeldach und Rippen. Nur ganz selten, z. B. in den Fällen von GAUBE 1925, BUSSER und LICHTENBERGER 1933, tritt das Leiden sowohl klinisch wie röntgenologisch als herdförmig begrenzte Erkrankung eines Wirbels oder wie im Falle WRIGHTS 1933, des Brustbeins zutage. Das ausgebreitet-multiple Engagement des Rumpfskelets macht sich — außer durch das Röntgenbild — wenn nicht als vielfache Tumefaktion am Exterieur, die oft nur spät oder gar nicht in die Erscheinung tritt, vor allem in der Form einer Verkürzung und Verbiegung der Wirbelsäule bemerkt. In den frühesten Stadien des Leidens, wo die Kranken meistens nur von unbestimmten Schmerzen in Rumpf, Beinen, Kopf sowie von Abmagerung und allgemeinem Schwächegefühl, eventuell ängstlicher Verstimmung heimgesucht werden, wird der zutreffende Verdacht wohl nur ausnahmsweise gefaßt. Steigerung solcher vieldeutigen, subjektiven Störungen bis zu lokalisierten, heftigen Neuralgien des Rumpfes, der Ischiadicusgebiete, des Nackens mit hochgradiger Empfindlichkeit gegenüber Bewegungen, dazu ein sichtbarer Kräfteverfall und beginnende Anämie erwecken sicherlich den Verdacht bösartiger Krankheit; in erster Linie denkt der Arzt, bei dem bezüglichen Alter des Kranken, wohl an perniziöse Anämie oder Carcinose. Auch ein eventueller Eiweißgehalt des Harns und auffallende Schwäche der Beine, schon vom Charakter wirklicher Parese und vielleicht mit Steigerung der Muskelreflexe, Sphincterstörungen, Parästhesien verbunden, leiten die Diagnose nicht sofort auf die richtige Spur. Entscheidend ist vor allem, wenn man auf den Gedanken kommt, nachzusehen, ob das gefundene Eiweiß die Eigenschaften des BENCE-JONESschen Körpers hat; in unseren Tagen wird auch die häufig vorgenommene Röntgenuntersuchung eine relativ frühzeitige Diagnose ermöglichen. Die besonderen Charaktere der einzelnen Störungen des Skelets, des Harns, des Blutes, der Zirkulations- und Atmungsorgane usw., die für die Diagnose Bedeutung haben, sind oben des näheren dargelegt worden, auch die nur relative Beweiskraft der einzelnen Züge, auch des BENCE-JONESschen Körpers, ist gewürdigt worden.

Verlauf und Prognose. Der Beginn ist ganz überwiegend schleichend. Erstsymptome sind meistens Störung des Allgemeinbefindens sowie Schmerzen; daß auch offenkundig neurologische Reiz- und Ausfallssymptome früh auftreten können, ist oben hervorgehoben worden. Remissionen einzelner Symptome, auch der neurologischen, sowie des Allgemeinbefindens sind nicht selten; die Periodizität der Schmerzen in bezug auf Lokalisation und Intensität ist auch genannt worden. Zunehmende Schmerzen, Steigerung der eventuellen Paraparese und Auftreten deren Komplikationen — Dekubitalsepsis, Harninfektion —, Zunahme der Anämie und des Kräfteverfalls, Husten und Atemnot, eventuell Diarrhöen, eventuell cerebrale Störungen charakterisieren die Terminalstadien typischer Fälle. Die durchschnittliche Dauer beträgt 2 Jahre; als Höchstdauer sichergestellter Fälle führen GESCHICKTER und COPELAND $5^1/_2$ Jahre an.

Die absolut ungünstige Prognose des Leidens ist bekannt, ebenso die ziemliche Machtlosigkeit der radikalen Therapie; operierte Fälle begrenzter Ausdehnung haben in loco rezidiviert. Temporäre Besserungen der Schmerzen wird zwar sehr oft durch energische Röntgenbehandlung erreicht, auch muß die erwiesene Möglichkeit, durch Laminektomie eine Paraparese zur Remission zu bringen, in Erinnerung behalten werden. Arsen- und Jodkuren, Darreichung von Knochenmark, Blutinjektionen sind versucht worden; bei der ausgesprochenen Neigung der Krankheit zu spontaner Remission ist die Wirksamkeit solcher Versuche schwer zu beurteilen. Frakturen können bei Behandlung nach gewöhnlichen Prinzipien gut ausheilen.

Die (sekundäre) Carcinose der Wirbelsäule. (Schon ROKITANSKY wußte, daß sie „sehr häufig" ist. CHARCOT schreibt 1865, daß *Metastasen der Lendenwirbelsäule nach Brustkrebs* sehr gewöhnlich sind, hat gleichzeitig durch Aufstellung der *Paraplegia dolorosa* als klinisches Seitenstück die allgemeine Aufmerksamkeit auf die Erscheinung gerichtet, wußte aber schon, daß sie *meistens latent*

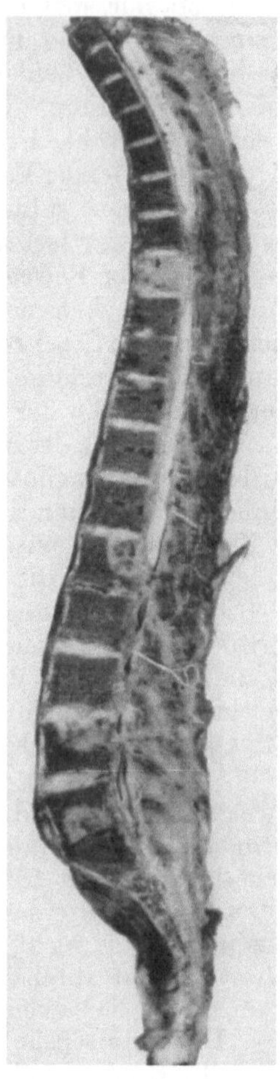

Abb. 28.

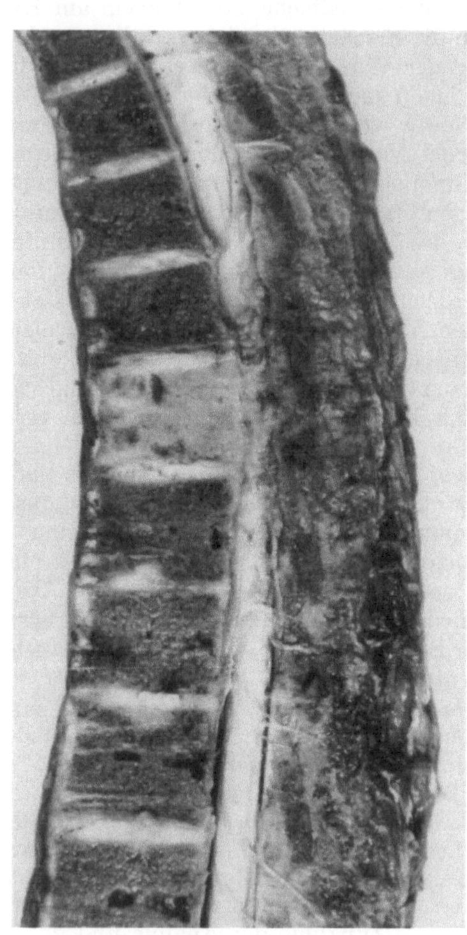

Abb. 29.

Abb. 28 und 29. Carcinose der Wirbelsäule. Kompression des Brustmarks durch Schwellung eines cancerösen Wirbels. Präparat und Photogramm von Prof. H. BERGSTRAND.

bleibt. VON RECKLINGHAUSEN machte 1891 die große Häufigkeit sowie den ausgesprochenen *osteoplastischen* Charakter der Skeletmetastasen des Adenocarcinoms der *Prostata* bekannt. SNOW hat 1891—99 in mehreren Mitteilungen eine Lehre über die nähere Art und die Symptomatologie der Skeletmetastasierung des Mammacarcinoms entwickelt, die noch heute weder widerlegt, noch genügend bestätigt worden ist, und deren Hauptpunkte das primäre Ergriffensein des Knochenmarks, das ganz frühe Einsetzen und oft sehr lang dauernde Latenzstadium der Skeletinfektion mit anfangs regionärer Bevorzugung [Humerus, Schultergürtel, Sternum] sind, ferner die damals [und noch ?] überraschende Häufigkeit der Knocheninvasion — sie soll nach ihm etwa $^4/_5$ aller Fälle früher oder später, dabei die Lendenwirbelsäule fast immer angreifen —; schließlich zeichnet er ein Krankheitsbild, in dem leichte Auftreibungen der betroffenen Knochen, und zwar eventuell reversibel, später vielfache, u. a. sehr oft die Lendengegend betreffende, als eigentlich *osteale* bezeichnete Schmerzen die Regel darstellen und die ersten 2—5 à 6 Jahre kennzeichnen; nur in einer Minderzahl der Fälle komme es zu Tumorbildungen oder Deformationen des Skelets, spontanen Frakturen oder Rückenmarkssymptomen. Die Häufigkeit von Querläsionen des Rückenmarks bei prostatogener Wirbelcarcinose wurde eine Zeitlang unter dem Einfluß der Vorstellung unterschätzt, daß solche Läsionen nur durch eigentliche Druckwirkung gewucherter Krebsmassen verursacht werden; erst Nonne hat 1903 das Vorkommen von Querläsionen, und zwar mit akuter Entstehung, auf anderem Wege, ohne Kompression der Medulla spinalis erwiesen. Petrén betonte 1905, unter Heranziehung eigener und älterer Beobachtungen, die direkt osseale Natur nicht nur der vielfachen Schmerzen, sondern auch vieler Fälle von erschwertem oder sogar verlorenem Gehvermögen. Seit dieser Zeit ist nicht viel Neues auf diesem Gebiete bekanntgeworden; die wertvollsten Erwerbe sind die Röntgendiagnose und -therapie, beide jedoch von begrenztem Wert; vor allem scheint die Röntgenuntersuchung für die Fragen der Frequenz und Lokalisation der Metastasen etwas überschätzt, das anatomische Studium in entsprechendem Grade vernachlässigt worden zu sein.)

Die Verteilung der 229 Fälle metastatischen Wirbelcarcinoms im Sektionsmaterial des Krankenhauses S:t Erik, Stockholm, in den Jahren 1925 bis 1934, nach Altersgruppen und Ausgangsort verteilt, gestaltet sich folgendermaßen:

Primärtumor		Dekade							Summe	
		III	IV	V	VI	VII	VIII	IX		
Mamma	weibliches Genital	1	6	8	22	12	8	1	72	58
Uterus		—	—	3	3	3	1	—		10
Ovar.		—	—	1	2	1	—	—		4
Prostata		—	—	—	3	22	25	6		56
Ventrikel	M	—	1	1	9	6	10	—	41	27
	W	—	1	1	3	6	3	—		14
Pankreas	M	—	—	—	—	1	1	—	4	2
	W	—	—	—	2	—	—	—		2
Oesophagus	M	—	—	—	1	2	1	1	6	5
	W	—	—	—	—	1	—	—		1
Rectum	M	—	—	—	—	—	1	—	4	1
	W	—	—	—	—	1	1	1		3
Colon	M	—	—	—	—	—	—	—	2	0
	W	—	—	—	1	—	1	—		2
Hepar	M	—	—	—	1	1	4	—	12	6
	W	—	—	—	1	2	2	1		6
Vesica fell.	M	—	—	—	—	—	—	—	1	0
	W	—	—	—	—	—	—	1		1
Pulmo	M	1	3	—	—	1	4	—	16	9
	W	—	—	—	3	1	2	1		7
Ves. urin.	M	—	—	1	2	2	1	—	7	6
	W	—	—	—	—	1	—	—		1
Pharynx	M	—	—	—	1	1	—	—	2	2
	W	—	—	—	—	—	—	—		0
Alii	M	—	—	—	1	2	2	—	6	5
	W	—	—	1	—	—	—	—		1
Summe	Männer . . .	1	4	2	18	38	49	7		119
	(Prozent . . .	0,84	3,36	1,68	15,12	31,93	41,17	5,91)		
	Frauen . . .	1	7	14	37	28	18	5		110
	(Prozent . . .	0,91	6,36	12,72	33,64	25,45	16,36	4,55)		
		2	11	16	55	66	67	12		229

In Übereinstimmung mit dem allgemeinen Verhalten der Krebskrankheit sehen wir an diesem Sonderbeispiel — der vertebralen Metastasierung — deutlich das Überwiegen des Genitalkrebses bei beiden Geschlechtern sowie die dadurch bedingte, verschiedene Altersverteilung zwischen den Geschlechtern; die Frequenzkurve steigt, erreicht ihren Höhepunkt und sinkt bei der Frau viel früher als beim Mann. Auch sonst spricht die Tabelle ohne Kommentar. Jede Lokalisation eines primären Carcinoms scheint zu Wirbelmetastasen führen zu können, obgleich, wegen der ungeheuren Verschiedenheit verschiedener Primärlokalisationen in bezug auf Häufigkeit, mit sehr verschiedenen absoluten Zahlen. Die Fähigkeit verschieden lokalisierter primärer Carcinome, Skeletmetastasen zu setzen, geht natürlich aus der Tabelle nicht hervor; so z. B. soll ja das hier gar nicht repräsentierte Thyreoideacarcinom stark zu Skeletmetastasierung neigen.

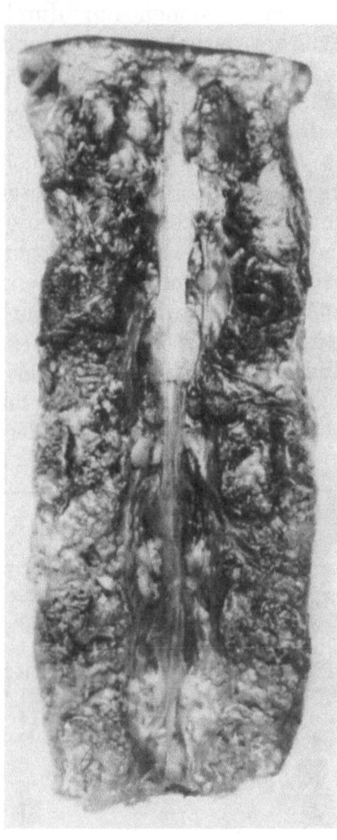

Abb. 30. Carcinose der Wirbelsäule. Excrescenzen in den Wirbelkanal prominierend. Präparat und Photogramm von Prof. F. HENSCHEN.

Es sind in der Literatur viele Arbeiten über die Skeletmetastasierung der Carcinome verschiedener Organe zu finden. Eins der am häufigsten bearbeiteten Beispiele ist das Carcinom dee *Mamma*. GESCHICKTER und COPELAND 1931 fanden unter 1914 Fällen von Carcinoma mammar 5,2% Skeletmetastasen röntgenologisch nachweisbar; in ihren 903 Sektionsfällen hatten sich die Skeletmetastasen ante mortem in 11,8% klinisch nachweisenlassen. MATHEY-CORNAT fand eine vielfach höhere Zahl: 28% röntgenologisch gefundene Skeletmetastasen unter 105 Fällen von Carcinoma mammae. CARNETT und HOWELL 1930 fanden röntgenologisch 37% positive Fälle unter 267. Nachuntersuchungen haben mehrmals eine mit der Zeit allmählich wachsende Zahl positiver Ergebnisse erwiesen. Gewisse Teile des Skelets, wie das Sternum und die Rippen, bieten der röntgenologischen Untersuchung besondere Schwierigkeiten, das Ergebnis war oft negativ trotz mikroskopisch positivem Befund. GINSBURG 1926 fand bei 67 avanzierten Fällen der Krankheit röntgenologisch oder bei Autopsie 74,6% positiv. Ein Vergleich älterer, anatomisch gewonnener Ergebnisse mit neueren, röntgenologisch gewonnenen ergibt höhere Zahlen anatomischer Befunde vor allem in bezug auf Sternum und Rippen, höhere Zahlen röntgenologischer Befunde in bezug auf Femur, Rückgrat, Becken usw. (vergleichende Zusammenstellung bei GESCHICKTER und COPELAND 1931, S. 483). Vielfache klinische Erfahrung — auch meinerseits — lehrt, daß klinische Symptome mit Verdacht auf Skeletmetastasen lange Zeit vor dem Manifestwerden des Röntgenbildes bestehen können. Die wirkliche Frequenz ist noch kaum bekannt; Zeitpunkt und Methode der Untersuchung spielen eine allzu große Rolle.

Die Frequenz des Befallenseins einzelner Skeletbezirke bei metastasierendem Brustkrebs ist im Schrifttum ziemlich übereinstimmend angegeben. GESCHICKTER und COPELAND bringen folgende Skala, prozentual auf sämtliche röntgenpositiven Fälle berechnet: Rückgrat 30, Becken 29, Femur 22,

Rippen 13, Schädel 13, Humerus 6, Sternum 4, Schlüsselbein 3, Schulterblatt 3, Radius 1, Tibia 1. Innerhalb des Rückgrats war der Halsteil mit 3, Brustteil mit 13, Lendenteil mit 14% vertreten. CARNETT und HOWELL fanden in absoluten Zahlen: Schultergürtel 54, Becken 45, Lendenwirbel 44, Brustwirbel 41, Rippen 35, Femur 32, Schädel 14, Halswirbel 10, Unterschenkel 7, Unterarm 6, Hand und Fuß je 4. Die Bevorzugung der Skeletgebiete mit normaliter rotem Mark ist offenkundig und wurde von STERNBERG 1899 hervorgehoben.

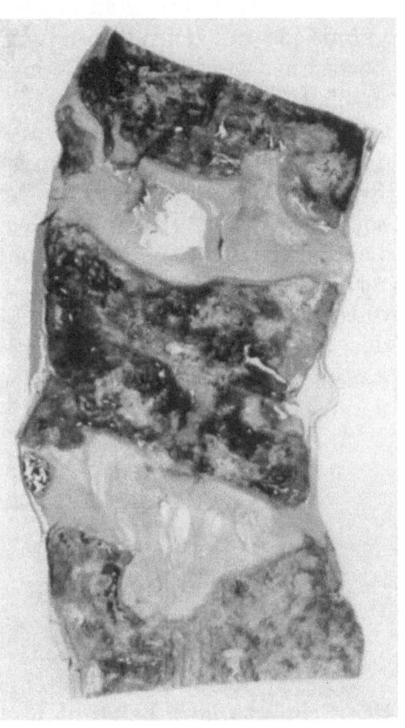

Abb. 31. Vergr. $1^1/_2$mal.

Zum Vergleich gebe ich hier das Ergebnis einer noch unveröffentlichten Studie aus dem Röntgeninstitut des Serafimerlasarettet in Stockholm wieder, das mir der Bearbeiter, Dr. B. EBENIUS, freundlichst zur Verfügung gestellt hat. Es fanden sich insgesamt 88 röntgenpositive Fälle; 78 von ihnen stammten aus einem Material von 218 röntgenuntersuchten Fällen des Radiumhemmet, Stockholm, und stellen somit 35,7% der untersuchten Fälle dar; mit Hinsicht darauf, daß die 218 röntgenuntersuchten Fälle $^9/_{10}$ des

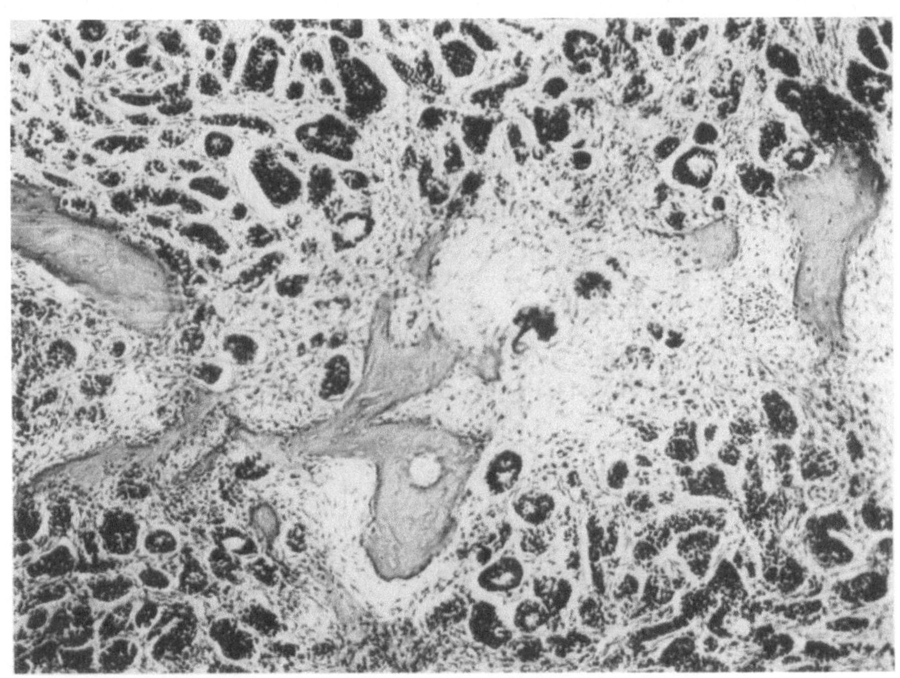

Abb. 32. Vergr. 100mal.

Abb. 31 und 32. Carcinose der Wirbelsäule. Präparat von Prof. H. BERGSTRAND. Knorpelige Wucherungen der Zwischenwirbelscheiben, makroskopisch sichtbar. Kolbiges Krebsgewebe im Knochenmark mit fibröser Umwandlung desselben und Arrosion der Spongiosabalken.

gesamten Brustkrebsmaterials des Radiumhemmet ausmachen, kann das Ergebnis als mit demjenigen von MATHIEU-CORNAT (28%) gut übereinstimmend bezeichnet werden. Der Typus des Röntgenbildes war im Stockholmer Material: in 65,9% der Fälle rein osteolytisch, 3,2% rein osteoplastisch, 24,1% gemischt; in 6,8% war der Typus in verschiedenen Skeletbezirken verschieden. Unter den 140 röntgennegativen Fällen haben 22 später Skeletmetastasen bekommen. Die Frequenz des Betroffenseins verschiedener Skeletbezirke, in %-Ziffer sämtlicher röntgenpositiver Fälle ausgedrückt, gestaltete sich folgendermaßen: Becken 57,9, Lendenwirbel 44,5, Femur, oberer Teil 34, Brustwirbel 21,6, Rippen 18,2, Schulterblatt 5,7, Schädeldach 4,5, Humerus, oberer Teil 4,5, Halswirbel 3,4, Femur, unterer Teil 3,4, Unterschenkel 3,4, Brustbein 1,1, Schlüsselbein 1,1. In 22 Fällen des Materials war die spezielle histologische Diagnose des Primärtumors bekannt; hier eine Übersicht des Resultats:

Art des Primärtumors	Röntgencharakter der Metastasen		
	Osteolytisch	Osteoplastisch	Mischform
Ca. medullare, simplex, solidum . .	4	2	2
Ca. adenomatosum	6	—	3
Ca. scirrhosum . .	4	—	1

In den beiden Fällen osteoplastischer Metastasen, bei welchen der Charakter des Primärtumors bekannt war, war dieser von undifferenziertem Typus. Dies spricht gegen die vorkommende Behauptung, besonders der scirrhöse Brustkrebs neige dazu, osteoplastische Metastasen zu machen (vgl. auch die ausgesprochene Osteoplastizität der adenocarcinomatösen Prostatametastasen!).

Die gegebene Frequenzskala hat ihr klinisches Interesse. Wenn die Lendenwirbelsäule soviel häufiger als der Brustteil carcinomatös infiltriert ist, weshalb überwiegen die Rückenmarksläsionen so sehr über solche der Cauda? Die Cauda ist, mit anderen Worten, unverhältnismäßig selten betroffen; das kann mit ihrem Charakter als periphere Nerven zusammenhängen, den SCHWANNschen Scheiden und der den peripheren Nerven zukommenden, höheren Widerstandsfähigkeit gegenüber Sauerstoffmangel.

CARNETT und HOWELL haben die Entwicklung der Metastasierung innerhalb des Skelets verfolgen können. Von der Invasion der Rippen unterhalb der Geschwulst abgesehen, war die Reihenfolge: homolateraler Schultergürtel, vertebra Th:3—6, oberer Lendenwirbel, Beckenknochen, untere Halswirbel. Die frühesten Fälle zeigten Caput und Processus glenoidalis humeri verändert sowie angrenzende Teile der Scapula; wenig später kam der Acromion, etwas später äußeres Clavikelende. Von diesen ersten Herden scheint die Verbreitung radiierend zu geschehen. Im Schlüsselbein tritt oft ein zweiter Herd auf, an dessen innerem Ende, der dem äußeren entgegenwächst.

Röntgenologisch solitäre Metastasen kommen, obgleich selten, vor (in $^1/_4$ der Fälle von GESCHICKTER und COPELAND, meistens Wirbeln oder Femur), was natürlich spätere Multiplizität keineswegs ausschließt.

Das Schrifttum bringt wenig schwerwiegende Zeugnisse bestimmter Verschiedenheiten verschiedener Organcarcinome in bezug auf Häufigkeit, Lokalisation oder nähere Beschaffenheit der Knochenmetastasen, mit der einzigen Ausnahme der osteoplastischen Wirkung des *Prostatacarcinoms*. GESCHICKTER und COPELAND fanden unter den etwa 500 röntgenuntersuchten Fällen eines Materials von 1020 Prostatacarcinomen in etwa 25% positiven Skeletbefund mit dieser Reihenfolge der Lokalisation: Becken, Rückgrat (besonders lumbosacral), seltener Femur, ausnahmsweise Tibia bzw. Schädel. Einige der Primärtumoren waren außerordentlich klein. BUMPUS 1922, auf 362 Fällen der MAYO-Klinik gestützt, bestätigt die nur ganz ausnahmsweise nicht osteoplastische Art, also genau das Gegenteil der Metastasen anderer Quelle. $^1/_3$ der malignen Testistumoren, 1 Fall von Blasenkrebs, Cancer uteri in $^5/_{86}$ (= 5,6%), Carcinoma uteri in $^2/_{69}$ (= 2,8%), Carcinoma ventriculi in $^7/_{537}$ (= 1,03%), Carcinoma pulmonis in $^4/_{24}$ (16%) der Fälle gaben Skeletmetastasen (GESCHICKTER und COPELAND). EHRHARDT 1902 fand anatomisch Skeletmetastasen in 66 von 238 Fällen carcinomatöser Schilddrüsen; die Erfahrung EWINGS 1928 geht dahin, daß Skeletmetastasen bei maligner Schilddrüsenerkrankung wenig seltener sind als bei Carcinoma mammae bzw. prostatae. JOLL 1923 sammelt aus dem Schrifttum 44 Fälle von Knochenmetastasen bei normaler Schilddrüse oder gutartigem Struma; in vielen Fällen war die Schilddrüse nicht mikroskopisch untersucht worden. Ein Teil dieser thyreogenen Metastasen waren multipel, ein Teil solitär; viele wurden in der Wirbelsäule gefunden: im Halsteil von HAWARD 1882, DERCUM 1906, im Brustteil von GUSSENBAUER 1891, GIERKE 1902, HOLLIS 1903, DE GRAAG 1903, im Lendenteil von COHNHEIM 1876, Brust- und Lendenteil von MIDDELDORPF 1894, JAEGER 1897, GIERKE 1902 usw. KAUFFMANN fand Skeletmetastasen in 2,5% der Fälle maligner Tumoren des Ventrikels, SCHLESINGER dasselbe in 9,3% bei 54 Fällen derselben Krankheit; JENKINSON 1924 sammelt aus der Literatur insgesamt 32 Fälle. Die Angaben verschiedener Autoren über Verteilung innerhalb des Skelets sind auf einem allzu kleinen Material aufgebaut, um einen Vergleich zwischen verschiedenen Formen zuzulassen. Auffallend ist der, jedenfalls in späteren Stadien ziemlich genau übereinstimmende Verteilungstypus bei den von so weit auseinanderliegenden Quellen herrührenden Formen des Carcinoma mammae bzw. prostatae. Verschiedene Neigungen scheinen in den Tag zu treten: 1. Bevorzugung der dem Primärtumor benachbarten Skeletteile, 2. unregelmäßige Dissemination à distance, 3. in vorgeschrittenen Stadien Bevorzugung gewisser Bezirke. Man sieht nach EWING bei Carcinoma thyreoideae folgende Häufigkeitsskala: Schädel, Sternum, Rückgrat, Rippen, Humerus, Femur, Pelvis. GESCHICKTER und COPELAND fanden Einzelmetastasen in dieser Reihenfolge: bei Carcinoma hepatis (1 Fall) Becken, Femur, Rückgrat; bei Carcinoma uteri (5 Fälle) Becken, Femur, Humerus, Schädel, Metacarpale; bei Carcinoma ventriculi (7 Fälle) Rippen, Becken und Femur, Rückgrat, Sternum, Schlüsselbein; bei Carcinoma pulmonis (4 Fälle) Lendenwirbel, Becken, Rippen, Schädel; bei Carcinoma ilei (2 Fälle) Becken, Femur; bei Carcinoma sigmoidea (1 Fall).

Pathologisch-anatomisch seien nur folgende Data hervorgehoben. Im allgemeinen gilt von der Carcinose des Skelets: „Die äußere Gestalt der erkrankten Knochen wird .. durch die Entstehung von äußerlich sichtbaren Tumoren verändert. Dies kann auf dreierlei Art geschehen. Entweder wird der Knochen durch die Wucherung einer Markgeschwulst und den Umbau der Compacta scheinbar als Ganzes aufgetrieben, oder es durchbricht eine Markgeschwulst zerstörend die Compacta und wuchert nach außen, oder es handelt sich um periostale Auflagerungen. Im ersten Falle kann sich eine mächtige Geschwulst bilden, welche mit einer Knochenschale oder doch mit Resten einer solchen bedeckt ist . . . Der direkte Durchbruch von Markgeschwülsten wird an jenen Knochen am häufigsten gefunden, an welchen die Knochenrinde von vornherein dünn ist, Wirbelkörper, Schädelbasis, Darmbein, Schulterblatt . . . Periostale Auflagerungen — besonders häufig — an dem Schädeldache“ (STERNBERG 1899). Man findet demnach Volumenvermehrung oder -verminderung befallener Wirbel, Vermehrung oder Verminderung der Konsistenz je nach dem Überwiegen osteoklastischer oder osteoblastischer Prozesse, auf der Sägefläche veränderte Struktur, deutliche Krebsknötchen oder — was wichtig ist — anscheinend normale Verhältnisse. Durchbrechende Krebsmassen können den Wirbelkanal verengern und wirkliche Kompression des Rückenmarks bewirken, wie auch die Segmentalnerven in den Foramina intervertebralia belästigen. Oft sinkt der Wirbelkörper in sich zusammen, mit oder ohne wirkliche Fraktur, sein axialer Durchmesser wird dabei vermindert, der quere vermehrt, eventuell — bei relativ erhaltenen Fortsätzen — entsteht keilförmige Kompression. Durch asymmetrisches Zusammensinken oder schrägen Bruch kann seitliche Verbiegung zustande kommen. Sehr oft findet sich die Veränderung disseminiert; mehr oder weniger schwer veränderte Wirbel sind von weniger oder nicht veränderten geschieden. Weiteres über Deformationen siehe unter „Knochensymptome“. Der Mechanismus der Rückenmarksschädigung und die Histologie derselben kann sich verschieden verhalten. Eine Kontusion durch dislozierte Teile frakturierter Wirbel ist nach übereinstimmender Erfahrung selten. Druck durch vorquellende Krebsmassen kommt, wie oben genannt, vor. Epidurale Massen, nicht aus Wirbeln kommend, sondern der diffuseren Infiltration der Weichteile entstammend, werden eventuell dem lädierten Marksegment gegenüber gefunden. Bekannt sind auch diffuse Infiltrationen der weichen und harten Häute sowie Knötchen im Innern des Rückenmarks. Die Markschädigung selbst ist diffus oder begrenzt, „Myelitis transversa“; mikroskopische Untersuchung der entsprechenden Wirbel ist bisweilen nötig, um der Ursache einer solchen Querläsion auf die Spur zu kommen (vgl. Fall SIMPSON 1926, wo freilich keine Rückenmarksschädigung vorlag, das Röntgenbild aber negativ war und das makroskopische Bild normal erschien!). Die Rückenmarksläsion beim Fehlen komprimierender Gebilde ist hier und da Gegenstand der Diskussion gewesen. SPILLER 1925 findet nekrotische Höhlen, wenig oder keine Rundzellenanhäufungen, geschwollene Achsenzylinder und zerfallende Markscheiden, das Ganze an das Bild bei thrombotischer Ischämie erinnernd. NONNE 1931 (und früher) spricht von „Myelodegeneratio carcino-toxaemica“, Querläsion, die jedoch dem am stärksten ergriffenen Teil des Rückgrats nach dem Niveau entsprach; er findet „Erkrankung der faserigen und protoplasmatischen Glia — zugleich mit einer Erkrankung der Ganglienzellen der Vorderhörner“. Ausführlicher vom jüngsten Fall: Das Rückenmark innerhalb des Herdes weich, das frische Zupfpräparat zeigt Körnchenzellen und veränderte Nervenfasern; im fixierten Präparat „herdweise in den Hintersträngen sowie in den verschiedenen Teilen der Seitenstränge, vereinzelt auch in einem Vorderstrang, Veränderungen des Nervenparenchyms in Form von Quellung und Schlängelung der Achsenzylinder. An vielen Stellen waren die Markscheiden geschwollen, an anderen ausgefallen, so daß Lückenfelder zustande kamen. Die Ganglienzellen in den Vorderhörnern sowie in den CLARKEschen Säulen zeigten Schwellung mit Verwaschensein des Trigroids, vielfach Veränderungen der Kerne in Form von Wandständigkeit, Schrumpfung und Verlust der Zeichnung. In den Herden war die faserige Glia gewuchert, und die protoplasmatische Glia zeigte die verschiedenen Formen des Zerfalls. Die Gefäße waren intakt, Erscheinungen von Ödem fehlten. Nirgends . . Tumorzellen.“

In bezug auf *Symptome* der Wirbelcarcinose interessieren uns in erster Linie die *direkten Äußerungen der Knochenerkrankung* sowie die *Rückwirkungen auf das Nervensystem.* Zuerst mag bemerkt werden, daß beide Gruppen nicht durchwegs leicht auseinanderzuhalten sind. Natürlich mit Ausnahme der *Deformationen,* die sehr oft gänzlich fehlen, bisweilen stark hervortreten. Am längsten bekannt ist vielleicht die diffus bedingte Verkürzung der Wirbelsäule, so daß der Betroffene überhaupt kürzer wird (CHARCOT). Ein Dornfortsatz oder eine

Reihe solcher kann seitlich disloziert sein („anguläre Skoliose", SCHLESINGER); andere Skoliosen sind selten. Arkuäre Kyphose kürzerer oder längerer Segmente des Rückgrats kommen vor, wirklicher Gibbus ziemlich selten. Spondylolisthesis wurde von SCHLESINGER nicht ganz selten bemerkt. Äußere carcinöse Auflagerungen der sicht- und fühlbaren Teile des Rückgrats kommen nicht oft vor. Weichheit eines Dornfortsatzes wurde von SCHLESINGER ganz vereinzelt bemerkt, lokales Ödem ist dagegen über der Dornfortsatzreihe wie an anderen Skeletregionen häufig. Prädilektionen sicht- oder fühlbarer Knochenverdickungen (Auflagerungen) sind das Schädeldach und der Darmbeinkamm, der oft verdickt vorgefunden wird, jedoch nicht früh. Die fühlbaren, schmerzhaften Verdickungen an den Armknochen wurden ja schon von SNOW genannt, und zwar reversibel. „Das Carcinombecken kann ganz und gar die Form des osteomalacischen annehmen. . . Das Sternum hat gewöhnlich eine tiefe, muldenförmige Eindellung" (STERNBERG). Späte Symptome sind auch das „Pergamentknittern", z. B. der Rippen.

OSLER macht auf eine häufige, ausgesprochene *Nervosität* schon im Frühstadium der Schmerzperiode aufmerksam, mit seelischer Depression, allgemeiner sensorischer Überempfindlichkeit, Hyperakusis usw.

8 der 28 von SCHLESINGER genau studierten Fälle waren durch die ganze Krankheit von allen neurologischen Reiz- oder Ausfallssymptomen verschont, 17 bekamen Wurzel-, 16 Marksymptome, den Wurzel- folgten in $^4/_5$ der Fälle Marksymptome.

Die *Schmerzen* der Frühstadien sitzen — sicher gilt das für die Metastasen des Mammacarcinoms, wahrscheinlich solche anderer Provenienz, da ja die Neigung der Metastasen, gewisse Bezirke des Skelets zu ergreifen, bei verschiedenen Formen dieselbe zu sein scheint — vorzugsweise im Rücken, in der Lendengegend und den Hüften, sehr oft auch als Ischialgie oder Cruralgie, die aber durchschnittlich später aufzutreten scheinen. Die am regelmäßigsten und am frühesten einsetzenden Schmerzen sind wahrscheinlich die *Dolores osteocopi,* die aber eben die genannte Gegend aus leicht ersichtlichen Gründen bevorzugen; später kommen eventuell die „Neuralgien". Diese Rumpfschmerzen, wahrscheinlich die durchschnittlich am frühesten einsetzende, die höchsten Grade erreichende, nachhaltigste Form der kanzerösen Schmerzen, zeichnen sich im ganzen durch gewisse bestimmte Charakteristika aus: zuerst und bisweilen durch längere Zeit in kürzeren oder länger dauernden *Anfällen* auftretend, werden sie mit der Zeit immer häufiger, schließlich kontinuierlich, gleichzeitig meistens an Stärke zunehmend. Gar nicht immer erreichen sie die gefürchteten, unvergleichlichen Grade, von welchen z. B. BILLROTH in bewegten Worten gesprochen hat, was aber leider häufig genug der Fall ist; sie können auch unbestimmt, periodisch, „rheumatisch" umziehend und in ihrer wahren Natur verkannt bleiben. Sie werden von den Kranken nicht selten *in den Knochen selbst verlegt,* oder mehr unbestimmt, diffus lokalisiert. Die schmerzenden Knochenregionen sind *meistens nicht druckempfindlich* (SCHLESINGER u. a.), jedenfalls gilt das in bezug auf die Dornfortsätze. SCHLESINGER fand statt dessen oft eine ausgesprochene Druckempfindlichkeit an beiden Seiten der Dornreihe. Die Schmerzen von diesem Typus treten meistens *nicht* eigentlich spontan auf, werden in ausgesprochenem Grade durch Bewegungen hervorgerufen, wie Bücken, Heben, Husten, Gang, ganz besonders vielleicht durch Drehbewegungen der Wirbelsäule (ALLEN STARR). In der Ruhe, im Liegen finden die Kranken meistens Linderung oder Schmerzfreiheit oder es gelingt ihnen, bestimmte schmerzfreie Haltungen auszuprobieren; sie geraten hierdurch bisweilen förmlich in eine Art „Akinesia algera". In weniger schlimmen

Graden der Schmerzhaftigkeit sieht man die Kranken oft größere oder kleinere Segmente des Rumpfes défenseartig ruhigstellen, es entsteht eine *regionäre Steifigkeit,* die nach STERNBERG teilweise durch Verbiegungen der Knochen direkt bedingt sein kann, meistens aber mehr indirekt, reflektorisch von den erkrankten Knochen aus oder aber eigentlich neurogen ausgelöst wird und gewöhnlich mit Muskelkontrakturen verbunden ist. Bei Erkrankung der Halsregion des Rückgrats, die ja an sich selten ist, wird vereinzelt ein spastischer Schiefhals gesehen; SCHLESINGER sah bei kanzeröser Destruktion des Dens epistrophei mit Fraktur den Kranken seinen Kopf mit den Händen stützen, wie beim Malum suboccipitale.

Durch Infiltration der Segmentalnerven, durch Kompression derselben in den Zwischenwirbellöchern oder durch Schädigung peripherer Nervenstrecken, die dann meistens durch kanzeröse Lymphome bedingt sind, kommt es zu eigentlichen *Neuralgien,* unter denen die cruralen und vor allem ischiadischen in erster Reihe an Häufigkeit und Hartnäckigkeit stehen; weniger häufig kommen brachiale, z. B. ulnare Neuralgien vor, selten occipitale. Die Cancerneuralgien sind bekanntlich meistens bilateral; auch einseitige Fälle sind aber keineswegs selten (SCHLESINGER, OSLER). Statt der Schmerzen oder zugleich mit ihnen kommen Parästhesien der verschiedenen, oberflächlichen und tiefen sensiblen Qualitäten oft vor; Neuralgien verschiedener Provenienz werden eventuell von entsprechenden Ausfallserscheinungen — Hypästhesien, Lähmungen — unmittelbar abgelöst. Radikuläre Reizsymptome — gewöhnlich sensorischer Art — sind ganz gewöhnlich, radikuläre Ausfälle weit weniger häufig. Oberflächliche Hyperästhesie für verschiedene Qualitäten innerhalb des ergriffenen Nervengebiets wird oft gesehen. *Radikuläre Ausfallssymptome* werden nicht ganz selten beobachtet. Vor allem SCHLESINGER bringt schöne Beispiele, z. B. Schmerzen und Muskelatrophie einer Schulter, von Atrophie der ganzen Armmuskulatur gefolgt, ein anderes Mal Myatrophie einer Hand, unter rasenden Schmerzen in 5 Wochen entstanden und von Atrophie des ganzen Arms gefolgt. SCHLESINGER hebt den schnellen Verlauf und hohen Grad solcher Atrophien hervor, mit reichlichen fibrillären Zuckungen, Entartungsreaktion, erhöhter mechanomuskulärer Erregbarkeit. Segmentäre sensible Ausfälle können dissoziiert sein, nach syringomyelischem Typus (BRUNS). Trophische Störungen der Haut sind selten, außer in der Gestalt eines Zoster; SCHLESINGER sah ihn 3mal in seinem großen Material, OSLER einmal unter 29 avancierten Fällen von Carcinoma mammae; ROMIEU 1900 hat eine Reihe solcher Fälle gesammelt; bekannt ist auch der Fall BRUNS', mit kanzerösen Auflagerungen der Meningen dem Segmentärgebiet der Hauteruption entsprechend. Nach einem solchen Zoster kann die Haut verdünnt, verfärbt und empfindlich werden (BRUNS, SCHLESINGER).

Isolierte Areflexie der Unterschenkel ist mitunter als Frühsymptom genannt worden (STERNBERG, OPPENHEIM); als häufiges Symptom werden von SCHLESINGER, OSLER u. a. *Krämpfe* vor allem der Wadenmuskulatur erwähnt; beide Erscheinungen können den neuritischen zugerechnet werden. Die als „Reizsymptom" in älterer Literatur genannten „Verkürzungskrämpfe" der unteren Extremitäten sind nunmehr als spinalautomatische Phänomene, „réflexes de défense" zu deuten, die freilich verhältnismäßig früh auftreten können.

Die Häufigkeit der *Marksymptome* wurde schon genannt. Übereinstimmend wird das meistens *allmähliche Einsetzen der Paraplegie* geschildert (SCHLESINGER, OSLER, SPILLER), indem viele Monate bis zum Gehunvermögen vergehen können. OPPENHEIM betont dabei die Seltenheit ausgesprochener Asymmetrien des semiologischen Bides, vor allem der BROWN-SÉQUARDschen Syndrome.

Spastischer Charakter der Lähmung wird weiter als Haupttypus bezeichnet; die gelähmten Kranken liegeni m Zustand der Paraplégie en flexion oder en extension bis zum Ende. Weitere Details sind ziemlich überflüssig; wie bei anderen Kompressionen kommen die Sphincterstörungen gewöhnlich zuletzt; OSLER findet bei den paraplegischen Kranken Hypästhesien als Seltenheit, was wohl jedoch mit allgemeinerer Erfahrung nicht übereinstimmt. Alle Varianten der Reflex- und Sensibilitätsverhältnisse können vielmehr gefunden werden; SIMON sah den Temperatursinn isoliert betroffen, CHVOSTEK alle Qualitäten außer dem Temperatursinn herabgesetzt. Thermische Parästhesien, Spinalautomatismus, Priapismus wurden des öfteren gemeldet. Sehr bekannt ist ja das Fortbestehen der Schmerzen in „gelähmten und gefühllosen Gliedern" (OPPENHEIM): paraplegia dolorosa. Dies Verhalten ist wohl am besten so zu erklären, daß die Schmerzen peripher, in den Knochen (oder Periosten) selbst ausgelöst werden, durch sympathische (vasculäre) Bahnen dem Zentrum zugeleitet werden und dort oberhalb der Markläsion hineinlangen. Bekannt ist weiter die relative Seltenheit reiner Caudasyndrome (SCHLESINGER hat sie gesehen); das würde eigentlich befremden, in Anbetracht der besonderen Häufigkeit *lumbaler* Metastasen, hängt wohl aber mit dem Charakter der Caudastränge als periphere Nerven und der unvergleichlich größeren Resistenz jener dem Sauerstoffmangel gegenüber zusammen. Auch Tetraplegien sind selten, was durch die relative Seltenheit schlimmerer cervicaler Metastasen erklärt wird. Die vereinzelt beobachtete, isolierte Paraplegia superior, d. h. brachium (GULL, GOWERS) wird von SCHLESINGER als radikulär aufgefaßt. Der dominierende Typus zentraler Läsion ist nach wie vor die Paraplegie durch Brustmarkläsion. Über die Pathogenese derselben ist oben gesprochen.

Weniger häufig als die allmählich eintretende, spastische Lähmung ist, wie genannt, die *schnell entwickelte Querläsion,* die dann gewöhnlich schlaff ist oder baldigst wird. Dieser Typus wird von SCHLESINGER „auffallend häufig" gefunden; meinerseits habe ich eben diesen Typus am häufigsten vorgefunden. Schlaffe, reflexlose Para- oder Tetraplegie mit schnell entwickeltem Decubitus und völliger Sphincterlähmung sowie funikuläre Anästhesie bilden dann den typischen Befund; das ganze kann in einigen Stunden zustande kommen, bisweilen sieht man es durch Trauma provoziert, auch in Form einer Lumbalpunktion (eigene Beobachtung). Die akute Paraplegie hat selbstverständlich besonders schlechte Prognose, führt zuweilen in Stunden oder wenigen Tagen zum Tode.

Von den Liquorsymptomen der kanzerösen Markschädigungen ist zu sagen, daß sowohl hydrodynamische Absperrung wie „Kompressionssyndrom" des Liquors wenigstens sehr häufig sind; ich habe sie bei ausgesprochenem Marksyndrom immer vorgefunden. Bei röntgenologisch gefundener Wirbelcarcinose, die übrigens nachher autoptisch bestätigt wurde, fand ich einmal, trotz Fehlens jeglicher Nervensymptome, den ausgesprochenen Befund hydrodynamischer Blockade, sowie gelblichen, eiweißreichen Liquor. Mehrmals, bei Querläsion mit Paraplegie und vollentwickeltem Liquorsyndrom, fand ich bei der Sektion einen nicht verengten Kanal, ein nicht „komprimiertes" Rückenmark; Schwellung des nekrobiotisch veränderten Markes gibt vielleicht die Erklärung solcher Befunde.

Unter den vielfachen Störungen, die von *anderen Läsionen* als denjenigen der Wirbel (und Wurzeln sowie peripheren Nerven) bewirkt werden, mögen zuerst die neurologischen Syndrome genannt werden, die auf diffuse oder regionäre Infiltration der Hirn-Rückenmarkshäute oder Knoten im Inneren des Gehirns bzw. Rückenmarks zurückzuführen sind. Ophthalmoplegie mit Exophthalmus, auf Knoten an der Fissura orbitalis superior oder Sinus cavernosus deutend, sah ich neuerdings nach operiertem Brustkrebs. Buchholtz 1898, Siefert 1902, Heyde und Curschmann 1907, Putschar 1930 haben Fälle multipler, cerebraler oder cerebrospinaler Carcinose mitgeteilt; meistens war dabei eine vertebrale Carcinose wenig oder gar nicht mit im Spiele. Blumer 1909 nennt prostatogene Carcinosen mit Zeichen von erhöhtem intrakraniellem Druck, einmal mit Facialislähmung, ein anderes Mal mit Hemiplegie. Bei Carcinose aus derselben Quelle sah ich einmal Nackenschmerzen, menierische Störungen und Taubheit, auf die röntgenologisch erwiesene Infektion der Schädelbasis zu beziehen, dabei aber keine spinalen Symptome.

Die Symptome der Primärtumoren sollen hier nicht auseinandergesetzt werden; nur möchte ich auf die häufige klinische „Latenz" der Primärläsion aufmerksam machen. So sah ich einmal als erstes Symptom der Carcinose eine Lähmung eines N. accessorius, als deren Ursache sich ein zuerst nur fraglich palpables, bald aber schnell wachsendes Lymphom am Halse herausstellte; erst sub finum vitae kamen leichte Schlingbeschwerden, und erst die Sektion deckte einen nicht geahnten Krebs der Speiseröhre auf. Blumer fand nach der Literatur in Fällen prostatogener Carcinose mit vertebralen Metastasen Miktionsstörungen nur bei $^{1}/_{3}$ der Fälle, Vergrößerung der Prostata nur bei jedem zweiten Fall. Ich nenne dies nur deshalb, weil ja die prostatogene Wirbelcarcinose besonders häufig ist.

Auch an den wechselnden Äußerungen der Carcinose in bezug auf Blutbild (einschl. der erhöhten Senkungsgeschwindigkeit der roten Blutkörperchen), Allgemeinzustand, Störungen von seiten der serösen Höhlen usw. mag hier nur kurz erinnert werden. Seit der Beobachtung Epsteins 1896 ist bei Skeletcarcinose, angeblich besonders aus einem Magenkrebs, das „pseudoperniziöse" Blutbild dann und wann gefunden worden, jedoch lediglich als seltene Ausnahme. Piney 1922 stellt das literarische Material zusammen. Das genannte Blutbild sei bei Primärtumoren folgender Lokalisation gefunden worden: Ventrikel, Schleip 1906, Parmentier und Chabrol 1909, Harrington und Teacher 1910, Harrington und Kennedy 1913; Mamma, Epstein 1896, Houston 1903 (Ward 1910); Oesophagus, Reichmann 1908; Appendix, Schleip 1906; Kiefer, Schleip 1906. Die einzelnen Charaktere verhalten sich nach diesem und anderem Material bei Skeletcarcinose bzw. Addison-Biermerscher Anämie folgendermaßen:

Carcinose des Knochenmarks	*Perniziöse Anämie.*
Reduktion der roten Blutkörperchen	=
Index hoch, nicht immer über 1	Index fast immer über 1
Leichte Leukocytose	Meistens leichte Leukopenie
Polynukleose	Relative Lymphocytose
Ausgesprochene Anisocytose	=
Normo- und Megaloblasten	=, jedoch von wechselndem Grad, fast nie so hochgradig wie mitunter bei Knochenmarkscarcinose
Myelocyten und Myeloblasten	Myelocyten nicht selten, Myeloblasten selten

Die weit überwiegende Zahl kanzeröser Anämien, auch bei Skeletmetastasen, ist jedoch von einfachem Typus.

Die Körpertemperatur liegt zuweilen etwas hoch, erreicht selten höhere Fieberwerte, kann bei Marasmus auch subnormal liegen. Zuweilen findet sich im Harn Spur Eiweiß, ganz selten der Bence-Jonessche Körper; Geschickter und Copeland sammelten 9 derartige Fälle, davon 3 eigene, bei Ca mammae mit Knochenmarksmetastasen.

Diagnose und Differentialdiagnose. „Rheumatoide" oder „neuralgische" Schmerzen, im Canceralter auftretend, sollten immer den Gedanken an Skeletcarcinose erwecken. Vorausgegangener Krebs steigert den Gedanken zum Verdacht. Bei Frauen dominiert als Quelle der Brustkrebs, sich aus Anamnese oder Status meistens sofort ergebend, bei Männern der Ca prostatae, der ja dagegen oft gar keine, noch öfter keine charakteristischen Lokalsymptome erzeugt; gegenüber dem einfachen Prostatismus finden wir zwar beim Krebs öfters eine für die Palpation knolligere und härtere Drüse. Aber auch junge Leute können an Cancer erkranken, Cancer mammae kommt auch bei Männern vor, mit Knochenmetastasen und Neuralgien usw. (Terrier 1874). Jeder Krebs kann Knochenmetastasen aussenden und an diversen Stellen des Körpers kann sich bekanntlich ein Carcinom lange Zeit der Diagnose entziehen. Nicht ganz selten wird der richtige Verdacht durch Schmerzen und allgemeine Umstände erweckt, die Diagnose durch die Röntgenuntersuchung bestätigt, der Primärtumor aber bis auf weiteres oder bis ans Ende nicht gefunden. Andrerseits kann die Röntgenplatte noch $^1/_2$ Jahr und später (3—8 Monate im Material von Geschickter und Copeland) nach dem Beginn der Schmerzen unsicher oder ganz negativ ausfallen; auch bei fehlender Kenntnis eines Primärtumors kann ein festgehaltener Verdacht noch durch beginnende Abmagerung, Sekundäranämie, gesteigerte Senkungsgeschwindigkeit der roten Blutkörperchen gestützt werden. In diesen frühen Stadien kann die Diagnose ganz unmöglich sein und die Differentialdiagnose allen möglichen schmerzhaften Zuständen gelten, auf welche alle hier einzugehen zwecklos wäre. Die in den für Krebs besonders disponierten Altersklassen so gewöhnlichen, chronischen Arthritiden, Spondylitis deformans usw. sind natürlich oft gleichzeitig vorhanden und erschweren dadurch die Diagnose. Auf die röntgenologische Differentialdiagnose ist hier nicht näher einzugehen; bei rein solitärer oder regionär begrenzter Veränderung „gemischter“ Art (d. h. osteolytisch und osteoklastisch zugleich), die gar nicht selten carcinomatös bedingt sein kann, kommen differentialdiagnostisch teils solitäre Hypernephrommetastasen, teils eine Reihe seltener Krankheitsformen in Frage: primäre Sarkome verschiedener Art, „sklerosierende“, „osteolytische“ oder vom Ewingschen Typus, Riesenzellentumoren oder die damit verwandte Osteïtis fibrosa localisata, eventuell das Hämangiom; bei multipler oder genereller Veränderung ist an Osteïtis fibrosa generalisata (Parathyreoideatumoren!) oder Osteïtis deformans Paget zu denken, Leukämie, Lymphogranulomatose; multiple, rein osteolytische Herde sprechen für Myelom, Carcinose oder „Morbus Christian“, umgekehrt wird die seltene „Eburneation“ oder „Marmorwandlung“ am öftesten bei Carcinose gesehen, kommt aber auch beim Hodgkin, Lues und primären Geschwülsten vor. Sowohl bei positiver wie unsicherer oder negativer Röntgendiagnose am Rückgrat kann die radiologische Untersuchung *anderer Skeletteile* — Schädel, Rippen, Becken — wie auch der Lungen wichtige Auskunft geben; Lungenherde sprechen für Sarkom oder Hypernephrom, wenn abgerundet, die Carcinose der Lungen und Pleura bietet ein durchschnittlich stark abweichendes Bild dar.

Schmerzen von genau derselben Lokalisation und genau demselben allgemeinen Verhalten — vor allem die ausgesprochene Abhängigkeit von Bewegungen — kommen beim Myelom wie bei Carcinose vor, Verbiegungen der Knochen mit Verkürzung des Rückgrats eher beim Myelom, Spontanbrüche bei beiden; das Bence-Jonessche Eiweiß stellt bei Myelom die Regel (65—80%), bei Carcinose eine große Seltenheit dar.

Verlauf, Prognose, Behandlung. Die lang dauernde Latenz des Vorgangs ist bekannt und erwähnt; wenn nach entferntem Primärtumor die Symptome der Generalisation lange auf sich warten lassen, muß höchstwahrscheinlich die Infektion des Knochensystems schon lange unbemerkt bestanden haben. Die *Latenzzeit zwischen Bemerktwerden des Primärtumors und der Knochensymptome* wechselt sehr an Ausdehnung, beträgt im Material von 74 radikaloperierten

Brustkrebsfällen GESCHICKTERs und COPELANDs durchschnittlich $32^1/_2$ Monate, in exzeptionellen Fällen *bis zu 9, sogar 20 Jahre*, unter den „einfach amputierten oder excidierten" Fällen durchschnittlich 29 Monate, unter den 8 inoperablen Fällen 1—24 Monate. Die postoperative Lebensdauer radikaloperierter Fälle mit Bestrahlung der Metastasen machte durchschnittlich 18 Monate (Höchstziffer 48 bzw. 71), ohne Bestrahlung $11^1/_2$ aus; einfach excidierte Fälle lebten mit Bestrahlung durchschnittlich $16^1/_2$ Monate, unbestrahlt $12^8/_{10}$, unoperierte Fälle $7^7/_{10}$ Monate.

Unter 28 genau verfolgten Fällen SCHLESINGERs dauerten die Wurzelsymptome (17 Fälle) 2 Tage bis 3 Jahre, durchschnittlich 7 Monate, die Marksymptome (16 Fälle) einige Stunden bis 7 Monate, in 5 Fällen 1 Woche oder weniger, in $^2/_3$ der Fälle weniger als 1 Monat, durchschnittlich etwa 5 Wochen, Gesamtdauer der Erscheinungen etwas mehr als 7 Monate (20 Fälle).

Die ersten Symptome beziehen sich, wie oben dargestellt, meistens auf das Knochensystem: früh eventuell fleckförmige oder regionäre, vielleicht reversible, geringgradige Schwellung (inflammatorische Reaktion, Ödem); perifokale inflammatorische Reaktion, in der Literatur vielfach beschrieben (v. RECKLINGHAUSEN, LANZINGER, ASKANAZY, ASSMANN, AXHAUSEN, FISCHER, DEFOY, COURVOISIER, KAUFFMANN), ist u. a. von GINSBURG 1926 für die Erklärung solcher Phänomene in Anspruch genommen worden. Bald finden sich ausgesprochene Bewegungsschmerzen ein. Früh stellt sich nach OSLER des weiteren seelische Depression mit nervöser Reizbarkeit ein (wohl nicht konstant), Eretismus. Im weiteren Verlauf können sich die Knochensymptome durch lange Zeit immer mehr entwickeln, ohne daß offenkundig neurologische Störungen hinzuzutreten brauchen: arkuäre Kyphose, Verkürzung der Achse, „anguläre Skoliose", Gibbusbildung, äußerlich sicht- oder fühlbare Auftreibungen oder Auflagerungen der Knochen, z. B. des Schädeldaches und Darmbeinkammes. Steifigkeit, Bewegungsbehinderung können verschiedenartig bedingt sein — reflektorisch-défenseartig, durch Deformation, inflammatorische Schwellung — bilden sich fast regelmäßig an verschiedenen Regionen oder in sehr großer Ausdehnung früher oder später aus. Viele Schmerzäußerungen können ebensogut neurogen wie osteokop bedingt sein, betreffen in erster Linie und auch im weiteren Verlauf vorzugsweise den Stamm — Rücken, Becken —; andere sind mehr offenkundig neurogen, neuralgisch, mit entsprechender Lokalisation, am häufigsten im Ischiadicus- oder Cruralisgebiet, oft auch intercostal, weniger häufig brachial, ulnar, selten occipital. Kopfschmerzen können mit und ohne Zeichen intrakranieller Drucksteigerung vorkommen, deuten auf Beteiligung des Gehirns selbst oder dessen Häute. Radikuläre Ausfallssymptome sind nicht sehr häufig; neurologische Ausfälle kommen vorzugsweise als Transversalläsion vor, am häufigsten das Brustmark betreffend, allmählich oder rasch einsetzend, sind mit längerer Erhaltung des Lebens unvereinbar. Irgendwelche zeitlichen Relationen zwischen Knochen- und Nervensymptomen einerseits, durch die Krebsinfektion anderer Organe bedingten Störungen andrerseits sind kaum vorhanden, nur wird natürlich die Aussicht auf Summation verschiedenartiger Störungen mit der Zeit größer. Paraplegie ohne ausgesprochene Allgemeinsymptome — Anämie usw. — kommt sicherlich vor: „monatelang unverändert, so daß sie die schwere Allgemeinerkrankung nicht ahnen lassen" (STERNBERG). Lähmung des obersten Halsmarks durch Bruch eines kanzerösen Dens epistrophei ist andererseits gesehen worden (SCHLESINGER), natürlich mit Mors subita als Ergebnis, also apoplektische Form des neurologisch bedingten Cancertodes. Reine Knochenveränderungen können — also ohne Läsionen des Nervensystems — Gehunvermögen und allgemeine Hilflosigkeit bedingen (PETRÉN). Im ganzen sind di neurologischen Ausfälle als terminale oder subterminale Symptome zu bezeichne

Remissionen kommen in allen Stadien des Hergangs vor, können jedes Symptom betreffen und sind sogar als charakteristischer Zug der Krankheit hervorzuheben (SUDHOFF 1875, RITCHIE und STEWART 1896, BAMBERGER und PALTAUF 1899, BUCKLEY 1902, OPPENHEIM 1902, COURVOISIER 1901, PETRÉN 1905). Schon von SNOW wurde ja der passagere Charakter der frühen regionären Schwellungen des Humerus, Sternum, Rippen usw. bei Ca mammae gelehrt, mitsamt der dadurch verursachten Bewegungsstörungen. Entsprechende Fluktuationen wurden auch im weiteren Verlauf oft beobachtet. OPPENHEIM, der auch einschlägige, mündlich übermittelte Erfahrungen HANSEMANNS anführt, sah „Schwinden der sicht- und fühlbaren Knochenauftreibungen, wie sie durch die Geschwülste selbst bedingt werden", „Schmerzen und Bewegungshemmung in einem bestimmten Gebiet für lange Zeit wieder zurücktreten, so daß der Eindruck einer lokalen Ausheilung entsteht"; er sah auch „Lähmungserscheinungen .. für Wochen wieder zurückgehen oder eine wesentliche Besserung erfahren" usw. Der intermittierende Charakter der neuralgischen oder osteokopen Schmerzzustände ist vor allem in den frühen Stadien der Krankheit die Regel; mit der Zeit pflegen allerdings diese Schmerzanfälle nicht nur heftiger, sondern auch länger dauernder und frequenter zu werden, schließlich ganz kontinuierlich. VULPIAN meldete schon 1885 ganz wunderbare Remissionen eines tief gesunkenen, fast agonalen Allgemeinzustandes mit Zurückbildung oberflächlicher Geschwulstbildungen. OSLER schildert 1906 einen Fall von metastasierendem Brustkrebs, der "for weeks desperately ill" war, mit absoluter Paraplegie, wo sehr hochgradige Besserung des Allgemeinbefindens mit Zurückbildung der Paraplegie spontan eintrat; der Kranke lebte noch über 3 Jahre, ohne Rezidiv der Lähmung. Rückbildung einer Paraplegie unter Röntgenbehandlung des Rückgrats teilen CARNETT und HOWELL 1930 mit.

Isolierte, entfernte, größere Knochenmetastasen, die als Primärtumoren aufgefaßt und operiert wurden, kommen vor; STERNBERG zitiert einen Fall GEISSLERS, Tumor des Schulterblatts, wo der Primärtumor, Harnblasenkrebs, erst viel später erkannt wurde, BLUMER 1909 zitiert ähnliche, von der Prostata stammende Metastasen des Schädeldaches, der Scapula, der Tibia.

Cervicale Neuralgie vor Bemerktwerden eines Brustkrebses sah OSLER. Ich sah Accessoriuslähmung, durch anfangs kaum fühlbare, später rasch wachsende, metastatische Lymphome am Hals bedingt, als erstes Symptom bei Carcinoma oesophagi, wobei Schlingbeschwerden erst terminal und dann nur in geringem Grade auftraten; der Primärtumor wurde erst bei der Sektion entdeckt. Nervensymptome, wenn osteogen bedingt, treten nach STERNBERG meistens erst spät oder gar terminal auf; wenn früh erscheinend, sind sie eher durch Metastasen der Lymphdrüsen, Meningen oder der Perioste bedingt.

Über die Behandlung, am Ende ja immer machtlos, ist nur ganz wenig hinzuzufügen. Das Hauptmittel ist die Röntgen- oder Teleradiumbestrahlung, die bekanntlich auf Schmerzen, Bewegungsbehinderung, sogar echte Lähmungen wohltuend, bisweilen sehr gute Wirkung auszuüben vermag[1]. Dies Kapitel ist im Schrifttum reichlich vertreten: GINSBURG 1926, LEVIN 1917, KELLY und FRICKE 1924; GESCHICKTER und COPELAND wurden oben zitiert. In röntgenrefraktären Fällen ist an *Cordotomie* zu denken. Die prophylaktische Bedeutung früher Exstirpation des Primärtumors ist selbstverständlich, in ihrer Effektivität hier nicht des näheren zu prüfen. Die chirurgische Entfernung erkrankter Knochenpartien haben kaum einen Zweck. Nur bei den ja oft isoliert vorkommenden

[1] Knochenbildung, osteoplastischer Charakter des Heilungsvorgangs wird unter dem Einfluß der Röntgenbestrahlung gesehen (GESCHICKTER und COPELAND); guter Heilungseffekt der schmerzhaften Bewegungshemmung *ohne* merkliche Änderung des Röntgenbildes sah GINSBURG.

thyreogenen Metastasen wurden längere Heilungszeiten durch Exstirpation erzielt: BOULBY 6 Jahre (Arm), KRASKE 8 Jahre (Sternum), RIEDEL 10 Jahre (Kiefer); nur ein Wirbelfall wissentlich operiert (LINHART 1921). Ganz vereinzelt nnd kurios ist die Beobachtung v. EISELSBERGS, Cachexia strumipriva nach Exstirpation einer thyreogenen Metastase.

Von anderen metastatischen Geschwülsten ist vor allem **das Hypernephrom** gesondert zu nennen. Das Hypernephrom stellt eine nicht sehr häufige Geschwulstart dar, die aber eine sehr große Neigung zu Metastasierung nach dem Skelet hegt. LEHMANN 1932 sammelt 47 Fälle, darunter 2 eigene, mit folgender Lokalisation: Femur 12, Schädel 7, Schultergürtel 7, Sternum 5, Oberarm 5, *Wirbelsäule* 5, Unterschenkel 4, Unterarm 2. (Dazu kommen Metastasen des Gehirns, von MURATA 1931 nach der Literatur und einem eigenen Fall ausführlich behandelt.) GESCHICKTER und COPELAND sahen unter 62 Fällen dieser Krankheit 22 (= 34,9%) Skeletmetastasen im Alter von 21—81 Jahren, am häufigsten in der 6. Dekade; ihre Frequenzskala: Humerus, *Rückgrat*, Femur, Pelvis, Becken, Rippen, Fußknochen, Schädel, Sternum. Die metastatischen Geschwülste sind makroskopisch von gelbbräunlicher Farbe, rot gesprenkelt. Umgebende Weichteile, z. B. Rückenmuskeln (BULLOWA), werden oft infiltriert. Das mikroskopische Bild ähnelt dem der Primärtumoren, bietet ein Gedränge von epitheloiden Zellen von „schäumiger“ Struktur oder granuliert, sehr lipoidreich; lobiertes Arrangement, gefäßreiche Interstitien; das Bild übrigens stark variabel, die histologische Diagnose oft schwierig. Einige Beispiele von Metastasen der Dura sind gegeben worden: KULCHOW und DUCHOWNIKOWA — Dura spinalis mit Rückenmarkskompression — Murata orangegroße Geschwulst der cerebralen Dura bei kirschgroßer Nierengeschwulst, Diagnose der ersteren nicht ganz sicher. Ich sah neulich, bei einer wegen Hypernephroma renis operierten Frau, metastatisches Gewebe innerhalb eines Meningioms der Dura cerebralis, Operation von OLIVECRONA, histologische Diagnose von H. BERGSTRAND. Die Rückenmarkssymptome entsprechen meistens einer nachgewiesenen extraduralen Vegetation gegen das Rückenmark aus ergriffenen, eventuell total destruierten Wirbeln (BULLOWA, GIBSON und BLOODGOOD, DEUTICKE). LEHMANN fand im Schrifttum nur 5 nähere Mitteilungen über Rückenmarksschädigung durch Hypernephrommetastasen der Wirbel: BÖHLER 1903, HARTTUNG 1914, BULLOWA 1921, GIBSON und BLOODGOOD 1923, Deuticke 1931. Dazu kommen 2 Fälle von JOSSMANN 1929. Die Symptome der Rückenmarks- und Nervenschädigung bieten nichts Besonderes; sie entsprechen den bei Tumoren der Wirbelsäule gewöhnlichen: Schmerzen im Rücken, in den Lenden, Hüften, Beinen, Paraparese mit typischen Komplikationen. JOSSMANNS erster Fall hatte kyphotische Vorwölbung und schwere schmerzhafte Steifigkeit des Nackens mit angedeuteter Querläsion des Rückenmarks, röntgenologisch Destruktion und Subluxation der zwei obersten Halswirbel, die Symptome durch Anlegen einer GLISSONschen Schlinge weitgehend gebessert. Im Falle BULLOWA, nach einem schmerzhaften Stadium, zeigte sich als erstes, isoliertes neurologisches Symptom Hyperästhesie des Dermatoms Th : 9 einer Seite, bald darauf schlaffe Paraplegie mit Sphincterstörungen. Fall HARTTUNG hatte als erstes Symptom, ein Jahr vor dem Tode, Störungen von seiten Blase und Mastdarm, dann Ischialgie rechts, Schwäche des r. Beins, schließlich schlaffe Paraplegie mit Hypästhesie unterhalb der 4. Rippe.

Von nichtneurologischen Symptomen finden sich: Tumor am Exterieur in der Umgebung erkrankter Wirbel (BULLOWA, GIBSON und BLOODGOOD); Anämie von sekundärem Typus, Gewichtsabnahme, allgemeiner Kräfteverfall bis zu Kachexie, stark gesteigerte Senkungsgeschwindigkeit der roten Blutkörperchen, pathologische Frakturen, BENCE-JONESscher Körper im Harn (3 Fälle nach

GESCHICKTER und COPELAND). Röntgenologisch zeigt sich meistens rein destruktives Bild, anfänglich als scharf umschriebener Defekt im Knochenmark, Auflösung der Corticalis ohne Auftreibung, schließlich eventuell gänzliches Verschwinden der ergriffenen Wirbel (GIBSON und BLOODGOOD, BULLOWA). Aber auch das Bild der Sklerose, des „Elfenbeinknochens", ist notiert worden (NATHAN 1931). Bemerkenswert ist die bekannte Tatsache, daß sich die Knochenmetastasen vor dem Primärtumor klinisch bemerkt machen; so sah ich vor einigen Jahren bei einer älteren Frau eine „Neuralgia brachialis" mit atrophierender

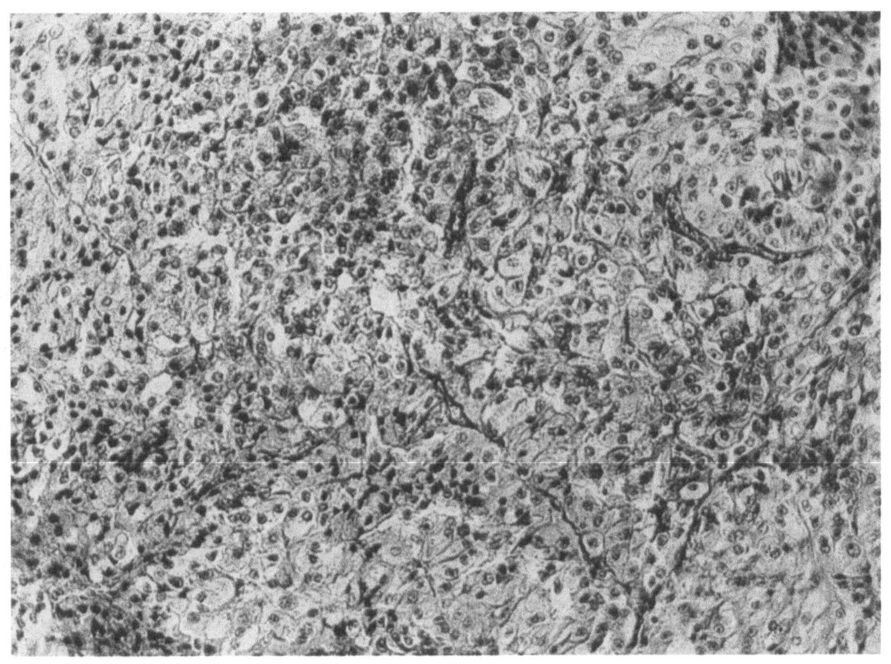

Abb. 33. Metastasierendes Hypernephrom des 5. und 6. Brustwirbels mit epiduralen Vegetationen, Rückenmarkskompression und Paraplegie. 57jähriger Mann. Februar 1934 bei Drehung des Oberkörpers am Schreibtisch „vernichtender Schmerz" interscapular nach links während einiger Sekunden. Frühling und Herbst Rezidiv des Schmerzes, Röntgen des Rückgrats negativ. November und Anfang Dezember beginnende Parästhesien und Insuffizienzgefühl der Beine. Ende Dezember schnell entwickelte Paraplegie mit gesteigerten Muskelreflexen usw. Doppelpunktion zeigt absoluten hydrodynamischen Block, Lumballiquor leichte Eiweißvermehrung (Bisgaard 40), Mastix normal. Röntgen zeigt jetzt Destruktion des Bogens des Th : 5, wahrscheinlich auch desjenigen des Th : 6. Operation zeigt destruierten Wirbelbogen und epidurale neoplastische Knollen. Keine Besserung; Tod an Herzschwäche innerhalb weniger Wochen. Vergr. 195mal.

Parese der Armmuskeln bei negativem Röntgenbefund der Wirbelsäule monatelang bestehen, ehe sich die Primärgeschwulst durch Harnblutung zu erkennen gab. Einmal sah ich die Diagnose des — röntgenologisch konstatierten — Wirbelleidens durch Aspirationspunktion des Wirbels histologisch verifiziert.

Die Prognose ist sehr schlecht; die Fälle der Literatur verliefen sämtlich innerhalb 3—7 Monate, höchstens in einem Jahr, tödlich. Die gelegentlich ausgeführte Laminektomie (HARTTUNG) hatte keinen Erfolg. Röntgenbestrahlung kann Linderung der schweren Schmerzen herbeiführen, aber auch gänzlich versagen. Die Knochenmetastasen des Hypernephroms können aber auch solitär sein, bekannt ist der von ALBRECHT 1905 mitgeteilte Fall aus Klinik Hochenegg, wo 4 Jahre nach Nephrektomie wegen Hypernephroms eine Metastase der Scapula in Erscheinung trat, rezessiert wurde und sich noch nach weiteren 10 Jahren rezidivfrei zeigte. Metastasierendes Hypernephrom ist somit prinzipiell nicht hoffnungslos; Exstirpation der Primärgeschwulst und Resektion des metastasentragenden Knochens kann in vereinzelten Fällen Heilung bringen. Für die vertebralen Fälle trifft dieser glückliche Zufall wohl nie ein. In bezug auf Diagnose und Therapie der Nierengeschwulst ist hier nur zu nennen, daß ihnen besondere Schwierigkeiten begegnen können. Geschickter und Copeland schildern einen Fall von Hypernephroma humeri, wo die besondere Untersuchung der Nieren negativ ausfiel. Der Harn ist auf Blutgehalt zu prüfen, die Pylographie auch bei negativem Palpationsbefund vorzunehmen, sobald sich ein Knochentumor von nicht gesicherter, andersartiger Natur zu erkennen gibt.

Die **Sacralregion** ist ein bevorzugter Sitz angeborener, embryonal präformierter oder mit Störungen der Entwicklung des hinteren Körperendes irgendwie in ursächlichem Zusammenhang stehender Geschwulstbildungen. Es würde zu weit führen, ihre verwickelte und vielfache pathologische Anatomie hier ausführlich darzustellen, es muß auf die pathologisch-anatomische Literatur verwiesen werden, in erster Linie auf das bekannte Borstsche Referat aus d. J. 1898. Nur sei hier die, das „genetische Prinzip" besonders berücksichtigende Einteilung Borsts wiedergegeben:

1. Die verschiedenen Formen der Wirbelspalte. Hierher gehören die reinen Formen der Spina bifida cystica (Meningocele, Myelomeningocele, Myelocystocele, Myelocystomeningocele), ferner die durch Tumoren (Angiome, Fibrome, Lipome, Gliome usw.) komplizierte Spina bifida cystica und endlich die verschiedenen Formen der Spina bifida occulta.

2. Die Tumoren, die Störungen der komplizierten Entwicklungsvorgänge am unteren Stammesende des Embryos ihre Entstehung verdanken; hierher gehören: a) die reinen Dermoide, b) die wahren Schwanzbildungen, c) die teratoiden Mischgeschwülste ohne Inhalt von Organen, die nicht von Bildungen des unteren Stammesendes abgeleitet werden können.

3. Die Tumoren, die der Implantation eines zweiten Keims ihren Ursprung verdanken. Hierher gehören die vollkommenen Doppelmißbildungen, die unvollkommenen Verdoppelungen (subcutane und freie Parasiten) und die teratoiden Mischgeschwülste, die deutlich fetale Organe enthalten, die nicht vom unteren Stammesende gebildet werden können.

4. Tumoren, deren Genese zweifelhaft ist. Hierher wären zu rechnen: a) Degenerationen der Steißdrüse, b) eine Reihe von Lipomen, c) cystische Lymphangiome.

Hermann und Tourneux hatten 1887 das Vorkommen von Überresten des caudalen Körperendes und „leur role dans la formation de certaines tumeurs sacro-coccygiennes" inauguriert. Nové-Josserand, Martin und Dechaume 1926 beziehen sich in ihrer Auffassung von 4 eigenen Fällen angeborener Geschwülste auf dasselbe genetische Prinzip. Das Alter letztgenannter Fälle beträgt 6 Monate, 21 Monate, 33 Monate, 3 Jahre. Die Fälle werden bisweilen erst ziemlich spät symptomatologisch manifest. Zeichen angeborener Anomalie sind vor allem Fußdeformitäten sowie Sphincterstörungen; später können sich Caudasyndrome entwickeln, Parese der Beine usw. Viele Fälle haben gar keine Nervensymptome. Moersch 1926 berichtet über 42 Sacraltumoren. Eine 72jährige Patientin Heusners hatte einen epithelialen Kreuzbeintumor, der als Dermoidcyste sehr lange bestanden hatte, sicherlich kongenital angelegt war, erst im hohen Alter aber angefangen hatte, schneller zu wachsen. Bei einer anderen, 67jährigen Frau war die Geschwulst durch über 30 Jahre langsam angewachsen, bis sie endlich zur Operation kam. Hier die Synopsis: 1. „ependymal cell glioma", 14 Fälle, darunter 10 „tief", das heißt im Sacralkanal extradural gelegen, 4 „hoch“, teilweise intradural; 2. 5 unklassifizierte Fälle (keine Operation, Röntgen- und Radiumbehandlung); 3. Cancer, 5 Fälle; 4. Sarkom, 2 Fälle; 5. Riesenzellentumoren, 3 Fälle; 6. Myome, 2 Fälle; 7. Fibrome, 1 Fall; 8. Chondrom, 1 Fall; 9. Dermoid, angeboren, 5 Fälle; 10. metastatische Tumoren, 4. Die *Ependymome* sind wahrscheinlich kongenital angelegt, stammen aus dem Filum terminale oder Resten der zurückgebildeten Portion des caudalsten Medullarrohrs extradural; sie haben embryonalen Zelltypus, machen lokale Arrosion, metastasieren nicht (vgl. KERNOHAN u. a. 1933!); die Krankheitsdauer ist lang, 2—15 Jahre, in einem Falle hatten die Schmerzen 13 Jahre vor der Diagnose bestanden. CAMP, ADSON und SHUGRUE 1933 schildern das anatomische und röntgenologische Bild der ungleichförmig erweiternden Wirkung dieser Geschwülste auf den Sacralkanal: Ligamentum posterius und Intervertebralscheiben widerstehen dem Druck viel besser als das Knochengewebe, wodurch ein kurioses, paariges Wabenwerk entsteht.

Die anterosacralen Tumoren bieten überhaupt (nach MOERSCH) ein ziemlich charakteristisches klinisches Bild dar. Erst Schmerzen und Unbehagen im Mastdarm und taubes Gefühl in der Coccyxregion; nach verschieden langer Zeit, oft vielen Jahren, breitet sich das eingeschlafene Gefühl auf die Hinterbacken aus, die Defäkation wird schwierig, der Stuhl schmal, eventuell tritt frustraner Harn- und Stuhldrang auf. Später Ischialgie (bei höher gelegenen Tumoren im Gegenteil erst Ischialgie, später Sphincterstörungen); schwerere Schmerzen machen sich vor allem in horizontaler Stellung, also z. B. des nachts, bemerkbar. Noch später défenseartige Steifigkeit der Hüft- und Lendenmuskulatur, Gehstörung, dann Beinschwäche, perianale und schließlich das ganze Gebiet der Sacraldermatome einnehmende Anästhesie, Achillesareflexie, Blasen- und Mastdarminkontinenz.

Die Exstirpation kann bei circumscripten antero- und retrosacralen sowie im Sacralkanal gelegenen Exemplaren leicht, bei angeborenen, mit Myelo- oder Meningocelen usw. sehr schwierig sein.

Literatur.

Zusammenfassende und umfangreichere Arbeiten.

BRUNS: Die Geschwülste des Nervensystems, 2. Aufl., S. 1—480. Berlin 1908.

CAMP: The significance of osseous changes in the roentgenographic diagnosis of tumors of the spinal cord a. associated soft tissues. Radiology **22**, 295—303 (1934). — CAMP, ADSON and SHUGRUE: Roentgenographic findings associated with tumors of the spinal column, spinal cord a. associated tissues. Amer. J. Cancer **17**, 348—372 (1933).

ELSBERG: Tumors of the spinal cord, problems in their diagnosis a. localisation; procedures for their exposure a. removal. Arch. of Neur. **22**, 949—965 (1929). — The diagnosis a. surgical treatment of tumors of the spinal cord. Verh. 9. Kongr. internat. Ges. Chir. **2**, 385—438 (1932). — ELSBERG and DYKE: The diagnosis and localisation of tumors of the spinal cord by means of measurements made on the X-ray films of the vertebrae, and the correlation of the clinical a. X-ray findings. Bull. neur. Inst. New York **3**, 359—394 (1934). — EWING: Neoplastic diseases, 3. Ed. Philadelphia u. London 1928.

GESCHICKTER and COPELAND: Tumors of bone, p. 1—709. New York 1931. — GOLD: Chirurgie der Wirbelsäule. Neue deutsche Chirurgie, Bd. 54, S. 1—364. 1933.

HOLM: Über Wirbeltumoren. Dtsch. Z. Chir. **208**, 46 (1928).

SCHLESINGER: Beiträge zur Klinik der Rückenmarks- und Wirbeltumoren, S. 1—208. Jena 1898. — SICARD, GALLY, HAGUENAU et WALLICH: Radiothérapie des tumeurs rachidiennes (osseuses, épidurales, sous-durales, intramédullaires). Revue neur. **1928 I**, 489. — STEINKE: Spinal tumors. Statistics on a serie of 330 collected cases. J. nerv. Dis. **47**, 418 (1918).

Geschwülste des epiduralen Spinalraums.

BING u. BIRCHER: Ein extraduraler Tumor am Halsmark. Schmerzfreier Verlauf; BROWN-SÉQUARDsches Syndrom. Heilung durch Operation. Dtsch. Z. Chir. **98**, 258 (1909). —

BORCHARDT: Bemerkungen zu den sogenannten Sanduhrgeschwülsten des Rückenmarks und der Wirbelsäule. Klin. Wschr. **1926 I**, 636. — Zur Kenntnis der Neurinome. Beitr. klin. Chir. **138**, 1 (1926). — BREGMAN u. STEINHAUS: Lymphosarkom des Mediastinums mit Übergang in den Rückgratskanal. Virchows Arch. **172**, 410 (1903).

DANDY: The diagnosis a. localisation of spinal cord tumors. Ann. Surg. **81**, 223 (1925).

ELSBERG: Extradural spinal tumors. Primary, secondary, metastatic. Surg. etc. **46**, 1—20 (1928). — The meningeal fibroblastomas (dural endotheliomas, meningiomas, arachnoid fibromas). Etc. Bull. neur. Inst. New York **1**, 3—27 (1931). — EWALD u. WINKLER: Rückenmarkstumor unter dem Bilde einer Myelitis verlaufend. Berl. klin. Wschr. **1909 I**, 529.

FLATAU et SAVICKI: Le neurofibrome cervical. Encéphale **17**, 617 (1922).

GIESE: Rückenmarksveränderungen bei Kompression durch einen Tumor in der Höhe der obersten Halssegmente. Dtsch. Z. Nervenheilk. **19**, 206. — GULEKE: Über eine zu den Sanduhrgeschwülsten der Wirbelsäule gehörige Gruppe von Wirbelsarkomen. Arch. klin. Chir. **119**, 833 (1922).

HEUER: The so-called hourglass-tumors of the spine. Arch. Surg. **18**, 935 (1929).

KIENBÖCK u. RÖSLER: Neurofibromatose. Fortschr. Röntgenstr., Erg.-Bd. **42**, 1—52 (1932). — KNUTSSON: On intrathoracic neurinomata. Acta radiol. (Stockh.) **12**, 388 (1931). — KRONTHAL: Zur Pathologie der Höhlenbildung im Rückenmark. Neur. Zbl. **1889**, 573.

PALMÉN: Zwei Fälle extraduraler Intravertebralgeschwülste mit Sektion. Arb. path. Inst. Helsingfors, N. F. **1** (1913).

SOMMERFELT: Sarkom utgaaende fra spinalganglion med infiltration i rygmarvens og hjernens tynde hinder, under billedet av en opadstigende lammelse. Norsk Mag. Laegevidensk. **1917**, 968.

WERSILOFF: Zwei Fälle von Rückenmarkskompression. Neur. Zbl. **1898**, 563.

Chondrome und Osteome.

DESJAQUES: A propos d'un cas de chondrome de la colonne cervicale. Lyon chir. **24**, 40 (1927).

FÖDERL: Enchondrom der Halswirbelsäule. Dtsch. Z. Chir. **45**, 154 (1897).

GOMOIN u. STOIA: Osteom der Halswirbelsäule. Ref. Z.org. Chir. **32**, 174 (1925).

HAAS: Rückenmarkstumor (Sitzgsber.). Münch. med. Wschr. **1926 II**, 1732. — HENDERSON: Osteom. J. Bone Surg. **4**, 518 (1922). — HOLM: Über Wirbeltumoren. Dtsch. Z. Chir. **208**, 46 (1928).

KIENBÖCK: Ein Fall von Chondrosarkom der Knochen. Beitr. klin. Chir. **154**, 475 (1932).

LJACHOWITZ: Enchondrom der Wirbelsäule. Dtsch. Z. Chir. **224**, 319 (1930).

MAY: Chondroma of vertebrae, report of a case. Amer. J. Roentgenol. **17**, 452 (1927).

NONNE: Weitere Erfahrungen zum Kapitel der Diagnose von komprimierenden Rückenmarkstumoren. Dtsch. Z. Nervenheilk. **47—48**, 436 (1913).

SIMON: Das vertebrale Chondrom. Dtsch. Z. Chir. **241**, 805 (1933).

VALENTIN: Enchondrom der Wirbelsäule. Beitr. klin. Chir. **85**, 124 (1913).

Chordome.

CAPPELL: Chordoma. J. of Path. **31**, 797 (1928). — CHIARI: Über ein Chordom der Wirbelsäule. Zbl. Path. **42**, 481 (1928). — COENEN: Das Chordom. Beitr. klin. Chir. **133**, 1 (1925).

HUTTON and YOUNG: Chordoma. A report of two cases: a malignant sacrococcygeal chordoma a. a chordoma of the dorsal spina. Surg. etc. **48**, 338 (1929).

LINK u. WARSTAT: Maligne Chordome. Beitr. klin. Chir. **127**, 612 (1922).

SYME and CAPPELL: A case of chordoma of the cervical vertebrae with involvment of the pharynx. J. of Laryng. a. Otol. **41**, 209 (1926).

ZOLLINGER: Chordoma of the third lumbar vertebra; report of a case. Amer. J. Surg. **19**, 137 (1933).

Ekchondrosen der Zwischenwirbelscheiben.

ADSON and OTT: Results of the removal of tumors of the spinal cord. Arch. of Neur. 8, 520 (1922). — ALAJOUANINE et PETIT-DUTAILLIS: Le nodule fibro-cartilagineux de la face postérieure des disques intervertébraux. Presse méd. **1930**, 1657, 1749. — ANDRAE: Über Knorpelknötchen am hinteren Ende der Wirbelbandscheiben im Bereich des Spinalkanals. Beitr. path. Anat. **82**, 464 (1929). — ANTONI: Fall av kronisk rotkompression med ovanlig orsak: hernia nuclei pulpose disci intervertebralis. Sv. Läkartidn. **28**, 436 (1931).

BUCY: Chondroma of intervertebral disc. J. amer. med. Assoc. **94**, 1552 (1930).

CROUZON, PETIT-DUTAILLIS et CHRISTOPHE: Sur un cas de compression de la queue de cheval, d'origine traumatique, par un nodule fibro-cartilagineux du disque intervertébral. Opération. Guérison. Revue neur. **1931 I**, 612.

DANDY: Loose cartilage from intervertebral disc simulating tumour of the spinal cord. Arch. Surg. **19**, 660 (1929).

ELSBERG: The extradural ventral Chondromas (Ecchondroses). Their favorite site, the spinal cord a. root symptoms they produces etc. Bull. neur. Inst. New York **1**, 350 (1931).

HELLMER: Ein Fall von Verlagerung von Bandscheibengewebe nach hinten. Röntgendiagnose und Verifikation. Acta radiol. (Stockh.) **14**, 165 (1933).

KORTZEBORN: SCHMORLsches Knorpelknötchen unter dem Bilde eines Rückenmarkstumors im Bereich des Halsmarks. Zbl. Chir. **57**, 3 (1930).

LUSCHKA: Die Halbgelenke des menschlichen Körpers. Berlin 1858.

MIDDLETON and TEACHER: Injury of the spinal cord due to rupture of an intervertebral disc during muscular effort. Glasgow med. J. **76**, 1 (1911).

NONNE: Weitere Erfahrungen usw. Dtsch. Z. Nervenheilk. **47/48**, 436 (1913).

PÉCHY, v.: Zur Kenntnis der gutartigen Wirbelsäulengeschwülste im Wirbelkanal. Frankf. Z. Path. **37**, 562 (1929).

SCHMORL: Über Knorpelknoten an der Hinterfläche der Wirbelbandscheiben. Fortschr. Röntgenstr. **40**, 629 (1929). — STOOKEY: Compression of the spinal cord due to ventral extradural cervical chondromas: diagnosis and surgical treatment. Arch. of Neur. **20**, 275 (1928).

Angiome.

BAILEY and BUCY: Cavernous haemangioma of the vertebra. J. amer. med. Assoc. **92**, 1748 (1929). — BUCY and CAPP: Primary haemangioma of bone (with special reference to roentgenological diagnosis). Amer. J. Roentgenol. **23**, 1 (1930).

CORNIL and MOSINGER: Sur les angiomes et téleangiectasies intrarachidiennes. Ann. d'Anat. path. **9**, 955 (1932).

GOLD: Von den Wirbelveränderungen im Falle eines Hämangioms an der Dura spinalis. Arch. klin. Chir. **139**, 729 (1926).

HAMMES: Cavernous haemangioma of the vertebra. Arch. of Neur. **29**, 1330 (1933).

IRELAND: Haemangioma of the vertebrae. Amer. J. Roentgenol. **28**, 372 (1932).

JUNGHANNS: Hämangiom des dritten Brustwirbelbogens mit Rückenmarkskompression. Laminektomie, Heilung. Arch. klin. Chir. **169**, 321 (1932).

LIÈVRE: Angiome vertébral, „vertèbre poreuse". Bull. Soc. méd. Hôp. Paris **48**, 896 (1932).

MAKRYCOSTAS: Über das Wirbelangiom, -lipom und -osteom. Virchows Arch. **259**, 265 (1927).

PERMAN: On haemangiomata in the spinal column. Acta chir. scand. (Stockh.) **61**, 91 (1926).

SANDAHL: Beitrag zur Kenntnis des allgemeinen Vorkommens des Hämangioms in der Wirbelsäule. Acta chir. scand. (Stockh.) **69**, 63 (1931). — SCHERER: Beitrag zur Kasuistik der Wirbelangiome mit Kompression des Rückenmarks. Beitr. path. Anat. **90**, 521 (1933).

Riesenzelltumoren.

ADSON: Osteitis fibrosa cystica of the spina. Surg. etc. **46**, 684 (1928).

BOWER, CLARK and DAVIS: The management of giant cell sarcoma of the vertebrae. Report of a case with cure after five years. Arch. Surg. **21**, 313 (1930).

FARR: Sarcoma of the cervical vertebra. Ann. Surg. **95**, 936 (1932).

HELLNER: Die lokalisierte Osteodystrophia der Wirbelsäule. Beitr. klin. Chir. **144**, 42 (1928).

LEWIS: Primary giant cell tumors of the vertebrae. J. amer. med. Assoc. **83**, 1224 (1924). — LINDSAY and CROSBY: Giant cell tumor of the second cervical vertebra. J. Bone Surg. **15**, 702 (1933).

MCFARLANE and LINELL: Benign giant cell tumor of the third cervical vertebra: case report. Brit. J. Surg. **21**, 513 (1934). — MEYERDING: Giant cell tumor of the spine, treated by Roentgen ray, immobilisation a. bone graft. Surg. Clin. N. Amer. **11**, 778 (1931). — MILCH: Giant cell tumor of the spina. Amer. J. Cancer **21**, 363 (1933).

PEHAM: Riesenzellensarkom des Kreuzbeins. Dtsch. Z. Chir. **45**, 24 (1897).

RASCH: Fall av primärt jättecellsarkom i ryggraden. Hygiaea (Stockh.) **84**, 769 (1922).

SANTOS: Giant cell tumor of the spina. Ann. Surg. **91**, 37 (1930).

UIBERALL: Über lokalisierte Osteitis fibrosa der Wirbelsäule. Dtsch. Z. Chir. **215**, 108 (1929).

Sarkome.

BARRÉ, SCHMOLL et MORIN: Paraplégie par sarcome vertébral; guérison rapide par la radiothérapie. Généralisation ultérieure. Revue neur. **1926 I**, 1232. — BREITLÄNDER: Zentrales osteoplastisches Sarkom eines Wirbels im Röntgenbild. Fortschr. Röntgenstr. **34**, 523 (1926).

GESCHICKTER: Osteogenic Sarcoma. Arch. Surg. **24**, 602, 798 (1932). — GORLITZER: Zur Symptomatologie des primären Wirbelsarkoms und die Möglichkeit seiner Diagnose. Med. Klin. **1929 II**, 1394.

HANNEMANN: Plötzlicher Tod infolge Kompression des obersten Halsmarks durch ein Chondrosarkom des Atlas. Dtsch. Z. Nervenheilk. **63**, 251 (1919). — HERMANN: Aus der Klinik und Anatomie der malignen Lenden- und Kreuzwirbeltumoren. Die Bedeutung der Aspirationspunktion der Wirbel für die Diagnostik und Röntgentherapie dieser Tumoren. Z. Neur. **124**, 838 (1930).

Myelom.

ANDERS and BOSTON: BENCE-JONES albumosuria, with report of three cases. Lancet **1903 I**, 93. — ARNOLD: Drei Fälle von primärem Sarkom des Schädels. Virchows Arch. **57**, 297 (1873).

BERTOYE: Contribution à l'étude de la maladie de BENCE-JONES. Rev. Méd. **24**, 257, 390 (1904). — BUCHSTAB u. SCHAPOSCHNIKOW: Zit. nach PINES-PIROGOWA. — BUSSER et LICHTENBERGER: Plasmocytosarcome vertébral. Ann. d'Anat. path. **10**, 202 (1933).

ELLERMANN et SCHROEDER: Une observation de myélome de la colonne vertébrale avec des crampes épileptiformes. Acta psychiatr. (Københ.) **8**, 261 (1933).

GAUBE: Ein Fall von multiplem Myelom unter dem Bilde einer Querschnittserkrankung. Med. Klin. **21**, 244 (1925). — GRAWITZ: Maligne Osteomyelitis und sarkomatöse Erkrankungen des Knochenmarks als Befunde, bei perniziöser Anämie. Virchows Arch. **76**, 353 (1879).

HAGER, ROEN and PETERSON: Myeloma, associated with renal impairment. J. of Urol. **29**, 475 (1933). — HAMMER: Primäre sarkomatöse Osteitis mit chronischem Rückfallsfieber. Virchows Arch. **137**, 280 (1894). — HERZ: Zur Kenntnis des Myeloms. Wien. med. Wschr. **1908 II**, 1289, 1360.

JELLINEK: Zur klinischen Diagnose und pathologischen Anatomie des multiplen Myeloms. Virchows Arch. **177**, 96 (1904).

KAHLER: Zur Symptomatologie des multiplen Myeloms. Wien. med. Presse **1889**, 209, 253. — KREUZER: Plasmacelluläres Myelom mit multipler, teilweise hämorrhagischer Herdmyelose der Medulla spinalis. Dtsch. Z. Nervenheilk. **90**, 224 (1926). — KUDREWETZKY: Zur Lehre von der durch Wirbelsäuletumoren bedingten Compressionserkrankung des Rückenmarks. Z. Heilk. **13**, 300 (1892).

MEYER, ERICH: Das Myelom. Jkurse ärztl. Fortbildg **4**, 100 (1913). — MIEREMET: Über „Systemerkrankung" und Tumorbildung der blutbereitenden Organe. (Zugleich ein Beitrag zur Myelomfrage.) Virchows Arch. **219**, 1 (1915). — MULLER and MCNAUGHTON: Multiple myeloma (plasmacytoma) with blood picture of plasma cell leukaemia. Report of two cases. Folia haemat. (Lpz.) **46**, 17 (1931).

NONNE: Zur Klinik der Myelomerkrankung der Wirbelsäule. Neur. Zbl. **40**, Erg.-Bd., 2 (1921).

PINES u. PIROGOWA: Über die multiplen Myelome und das Nervensystem. Arch. f. Psychiatr. **84**, 332 (1928).

RITTER: Über multiple Myelome. Virchows Arch. **229**, 277 (1921). — RUSTIZKY: Multiples Myelom. Dtsch. Z. Chir. **3**, 162 (1873).

SEEGELKEN: Über multiples Myelom und Stoffwechseluntersuchungen bei demselben. Dtsch. Arch. klin. Med. **58**, 276 (1897). — SENATOR: Asthenische Lähmung, Albumosurie und multiple Myelome. Berl. klin. Wschr. **1899 I**, 161.

THOMAS: A case of myeloma of the spine with compression of the cord. Boston med. J. **145**, 367 (1901).

WIELAND: Primär multiple Sarcome der Knochen. Inaug.-Diss. Basel 1893. — WINKLER: Das Myelom in anatomischer und klinischer Beziehung. Virchows Arch. **161**, 252, 508 (1900). — WRIGHT: Solitary plasma cell myeloma. Arch. of Path. **15**, 749 (1933).

Carcinose.

ADLER: Primary malignant growths of the lungs a. bronchi. New York 1912.

BLUMER: A report of two cases of osteoplastic carcinoma of the prostate with a review of the literature. Hopkins Hosp. Bull. **20**, 200 (1909). — BUCHHOLTZ: Kasuistischer Beitrag zur Kenntnis der Karzinose des Zentralnervensystems. Mschr. Psychiatr. **4**, 183 (1898). — BUMPUS: Roentgen Rays a. Radium in the diagnosis a. treatment of carcinoma of the prostate. Amer. J. Roentgenol. **9**, 269 (1922).

CARNETT and HOWELL: Bone metastases in cancer of the breast. Ann. Surg. **91**, 811 (1930).

EPSTEIN: Blutbefunde bei metastatischer Karzinose des Knochenmarks. Z. klin. Med. **30**, 121 (1896).

GINSBURG: Pain in cancer of the breast; its clinical significance, with special reference to bone metastases. Amer. J. med. Sci. **171**, 520 (1926). — GROSS: Skeletal metastases in carcinoma of the breast. Amer. J. med. Sci. **95**, 219 (1888).

HANDLEY: Cancer of the breast a. its operative treatment. London 1906. — HARRINGTON and KENNEDY: Bone marrow metastases a. anemia in gastric carcinoma. Lancet **1913 I**, 378. — HEYDE u. CURSCHMANN: Zur Kenntnis der generalisierten Karzinose des Zentralnervensystems. Neur. Zbl. **1907**, 172. — HOUSTON: The conditions that simulate pernicious anemia. Brit. med. J. **1903 II**, 1257.

JOLL: Metastatic tumors of bone. Brit. Surg. **11**, 38 (1923/24).

MOORE: A roentgenological studie of metastatic malignancy of the bones. Amer. J. Roentgenol. **6**, 589 (1919).

NONNE: Über akute Querlähmung bei maligner Neubildung der Wirbelsäule. Berl. klin. Wschr. **1903 I**, 728. — Zum Kapitel der Myelodegeneratio carcino-toxaemica. Mschr. Psychiatr. **79**, 360 (1931).

OPPENHEIM: Lehrbuch der Nervenheilkunde, S. 374 f. 1913. — OSLER: Medical aspects of carcinoma of the breast. Brit. med. J. **1906 I**, 1.

PAGET: The distribution of secondary growths in cancer of the breast. Lancet **1889 I**, 571. — PARMENTIER et CHABROL: Anémie grave et métastases cancéreuses dans la moelle des os. Bull. Soc. méd. Hôp. Paris **28**, 341 (1909). — PETRÉN: Beiträge zur Symptomatologie der Carcinose des Rumpfskelets. Mitt. Grenzgeb. Med. u. Chir. **14**, 505 (1905). — PINEY: Carcinoma of the bone marrow. Brit. J. Surg. **10**, 235 (1922/23). — PUTSCHAR: Z. Pathologie und Symptomatologie der Carcinommetastasen des Zentralnervensystems (mit besonderer Berücksichtigung der Hirn- und Rückenmarksnerven). Z. Neur. **126**, 129 (1930).

SIEFERT: Über die multiple Karzinomatose des Zentralnervensystems. Arch. f. Psychiatr. **36**, 720 (1902). — SIMPSON: Diffuse vertebral metastasis of prostatic carcinoma without bony changes. Amer. J. Roentgenol. **15**, 534 (1926). — SPILLER: Rapidly developing paraplegia associated with carcinoma. Arch. of Neur. **13**, 471 (1925). — STERNBERG: Vegetationsstörungen und Systemerkrankungen der Knochen. NOTHNAGELS Spezielle Pathologie und Therapie, Bd. 7, 2. 1899.

VULPIAN: Gaz. Hôp. **1885**, 481.

Hypernephrome.

ALBRECHT: Beiträge zur Klinik und pathologischen Anatomie der malignen Hypernephrome. Verh. dtsch. Ges. Chir. **1905**, 620.

BIERRING and ALBERT: Secondary manifestations of hypernephroma. J. amer. med. Assoc. **43**, 234 (1904). — BÖHLER: Beitrag zur Klinik der Nierentumoren, speziell der malignen Hypernephrome. Wien. klin. Wschr. **1903**, 549, 589. — BULLOWA: A case of hypernephroma with spinal metastases. Med. Clin. N. Amer. **5**, 1113 (1921/22).

DEUTICKE: Nierentumoren. Dtsch. Z. Chir. **231**, 780 (1931). — DRESSER: Metastatic manifestations of hypernephroma in bone. Amer. J. Roentgenol. **13**, 342 (1925).

GIBSON and BLOODGOOD: Metastatic hypernephroma. With special reference to bone metastasis. Surg. etc. **37**, 500 (1923).

HARTTUNG: Wirbelmetastasen nach Hypernephrom. Dtsch. med. Wschr. **1914 II**, 1269.

JOSSMANN: Hypernephrommetastasen (Demonstr.). Zbl. Neur. **52**, 406 (1929).

KULKOW u. DUCHOWNIKOWA: Hypernephrommetastase usw. Dtsch. Z. Nervenheilk. **121**, 255 (1931).

LEHMANN: Hypernephrommetastasen des Skelettsystems. Arch. klin. Chir. **170**, 331 (1932).

MURATA: Hypernephrommetastase oder Arachnoidealsarkom. Arb. neur. Inst. Wien **33**, 165 (1931).

NATHAN: Hypernephrommetastase unter dem Bilde eines Elfenbeinwirbels. Röntgenprax. 3, 994 (1931).

Tumoren der Sacralregion.

BORST: Die angeborenen Geschwülste der Sakralregion. Zbl. Path. **9**, 449—501 (1898).

MOERSCH: Sacral tumors. Rapport of fortytwo cases with special reference to their neurological aspects. Med. Clin. N. Amer. **10**, 715 (1926/27).

NOVÉ-JOSSERAND, MARTIN et DECHAUME: Tumeurs sacro-coccygiennes et dysembryoplasies nerveuses. Rev. de Chir. **64**, 737—766 (1926).

Affektionen des Schädels mit Nebenhöhlen.

Erkrankungen des Schädels, der Kopfschwarte und Brüche der Schädelkapsel.

Von **Werner Schulze**-Berlin.

Mit 22 Abbildungen.

I. Angeborene Mißbildungen der Kopfschwarte und des Schädels.

Es ist einleuchtend, daß alle angeborenen Mißbildungen der Kopfschwarte und des Schädels stärkeren Grades vergesellschaftet sind mit Mißbildungen des Schädelinhaltes, also des Gehirns und seiner Häute. Soweit die Mißbildungen nur den Schädel und die Kopfschwarte betreffen, handelt es sich meistenteils um angeborene Störungen, die weniger nach ihrer Art als vielmehr nach ihrem Ausbildungsgrade sich von jenen angeborenen Störungen unterscheiden, bei denen die Entwicklungsstörung des Gehirns selbst im Vordergrund steht. Die Schädelkapsel und ihr Inhalt stehen in engsten Wechselbeziehungen zueinander. Wie fein diese Wechselbeziehungen sind, geht unter anderem aus den Untersuchungen von Schwalbe, M. B. Schmidt und Faust hervor. Für gewöhnlich ist das Gehirn ja von dem Flüssigkeitsmantel des im Subarachnoidalraum befindlichen Liquor umgeben. Bei Kindern mit angeborener Spaltbildung in der Lenden-Kreuzbeingegend beobachtete schon während der ersten Lebenstage M. B. Schmidt eine Vorwölbung des Schädels über den Hirnwindungen (Windungsrelief Schwalbes), die sonst nicht vor dem Ende des 2. Lebensjahres in Erscheinung tritt. Mitunter kommt es in diesen vorgewölbten Schädelteilen, besonders im Bereich der Scheitelbeine und Stirnbeine, aber auch im Schuppenteil des Hinterhauptbeins und im Augenhöhlendach zu einer Verdünnung des Knochens bis zur Bildung pergamentartig überhäuteter Lücken (angeborener Relief- und Lückenschädel, Faust). Die Ursache sowohl der Vorwölbung wie auch der umschriebenen Verdünnungen des Schädeldaches ist nach Faust eine gewisse Liquorarmut über den Hirnwindungen, bedingt durch Abfluß des Liquors in den durch die Spaltbildung in der Lumbo-Sacralgegend entstandenen Sack. So kommt es zu einer unmittelbaren Druckwirkung der Hirnwindungen auf die Tabula interna, die zur Rückbildung der Schädelmasse führt. Dieses Beispiel beweist am schönsten, eine wie innige Wechselbeziehung zwischen Schädel und Schädelinhalt besteht, wobei wiederum der Schädelinhalt mit dem Inhalt des Rückgratkanals eine solche physiologische Einheit bildet, daß eine Störung fernab vom Schädel selbst in der Lendengegend am weitab gelegenen Schädelorgan auffällige Veränderungen hervorruft, die uns umgekehrt sogar das Vorliegen der Entwicklungsstörung am Rückenmark zu diagnostizieren ermöglichen.

Die zur Beobachtung kommenden, angeborenen Schädelmißbildungen kann man, um eine gewisse Ordnung in die Vielzahl der Beobachtungen zu bringen, einteilen in Entwicklungsstörungen mit angeborenen Lücken- oder Spaltbildungen und in Schädelmißbildungen, die durch krankhaft veränderte oder vorzeitige Verknöcherungsvorgänge — im Sinne der alten VIRCHOW*schen Theorie* — zur Entwicklung einer krankhaften Schädelform geführt haben (Turmschädel und ähnliche Formbildungsstörungen).

Ausgedehnte angeborene Lücken- und Defektbildungen, wie sie bei der Kranioschisis und Akranie, bzw. Holoakranie auftreten, bei denen nach ERNST Scheitelbeine, Stirnbeinschuppen, Schläfenbeine und Hinterhauptsbein nicht ausgebildet werden, kommen stets zusammen mit so großen Defektbildungen des Gehirns vor, daß diese Mißbildungen nur Stunden oder Tage leben und wohl für die Entstehung des Leidens theoretische, aber keinerlei klinisch-praktische Bedeutung haben. Geringere Schädeldefektbildungen sind für gewöhnlich verbunden mit umschriebenen Störungen der Hirnentwicklung oder Entwicklungsstörungen der Hirnhäute: Hernia cerebralis, angeborene Kopfhernie, Encephalocele, Exencephalus, Cephalocele, Spina bifida cranialis, Schädelspalten und Hirnbruch, Meningocele usw. Neben dieser Verbundenheit von Hirnentwicklungs- und Schädelentwicklungsstörungen gibt es andere angeborene Störungen, bei denen die Lückenbildung im Schädel mit einer Entwicklungsstörung der Schädelgefäße gemeinsam auftritt (Sinus pericranii, foramina parietalia permagna). Die Cephalocelen finden sich bevorzugt im Bereich der Stirn-Nasengrenze und besonders häufig in der Hinterhauptsnackengegend. Diese Gegenden sind entwicklungsgeschichtlich nach ERNST, LAMPERT u. a. „kritische Punkte". In der vergleichenden Anatomie, wie in der Rassenanatomie und Individualanatomie finden wir zahlreiche Beschreibungen von Varietäten der Entwicklung der Hinterhauptschuppe, unter Umständen bei gleichzeitiger folgenschwerer Mißbildung der benachbarten Abschnitte der Schädelbasis und der obersten Halswirbel (LACOSTE, SINZ, WEINBERG, LEVI, HARROWER, ADAM-FALKIEWICZOWA und NOWICKI). Praktisch können sich diese Varietäten bei der Geburtshilfe (OHLSEN) wie bei der Trepanation über der hinteren Schädelgrube und Zisternenpunktion (GOLDHAMMER und SCHÜLLER) unliebsam bemerkbar machen. Nebenbei kommen diese Spaltbildungen auch noch an der Schädelbasis und hier entweder vorn an der Nasengegend (Siebbeinplatte, SIEVERS, MUSSGNUG, HALLERMANN) oder weiter hinten in der Pharyngealgegend (Gaumenplatte, VOGT) zur Beobachtung. Die verschiedenen Theorien der Entstehung dieser Defektbildungen oder Hemmungsmißbildungen sind von ERNST zusammengestellt. Die über AHLFELDT und VIRCHOW bis zu HALLER zurückgehende Theorie eines embryonalen Hydrocephalus wird der Tatsache nicht gerecht, daß sich neben dem Hydrocephalus häufig andere Mißbildungen finden, die ihrer normalen Genese nach in einer viel früheren Zeit der Entwicklung angelegt sein müssen. Auch die Erklärung von DARESTE, der die Enge des Amnions für die Entstehung der Spaltbildung verantwortlich machen wollte, berücksichtigt nicht, daß eine einzige mechanische Ursache keine so verwickelte Entwicklungsstörung auslösen kann, wie sie die ausgebildete Spaltbildung des Schädels mit Vorwölbung des Hirns und seiner Häute darstellt (ERNST). Groß ist die Zahl derer, die in einem primären Bildungsmangel des Keimes die Ursache der Entwicklungsstörung sehen. Neuere Versuche, durch entwicklungsmechanische Experimente Störungen im Verschluß des Medullarrohrs zu erreichen, gelangen, befriedigen aber nicht für die Erklärung der kausalen Genese. Die vielfach bis in die jüngste Zeit hinein angeschuldigten Amnionstränge sind schon nicht geeignet, einfache Defektbildungen der Gliedmaßen zu erklären (WERNER SCHULZE, HELLNER), viel weniger aber die umschriebenen Defektbildungen des Schädels und seines Inhalts. Wohl lassen sich experimentell durch grobmechanische Beeinflussung schwere Veränderungen der Schädelformbildung hervorrufen (WALTER, LANDSBERGER), und umgekehrt paßt sich das Schädelwachstum experimentell gesetzten Größenänderungen des

Schädel- bzw. Augenhöhleninhalts an (Wessely). Daß man aber nicht ausschließlich an primäre mechanische Ursachen der Mißbildungsentstehung denken darf, zeigen Versuche von Werner Schulze: restlose Entfernung der Schilddrüsenanlage und im Gegenversuch übermäßige Zufuhr von Schilddrüse bei Froschlarven, verursachten eine vollständige Sprengung der Harmonie der Entwicklung der Schädelkapsel und des Gehirns. Bei den hyperthyreotischen Tieren mit übermäßiger Gehirnentwicklung, aber zurückgebliebener Entwicklung der Schädelkapsel konnten durch die primäre Verschiebung des inkretorischen Gleichgewichts Encephalocelen hervorgerufen werden.

Beim Menschen sind mehrfach Hemmungsmißbildungen von Ektodermabkömmlingen bei gleichzeitigen Schädelbaueigentümlichkeiten beschrieben worden (vgl. Fleischmanns Untersuchungen zum sog. Ozaenaschädel). Leider sind bei umschriebenen Schädeldefektbildungen eingehende Untersuchungen anderer Organe und der Weichteile sowie der inkretorischen Drüsen bisher niemals ausgeführt worden. Hier klafft eine Untersuchungslücke, deren Ausfüllung uns unter Umständen doch erheblich über die einseitige Hervorhebung primär mechanischer Ursachen für die kausale Genese der angeborenen Schädellückenbildungen hinausführen könnte.

Gegen die einseitige Auffassung primär mechanischer Ursachen für die Entstehung der einschlägigen Mißbildungen spricht ferner meines Erachtens das häufige Auftreten von Weichteilgeschwülsten verschiedener Art (Lipome, Angiome u. a.) in der Wand der Cephalocelen (Hildebrandt, Albino).

Vor Besprechung des klinischen Bildes der angeborenen umschriebenen Schädellückenbildung und der Maßnahmen zu ihrer Behebung seien kurz auf die Kopfschwarte beschränkte Mißbildungen erwähnt, die von manchen für ursprüngliche Schädelkopfschwarten-Defektbildungen gehalten werden, die während des intrauterinen Lebens teilweise abgeheilt sind. Es sind das die sog. angeborenen Hautdefekte am behaarten Schädel der Neugeborenen, die in der Wirbelgegend aufzutreten pflegen (Bettmann, Heidler, Greig, Übermuth, Ingalls, Neumann). Am Haarwirbel werden bei Neugeborenen glatzenähnliche, kreisrunde Narben beobachtet oder an ihrer Stelle granulierende, runde Geschwüre, für deren Entstehung die Hebamme oder der an der Geburt beteiligte Arzt häufig fälschlich verantwortlich gemacht werden. Die Hautdefekte reichen manchmal bis auf die Galea oder durch sie hindurch und können mit einem entsprechenden Defekt im Knochen verbunden sein (Übermuth, Heidler), so daß der Sinus zutage liegt mit der Gefahr der tödlichen Blutung aus dem Sinus bei Infektion. Diese angeborenen Kopfschwartendefekte mit und ohne Schädeldefekt sind wohl mit Sicherheit nicht auf amniotische Verwachsungen, wie es Neumann annimmt, zurückzuführen, da sie gemeinsam mit zeitlich viel früher determinierten Mißbildungen vorkommen (Hydrocephalus, Colobom, Hufeisenniere und Cystenniere, Mikrophthalmus, Syn- und Polydaktylie). Die histologische Gewebsuntersuchung zeigt, daß es sich um eine Hemmungsmißbildung handelt (Greig), und in manchen Fällen (Übermuth) entspricht der Entwicklungszustand des Neugeborenenschädels dem des 2.—4. Fetalmonats und zeigt so deutlich eine gehemmte Entwicklung an. Ob diese angeborenen Hautdefekte ihrer Entstehung nach mit dem sog. Weichschädel (Abels) des Neugeborenen in eine Linie zu rücken sind, erscheint mir nicht sicher, zumal nach Abels bei diesem wohl doch neben Ernährungs- und konstitutionellen Ursachen der Druck des Schädels gegen die Linea innominata eine Rolle spielt, da diese Mißbildung bei Beckenendlage nicht zur Beobachtung kommt.

Bei der angeborenen umschriebenen Lückenbildung des Schädels mit Hirnhaut- oder Hirnbruch finden wir klinisch in der Hinterhaupts- oder Stirn gegend (Abb. 1a u. 1b) eine erbsen- bis über pflaumengroße Vorwölbung, die von normaler Haut überdeckt ist. Diese kann unverändert, stark verdünnt oder auch an der Kuppe geschwürig verändert sein. Die Haut ist gegen die Oberfläche der daruntergelegenen Geschwulstbildung mehr oder minder gut verschieblich. Die Geschwulst selbst ist gut abgrenzbar und gegen den Knochen nicht verschieblich. Ihre Größe kann im Stehen und Liegen schwanken. Ob eine Lücke im Schädel zu fühlen ist, hängt von der Weite der Spaltbildung ab, die besonders bei den angeborenen Spaltbildungen der Stirngegend nadelfein sein kann, häufiger aber linsen- oder pfenniggroß ist, meist in Parallele zur Größe der darüber gelegenen Weichteilgeschwulst. Bei Spaltbildungen im Bereich des Stirnbeins und des Siebbeins weist klinisch neben der umschriebenen

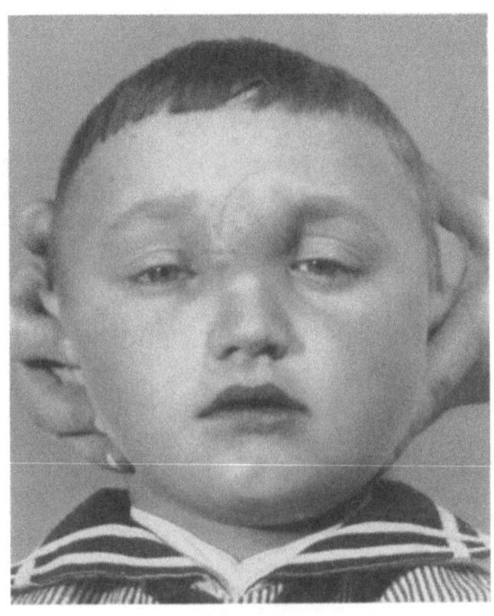

Abb. 1a. Abb. 1b.

Abb. 1a u. 1b. H. M., 8jähriger Junge. Fronto-nasale Meningocele von vorn (a) und von der linken Seite (b). (Vor $7^1/_2$ Jahren auswärts operiert.)

Anschwellung der breite Augenabstand, unter Umständen Schiefstand der Augen mit Epikanthus darauf hin, daß keine einfache Weichteilgeschwulst der Nasensattelgegend, so die hier häufigen Dermoide (v. Bramann), sondern eine den Schädel und das Gehirn betreffende Erkrankung vorliegt. Die Oberfläche der Geschwulstbildung in den Weichteilen ist glatt, sie fühlt sich ziemlich hart an und zeigt deutliche Fluktuation. Auch bei vorsichtiger Prüfung der Fluktuation zeigen Unruhe, unter Umständen vorübergehende Benommenheit, Druckpuls, Erbrechen und andere Störungen, daß der Inhalt der Geschwulst mit dem Liquor cerebrospinalis in Verbindung steht. Die Lückenbildung im Schädeldach ist im Röntgenbild zu erkennen, daneben findet sich unter Umständen bei gleichzeitigem Vorliegen eines Hydrocephalus mehr oder weniger ausgeprägte „Wolkenbildung" des Schädeldachs, bedingt durch übermäßige Ausbildung der Impressiones digitatae. Bei Spaltbildung im Bereich des Stirnbeins beobachtet man unter Umständen ein Offenbleiben der für gewöhnlich verknöcherten Naht zwischen den beiden Stirnbeinen (Metopismus). Allein vorkommend erfordert der Metopismus natürlich keinerlei Behandlung. Häufig finden sich gleichzeitig Störungen der Entwicklung des Sinus frontalis, die auch in dem von uns abgebildeten Falle nicht fehlten.

Neben der unter Umständen groben Entstellung bildet die Gefahr der Verletzung und der Infektion eine dringliche Anzeige zur operativen Behebung der Mißbildung. Statistische Erhebungen zeigen, daß unoperierte Kinder frühzeitig zugrunde gehen (CSEREY-PECHÁNY). Je nach der Größe der Spaltbildung gestaltet sich die Operation verschieden schwierig.

In dem abgebildeten Falle wurde die typische Operation durch Geheimrat LEXER vorgenommen: Freilegung der Geschwulst, die im ganzen durch ein markstückgroßes Loch des Stirnbeins reponiert werden konnte, ohne daß die Dura eröffnet wurde. Die Schädellücke wurde durch ein freitransplantiertes Knochenstück verschlossen und die Haut durch Knopfnähte vereinigt (Abb. 2a u. 2b, Endergebnis nach der Operation).

Ist die Encephalocele so groß, daß die Reposition unmöglich ist, so muß sie an der Durchtrittsstelle abgetragen werden. Auch wenn vorher kein Hydrocephalus bestand, muß, um einem Hydrocephalus vorzubeugen, der Sackrest

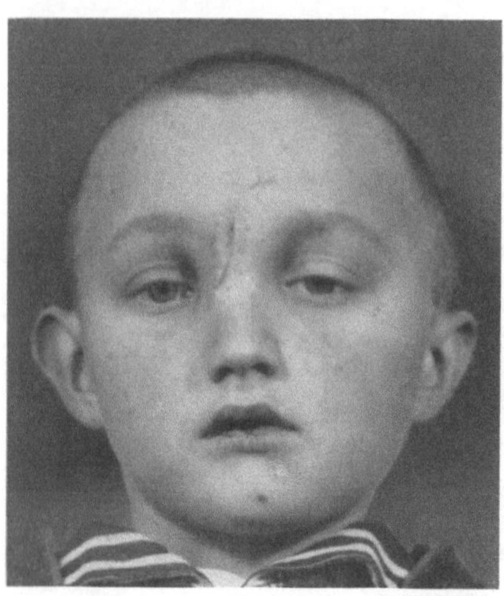

Abb. 2a.

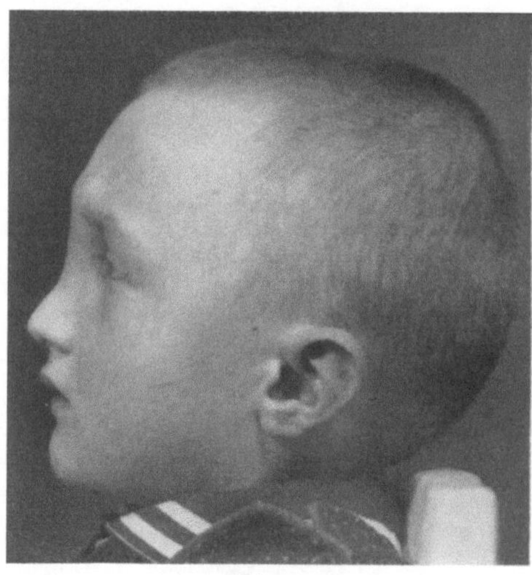

Abb. 2b.

Abb. 2a u. 2b. Der gleiche Kranke wie Abb. 1a u. 1b. 4 Wochen nach der Operation. (Reposition der Meningocele und autoplastischer Verschluß der Knochenlücke.)

durch die Schädellücke eingestülpt werden (PENFIELD und CONE, RODZINSKI u. a.), um eine Ableitung des Liquors in den subduralen Raum zu ermöglichen. Die Schädellücke muß entweder durch einen Periostlappen, besser durch eine Knochenüberpflanzung verschlossen werden. Der entlastenden Punktion des flüssigkeitsgefüllten Sackes muß sich sofort die Radikaloperation anschließen, besonders bei den seltenen Spaltbildungen im Bereich der Nase, da sonst eine Meningitis unausbleiblich ist (HALLERMANN). Um diese sicherer zu vermeiden, kann man erst von einer Stirntrepanation aus den Encephalocelenstiel durchtrennen und den Schädeldefekt durch autoplastische, freie Transplantation decken und dann in der zweiten Sitzung die übrig gebliebene Weichteilgeschwulst entfernen (HERZEN). Ist die Spaltbildung mit Cephalocele von vornherein mit einem stärkeren Hydrocephalus verbunden, so wird die Prognose so schlecht, daß viele in solchen Fällen von der Operation Abstand nehmen (TOMESKU).

Die angeborenen Spaltbildungen des Schädels mit oder ohne Beteiligung der Hirnhäute und des Gehirns finden sich häufig vergesellschaftet mit anderen Mißbildungen des Skeletsystems. In letzter Zeit ist ein Krankheitsbild besonders häufig beobachtet und beschrieben worden, das eine angeborene Hemmungsbildung der Schädelknochenentwicklung in Verbindung mit mehrfachen charakteristischen Hemmungsbildungen anderer Skeletteile umfaßt, und das sich daher in der Beschreibung hier gut anreihen läßt. Es handelt sich um die sog. Cranio-Kleido-Dysostosis congenita, kurz kleido-kraniale Mißbildung genannt, die auch nach ihren ersten Beschreibern als ST. MARIE-SAINTONsche Krankheit bezeichnet wird. Bei dieser angeborenen Mißbildung findet man in charakteristischen Fällen ein Offenbleiben der Fontanellen und unter Umständen der Sagittalnaht bis über das 16. Lebensjahr hinaus. Im späteren Alter bilden sich vorspringende Knochenwülste an den Tubera frontalia, parietalia und am Tuber occipitale mit vorspringenden Knochenleisten an den Schädelgrenzen und an der Nasenwurzel. Bei einer Autopsie (VAN NECK) fanden sich beim 18monatlichen Kind die Knochenränder verdünnt, gezähnelt, und nebenbei bestanden Lücken in allen Schädelknochen. Kommen Kranke dieser Art im späteren Lebensalter zur Autopsie, so findet sich meist eine Brachycephalie. Die Fontanellen klaffen (in einem Fall von LADEWIG: die große Fontanelle bis zu 6,7 cm). LADEWIG fand eine persistierende Warzenfortsatzfontanelle, ungefähr 50 Schaltknochen in der Pfeil- und Lambdanaht verstreut und im Bereich des Schläfenbeins. Die Warzenfortsätze waren von der Schuppe getrennt, der Fortsatz selbst längsgespalten. Die embryonalen Nähte waren noch vorhanden. Es ist nun für die Krankheit bezeichnend, daß neben dem Offenbleiben der Fontanellen in der Mehrzahl der Fälle das schulterblattnahe Drittel der beiden Schlüsselbeine fehlt, was dieser Mehrfachmißbildung des Skelets ihren Namen eingebracht hat. Es finden sich nebenbei meist noch zahllose andere Skeletstörungen. So können die Griffelfortsätze des Schädels fehlen (LADEWIG), Jochbeine und Nasenbein verbildet sein (LADEWIG). Fast in allen Fällen wird ferner eine Störung der Gebißanlage und Gebißentwicklung beobachtet. Der Oberkiefer pflegt unterentwickelt zu sein, der Unterkiefer vorzuspringen. Der Gaumen zeigt Spitzbogenform (MOREIRA). Häufig fehlen die Knochenkerne der Endphalangen der dreigliedrigen Finger (VAN NECK, COCKER, SIMZ, LADEWIG). Abflachung des Brustkorbes (MOREIRA) oder Trichterbrust (RADULESCU) und Mißbildungen an den Beckenknochen kamen zur Beobachtung (VAN NECK). Entsprechend der Mißbildung des Schultergürtels findet man eine Unterentwicklung der Kopfnicker und der Brustmuskeln, auch des Trapezius und des Deltoideus (COCKER und SIMS). Für gewöhnlich pflegen Nervenstörungen bei dieser Mehrfachmißbildung des Skelets zu fehlen. Die Vielheit der Entwicklungsstörungen des Skelets macht häufig das Tragen von orthopädischen Stützapparaten notwendig, so daß chirurgische Maßnahmen erforderlich sind.

Von den angeborenen Spaltbildungen des Schädels mit Beteiligung der Hirnhäute und des Gehirns ist jene Gruppe von angeborenen Lückenbildungen zu unterscheiden, bei denen eine Defektbildung des Schädels mit einer Entwicklungsstörung der Schädelgefäße verbunden ist. Auf den sog. Sinus pericranii werden wir bei den Weichteilgeschwülsten der Kopfschwarte zurückkommen müssen. Neben diesen übermäßig großen Verbindungslöchern zwischen Sinus und Kopfschwartengefäßgeschwulst gibt es noch Verknöcherungsdefekte der Scheitelbeine, die übermäßig großen Foramina parietalia entsprechen. Häufig finden sich übergroße Emmissarien bei besonders kleinem Durchmesser der Diploevenen (WISCHNEWSKY). Bei ihrer Entwicklung bleiben zunächst Randdefekte beim appositionellen Knochenwachstum der Scheitelbeine ausgespart, die bei zunehmendem Wachstum des Schädels auseinanderrücken (COHN). Die übermäßig großen Scheitelbeinemmissarien können im Röntgenbild unter Umständen mit Lochbrüchen verwechselt werden (GÖRÖG). Praktische Bedeutung besitzen diese mit den Gefäßen des Schädels in Zusammenhang stehenden Lückenbildungen dadurch, daß sie die Fortleitung einer eitrigen Entzündung von den Kopfschwartengefäßen nach dem Sinus begünstigen (LÖW-BEER) und bei Kopfschwartenverletzungen gefährlich werden können.

Der Gruppe der angeborenen Spaltbildungen des Schädels kann man als weitere große Gruppe jene angeborenen Formbildungsstörungen gegenüberstellen, bei denen sich wie beim echten Turmschädel eine vorzeitige Nahtverknöcherung findet oder bei denen eine kombinierte Mißbildung der Schädelbasis (Günther) verbunden mit vorzeitiger Nahtverknöcherung einen Turmschädel hervorgerufen hat. Virchow führte 1857 in einer groß angelegten Untersuchung viele krankhafte Formbildungen des Schädels auf vorzeitige Nahtverknöcherung zurück, doch verschloß er sich nicht der Tatsache, daß es krankhaft veränderte Schädelformen gibt, bei denen vorzeitige Synostosen fehlen. Für sie nimmt er eine gleichzeitige krankhafte Störung der Gehirn- *und* Schädelentwicklung an. Die Allgemeingültigkeit der Virchowschen Theorie ist heute verlassen. Wir wissen nach den Untersuchungen von Thoma, daß der Schädelknochen nicht nur appositionell an seinen Rändern wächst, sondern auch interstitiell, so daß vorzeitige Synostosenbildung ohne Einfluß auf Gehirn- und Schädelwachstum sein kann. Eine vorzeitige Verknöcherung der Pfeilnaht braucht nicht unbedingt das Wachstum des Schädels und Gehirns senkrecht zur verknöcherten Naht, also in querer Richtung, zu behindern (Lenhossek nach Haas), und andererseits gibt es Turmschädel, bei denen die Kranz- und Lambdanaht offen sind bei vorzeitig geschlossener Pfeilnaht, bei denen es also nach der Virchowschen Theorie zu einer Dolichocephalie gekommen sein mußte. Immerhin halten aber auch jetzt noch viele (Loeschke, Mair nach Haas) das Randwachstum der Schädelknochen für das Wesentliche. Nach Röntgenbefunden von Schüller zeigt bei manchen Formen von Turmschädeln mit vorzeitiger Nahtverknöcherung die Wolkenbildung an, daß die primäre, vorzeitige Synostose der Schädelknochen eine sekundäre Steigerung des Hirndrucks zur Folge hatte. Dieses sind Fälle, bei denen die therapeutische druckentlastende Trepanation nach Cushing die besten Erfolge zeigt (Watts). In solchen Fällen kann entweder eine angeborene Anlage zur Nahtverknöcherung vorliegen (Weinnoldt), oder aber mechanische Einflüsse, zu kleines Gehirn mit herabgesetztem Innendruck, Verletzung der Schädelränder und Überbrückung der Grenzzonen durch Kallus, können für die vorzeitige Verknöcherung verantwortlich gemacht werden, indem die Nahtlinienbewegungen (Thoma) aufhören, wodurch die knöcherne Überbrückung der Nahtgegenden gefördert werden soll (Haas). Man beachte auch die Sektionsergebnisse jugendlicher Schädel von Loeschke und Weinnoldt, die bei jugendlichen Schädeln mit vorzeitiger Nahtverknöcherung vielfach Zeichen einer alten durchgemachten Gewalteinwirkung fanden. Ein gleichzeitig vorliegender Hydrocephalus, für den man Störungen der Liquorabsonderung durch die Plexus chorioidei annimmt, kann auch bei offenen Schädelnähten die Turmschädelbildung begünstigen. Eine gleichzeitige mechanische Schädigung von Schädel *und* Hirn für die Entstehung einer krankhaften Schädelform wird wahrscheinlich gemacht durch die Tatsache, daß unter diesen Kranken angeblich viele Zangengeburten zu finden sind (Pagani, Thoma, nach Haas). Es werden ferner auch Einflüsse der Blutversorgung des Schädels nach Gudden für ein Zurückbleiben des Schädelwachstums mit nachfolgender vorzeitiger Synostose nach den Versuchen von Gudden für eine Erklärung der Formmißbildungen herangezogen. Ob auch inkretorische Störungen eine Rolle spielen, ist noch unbewiesen. Lenhossek (nach Haas) sucht die Ursache der Schädelmißbildung in Störung jener inkretorischen Drüsen, die wie die Hypophyse besonders das Knochenwachstum regeln.

Das klinische Bild ist nicht nur von der Mißbildung der Schädelform, sondern auch von der mehr oder weniger starken Entwicklung eines Hydrocephalus und Störung des Gehirns abhängig (Mikrocephalie, Idiotie, Epilepsie, Arhinencephalie, Porencephalie, Balkenmangel, Encephalitis, Meningitisreste, Paralyse

[MATERNA]). Bei ausgebildeten Turmschädeln findet sich gleichzeitig Abflachung der Orbitae mit hochgradigem Exophthalmus, der zusammen mit dem Turmschädel den Kranken ein ganz eigentümliches, unverkennbares Aussehen gibt. Es besteht ferner eine Beengung des Nasen-Rachenraums (RIEPING). Mit letzterer sind meist auch Anomalien der Gebißentwicklung verbunden (WANKE). Mit zunehmendem Alter treten die nervösen Störungen in den Vordergrund. Es pflegt sich ein steigender Hirndruck mit Stauungspapille, Sehstörungen bis zur Erblindung (Opticusatrophie) herauszubilden. Augenbewegungsstörungen, Gehörs- und Geruchsstörungen können auftreten und zunehmende unerträgliche Kopfschmerzen. Im 7.—8. Lebensjahre führt die Erkrankung meist zum Tode oder zu einem Endzustand mit Amaurose (WANKE). Das Mißverhältnis der Entwicklung von Hirn und Schädel kann langsam zu einem Verschluß der Verbindungen der Ventrikel mit dem Subarachnoidealraum führen und den Hydrocephalus internus steigern wie in einem Fall von WANKE. Häufig ist die Schädelmißbildung mit anderen Mißbildungen verbunden. Im Röntgenbild finden wir die typische Wolkenbildung, wabige Knochenzeichnung (GOLDSCHMIDT) bei gleichzeitigem Fehlen einer oder mehrerer Knochennähte. Bei künstlicher Formverunstaltung des Schädels sind im Gegensatz dazu die Knochennähte erhalten. Wie sämtliche Teile der Schädelkapsel Veränderungen erfahren, sowohl die äußere wie innere Glastafel wie auch die Diploe, schildert LÖW-BEER. Nur gute stereoskopische Bilder können dabei vor Fehldiagnosen schützen.

Vor allen Dingen zwingen die unaufhaltsam fortschreitenden Nervenstörungen zu chirurgischen Maßnahmen. Während die Lumbalpunktion nur eine vorübergehende, kurzdauernde Entlastung bringt, beobachtet man nach dem Balkenstich (WANKE) langanhaltende Besserungen, vor allen Dingen des Hirndrucks und der damit verbundenen Sehstörungen. Sie wird verstärkt durch Anlegung eines KOCHERschen Ventils bei der Ausführung des Balkenstichs (MYSCH). Die CUSHINGsche ein- oder doppelseitige Entlastungstrepanation wird besonders von amerikanischen Chirurgen bevorzugt, aber auch von deutschen vielfach empfohlen und ausgeführt (REYHER, M. BORCHARDT nach SCHMIDT). HILDEBRAND sucht die Sehnervenstörung durch unmittelbare Aufmeißelung des Opticuskanals zu bekämpfen, während SCHLOFFER (ELSCHNIG) von einer Stirnbeintrepanation aus die Eröffnung des Augennervenkanals vornimmt. Da in den meisten Fällen neben der Schädelmißbildung gleichzeitig eine mehr oder weniger erhebliche angeborene Störung des Gehirns und Hydrocephalus bestehen, bleibt das Behandlungsergebnis weit hinter dem der chirurgischen Behandlung der angeborenen Spaltbildungen des Schädels zurück. Manchmal kann die Störung bei verhältnismäßig geringer Entwicklung unbemerkt bleiben, bis sie unter Umständen bei einer plötzlichen Anstrengung, z. B. beim Baden, zu einem schweren Ohnmachtsanfall oder sogar zum plötzlichen Tode führt (MATERNA). Aus diesem Grunde wird für die Untersuchung von Flugzeugführern und gewerbsmäßigen Kraftfahrzeugführern die Röntgenuntersuchung des Schädels, die die prämature Nahtverknöcherung mit verborgen gebliebener Hirndrucksteigerung allein aufdecken kann, für dringend notwendig gehalten.

Beim Turmschädel wurde häufig beobachtet, daß noch andere Störungen des Skelets vorliegen, vor allen Dingen der Hände und Füße (GÜNTHER, SAETHRE). Wir finden hier eine grundsätzliche Ähnlichkeit mit der kleido-kranialen Knochenmißbildung, die wir den angeborenen Spaltbildungen des Schädels anreihten.

Sämtliche angeborenen Spaltbildungen des Schädels, Schädelgefäßmißbildungen wie auch Schädelverbildungen mit vorzeitiger Nahtverknöcherung, mit und ohne gleichzeitigem Bestehen von anderen angeborenen Skeletverbildungen haben nach den übereinstimmenden Beobachtungen vieler Autoren gemeinsam, daß sie hereditär gehäuft auftreten, sei es, daß mehrere Kinder desselben

Elternpaars gleichartige oder ähnliche Mißbildungen aufweisen, sei es, daß in der Eltern- wie Kindergeneration diese Mißbildungen auftreten. Ob der Erbgang dominant ist oder nicht, ist noch ungeklärt (Lenz, Siemens, Peiper, Aschner, Engelmann, Schrifttum bei H. Schmidt). Bei der Schwere der meist mit Hirnstörungen verbundenen Mißbildungen und der ungünstigen Prognose, vor allem der Turmschädel mit Hydrocephalus und Hirnstörungen, fallen die Träger dieser Mißbildungen unter die Bestimmungen des Gesetzes zur Bekämpfung erbkranken Nachwuchses.

II. Akut und chronisch-eitrige Infektion der Kopfschwarte und des Schädels (Osteomyelitis).

Während die durch gewöhnliche Eitererreger hervorgerufenen akut- und chronisch-eitrigen Entzündungen der Kopfschwarte schon stets als häufige Erkrankungen galten, war die akut- und chronisch-eitrige Osteomyelitis der platten Schädelknochen im allgemeinen ein seltenes Leiden, und tatsächlich muß dieser Grundsatz anerkannt werden, soweit es sich um die hämatogen entstandene metastatische Osteomyelitis der flachen Schädelknochen handelt. Diese tritt selten auf. Wenn sie aber bei der akut-eitrigen Osteomyelitis langer Röhrenknochen auftritt, so stellt sie ein Ereignis dar, das für die allgemeine Prognose sehr ungünstig ist (Lexer).

Anders verhält es sich mit der durch unmittelbaren Übergang benachbarter Kopfschwarteninfektionen entstandenen akut- oder chronisch-eitrigen Osteomyelitis der flachen Schädelknochen. Auch wenn man von dem häufigen Auftreten dieses Leidens in dem Beobachtungsgut des Weltkrieges absieht, so ist in der letzten Zeit durch die mannigfachen komplizierten Schädelbrüche des motorisierten Verkehrs und des Sports eine Zunahme dieser Erkrankung zu verzeichnen.

Die akut- und chronisch-eitrigen Infektionen der Kopfschwarte können entweder unmittelbar von infizierten Wunden ausgehen oder aber von Ekzemen (auch Läuseekzem) und häufig von vereiterten Atheromen. Demgegenüber sind die auf dem Lymphwege oder durch Verschleppung auf der Blutbahn hämatogen entstandenen Weichteilentzündungen der Kopfschwarte sehr viel seltener und werden eigentlich nur bei Furunkulose und Phlegmone der benachbarten Weichteile (Nacken, Gesicht) gesehen. Furunkel und Karbunkel beobachtet man im Bereich der Kopfschwarte nicht allzu selten. Je nach der Größe der Eingangspforte und Virulenz der Erreger ist das klinische Bild außerordentlich mannigfaltig und die chirurgische Therapie verschieden aussichtsvoll.

Die grundsätzliche primäre Versorgung von Weichteilzufallswunden nach Friedrich mit Excision der zerfetzten Wundränder hat sich ja auch für die Kopfschwartenverletzungen im allgemeinen durchgesetzt. Es kommen aber noch häufig Fälle zur Beobachtung, bei denen eine mehr oder weniger ausgedehnte Kopfschwartenphlegmone oder auch eine akut-eitrige Osteomyelitis der Schädelknochen von einer infizierten Gelegenheitswunde der Kopfschwarte ihren Ausgang nahm, die unter Außerachtlassung wichtiger chirurgischer Grundsätze nicht primär versorgt wurde.

Die kleineren Furunkel und Karbunkel der Kopfschwarte kommen im allgemeinen rasch zur Abheilung bei frühzeitig einsetzender chirurgischer Behandlung (ausgiebige Spaltung durch Kreuzschnitt bis ins Gesunde, Ablösung der Wundzipfel und Excision der mit Eiterpfröpfen durchsetzten Kopfschwartenteile, lockere Tamponade des Wundbetts und Salbenverbände). Bei älteren Leuten muß man an die Möglichkeit eines Diabetes denken und entsprechende Sonderbehandlung durchführen. Auch die infizierten Atherome geben im allgemeinen eine gute Prognose, wenn sie nicht durch ein ausgedehntes Kopfschwartenerysipel kompliziert sind. Sie erfordern primär eine Incision und lockere Tamponade. Die Excision des Balges muß später nachfolgen und verzögert den Heilverlauf. Demgegenüber stellt die ausgebreitete Kopfschwartenphlegmone eine prognostisch außerordentlich bedenkliche Erkrankung dar, gleich wovon sie ihren Ausgang nimmt, ob von einem Furunkel, einer infizierten Gelegenheits- oder Kratzwunde oder von komplizierten Schädelbrüchen. Die Venen der Kopfschwarte ziehen bekanntlich ableitend außer nach dem Nacken zum Gesicht. Die Möglichkeit des Übergangs der Infektion bei Mitbeteiligung der Kopfschwartenvenen auf die Blutleiter des Gehirns, die rasche Verschleppung infizierten Thrombenmaterials in die Lungen oder in andere Organe ist genau so gegeben wie bei der Phlegmone des Gesichts. Die Miterkrankung des Schädels auf dem Lymphwege wird häufig beobachtet, wobei wiederum eine ganze Reihe von schweren Komplikationen drohen. Finden wir die Kopfschwartenphlegmone in der Stirngegend lokalisiert, so droht eine Verschleppung in den Sinus cavernosus durch die Verbindungen der Stirnvenen und der Vena angularis über die Venae ophthalmicae superiores et inferiores und den Plexus venosus pterygoideus und pharyngeus mit dem Sinussystem (Sinus cavernosus und transversus). Betrifft die Phlegmone die Hinterhauptskopfschwarte, so darf man die Infektionsgefahr für den Sinus occipitalis und transversus durch die Verbindungen der Venae occipitales und durch das Foramen mastoideum nicht übersehen. Auch beim Sitz der Erkrankung auf der Kopfhöhe bilden die Verbindungen des Sinus sagittalis superior durch Emissarien der Schädelhöhe mit den Kopfschwartenvenen und den Stirnvenen (WISCHNEWSKY) eine Möglichkeit der Überleitung der Kopfschwartenentzündung auf dem Blutwege auf das Sinussystem des Gehirns. Infolgedessen stellt die ausgedehnte Kopfschwartenphlegmone ein prognostisch ungünstiges Leiden dar.

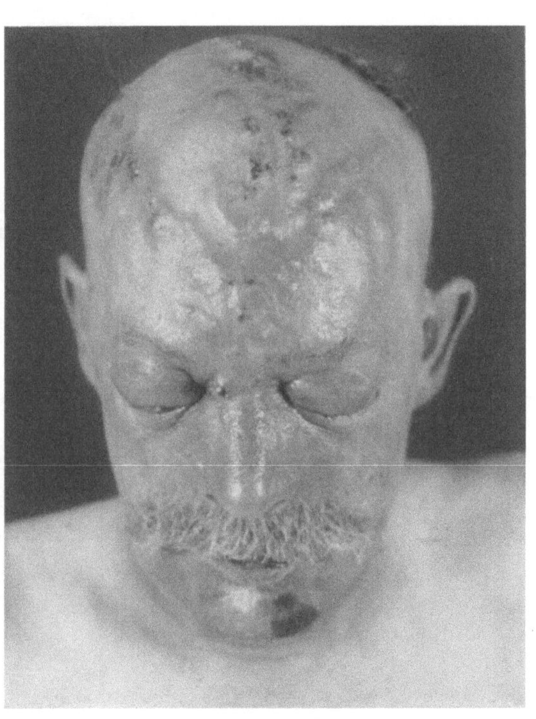

Abb. 3. 61jähriger Mann mit ausgedehnter Erysipelphlegmone der Kopfschwarte und der Stirnhaut.

Bei dem auf Abb. 3 dargestellten Fall (61jähriger Mann mit Stirn- und Kopfschwartenphlegmone, ausgehend von einer Furunkulose hinter dem Ohr) war es trotz ausgiebiger Spaltung der Phlegmone nicht möglich, das ungünstige Ende fernzuhalten. Es entstand eine Panophthalmie und Meningitis, die zum Tode führte.

Häufig kommt es auch zur Entstehung einer echten, metastasierenden Allgemeininfektion durch Verschleppung infizierter Thromben aus den Venen oder Sinus durch die Vena jugularis. Selbst bei einseitiger Erkrankung ist der Wert auch der frühzeitigen Unterbindung der Vena jugularis infolge der zahllosen Verbindungen der beiderseitigen Venen und Sinus untereinander umstritten. Bei akut einsetzender Erkrankung haben wir durch sofortige, rücksichtslose Spaltung der Phlegmone das Leben erhalten können, doch wurden in solchen Fällen meist Nachoperationen notwendig, da meist größere Teile der Kopfschwarte zur Einschmelzung kamen oder primär bei der Operation geopfert werden mußten.

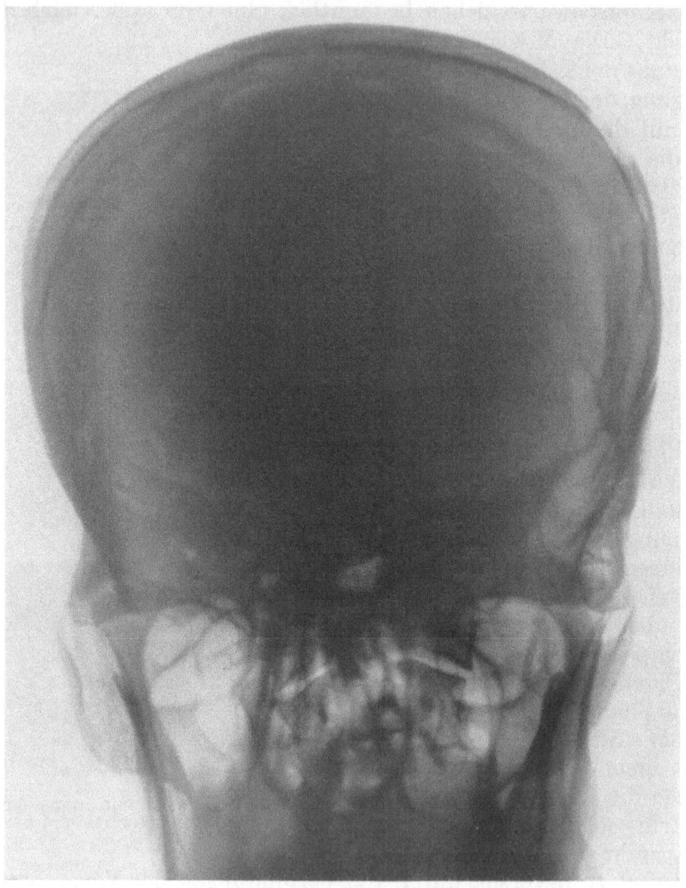

Abb. 4a. 37jähriger Mann. Akut-eitrige Osteomyelitis des linken Scheitelbeines. Venenkanalerweiterung des Stirn- und Scheitelbeines links und des Stirnbeines rechts.

Die akut-eitrige Osteomyelitis der flachen Schädelknochen, ausgehend von Kopfschwartenphlegmonen, infizierten Weichteilwunden oder komplizierten Brüchen, seltener auch von einer Erkrankung der Nebenhöhlen, ist ebenso wie die ausgedehnte Kopfschwartenphlegmone prognostisch sehr ungünstig. Sie entsteht häufig schleichend, indem eine kleine, oft unbedeutende Kopfschwartenwunde, wie wir es in mehreren Fällen sahen, zunächst unter gewöhnlichen Verbänden abzuheilen scheint. Plötzlich tritt aber Fieber auf, rasch fortschreitende, fluktuierende Schwellung, Rötung und Druckempfindlichkeit in der Umgebung der verheilten Kopfschwartenwunde zeigen einen subgalealen Absceß an. Es findet sich in solchen Fällen schon eine oft recht ausgedehnte akut-eitrige Osteomyelitis der platten Schädelknochen, die manchmal auch bei sofortiger, ausgedehnter operativer Eröffnung nicht mehr zu beherrschen ist.

Sehr lehrreich ist der Fall eines 37jährigen Bergarbeiters, der durch Steinschlag bei der Arbeit eine kleine Kopfschwartenverletzung der linken Scheitelbeingegend davontrug. Es wurde auswärts mit Verbänden, ohne primäre Wundversorgung nach FRIEDRICH, behandelt. Die Kopfschwartenwunde heilte glatt ab. 4 Wochen nach der Verletzung bildete sich plötzlich eine rasch zunehmende Schwellung über der vom Unfall betroffenen Kopfseite. Hohes Fieber und heftige Kopfschmerzen traten auf. Der subgaleale Absceß wurde auswärts gespalten, trotzdem trat keine Besserung ein. Es entwickelte sich eine linksseitige (metastatische) Bronchopneumonie. 8 Tage nach dem Auftreten der ersten fieberhaften Erscheinungen bestanden bei der Einlieferung in die Klinik neben Bewußtlosigkeit Krämpfe im rechten Arm und Bein, Erweiterung der linken Pupille und ähnliche

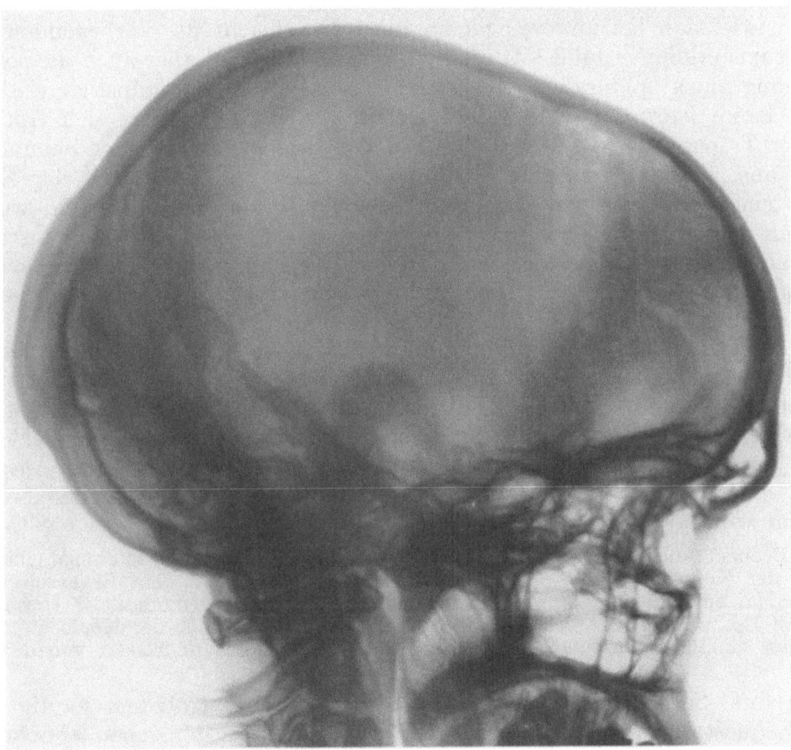

Abb. 4b. 37jähriger Mann (gleicher Kranker wie Abb. 4a). Venenkanalerweiterung des Stirn- und Scheitelbeines links und Stirnbeines rechts.

schwere, auf einseitige, intrakranielle Veränderungen hinweisende Zeichen. Die Röntgenbilder (Abb. 4a, 4b) dieses Falles sind sehr bemerkenswert. Man sieht in der dorso-frontalen Aufnahme in der Gegend der ehemaligen Wunde eine Zerstörung der Tabula externa und Diploe bei erhaltener Tabula interna mit Sequesterbildung. Im Seitenbild sieht man eine starke Erweiterung der Diploevenenkanäle im Scheitel- und Stirnbein und erkennt bei genauerem Hinsehen eine unregelmäßige Zähnelung der Umrisse der Venenkanäle, ein Zeichen, daß auf dem Wege der Diploevenen und ihrer Gefäßscheiden die Krankheit eine große, weit über die Sequestrationsstelle hinausreichende Ausbreitung bis auf die Gegenseite erfahren hat[1]. Bei der sofort vorgenommenen Trepanation zeigte das Scheitelbein und Stirnbein in einem über handtellergroßen Bezirk im Bereich der Diploe eine Markphlegmone. Im Eiter fanden sich hämolytische Streptokokken. Auf Grund der oben beschriebenen Zeichen wurde die Tabula interna eröffnet. Es fand sich ein großer, epiduraler Absceß, der das Gehirn verdrängt hatte. Die Dura war an keiner Stelle zerstört, so daß von einer Eröffnung des Subduralraumes Abstand genommen wurde.

[1] Die röntgenologische Veränderung der Venenkanalumrisse ist nicht allein für die akut-eitrige Osteomyelitis charakteristisch, sondern sie findet sich auch bei der Schädeldachlues (LÖW-BEER), bei der sich ebenfalls die gummöse Erkrankung in den Kanälen der Diploegefäße ausbreitet (ASCHOFF nach LÖW-BEER).

Es sei in diesem Zusammenhang erwähnt, daß zweckmäßig auch beim Fehlen von ausgesprochenen Hirnsymptomen bei der akut- und chronisch-eitrigen Osteomyelitis der platten Schädelknochen die Tabula interna eröffnet werden muß. Denn es pflegt nach zahlreich vorliegenden Erfahrungen die akut- und chronisch-eitrige Osteomyelitis der platten Schädelknochen im Gegensatz zur Tuberkulose und im Gegensatz zur akut- und chronisch-eitrigen Osteomyelitis anderer platter Knochen mit Regelmäßigkeit einen Absceß auf *beiden Seiten* des Knochens, also auch im Schädelinnenraum, epidural hervorzurufen (HAIM). Die Nichtbeachtung dieser Regel, die nicht allseits anerkannt wird (HABERER), ist schuld daran, daß so häufig epidurale Abscesse nicht rechtzeitig eröffnet werden, wie man bei unvoreingenommener Durchsicht des vorliegenden Weltschrifttums erkennen muß (MURARD, BENJAMINS). Daß aber auch die sofortige Eröffnung eines epiduralen Abscesses nicht immer das ungünstige Ende aufhalten kann, lehrt der eben geschilderte Fall. Häufig breitet sich trotz ausgiebiger Trepanation die Erkrankung in der Diploe mit rasender Schnelligkeit weiter aus. Weitere epi- und subdurale Abscesse entstehen, und der Kranke erliegt einer akut-eitrigen Meningitis oder multiplen Hirnabscessen, wenn er nicht an den anderen, inzwischen aufgetretenen, metastatischen Erkrankungen, Lungenabscessen, Nierenabscessen, Endokarditis, multiple Gelenkempyeme) zugrunde geht. Gerade wenn man sieht, wie auch die sofortige, radikale Behandlung nur in einer geringen Anzahl der Fälle zum Ziele führt, kann man nicht nachdrücklich genug darauf hinweisen, daß hier die Prophylaxe das Wesentliche ist. Die sorgfältige, primäre Versorgung von Kopfschwartenwunden und komplizierten Schädelbrüchen schützt allein vor solchen tragischen Ereignissen. Besonders traurig sind solche Fälle, bei denen eine nicht ernst genug genommene Gelegenheitsverletzung der Kopfschwarte zum Ausgangspunkt einer tödlich verlaufenden, akut-eitrigen Osteomyelitis der Schädelknochen wird.

Im Beobachtungsgut unserer Klinik finden sich zwei Fälle, bei denen einmal eine kleine Wunde der Kopfschwarte durch Schlag eines Betrunkenen mit dem Regenschirm, ein anderes Mal eine kleine Kopfschwartenwunde durch Kraftwagenunfall die Ursache der tödlichen Erkrankung war. In beiden Fällen war die Platzwunde der Kopfschwarte nur mit einem einfachen Verband, nicht aber mit Excision der Wundränder von dem erstbehandelnden Arzt versorgt worden.

Verläuft die Infektion weniger stürmisch, so sind trotzdem häufig mehrfache Sequestrotomien notwendig, die sich über Jahre hinziehen können (PAGANO), ehe die chronisch-eitrige Schädelknochenmarkentzündung beherrscht wird. Die Schädelknochendefekte fordern später einen plastischen Verschluß der Schädellücke mit eingreifender Nachoperation. Wie bei allen chronisch-eitrigen Osteomyelitisfällen droht noch nach Jahr und Tag ein akuter Schub.

So sahen wir bei einem 45jährigen Tagelöhner einen akuten Schub einer chronisch-eitrigen Stirnbeinosteomyelitis, die auf eine vor 25 Jahren vorgenommene Stirnhöhlenoperation zurückging. 3 Wochen vor der Aufnahme entstand eine plötzliche Anschwellung der rechten Oberlidgegend, mit zunehmenden, heftigen Kopfschmerzen und Temperaturen um 38,5°. Trotz sofortiger Behandlung und ausgedehnter operativer Ausräumung des teilweise sequestierten Stirnbeins bis auf die Dura, kam es zu einer Meningitis mit tödlichem Ausgang.

Bei der chronisch-eitrigen Osteomyelitis ist der schleichende Verlauf häufig daran schuld, daß bereits ausgedehnte Teile, nicht nur der platten Schädelknochen, sondern auch der Schädelbasis zerstört sind, ehe die Kranken unter plötzlichen schweren Erscheinungen in ärztliche Behandlung kommen.

Bei einem 32jährigen Mann, der nach Hufschlagverletzung vor 5 Jahren eine komplizierte Scheitelbeinfraktur mit nachfolgender Osteomyelitis glücklich überstanden hatte, traten in den folgenden Jahren anfangs Krämpfe der gegenseitigen Gliedmaßen, später „schlaganfallsähnliche“ Störungen auf. 5 Jahre nach dem Unfall erblindete er plötzlich, und erst jetzt wurde nach Aufnahme in die Klinik eine ausgedehnteste, chronisch-eitrige Osteomyelitis der Schädelkapsel und der Schädelbasis als Ursache dieser aussichtslosen Erkrankung gefunden.

Bei den von uns beobachteten schweren akut- und chronisch-eitrigen Osteomyelitisfällen mit tödlichem Ausgang wurden im Eiter mit Regelmäßigkeit Streptokokken mit und ohne Fähigkeit zur Hämolyse gefunden. Im allgemeinen haben die Fälle mit Streptokokkeninfektionen, vornehmlich mit hämolytischen Streptokokken, eine schlechtere Prognose als solche mit Staphylokokken (LEXER, THEODONIO, GAILLARD und MONNIER, BULSON, WOODWARD). Es handelte sich auch tatsächlich bei jenen Fällen einer ausgedehnteren Schädelknochenosteomyelitis, die wir durchkommen sahen, und bei Fällen des Schrifttums mit günstigem Ausgang (METHGE, MELINA, KUTVIRT) um Staphylokokkeninfektionen.

Neben der Radikaloperation kommt der Allgemeinbehandlung eine weniger große Bedeutung zu, soweit es sich nicht um Maßnahmen zur Stützung des Kreislaufs usw. handelt. Injektionen von Autovaccine dürften bei der akuteitrigen Osteomyelitis kaum einen Erfolg versprechen, aber bei chronisch-eitriger Osteomyelitis ist in manchen Fällen gutes hiervon gesehen worden.

Vielfache Transfusionen in kurzen Zeiträumen hintereinander gegeben, sind ebenso unsicher in ihrer Wirkung wie die mehrfache intravenöse Injektion von 40%igem Urotropin und intravenöse Injektionen von Silber-, Gold- oder Farbstoffpräparaten (Prontosil).

Schuld an dem ungünstigen Ausgang der Erkrankung dürften vornehmlich die Besonderheiten des Gefäßsystems sein. Die weiten, im Knochen passiv ausgespannten Venen der Diploe erkranken rasch und in großem Umfang, und durch die Beziehungen zu den Sinus einerseits und zur Vena jugularis andererseits wird die Verschleppung infektiösen Thrombenmaterials in hervorragendem Maße begünstigt. Hierfür spricht auch der Umstand, daß bei Erkrankung der verhältnismäßig diploearmen Knochen (Stirnbeinschuppe, Schläfenbeinschuppe), die Prognose günstiger zu sein pflegt als bei Erkrankung der diploereicheren Scheitelbeine und des Hinterhauptbeins (SUMA).

Häufig wird die akut- oder chronisch-eitrige Osteomyelitis der flachen Schädelknochen, besonders des Stirn- und Schläfenbeins, nach Eiterungen oder Operationen der Nebenhöhlen, des Mittelohrs und auch des Septum (BENJAMINS) beobachtet (MCARTHUR, VAN DEN WILDENBERG, TILLEY, SUMA, FRANCHINI, FLEMING, LILLIÉ, BULSON, GAILLARD et MONNIER, KUTVIRT, ESCH, CAMPBELL, DIEGNER, MURARD, BENJAMINS, PAGANO, CANUYT, WOODWARD, FRIESEN, YERGER, ALPIN). Die Prognose ist auch bei dieser Entstehung des Leidens ungünstig, und es herrscht Übereinstimmung, daß es nur durch ausgiebige, frühzeitige Radikaloperation in einem Teil der Fälle gelingt, die Kranken zu retten (LILLIÉ, CAMPBELL, FRIESEN, ALPIN).

Sehr viel günstiger verläuft die eitrige Osteomyelitis der flachen Schädelknochen, wenn statt der gewöhnlichen Eitererreger Pilze die Ursache der Erkrankung sind. Bei 107 Erkrankungen des Kopfes und Halses, die in 10 Jahren in der MAYO-Klinik beobachtet wurden, gelang es, alle Frühfälle von Aktinomykose durchzubringen. Die Fisteln wurden eröffnet und ausgekratzt. Es wurde mit Radium nachbestrahlt und nebenbei Jod in hohen Dosen gegeben (NEW, FIGI). Auch bei der Infektion der Schädelknochen durch Sporotrichum Beurmani wird durch Auskratzung der am Schädel gefundenen Herde und gleichzeitige Jodbehandlung Heilung erreicht (ALLOIN und VALLIN, ZANKANI). Die Erkrankung kann leicht mit Lues oder Tuberkulose verwechselt werden. Zahlreiche, über die ganze Körperoberfläche verteilte, schnell wachsende und dann aufbrechende Knoten sprechen für Sporotrichose. Mikroskopisch und kulturell ist die Diagnose sicher zu stellen.

III. Tuberkulose und Syphilis des Schädels.

Nach allgemeinen Erfahrungen betrifft die Tuberkulose des Schädeldachs und der Kopfschwarte hauptsächlich jugendliche Kranke (Erdheim, Haim, Zimmermann). Ihr Auftreten bei alten Leuten ist nach Erdheim genau so selten wie das Auftreten erheblicher luischer Veränderungen am Schädel bei Kindern. Von den verschiedenen platten Schädelknochen pflegt bevorzugt das Stirnbein, das Schläfenbein und Hinterhauptbein zu erkranken. Es gehört zu den größten Seltenheiten wie in dem Fall von Erdheim, daß die Schädelkapsel der einzige tuberkulöse Herd ist. Vielmehr tritt die Krankheit im allgemeinen sekundär auf, bei noch sonst bestehender, anders lokalisierter Tuberkulose (Zimmermann). Bei Kindern mit generalisierter Tuberkulose untersuchte Grünberg eingehend die Schläfenbeine und fand bei 14 Kindern im Alter von 4 Monaten bis zu 4 Jahren 12mal in 19 Schläfenbeinen eine hämatogen entstandene, tuberkulöse Osteomyelitis. Die hämatogene Entstehung dieser spezifischen Osteomyelitis wird dadurch bewiesen, daß auch Knochenmarktuberkel in jenen Fällen gefunden wurden, bei denen als Nebenbefund eine durch gewöhnliche Eitererreger hervorgerufene eitrige Schleimhauterkrankung des Mittelohrs bestand.

Bei einem so ausgedehnten Auftreten einer spezifisch-tuberkulösen Markerkrankung, wie sie Grünberg fand, ist es beinahe verwunderlich, daß die Erkrankung sehr häufig offenbar abortiv verläuft, ohne durch gröbere Veränderungen klinisch in Erscheinung zu treten.

Man unterscheidet seit langem die sog. progressive Form (König) der Schädeltuberkulose von der perforierenden Form (von Volkmann, Gangolphe). Beide Formen unterscheiden sich zwar klinisch voneinander, dürften aber nach den eingehenden histologischen Untersuchungen von Erdheim über Ausbreitungsform und Verlauf der Schädeldachtuberkulose wohl nur verschiedene Stadien des gleichen pathologischen Geschehens darstellen, wie es auch schon John vermutete.

Die Schädeldachtuberkulose beginnt von einem hämatogenen Diploetuberkel aus. Häufig tritt sie an einer Stelle in Erscheinung, die nach der Vorgeschichte kürzere oder längere Zeit zuvor von einem erheblichen Trauma betroffen wurde. Der im übrigen typisch gebaute Tuberkel pflegt nach den Untersuchungen Erdheims in der Peripherie den Knochen durch Osteoclasten zum Abbau zu bringen. Dort, wo die epitheloidzellhaltigen Teile des Tuberkels mit dem Knochen in Berührung kommen, nekrotisiert er und wird zum Sequester, der allmählich der Auflösung verfällt. Während peripher um den Tuberkel herum eine paratuberkulöse Osteosklerose sowohl eine Verdichtung der Knochensubstanz der Tabula externa wie auch der Diploe schafft, wird diese nach Erdheim durch Toxinfernwirkung bedingte Verdichtung der Knochensubstanz an der Tabula interna vermißt. Nur peripher von dem Tuberkel kommt es an der inneren Tafel zur Ausbildung von Osteophyten mit Ausbildung von Osteoid und Auflagerung von Knochensubstanz. An der Dura kommt es ebenfalls zu Veränderungen. Sie wird hyperplastisch, ihre Blätter verschmelzen miteinander, und um die Gefäße herum tritt eine Anreicherung von Lymphocyten in Erscheinung. Wenn sich die Tuberkulose weiter ausbreitet, so kommt es charakteristischerweise trotz der ersten Absiedlung in der Diploe stets zu einer ausgiebigeren Zerstörung der Tabula vitrea interna, die in einem größeren Umfange zugrunde geht als Diploe und Tabula externa. Die Folge davon ist, daß sich die Schädeldachtuberkulose unterwühlend ausbreitet. Erst spät kommt es zu einer Einschmelzung der Tabula externa, und wenn hier die ersten Defektbildungen klinisch in Erscheinung treten, so ist in der Tiefe unter diesen Defekten die Diploe und Tabula interna des Knochens bereits in einem viel größeren Umfange zerstört, als die äußere Glasschicht des Knochens (ERDHEIM). *Es ist ein wichtiges Unterscheidungsmerkmal gegenüber der Schädellues, daß die Defekte in der äußeren Glastafel bei der Tuberkulose kleiner sind als an der inneren Glastafel.* Bei der Lues ist es gerade umgekehrt. Wie wichtig das klinisch werden kann, zeigt der von ERDHEIM eingehend untersuchte Fall, bei dem während des Lebens die Diagnose auf Lues gestellt und auch beibehalten wurde, obwohl alle entsprechenden Reaktionen negativ waren und auch die antiluische Kur ohne Erfolg blieb. In Abb. 5 erkennt man in dem von einem 16jährigen Mädchen stammenden Schädel an dem Stirnbeinherd sehr schön, wie infolge dieser unterwühlenden Ausbreitung der Schädeldachtuberkulose das Loch in der äußeren Glastafel mit messerscharfen Rändern ausgestanzt in Erscheinung tritt. Im Querschnitt verlaufen die Defektränder schräg oder stufenförmig nach innen auseinanderweichend. Noch bevor die äußere Glastafel zerfällt, kommt es unter der Galea zur Entwicklung spezifischen Gewebes im Periost und zur Ausbildung kalter Abscesse, die bei Lues fehlen und ebenfalls die Differentialdiagnose ermöglichen. Die bei der Schädeldachtuberkulose entstehenden Sequester schwimmen im Röntgenbild nicht auf einer mehr oder weniger unversehrten inneren Glastafel wie bei der Lues und zeigen nicht die gleiche starke Verdichtung der Knochenzeichnung wie die luischen Sequester. Nach den Befunden ERDHEIMS über die Ausbreitung der Schädeldachtuberkulose ist es mir wahrscheinlich, daß die sog. infiltrierende Form der Schädeldachtuberkulose eine Vorstufe der perforierenden Form darstellt.

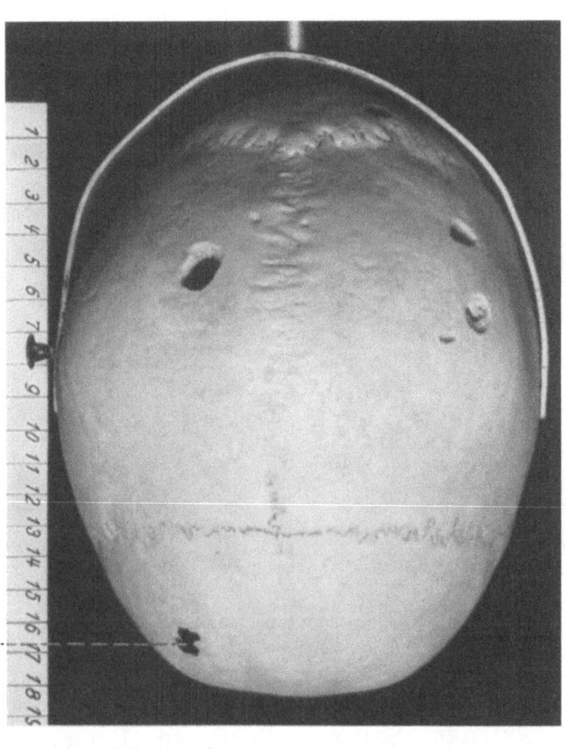

Abb. 5. 16jähriges Mädchen. Multiple, hämatogen entstandene Schädeldachtuberkulose. Man beachte besonders den Stirnbeinherd bei *a*. (Bei den Abbildungen der Schädelpräparate trägt der Maßstab rechts Zentimetereinteilung.)

Die Behandlung der Schädeldachtuberkulose richtet sich nach der Ausdehnung und nach dem Grade der Bösartigkeit des Leidens. Das Ergebnis der Behandlung wird ferner abhängig sein von dem Verlauf der gleichzeitig bestehenden primären Tuberkulose. Während bei kleinen Herden mit kalter Absceßbildung unter der Galea Punktion mit nachfolgender Jodoform-Glycerin-Einspritzung und Höhensonne sowie allgemeine Behandlung zum Ziele führt,

[1] Die Abbildungen Nr. 5, 6, 7, 8, 9, 10, 11, 16, 18, 19, 20, 21 und 22 verdanke ich dem liebenswürdigen Entgegenkommen von Herrn Professor Franz Büchner, Prosektor des Horst-Wessel-Krankenhauses, Berlin. Die Lichtbilder wurden von der Laborantin, Fräulein Deriks, von Präparaten der Sammlung Pick der Prosektur des Horst-Wessel-Krankenhauses aufgenommen.

ist bei größeren Herden nach dem übereinstimmenden Urteil der Autoren die operative Behandlung angezeigt, die in einer radikalen Ausräumung des Herdes besteht. War der kalte Absceß nicht perforiert, so sind die Weichteile durch Naht primär zu schließen. Bei länger dauernder Erkrankung mit Neigung zum akuten Fortschreiten droht die Gefahr der an und für sich stets in gewissem Ausmaß vorhandenen tuberkulösen Hirnhauterkrankung und bei Perforation des kalten Abscesses die Mischinfektion mit nachfolgender Meningitis oder Hirnabsceß, so daß man das operative Eingreifen nicht allzu lange hinausschieben soll (Reh). Bei sehr ausgebreiteter Erkrankung bleibt, gleich welche Behandlung eingeschlagen wird, die Prognose ungünstig (Haberer), während im allgemeinen die Prognose günstig ist. Bei der Lues bleiben bei der Abheilung Defekte des Knochens übrig, in deren Bereich die Kopfschwarte mit der Dura verwächst. Dahingegen können bei der Tuberkulose auch große Defekte des Schädels durch neugebildeten Knochen mehr oder weniger vollständig ausgefüllt werden (Abb. 6). Die Gefahr des Zurückbleibens von Schädellücken, die eine spätere Nachoperation erheischen, ist also bei der Tuberkulose geringer als bei der Lues.

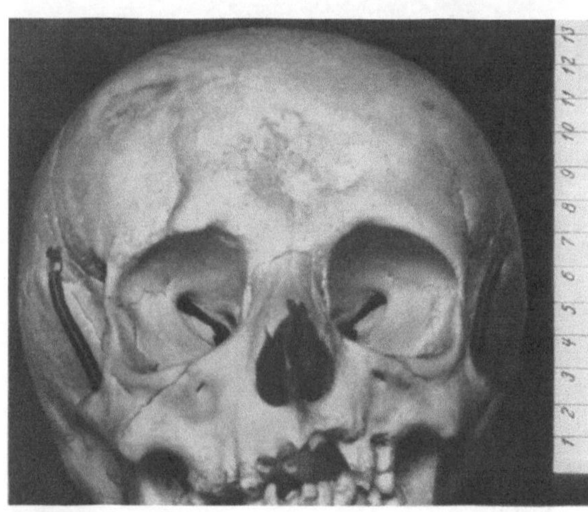

Abb. 6. 10jähriges Mädchen. Ausheilende multiple Schädeldachtuberkulose.

Wie die Tuberkulose bevorzugt auch die *Syphilis* in ihren beiden Hauptformen, der syphilitischen oder gummösen Periostitis und der Ostitis bzw. Osteomyelitis gummosa die flachen Schädelknochen gegenüber der Schädelbasis. Am Schädeldach sind es besonders die Stirn- und Scheitelbeine, welche erkranken (Menninger, Skinner, Schüller, Fournier nach Menninger). Im Verhältnis zur Tuberkulose werden Kinder seltener von der Erkrankung betroffen als Erwachsene (Erdheim). Es finden sich aber doch syphilitische Erkrankungen des Schädeldaches und der Schädelhaut in der Form frischer, beim Durchtritt durch die Geburtswege der frisch infizierten Mutter entstandener Hautveränderungen (P. Müller) und in der Form einer spezifischen Ostitis, Periostitis und Osteomyelitis auch als angeborene Syphilis des Schädelknochens schon beim Neugeborenen (Pick). Die syphilitischen Schädelhautdefekte von Säuglingen sollen nach Müller ausgehen von einer Infektion kleiner Kopfhautwunden beim Durchtritt durch den Geburtskanal der frisch luisch erkrankten Mutter und nach 4—6wöchentlicher Latenz als typische Primäraffekte in Erscheinung treten. Die angeborene Frühsyphilis des Schädelknochens hat mit der des Erwachsenen viele grundsätzliche Kennzeichen gemein und kommt auch in den verschiedenen, beim Erwachsenen charakteristischen Formen vor. Im Gegensatz zur Tuberkulose ist es für die Syphilis des Schädelknochens bezeichnend, daß neben den Rückbildungsprozessen dort, wo das spezifische Gewebe die Knochensubstanz zerstört (Caries) oder zur Nekrose bringt, in der Nachbarschaft ständig wieder ein erheblicher Knochenanbau durch Osteophyten und Hyperostosen stattfindet. Die Folge dieses wechselnden Ab- und

Anbaues, bei dem die Knochensubstanz sklerosiert, ist eine Massenzunahme des Knochens im ganzen, die für die Lues charakteristisch ist. Immerhin gibt es Formen, bei denen der Abbau überwiegt, ganz gleich, ob die Erkrankung vom Periost oder von der Diploe ihren Ausgang nimmt, und andere Formen, bei denen die Neubildung des Knochens im Vordergrund steht. Abb. 7 zeigt den Schädel eines 67jährigen Mannes, bei dem die Caries überwiegt. Bei der Sequestrierung des Knochens entstehen die Sequester hauptsächlich aus der Knochensubstanz der Tabula externa und liegen infolgedessen an der Oberfläche des Schädelknochens, der noch vollständig erhaltenen Diploe und inneren Glastafel auf. Nach Auflösung des Sequesters kann es bei Abheilung zur Ausbildung typischer syphilitischer Narben an der Schädeloberfläche kommen (Abb. 8). Auch bei der mit Knochenneubildung einhergehenden Form der syphilitischen Periostitis und gummösen Ostitis bzw. Osteomyelitis finden sich neben den periostalen Auflagerungen und neben der Knochenneubildung in der Diploe und an der inneren Glastafel stets ausgedehnte Abbauvorgänge, so daß die Oberfläche wie Innenfläche des Schädels das bekannte wurmstichige Aussehen zeigt (Abb. 9, 10, 11). Durch Zerfall der Gummi können große Geschwüre der Kopfschwarte entstehen, deren Ränder unterminiert erscheinen, und deren Grund infolge des zerfallenden Gummagewebes das bekannte, speckige Aussehen zeigt, bedeckt mit schleimigem, oft stinkendem Eiter. Der Zerfall der Knochengummen führt zu einer Dellenbildung

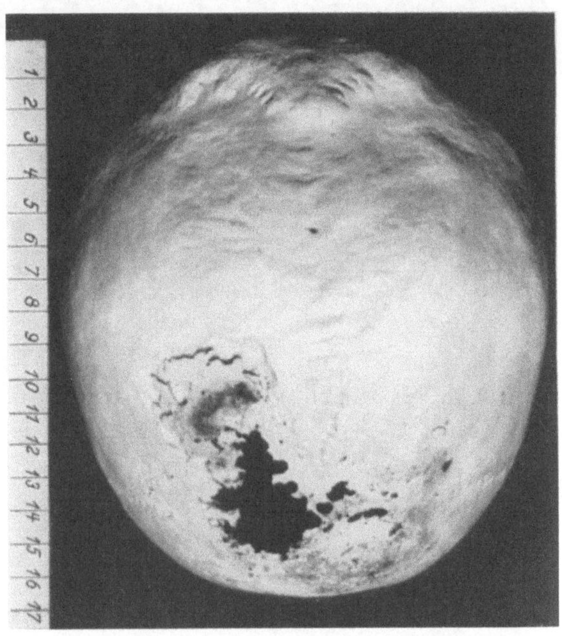

Abb. 7. 67jähriger Mann. Syphilitische Caries des Schädeldaches.

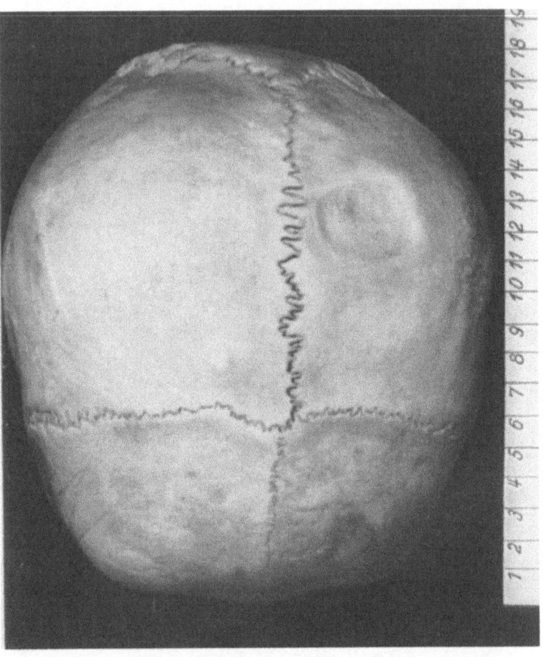

Abb. 8. 24jähriger Mann. Syphilitische Narbe am Scheitelbein.

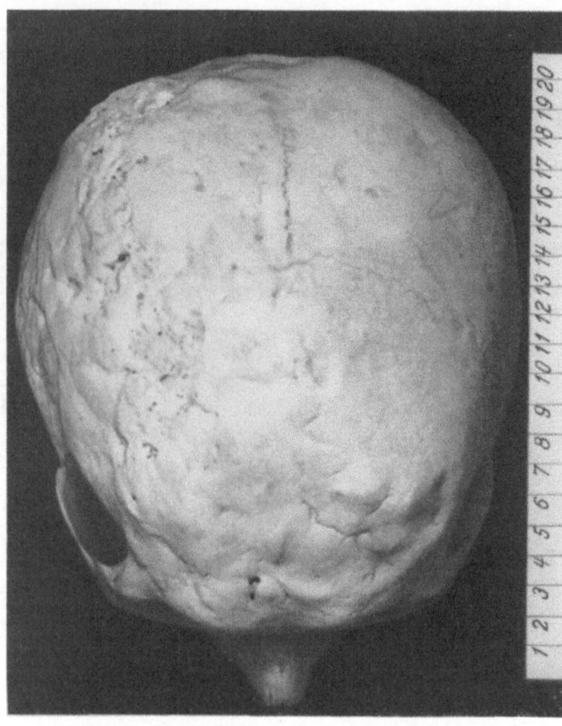

Abb. 9. Syphilitische Hyperostose des Schädels.

an der Knochenoberfläche, deren Ränder häufig durch die gleichzeitige Knochenneubildung hart, wallartig, höckerig zu fühlen sind. Die durch Aufbauvorgänge an der inneren Glastafel entstehenden Osteophyten und die an der inneren Glastafel befindlichen Gummen können unter Umständen zu schweren Hirnsymptomen durch die Steigerung des Hirndrucks und durch örtliche Druckwirkung führen. Die Differentialdiagnose gegenüber der Schädeldachtuberkulose haben wir schon bei der Besprechung der Tuberkulose gestreift. Bei allen erheblicheren Erkrankungen der Schädelkapsel und der Kopfschwarte wird nicht nur das charakteristische Röntgenbild mit dem an der Schädeloberfläche größeren, an der inneren Glastafel kleineren Defekt, mit der fleckweisen Eburnisierung des Knochens neben der Einschmelzung und mit der Zunahme der Gesamtdicke des Knochens und periostalen Knochenauflagerungen

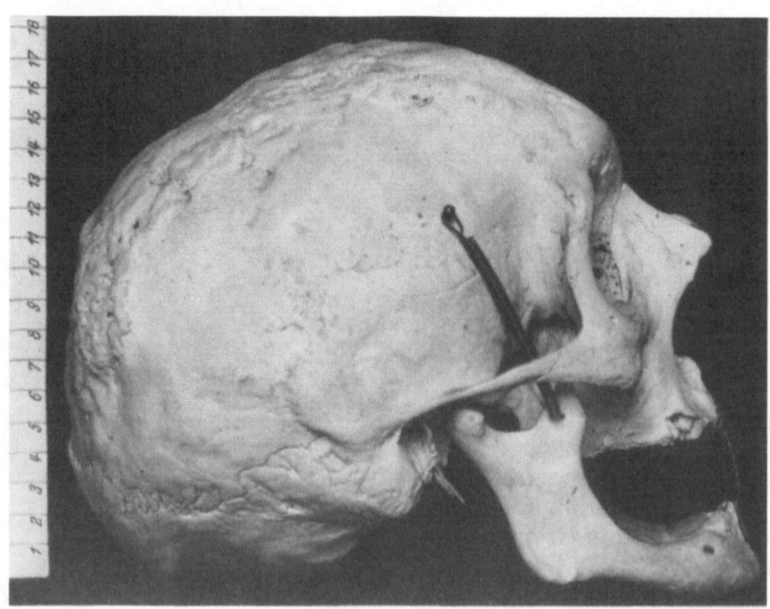

Abb. 10. Der gleiche Schädel von der Seite.

weiter führen, sondern es kommt natürlich auch der Ausfall der serologischen Reaktionen dazu und erleichtert die Diagnose. Neben der allgemeinen antiluischen Behandlung mit Neosalvarsan, Wismutpräparaten und grauer Salbe kommt bei der syphilitischen Erkrankung des Schädels die operative Entfernung der Sequester in Frage (LEXER, ADSON) mit sekundärer Wundheilung unter Salbenverbänden (LEXER) oder feuchten Verbänden (ADSON). Die Gummen des Knochens werden ausgeräumt und ausgekratzt. Defekte des Schädelknochens nach Sequestrotomien müssen später durch autoplastische Knochentransplantationen gedeckt werden.

Die Prognose pflegt bei dieser Art der Behandlung günstig zu sein, wenn sich auch die Behandlung in vielen Fällen über lange Zeit erstreckt.

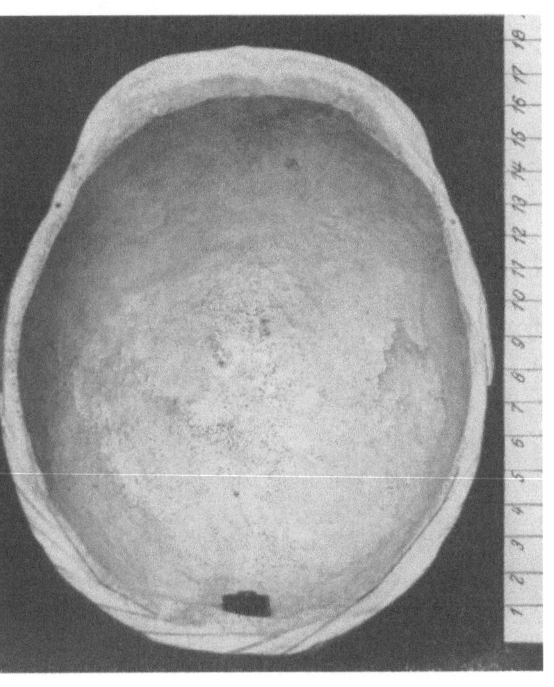

Abb. 11. Syphilitische Osteosklerose und Caries des Schädeldaches (von innen).

IV. Geschwülste der Kopfschwarte und des Schädeldaches.

Die gewöhnlichsten epithelialen Geschwülste der Kopfschwarte sind die Retentionsatherome oder Follikelcysten, die in der Mehrzahl der Fälle Haarbalgcysten und in selteneren Fällen Talgdrüsencysten darstellen. Diese Tumoren sind klinisch leicht erkennbar (innige Verwachsung mit der Oberhaut, gute Abgrenzbarkeit, kugelige Gestalt, Fluktuation, charakteristischer, breiartiger Inhalt bei der Eröffnung). Chirurgisch interessanter werden sie einmal bei Infektionen, die häufig durch Verletzungen bei der Haarpflege zustande kommen, und durch die Übergänge dieser Tumoren in bösartig wuchernde Carcinome. An dieser Möglichkeit ist nach den Feststellungen des Schrifttums wohl kaum mehr zu zweifeln. Man hat neuerdings beobachtet, daß diese Form der Carcinome verhältnismäßig häufig Eingeweidemetastasen hervorrufen. Von Metastasen der zuständigen Lymphknoten aus kommt es auf dem Wege des Einbruchs in die Venen zu einer Verschleppung von Tumormaterial, wodurch hauptsächlich Lebermetastasen hervorgerufen werden (WILLIS). Nicht verwechselt werden dürfen die gewöhnlichen Atherome mit den Epidermoiden, die kongenital angelegt sind. Nach CHIARI (nach BENECKE) handelt es sich bei ihnen um das Endergebnis des Wachstums ganzer versprengter Hautstückchenanlagen. Kommt es zu einer Wucherung der epithelialen Zellen dieser cystischen Dermoide, so beobachtet man jene blumenkohlähnliche Gewächse, die anfangs leicht mit Carcinomen verwechselt werden können (Abb. 12), die sich aber durch gute Abgrenzbarkeit, mangelndes wucherndes Wachstum und mangelnde Metastasierfähigkeit und auch histologisch als gutartig erweisen. Immerhin kommt es in einem Teil der Fälle zu einer malignen Entartung dieser Tumoren (Abb. 13) mit Übergang in echte Carcinome, die infiltrierend wachsen und metastasieren. Eine dritte Gruppe epithelialer Kopfschwartentumoren sind die traumatischen Epithelcysten. Sie werden am Kopf selten beobachtet und bleiben im Verhältnis zu den beiden erstgenannten Gruppen von gutartigen, epithelialen Tumoren der Kopfschwarte kleiner. Sie unterscheiden sich von den Atheromen durch ihre größere Härte.

Auf der Grenze zwischen benignen und malignen Tumoren steht ferner das Cylindrom, das man für gewöhnlich in der Mundschleimhaut beobachtet, wo es seinen Ausgang von versprengten Schleimhautkeimen nehmen soll. Es

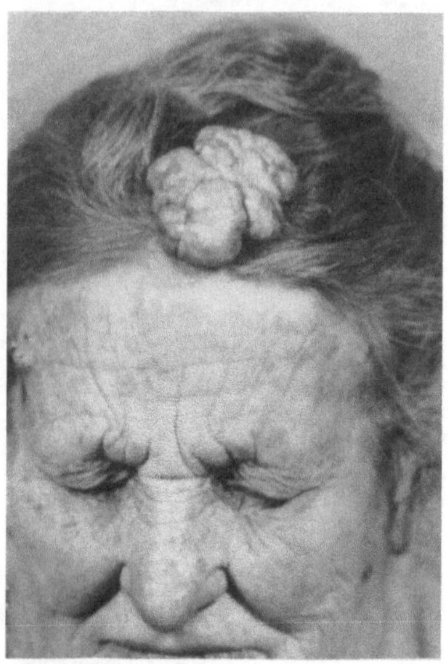

Abb. 12. 60jährige Frau. Dermoid der Kopfschwarte.

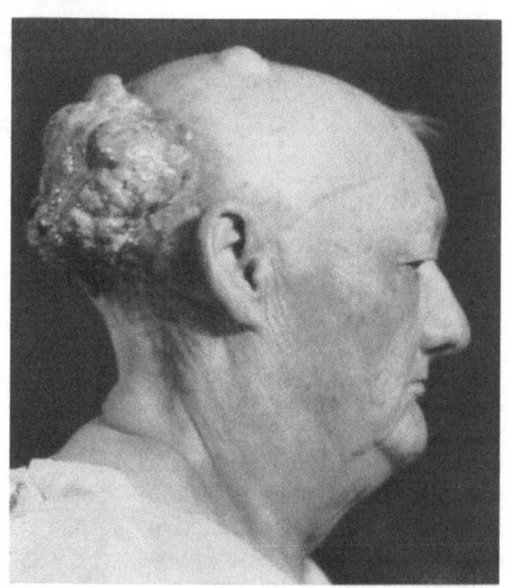

Abb. 13. 72jährige Frau. Carcinom der Kopfschwarte.

kommt auch an der Kopfschwarte vor. Diese Geschwulst pflegt sich besonders durch gehäuftes, familiäres Auftreten auszuzeichnen, so konnte WIEDMANN den gleichen Tumor in vier Generationen einer Familie feststellen. Diese Tumorenart hat offenbar genetische Beziehungen zu den Naevi. Das Cylindrom baut sich bekanntlich aus kleinen epithelialen Zellen auf mit hyaliner Zwischensubstanz. Für gewöhnlich gutartig, kann es unter Umständen entarten, infiltrierend wachsen und metastasieren.

Die Behandlung der Atherome besteht in Ausschälung der Geschwulst. Bei den Epidermoidcysten findet sich eine Beteiligung des Knochens (KAUSCH). Sie finden sich hauptsächlich in der Stirn- und Schläfengegend, aber auch an der Basis (HEYMANN nach KAUSCH), sie gehen aber nicht durch die Dura hindurch. Bei der Exstirpation muß das Knochenloch mit angefrischt werden. Die Atheromcarcinome der Kopfhaut werden heutzutage mit Hilfe der Elektrokoagulation verhältnismäßig gefahrlos operiert. Man umgibt den Tumor mit einem breiten Koagulationswall, der bei der nachfolgenden Auslösung mit dem elektrischen Messer jede stärkere Blutung verhütet. Der freigelegte Schädelknochen, von dem unter Umständen mit dem Meißel mehr oder weniger große Teile abgetragen werden müssen, läßt aus den Gefäßlöchern und Nähten langsam Granulationen emporwachsen, die sich später vom Rand her überhäuten.

Durch Epidermistransplantationen nach THIERSCH oder BRAUN kann man eine raschere Überhäutung erreichen. Verhältnismäßig selten sind die Neurinome der Kopfschwarte, die meist durch ein Loch der Schädelkapsel in das Innere des Schädelraums hineinragen, aber nicht die Dura durchwachsen. Sie wachsen langsam und entstehen nach COENEN, noch bevor der Knochen sich entwickelt hat. Der Knochen pflegt dann die schon vorhandene Geschwulst isthmusförmig einzuengen, so daß eine typische Zwerchsackform des Tumor die Folge ist. Diese Zwerchsackform mit Durchsetzung des Schädels bedarf sorgsamer Berücksichtigung bei der Operation, damit nicht der endokranielle Teil der Geschwulst übersehen wird. Die Prognose der Neurinome ist gut. Histologisch stammen sie von den Zellelementen der SCHWANNschen Nervenscheiden ab und haben einen charakteristischen, vielknolligen Bau.

Bei den Bindegewebsgeschwülsten der Kopfschwarte finden sich Lipome äußerst selten. Am häufigsten sind sie noch an der Stirn, dann mit abnehmender Häufigkeit in der Hinterhaupts-, Schläfen- und Scheitelgegend (NOVARRA) zu finden. Die Behandlung dieser gut abgrenzbaren Tumoren, bei deren Diagnose der lappige Bau vor Verwechslung mit einem kalten Absceß schützt, besteht in Exstirpation der Geschwulst. Häufiger findet man im Bereich der Kopfschwarte angeborene Naevi verschiedener Art und Neurofibrome (ROSHDESTWENSKY), auch mit elephantiastischer Entartung des Bindegewebes (FLÖRCKEN und STEINBISS), Angio-Neurofibrome und elephantiastische Bindegewebstumoren in der Form der Cutis capitis gyrata (GOHRBANDT).

Von den Gefäßgeschwülsten der Kopfschwarte sind die Lymphangiome selten und häufig mit venösen Angiomen vergesellschaftet. Sie sind meist angeboren und entwickeln sich sehr langsam zu oft stattlicher Größe (ROELLO).

In jüngster Zeit ist das Krankheitsbild des sog. Sinus pericranii häufig in der chirurgischen Literatur abgehandelt worden (BURGDORF, PALERMO, ENGSTADT, COHN, HAHN, KRECKE, GROSSE-KETTLER). Es handelt sich bei dieser Erkrankung um fluktuierende Weichteilknoten der Kopfschwarte, die manchmal angeboren, häufig nach einer Gewalteinwirkung rasch wachsend zur Entwicklung kommen und histologisch den Hämangiomen nahestehen. Es sind blutsinusähnliche Verbindungen zwischen den Blutleitern im Schädelraum und einem Paket gewucherter Kopfschwartenvenen. Sie treten vornehmlich in der Stirn- und Scheitel-, aber auch in der Hinterhauptsgegend auf. An der Verbindungsstelle durch die Schädelkapsel hindurch findet sich ein mehr oder weniger großer Defekt des Knochens. Während dieser beim stehenden Kranken und im Schlaf als flache Eindellung tastbar ist, und in der Gegend der Geschwulst meist eine Hauteinsenkung beobachtet wird, kommt es beim Bücken, bei Aufregung, Husten und Pressen zur Ausbildung einer kirsch- bis nußgroßen Weichteilgeschwulst, die weich und zusammendrückbar ist. Klinisch findet man häufig erhebliche Kopfschmerzen. Bei der Behandlung genügt manchmal die Entfernung des extrakraniellen Venenpakets, doch ist es sicherer, die Gefäßdurchtrittsstellen durch die Schädelkapsel fest zu verschließen (es werden hierfür neben Knochenspänen, Muskelstückchen auch Wachs und Goldplättchen empfohlen), da sonst leicht Rezidive auftreten.

Außerordentlich häufig sind die Gefäßgeschwülste der Kopfschwarte und von diesen wiederum das Haemangioma simplex und cavernosum, die sich oft zu erstaunlicher Größe entwickeln und große Teile der Kopfschwarte in Anspruch nehmen können. Hauptsächlich bei Kindern angeboren auftretend (Abb. 14), besonders in der Stirn- und Scheitelbeingegend, werden sie zweckmäßig schon im frühesten Jugendalter operiert (WOLFF). Bei der Operation war früher die Blutung gefürchtet und nur schwer mit der HEIDENHAINschen Umstechungsnaht zu beherrschen (PULFORD und ADSON). Seit der

Einführung des elektrischen Operationsverfahrens hat die Entfernung auch größerer Hämangiome ihre großen Gefahren eingebüßt. Durch vorherige Umwallung oder durch Einstich einer elektrischen Nadel mit Koagulation des Tumorparenchyms (von Seemen) wird der Tumor blutleer gemacht und dann mit dem elektrischen Messer entfernt. Bei größeren Defekten der Kopfschwarte erfolgt die Heilung sekundär, wobei die Amerikaner durch Abmeißeln der Tabula externa das Aufschießen der Granulationen zu beschleunigen suchen (Pulford und Adson). In seltenen Fällen sind die kavernösen Hämangiome der Schädelkapsel und der Kopfschwarte nur Teile einer allgemeinen kavernösen, capillären Angiomatose. Diese Tumoren stehen an der Grenze der Bösartigkeit, denn während sie histologisch noch zu den gutartigen Geschwülsten zu zählen sind, müssen sie klinisch als bösartig betrachtet werden. An der Kopfschwarte finden wir ferner verhältnismäßig häufig das Aneurysma cirsoides, auch Aneurysma arteriovenosum, pulsierendes Angiom und Angioma racemosum genannt. Diese Tumoren sind charakterisiert durch arteriovenöse Kurzschlußverbindungen. Sie entstehen häufig an der Stelle grober Gewalteinwirkung (Elkin, Malbran, Searby u. a.) und wachsen rasch zu großen Geschwülsten heran, deren Beherrschung schwierig werden kann, ja unmöglich, wenn die Geschwulstbildung den Schädel und das Gehirn mitergreift. Klinisch ist das über den größeren Gefäßstämmen zu hörende und zu fühlende Rauschen und Schwirren kennzeichnend. An der Kopfschwarte finden sich auch noch seltene Mischgeschwülste, angeboren vorkommend und mehr oder weniger schnell wachsend, die in ihrem Aufbau Epithel- und Bindegewebsabkömmlinge vereinigt enthalten (Erb). Sie werden hauptsächlich in der Stirn- und Scheitelgegend beobachtet.

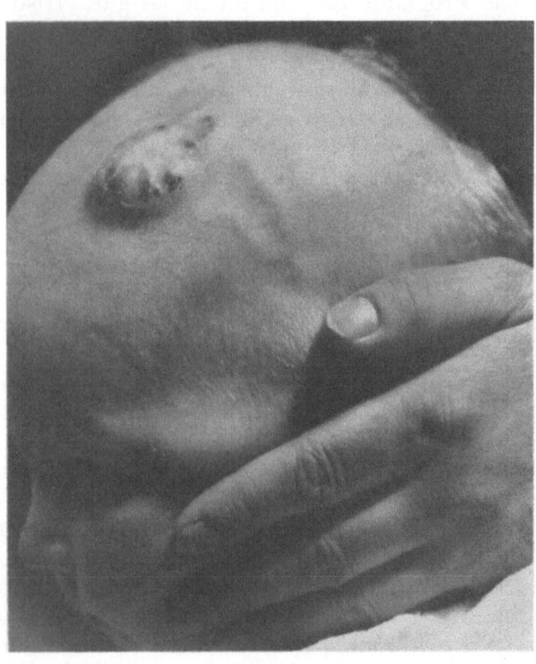

Abb. 14. 2jähriges Mädchen. Haemangioma cavernosum der Kopfschwarte.

Die epithelialen Geschwülste der Schädelkapsel selbst sind sehr selten. Das Cholesteatom, das an und für sich in den Kopfknochen nicht allzu häufig ist, wird nur sehr selten in der Schädelkapsel, viel häufiger in der Schädelbasis beobachtet. Es wächst sehr langsam und macht verhältnismäßig wenig Beschwerden (Kopfschmerzen und Gedächtnisschwund, Winterberg). Es wird im Scheitelbein und Hinterhauptsbein gefunden. Im Bereich der Schädelkapsel liegt es für gewöhnlich epidural oder im Knochen selbst, wo es mitunter zu handtellergroßer Einschmelzung des Schädelknochens führen kann. Die Ränder der Schädellücken sind glatt. Häufig wird das Cholesteatom unter der Diagnose eines metastatischen Schädelknochentumors operiert, bis bei der Herausschälung die charakteristischen, weißen, perlmutterglänzenden Massen auf die Diagnose führen. Die Prognose ist gut, falls die chirurgische Behandlung den Tumor radikal entfernt.

Ganz im Gegensatz hierzu pflegen die metastatischen epithelialen, fast stets bösartigen Geschwülste des Schädeldachs durch das primäre Grundleiden eine hoffnungslose Prognose zu haben. Dabei ist es gleichgültig, ob es sich um Metastasen des häufigen Prostata- oder Mammacarcinoms handelt (Abb. 15) oder um Metastasen wuchernder Schilddrüsenadenome (D'ISTRIA, D'ARRIGO, BAUMANN), die vielfach bei älteren Männern und Frauen zur Beobachtung kommen, oder auch um Metastasen von Nebennierentumoren, wie sie hauptsächlich bei kleinen Kindern beobachtet werden (GREIG). Das Röntgenbild erleichtert die

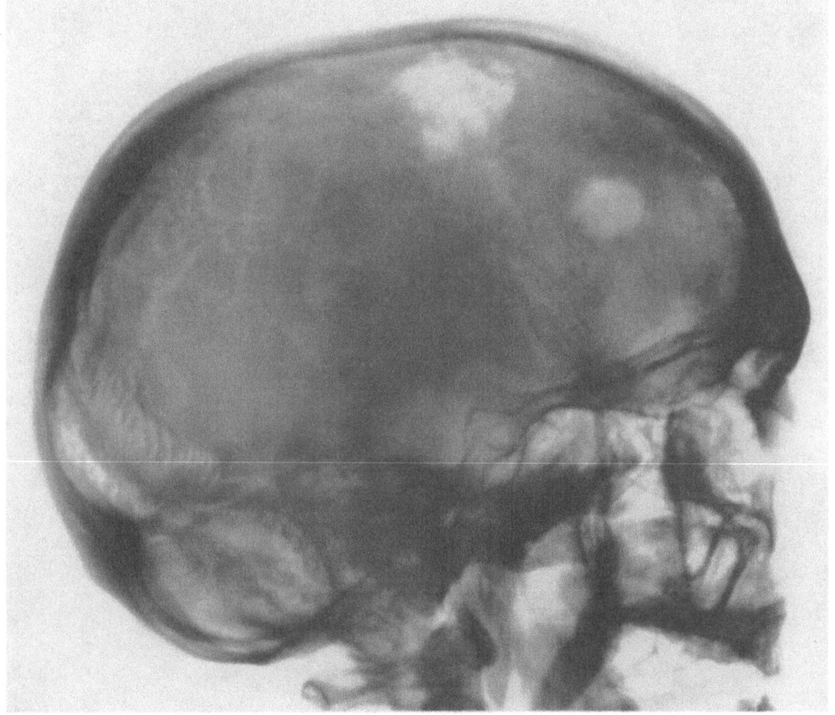

Abb. 15. 64jähriger Mann. Schädeldachmetastasen bei Prostatacarcinom.

Diagnose. Es weisen uns die glattrandigen, runden Aufhellungsherde der Schädelkapsel ohne erhebliche Sklerose der umgebenden Knochenränder, ohne Sequester bei gleichmäßiger Auflösung der äußeren und inneren Glastafel auf die Diagnose: metastatische, bösartige, epitheliale Geschwulst hin (Abb. 15 und 16).

Die bindegewebigen, gut- und bösartigen Geschwülste der flachen Schädelknochen selbst können entweder von dem Knochengewebe, von dem Markgewebe oder von den Blutgefäßen ihren Ausgang nehmen. Die Osteome haben mit vielen Kopfschwartengeschwülsten gemein, daß sie im Anschluß an eine Gewalteinwirkung in frühester Jugend entstanden, langsam heranwachsen, um später plötzlich, im Verlauf weniger Monate beträchtliche Größe zu erreichen (Abb. 17). Während sie in der langen Entwicklungszeit kaum nennenswerte Beschwerden außer Kopfschmerzen verursachen, können sie bei dem plötzlichen Wachstumsschub durch Einengung des Schädelraums allgemeine Hirndrucksymptome und örtliche Erscheinungen (Sehstörungen, epileptische Anfälle je nach ihrer Lage über den Rindenzentren) machen, die zu rascher Operation nötigen (DZELICHOW). Histologisch handelt es sich um gutartige

Geschwülste mit voll ausgereiftem Knochen, die manchmal als echte Osteome anzusprechen sind, in anderen Fällen aber zu den Grenzfällen der EWING-Tumoren

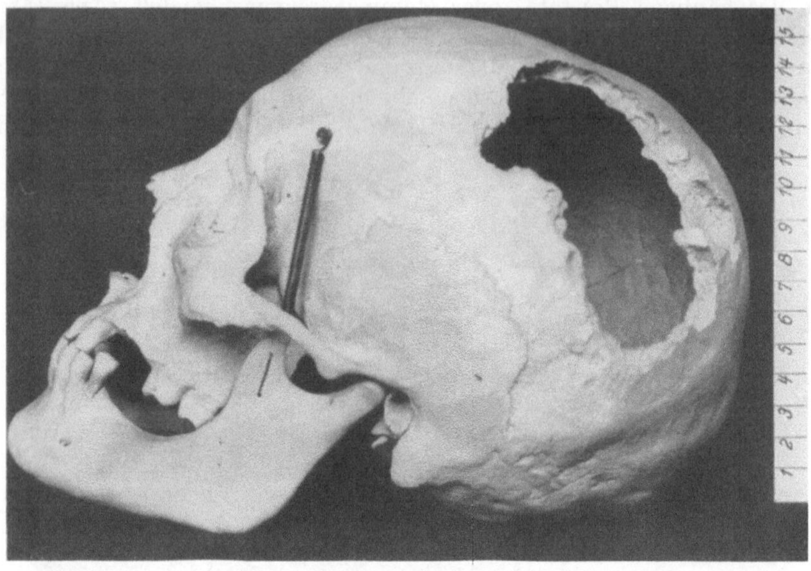

Abb. 16. 64jährige Frau. Schädelmetastase bei Hautcarcinom der benachbarten Kopfschwarte.

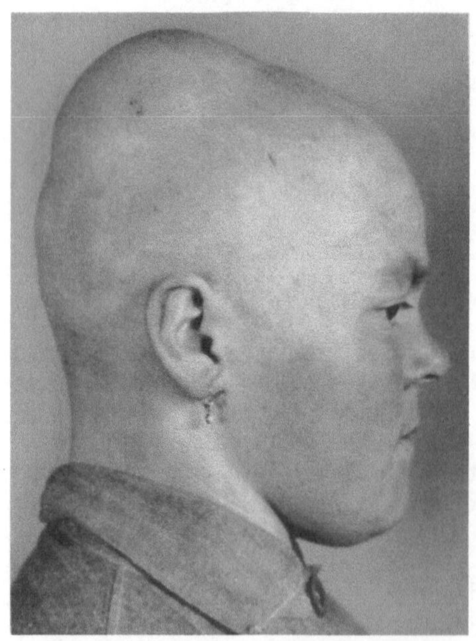

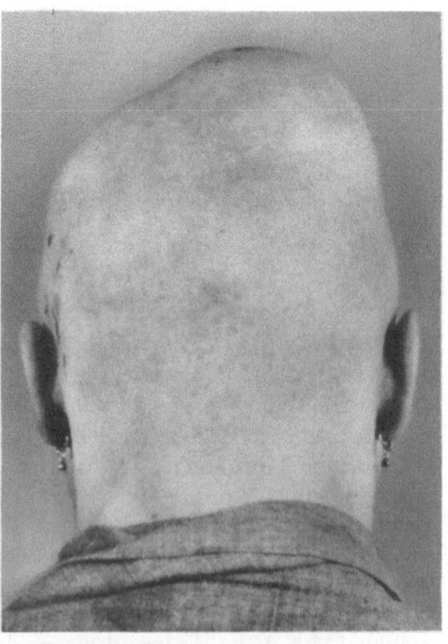

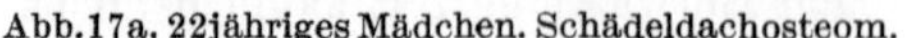

Abb. 17a. 22jähriges Mädchen. Schädeldachosteom.

Abb. 17b. Die gleiche Kranke.

und der Ostitis fibrosa localisata zu rechnen sind. Bei ihrer operativen Entfernung entstehen große Schädellücken. Kopfschwarte und Periost können für gewöhnlich erhalten werden. Durch Tibiaspäne, Schulterblatteile, Darmbeinschaufelstücke oder Rippenspäne können die entstandenen Schädeldefekte sofort primär gedeckt werden. In dem abgebildeten Fall gab die autoplastische Deckung der großen Knochenlücke mit frei überpflanzten Tibiastücken durch Herrn Geheimrat LEXER ein sehr gutes Behandlungsergebnis.

Neben diesen echten Osteomen sieht man an den Schädelknochen Hyperostosen verschiedener Art, die kein echtes Geschwulstwachstum darstellen, sondern nur eine reaktive Knochenverdickung sind, ausgelöst durch chemische oder physikalische Ursachen. Bei alten Frauen treten an der Innenseite des Stirnbeins häufig Knochenanlagerungen auf, die nicht nur einfache, vom Periost ausgehende Knochenneubildungen sind, sondern die auch durch Verknöcherung bestimmter Duraschichten entstehen (DRESSLER).

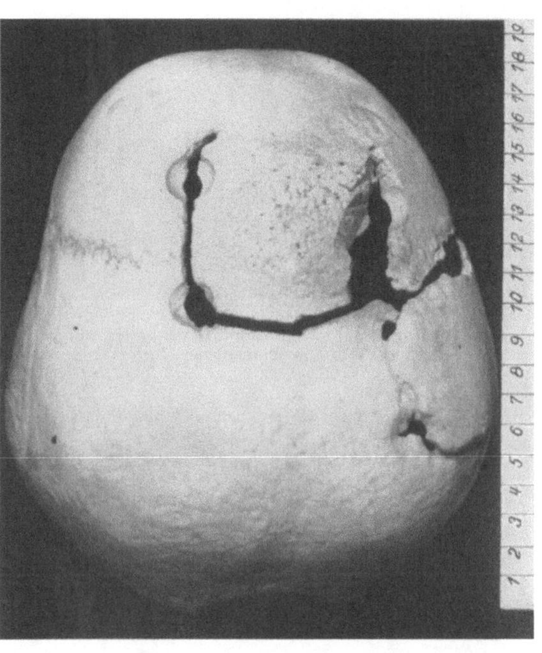

Abb. 18. Schädeldachverdickung bei Duraendotheliom. (Trepanation intra operationem abgebrochen.)

Ebenso um eine rein reaktive, mechanisch oder chemisch hervorgerufene Knochenneubildung soll es sich bei jenen Hyperostosen handeln, die über meningealen Endotheliomen so häufig beobachtet werden (Abb. 18). Durch Druck der Zellen des andrängenden Tumors soll ein Reiz auf den Knochen ausgeübt werden, der die Knochenverdickung auslöst. Es soll auch die Verstopfung der meningealen Gefäße durch Tumorzellen eine Hyperämie mit reaktivem Knochenwachstum hervorrufen können (PHEMISTER). Diese Hyperostosen über Endotheliomen sind in den letzten Jahren häufig gesehen worden (CUSHING, PENFIELD, RAND, RHEIN, ORLANDI, EISINGER, SCHÜLLER, PEIPER). Für die Theorie der Entstehung durch Verlegung der venösen Blutbahn spricht die Beobachtung von ELSBERG und SCHWARTZ, nach deren Befunden im Röntgenbild die starke Erweiterung der Diploevenen ganz umschrieben in der Gegend der Hyperostose über dem Endotheliom für diese Erkrankung kennzeichnend ist.

Im Gegensatz zu den gutartigen Hyperostosen und gutartigen Knochengeschwulstbildungen der eben beschriebenen Arten sehen wir bei den Chondromen und echten Sarkomen der Schädelkapselknochen neben den mächtigen Knochenneubildungen und -auflagerungen ausgedehnte Zerstörungsprozesse ablaufen. Dabei können die Sarkome von dem Periost des Schädeldachs, vom Mark der Diploe oder von den Perithelien der Weichteilgefäße ihren Ausgang nehmen. Auch bei dem perithelialen Sarkom, das von den Weichteilen auf die Schädelkapsel übergreift, finden wir neben der riesenhaften Zerstörung der Schädelkapsel die bekannten, pallisadenförmigen Knochenneubildungen, wie sie für das echte, knochenbildende Sarkom nach Röntgenbefunden und autoptischen Befunden charakteristisch sind (Abb. 19).

Die von dem Mark ausgehenden Sarkome können durch ausgedehnte Einengung des Schädelinnenraums heftige allgemeine Hirndruckerscheinungen und

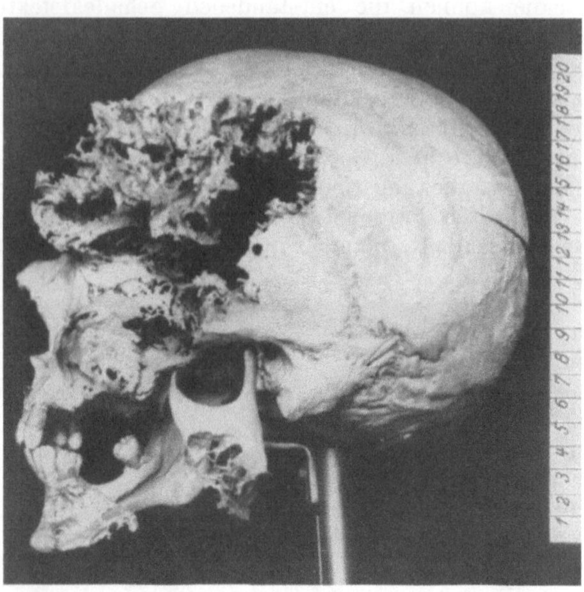

Abb. 19. Peritheliom der linken Kopfhälfte mit reichlicher Knochenneubildung neben ausgedehntester Zerstörung.

Rindenerscheinungen machen. Sie finden sich unter Umständen auch an einem schon krankhaft veränderten Schädel, z. B. Ostitis deformans (Paget, Abb. 20).

Gutartiger, da ohne schwerere örtliche Destruktionen wachsend, sind die multiplen Myelome der Schädelkapsel, die bei den verschiedenen Formen der Systemerkrankungen beobachtet wurden (Isaack). Die Einzelherde führen zu kleinen, runden Defektbildungen im Schädelknochen (Abb. 21a und b), die der Schädelkapsel ein eigentümliches Aussehen verleihen, so als ob der Knochen mit Schrot beschossen wurde. Der Endausgang des Leidens ist natürlich abhängig von dem weiteren Verlauf der Myelose. Wie bei vielen Tumoren des Kopfes finden wir auch bei den Myelomen fast stets in der Vorgeschichte ein erhebliches Trauma, besonders wenn es sich um solitäre Myelome handelt (Beck, Beneke, Stieda). Bei letzteren ist die Prognose nach ausgiebiger Radikaloperation gut. Auch bei den seltenen intrakranialen Chondromen ist dieses der Fall (Brütt), selbst wenn die Geschwulst so groß war, daß sie erhebliche allgemeine Hirndruckerscheinungen und örtliche Reizerscheinungen verursachte. Die verhältnismäßige Gutartigkeit der Myelome und der sonstigen, im Markraum der Knochen entstehenden Sarkome ist der Anlaß, daß Coenen und Hellner überhaupt der Ansicht sind, daß bis auf seltene Ausnahmefälle nur die vom Periost ausgehenden Sarkome als echte Sarkome anzusprechen sind, während die übrigen sarkomähnlichen Tumoren

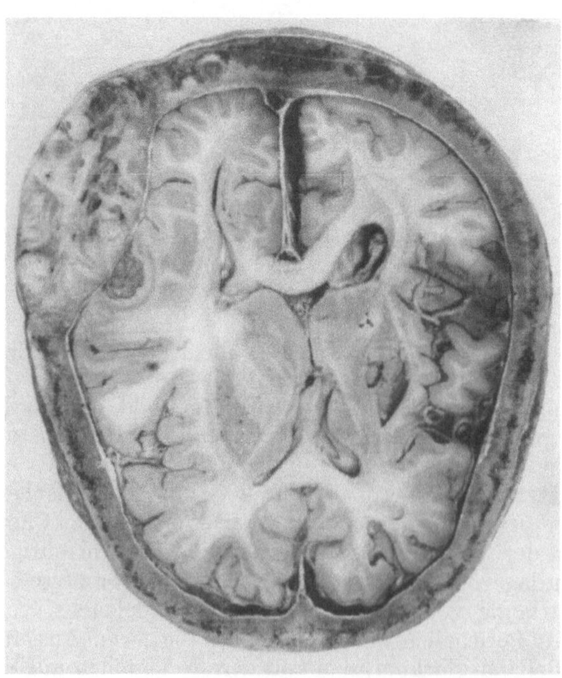

Abb. 20. 69jähriger Mann. Medulläres Osteosarkom des Schädeldaches bei gleichzeitig bestehender Ostitis deformans (Paget).

nach dem Vorbild der Amerikaner in die Gruppe der EWING-Sarkome einzuordnen sind.

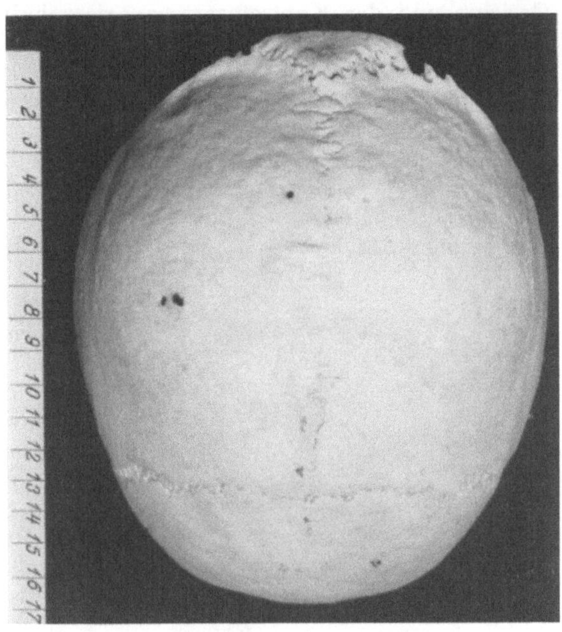

Abb. 21a. Multiple Myelome des Schädeldaches (Schädelaußenfläche).

Gegenüber den von der Knochenhaut, der Knochensubstanz selbst und ihrem Mark ausgehenden Geschwulstbildungen sind die von den Gefäßen der Schädelknochen aus entstehenden Tumoren verhältnismäßig gutartig. Sie werden teilweise auf angeborene Gefäßmißbildungen zurückgeführt und als sog. Hämartome bezeichnet (ERÖS). Unter Umständen kann ein kavernöses Schädelangiom durch seine Dunkelfärbung bei der Operation ein Melanosarkom vortäuschen (CUSHING). Auch beim Hämangiom der Schädelknochen wird Gewalteinwirkung als Auslösungsursache angeschuldigt (DIKANSKI, LECHNER). Wie ein roter Faden zieht sich durch die Krankengeschichten der Schädelgeschwülste neben der häufigen konstitutionellen bzw. familiären Grundlage die Gewalteinwirkung, mindestens als Ursache eines frischen Wachstumsschubes. Bekanntlich vertritt BENECKE den Standpunkt, daß das Trauma für die Entstehung der echten Sarkome und der ihnen verwandten Geschwulstformen eine ausschlaggebende Rolle besitzt, und bei unvoreingenommener Durchsicht des gesamten Schrifttums muß die Tatsache festgestellt werden, daß in fast keiner Vorgeschichte die Angabe einer vor kürzerer oder längerer Zeit am Ort der Geschwulstentstehung erlittenen, erheblichen Gewalteinwirkung fehlt.

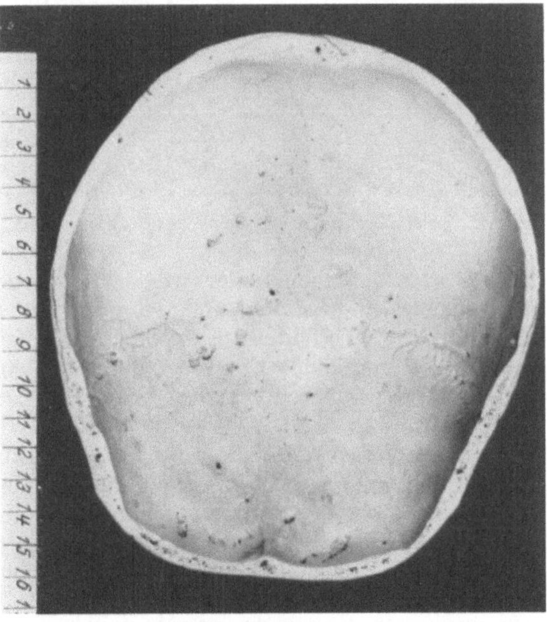

Abb. 21b. Multiple Myelome des Schädeldaches (Schädelinnenfläche).

Während die umschriebenen Hämangiome der Schädelknochen der Radikaloperation zugänglich sind, ist das bei jenen großen Angiokavernomen nicht der

Fall, die außer in den Schädelknochen noch in den deckenden Weichteilen des Gesichts und der Kopfschwarte zu riesenhaftem Wachstum gekommen sind. Ist bei diesen Kranken die vorübergehende Kompression der A. carotis communis von schweren Störungen gefolgt, so kommt als Behandlung bloß die Drosselung der A. carotis communis in Frage, wie sie von DEMMER in einem einschlägigen Fall mit gutem Erfolg durchgeführt wurde.

Außer den echten Geschwulstbildungen des Schädelknochens finden wir häufig noch Veränderungen am knöchernen Schädel, die, obwohl mit erheblicher Knochenanlagerung und Knochenumbau verbunden, nach der heutigen Auffassung doch nicht als echte Geschwulstbildung anzusehen sind. Es sind dies Ostitis fibrosa (RECKLINGHAUSEN) und Ostitis deformans (PAGET). Beide Formen werden heute streng getrennt. Bei der Ostitis fibrosa, gekennzeichnet durch umschriebene oder allgemeine Umwandlung des Knochenmarks in Fasermark bei beschleunigtem ungleichmäßigem An- und Abbau, sind die Schädelknochen häufig beteiligt. Braune Tumoren und Cystenbildung sind für die Erkrankung charakteristisch. Wir finden bei der Ostitis fibrosa neben mehr oder weniger großen Lückenbildungen im Schädel auch Hypertrophien und vermehrte Kalkeinlagerung, doch pflegen die Rückbildungsvorgänge zu überwiegen, wenn wir auch nicht wie bei der Erkrankung der Röhrenknochen so ausgesprochene Tabakspfeifenformen mit Gitterbildung der übrig gebliebenen Knochensubstanz finden. Immerhin beobachtet man auch häufiger am Schädelknochen Cystenbildung mit Hyperostose der benachbarten Knochensubstanz. Die Prognose dieses Leidens ist abhängig von der mehr oder weniger ausgedehnten Allgemeinerkrankung, im übrigen, was den Schädel anlangt, gutartig. Klinisch kommen neben der Entstellung fast ausschließlich ziehende Kopfschmerzen zur Beobachtung. Bei der Operation genügt die Wegnahme der erkrankten Knochenteile bzw. die Abtragung der äußeren Wand der Knochencysten mit Auskratzung des wuchernden Fasermarks.

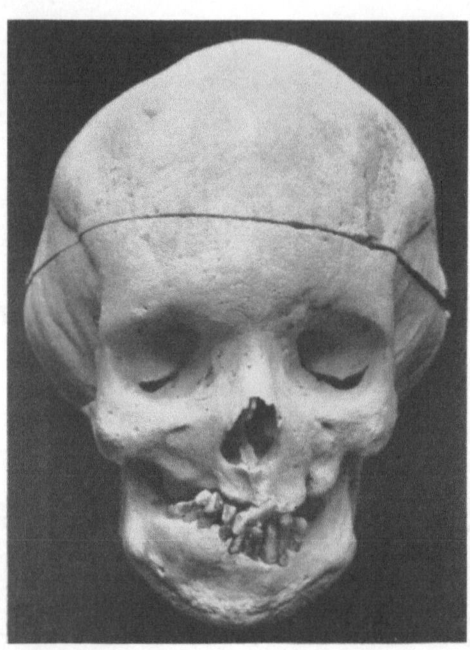

Abb. 22. Ostitis deformans des Schädels (PAGET).

Auch jene Autoren, die wie FRANGENHEIM die Ostitis deformans (PAGET) als klinisch andersartige Erscheinung des der Ostitis fibrosa gleichen pathologischen Geschehens auffassen, verschließen sich nicht der Tatsache, daß das klinische Bild der Ostitis deformans (PAGET) mit der Unterabteilung der Leontiasis ossea (VIRCHOW) ein so charakteristisches ist, daß es die Aufstellung eines gesonderten Krankheitsbildes rechtfertigt. Bei der Ostitis deformans finden wir zwar auch Ersatz des gewöhnlichen Knochenmarks durch Fasermark und beschleunigten An- und Abbau des Knochens. Es stehen jedoch diese Anbauvorgänge bei weitem im Vordergrund und betreffen für gewöhnlich große Abschnitte des Schädels oder den gesamten Schädel, der in kurzer Zeit eine rasche Umfangsvergrößerung erfährt. Während die klinischen Erscheinungen bei der

Ostitis fibrosa gering zu sein pflegen, kann es bei der Ostitis deformans durch Einengung der Orbitae (Abb. 22) und der Nervenaustrittslöcher sowie des Kieferspalts zu schweren, klinischen Erscheinungen kommen. Mit der Ostitis fibrosa hat die Ostitis deformans die langsame, schleichende Entwicklung gemeinsam, die erst im Laufe von Jahren zur vollen Ausbildung des Krankheitsbildes führt. Zu jedem Zeitpunkt können Remissionen auftreten. Akute Verschlimmerungsschübe können die langsame Entwicklung unterbrechen. Während bei der Ostitis fibrosa localisata chirurgische Eingriffe die Krankheit beheben können, muß sich die Therapie bei der voll ausgebildeten, klassischen Leontiasis ossea damit begnügen, die gröbsten Störungen der Atemwege durch die wuchernden Knochenmassen zu beheben.

Anhangsweise sei noch eines Krankheitsbildes gedacht, das in der letzten Zeit seine Klärung erfuhr, bei dem es zu tumorähnlichen Veränderungen der platten Schädelknochen kommt, der sog. HAND-SCHÜLLER-CHRISTIANschen Krankheit. Bei dieser Lipoidgranulomatose (CHESTER), die durch eine cholesterinige Lipoidose (BÜRGER nach STOOS) durch cholesterinige Hyperlipoidämie und cholesterinige, lipoide Gicht (ROWLAND nach LYON und MARUM) gekennzeichnet ist, zeigt auch die Schädelkapsel Veränderungen. Man bezeichnet solche Schädel als Landkartenschädel. Bei dieser Erkrankung wechseln mehr oder minder große Aufhellungen, bedingt durch Verdrängung des Knochengewebes durch die typischen Xanthomzellen, mit sklerotischen Knochenabschnitten ab und verleihen dem Knochen im Röntgenbild ein charakteristisches „marmoriertes" Aussehen. Es handelt sich bei dieser Erkrankung um eine schwere, gut charakterisierte Störung des Fett- und Cholesterinstoffwechsels. Neben den schweren Schädelveränderungen, die sich unter Umständen zurückbilden können, findet man Exophthalmus und Diabetes insipidus, die mit den Schädelknochenveränderungen zusammen eine für das Krankheitsbild charakteristische Trias ergeben (SCHÜLLER, LYON und MARUM, MOREAU, HÖFER, STOOS, HERZEN, PINKUS).

V. Verletzungen der Kopfschwarte und Brüche der Schädelkapsel.

1. Verletzungen der Kopfschwarte.

Die Besonderheiten der Verletzungen der Kopfschwarte ergeben sich aus ihrem anatomischen Bau. Die Kopfschwarte zeichnet sich bekanntlich außer durch ihren Haarreichtum durch Reichtum an Talgdrüsen aus. Ferner ist sie charakterisiert durch den besonderen Bau des Unterhautfettgewebes, das in kleinen Träubchen zwischen derben Bindegewebszügen eingepackt liegt. Diese Bindegewebszüge stehen in unmittelbarer fester Verbindung mit der Galea aponeurotica, die zwischen den epikraniellen Muskeln des Hinterhauptes und der Stirn die Schädeloberfläche überzieht. Sie selbst ist durch eine sehr lose Verbindung, durch lockeres Bindegewebe, von dem Periost an der Schädeloberfläche getrennt. Für die Kopfschwarte ist ferner ihr besonders reichlicher Gehalt an Blutgefäßen und sensiblen Nerven bemerkenswert.

Stumpfe Verletzungen wie Prellungen oder Stoß führen bei Blutungen im subcutanen Fettgewebe zur Bildung kleiner, umschriebener Beulen. Führt die Blutung zu einem Einriß der Galea, so breiten sich die Hämatome unter dieser in dem lockeren Bindegewebsraum, der den Schädel überzieht, weitflächig aus.

Während der Geburt kann es durch Druck der vorspringenden Teile des knöchernen Geburtskanals sowie durch Instrumentendruck (Zange) schon zu solchen stumpfen Verletzungen kommen. Auch durch lang andauernde, umschriebene Stauung durch die Weichteile des Geburtskanales tritt unter Umständen eine umschriebene Lymphstauung in der Kopfschwarte auf, die kurze

Zeit nach der Geburt zurückzugehen pflegt. Kommt es bei diesen stumpfen Verletzungen zu Blutungen (Kephalhämatom), so breitet sich der Bluterguß auch unter der Galea nur bis zu den Grenzen der Schädelknochen aus, in deren Bereich die Blutung erfolgte. Im Gegensatz zu den Schädelknochen der Erwachsenen besteht nämlich an den Rändern der kindlichen Schädelknochen eine derbe Verbindung des Bindegewebes der Schädeloberfläche mit dem der Kopfschwarte, so daß an diesen Grenzen die Ausbreitung der Blutergüsse Halt macht. Während die einfache Kopfgeschwulst sich meist in Stunden oder Tagen zurückbildet, dauert die Rückbildung der Blutkopfgeschwulst längere Zeit. Während ihrer Rückbildung kann unter Umständen, ausgehend von den abgelösten Osteoblasten der Schädeloberfläche, in den Randteilen eine zusätzliche Knochenneubildung auftreten. Nach Rückbildung des Blutergusses fühlt man an den ehemaligen Grenzen der Blutkopfgeschwulst einen mehr oder minder hohen, harten Rand, der auf diese Knochenneubildung zu beziehen ist. Ist es bei der Bildung der Kopfblutgeschwulst noch zu einer Verletzung der Oberhaut gekommen, so droht die Gefahr der Infektion, die unter Umständen zu einer Vereiterung des Hämatoms und von dieser aus zu einer fortschreitenden Kopfschwartenphlegmone und akuteitrigen Schädelosteomyelitis überleiten kann, deren Gefahr im einschlägigen Abschnitt bereits beschrieben wurde. Die Behandlung der Kopfblutgeschwulst bei unverletzter Oberhaut beschränkt sich bei kleineren Blutgeschwülsten auf einen Schutz- bzw. Druckverband. Bei größeren Blutergüssen wird man nach Ablauf einiger Tage den Bluterguß durch Punktion entleeren und durch einen Druckverband die Nachblutung zu verhindern, die Resorption des restlichen Blutergusses zu beschleunigen suchen. Es sind nur wenige Fälle beschrieben, bei denen die Kopfblutgeschwulst so stark entwickelt war, daß hierdurch die Ernährung der darüber gelegenen Haut gefährdet wurde.

Die stumpfen Verletzungen der Schädelhaut des Erwachsenen, soweit sie zu erheblicheren Gefäßzerreissungen und Blutergußbildungen führen, sind fast stets mit Hautplatzwunden verbunden. Es ist bemerkenswert, daß sich größere, subgaleale Hämotome weit über die Schädeloberfläche in dem lockeren Bindegewebsspalt zwischen Galea und Schädelperiost ausbreiten können. Sie können unter den frontalen Muskeln hindurch sich bis zu den Orbitae erstrecken, und die hier auftretenden Lidhämatome können fälschlich einen Schädelbasisbruch vortäuschen, bei dem der an den Lidern zu Tage tretende Bluterguß bekanntlich längs der Augenmuskeln an die Bindehautoberfläche zu gelangen pflegt (BERGMANN, LEXER, KEHL).

Alle Arten von Verletzungen mit Hautwunden, wie sie in der allgemeinen Chirurgie von LEXER klassisch beschrieben werden, kommen an der Kopfschwarte vor. Stärke und Dauer der Gewalteinwirkung sowie die Form des Gegenstandes, der die Wunde verursacht, sind maßgeblich für die Art der Kopfschwartenwunde. Für die Behandlung und die Prognose ist es naturgemäß ausschlaggebend, ob der darunter gelegene Schädelknochen oder sogar die Hirnhäute und das Gehirn selbst bei der Wundentstehung mit Schaden genommen haben.

Die einfache Abschürfung der Oberhaut bis zur Spitze der Bindegewebspapillen kann durch Sturz oder durch tangentiales Auftreffen herabfallender Gegenstände auf den Kopf entstehen. Das hierbei austretende Blut verfilzt sich mit den Haaren zu einer Kruste und gibt so die Möglichkeit zur Entstehung einer Wundinfektion. Infolgedessen sollen auch solche kleine Gelegenheitsverletzungen nicht vernachlässigt werden. Entfernung der Haare durch Abschneiden und Rasieren, Jodanstrich und Schutzverband nehmen der Verletzung jede Gefahr und sichern ihre Abheilung in wenigen Tagen. Die Schnitt-, Haut- und Stichwunden, soweit sie die Kopfschwarte allein betreffen, pflegen meist alle Schichten der Haut einschließlich der darunter gelegenen Galea zu durchdringen. Bei linienförmigem Verlauf solcher Wunden klaffen die Ränder nicht, da von keiner Seite her die Kopfschwartenhaut unter einer größeren Dauerzugwirkung steht. Eine Ausnahme bilden die Lappenwunden, wie sie besonders bei Mensurverletzungen beobachtet werden, deren Ränder unter Umständen schon durch die bloße Schwere des abgetrennten Hautlappens erheblich auseinanderweichen können. Auch größere Substanzverluste treten bekanntlich häufig bei diesen Verletzungen auf und erfordern besondere chirurgische Maßnahmen (Deckung durch Lappenverschiebung oder primäre Überpflanzung).

Wie alle übrigen Hautschnittwunden zeigen auch die Kopfschwartenwunden starke Blutung, die bei der erheblichen Gefäßversorgung der Kopfschwarte zu starken Blutverlusten führen kann, besonders wenn in der Stirn-, Schläfen- oder Hinterhauptsgegend größere Äste der dort aufsteigenden Hauptschlagadern verletzt wurden. Auch bei allen operativ gesetzten Kopfschwartenschnittwunden, vornehmlich bei der Trepanation, macht sich dieser örtliche Gefäßreichtum unangenehm bemerkbar. Durch Anlegen elastischer Binden oder durch Gummischläuche (Kuhn) um den größten Schädelumfang herum, durch Ausführung der Schnitte mit dem Diathermiemesser und ähnliche Maßnahmen allgemeiner Art sucht man hierbei größeren Blutverlusten zu begegnen. Meist genügt es, bei der Durchtrennung der Kopfschwarte die spritzenden Gefäße zu fassen und bei der Versorgung der Kopfschwartenwunde beim Abschluß der Operation durch eine Matratzennaht, die 24—48 Stunden liegen bleiben kann, die Blutung zu stillen.

Bei der Versorgung der gewöhnlichen Schnitt-, Hieb- und Stichwunden der Kopfschwarte haben die allgemeinen chirurgischen Grundsätze Gültigkeit, nach denen unter Umständen bei glatten Schnittwunden von der primären Wundrandexcision nach Friedrich Abstand genommen werden kann. Man muß sich unbedingt davor hüten, jede glattrandige Schnittwunde als wenig infiziert zu betrachten. Vor allem die heutzutage so häufigen Schnittverletzungen durch Windschutzscheiben von Kraftwagen möchte ich von der primären Naht ohne Wundrandausschneidung ausnehmen, da die Verschmutzung der Scheibe durch Straßenstaub hochgradig ist, und da ferner auch bei anscheinend glatten Rändern häufig kleinste Glassplitter, die mit Schmutz und Keimen behaftet sind, in den Wundrändern liegen. Bei dieser Art der Verletzung wird man außerdem grundsätzlich nicht auf die vorbeugende Einspritzung von Tetanusserum verzichten können.

Gefährlich sind jene Messerschnittwunden, bei denen nur eine schmale Einstichwunde und womöglich noch Ausstichwunde vorliegt. Nicht nur bleibt der subkutan verlaufende Wundkanal in bezug auf den Grad der Verunreinigung unkontrollierbar, sondern häufig auch bleiben bei diesen Stichwunden Mitverletzungen des Schädelknochens unerkannt. Man soll infolgedessen nie verabsäumen, Röntgenbilder anzufertigen. Ebenso wie bei der Verletzung durch Windschutzscheiben ist bei jedem auch noch so geringen Verdacht auf Mitverletzung des Schädelknochens bei Schnitt-, Hieb- und Stichwunden aller Art die Röntgenuntersuchung unerläßlich, um den Kranken und sich selbst vor späteren unangenehmen Erfahrungen zu schützen. Bis in die neueste Zeit kommen Fälle zur Beobachtung, bei denen die Mißachtung dieses Grundsatzes durch das Vorliegen einer Mitverletzung des Schädelknochens zu tödlicher Meningitis führte (Ranzi).

Selbstverständlich ist jede noch so glatte Schnitt- und Stichverletzung als schwer infiziert zu betrachten, die durch Sensen-, Mist- oder Heugabelschnitte und -stiche zustande gekommen ist. Auch bei frisch in Behandlung kommenden Wunden dieser Art ist die primäre Wundrandexcision notwendig.

Bei dieser Wundversorgung besteht der erste Akt in der sorgfältigen Entfernung der Haare in der näheren und weiteren Umgebung der Wunden. Bei mehrfachen Verletzungen oder ausgedehnteren Wunden ist das Abscheren aller Hauthaare und das Ausrasieren größerer Flächen nicht zu umgehen, da nur auf diese Weise die Auffindung weiterer Wunden und Freilegung der Wunden in allen ihren Teilen möglich wird. Küttners Satz im Handbuch der Chirurgie: Oft hat der Chirurg die Haare geschont, um dem Erysipel die Ausrottung zu überlassen, enthält eine beherzigenswerte Mahnung durch entsprechende Aufklärung, bei dem seiner Sinne mächtigen Verletzten die Entfernung seiner Haare zu erreichen. Nach Entfernung der Haare erfolgt die Desinfektion der Umgebung der Wunde mit Jodtinktur in der üblichen Form und die primäre Wundversorgung unter örtlicher Betäubung. Hierbei braucht man sich mit der Einzelversorgung kleinster Gefäße, die sich bekanntlich in der durchtrennten Kopfschwarte sehr stark zurückziehen, und die sehr leicht zerreißlich sind, nicht allzu ängstlich aufzuhalten, da diese kleinen blutenden Gefäße nach der Naht zu stehen pflegen. Unter Umständen legt man bei größeren Wunden vorübergehend eine Matratzennaht an wie bei den operativ gesetzten Kopfschwartenwunden.

Nach Excision der Wundränder folgt die Naht der Kopfschwartenwunde. Diese ist beim Infektionsverdacht nicht zu eng auszuführen, auch bewährt sich ein auf 24 Stunden eingelegter Gazestreifen. Für die erste Zeit wird die Wunde durch einen Druckverband geschützt, beim späteren Verbandswechsel genügt ein mit Mastisol befestigter, leichter Verband.

Durch stumpfe Gewalteinwirkung entstandene Riß-, Quetsch- bzw. Platzwunden der Kopfschwarte erfordern stets die primäre Wundversorgung nach Friedrich unter Abtragung der Wundränder. Bei Rißwunden ist sie dann notwendig, wenn die Rißverletzung bis in die Lederhaut oder tiefere Schichten hineingeht. Wie bei den glatten Hieb- und Stichwunden ist sorgfältig aus dem Allgemeinbefund, aus der Vorgeschichte und aus örtlichen Zeichen die Frage nach einer Mitverletzung des Schädelknochens und des Schädelinhaltes zu prüfen, und bei jedem, auch geringem Verdacht einer Schädelknochenverletzung muß die Röntgenuntersuchung vorgenommen werden. Selbst wenn diese negativ ausfällt, ist bei der Wundversorgung der Kopfschwartenplatzwunden, die die Weichteile bis auf den Knochen durchtrennen, die Schädeloberfläche gründlich zu untersuchen, um einen Sprung des Schädelknochens oder gar einen Eindellungsbruch nicht zu übersehen. Die besondere Gefahr der Rißwunden und Platzwunden besteht darin, daß die mechanisch geschädigten Wundränder nekrotisch werden können. Die entstandenen Nekrosen leisten dann bekanntlich dem Eintreten einer Infektion außerordentlich Vorschub. Um diese zu vermeiden, ist die Abtragung der gequetschten Wundränder vorzunehmen. Schwierig wird unter Umständen die Entscheidung sein, ob die gequetschten Wundränder der näheren und weiteren Umgebung noch lebensfähig sind oder nicht. Die Beobachtung der durch Excision frisch geschaffenen Wundränder auf Blutung sowie die Scarifizierung der Haut in dem gefährdeten Gebiet kann uns dabei weiterhelfen. Letztere ist bei gestauter und leichter geschädigter Haut gleichzeitig als Hilfsmaßnahme wichtig, da durch den geschaffenen Abfluß gestauten Blutes und gestauter Lymphe die Erholung erleichtert wird. Wenn bei dieser Art des Vorgehens größere Kopfschwartendefekte entstehen, so lassen sie sich unter Umständen gut durch eine primäre Lappenverschiebung verschließen. Diese ist vornehmlich dann zu erzwingen, wenn ein offener Schädelbruch gleichzeitig vorliegt. Gelingt das nicht, so kann durch eine primäre Epidermisüberpflanzung nach Thiersch die Restlücke gedeckt werden. Es ist selbstverständlich, daß die Wundnaht nicht zu eng sein darf. Auch hier empfiehlt sich für 24 Stunden die Einlegung eines oder mehrerer Gazestreifen. Der Wundversorgung folgt die vorbeugende Einspritzung von Tetanusserum.

Ist bei Riß- und Quetschwunden die Galea mitverletzt, so hat die primäre Wundversorgung besonders sorgfältig zu sein. Man kann es sonst erleben, daß die äußere Kopfschwartenwunde verheilt, während sich in der Tiefe, ausgehend von einer Infektion der zerfetzten Galea mit großer Schnelligkeit eine fortschreitende Kopfschwartenphlegmone entwickelt, die sich in dem lockern Bindegewebe zwischen Galea und Schädelperiost mit unheimlicher Geschwindigkeit fortpflanzen und zu schwersten Erscheinungen und Folgen führen kann (akut eitrige Osteomyelitis, Meningitis).

Eine besondere Besprechung bedürfen jene riesenhaften Verletzungen der Kopfschwarte, die man als Skalpierung bezeichnet. Sie entstehen bekanntlich dadurch, daß die Kopfschwarte durch Vermittlung der Haare in eine Maschine gerissen wird. Im lockeren Bindegewebsraum zwischen Galea und Schädelperiost wird sie mit Leichtigkeit vom Schädel getrennt und zum Schluß an der Gegenseite des Schädels im ganzen abgerissen. Diese Skalpierung durch Maschinenverletzung ist nicht eben selten und wird in allen größeren chirurgischen Abteilungen zur Beobachtung kommen. Wenn der Skalp nicht etwa mit breiter Basis an einer Seite hängen blieb bei Erhaltung größerer Schlagaderstämme in der Basis, ist eine Wiederaufpflanzung der ganzen abgerissenen Kopfschwarte zwecklos. Für die Behandlung dieser bei Frauen häufigeren Verletzung werden ganz verschiedene Behandlungsmethoden angegeben, woraus man schon entnehmen kann, wie schwierig sie ist. Zunächst wird man durch Lagenähte die Ränder der übrig gebliebenen Kopfschwarte möglichst weit über den Defekt hinüberziehen, wobei man durch Scarifizierung oder auch größere Einschnitte die Verschiebung der stehen gebliebenen Hautränder begünstigt. Nach Reinigung des entblößten Schädels empfahl GEINITZ die sofortige Aufpflanzung größerer Epidermisstreifen nach THIERSCH, die er nach Abscherung der Haare des abgerissenen Skalps von diesem selbst entnahm, wozu er den Skalp auf eine Holzkugel aufstülpte. Auch LENORMANT bevorzugt die primäre Epidermisüberpflanzung. Wo diese nicht möglich ist, pflegt bei nicht allzu starker Infektion unter Salbenverbänden sich die Schädeloberfläche allmählich mit Granulationen zu bedecken, die aus den Nähten und Gefäßlöchern aufsprossen. Wenn die ganze Schädeloberfläche mit Granulatin bedeckt ist, wird die Überhäutung durch Oberhautüberpflanzung nach THIERSCH oder besser nach REVERDIN (PORTER und SHEDDEN, HOLMAN) in Gang gebracht. (Münchener Klinik, McWILLIAMS, MORRISON.) Der Versuch homöoplastischer Transplantationen ist zwecklos (LÖFFLER, McWILLIAMS). Die Granulationen können durch feuchte Verbände mit Dakinlösung (McWILLIAMS, HOLMAN) oder durch feuchte Verbände mit Magnesiumchlorürlösung (WEISS, HAMANT) vorbereitet werden. Nach Vornahme der Überpflanzung setzt man die Wunden einige Zeit der offenen Luft aus und bedeckt sie dann mit Blattsilber. MORRISON spritzt nach Vornahme der Überpflanzung 1%ige gelbe Quecksilberoxydsalbe auf und bedeckt die Wunden mit perforiertem Guttapercha, auf das ein häufig zu wechselnder Borsäureverband kommt. Zur Beschleunigung der Granulationsbildung ist von amerikanischer Seite empfohlen worden (PORTER und SHEDDEN), die Diploe des Schädelknochens durch zahlreiche Bohrungen zu eröffnen oder durch rinnenförmige Abmeißelungen der Tabula externa. DÜTTMANN weist darauf hin, daß unter Umständen hierdurch eine akut-eitrige Osteomyelitis begünstigt wird, die besonders unangenehm dadurch werden kann, daß sich die Bohrlöcher mit Granulationen verstopfen, wodurch der Eiterabfluß aus der infizierten Diploe erschwert wird. Man kommt im allgemeinen auch ohne diese Hilfsmaßnahmen aus, doch erfordert die Behandlung viel Zeit und Geduld von seiten des Kranken und des Arztes.

Die Schußverletzungen der Kopfschwarte sind in der Mehrzahl mit Schädelbrüchen und Hirnverletzungen verbunden, so daß sie bei diesen letzteren abgehandelt werden.

Von den besonderen Arten der Kopfschwartenverletzungen sind die durch Ätzmittel ihrer Entstehung und ihrer Behandlung nach von den Verätzungen der übrigen Körperhaut nicht verschieden, so daß sie keiner Sonderbesprechung bedürfen.

Einzig die Starkstromverletzungen der Kopfschwarte sind wegen der Mitbeteiligung des Schädels und des Gehirns von Interesse. Im allgemeinen sind sie durch die streng durchgeführten Schutzmaßnahmen selten (RANZI). Sie kommen dadurch zustande, daß die Kopfhaut unipolar mit ungeschützten Starkstromleitungen in Verbindung gerät. Bei Hochspannung von 300 bis 10 000 Volt beschränkt sich die Verletzung nicht auf die Kopfschwarte, sondern betrifft auch den Schädelknochen und das Gehirn. Auch Ströme viel geringerer Spannung können unter Umständen zu schweren Verletzungen führen. Das beweist ein von RANZI beschriebener Fall, bei dem ein 24jähriger Mann durch Kontakt mit einer 220 Volt-Wechselstromleitung eine in ihren Folgen tödliche Verletzung der Scheitelgegend erlitt. Bei diesem Fall wie allgemein bei Starkstromverletzungen kam es zu einer fortschreitenden Nekrose der Kopfhaut, die sich am 6. Tage abstieß. Durch Infektion des darunter gelegenen, nekrotischen Schädelknochens kam es zur Entwicklung multipler, tödlich verlaufender epi- und subduraler Abscesse. Auch bei günstigem Verlauf der Verletzung geht die Abstoßung des abgestorbenen Schädelknochenabschnittes nur sehr langsam vor sich und kann monatelang dauern. Die nachfolgende Überhäutung erfordert lange Zeit. Da man primär nicht beurteilen kann, wieviel von der Kopfschwarte und dem Knochen nekrotisch wird, ist die rein konservative Behandlung angezeigt, wenn nicht eine sekundäre Infektion mit mehr oder weniger schweren intrakraniellen Störungen zur Trepanation zwingt.

2. Brüche des Hirnschädels.

Ähnlich wie für die Beurteilung und Prognose der Kopfschwartenverletzungen der Grad der Mitbeteiligung des darunter gelegenen Schädels ausschlaggebend ist, ist für die Bewertung des Hirnschädelbruches die Mitbeteiligung des Gehirns und seiner Häute maßgebend. Wenn eine Gewalteinwirkung so erheblich ist, daß es zu einem Bruch der knöchernen Schädelkapsel kommt, wird sie in den allermeisten Fällen mindestens eine Hirnerschütterung, wenn nicht noch schwerere Mitverletzungen der Hirnhäute und des Gehirns hervorrufen.

Im Ablauf von 5 Jahren sahen wir in der Münchener Chirurgischen Klinik 216 Schädelbrüche, von denen 106 ausschließlich die Schädelbasis betrafen, also fast 50%. Nur 36 Brüche waren klinisch und röntgenologisch reine Hirnschädelbrüche, während bei 74 Kranken ein Schädelgrundbruch mit Fortsetzung auf die Schädelkapsel bestand. Die Schädelschußverletzungen sind in unserer Aufstellung nicht berücksichtigt, da sie sämtlich mit schweren Verletzungen des Gehirns einhergingen und so bei den Verletzungen des Gehirns in diesem Handbuch abzuhandeln sind. Die Zahl der männlichen Kranken überwiegt mit 79 die der weiblichen mit 31 um über das Doppelte. 71 Kranke kamen zur Heilung, 39 starben an der Verletzung, doch sind hierbei schon die sterbend eingelieferten Kranken mitberücksichtigt. Dem Alter nach verteilen sich die beobachteten Fälle auf das 2.—78. Lebensjahr. Die Hauptmasse der

Kranken wird vom 3. und 4. Dezennium gestellt. Während im 1. Dezennium von 4 Kranken nur 1 starb, sind von den 8 Kranken des 8. Dezenniums 7 gestorben, und nur einer blieb am Leben. Im 5. Lebensjahrzehnt liegt die Grenze, wo sich die Zahl der Gestorbenen und Genesenen die Wage hält.

Der Ursache der Verletzungen nach handelt es sich in der Mehrzahl um Verkehrsunfälle mit Hauptbeteiligung der Motorfahrzeuge. Von den 110 Kranken, die entweder einen reinen Schädelkapselbruch oder einen Schädelgrund- und Schädelkapselbruch erlitten, wurden 30 von einem Kraftfahrzeug angefahren, und 40 verunglückten bei der Benutzung eines Kraftfahrzeuges, insgesamt sind also in 70 von 110 Fällen Kraftfahrzeugunglücke Ursache für die Entstehung des Schädelbruches. 6 Kranke zogen sich die Verletzung durch Sturz mit dem Fahrrad zu. 4 wurden von der Straßenbahn angefahren, und 5 verunglückten durch Sturz aus der Straßenbahn. Demgegenüber tritt die Zahl jener Schädelbrüche, die bei Unglücksfällen im Beruf entstanden, wesentlich zurück (8 Kranke). Fallende Baumstämme, Kesselexplosionen, Absturz von Maschinen und Trägern, Sturz von der Leiter und vom Dach findet man hier als Ursache. 3 Kranke rutschten bei der Arbeit aus und zogen sich den Schädelbruch durch, Sturz auf dem ebenen Boden zu. Die Sportverletzungen mit 4 Schädelbrüchen darunter 2 Skifahrer, spielen, abgesehen vom Motorsport, keine große Rolle. 3 Schädelbrüche entstanden beim Ausrutschen und Sturz auf der Treppe, 3 weitere durch Sprung aus dem Fenster oder von der Treppe aus Selbstmordabsichten. Je 1 Schädelbruch waren durch Überfall und durch Sturz aus dem fahrenden Zuge entstanden. Aus dieser kleinen Statistik geht doch mit Sicherheit hervor, eine wie große Rolle die Motorfahrzeuge bei der Entstehung der Schädelbrüche spielen.

Der Sitz der reinen Schädelkapselbrüche bevorzugt das Gebiet über der mittleren Schädelgrube. Etwas seltener sind die reinen Verletzungen der Stirn- und der Hinterhauptsgegend. Die gleiche Beobachtung machten wir bei der gleichzeitigen Verletzung des Schädelgrundes und der Schädelkapsel. Hier übertrifft die Zahl der Brüche im Bereich der mittleren Schädelgrube mit 33 Fällen die der vorderen Schädelgrube mit 8 Fällen und der hinteren Schädelgrube mit 6 Fällen weitaus. Bei schwereren Verletzungen im Bereich zweier Schädelgruben hält sich die Zahl von 9 Verletzungen der vorderen und mittleren Schädelgrube mit der Zahl der Verletzungen der mittleren und hinteren Schädelgrube (10 Fälle) im Gleichgewicht. Bei diesen schweren Verletzungen finden wir auch 8 Fälle, bei denen das Gebiet aller 3 Schädelgruben beteiligt war.

Es ist bekannt, daß die Schädelbrüche des 1. Lebensjahrzehnts und die Schädelbrüche unter der Geburt Besonderheiten zeigen. Ich wies schon darauf hin, daß die allgemeine Prognose bei den kindlichen Schädelbrüchen besser ist. Hiervon sind die Schädelbrüche unter der Geburt auszunehmen. Meist kommt es nämlich dabei zu so erheblichen Nebenverletzungen (Sinus-Gehirnblutungen u. a.), daß die Voraussage sehr getrübt ist. Die Ursache der Schädelbrüche unter der Geburt sollen neben den Verletzungen durch Instrumente vor allen Dingen in krankhafter Ausbildung der knöchernen Anteile der Geburtswege der Mutter zu suchen sein. Man glaubt aber auch, daß unter Umständen ein zu langsames oder zu schnelles Durchschneiden des kindlichen Kopfes oder bei Frühgeburten die noch ungenügende Widerstandskraft des kindlichen Schädels Schuld an dem Auftreten des Bruches tragen kann (Heidler).

Entsprechend der geringeren Entwicklung der Schädelbasis im Verhältnis zur Schädelkapsel und der hierdurch bedingten geringeren Angreifbarkeit für Gewalteinwirkungen findet man, umgekehrt wie beim Erwachsenen, bei Kindern mehr Knochenbrüche der Schädelrundung als des Schädelgrundes (Brown, Hipsley, Moorhead, Strecker, Weller). Die Stellung der Diagnose ist schwerer als beim Erwachsenen, vornehmlich weil die Röntgenuntersuchung oft im Stich läßt und häufig die Entscheidung Schwierigkeiten machen kann, ob es sich bei einer Aufhellungslinie, die auf Knochenbruch verdächtig ist, um eine Bruchlinie oder aber um eine Variation der Knochenbildung mit überzähligen Nähten handelt. Einseitiges Vorkommen und gezackter Verlauf sprechen für Bruchlinien.

Von den 3 klassischen Formen des Schädelkapselbruches: Sprung (Fissur), Eindellungsbruch (Impressionsbruch) und Zertrümmerungsbruch, bereitet besonders der erste Schwierigkeiten in der Diagnostik, während die beiden anderen Formen ungleich leichter erkannt werden (POLLAK). Erhebliche Gewalteinwirkung in der Vorgeschichte, akut auftretende Gehirnerscheinungen beim Fehlen von Zeichen entzündlicher Erkrankungen, Mitbeteiligung des Schädelgrundes, Blutungen aus Nase, Mund und Ohren erleichtern die Diagnose. Vereinzelte Schädelnahtsprengungen können sich der röntgenologischen Feststellung entziehen. Die Ansicht, daß Schädelnahtsprengungen bevorzugt in den früheren Jugend vorkommen (MURARD), besteht nicht zu Recht, denn in unserem Beobachtungsgut sahen wir neben 2 Nahtsprengungen im früheren Jugendalter 5 einschlägige Fälle bei Erwachsenen zwischen 19 und 61 Jahren.

Die geringere Dicke des kindlichen Schädels und die geringere Entfernung des liquorgefüllten Subarachnoidalraumes von der äußeren Haut begünstigen beim Schädelbruch des Kindes die Entstehung der zuerst von HAWARD (nach KÜTTNER) beschriebenen Cephalohydrozele traumatica, von BILLROTH als Meningozele spuria bezeichnet. Hierbei entsteht eine subkutane Liquoransammlung, die durch eine Verletzung des Schädels und der Hirnhäute in dauerdem Zusammenhang mit dem subarachnoidalen Liquor bleibt. Die Hauptentstehungsorte sind die Stirn- und Augenhöhlengegend sowie der hintere Umfang des Schläfenbeins. Die klinischen Zeichen und die Behandlung decken sich im wesentlichen mit denen der echten angeborenen Meningo- bzw. Encephalomeningocelen.

Die allgemeine Voraussage auch bei schwereren kindlichen Schädelbrüchen ist besser als beim Erwachsenen, darin sind sich alle Beobachter einig. Vielleicht spielt hierbei die Nachgiebigkeit des kindlichen Schädels eine große Rolle. Die Möglichkeit eines Druckausgleiches bei beginnendem Hirndruck dürfte besser sein als beim Erwachsenen. Die örtliche Ausheilungsmöglichkeit eines kindlichen Schädelbruches ist besser als die des Erwachsenen, bei dem bekanntlich die Fähigkeit zur Knochenneubildung an der Schädelkapsel außerordentlich gering ist, während sie beim Neugeborenen und beim jugendlichen Schädel gut zu sein pflegt. Nach 3—4 Monaten schon ist beim kindlichen Schädel die Knochenbruchstelle durch neugebildeten Knochen soweit verschlossen, daß der Röntgennachweis nicht mehr gelingt.

Ob man beim traumatisch entstandenen Schädeldefekt des Kindes das eingreifende Verfahren der Schädelplastik überhaupt anwenden soll (RIGHETTI), oder ob nicht vielmehr auch größere Defekte beim jugendlichen Schädel noch durch die eigene Knochenneubildungsbereitschaft der Schädelknochen wieder verschlossen werden, ist zweifelhaft. Die Größe des Defektes und der Ort der Defektbildung werden im Einzelfalle die Entscheidung bedingen.

Die Schädelkapselbrüche des Erwachsenen besitzen ihre besondere Bedeutung für den Neurologen darin, daß sie unter Umständen durch ihren Sitz einen Hinweis für die Lokalisation bestimmter Nervenerscheinungen geben. Die Brüche können entweder, einer alten Einteilung von v. WAHL folgend, als örtlich umschriebene Biegungsbrüche in Erscheinung treten, deren Entstehungsmechanismus man der Eindellung eines Helmes oder Topfes vergleichen kann, oder aber, es kann sich um Berstungsbrüche handeln, die größere

Ausschnitte des Schädels in Mitleidenschaft ziehen und durch Deformierung des Gesamtschädels zustande kommen. Wie bei jedem Knochenbruch unterscheidet man die geschlossenen von den offenen Schädelbrüchen. Der Bruch selbst kann entweder als Knochenspaltbildung (Fissur), als Eindellungsbruch (Impressionsbruch) oder als Zertrümmerungsbruch auftreten. Alle 3 Formen können sich mit einer geringeren oder gröberen Beschädigung der Hirnhäute und des Gehirns verbinden. Hiervon werden die Merkmale ganz wesentlich abhängig sein, die im Einzelfalle zur Beobachtung kommen.

Schon die geschlossene Schädeldachfissur ist fast stets vergesellschaftet mit der mildesten Form der Gehirnbeteiligung, der Hirnerschütterung. Sie steht im Vordergrund der Merkmale. Der Schädeldachsprung selbst kann sich unter Umständen der diagnostischen Feststellung entziehen. Örtliche Druckempfindlichkeit und Schmerz an der Bruchstelle genügen nicht zur sicheren Diagnose. Ein umschriebenes Nachgeben der Knochenbruchränder ist nur in seltenen Fällen krankhafter Schädelknochenverdünnung zu erwarten. Knochenreiben fehlt bei diesen einfachen Formen des Schädelkapselbruches. Das Röntgenbild kann unter Umständen im Stich lassen, da die Darstellungsmöglichkeit davon abhängt, ob der die Schädelkapsel durchsetzende schmale Bruchspalt von dem durchfallenden Strahlenkegel in voller Ausdehnung erfaßt wird. Der Bruchspalt kann ferner von anderen Skeletteilen überlagert werden oder auch so schmal sein, daß er sich der makroskopischen Erkennung entzieht (Mayer, Schmek). Immerhin gelang bei den von uns beobachteten 110 Fällen von Schädelkapselbrüchen aller Art in 90 Fällen die röntgenologische Darstellung des Bruches. Häufig gelingt es erst nach Tagen oder bei Aufnahmen in mehreren Ebenen, die schmale Knochenfissur zu entdecken. Es bewährt sich sehr, stereoskopische Aufnahmen anzufertigen, da diese die Diagnostik erheblich erleichtern. Oftmals gelingt bei einer Wiederholung der Aufnahmen einige Tage nach Entstehung des Bruches die Auffindung des Knochenbruchspaltes. Ähnlich wie bei Rippenbrüchen dürfte hierfür verantwortlich sein die bei jedem Knochenbruch auftretende primäre Resorption des Kalkes der Knochenbruchränder, die zu einer vorübergehenden Verbreiterung des Bruchspaltes auch dort führt, wo wie beim Schädel die Knochenbruchenden keine Neigung zum Auseinanderfedern besitzen.

Auch bei geringem Knochenbefund kann bekanntlich die gleichzeitige Gehirnstörung eine sehr hochgradige sein. Sie steht, wie gesagt, so im Vordergrund, daß sie vielfach als Einteilungsprinzip für sämtliche Schädelverletzungen bevorzugt wird (Rodman und Neubauer). Bei geringerer Beteiligung des Gehirns in Form einer einfachen Gehirnerschütterung finden wir eine vorübergehende Bewußtlosigkeit mit nachfolgender retrograder Amnesie an das Unfallsereignis und die Zeit der Bewußtlosigkeit. Pulszahl, Atmungszahl und Temperatur pflegen leicht erhöht zu sein. Bei der Kontrolle zeigt der Augenhintergrund normale Verhältnisse, und örtliche Nervenausfallserscheinungen fehlen. Die regelmäßige Kontrolle von Puls, Temperatur und Atmung sowie Kontrolle des Blutdruckes möglichst alle 4 Stunden lassen diese einfachen Formen der Mitbeteiligung des Gehirns bei Knochensprüngen der Schädelkapsel von denjenigen Formen unterscheiden, die eine stärkere Schädigung des Gehirns und seiner Häute zeigen. Hierbei wird neuerdings der ständigen Kontrolle des Blutdruckes von amerikanischer Seite steigende Bedeutung beigemessen (Rodman und Neubauer, Davidoff, Eagleton, Long, McLain, Sachs). Bei diesen leichten Formen der Mitbeteiligung des Gehirns wird man auf die diagnostische Lumbalpunktion in allen Fällen verzichten können.

Wenn nach mehrstündigem oder mehrtägigem Anhalten dieses verhältnismäßig günstigen Zustandes eine plötzliche Verschlimmerung eintritt, wenn der bis dahin ansprechbare Kranke benommen oder gar bewußtlos wird, plötzliche Blässe auftritt, Ansteigen der Pulszahl und der Atmungsfrequenz bemerkt wird, wenn der Blutdruck plötzlich stark fällt, so wird jener ernste Zwischenfall eingetreten sein, der uns zur Diagnose: Zerreißung der Meningea media einer Seite mit Entstehung eines intrakraniellen Hämotoms führt. Einseitige Pupillenerweiterung mit gleichzeitiger Pupillenstarre oder auch Zwangsblick nach einer Seite, Zuckungen im Facialisgebiet, in manchen Fällen auch Krämpfe oder Lähmungen der gegenseitigen Gliedmaßenmuskeln ermöglichen die Seitendiagnose, die für die unumgänglich notwendige Behandlung durch Trepanation (Ausräumung des Blutergusses und Versorgung des zerrissenen Gefäßes) dringlich ist (Butler, Blum, Holman, Scott, Struiycken).

Bei schwereren Graden der Hirnbeteiligung mit erheblicher Commotio cerebri bleibt nach dem Rückgang der ersten Bewußtlosigkeit ein erhöhter Blutdruck und eine Steigerung des Pulses bestehen, wozu sich starke Kopfschmerzen, unter Umständen leichte Verwirrtheit, gesellen (Rodman und Neubauer). Bei der Kontrolle des Augenhintergrnndes finden wir nicht wie beim ersten Fall keine Veränderungen, sondern anfänglich eine Stauung in den Netzhautvenen, die später durch Stauungspapille oder Sehnervenatrophie abgelöst werden kann. Wenn man in diesen Fällen die diagnostische Lumbalpunktion unternimmt, die von vielen aus diagnostischen und therapeutischen Gründenfür notwendig gehalten wird (Bower, Crawford, Downey, Ferry, Jackson, Kulenkampff, Mitchell, Naffziger, Ransohoff), so findet man einen Anstieg des Lumbaldruckes, der für gewöhnlich einer Quecksilbersäule von 5—9 mm Höhe entspricht, auf 15—20 mm, ja, in seltenen Fällen bis 60 mm (Jackson). Eine solche starke Erhöhung des Lumbaldruckes wird als Zeichen des Vorliegens einer Hirnkompression gewertet (Mitchell), bedingt entweder durch Hirnödem oder stärkere subdurale Blutung. Im letzteren Falle kann der Liquor blutig sein. Verschließen sich die Verbindungen der Ventrikel und im subarachnoidalen Liquorraum des Rückratkanales, so kann bei der Lumbalpunktionder Liquorfluß plötzlich versiegen.

Die 3. und schwerste Art der Mitbeteiligung des Gehirns ist gekennzeichnet durch das Auftreten medullärer Zeichen, die sich klinisch in tiefer Bewußtlosigkeit, schnellem unregelmäßigem Puls, unregelmäßiger, schnarchender Atmung und Hyperthermie äußern. Der Blutdruck fällt. Die stark erweiterten Pupillen reagieren nicht mehr (Mebaue). Diese schwersten Fälle der Mitbeteiligung des Gehirns pflegen tödlich zu enden. Alle drei soeben geschilderten Formen können unter Umständen bei einem einfachen Schädelkapselsprung auftreten und maßgeblich unser therapeutisches Handeln beeinflussen.

Neben diesen Gehirnerscheinungen und mit ihnen unter Umständen verbunden kommen auch bei einfachen Schädelkapselsprüngen alle möglichen Formen der Hirnhaut- und Hirngefäßverletzung vor. Die Zerreißung der Meningea media mit Ausbildung eines intrakraniellen, extraduralen Hämatoms und ihre klinischen Kennzeichen haben wir bereits beschrieben. Während hier die Ortsdiagnose noch verhältnismäßig einfach ist, wird diese Aufgabe außerordentlich schwer bei Hirnhautzerreißungen und Hämotombildungen durch Einriß der venösen Blutleiter und der Hirngefäße selbst. Auf intradurale Hämotome weist ein stärkerer Blutgehalt des bei der Lumbalpunktion gewonnenen Liquors hin. Die Entscheidung, an welcher Stelle der Hirnoberfläche oder Hirnsubstanz die Blutung erfolgt ist, ist sehr schwierig. Stehen die allgemeinen Zeichen einer beginnenden Lähmung der Medulla im Vordergrund, so besteht der Verdacht, daß sich die Blutung an der Schädelbasis ausbreitet. Kommen örtliche Reizscheinungen oder Lähmungen zu den allgemeinen Symptomen hinzu, und ist der Liquor blutig, so besteht mehr der Verdacht auf das Vorliegen einer Blutung an der Konvexität (Tietze). Auch hier wird erst in vielen Fällen die gemeinsame Beurteilung der örtlichen Veränderungen an der Bruchstelle, der Röntgensymptome und der klinischen Erscheinungen eine genauere Diagnose ermöglichen. Gerade für die Verletzungen der intrakraniellen Gefäße, die den Schädelbruch begleiten, ist es oft charakteristisch, daß zunächst einmal die Erscheinungen gering sind und sich erst im weiteren Verlauf, bei plötzlichen Bewegungen des Kranken, Husten, Niesen, Darmentleerung usw., durch das plötzliche Auftreten einer größeren Nachblutung akut verschlimmern.

Schon beim Vorliegen einer einfachen Fissur des Schädeldaches pflegt am Ort der Gewalteinwirkung eine Weichteilwunde aufzutreten, bei den Schädelgrundbrüchen fehlt sie dagegen häufiger. Bei 110 Schädelkapselbrüchen und Brüchen der Schädelkapsel und des Schädelgrundes beobachteten wir in 36 Fällen eine Mitverletzung der Kopfschwarte. Es lagen also 36 komplizierte Schädelkapselbrüche vor.

Bei der 2. Form des Schädelbruches, dem Eindellungsbruch, bleibt die Kopfschwarte nur in seltenen Fällen unverletzt, meist findet sich gleichzeitig eine ausgedehntere Platz- oder Rißwunde der Kopfschwarte. Die Stellung der Diagnose des Eindellungsbruches ist naturgemäß erheblich leichter als die des einfachen Sprunges der Schädelkapsel. Klinisch finden wir unter Umständen schon eine sichtbare Veränderung des Schädels am Ort des Bruches oder aber können diese Veränderung tasten. Bei frischen Schädelverletzungen können unter Umständen extrakranielle, subgaleale oder subperiostale Blutergüsse eine Knocheneindellung oder Veränderung der Knochenoberfläche vortäuschen (Brown, Lewandowsky). An der Einbruchsstelle wird manchmal Hirnpulsation sichtbar. Das Röntgenbild wird uns selten im Stich lassen, höchstens kann man in Nahtgegenden kleine Schaltknochen mit ausgesprengten Knochenbruchstücken verwechseln. Das klinische Bild des Eindellungsbruches ist wiederum wie beim Schädelsprung vollständig abhängig von der gleichzeitigen Mitbeteiligung der Hirnhäute, der intrakraniellen Blutgefäße und des Gehirns selbst. Auch hier finden wir die 3 oben geschilderten Formen der Mitbeteiligung des Gehirns, wobei die leichten Formen gegenüber den mittelschweren und sehr schweren zurücktreten. Eine besondere Form des Eindellungsbruches bilden die Schädelschüsse, deren Besprechung wir vernachlässigen können, da es sich fast immer um Mitverletzungen des Gehirns handelt, die in dem entsprechenden Handbuchkapitel abgehandelt werden.

Bei der 3. Form der Schädelkapselbrüche, dem Zertrümmerungsbruch, ist die Diagnose unter Umständen schon bei der bloßen Betrachtung aus der Veränderung der Kopfform zu stellen. Klinisch finden sich bei ihnen stets die Zeichen einer schweren Beteiligung des Gehirns.

Bei den reinen Schädelkapselbrüchen mit Beteiligung des Gehirns können örtliche Symptome, die uns diagnostisch wichtig sind, dann in Erscheinung treten, wenn es sich um Brüche handelt, die durch Verschiebung von Knochenbruchstücken oder durch Blutung, Reiz- oder Lähmungserscheinungen im Bereich der darunter gelegenen Hirnrindenzentren verursachen, so z. B. bei Brüchen über der vorderen Zentralwindung oder bei Brüchen des Hinterhauptsbeins über dem Sehzentrum. Reizsymptome oder Ausfallserscheinungen einzelner *Hirn*nerven kommen eigentlich nur dann in Betracht, wenn der Schädelkapselbruch auf die Schädelbasis übergreift. Hier kommt es dann bei Brüchen im Bereich der Schläfenbeinschuppe, die sich in das Felsenbein hinein fortsetzen, mit Vorliebe zu einer Beteiligung des Facialis, auch des 8. Hirnnerven (Broun u. Lewandovski). Seltener sind der 6., 3., 4., 2. und 5. Hirnnerv und noch seltener der 1. betroffen und nur im Ausnahmefall der 9., 10. und 11. Hirnnerv, deren Mitverletzung ja schon beim Schädelbasisbruch seltener ist (BROUN u. LEWANDOVSKI).

Einseitige Nervenausfälle gestatten noch keinen Rückschluß auf die Seitendiagnose der Schädelverletzung selbst, da unter Umständen eine Gegenstoßbeschädigung des Gehirns oder das hierbei entstandene Hämatom die Nervenstörung verursachen.

Der Krankheitsverlauf und die einzuschlagende *Behandlung* beim Schädelkapselbruch richten sich danach, ob es sich um einen geschlossenen oder offenen Schädelbruch handelt, ob ein bloßer Schädelsprung oder ein Eindellungs- oder Zertrümmerungsbruch vorliegt, und wie schwer die Mitbeteiligung des Gehirns und seiner Häute ist. Beim geschlossenen Sprung des Schädeldaches und unbedeutender Mitbeteiligung des Gehirns ist die Behandlung konservativ, und die Erscheinungen der meist mitbeobachteten Gehirnerschütterung pflegen im Verlauf von 2—4 Wochen so weit abzuklingen, daß der Kranke das Bett verlassen kann. Neben Pyramidon wird von vielen bei Aufregungszuständen Brom (KENNY), und zwar 1—1,5 g am Tage verabfolgt. Von anderer Seite wird zur Beruhigung Chloralhydrat gegeben (GRANT) oder Luminalnatrium (ABRAMSON, DAVIDOFF). Treten beim geschlossenen Schädelsprung Erscheinungen auf, die auf eine Meningea-media-Zerreißung hinweisen, oder die für eine plötzliche oder langsam ansteigende Zunahme des Hirndruckes charakteristisch sind, so tritt die Operation in ihr Recht. Bei der Meningea-media-Zerreißung wird die temporale bzw. subtemporale Trepanation ausgeführt, und nach Ablassen des Hämatoms die Meningea media oder einer ihrer Äste umstochen. Wenn neben dem epiduralen Hämatom noch eine subdurale, erhebliche Blutansammlung besteht, so wird die Dura bei der Trepanatin glatt, gespannt, bläulich durchscheinend sein bei fehlender Pulsation. Nur in diesem Fall ist die Dura zu eröffnen und das darunter befindliche Hämatom abzulassen (BOWER).

Kommt es bei der geschlossenen Schädelfissur zu zunehmender Drucksteigerung mit allgemeinen und örtlichen Hirnerscheinungen, so wird hier zunächst bei nur langsamer Steigerung der Symptome eine mehr konservative Behandlung bevorzugt. Oft gelingt es, die bedrohlichen Symptome durch intravenöse Zufuhr von 50%iger Shockcalorose oder 15—30%iger Kochsalzlösung oder 15%iger Magnesiumsulfatlösung zum Zurückgang zu bringen (CLAIRMONT, DAVIS, DAVIDOFF, DOWMAN, JACKSON, RODMAN und NEUBAUER). Auch die rectale, langsame Zufuhr hypertonischer, gesättigter Magnesiumsulfatlösung wird als wirksam gerühmt (DAVIS, DAVIDOFF, JACKSON). Durch Diuretica und Abführmittel bei gleichzeitig eingeschränkter Flüssigkeitszufuhr wird versucht, dem zunehmenden Hirnödem vorzubeugen (DAVIDOFF, FERRY, FRAZIER).

Viel umkämpft ist die Bedeutung der Lumbalpunktion als therapeutische Maßnahme bei zunehmendem Hirndruck nach Schädelbruch. Von manchen Autoren wird sie als gefährlich und erfolglos vollständig abgelehnt (SACHS, SCHARGETTER) oder als meist unwirksam bezeichnet (LAROYENNE und TREPOZ) oder für nur vorübergehend wirksam gehalten (NAFFZIGER). Demgegenüber mehren sich aber die Stimmen, die ebenso für die Diagnostik wie für die Behandlung des zunehmenden Hirndruckes die Lumbalpunktion für wesentlich halten (CLAIRMONT, CRAWFORD, JACKSON, KULENKAMPFF, MITCHELL, MUNRO). Bei steigendem Hirndruck wird von anderen zunächst der Versuch gemacht, durch eine Lumbalpunktion den Krankheitsverlauf zu wenden, und erst wenn dies mißlingt, wird die Entlastungstrepanation vorgenommen (CRAWFORD, JACKSON, HOLBROCK, ODY, MAGNI, MARTIN, RANSOHOFF). Oft soll es gelingen, durch Ablassen von 10—30 ccm Liquor den krankhaft gesteigerten Lumbaldruck von 15—30 mm Quecksilber auf Dauer zum Abfall zu normalen Werten (5—10 mm Hg) zu bringen.

Es bestehen bestimmte Anzeigen für die Ausführung der Entlastungstrepanation auch beim geschlossenen, einfachen Schädelkapselsprung. Das Auftreten einer Meningea-media-Blutung mit ihren Erscheinungen haben wir bereits erwähnt, und hierzu kommt der akut sich steigernde Hirndruck mit Fehlen oder Auftreten örtlicher Reizerscheinungen (einseitige Lähmung oder Krämpfe). Die letzteren allein geben nur eine Anzeige zur Trepanation, wenn sie längere Zeit bestehen bleiben. Die Anzeige zur Ausführung der Trepanation, die meist nach CUSHING subtemporal ausgeführt wird, gibt neben den allgemeinen klinischen Symptomen (Bewußtseinsverlust, Pulsverlangsamung, zunehmender Verfall) die zunehmende Verschlechterung des Augenhintergrundes, die durch Lumbalpunktion festgestellte Zunahme des intralumbalen Druckes und einseitige Krämpfe der Gliedmaßen. Nicht operiert wird im Shock und bei jenen schweren Hirnerscheinungen, die auf einer bereits fortschreitenden Lähmung des verlängerten Marks und seiner Zentren beruhen [CHEYNE-STOKESsches Atmen, Puls unter 50 (SHARP)]. An Stelle der subtemporalen Trepanation wird von anderen bei unklarem Sitz der Hirnveränderungen die suboccipitale Resektion des Atlasbogens mit Anlegung eines suboccipitalen Fensters bevorzugt (ODY). Gegenüber der Trepanation ist die Bedeutung der übrigen entlastenden Maßnahmen wie Suboccipitalstich, Balkenstich und Ventrikelpunktion geringer, wenn auch sicher noch nicht eindeutig genug geklärt.

Gegenüber der Behandlung der Schädelfissur ohne und mit erheblicher Hirnbeteiligung ist die Behandlung des geschlossenen Eindellungsbruches grundsätzlich verschieden. Beim Vorliegen einer erheblichen Impression wird in jedem Falle die Freilegung der eingedrückten Knochenstelle durch Trepanation und Reposition des Knochenbruchstückes vorzunehmen sein (LEXER-*Klinik*, HOLBROOK, HACKLER, PELS-LEUSDEN, RANSOHOFF, SACHS, SOMMER). Nur ganz vereinzelt findet man die Auffassung vertreten, daß man hierbei die Entstehung von Hirndruckerscheinungen und örtlichen Reizerscheinungen abwarten müsse (STEINMANN, MEBAUE, SHARP). Statt der gewöhnlich geübten Trepanation und Hebung des eingedrückten Knochenbruchstückes wird von VIGHOLT die einfache Hebung des eingedrückten Knochenstückes durch Anbohrung und Zug und von LUCARELLI die Hebung des Knochenbruchstückes durch Anbringen von Nähten an der darüberliegenden Haut angewandt, zwei Verfahren, welche kaum in allen Fällen zum Ziele führen werden.

Beim Zertrümmerungsbruch wird man wie beim Eindellungsbruch operieren und die Knochenbruchstücke reponieren, falls dies der Allgemeinbefund, die Hirnerscheinungen und die Ausdehnung der Fraktur zulassen.

Gegenüber den geschlossenen Schädelkapselbrüchen erfordern die offenen (komplizierten) Schädelkapselbrüche jeder Form die sofortige operative Behandlung nach Abklingen des primären Shockes. Hierüber besteht Einigkeit. Sind bei dem offenen Schädelbruch Dura und Gehirn mitverletzt, so wird versucht, die zertrümmerte Gehirnsubstanz und etwa eingedrungene Fremdkörper, soweit es ohne grobe Schwierigkeiten möglich ist, zu entfernen. Es hat sich bewährt, die Dura möglichst exakt zu nähen oder bei Defekten durch freie Fascienplastik zu ersetzen und hierüber die Kopfschwartenwunde nach Excision der Ränder primär zu verschließen (BAGGIO, BARANY, EAGLETON, V. EISELSBERG, GRANT, JAKOVLJEVIĆ, JELETZKY, INGEBRIGTSEN, KOCH, SACHS, TEDESCHI, THOMAS).

Bei dem sekundären Verschluß von Schädelkapseldefekten, die nach komplizierten Schädelbrüchen bestehen bleiben, wurde in der Münchener Klinik in einer ganzen Reihe von Fällen der Defektverschluß durch periosthaltigen Tibiaspan oder durch Darmbeinkammstücke in der von LEXER angegebenen typischen Weise mit gutem Erfolg ausgeführt (GIOJA, GULEKE, JUVARA, ORTH,

Paulucci, Pels-Leusden, Trotter). Die von Fraenkel angegebene und von Payr und Erdheim empfohlene Deckung von Schädeldefekten mit Celluloid hat sich nicht durchgesetzt. Andere bevorzugen die Deckung des Defektes durch Knochen aus der Umgebung nach dem alten Vorgehen von von Hacker-Durante (Bufalini, Halstead, Käfer, Righetti, Squillachioto, Taylor, Tichonovic). Auch das Verfahren von Röpke, die Deckung des Defektes durch Schulterblattteile, findet eine Reihe von Anhängern (Gaudier, Iljin, Makoto Sioto, Nikiforova). Es wird auch über zahlreiche Erfolge bei der Schädeldefektdeckung durch Rippenknorpel und Rippenknochen berichtet (Andrade, Brown, Conghlin, Duff, Hanson-Traeger, Levin, Maironа und Virano, Manheim und Zypkin, Pascalis, Rush).

Ist der Schädeldefekt noch mit einem Duradefekt und störender Hirnrindennarbenbildung verbunden, so wird in der Lexerschen Klinik nach Excision des Narbengewebes die freie Fettlappenüberpflanzung geübt (Drevermann, Hünermann). Von anderen werden für den Duraersatz Fascien- (Borchardt, Spreese) oder Fettfascienlappen (Rasonov) benutzt.

Die Prognose der Schädelkapselbrüche richtet sich nicht so sehr nach der Schwere der örtlichen Schädelverletzung selbst als nach der Mitbeteiligung des Schädelinhaltes bei der Fraktur (Broun und Lewandovski). Die örtliche Ausheilung von Schädelkapselsprüngen pflegt beim Jugendlichen in 3—4 Monaten vollständig zu sein (Illig). Beim Erwachsenen sind die einfachen Sprünge der Schädelkapsel noch lange im Röntgenbild sichtbar (Grashey, Haebler, Illig, Lindemann, Schück). Einfache Sprünge können noch nach $1^1/_2$ bis 2 Jahren zu erkennen sein (Haebler, Huber, Schück). Klaffende Frakturen und gesprengte Nähte bedürfen noch längere Zeit zur knöchernen Überbrückung (bis zu 4 Jahren). Eine größere Neigung zur Überbrückung des knöchernen Bruchspaltes zeigen die Eindellungsfrakturen (Haebler, Huber). Nur in seltenen Fällen kommt es zu der an anderen Stellen des Skelets häufig einmal beobachteten übermäßigen Callusbildung durch Absprengung von Periostfetzen (Buttersack).

Auch ohne knöcherne Überbrückung bietet beim einfachen Spaltsprung die derbe bindegewebige Überbrückung des Bruchspaltes eine genügende mechanische Sicherheit.

Abgesehen von der Infektionsgefahr, die dem Schädelknochen in Form der akut-eitrigen Osteomyelitis und den Meningen beim offenen Schädelbruch droht, bedeutet die Nähe der Nebenhöhlen für diejenigen Schädelkapselbrüche, die sich auf der Basis fortsetzen, eine besondere Gefährdung. Eine tödliche Meningitis durch Überwanderung einer schon vorhandenen Infektion aus den Nebenhöhlen oder dem Mittelohr durch den Knochenbruchspalt auf die Meningen ist ein keineswegs seltenes Vorkommnis. Da hierbei meist Streptokokken und Pneumokokken als Erreger gefunden werden, hat Valliet systematisch diese Formen der Schädelbrüche prophylaktisch mit Streptokokken- und Pneumokokkenserum vorbehandelt und seither angeblich jede von den Nebenhöhlen ausgehende Meningitis vermieden. Beim offenen Schädelbruch droht, wenn eine Infektion zustande kam, neben der Meningitis noch die Gefahr des Hirnprolapses, des Hirnabscesses und die Gefahr der chronischen Meningitis fibrosa und der Spätepilepsie (Higier). Zu diesen unmittelbaren, prognostisch ungünstigen Möglichkeiten kommen jene Folgezustände, die bei einer schweren Mitbeteiligung des Gehirns auch sonst nach Hirnerschütterung und Gehirnkontusion beobachtet werden, Kopfschmerzen, leichtere oder schwerere seelische Störungen bis zu echten Psychosen, Epilepsie, Schwindel, Schwerhörigkeit, Nervenlähmungen. Besonders Lähmungen des Facialis und des Acusticus kommen beim Übergreifen der Schädelkapselbrüche auf die Schädelbasis als Dauerstörung zur Beobachtung. Unter den an unserer Klinik beobachteten Fällen blieb bei einer Reihe von Kranken auch eine dauernde Geruchs- und Geschmacksstörung zurück. Vielfach sind anfängliche Lähmungen von Hirnnerven und Gliedmaßennerven noch weitgehender Rückbildung fähig. Die statistischen Dauerergebnisse nach Schädelbrüchen auch schwererer Formen sind infolgedessen nicht ganz so ungünstig, wie es zunächst den Anschein hat. Nach einer Zusammenstellung der schwedischen Reichsversicherungsanstalt durch ÅKERMAN erhielten nur 26% aller Fälle von Schädelbrüchen eine Dauerrente, und nur 5% dieser Dauerrentner waren voll erwerbsunfähig. Dabei sind bei dieser Aufstellung auch die Schädelbasisbrüche mitberücksichtigt, deren Prognose infolge der häufigeren Mitbebeteiligung der Hirnnerven in Bezug auf eine Dauerheilung schlechter zu sein pflegt als die Prognose der Schädelkapselbrüche.

Literatur.

I. Angeborene Mißbildungen der Kopfschwarte und des Schädels.

A. Zusammenfassende Darstellungen.

ERNST: Mißbildungen des Nervensystems. Jena: Gustav Fischer 1909. SCHWALBES Morphologie der Mißbildungen des Menschen und der Tiere, Teil 3, Lief. 2, Abt. 2, Kap. 2.

HAAS: Nervenarzt **3**, H. 5, 284 (1931).

RIEPING: Dtsch. Z. Chir. **148,** 1 (1919).

SAETHRE: Dtsch. Z. Nervenheilk. **117—119,** 533 (1931).

VIRCHOW: Untersuchungen über die Entwicklung des Schädelgrundes im gesunden und krankhaften Zustand und über den Einfluß derselben auf Schädelform, Gesichtsbildung und Gehirnbau. Unveränderlicher Neudruck der im Jahre 1857 erschienenen Originalausgabe. Leipzig: Fock 1931.

B. Einzeldarstellungen.

ABELS: Mschr. Kinderheilk. **31,** H. 3/4, 366 (1926). — ADAM-FALKIEWICZOWA u. NOWICKI: Zbl. Neur. **61,** H. 7/8, 472 (1931). — ALBINO: Ann. ital. Chir. **2,** H. 2, 159 (1923). — Z.org. Chir. **22,** 438.

BELLOCQ: L'os temporal chez l'homme adulte. Paris: Masson & Co. 1924. Z.org. Chir. **30,** 218. — BETTMANN: SCHWALBES Morphologie der Mißbildungen des Menschen und der Tiere, 1912, Teil 3, Lief. 2, S. 675. — BISDOM u. MULDER: Nederl. Mschr. Geneesk. **15,** Nr 4/5, 95 (1928). — Z.org. Chir. **45,** 373. — BRAMANN, v.: Zbl. Chir. **16,** 899 (1890). — Arch. klin. Chir. **40,** 101 (1890).

CAMPBELL: Fortschr. Röntgenstr. **43,** H. 3, 359 (1931). — COCKER and SIMS: Lancet **1923 I,** 595. — Z.org. Chir. **22,** 436. — COHN: Med. Klin. **1931 I,** 857. — Fortschr. Röntgenstr. **43,** H. 3, 363 (1931). — CSEREY-PECHÁNY: Orvosképzés (ung.) **16,** KUZMIK-Sonderh., 119 (1926). — Z.org. Chir. **37,** 16. — CURDY, MC and BAER: J. amer. med. Assoc. **81,** Nr 1, 9 (1923). — Z.org. Chir. **24,** 174.

DEBRÉ et PETOT: Bull. Soc. méd. Hôp. Paris **42,** No 25, 1221 (1926). — Z.org. Chir. **37,** 643.

ECKSTEIN: Münch. med. Wschr. **1933 I,** 160. — ELSCHNIG: Med. Klin. **20,** Nr 37, 1281 (1924). — ESSEN-MÜLLER: Anthrop. Anz. **5,** 321 (1928).

FABER and TOWNE: Amer. J. med. Sci. **173,** Nr 5, 701 (1927). — Z.org. Chir. **39,** 547. — FAUST: Beitr. path. Anat. **86,** 613 (1931). — FÉNYES: Zbl. Path. **1930.** — FLEISCHMANN: Zbl. Laryng. usw. **22,** H. 2/3, 167 (1932). — FUCHS: Nov. chir. Arch. (russ.) **7,** H. 3, Nr 27, 415 (1925). — Z.org. Chir. **34,** 762.

GEDROITZ: Nov. chir. Arch. (russ.) **19,** 490 (1929). — Z.org. Chir. **51,** 602. — GIERKE, v.: Zbl. Path. **53,** Nr 1, 1 (1931). — GÖRÖG: Orv. Hetil. (ung.) **9** (1931). — Zbl. Path. **52,** 166 (1931). — GOLDHAMMER u. SCHÜLLER: Fortschr. Röntgenstr. **35,** H. 6, 1163 (1927). — Z.org. Chir. **39,** 782. — GOLDSCHMIDT: Mschr. Kinderheilk. **53,** H. 3/4, 273 (1932). — GREIG: Edinburgh med. J. **38,** 341 (1931). — Z.org. Chir. **55,** 539. — GRÖGLER: Virchows Arch. **289,** H. 2, 430 (1933). — GÜNTHER: Virchows Arch. **278** (1930).

HALLERMANN: Z. Hals- usw. Heilk. **30,** H. 4, 413 (1932). — HARROWER: J. of Anat. **57,** Nr 2, 178 (1923). — Z.org. Chir. **22,** 12. — HELLNER: Arch. klin. Chir. **173,** 200 (1932). — HEMPEL: Z. Kinderheilk. **52,** 679 (1932). — HERZEN: Sammelheft der propädeutisch-chirurgischen Klinik und des Instituts für Geschwulstbehandlung der Moskauer Staatsuniversität, Lief. 3, S. 5. 1926. — Z.org. Chir. **36,** 795. — HILDEBRAND: Dtsch. Z. Chir. **36,** 433 (1893). — Arch. klin. Chir. **124,** Nr 2, 199 (1923). — Z.org. Chir. **23,** 378.

INGALLS: Amer. J. Obstetr. **25,** Nr 6, 861 (1933). — IRION: Zbl. Gynäk. **1931,** Nr 4, 207.

LACOSTE: C. r. Soc. Biol. Paris **102,** 19 (1929). — LADEWIG: Virchows Arch. **291,** 540 (1933). — LAMPERT: Chir. Hornik Moskau **1,** 131 (1924). — Z.org. Chir. **30,** 220. —

Landsberger: Med. Klin. **1932 I**, 312. — Lautenschläger: Diss. Frankfurt 1930. — Levi: Monit. zool. ital. **40**, 342 (1929). — Löw-Beer: Z. Neur. **142**, H. 1/2, 55 (1932).

Macholitsch: Zbl. Gynäk. **25**, 1588 (1929). — Mair: Z. Anat. **90**, H. 3/4, 293 (1929). — Materna: Bruns' Beitr. **140**, H. 2, 358 (1927). — Zbl. Path. **54**, Nr 1, 1 (1932). — Moreira: Chir. Org. Movim. **10**, H. 3, 225 (1926). — Z.org. Chir. **35**, 311. — Most: Zbl. Chir. **54**, Nr 38, 2397. — Muscatello: Arch. klin. Chir. **47**, 162 (1894). — Mussgnug: Frankf. Z. Path. **42**, H. 2, 238 (1931). — Mysch: Nov. chir. Arch. **6**, H. 4, Nr 24, 561 (1925). — Z.org. Chir. **33**, 466.

Nager: Mschr. Ohrenheilk. **66**, H. 1, 60 (1932). — Neck, van: Le Scalpel **1928 II**, 1465. — Z.org. Chir. **46**, 752. — Neumann: Zbl. Gynäk. **48**, Nr 11, 628. — Neurath: Z. Kinderheilk. **32**, Nr 1, 121.

Ohlsen: Münch. med. Wschr. **1931 II**, 1727. — Arch. Gynäk. **146**, H. 3, 474.

Penfield and Cone: J. amer. med. Assoc. **98**, Nr 6, 454 (1932).

Radulescu: Cluj med. (rum.) **4**, Nr 5/6, 136 (1923). — Z.org. Chir. **25**, 252. — Recklinghausen, v.: Virchows Arch. **105**. — Regnault et Crouzon: Ann. d'Anat. path. **6**, 577 (1929). — Z.org. Chir. **47**, 685. — Reilly: J. amer. med. Assoc. **96**, Nr 23 (1931). — Reyher: Z. Kinderheilk. **37**, H. 5/6, 283 (1924). — Rodzinski: Polska Gaz. **5**, Nr 50, 939 (1926). — Z.org. Chir. **38**, 428. — Russanov: Nov. Chir. (russ.) **2**, H. 2, 145 (1926). — Z.org. Chir. **36**, 495. — Ruyter, de: Arch. klin. Chir. **40**, 72 (1890).

Saethre: Dtsch. Z. Nervenheilk. **117—119**, 542 (1931). — Schmidt, M. B.: Verh. dtsch. path. Ges. Erlangen **1910**. — Schmidt, Hans: Dtsch. Z. Chir. **224**, 331 (1930). — Schor u. Heinismann: Z. Kinderheilk. **53**, 103 (1932). — Schultz, A. H.: Amer. J. Anat. **44**, H. 3, 475 (1929). — Schulze, Werner: Handbuch der normalen und pathologischen Physiologie von Bethe, Bd. 11. Berlin: Julius Springer 1930. — Sievers: Dtsch. Z. Chir. **221**, 289 (1929). — Sinz: Virchows Arch. **287**, H. 3, 641 (1933).

Thiel, Rudolf: Röntgendiagnostik des Schädels bei Erkrankungen des Auges und seiner Nachbarorgane. Berlin: Julius Springer 1932. — Tomesku: Dtsch. Z. Chir. **205**, H. 3/6, 368 (1927).

Uebermuth: Zbl. Gynäk. **1933**, Nr 25, 1484. — Z. Geburtsh. **103**, 396 (1932).

Vogt: Handbuch der Neurologie von Lewandowsky, Bd. 3. Berlin: Julius Springer 1912.

Walter: 53. Tagg dtsch. Ges. Chir. Berlin 1929. Z.org. Chir. **45**, 733. — Wanke: Münch. med. Wschr. **1931 II**, 1584. — Watts: Ann. Surg. **71**, H. 2, 113 (1920). — Z.org. Chir. **9**, 353. — Weigandt: Zbl. Neur. **61**, H. 7/8, 495 (1931). — Weinberg: Eesti Arst **9**, 423 (1930). — Z.org. Chir. **54**, 414. — Wessely: Sitzg ärztl. Ver. München 1928. — Wischnewsky: Irkutsk. med. Ž. **3**, Nr 13, 73 (1924). — Z.org. Chir. **34**, 572.

Zondek: Hefte zur Unfallheilk., 1931. H. 8, S. 150.

II. Akut- und chronisch-eitrige Infektion der Kopfschwarte und des Schädels (Osteomyelitis) und

III. Tuberkulose und Syphilis des Schädels.

A. Zusammenfassende Darstellungen.

Chiari: Verletzungen und Krankheiten der Weichteile des Schädels. Schwalbes Diagnostische und therapeutische Irrtümer und deren Verhütung. Chirurgie, H. 4. Leipzig: Georg Thieme 1923.

Garré, Küttner u. Lexer: Handbuch der praktischen Chirurgie, Bd. 1. Chirurgie des Kopfes, 5. Aufl. Stuttgart: Ferdinand Enke 1920.

Haberer: Verletzungen und Krankheiten des knöchernen Schädels, einschließlich Kiefer- und Nebenhöhlen. Schwalbes Diagnostische und therapeutische Irrtümer. Leipzig: Georg Thieme 1923.

Küttner: Neue deutsche Chirurgie, herausgeg. von Küttner, Bd. 18. Verletzungen des Gehirns, Teil 1. Gedeckte Hirnverletzungen. Stuttgart: Ferdinand Enke 1920.

Lexer: Lehrbuch der Allgemeinen Chirurgie, 19. Aufl. Stuttgart: Ferdinand Enke 1931.

Pick: Angeborene Knochensyphilis. Henke-Lubarschs Handbuch der speziellen Pathologie, Anatomie und Histologie, Bd. 9, Teil 1. Berlin: Julius Springer 1929.

Schneider, P.: Anatomie, Röntgenologie und Bakteriologie der angeborenen Frühsyphilis des Knochensystems. Ergebnisse der Pathologie, Bd. 20, II, 1, S. 185. 1923.

Seifert, Ernst: Lehrbuch der Chirurgie des Kopfes und Halses für Zahnärzte, 2. Aufl. Lehmanns zahnärztliches Lehrbuch, Bd. 2. München.

B. Einzeldarstellungen.

Adson: J. amer. med. Assoc. **74**, H. 6, 385 (1920). — Z.org. Chir. **7**, 353. — Aloin et Vallin: Lyon méd. **129**, H. 20, 859 (1920). — Z.org. Chir. **10**, 523. — Alpin: Z. Hals- usw. Heilk. **30**, H. 1, 105 (1931). — Arthur, Mc: Med. J. Austral. **1**, H. 15, 410 (1922). — Z.org. Chir. **18**, 380.

BENJAMINS: Arch. Ohr- usw. Heilk. **126**, H. 1/2, 133 (1930). — BEZIANU: Rev. san. mil. (rum.) **21**, Nr 5/6, 67 (1922). — Z.org. Chir. **21**, 221. — BULSON: J. amer. med. Assoc. **86**, Nr 4, 246 (1926). — Z.org. Chir. **35**, 17.

CAMPBELL: J. med. Assoc. S. Africa **3**, 607 (1929). — Z.org. Chir. **49**, 288. — CANNUYT: Arch. internat. Laryng. etc. **7**, 1153. — Z.org. Chir. **46**, 113.

DIEGNER: Diss. Königsberg 1929.

ERDHEIM: Virchows Arch. **283**, H. 2, 354 (1932). — ESCH: Z. Hals- usw. Heilk. **21**, 162 (1928).

FLEMING: California Med. **23**, Nr 8, 985 (1925). — Z.org. Chir. **33**, 169. — FRANCHINI: Semana méd. **32**, No 35, 497 (1925). — Z.org. Chir. **33**, 465. — FRIESEN: The Laryngoscope **41**, 19 (1931). — Z.org. Chir. **54**, 414.

GAILLARD et MONNIER: Lyon chir. **23**, No 3, 334 (1926). — Z.org. Chir. **36**, 225. — GRÜNBERG: Z. Hals- usw. Heilk. **21**, 192 (1928).

HAIM: Prakt. lék. **1925**, Nr 7. — Z.org. Chir. **33**, 870.

JOHN: Brit. J. Surg. **9**, H. 34, 228 (1921). — Z.org. Chir. **15**, 478. — JUST: Mitt. Grenzgeb. Med. u. Chir. **43**, H. 1, 108 (1932).

KUTVIRT: Liječn. Vijesn. (serbokroat.) **48**, Nr 10, 573 (1926). — Z.org. Chir. **38**, 26.

LENORMANT et SOUPAULT: Presse méd. **28**, H. 50, 494 (1920). — Z.org. Chir. **9**, 455. — LILLIE: Ann. of Otol. **34**, Nr 2, 353 (1925). — Z.org. Chir. **33**, 169. — LÖW-BEER: Z. Neur. **142**, H. 1/2, 55 (1932).

MELINA: Ann. ital. Chir. **10**, 439 (1933). — Z.org. Chir. **55**, 666. — MENNINGER: Radiology **4**, Nr 6, 480 (1925). — Z.org. Chir. **34**, 573. — METGE: Dtsch. Z. Chir. **178**, H. 1/2, 133 (1923). — MÜLLER, P.: Zbl. Gynäk. **1929**, Nr 44, 2794. — MURARD: Bull. Soc. nat. Chir. Paris **55**, 1400 (1929). — Z.org. Chir. **50**, 272.

NEUFACH: Ž. ušn. Bol. (russ.) **8**, 689 (1931). — Z.org. Chir. **61**, 723. — NEW and FIGI: Surg. etc. **37**, Nr 5, 617 (1923). — Z.org. Chir. **26**, 84.

PAGANO: Arch. ital. Otol. **41**, 488 (1930). — Z.org. Chir. **53**, 568.

REH: Wien. klin. Wschr. **1922 I**, 884. — Z.org. Chir. **22**, 12.

SIMEONI: Arch. ital. Otol. **36**, H. 2, 96 (1925). — Z.org. Chir. **33**, 466. — ŠUMA: Čas. lék. česk. **64**, Nr 5, 166 (1925). — Z.org. Chir. **31**, 359.

TILLEY: J. Laryng. a. Otol. **38**, H. 2, 78 (1923). — Z.org. Chir. **22**, 204.

WILDENBERG, VAN DEN: Bull. d'Otol. etc. **20**, H. 4, 184 (1922). — Z.org. Chir. **20**, 253. — WOODWARD: J. amer. med. Assoc. **95**, 927 (1930). — Z.org. Chir. **52**, 618.

YERGER: Ann. of Otol. **40**, 1164 (1931). — Z.org. Chir. **57**, 779.

ZANCANI: Riforma med. **40**, No 23, 532 (1924). — Z.org. Chir. **29**, 114. — ZIMMERMANN: Diss. Würzburg 1929.

II. Geschwülste der Kopfschwarte und des Schädels.

A. Zusammenfassende Darstellungen
(vgl. auch I—III).

FRANGENHEIM: Erg. Chir. **14** (1921). — Verh. dtsch. path. Ges. **1926**, 49. — NAITO: Die Hyperostosen des Schädels. Vorw.: SCHÜLLER. Wien: Julius Springer 1924.

B. Einzeldarstellungen.

BAUMANN: Schweiz. med. Wschr. **1929 II**, 1069. — BAYLEY DE CASTRO: Indian med. Gaz. **56**, 16 (1921). — Z.org. Chir. **13**, 296. — BECK: The Laryngoscope **40**, 511 (1930). — Z.org. Chir. **52**, 269. — BENECKE, ERICH: Frankf. Z. Path. **42**, H. 1/3, 502 (1931). — BENECKE u. STIEDA: Arch. klin. Chir. **159**, 361 (1930). — BRÜTT: Dtsch. Z. Chir. **231**, 497 (1931). — BRUNNER, HANS: Klin. Wschr. **1931 II**, 2174. — BRŽSOVSKIJ: Klin. Ž. saratov. Univ. (russ.) **2**, H. 4, 340 (1926). — Ž.org. Chir. **37**, 254. — BURGDORF: Der Sinus pericranii. Leipzig: F. C. W. Vogel 1927.

CAMERER, SIEGMUND: Münch. med. Wschr. **1933 I**, 242. — COENEN u. KORBSCH: Dtsch. Z. Chir. **227**, 467 (1930). — COHN: Surg. etc. **42**, H. 5, 614 (1926). — Z.org. Chir. **35**, 485. — CREIG: Amer. J. Surg. **2**, Nr 6, 593 (1927). — Z.org. Chir. **40**, 16. — CUSHING: Trans. amer. neur. Assoc. **1922**, 53. — Z.org. Chir. **23**, 104. — Surg. etc. **36**, Nr 3, 203 (1923). — Z.org. Chir. **22**, 437.

D'ARRIGO: Arch. ital. Anat. e Istol. path. **1**, 953 (1930). — DEMMER: Arch. klin. Chir. **147**, H. 3, 615 (1927). — DIKANSKI: Dtsch. Z. Chir. **236**, 648 (1932). — D'ISTRIA: Atti Congr. ital. Radiol. med. **2**, 108 (1930). — Z.org. Chir. **53**, 568. — DRESSLER: Beitr. path. Anat. **78**, H. 2, 332 (1927). — DZELICHOW: Festschrift BOGORAZ, 1928. S. 311. — Z.org. Chir. **49**, 579.

EIGLER: Z. Kreislaufforsch. **22**, H. 8, 249 (1930). — EISINGER: Z. Hals- usw. Heilk. **31**, H. 2/5, 448 (1932). — ELKIN: Ann. Surg. **80**, H. 3, 332 (1924). — Z.org. Chir. **30**, 892. — ELSBY and SCHWARTZ: Arch. of Neur. **11**, Nr 3, 292 (1924). — Z.org. Chir. **28**, 301. — ENGSTADT: J. amer. med. Assoc. **87**, H. 10, 754 (1926). — ERB, K. H.: Bruns' Beitr. **149**,

H. 4, 617 (1930). — ERÖS: Gyógyászat (ung.) **1928 II**, 894. — Zbl. Path. **43**, 532. — Z.org. Chir. **45**, 372.

FINKELSTEIN: Endokrinol. **14**, H. 6, 401 (1932). — FLÖRCKEN u. STEINBISS: Bruns' Beitr. **124**, H. 2, 451 (1921). — FRANGENHEIM: Dtsch. Z. Chir. **225**, 373 (1930).

GOHRBANDT: Arch. klin. Chir. **146**, H. 2/3, 644 (1927). — GREIG: Edinburgh med. **36**, 25 (1929). — Z.org. Chir. **47**, 463. — GROSSEKETTLER: Röntgenprax. **2**, 368 (1930). — GROSZ: Z. Neur. **73**, H. 4/5, 464 (1921). — GRÜNTHAL: Zbl. Neur. **136**, H. 5, 656 (1931).

HAENEL: Med. Klin. **1926 II**, 1762. — HAHN: Arch. Surg. **16**, Nr 1, 31 (1928). — Z.org. Chir. **43**, 257. — HAMBURGER u. NACHLAS: Arch. Surg. **12**, H. 3, 727 (1926). — Z.org. Chir. **35**, 313. — HAUSZEL: Mschr. Ohrenheilk. **1931**, H. 4, 488. — HELLNER: Fortschr. Röntgenstr. **47**, H. 1, 1 (1933). — HERZEN u. PINKUS: Klin. Mbl. Augenheilk. **89** (1932). — HÖFER: Klin. Wschr. **1930 II**, 1302.

ISAAK: Erg. Chir. **14**, 325 (1921).

KAUSCH: Zbl. Chir. **54**, Nr 30, 1886 (1927). — KEMPMANN: Bruns' Beitr. **139**, H. 2, 343 (1927). — KIENBÖCK: Mschr. Ohrenheilk. **1930**, 1358. — KRECKE: Dtsch. Z. Chir. **215**, 318 (1929).

LECHNER: Diss. München 1931. — LEMAITRE et RUPPE: Arch. internat. Laryng. etc. **3**, No 8, 903 (1924). — Z.org. Chir. **30**, 85. — LESNÉ et DUHEM: Revue neur. **29**, No 9, 1176 (1922). — Z.org. Chir. **22**, 333. — LYON et MARUM: Fortschr. Röntgenstr. **40**, H. 3, 463 (1929).

MALBRAN: Prensa méd. argent. **15**, 1533 (1929). — Z.org. Chir. **47**, 462. — MEYER, W.: Arch. Hals- usw. Heilk. **128**, H. 3, 169 (1931). — MEYER-BORSTEL: Fortschr. Röntgenstr. **42**, Nr 5, 589. — MOREAU: Arch. franco-belg. Chir. **32**, 697, 865, 961 (1930). — Z.org. Chir. **56**, 715.

NAITO u. SCHÜLLER: Wien. klin. Wschr. **36**, Nr 45, 792 (1923). — Z.org. Chir. **26**, 142. — NOVARA: Arch. ital. Chir. **4**, H. 1, 55 (1921). — Z.org. Chir. **15**, 267.

ORLANDI: Rev. S. Amer. Endocrinol., Immun. y Quinioter **14**, Nr 2 (1931). — Zbl. Path. **52**, 214 (1931). — OSTERTAG: Zbl. Path. **37**, Erg.-H., 293.

PALERMO: Brazil méd. **2**, H. 13, 184 (1921). — Z.org. Chir. **16**, 198. — PEIPER: BIER, BRAUN, KÜMMELS Chirurgische Operationslehre, Bd. 1. Leipzig: Johann Ambrosius Barth 1933. — PENFIELD: Surg. etc. **36**, Nr 5, 657 (1923). — Z.org. Chir. **23**, 345. — PETROW: Arch. klin. Chir. **123**, 849. — Arch. klin. èksper. Med. (russ.) **1923**, Nr 3/4, 3. — Z.org. Chir. **25**, 86. — PHEMISTER: Arch. Surg. **6**, Nr 2, 554 (1923). — Z.org. Chir. **22**, 495. — PINES: Virchows Arch. **287** (1933). — PULFORD and ADSON: Surg. etc. **42**, H. 6, 846 (1926). — Z.org. Chir. **35**, 804.

RAND: Arch. Surg. **6**, 2, 573 (1923). — Z.org. Chir. **22**, 437. — RHEIN: Arch. of Neur. **11**, Nr 4, 432 (1924). — Z.org. Chir. **29**, 114. — ROELLO: Arch. ital. Chir. **3**, H. 5, 453 (1921). — Z.org. Chir. **14**, 67. — ROSHDESTWENSKIJ: Med. J. Gelehrtenkomitee Gesdh.amt Wjatka **1921**, Nr 1, 2. — Z.org. Chir. **15**, 477.

SCHELLENBERG: Frankf. Z. Path. **41**, H. 3, 423 (1931). — SCHÜLLER: Med. Klin. **1929 I**, 631. — Radiology **13**, 377, 387 (1929). — Z.org. Chir. **50**, 813. — Wien. med. Wschr. **1932 I**, 390. — SCHWARZ: Bruns' Beitr. **142**, 552. — SEARBY: Austral. a. N. Zeald J. Surg. **1**, 209 (1931). — Z.org. Chir. **56**, 500. — SEEMEN, v.: Elektrochirurgie. Berlin: Julius Springer 1932. — SERRA: Arch. ital. Otol. **37**, H. 10, 557 (1926). — Z.org. Chir. **38**, 787. — SHEEHAN: Med. Rec. **98**, Nr 25, 1017 (1920). — Z.org. Chir. **11**, 278. — STOOS: Schweiz. med. Wschr. **1931 II**, 1173.

TICHOMIROVA: Vrač. Delo (russ.) **1928 II**, 407. — Z.org. Chir. **47**, 247.

WIEDMANN: Arch. f. Dermat. **159**, H. 2, 180 (1930). — WILLIS: J. of Path. **33**, 501 (1930). — Z.org. Chir. **52**, 269. — WINKELBAUER: Dtsch. Z. Chir. **205**, H. 3/6, 230. — WINTERBERG: Diss. Münster 1926. — WOLFF, FRITZ: Diss. Kiel 1931.

V. Verletzungen usw.

ABELS: Wien. klin. Wschr. **1932 II**, 1152. — ABRAMSON: Amer. J. Surg., N. s. **13**, 47 (1931). — Z.org. Chir. **57**, 318 (1932). — ÅKERMAN: Sv. Läkartidn. **1931 I**, 513. — Z.org. Chir. **56**, 788 (1932). — AMIN: Strassbourg méd. 88, 265 (1928). — Z.org. Chir. **44**, 138 (1929). — ANDRADE: Brazil méd. **34**, H. 20, 309 (1920). — Z.org. Chir. **12**, 383 (1921). — APFELBACH: Arch. Surg. **4**, Nr 2, 434 (1922). — Z.org. Chir. **18**, 127 (1922). — ARMOUR: Practitioner **117**, Nr 2, 69 (1926). — Z.org. Chir. **36**, 255 (1927). — AUVRAY: Bull. Soc. nat. Chir. Paris **59**, 268 (1933). — Z.org. Chir. **62**, 210 (1933). — BAGGIO: Policlinico, sez. prat. **31**, H. 41, 1323 (1924). — Z.org. Chir. **30**, 218 (1924). — BANKS: Brit. med. J. **1928**, Nr 3541, 893. — Z.org. Chir. **45**, 370 (1929). — BARANY: Acta chir. scand. (Stockh.) **52**, H. 5, 498 (1920). — Z.org. Chir. 8, 34 (1920). — BASLER: Z. Morph. u. Anthrop. **26**, H. 2, 225 (1927). — BAYERTHAL: Dtsch. med. Wschr. **1898 I**, 37, 48. — BENEDEK: Z. Neur. **86**, H. 1/2, 85 (1923). — BORCHARDT: Chirurgie 4, 656 (1932). — BOURDE: Gaz. Hôp. **95**, No 2, 21 (1922). — Z.org. Chir. **17**, 204 (1922). — BOWER: Ann. Surg. **78**, H. 4, 433 (1923). — Z.org. Chir. **26**, 144. — BRAUN u. LEWANDOWSKY: Handbuch der Neurologie von LEWAN-

DOWSKY, Bd. 3, S. 29f. Berlin: Julius Springer 1912. — BREBNER: J. med. Assoc. S. Africa **1**, Nr 11, 281 (1927). — Z.org. Chir. **39**, 783 (1927). — BREMER: Rev. d'Otol. etc. **10**, 161 (1932). — Z.org. Chir. **60**, 801 (1933). — BREWSTER: J. amer. med. Assoc. **90**, Nr 9, 692 (1928). — Z.org. Chir. **42**, 572 (1928). — BROWN: J. coll. Surg. Austral. **1**, 238 (1928). — Z.org. Chir. **46**, 341 (1929). — BROWN and STRECKER: Ann. Surg. **79**, H. 2, 198 (1924). — Z.org. Chir. **27**, 80. — BRUNNER: Arch. klin. Chir. **116**, H. 2, 297 (1921). — BUFALINI: Arch. ital. Chir. **12**, 529 (1925). — Z.org. Chir. **34**, 231 (1926). — BUTLER: State J. Med. **19**, Nr 7, 289 (1921). — Z.org. Chir. **14**, 408 (1921). — Amer. J. Surg., N.s. 8, 336 (1930). — BUTTERSACK: Dtsch. med. Wschr. **1924 I**, 469.

CACCURI: Policlinico, sez. med. **32**, H. 6, 309 (1925). — Z.org. Chir. **33**, 199 (1926). — CHIARI: SCHWALBES Diagnostische und therapeutische Irrtümer und deren Verhütung. Chirurg **1923**, H. 4. — CHIASSERINI: Policlinico, sez. **31**, No 48, 1583. — CLAIRMONT: Wien. med. Wschr. **1923 I**, 8. — Z.org. Chir. **22**, 205 (1923). — CONGHLIN: Surg. Clin. N. Amer. **2**, Nr 6, 1627 (1922). — Z.org. Chir. **21**, 464 (1923). — CRAWFORD: New Orleans med. J. **74**, No 5, 374 (1921). — Z.org. Chir. **15**, 478 (1922).

DAVIDOFF: Surg. Clin. N. Amer. **11**, 613 (1931). — Z.org. Chir. **55**, 539 (1931). — DAVIS: Internat. J. Med. **43**, 621 (1930). — Z.org. Chir. **55**, 268 (1931). — DENEL: J. amer. med. Assoc. **94**, 1657 (1930). — Z.org. Chir. **51**, 355 (1930). — DIAZ Y GÓMEZ: Med. ibera **1928 II**, 552. — Z.org. Chir. **45**, 18 (1929). — DOWMAN: J. med. Assoc. Georgia **13**, 87 (1924). — Z.org. Chir. **29**, 434 (1925). — DOWNEY: Long Island med. J. **18**, H. 1, 1 (1924). — Z.org. Chir. **27**, 80. — DÜTTMANN: Dtsch. med. Wschr. **1923 II**, 1438. — Z.org. Chir. **25**, 459. — DUFF: Glasgow med. J. **100**, H. 2, 65 (1923). — Z.org. Chir. **25**, 86 (1923).

EAGLETON: Arch. Surg. **3**, Nr 1, 140 (1921). — Z.org. Chir. **17**, 415 (1922). — EHLER: Čas. lék. česk. **2**, 1525 (1931). — Z.org. Chir. **57**, 388 (1932). — ELST, VAN DER: Scupel **1**, 48 (1931). — Z.org. Chir. **53**, 769 (1931). — ERDHEIM: Zbl. Chir. **1933**, 858.

FERRY: Rev. de Chir. **42**, No 2, 117 (1923). — FRAENKEL: Zbl. Chir. **35**, 1072 (1920). — FRAZIER: J. Indiana State med. Assoc. **17**, Nr 3, 67 (1924). — Z.org. Chir. **36**, 797 (1927).

GALLOIS: Rev. de Chir. **52**, No 5, 371 (1933). — GARRÉ, KÜTTNER, LEXER: Handbuch der praktischen Chirurgie, Bd. 1. Chirurgie des Kopfes, 5. Aufl. Stuttgart: Ferdinand Enke 1920. — GAUDIER: Presse méd. **30**, No 63, 683. — GIOJA: Arch. ital. Chir. **21**, H. 2, 157 (1928). — Z.org. Chir. **43**, 257 (1928). — GRANT: Surg. Clin. N. Amer. **4**, H. 1, 295 (1924); **5**, Nr 6, 1537 (1925). — Z.org. Chir. **27**, 283; **35**, 311 (1926). — GRASHEY: Fortschr. Röntgenstr. **11**, 139 (1907). — GULEKE: 57. Tagg dtsch. Ges. Chir. **1933**. — GURDJIAN: Ann. Surg. **97**, 32 (1933). — Z.org. Chir. **62**, 512 (1933).

HACKLER: Illinois med. J. **48**, Nr 4, 322 (1925). — Z.org. Chir. **33**, 870 (1926). — HÄBLER: Fortschr. Röntgenstr. **44**, 352. — Arch. klin. Chir. **167**, 146 (1931). — HALSTEAD and TAYLOR: J. amer. med. Assoc. **82**, Nr 17, 1337 (1924). — Z.org. Chir. **28**, 299. — HANSON-HESSLY and HANSON-TRAEGER: Mil. Surgeon **48**, Nr 6, 691 (1921). — Z.org. Chir. **14**, 67 (1921). — HEIDLER: Wien. klin. Wschr. **1929 II**, 1199. — HIGIER: Polska Gaz. lek. **7**, Nr 10, 169 (1928). — Z.org. Chir. **42**, 723 (1928). — HINOJA: Pediatr. españ. **11**, No 121, 287 (1922). — Z.org. Chir. **25**, 85 (1924). — HIPSLEY: Med. J. Austral. **1**, Nr 1, 5 (1925). — Z.org. Chir. **31**, 358 (1925). — HOLBROOK: J. amer. med. Assoc. **83**, Nr 7, 489 (1924). — Z.org. Chir. **30**, 813. — HOLMAN: J. amer. med. Assoc. **84**, Nr 5, 350 (1925). — Z.org. Chir. **31**, 859 (1925). — HOLMAN u. SCOTT: J. amer. med. Assoc. **84**, Nr 18, 1329 (1925). — Z.org. Chir. **33**, 200 (1926). — HUBER: Arch. orthop. Chir. **30**, 377 (1931). — HÜNERMANN: Dtsch. Z. Chir. **185**, H. 1/2, 107 (1924).

ILJIN: Vestn. Chir. (russ.) **1931**, H. 68/69, 84. — Z.org. Chir. 58, 617 (1932). — ILLIG: Fortschr. Röntgenstr. **43**, 76 (1931).

JACKSON: Surg. etc. **34**, Nr 4, 494 (1922). — Z.org. Chir. **18**, 443 (1922). — JAKOVLJEVIĆ: Med. Pregl. (serb.-kroat.) **4**, 347 (1929). — Z.org. Chir. **49**, 288 (1930). — JAZMUTA: Izv. don. gosudarstv. Univ. (russ.) **5**, 70 (1925). — Z.org. Chir. **36**, 869. — JELETZKY: Nov. chir. Arch. (russ.) **5**, H. 3/4, 400 (1924). — Z.org. Chir. **31**, 735 (1925). — JORGE: Arch. lat.-amer. Pediatr. **15**, Nr 4, 272 (1921). — Z.org. Chir. **16**, 510 (1922). — JUVARA: Rev. de Chir. **52**, 401 (1933).

KÄFER: Arch. klin. Chir. **128**, H. 3, 629 (1924). — KEHL: Virchows Arch. **246**, 194 (1923). — KENNY: Illinois med. J. **48**, Nr 4, 313 (1925). — Z.org. Chir. **33**, 869 (1926). — KOCH: Arch. klin. Chir. **142**, 640 (1926). — KUHN: Zbl. Chir. **55**, Nr 18, 1107 (1928). — KULENKAMPFF: Zbl. Chir. **1929**, 2979.

LAROYENNE et TREPOZ: Lyon méd. **142**, No 27, 3 (1928). — Z.org. Chir. **44**, 138 (1929). LENORMANT: J. de Chir. **17**, No 1, 9 (1921). — Z.org. Chir. **12**, 19 (1921). — LEVIN: Med. J. S. Africa **20**, H. 3, 61 (1923). — LEWIT: Zbl. Chir. **50**, Nr 40, 1499 (1923). — LEXER: Lehrbuch der Allgemeinen Chirurgie, 19. Aufl. Stuttgart: Ferdinand Enke 1931. — Die gesamte Wiederherstellungschirurgie, 2. Aufl. Leipzig: Johann Ambrosius Barth 1931. — Dtsch. Z. Chir. **239**, 743 (1933). — LINDBERG: Hygiea (Stockh.) **83**, H. 1, 15. — Z.org. Chir. **13**, 96. — LINDEMANN, ERNA: Arch. Ohr- usw. Heilk. **135**, H. 1, 25 (1933). — LUCCARELLI: Arch. ital. Chir. **3**, H. 1/2, 165 (1921). — Z.org. Chir. **12**, 383 (1921). — LUTHER:

Dtsch. Z. Chir. **181**, H. 3/4, 220 (1923). — MCLAIN: New Orleans med. J. **77**, Nr 4, 156 (1924). — Z.org. Chir. **31**, 358 (1925). — MCWILLIAMS: J. amer. med. Assoc. **83**, H. 3, 183. — Z.org. Chir. 29, 277. — MAGNI: Arch. ital. Chir. **5**, H. 2, 177 (1922). — Z.org. Chir. **19**, 319 (1923). — MAIRANO E VIRANO: Clinica chir., N. s. **5**, 1687 (1929). — Z.org. Chir. **50**, 812 (1930). — MANHEIM u. ZYPKIN: Vrač. Delo (russ.) 8, Nr 22, 1752 (1925). — Z.org. Chir. **35**, 688 (1926). — MARIAU: Spital (rum.) **41**, Nr 1, 6 (1921). — Z.org. Chir. **12**, 382 (1921). — MARTIN: Le Scalpel **77**, No 21, 633 (1924). — Z.org. Chir. **29**, 113. — MAUCLAIRE: Paris méd. **11**, No 8, 153 (1921). — Z.org. Chir. **12**, 140 (1921). — MAYER u. SCHNEK: Nervenarzt **4**, 129 (1931). — MEBAUE: Mil. Surgeon **54**, Nr 2, 220 (1924). — Z.org. Chir. **27**, 190. — MINKOWSKI: Schweiz. med. Wschr. **1930 I**, 541. — MITCHELL: Illinois med. J. **48**, No 5, 391 (1925). — Z.org. Chir. **35**, 17 (1926). — Brit. med. J. **1933**, Nr 3757, 13. — Z.org. Chir. **61**, 722 (1933). — MOORHEAD and WELLER: Ann. Surg. **74**, Nr 1, 72 (1921). — Z.org. Chir. **15**, 265 (1922). — MORRISON: Internat. J. of Med. **37**, H. 11, 493 (1924). — Z.org. Chir. **30**, 892. — MUNRO: Boston med. J. **193**, Nr 26, 1187 (1925). — Z.org. Chir. **34**, 763 (1926). — MURARD: Presse méd. **29**, No 45, 445 (1921). — Z.org. Chir. **13**, 295 (1921).

NAFFZIGER: Surg. Clin. N. Amer. **3**, Nr 3, 699 (1923). — Z.org. Chir. **24**, 172. — J. amer. med. Assoc. **82**, H. 22, 1751 (1924). — Z.org. Chir. **30**, 368. — NIKIFOROVA: Nov. chir. Arch. (russ.) **27**, 284 (1932). — Z.org. Chir. **62**, 750 (1933).

ODY: Rev. chir. Barcelona **3**, 173 (1932). — Arch. of Neur. **28**, 112 (1932). — Z.org. Chir. **60**, 27 (1933). — ORTH: Zbl. Chir. **52**, Nr 10, 520 (1925). — Z.org. Chir. **31**, 859 (1925).

PASCALIS: Gaz. Hôp. **100**, No 80, 1314 (1927). — Z.org. Chir. **41**, 19 (1928). — PAULUCCI: Riv. Osp. **10**, No 15, 379 (1920). — Z.org. Chir. **11**, 540 (1921). — PAYR: Zbl. Chir. **47**, Nr 45, 1362 (1920). — PEDRAZZINI: Policlinico, sez. med. **28**, H. 4, 174; H. 5, 221; H. 6, 250; H. 7, 310 (1921). — Z.org. Chir. **18**, 125 (1922). — PELS-LEUSDEN: Med. Klin. **1929 I**, 507. — Z.org. Chir. **46**, 673 (1929). — PICQUÉ et LACAZE: Arch. de Méd. **74**, H. 6, 565 (1921). Z.org. Chir. **17**, 416 (1922). — POLLAK: Med. J. **119**, Nr 7, 65 (1924). — Z.org. Chir. **27**, 400. — PORTER and SHEDDEN: Boston med. J. **186**, H. 22, 727 (1922). — Z.org. Chir. **18**, 503 (1922). — PREISSECKER: Wien. klin. Wschr. **1930 II**, 1434.

RANSOHOFF: Internat. J. of Med. **33**, Nr 10, 307 (1920). — Z.org. Chir. **11**, 349 (1921). — RANZI, MAYER u. OBERHAMMER: Dtsch. Z. Chir. **200**, 36 (1927). — REBER: Schweiz. med. Wschr. **1930 I**, 742. — REICHEL: Mschr. Kinderheilk. **48**, H. 1/2, 143 (1930). — RIGHETTI: Riforma med. **37**, Nr 25, 582 (1921). — Z.org. Chir. **14**, 409 (1921). — RODMAN and NEUBAUER: Ann. Surg. **79**, Nr 4, 481 (1924). — Z.org. Chir. **27**, 400. — ROMANO: Policlinico, sez. chir. **29**, H. 7, 411 (1922). — Z.org. Chir. **20**, 130 (1923). — ROSANOV: Ž. sovrem. Chir. (russ.) **3**, 774 (1928). — Z.org. Chir. **45**, 734 (1929). — ROSENBERG: Erg. inn. Med. **20**, 549. — RUSH: Amer. J. Surg., N. s. **7**, 805 (1929). — Z.org. Chir. **50**, 271 (1930).

SACHS: S. med. J. **15**, Nr 10, 825 (1922). — Z.org. Chir. **20**, 252 (1923). — J. amer. med. Assoc. 81, H. 26, 2159 (1923). — Z.org. Chir. **27**, 358. — SAITO MAKOTO: Arch. klin. Chir. **119**, H. 2, 321 (1922). — SCHARGETTER: Wien. med. Wschr. **1932 I**, 663. — SCHÜCK: Arch. klin. Chir. **167**, 148 (1931). — SCHULTHEISS: Frankf. Z. Path. **23**, H. 1, 111 (1920). — SEIFERT: LEHMANNS Zahnärztliches Lehrbuch, 2. Aufl., Bd. 11. München. — Arch. orthop. Chir. **24**, H. 1, 119 (1926). — SELBERG: Dtsch. med. Wschr. **1928 II**, 2099. — SHARPE: Amer. J. Surg. **36**, Nr 2, 262 (1922). — Z.org. Chir. **21**, 172 (1923). — SILVESTRINI: Gazz. internaz. med.-chir. **27**, No 1, 3 (1922). — Z.org. Chir. **17**, 204 (1922). — SOMMER: Med. Klin. **1930 I**, 272. — SOZON-JAWŠEVIČ: Nov. Chir. (russ.) **6**, 489 (1928). — Z.org. Chir. **46**, 22 (1929). — SPEESE: Internat. Chir. **1**, H. 30, 239 (1920). — Z.org. Chir. **7**, 433 (1920). — SQUILLACIOTI: Giorn. med. mil. **76**, 541 (1928). — Z.org. Chir. **44**, 492 (1929). — STEINMANN: Lehrbuch der funktionellen Behandlung der Knochenbrüche und Gelenkverletzungen. Stuttgart: Ferdinand Enke 1919. — STRACHOW: Russk. oftalm. Ž. **2**, Nr 1, 78 (1923). — Z.org. Chir. **25**, 253. — STRUIJCKEN: Nederl. Tijdschr. Geneesk. **69 I**, Nr 1, 24 (1925). — Z.org. Chir. **31**, 860 (1925). — STULZ and STRICKER: Ann. Surg. **82**, Nr 5, 638 (1925). — Z.org. Chir. **35**, 690 (1926).

TEDESCHI: Rev. méd. del Rosario **18**, 221 (1928). — Z.org. Chir. **44**, 492 (1929). — THOMAS: Arch. orthop. Chir. **27**, 503 (1929). — TICHONOVIČ: Nov. chir. Arch. (russ.) **12**, H. 3, Nr 47, 366 (1927). — Z.org. Chir. **42**, 298 (1928). — TIETZE: Bruns' Beitr. **137**, H. 4, 523 (1926). — TROTTER: Proc. roy. Soc. Med. **13**, Nr 3, sect. neur., 31 (1920). — Z.org. Chir. **7**, 254 (1920).

USADEL u. GERHARD: Diss. Greifswald 1931.

VALLIET: Presse méd. (1932) **I**, 1017. — Z.org. Chir. **60**, 327 (1933). — VIGHOLT: Hosp.tid. (dän.) **70**, Nr 20, 474 (1927). — Z.org. Chir. **40**, 260 (1928).

WATHEN: Internat. J. of Med. **37**, H. 6, 261 (1924). — Z.org. Chir. **29**, 434. — WEISS et HAMANT: Rev. méd. Est. **49**, No 16, 488; No **18**, 550 (1921). — Z.org. Chir. **15**, 475 (1922). — WERTHEIMER: Rev. de Chir. **42**, No 2, 150 (1923). — Z.org. Chir. **23**, 238.

ZAGNI: Boll. Soc. med.-chir. Modena **24/25**, 16 (1924). — Z.org. Chir. **34**, 572.

Endokranielle Komplikationen der Nebenhöhlenentzündungen.

Von OSKAR HIRSCH-Wien.

Mit 7 Abbildungen.

Bei den Ärzten, viele Rhinologen inbegriffen, bestand und besteht auch heute noch die Ansicht, daß die Nebenhöhlenentzündungen ungefährliche Erkrankungen seien. Diese Ansicht hat sich deshalb festgesetzt, weil die Nebenhöhlenentzündungen zu den alltäglichen Vorkommnissen gehören, während Komplikationen dieser Entzündungen, d. i. deren Übertragung auf die Hüllen des Gehirns und auf das Gehirn selbst so selten sind, daß selbst ein erfahrener Rhinologe solche Komplikationen nur in Jahren hier und da zu sehen bekommt. Nimmt man jedoch die Erfahrungen sämtlicher Rhinologen oder nur die Gesamtzahl der in der Literatur veröffentlichten Fälle, dann erhält man den Eindruck, daß die Gefährlichkeit der Nebenhöhlenentzündungen zu

Tabelle 1. Statistik von BURGER (bis 1924).

Endokranielle Komplikationen der Nebenhöhlenentzündungen	Stirnhöhle	Siebbein	Kieferhöhle	Keilbeinhöhle	Polysinusitis oder unbekannt	Total
Extraduralabsceß u. Pachymeningitis	47	3	—	4	—	54
Meningitis (und Subduralabsceß) . .	83	35	2	43	7	170
Meningitis serosa	24	11	—	2	1	38
Hirnabsceß	140	25	5	1	5	176
Encephalitischer Erweichungsherd .	—	—	—	2	—	2
Vereiterung der Hypophyse	—	—	—	3	—	3
Phlebitis des Sinus cavernosus . . .	4	5	8	38	6	61
Phlebitis des Plexus venosus caroticus	—	—	1	—	—	1
Phlebitis des Sinus longitudinalis sup.	23	—	2	1	2	28
Phlebitis des Sinus lateralis	—	—	—	—	1	1
Total	321	79	18	94	22	534

Tabelle 2. Ergänzungs-Statistik (1924—1934).

Endokranielle Komplikationen der Nebenhöhlenentzündungen	Stirnhöhle	Siebbein	Kieferhöhle	Keilbeinhöhle	Polysinusitis oder unbekannt	Total
Extraduralabsceß u. Pachymeningitis	22	2	2	1	7	34
Meningitis (und Subduralabsceß) . .	28	11	1	30	27	97
Meningitis serosa	2	2	2	—	2	8
Hirnabsceß	53	9	2	5	23	92
Encephalitischer Erweichungsherd .	4	1	1	2	—	8
Vereiterung der Hypophyse	—	—	—	—	1	1
Phlebitis des Sinus cavernosus . . .	1	—	2	8	5	16
Phlebitis des Plexus venosus caroticus	—	—	1	—	—	1
Phlebitis des Sinus longitudinalis sup.	5	—	—	—	4	9
Phlebitis des Sinus lateralis	—	—	—	—	—	—
Total	115	25	11	46	69	266

sehr unterschätzt wird und daß man mit einem Übergreifen der Entzündung über die knöcherne Wandung hinweg auf die Umgebung, wenn auch nicht so häufig wie bei Ohrerkrankungen, rechnen müsse.

Dreyfuss, Gerber, Luc, Boenninghaus, Hajek, Burger (Handbuch Denker-Kahler 1926) haben mit großem Fleiß alle in der Literatur erwähnten endokraniellen Komplikationen gesammelt und den Rhinologen und Ärzten zum Bewußtsein gebracht, daß man einen ungestörten Heilungsverlauf der anscheinend harmlosen Nebenhöhlenerkrankungen nicht mit übermäßiger Zuversicht erwarten dürfe.

Kieferhöhle.

Die Kieferhöhle ist von allen Nebenhöhlen diejenige, die am seltensten cerebrale Komplikationen verursacht. Das hängt damit zusammen, daß die Kieferhöhle nicht unmittelbar an die Schädelhöhle heranreicht. Entzündungen der Kieferhöhle können daher nicht leicht auf direktem Wege auf die Schädelhöhle übergreifen. Dagegen steht der Oberkieferknochen mit dem Stirnbein in Verbindung, so daß sich periostitische Prozesse auf das Stirnbein fortsetzen und durch dieses cerebrale Komplikation erzeugen können. Ein Übergreifen, sei es der Erkrankung der Schleimhaut der Höhle, sei es der periostitischen Prozesse der Wände, geschieht

1. durch Fortleitung der Kieferhöhlenentzündung auf die Fossa pterygopalatina,
2. auf dem Wege der Gefäße zur Orbita ohne Orbitalphlegmone,
3. auf dem Wege einer Orbitalphlegmone,
4. infolge Durchbruchs in andere Nebenhöhlen, die mit der Schädelhöhle in unmittelbarer Nachbarschaft stehen. Eine solche Höhle ist die Siebbeinhöhle, deren Dach zum Teil den Boden der vorderen Schädelgrube und deren Boden und Muschel den Spalt zwischen orbitaler und nasaler Oberkieferwand abschließt. Neben dieser regelmäßigen Beziehung der Kieferhöhle zum Siebbein besteht noch manchmal eine gemeinsame Begrenzung mit der Keilbeinhöhle (s. Onodi, Abb. 1).

Eine endokranielle Komplikation einer Kieferhöhlenentzündung durch die Fossa pterygopalatina stellt ein Fall von Westermayer dar.

Eine 40jähr. Frau wurde im Dezember 1894 an einer Kieferhöhleneiterung durch den Processus alveolaris operiert. Anfang Mai 1895 wurde Pat. nach mehrtägigem Krankheitsgefühl mit nahezu 40° Fieber in die Krankenanstalt aufgenommen. Man konstatierte Druckempfindlichkeit der Halswirbelsäule und Eiterabfluß aus dem Bohrkanal des Proc. alveolaris des Oberkiefers. Nach einigen Tagen Somnolenz, Abfall der Temperatur, Exitus. Die *Sektion* ergab: Absceß im rechten Schläfelappen, hühnereigroß, mit stinkendem Eiter erfüllt, eitrige Meningitis. Nach außen vom Foramen rotundum und ovale ein pfenniggroßer Defekt in der Schädelbasis, der durch fibrinös-eitrige Belege und Bindegewebe ausgefüllt war. Von hier aus gelangte die Sonde mit Leichtigkeit in die mit Eiter ausgefüllte Kieferhöhle und von da durch die Alveole des Eckzahns in die Mundhöhle.

Dieser Fall ist ein Beispiel für den Durchbruch einer Kieferhöhleneiterung in den oberen Teil der Fossa pterygopalatina und von da durch den großen Keilbeinflügel in die Schädelhöhle. Solche Vorkommnisse gehören zu den größten Seltenheiten und man muß einen beträchtlichen Zeitraum in der Literatur durchsehen, um ein Beispiel solcher spontaner Komplikation zu finden.

Dagegen sind mir durch mündliche Mitteilung eines Arztes an einer großen laryngologischen Abteilung 2 Fälle bekannt geworden, bei denen durch Kieferhöhlenpunktionen die Fossa pterygopalatina durch die eingestochene und zu tief eingedrungene Nadel infiziert wurde. Es kam zu schweren Eiterungen und durch Einbruch dieser in die Schädelhöhle zu Meningitis und Exitus. Auch solche Zufälle gehören zu den größten Seltenheiten, wenn man die ungezählten

Fälle von Kieferhöhlenpunktionen, die der einzelne ausführt oder die in einem großen Ambulatorium jahraus, jahrein durchgeführt werden, in Betracht zieht. Dem erfahrenen Rhinologen fällt es nicht schwer, solche wenn auch seltene Vorkommnisse zu vermeiden.

Die folgende Krankengeschichte stellt eine endokranielle Komplikation einer Kieferhöhlenentzündung dar, die auf dem Wege der mit der Orbita kommunizierenden Gefäße zu einer Cavernosusthrombose und zum Exitus geführt hat, ohne daß es zu einer Orbitalphlegmone gekommen wäre.

Fall Burger: Ein 12jähr. blühender Knabe fängt plötzlich zu erbrechen an. Am vorigen Tage hat er in nicht sehr reinem Wasser geschwommen. Er war nie nasenleidend

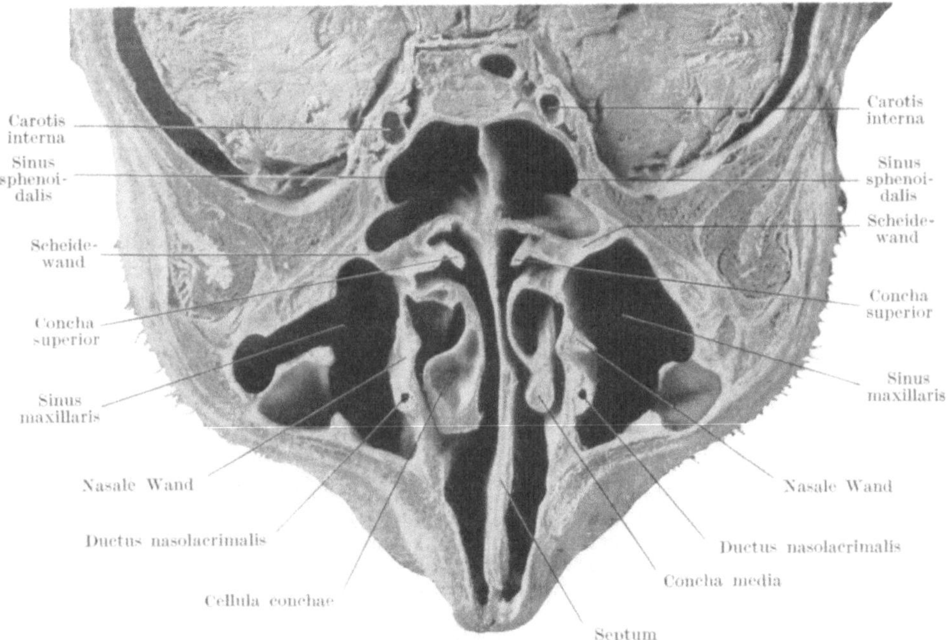

Abb. 1. Horizontalschnitt. Natürliche Größe. Pars nasalis, ethmoidalis und maxillaris der vorderen Keilbeinhöhlenwand. An der mit „Scheidewand" bezeichneten Stelle grenzt die Keilbeinhöhle an die Kieferhöhle an. (Nach Onodi.)

gewesen. Am nächsten Tage leichtes Fieber und Ödem um das rechte Auge herum. Abends auf diesem Auge Chemosis, Protrusio und hochgradige Bewegungseinschränkung des Bulbus, Erblindung und heftige Schmerzen, Temperaturanstieg. Am 3. Tage Zunahme der Schwellung, Temp. 40, zweimal epileptiformer Anfall. Im Laufe des Tages nimmt die Schwellung der Augenlider rechts so sehr zu, daß das Auge nicht geöffnet werden kann. Am Abend Bewußtlosigkeit. Die linken Extremitäten sind schlaff, Knie- und Fußreflexe links sind abwesend. Fortwährend Bewegungen in den rechten Extremitäten; profuses Schwitzen, Temp. 40,7, Puls 56.

Pat. ist nach Amsterdam transportiert worden und wird am nächsten Morgen von Burger operiert. Das Ödem hat sich über die rechte Schläfe ausgebreitet. Jetzt sind auch die linken Augenlider stark geschwollen, so daß beide Augen nicht mehr geöffnet werden können. Aus dem rechten Nasenloch kommt braunes Sekret hervor. Die bei erhaltenem Bewußtsein gemachte Nasenuntersuchung hat ergeben, daß die rechte Nasenhälfte durch Schwellung ihrer lateralen Wand völlig verlegt war. Adrenalin hatte nicht den geringsten Einfluß auf die Schleimhautschwellung, welche offenbar als eine Folge von Stauung zu deuten ist. Bei Rhinoskopia posterior Sekret unter der stark geschwollenen mittleren Muschel. An den Ohren nichts Abnormes.

Durch einen Schnitt um den inneren Augenwinkel herum wird die rechte Orbita eröffnet, welche frei von Eiter ist. Auffällig ist das Fehlen von Blutung und die geringe Adhärenz des Periosts. Stirnhöhle und Siebbein werden eröffnet; sie sind ganz normal. Darauf wird in der Fossa canina die Kieferhöhle eröffnet. Dieselbe ist mit schmutzig-blutig-eitrigem Sekret gefüllt und zeigt Schleimhautschwellung mäßigen Grades. Die orbitale Knochenwand ist intakt. — Nach 3 Tagen Exitus, nachdem das Gesichtsödem sich bis zum rechten Unterkieferrand ausgedehnt hat. Temp. immer über 40°. Das Bewußtsein war in diesen Tagen stark umnebelt. Die Orbitalgaze war stets ohne Sekret. Keine Obduktion.

Wenn auch die autoptische Bestätigung fehlt, so steht es doch außer jedem Zweifel, daß in diesem Falle von der akut entzündeten Kieferhöhle aus die beiden Sinus cavernosi und die rechte V. ophthalmica infiziert worden sind. Es liegt auf der Hand, anzunehmen, daß die Infektion durch Vermittlung von kleinen, das Antrumdach durchbohrenden Venen zustande gekommen ist. Es ist aber gerade so gut möglich, daß sie den Weg der V. nasalis posterior, V. sphenopalatina, Plexus pterygoideus und dessen cerebralen Anastomosen gewählt hat. Im ersteren Falle muß die Infektion von der Ophthalmica auf den Cavernosus, im letzteren Falle umgekehrt, vom Cavernosus auf die Ophthalmica übergegangen sein. Für die letztere Auffassung sprechen zwei Tatsachen: 1. Die bis zum Ende beobachtete Abwesenheit von Orbitaleiterung und 2. die mächtige, durch Adrenalin nicht zu beeinflussende Schwellung der Nasenschleimhaut. BURGER hatte dieses Symptom in der Literatur der Cavernosus- und Ophthalmicathrombosen nicht finden können. Wenn aber außer einer Thrombose der V. ophthalmica auch eine solche der V. sphenopalatina besteht, so ist die beschriebene Stauung in der Nasenschleimhaut leicht erklärlich (nach BURGER).

Zum Schluß folgt eine Krankengeschichte einer Kieferhöhleneiterung mit einem Frontallappenabsceß und Meningitis, ohne daß der Gefäßweg nachgewiesen wurde.

L. HOFMANN: G. M., 4 Jahre alt, erkrankte vor 3 Wochen an Masern. 2 Tage nach der Entlassung aus dem Spital erkrankte Pat. an starken Kopfschmerzen und häufigem Erbrechen, war weinerlich und appetitlos. Kurze Zeit nach der Einlieferung traten Bewußtlosigkeit und Incontinentia alvi auf. Der Spitalarzt konstatierte bei dem in gutem Ernährungszustand bewußtlos eingelieferten Kinde: Fehlen der Pupillenreaktion, Krämpfe der rechten Körperhälfte, Achillesklonus rechts, Nackensteifigkeit, Kernig +, kein Babinski. Rachen sehr rot. Lunge, Herz und Abdomen o. B. Temp. 37,6, Puls 170. Lumbalpunktion ergab trüben, flockigen Liquor, Pandy +, Nonne +, Zellen 1500, im Ausstrich einzelne Meningokokken. — Tags darauf reagiert Pat. auf Anruf. Rechte Seite deutlich schmerzempfindlicher. Lumbalpunktion: Es werden etwa 40 ccm blutiger Liquor abgelassen, 20 ccm Meningokokkenserum injiziert. Röntgenbefund der Lunge o. B.

Am 4. Tage Temp. 39,4°. Parotitis epidemica dextra. Ohr normal. Augenhintergrund normal. Wassermann negativ. Lumbalpunktion: Liquor blutig. 20 ccm Meningokokkenserum eingespritzt. Blutbefund: Leukocyten etwa 8200, 48% polynukleäre, 33% Lymphocyten, 5% eosinophile, 3% Monocyten, 10% stabkernige. Kein Klonus mehr.

6. Tag. Das Kind relativ frisch, spricht aber sehr wenig. Lumbalpunktion: Liquor trüb, gelblich, Pandy +, Nonne +, Zellen 270, keine Bakterien, 20 ccm Meningokokkenserum injiziert.

9. Tag. Das Kind wird täglich lumbalpunktiert und bekommt Serum. In einem Präparat ganz vereinzelte Meningokokken. Mittelohr absolut normal.

14. Tag. Nackensteifigkeit bedeutend besser, Kernig nicht mehr so stark. Puls arythmisch. Temperatur 37,9°.

17. Tag. Puls arythmisch um 100.

20. Tag. Das Kind darf aufstehen. Rechter Mundfacialis gelähmt.

21. Tag. Das Kind erbricht häufig. Lumbalpunktion: eitriger Liquor, bakteriologisch: grampositive Diplokokken. Temperatur bis 38°. Kernig, Nackensteifigkeit sehr stark ausgeprägt.

22. Tag. Zeitweise klonische Krämpfe. Lumbalpunktion: etwa 30 ccm dicker, eitriger Liquor. Abstrich: grampositive Diplokokken. Meningokokkenserum injiziert. In den mittleren Nasengängen eitriges Sekret.

23. Tag. Kind ist die ganze Nacht sehr unruhig gewesen, hat am Vormittag klonische Krämpfe, besonders in den Extremitäten. Zeitweise athetotische Handbewegungen, weint viel. Liquor eitrig, grampositive Diplokokken. Spülung mit Meningokokkenserum, 20 ccm.

24. Tag. Das Kind ist cyanotisch. Selten tiefe Atemzüge. Exitus. Obduktionsbefund: *Empyem* der linken HIGHMORE-Höhle, katarrhalische Entzündung aller Nebenhöhlen der Nase sowie auch der Schleimhaut der Nasenhöhle selbst. Älterer, aber kleiner Absceß zentral im linken Stirnlappen gelegen mit kollateralem, entzündlichem Ödem dieses ganzen

Lappens. Durchbruch des Abscesses in das linke Vorderhorn. Pyocephalus und vom Foramen Magendi ausgehend akute eitrige Leptomeningitis. Eitrige Bronchitis, hauptsächlich im linken Unterlappen. Der ganze übrige Befund o. B.

Dieser Fall ist besonders lehrreich. Wir merken, daß der Fachkollege, der über eine bemerkenswerte Erfahrung auf dem Gebiete der otitischen und rhinologischen Erkrankungen im Kindesalter verfügt, an eine Ursache der endokraniellen Komplikation durch Nebenhöhlen nicht gedacht hat. Sind doch Kieferhöhleneiterungen in diesem Alter wegen geringer Ausbildung der Nebenhöhlen nichts Gewöhnliches. Eher würde man an eine tuberkulöse oder epidemische Meningitis denken. Jedenfalls mahnt uns der Fall und sein Verlauf, daß man bei allen endokraniellen Komplikationen, bei denen die Ursache nicht mit Sicherheit feststeht, auch den Nebenhöhlen sein Augenmerk zuwenden muß, auch dann, wenn es sich um Kinder handelt. Die rhinologische Untersuchung ist allerdings bei Kindern sehr schwierig, ebenso dürfte die Röntgenaufnahme der Nebenhöhlen nicht leicht durchführbar sein, doch wird man durch Beruhigungsmittel, eventuell leichte Narkose zum Ziel gelangen.

Wenn wir die aus dem Jahre 1896 stammende Statistik von Dreyfuss durchsehen, so finden wir 6 Fälle von cerebraler Komplikation durch Kieferhöhleneiterung erwähnt; Boenninghaus führt 9 Fälle an, Burger 18 Fälle, ich selbst kann über weitere 11 Fälle aus der Literatur berichten, alles in allem eine unbedeutende Zahl, wenn man die Häufigkeit der Kieferhöhlenerkrankung und den Zeitraum berücksichtigt, auf den sich die genannte Zahl erstreckt.

Bei der Besprechung der endokraniellen Komplikationen durch Kieferhöhlenprozesse ist es am Platze, auch jene cerebralen Störungen zu erwähnen, die in seltenen Ausnahmefällen bei der Kieferhöhlenpunktion als Folge einer Luftembolie auftreten.

Die Kieferhöhlenpunktion wird zu diagnostischen wie auch zu therapeutischen Zwecken auf die Weise ausgeführt, daß nach vorheriger Cocainisierung eine etwa 8 cm lange und 2 mm dicke spitze Hohlnadel durch die dünnste Stelle der nasalen Kieferhöhlenwand (unterer Nasengang, Gegend des Processus maxillaris der unteren Muschel oder mittlerer Nasengang, Gegend der Nasenfontanelle) in die Kieferhöhle eingestochen wird. Es ist ein weit verbreiteter Usus, durch die Hohlnadel Luft durchzupumpen, wodurch man sich zu vergewissern sucht, daß die Spitze der Hohlnadel im Lumen der Kieferhöhle und nicht in die gegenüberliegende Wand oder in die geschwollene Schleimhaut eingedrungen ist.

Bei einer solchen Punktion kann durch einen seltenen Zufall die Spitze der Nadel in eine Vene geraten, so daß bei der Lufteinblasung die Luft direkt in die Vene gepreßt wird. Von hier gelangt sie in die V. jugularis interna, ins rechte Herz, in den Lungenkreislauf und auf dem Wege eines offenen Foramen ovale oder der Capillaren in den linken Ventrikel und den großen Kreislauf. Es hängt nun vom Zufall ab, wohin die Luftbläschen geraten. Verirren sie sich ins Gehirn, so kommt es unmittelbar nach der Lufteinblasung zu nervösen Symptomen. Brauer hat als erster diese Krankheitsbilder als Folgen der Luftembolie beschrieben, während sie bis dahin als Cocainismus, Vagusshock und Hysterie gedeutet worden waren. Gelangt ein Luftbläschen z. B. in die Art. cerebri media, so können vorübergehend ähnliche Symptome wie bei Embolie dieser Arterie entstehen: Parese der einen Körperhälfte, Facialisparese, Sprachstörungen, vorübergehende Bewußtseinsstörungen usw. In einigen Fällen trat auch vorübergehende Blindheit auf. Brauer erwähnt, daß man am Augenhintergrund Luftblasen in den Gefäßen zirkulieren sehen konnte. „In der Haut treten flüchtige Anämien auf, dann tiefe cyanotische Flecke, ähnlich den Totenflecken, oft auch umschriebene wandernde Hyperämien, oft masernartig, eine Erscheinung, die sehr charakteristisch ist. Auf diese Vielgestaltigkeit der Symptome möchte ich ganz besonders hinweisen" (BRAUER).

Die Kenntnis der cerebralen Komplikationen nach Punktion der Kieferhöhle mit nachfolgender Lufteinblasung ist für den Neurologen von Wichtigkeit, da das Krankheitsbild apoplektischen Insulten und Embolien der Hirnarterien außerordentlich ähnlich sein kann. BOENNINGHAUS führt mehrere Fälle aus der Literatur an, die nach den von BRAUER beschriebenen nervösen Symptomen mit höchster Wahrscheinlichkeit als durch Luftembolie hervorgerufen zu betrachten sind.

Fall von CLAUS: Bei der Probepunktion vom unteren Nasengang mit LICHTWITZ-Nadel wurde der 68jähr., hinfällige Mann plötzlich ohnmächtig. Der Zustand erschien schwer. Der rechte Arm fiel schlaff herunter, das rechte Bein konnte dagegen ziemlich ausgiebig bewegt werden. Auf Nadelstiche reagierte der Pat. nicht. Unruhe in der Nacht. Auf Anrufen sah Pat. den Arzt geistesabwesend an. Puls kräftig, regelmäßig. Radialarterien etwas hart. Am andern Tage war Pat. ruhiger und etwas klarer. Er erkennt den Arzt und z. B. vorgehaltene Gegenstände, nennt aber seinen Namen erst nach längerem Überlegen. Der rechte Arm kann jetzt etwas, das rechte Bein dagegen schlechter bewegt werden. Am Nachmittag fortschreitende Besserung und deshalb Entlassung nach Hause. Nach dem Bericht des Hausarztes waren schon 6 Tage nach dem Insult keine Lähmungserscheinungen mehr zu finden. Es liegt das Bild einer klassischen Apoplexia cerebri vor, nur kann sie wegen ihres schnellen Abklingens nicht gut, wie CLAUS annimmt, auf die gewöhnliche Weise durch Bersten einer Arterie erzeugt sein, sondern durch Luftembolie in die motorischen Zentralwindungen.

Fall BOWEN: Die Patientin wurde bei der Probepunktion im unteren Nasengang plötzlich rigide und cyanotisch; einen Augenblick später traten konvulsivische Zuckungen in den Extremitäten auf und stertoröses Atmen. Pat. blieb 72 Stunden bewußtlos und erst am Abend des 5. Tages kam sie zur Besinnung. Am Abend des ersten Tages Temp. 38,4°, Puls 75, Atmung 20. Am ersten und dritten Abend Erbrechen. Profuser Nachtschweiß, fast konstantes Muskelzucken. Am 4. Tage unwillkürlicher Harnabgang und partielle Lähmung des linken Armes. Am 5. Tage konnte Pat. im Bett aufsitzen, am 7. entlassen werden. — Es liegt ein Mischbild von Epilepsie, Apoplexie und ähnlichem vor, so vielgestaltig, wie es der Luftembolie nach BRAUER eben eigen sein kann. BOWEN selbst hält den Fall für Luftembolie, wohl infolge der Sektionserfahrung in seinem andern Fall.

Ich selbst erlebte in den Anfängen meiner Praxis einen Fall von halbseitiger Lähmung, die nach einer Probepunktion und Lufteinblasung eintrat. Es handelte sich um eine etwa 40jährige Patientin, die nach der Lufteinblasung vom Sessel glitt, aufs Bett getragen werden mußte, sie reagierte auf Anruf nicht, ließ den rechten Arm schlaff herabhängen und erholte sich erst nach mehreren Stunden. Ich hielt damals den Fall für eine Hysterie, ebenso der herbeigerufene Nervenarzt. Doch wurde mir nach BRAUERS und später BOENNINGHAUS' Veröffentlichung klar, daß auch in meinem Falle eine Luftembolie im Spiele war.

Fall STREIT: Bei einem 20jähr. Mann trat, nachdem die erste Spülung der Kieferhöhle vom mittleren Nasengang aus ohne Unfall verlaufen war, bei der zweiten Ausspülung, sobald der Druck auf den Doppelballon einsetzte, Epilepsie und schwache Parese der Beine ein. Auf einmal sagte der Kranke: „Ich sehe nichts", nach einigen Minuten: „Jetzt sehe ich wieder etwas". Das wechselte noch mehrmals innerhalb 2 Stunden. Der sofort hinzugezogene Augenarzt, Prof. BRÜCKNER, fand normalen Augenhintergrund und stellte die Wahrscheinlichkeitsdiagnose: Luftembolie in den Occipitallappen, womit er wohl das Richtige getroffen haben dürfte. Am nächsten Tage Gesundung. Der Fall ist besonders bemerkenswert durch die im Vordergrund stehende Sehstörung.

Bei Tierversuchen konnte BRAUER feststellen, daß auch eine geringe Menge Luft im Kreislauf gefährlich werden kann, wenn die das Atemzentrum versorgenden Gefäße verlegt und damit das Atemzentrum gelähmt wird.

Solche Vorkommnisse nach Probepunktion sind zum Glück ungewöhnlich selten. Trotz der Häufigkeit der Probepunktion, die jeder einzelne Rhinologe viele hundertmal durchführt, wird selbst der erfahrenste Rhinologe hier und da einen Fall erlebt oder gesehen haben; den meisten aber dürften solche Zufälle nicht vorgekommen sein, trotzdem bis zum heutigen Tage noch immer bei der Kieferhöhlenpunktion die Lufteinblasung zu Beginn und zu Ende der Punktion geübt wird. Die Lufteinblasung zu Beginn, um den richtigen Sitz der Nadel festzustellen, und am Ende, um den Rest der Spülflüssigkeit herauszubefördern, ist *unnötig* und sollte daher unterbleiben. Damit ist das wesentliche für die Prophylaxe gesagt. Treten aber die oben genannten nervösen Symptome nach einer Lufteinblasung ein, so kann man nach obigen Krankengeschichten ruhig und zuversichtlich das Verschwinden der Symptome abwarten. Nur in Fällen mit Atmungsstillstand muß sogleich künstliche Atmung einsetzen und lange Zeit durchgeführt werden. In Fällen mit Herzlähmung bei aussetzendem Puls müssen Excitantien injiziert werden. Es sind auch plötzliche Todesfälle durch Luftansammlung im Herzen und Kreislauf vorgekommen, z. B. beim künstlichen Pneumothorax, aber auch bei Lufteinblasung bei Kieferhöhlenpunktion. Man kann sagen, daß die Prognose um so besser ist, je längere Zeit nach der Luftembolie verstrichen ist, d. h. selbst in bedrohlichen Fällen ist die Prognose noch immer gut, wenn der Pat. bereits 6 Stunden oder mehr seit der Luftembolie überstanden hat.

Keilbeinhöhle.

Die beiden Keilbeinhöhlen, die durch ein knöchernes Septum voneinander getrennt sind, liegen im Keilbeinkörper und nehmen je nach ihrer Größe einen Teil oder den ganzen Keilbeinkörper ein. Je größer die Keilbeinhöhle, um so dünner sind die Wände. Bei kleinen Keilbeinhöhlen bleibt der größte Teil des Keilbeinkörpers spongiös, die Hypophyse liegt nicht im Bereich der Höhle, sondern oberhalb des spongiösen Knochens. Die Keilbeinhöhle selbst kann erbsen- oder bohnengroß, die Wände können dick sein und zeigen keinerlei Profilierung, wie sie in großen Keilbeinhöhlen (Abb. 2 u. 3) die anliegenden Organe, Opticus, Art. carotis und Hypophyse hervorrufen. Bei exzessiver Größe reichen die Keilbeinhöhlen bis in das Os basilare, in die Proc. pterygoidei, in die kleinen Keilbeinflügel. In solchen Fällen springen die Canales optici und die Canales carotici mit der Carotis weit in die Keilbeinhöhle vor (Abb. 3). Entzündliche Prozesse in der Keilbeinhöhle können unter solchen Umständen leicht auf die Umgebung übergreifen: seitlich auf die Sinus cavernosi, oben auf die Hypophyse und auf die Schädelhöhle. Die Prozesse, um die es sich hier handelt, sind:

1. *Eitrige Prozesse,* bei denen die Eitersekretion im Vordergrund steht, die Schleimhautschwellung sich in mäßigen Grenzen hält;

2. *katarrhalische Prozesse,* bei denen die hochgradige ödematöse Schwellung der Schleimhaut das charakteristische ist, während die Sekretbildung zurücksteht;

3. *Mucocele*; diese ist charakterisiert durch Ansammlung von seröser oder schokoladefarbiger Flüssigkeit bei normaler Schleimhaut und bei Verschluß der Keilbeinöffnung mit Ausdehnung der Wände gegen Gehirn und Nase.

Die cerebralen Komplikationen werden meist durch die eitrigen Keilbeinhöhlenentzündungen hervorgerufen. Solche Entzündungen manifestieren sich durch Eiterabfluß zwischen Septum und der mittleren Muschel, somit in der Fissura olfactoria, oder durch Eiterabfluß über der mittleren Muschel innerhalb der Choanen. In einem nicht kleinen Prozentsatz der Fälle ist der Eiterabfluß behindert, es fehlt dann der Hinweis auf eine solche Eiterung. In solchen Fällen kann ein verläßliches Röntgenbild wertvolle Dienste leisten. Aber selbst wenn durch den Weg des Eiterabflusses der Verdacht auf eine Keilbeinhöhleneiterung geweckt wird, ist die Verifizierung der Erkrankung nicht immer ganz leicht, da hierzu Spülungen der Höhle notwendig sind, die meist nur nach operativer Entfernung der mittleren Muscheln durchgeführt werden können. Nach operativen Eingriffen erfolgen aber Blutungen, die den Überblick in der Nasenhöhle stören und die Auffindung der Keilbeinöffnungen in der gleichen Sitzung unmöglich machen. Bei bedrohlichen Zuständen ist aber eine Verzögerung der Diagnose und Therapie nicht gleichgültig.

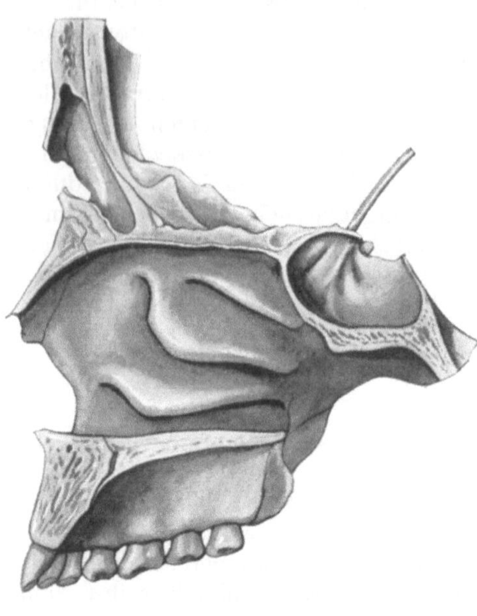

Abb. 2. Große Keilbeinhöhle. Der Knochen, der den Canalis opticus gegen die Keilbeinhöhle abschließt, ist so dünn, daß die im Canalis opticus befindliche Sonde durchscheint.

Die Zahl der durch Keilbeinhöhlenaffektionen verursachten cerebralen Komplikationen ist absolut genommen keine sehr große. BURGER (c. T.) führt unter 543 Nebenhöhleneiterungen mit cerebralen Komplikationen 94, als durch Keilbeinhöhlenentzündung (Eiterung) hervorgerufen, an. Nach meiner Ergänzungsstatistik sind unter 266 Komplikationen 46 durch die Keilbeinhöhle verursacht. Dagegen ist relativ genommen die Keilbeinhöhleneiterung neben der Stirnhöhleneiterung diejenige, die am häufigsten ursächlich an cerebralen Komplikationen beteiligt ist. Dabei ist zu bemerken, daß die Keilbeinhöhlenentzündung oft genug übersehen wird und daß Fälle, die an einer unerkannt gebliebenen Keilbeinhöhlenentzündung starben, nicht immer veröffentlicht wurden, daher in der statistischen Zusammenstellung fehlen.

Die durch Keilbeinhöhlenprozesse hervorgerufenen Erkrankungen sind: Meningitis purulenta und serosa, Thrombose des Sinus cavernosus und longitudinalis und Hirnabsceß.

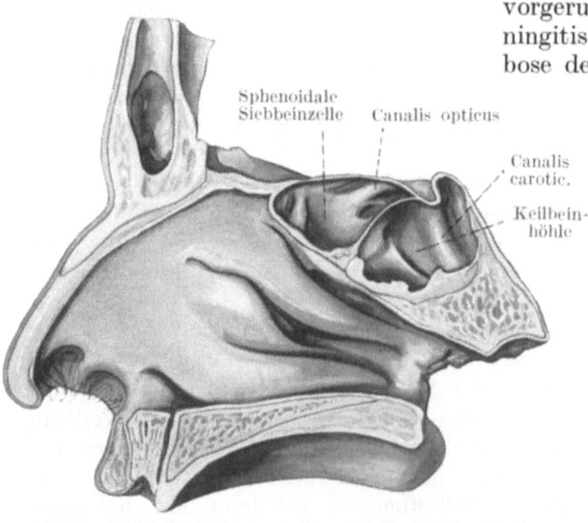

Abb. 3. Keilbeinhöhle von einer Siebbeinzelle überlagert, gegen deren Lumen der Canalis opticus vorspringt. Gegen die Keilbeinhöhle wölbst sich der Canalis caroticus (mit dem Sinus cavernosus und der Arteria carotis) vor.

Ich führe hier einige charakteristische Krankengeschichten an, da sie am besten geeignet sind, die Symptome, den Verlauf und den Erfolg der eingeschlagenen Behandlungsweise aufzuzeigen.

1. Fall von LOGAN TURNER und EINARD REYNOLDS: 26jähr. Frau wird mit Neuralgie der rechten Gesichtshälfte, die bereits 1 Monat zurückdatiert, ins Spital eingeliefert. Das rechte obere und untere Augenlid geschwollen. Bulbus protrudiert und in der Beweglichkeit behindert. Geringe Chemosis der Conjunctiva. Weiche Schwellung im innern oberen Orbitalwinkel. Pat. konnte Finger zählen und das Gesichtsfeld zeigte bei grober Prüfung keine Einschränkung. Pupillen reagierten auf Licht etwas träger. Keine Stauungspapille. Temp. 38,3°, Puls 100. Die klinische Untersuchung wies auf Orbitalphlegmone und Meningitis. Tags darauf stieg die Temperatur auf 38,8°. Bei der Lumbalpunktion kein Abfluß von Liquor. Koma und Exitus nach 48 Stunden.

Autopsie. Basale Meningitis. Makroskopisch: Eiterung der rechten Keilbein- und Siebbeinhöhle rechts, in den übrigen Höhlen keine Eiterung. Die mikroskopische Untersuchung der herausgenommenen Schädelbasis mit den Keilbeinhöhlen ergab nach durchgeführter Entkalkung, daß es sich um einen akuten Nachschub einer chronischen Keilbein-Siebbeinhöhlenentzündung gehandelt hatte, wobei die knöchernen Wände eine bedeutende Osteoporose erfahren hatten und wobei es zur Infektion des Knochenmarks gekommen ist. Diese Infektion breitete sich auf dem Wege der Venen der Diploe auf den *Sinus cavernosus* aus und führte zur *septischen Thrombose des Sinus cavernosus.* Die septische Thrombose ergriff im weiteren Verlauf die zugehörigen Venen der Orbita, der Dura mater und der Pia mater. Von den infizierten Venen der Pia mater kam es schließlich zur akuten eitrigen *Leptomenengitis.*

Die angeführte Krankengeschichte einer Keilbeinhöhlenentzündung zeigt uns ein rapid zum Exitus führendes Übergreifen dieser Entzündung auf den Sinus cavernosus und auf die Meningen. In diesem Fall bot der desolate Zustand der Patientin und der vorgeschrittene Prozeß keine Aussicht und Möglichkeit, operativ einzugreifen.

Die folgende Krankengeschichte Turners betrifft eine ähnliche cerebrale Komplikation infolge Eiterung des Sinus sphenoidalis und maxillaris. Die Komplikation war durch die Entzündung des Sinus sphenoidalis verursacht und führte ebenfalls zu einer Thrombose des Sinus cavernosus, deren Verlauf mit Remissionen verlief, bis er nach 17 Tagen zur Meningitis und zum Exitus kam.

2. Fall von Logan Turner: 45jähr. Mann, 4 Tage vor Einlieferung ins Spital Schnupfen, vor 2 Tagen profuse Nasensekretion, danach plötzlich Sistieren derselben, gleichzeitig zunehmende Schwellung im oberen medialen Winkel der linken Orbita. Schmerzen und Temperatur (38,3°), Protrusion und stark eingeschränkte Beweglichkeit des linken Bulbus, Chemosis der Conjunctiva, beide Augenlider stark geschwollen. Bei der rhinologischen Untersuchung von vorn war kein Eiter zu sehen, die Rhinoscopia posterior war nicht ausführbar.

Bei Eröffnung der linken Stirn-, Siebbein- und Keilbeinhöhle am 5. Krankheitstage fand sich kein Eiter. Am 4. Tage nach der Operation (9. Krankheitstag) normale Temperatur, doch delirierte der Kranke zeitweise. Am 5. Tage nach der Operation Rückgang der Lidschwellung und *Rückkehr der Beweglichkeit des Bulbus.* 6. Tag: Anhalten der Aufregungszustände, normale Temperatur. 9. Tag: Wegen zunehmender Delirien nochmalige Freilegung der Wunde, Entfernung der cerebralen Wand der linken Stirnhöhle, keine Veränderung an der Dura, kein Stirnhirnabsceß. Hohes Fieber, Koma, Exitus am 17. Tage.

Autopsie ergab: Leptomeningitis, Eiterung der linken Kiefer- und Keilbeinhöhle, doch war letztere der Herd der Infektion. Durch die Keilbeinhöhlenaffektion kam es zur Thrombose des Sinus cavernosus, die sich auch klinisch durch die Lidschwellung, die Chemosis der Conjunctiva und durch die Unbeweglichkeit des Bulbus manifestierte.

Bei der mikroskopischen Untersuchung zeigte sich, daß der Thrombus sich organisiert und das Lumen großenteils freigegeben hatte, daher der Rückgang der Symptome der Thrombose, dann allmählich Übergreifen des mäßig infizierten Thrombus auf die Gefäße und auf die Meningen, daher der protrahierte Verlauf der Krankheit bis zum Exitus. Bei der Autopsie wurde die Thrombose des Sinus cavernosus nicht gefunden, sondern erst bei der mikroskopischen Untersuchung.

Logan Turner, der sich wiederum auf Wells P. Eagleton beruft, hebt hervor, daß die Thrombose des Sinus cavernosus sicherlich häufiger ist, als gewöhnlich angenommen wird. Sie kann sowohl vom Kliniker als auch vom Pathologen übersehen werden. Vom Kliniker deshalb, weil die charakteristischen Symptome nur dann auftreten, wenn es sich um eine plötzliche und nahezu komplette Thrombose handelt. Ist aber das Lumen des Sinus nur partiell verlegt oder entsteht die Thrombose allmählich, so ist der Abfluß des venösen Blutes noch durch das übrigbleibende Lumen des Sinus cavernosus oder durch dessen Kollateralen möglich und daher bleiben die klassischen Symptome: Lidschwellung, Chemosis, Protrusio bulbi und Bewegungseinschränkung aus. Solche wandständigen Thrombosen können bei der Sektion dem freien Auge entgehen und werden erst bei der mikroskopischen Untersuchung aufgedeckt.

Bei dieser Gelegenheit sei erwähnt, daß nicht nur infolge Organisierung der ursprünglich kompletten Thrombose das Lumen des Sinus cavernosus partiell durchgängig werden kann und daß klinische Remissionen eintreten können, sondern daß auch, wie D. J. S. FRASER berichtet, eine Spontanheilung möglich ist.

Es handelte sich allerdings um einen Fall von *akuter Mittelohreiterung* bei einem 61jähr. Manne, der am 9. Tage nach einer günstig verlaufenen Radikaloperation des Warzenfortsatzes und Eröffnung eines Senkungsabscesses allmählich Symptome einer Cavernosusthrombose auf der *gesunden Seite* aufwies: Ödem der Augenlider, Protrusion und Fixation des Bulbus, Chemosis und vollkommenen Verlust des Sehvermögens, Temperatur normal. *Keine Naseneiterung.* Ausheilung mit Verlust des Hörvermögens und der Vestibularisfunktion auf der kranken Seite und Verlust des Sehvermögens auf der gesunden Seite.

Von den durch Keilbeinhöhlenentzündungen hervorgerufenen Komplikationen wurden bisher Meningitis und Sinusthrombose erwähnt. Sie sind auch nach ST. CLAIR THOMSON die häufigsten Komplikationen. Dieser Autor hat 42 durch Autopsie verifizierte endokranielle Komplikationen der Keilbeinhöhlenentzündungen zusammengestellt; 17 waren durch Meningitis, 18 durch Sinusthrombose kompliziert.

BURGER (Amsterdam) erweitert die statistische Zusammenstellung auf 94, davon 43 Meningitis, 38 Cavernosusphlebitis. Dagegen sind Hirnabscesse als Komplikation von Keilbeinhöhlenentzündung sehr selten. Von THOMSON wird nur 1 Fall erwähnt, bei welchem sich aber keine Vereiterung der Hypophyse fand. Ähnliche Angaben von Keilbeinhöhlenentzündungen mit Übergreifen auf die Hypophyse finden sich bei KOLMER, RAYMOND, MOREAU, BOGGS-WINTERNITZ (BURGER).

Als wirklicher Hirnabsceß in der Marksubstanz des Gehirns kann der Fall von McBEAN angesehen werden. Es fand sich bei der Sektion ein großer Absceß im Stirnhirn, ohne daß eine Verbindung mit der erkrankten Keilbeinhöhle gefunden wurde.

Von großem Interesse ist die Krankengeschichte eines Falles von einer Keilbeinentzündung, die nach Durchbruch der knöchernen Wände zu einem Extraduralabsceß und nach Nekrose der Dura zu Sinusthrombose, Meningitis und innerhalb von 7 Wochen ad exitum führte. Wohl waren auch alle anderen Nebenhöhlen in diesem Falle erkrankt, doch konnte durch mikroskopische Untersuchung festgestellt werden, daß die Stirn- und Kieferhöhlen an den endokraniellen Komplikationen nicht teilhatten, die Siebbeinzellen nur als Ursache der begleitenden Orbitalphlegmone in Betracht kamen (L. TURNER und E. REYNOLDS).

Eine 29jähr. Frau erkrankte an heftigem Schnupfen und Verstopfung beider Nasenhälften und Abfluß dicken Sekrets. Keine Kopfschmerzen. Sie hatte auch Zahnschmerzen im linken Oberkiefer und einen periostalen Absceß gehabt, weshalb ihr ein Zahn gezogen wurde. Zur Zeit der Aufnahme ins Krankenhaus war der linke weiche Gaumen und der hintere Abschnitt des Alveolarfortsatzes mit Pseudomembranen bedeckt. Punktion beider Kieferhöhlen (einen Monat nach der Erkrankung) ergab Eiter. Wa.R. negativ. Temperatur 36,6—37°. Ende der 5. Woche leichtes Ödem des rechten oberen Augenlides, keine Protrusio bulbi, Augenhintergrund normal, Visus $^6/_{12}$. Röntgen zeigt Verschattung aller Nebenhöhlen. Temp. 38,1—39°. Mitte der 7. Woche leichte Protrusio bulbi, Ödem des oberen Lides geschwunden. Kein Schmerz in der Orbita. In wenigen Tagen kommt es zur Unbeweglichkeit des Bulbus, Pupille weit, *kein Kopfschmerz,* Temperatur bis 39,4°. Ende der 7. Woche plötzliches Auftreten von Anfällen (Krämpfe), Bewußtlosigkeit mit einzelnen lichten Intervallen, Temp. bis 40,7°, Exitus.

Die Autopsie und mikroskopische Untersuchung ergab nekrotisierende Osteomyelitis in der lateralen Wand der rechten Keilbeinhöhle mit Übergreifen auf die mittlere Schädelgrube in Form eines ausgedehnten subduralen Abscesses, Nekrose der Dura einschließlich jenes Teils, der die Wand des Sinus cavernosus bildet, Thrombose des Sinus cavernosus. Weiterhin Nekrose der rechten Hälfte der Hypophyse, des lateralen Teils des Ganglion Gasseri und der antero-medialen Partie des Schläfelappens.

In diesem Falle, der nicht operiert wurde, sieht man den unbeeinflußten Verlauf einer komplizierten Keilbeinhöhlenentzündung. Der betreffende Rhinologe, der zu den erfahrensten unseres Faches gehört, hat bei der Affektion aller Nebenhöhlen und bei dem Mangel subjektiver Beschwerden — keine Kopfschmerzen, keine Orbitalschmerzen trotz Lidschwellung — vorerst abgewartet, ist aber anscheinend zum Schluß von der Plötzlichkeit des ernsten Verlaufs überrascht worden. Ich habe aber erwähnt, daß die Diagnose einer Keilbeineiterung selbst beim Verdacht auf eine solche nicht immer leicht zu verifizieren ist und daß man bei bedrohlichen Symptomen sich manchmal entschließen muß, auch dann zu operieren, wenn nur der Verdacht besteht, daß die Keilbeinhöhle die Ursache dieser Symptome sein könne. Allerdings wird vielen Rhinologen der Entschluß zu einer Operation bei unsicherer Diagnose schwerfallen, ganz besonders wenn eine Eröffnung der Keilbeinhöhle durch eine äußere Operation vorgenommen werden muß. Eine solche Zwangslage kann eintreten, wenn die anatomischen Verhältnisse für eine endonasale Operation ungünstig sind oder wenn der Allgemeinzustand des Patienten einen endonasalen Eingriff unmöglich macht.

Die endokraniellen Komplikationen nach Keilbeinhöhlenentzündungen haben eine sehr schlechte Prognose. Der Grund dazu ist die schon eingangs erwähnte Schwierigkeit der frühen Diagnose, die verhältnismäßig schwere Zugänglichkeit der Höhle und die Unmöglichkeit — wenigstens vorläufig —, die infizierte Umgebung der Keilbeinhöhle in ähnlicher Weise freizulegen, wie dies beim erkrankten Warzenfortsatz z. B. betreffs des Sinus sigmoideus der vorderen mittleren Schädelgrube geschieht. Immerhin sind auch Fälle von Heilungen endokranieller Komplikationen bei Keilbeinhöhlenentzündungen bekannt geworden: ein Fall von Meningitis (KANDER), eine Meningitis serosa (FAULKNER) und ein Extraduralabsceß (BRAWLEY).

Einen weiteren Fall kann ich aus meiner eigenen Beobachtung hinzufügen:

Eine 51jähr. Patientin erkrankte im September 1929 an einer linksseitigen Kieferhöhlenerkrankung, die geheilt werden konnte. Im Januar 1930 traten diffuse Kopfschmerzen auf, ohne daß in den Nebenhöhlen eine Eiterung gefunden werden konnte. Im Februar 1930 konstatierte der Neurologe eine beginnende Meningitis, wahrscheinlich durch eine Nebenhöhlenaffektion bedingt. Selbst die wiederholten gründlichen rhinologischen Untersuchungen meinerseits konnten eine Nebenhöhleneiterung nicht feststellen. Das Röntgenbild weist eine Verschattung der rechten Kiefer- und Siebbeinhöhle und wahrscheinlich beider Keilbeinhöhlen auf. Da sich bei der Spülung die rechte Kiefer- und Siebbeinhöhle als nicht eitrig affiziert erweisen und da auch nach Sondierung der Keilbeinhöhlen in der Nase kein Eiter festzustellen ist, wird geschlossen, daß die vermuteten Affektionen der Keilbeinhöhlen ebenfalls katarrhalischer, nicht eitriger Natur sein dürften. Die Behandlung ist daher eine konservative: Diaphorese, Injektionen von Atophanil, Cylotropin und Trypaflavin.

Innerhalb von 5 Tagen treten Erbrechen, Druckpuls, Parese des linken Oculomotorius und Temperaturen bis $38,2^0$ auf und eitrig-meningitischer Liquorbefund, was den Ernst der Lage aufzuzeigen und mich trotz der unsicheren rhinologischen Diagnose zur Eröffnung aller Nebenhöhlen zwingt, die im Röntgenbild verdächtig sind. In der linken Keilbeinhöhle wird ein großer Eiterherd gefunden. Durch Entleerung des Eiters und Drainage der Keilbeinhöhle heilt der Prozeß in seinen bedrohlichen Symptomen innerhalb einer Woche ab. Die gänzliche Heilung erfordert etwa 1 Monat. Am längsten blieben die Augenmuskelstörung und die Temperaturerhöhung bestehen.

Auffallend in diesem Falle ist, daß trotz der bestandenen Keilbeinhöhleneiterung die Diagnose der Eiterung vor der Operation trotz wiederholter Untersuchungen nicht gestellt werden konnte. Es fand sich nämlich nirgends in der Nase eine Eiterspur. Dies erklärt sich einerseits aus der Beschaffenheit des Eiters, der zum Teil dick, zum Teil krümelig war, andererseits aus der Beschaffenheit des linken Keilbeinhöhlenostiums, das so klein, vielleicht verlötet war, daß der dicke Eiter nicht abfließen konnte. Daraus erklärt sich auch, daß ich mit der gebräuchlichen Nasensonde auf der kranken Seite nur $7^1/_2$ cm in die Tiefe vordringen konnte, während dies auf der gesunden Seite $8^1/_4$ cm möglich war.

Dieser Fall legt uns wiederum nahe, daß wir bei Augen- und Hirnkomplikationen, deren Entstehung nach Ausschluß aller anderen Ursachen auf eine rhinogene Ätiologie deuten, uns trotz negativen rhinologischen Befundes nicht abhalten lassen sollen, die verdächtigen Nebenhöhlen zu eröffnen und auf ihren Inhalt zu untersuchen, insbesondere wenn eine Sondierung dieser Höhlen auf unüberwindliche Hindernisse gestoßen ist.

Wie schwer die Diagnose auch einer isolierten Keilbeinhöhleneiterung sein kann, zeigt uns eine andere Krankengeschichte von L. TURNER und REYNOLDS, die sich eben durch Publikation solcher klinisch genau beobachteten, pathologisch-anatomisch und mikroskopisch studierten Fälle ein großes Verdienst um die Erforschung der endokraniellen Komplikationen nach Nebenhöhleneiterungen erworben haben.

Eine 33jähr. Frau, die sich früher stets guter Gesundheit erfreut hatte, erkrankte im Januar 1922 an Grippe und klagte seit dieser Zeit öfters über Erkältungsgefühl. Am 15. April wird sie mit Nackenschmerzen und Nackensteifigkeit auf die innere Abteilung des Spitals in Edinburg eingeliefert. In den vergangenen Wochen soll sie nach Angabe der Begleitperson ein- oder zweimal leicht deliriert haben. Seit 8. April ist öfters Erbrechen aufgetreten, am 10. war Pat. sehr unruhig und delirierte. Am 11. April traten Nackenschmerzen und Halluzinationen auf. Bei der Untersuchung am 15. April fand sich Nackensteifigkeit und starke Schmerzen bei passiver Bewegung. Die Pupillen gleich weit, Kniereflexe gesteigert, kein Fußklonus. Kernig unsicher. Puls verlangsamt, Temp. 38,3°. Augenhintergrund negativ. *Rhinologische Untersuchung der bettlägerigen Pat. ergab keinen wesentlichen Befund.* Die Lumbalflüssigkeit, die ohne besonderen Druck abgeflossen war, zeigte leichte Trübung und einige Lymphocyten und polynukleäre Leukocyten, keine Mikroorganismen. Pat. blieb unruhig und reizbar. Am 21. April Inkontinenz des Harns und Stuhls. Die Kniereflexe schwanden, kein Klonus, Plantarreflexe normal. Vorübergehendes Schielen des rechten Auges nach außen. Am 29. April war die Lumbalpunktionsflüssigkeit trüb, noch immer ohne Druck. Die polynukleären Leukocyten waren jetzt zahlreicher, aber keine Mikroorganismen vorhanden. Temperatur die ganze Zeit erhöht. Am 30. April Exitus. Klinische Diagnose: Meningitis cerebrospinalis epidemica oder tuberculosa.

Die *Autopsie* ergab: Akute eitrige Basalmeningitis, besonders ausgeprägt in der Cisterna pontis und an der Unterfläche des Kleinhirns. Alle Nebenhöhlen gesund bis auf die Keilbeinhöhlen, die Eiter enthalten. Hier fanden sich Streptokokken und Pneumokokken, während die subarachnoideale Eiterung Meningococcus intracellularis (WEICHSELBAUM) aufwiesen.

Auch in diesem Falle war die Diagnose einer Keilbeinhöhlenaffektion mangels rhinologischen Befundes nicht gestellt worden. Der psychische Zustand hat anscheinend eine Röntgenuntersuchung unmöglich gemacht. Die Diagnose wurde erst durch die Obduktion gestellt und die epidemische cerebrospinale Meningitis als Folge einer Keilbeinhöhlenentzündung entlarvt. Schon HAJEK hat vor Jahren darauf hingewiesen, daß eine beträchtliche Zahl cerebrospinaler epidemischer Meningitiden, die wegen der nicht bestehenden Epidemie als Meningitis cerebrospinalis epidemica sporadica bezeichnet werden, durch latente Keilbeinhöhleneiterung hervorgerufen werden. Das Fehlen eines rhinologischen Befundes erklärt sich daraus, daß die Keilbeinhöhlenöffnung wegen Schwellung der sie umsäumenden Schleimhaut kein Sekret durchläßt, oder daß dieses wegen besonderer Beschaffenheit nicht abfließen kann, oder daß gerade zur Zeit der Untersuchung kein Sekret vorhanden war, oder daß es vielleicht vorhanden war, aber nur bei der Rhinoscopia posterior zu sehen gewesen wäre, die jedoch bei psychisch verwirrten Patienten nur schwer durchführbar ist.

Ein anderes Vorkommnis, das ein Übersehen bestehender Keilbeinhöhleneiterungen verschuldet, ist das gleichzeitige Bestehen einer Otitis. Otitis und Keilbeinhöhlen- bzw. Nebenhöhleneiterung treten nicht selten als Folge der gleichen Ursache nebeneinander auf. Die nun auftretenden objektiven und subjektiven Symptome werden auf die Mittelohrerkrankung um so eher bezogen, weil diese Erkrankung verhältnismäßig häufiger zu endokraniellen Komplikationen neigt als eine Nebenhöhlenerkrankung. Das Verhältnis der otogenen zu den rhinogenen Komplikationen dürfte 15:1,1 betragen. Zwingt der Ernst des Krankheitsbildes zur Operation, so geschieht diese am Warzenfortsatz, es werden dort auch mehr oder weniger starke Veränderungen gefunden, doch erklärt der Befund nicht die Schwere der klinischen Erscheinungen. Nach der unbefriedigenden Operation nimmt die Schwere des Krankheitsbildes zu. Schließlich deckt die Autopsie eine Meningitis auf, welche von einer Keilbeinhöhle ihren Ausgang genommen hatte (FREMEL). Die Literatur solcher Irrtümer ist spärlich, doch dürfte dies darin begründet sein, daß eben diagnostische Irrtümer nicht so häufig mitgeteilt werden wie günstige Heilungsresultate.

So berichtet GRÜNWALD von einem intervertebralen Absceß mit Bulbärsymptomen, ausgehend von einer Eiterung aus einer akzessorischen Keilbeinhöhle, die jedoch wegen einer bestehenden Otitis als Komplikation dieser aufgefaßt wurde. Der Fall wurde wegen progredienter Verschlechterung mehrmals am Ohr operiert, bis die Autopsie den wahren Zusammenhang aufdeckte. HALLE berichtet über einen Fall von Schnupfen, Kopfschmerz, akuter Otitis, hierauf Parazentese, anschließend Mastoiditis, die operiert wurde. Eiter im Antrum, dagegen Sinus und Dura normal. Wegen anhaltendem Fieber und Kopfschmerzen wird die Ohroperation revidiert und erweitert. Nystagmus, Schwindel, Erbrechen, Gaumensegelparese, Meningitis, Autopsie: Dura in der Umgebung des Ohres völlig intakt, Sinus frei, einen blanden Thrombus enthaltend, die Dura hier getrübt und eitrig belegt, ebenso im hinteren Teile der vorderen Schädelgrube. Das ganze Felsenbein wie in Eiter getaucht, an der Spitze der Pyramide eine Höhle, die operativ eröffnet war und mit dem Sinus sphenoidalis kommunizierte. Es handelte sich somit um ein akutes Keilbeinempyem, das, den Knochen zerstörend, ins Cranium eingebrochen war. Über ähnliche Fälle berichten: FINLEY, SCHRÖDER, TRAUTMANN, GERBER (zitiert nach FREMEL). FREMEL selbst bringt 3 einschlägige Fälle aus der Wiener Universitäts-Ohrenklinik. In allen 3 Fällen handelte es sich um eine gleichzeitige Erkrankung der Keilbein- und Paukenhöhle, wobei die Keilbeinhöhleneiterung, die jedoch in vivo nicht diagnostiziert worden war, die endokranielle Komplikation verschuldet hatte. In allen 3 Fällen schien der operative Eingriff angezeigt, es wurden auch dem lokalen Ohrbefund entsprechende Veränderungen im Ohre gefunden. Darin unterscheiden sich die Fälle von anderen in der Literatur mitgeteilten Fälle, bei denen der Operationsbefund ein völlig negativer war. In allen 3 Fällen aber reichte der Operationsbefund dennoch nicht zur Erklärung des Zustandsbildes aus und die Annahme einer otogenen Meningitis war eine aufgezwungene.

FREMEL wirft die praktisch wichtige Frage auf, ob die richtige Diagnose zu machen gewesen wäre und wie man sich in Zukunft in derartigen Fällen verhalten solle. Die beiden ersten Fälle boten Anhaltspunkte für eine Nebenhöhlenerkrankung. Der erste Fall hatte eine Rhinitis in der Anamnese, somit eine für akute Otitis typische Anamnese. Der zweite Fall hatte Veränderungen in der Nase, doch war der Nasenbefund nicht typisch für eine Keilbeinhöhleneiterung. Der dritte Fall wurde im meningealen Zustand eingeliefert, die Anamnese wies imperativ auf eine Ohrkomplikation hin. Die richtige Therapie in derartigen Fällen hängt also von der Möglichkeit der Diagnose einer Keilbeinhöhleneiterung ab, welche auch bei in dieser Richtung konzentrierter Aufmerksamkeit im Laufe von wenigen Stunden bei diesen Fällen nicht so leicht zu machen gewesen wäre. Selbst angenommen, die Keilbeinhöhleneiterung wäre mit Sicherheit diagnostiziert worden, so wäre dennoch bei dem Vorherrschen der Ohrsymptome die Entscheidung über die Genese der Meningitis nicht möglich gewesen. Vielleicht hätte im ersten Falle bei sicher diagnostizierter Keilbeinhöhleneiterung die kontralaterale und frühzeitig aufgetretene Abducenslähmung zugunsten des rhinogenen Ursprungs der Meningitis gesprochen.

Diese wertvollen Ausführungen könnte man dahin ergänzen, daß im Falle des Bestehens einer Otitis und Keilbeinhöhlenentzündung und von Symptomen, die einen ernsten Verlauf vermuten lassen, heutzutage die Röntgenaufnahme sowohl des Ohres wie auch der Nebenhöhlen häufiger ausgeführt wird als noch vor 12 Jahren. Auch heute wird man sich in ähnlichen Fällen, wie sie FREMEL anführt, wahrscheinlich eher zur Ausführung der Ohroperation entscheiden. Ergibt jedoch die Operation einen Befund, der die meningealen Symptome nicht genügend erklärt, dann wird man bei einem positiven, wenn auch nicht charakteristischen *rhinologischen* Befund und bei einem auch nur suspekten Röntgenbefund die Keilbeinhöhle öfter eröffnen müssen als das heutzutage geschieht. Die meisten Rhinologen lassen sich von einer Keilbeinhöhleneröffnung deshalb abhalten, weil es gewöhnlich nicht leicht ist, auf endonasalem Wege die Keilbeinhöhle in einer einzigen Sitzung zu eröffnen. Dies gilt nur für die meist gebräuchliche Methode nach HAJEK, doch gestattet die Methode nach HIRSCH eine verläßliche Eröffnung beider Keilbeinhöhlen in einer Sitzung, wovon später noch gesprochen werden soll. Nichtsdestoweniger werden Fehldiagnosen in Fällen von komplizierter Otitis und gleichzeitiger Keilbeinhöhleneiterung kaum zu vermeiden sein.

Schier unüberwindlich werden die diagnostischen Schwierigkeiten, wenn es sich um Kinder handelt, bei denen Symptome gleichzeitig bestehender Nasen-, Ohren- und Kinderkrankheiten den Arzt beim Suchen nach der eigentlichen Ursache verwirren. Ich setze hier die Krankengeschichte eines 7jährigen Kindes (LOTHAR HOFMANN) und gleich die Diagnose der Krankheit ein, aus welcher schon die unlösbare Schwierigkeit zu ersehen ist, die wahre Ätiologie des Leidens zu finden: *Mastoiditis, Scarlatina, Varicellen, Morbilli, Diphtheria faucium, Meningitis diplococcica nach Keilbeinempyem.*

Das Kind wurde am 14. 3. 29 an der Wiener Ohrenklinik wegen einer Mucosus-Mastoiditis links antrotomiert, am 18. 3. wegen Meningitis nachoperiert (Dura und Sinus freigelegt). Das Lumbalpunktat war steril. Bis 5. 4. subfebril, munter, die Meningitis schien auszuheilen.

5. 4. Heftige Angina lacunaris mit Continua 38,5—39,5°. — Am 10. 4. „Himbeerzunge". Bis 17. 4. ohne Exanthem, Rückgang der Temperatur zur Norm, Wohlbefinden. Wunde heilt. — 22. 4. Temp. bis 40°. — 24. 4. werden *Varicellen* festgestellt. — 27. 4. Temp. dauernd hoch. *Morbillen* mit KOPLIKschen Flecken im Mund. — 1. 5. Fibrinöser Belag der Tonsillen, Abstrich *Diphtherie*bacillen. 6000 Antitoxineinheiten. — 7. 5. Temp. 40,2°. — 8. 5. Nackensteifigkeit, Kernig positiv. Patellarsehnenreflexe links gesteigert, Fußklonus. Lumbalpunktion: Druck gesteigert, Liquor trüb, Zellen stark vermehrt, Leukocyten und kapseltragende grampositive Diplokokken. Intralumbale Injektion von 10 ccm Optochin hydrochlor.

Ohren: Rechts normal, links Gehörgang eng, keine Sekretion, Cerumen, nach dessen Entfernung ein graues, mattes, nicht vorgewölbtes Trommelfell sichtbar wird. Trepanationswunde verheilt. Eine probatorisch ausgeführte Parazentese ergibt etwas Schleim.

In Nase und Rachen schleimig-eitriges Sekret ohne für eine Nebenhöhlenaffektion verdächtige Lokalisation.

In der Annahme, daß im Mastoid unter dem Einfluß der vorangegangenen Infektionskrankheiten eine neuerliche Entzündung aufgetreten sein könnte, welche die Meningitis verursacht hätte, wird eine Retrepanation ausgeführt, Eröffnung der alten, bereits verheilten Wunde, Revision der Operationshöhle. Es wird nichts Verdächtiges gefunden, die Operation abgebrochen.

9. 5. Das Kind ist bewußtlos, 14 Uhr Exitus letalis.

Obduktion (Dr. LEFFLER): Eitrige Meningitis mit reichlichem Exsudat, das sich hauptsächlich an der Basis des Gehirns symmetrisch über beide Hemisphären verteilt findet. Die Sinus frei. Alte Aufmeißelung links, die Wunde granulierend, im Mittelohr kein Eiter. *Empyem der Keilbeinhöhlen* mit sehr reichlichem, dickflüssigem Eiter.

Beiderseits eitrige Tonsillitis, entzündliche Schwellung der Halslymphdrüsen. Eitrige Tracheitis, keine Pneumonie. Akute Milzschwellung. Dilatation der Herzventrikel.

Epikrise: Ein Knabe im Alter von 7 Jahren akquiriert im Anschluß an Infektionskrankheiten ein Nebenhöhlenempyem, das von einer tödlichen intrakraniellen Komplikation, Meningitis, gefolgt ist. Dem Empyem gingen innerhalb weniger Wochen Scharlach, Masern, Varicellen und Diphtherie voraus, so daß es nicht ganz sicher war, welche dieser Erkrankungen für das Zustandekommen des Empyems verantwortlich zu machen war. Am ehesten dürften es die Masern gewesen sein, da im Anschluß daran Nebenhöhlenaffektionen am häufigsten zu sein scheinen. Der Fall ist dadurch besonders tragisch, daß das Kind eine otogene Meningitis, die allerdings keimfrei gewesen war, glücklich

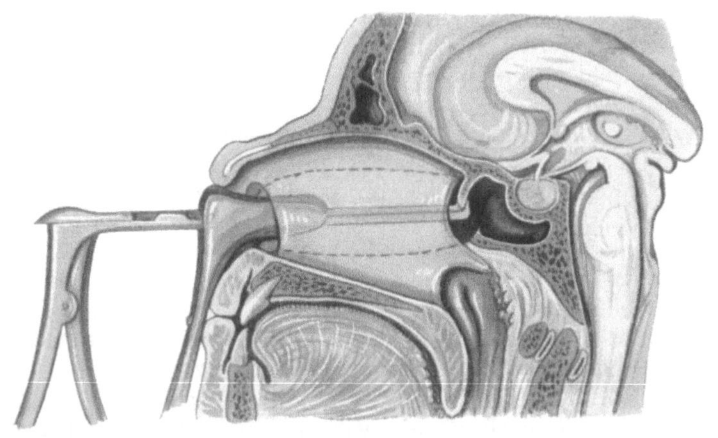

Abb. 4. Septale Methode der Keilbeinhöhleneröffnung nach O. HIRSCH. (Das Instrument liegt zwischen den beiden losgelösten Schleimhautblättern des Septums. Die punktierte Linie zeigt an, wie weit Knorpel und Knochen des Septums submucös abgetragen werden.)

überstanden hatte, um einer neuerlichen rhinogenen Meningitis erliegen zu müssen. Die Feststellung des Ausgangspunktes derselben war intra vitam nicht möglich gewesen, da die rhinoskopische Untersuchung keinerlei greifbare Symptome für die Nebenhöhlenerkrankung ergeben hatte. Mit Rücksicht auf die abgelaufene Otitis war am ehesten wieder an das Ohr gedacht worden (etwa eine zurückgebliebene Zelle) und dies ist, allerdings resultatlos, wiedereröffnet worden.

Über die Art der Entstehung der Komplikationen in dem vorliegenden Fall konnte mangels eines histologischen Befundes nichts Sicheres ausgesagt werden. Es dürften Thrombosen kleinster Knochengefäße im Spiele gewesen sein.

Therapie. Bei sämtlichen Komplikationen, bei denen der Verdacht besteht, daß sie durch Keilbeinhöhlenentzündungen hervorgerufen sein könnten, ist die Eröffnung der Keilbeinhöhlen angezeigt. Diese geschieht auf dreierlei Arten. Nach der Methode von HAJEK (s. HAJEK S. 454): Diese beruht auf der Entfernung der mittleren Muschel und Ausräumung der hinteren Siebbeinhöhle, wonach es gelingt, die vordere Keilbeinwand vollkommen abzutragen. Kann mit Sicherheit angenommen werden, von welcher Keilbeinhöhle die Komplikation ausgeht, so wird sich diese Methode ebenso bewähren wie die von mir angegebene septale Methode. Letztere hat den Vorteil, daß sie gestattet, beide Keilbeinhöhlen gleichzeitig zu eröffnen, was bei Unsicherheit der Annahme, von welcher Seite der endokranielle Prozeß ausgeht, sehr willkommen sein dürfte.

Beide Methoden werden in Lokalanästhesie vorgenommen, sind aber auch in Narkose — falls es der Zustand erfordert — durchführbar. Die dritte Methode ist die Eröffnung der Keilbeinhöhle von außen mittels eines bogenförmigen Schnitts, der an der seitlichen Nasenwand geführt, den medialen Orbitalrand umgreift. Nach Abdrängen des Orbitalinhalts vom Nasen-, Tränen- und Siebbein, wird die Lamina papyracea eröffnet, die Siebbeinzellen werden bis zur vorderen Keilbeinwand ausgeräumt und letztere abgetragen. Auch diese Methode, die in Narkose durchgeführt wird, ist bei cerebralen Komplikationen insbesondere dann am Platze, wenn durch Unruhe des Patienten bei psychischen Störungen eine endonasale Operation in Lokalanästhesie sich als undurchführbar erweist.

Stirnhöhle.

Wenn wir unter den Nebenhöhlen die Kieferhöhle als diejenige bezeichnet haben, die am seltensten endokranielle Komplikationen herbeiführt, die Keilbeinhöhle als diejenige, die am schwersten als Ausgangspunkt solcher Komplikationen festzustellen ist, so müssen wir die Stirnhöhle als diejenige nennen, die am häufigsten Anlaß zu endokraniellen Komplikationen gibt. BURGER hat vor einigen Jahren in seiner Statistik von 534 rhinogenen Gehirnkomplikationen 321 angeführt, die durch die Stirnhöhle verursacht waren, d. i. 60%. Nach meiner Ergänzungsstatistik waren von 166 endokraniellen Komplikationen 115 durch die Stirnhöhle bedingt. Dabei ist zu bedenken, daß aus der Rubrik „Polysinusitis“ eine Anzahl von Fällen der Stirnhöhle zuzurechnen sind. Dies erklärt sich nicht so sehr aus der häufigen Erkrankung dieser Höhle, als vor allem aus den engen anatomischen Beziehungen der Stirnhöhle zum Gehirn und aus der verhältnismäßig leichteren Diagnose einer Stirnhöhleneiterung.

Anatomie. Die Stirnhöhlen sind von sehr verschiedener Größe. Durchschnittlich reichen sie nach oben etwas über die Augenbrauengrenze, nach hinten nehmen sie das vordere Drittel des orbitalen Daches ein und lateral reichen sie ungefähr bis zum Foramen supraorbitale. Doch können sie viel kleiner, bis haselnußgroß, oder wesentlich größer sein, so daß sie nach oben etwa 6 cm bis in die Schuppe des Stirnbeins, nach hinten bis zu den kleinen Keilbeinflügeln reichen und somit die Orbita vollkommen überdachen und nach außen sich bis in die Jochbeingegend erstrecken. Von den Wänden der Stirnhöhle sind die orbitale und die cerebrale Wand am dünnsten, während die vordere Wand regelmäßig mehrere Millimeter dick ist. Auch das Septum interfrontale ist gewöhnlich dünn. Durchbrüche des entzündlichen Prozesses der Stirnhöhlen erfolgen regelmäßig im Bereiche der orbitalen oder cerebralen Wand und nicht selten durch das Septum interfrontale in die gesunde Stirnhöhle. Dagegen sind Durchbrüche nach außen, durch die vordere Wand, äußerst selten. Je größer die Höhle, desto dünner deren Wände. In den meisten Krankengeschichten über cerebrale Komplikationen infolge Stirnhöhlenentzündung findet sich die Angabe, daß es sich um große Stirnhöhlen gehandelt habe. Da die Stirnhöhle erst beim Erwachsenen die volle Größenentwicklung erreicht, so finden sich Komplikationen meist im reiferen Alter; nichtsdestoweniger ist auch das Kindesalter nicht davon verschont. Die statistische Forschung verschiedener Autoren ergibt, daß beim männlichen Geschlecht Stirnhöhlenkomplikationen häufiger sind als beim weiblichen. Ich gehe auf andere anatomische Varietäten nicht näher ein, wie: vorgeschobene Siebbeinzellen, Asymmetrien, vollständige und unvollständige Kammerung der Höhlen durch vollkommene und unvollkommene Scheidewände, sondern möchte nur noch die Dehiszenzen in der cerebralen und in der orbitalen Wand erwähnen, sowie auch im Septum interfrontale (in vivo membranös geschlossen), die, wenn auch selten, vorkommen können und bei entzündlichen Prozessen das Übergreifen auf die Nachbarschaft begünstigen (ZUCKERKANDL, HAJEK). Gefäßlücken in den Wänden finden sich sehr häufig, ganz besonders sind solche Lücken an der vorderen Wand schon mit freiem Auge zu sehen. Von einer gewissen, aber nicht ausschlaggebenden Bedeutung ist die anatomische Beschaffenheit des Ausführungsganges. Ein unwegsamer oder langer gewundener Ausführungsgang kann durch Sekretstauung zu einem Durchbruch der dünnen Stirnhöhlenwände führen, doch hat schon KUHNT, später GERBER und in letzter Zeit wieder Logan TURNER darauf hingewiesen, daß solche Durchbrüche auch dann erfolgen, wenn der Ausführungsgang völlig frei und durchgängig war. „Vielmehr weist alles darauf hin, daß die eitrige Schleimhautentzündung als solche imstande ist, an bestimmten Stellen und unter günstigen Umständen solche Knochendefekte zu erzeugen" (KUHNT). Für diese Auffassung spricht auch die von vielen Rhinologen gemachte Beobachtung, daß es zu Komplikationen sowohl des Gehirns als auch der Orbita kommen kann, ohne daß bei der Operation in den Nebenhöhlen Eiter gefunden wurde.

Krankheiten der Stirnhöhle.

Von den Krankheiten der Stirnhöhle sind es in der überwiegenden Mehrzahl der Fälle die eitrigen und katarrhalischen Entzündungen der Schleimhaut, die zu Eiteransammlung bzw. zu Schleimhautschwellung führen.

In ihrer reinen Form beruht die eitrige Entzündung auf einer mäßigen Schwellung und starker kleinzelliger Infiltration der Schleimhaut mit Eiterprodukten, die das Lumen der Höhle erfüllt und durch die Stirnhöhlenöffnung in die Nase tritt und dort durch rhinologische Untersuchung festgestellt werden kann. Die Schleimhaut ist rot bis dunkelrot gefärbt. Die katarrhalische Entzündung zeigt sich in einem hochgradigen Ödem der geschwollenen Schleimhaut, das Sekret ist serös oder hier und da „schleimig" und tritt gegenüber der Schleimhautschwellung zurück. Das Lumen der Stirnhöhle ist von der Schleimhaut erfüllt. Diese Art der Entzündung, bei der sehr oft beiderseits im chronischen Zustand Sekret fehlt, kann sich daher nicht durch Sekretabfluß manifestieren, wird aus den klinischen Symptomen vermutet und durch Röntgenaufnahmen festgestellt. Rezidivierende Polypen sind das *rhinologisch* sichtbare Zeichen dieser Entzündung. Diese Form führt bei längerer Dauer zu Knochenabbau und damit zu Defektbildung. Kommt es zu wiederholten Attacken oder zu Ausbruch einer eitrigen Entzündung auf dem Boden einer katarrhalischen, so wird der Durchbruch der Entzündung begünstigt. Die endokraniellen Komplikationen können sowohl durch akute als auch durch chronische Entzündungen hervorgerufen werden, doch ist nach BURGER die Beteiligung der akuten geringer.

Nach GERBER ist die linke Seite stärker betroffen als die rechte, was GERBER darauf zurückführt, daß die linke Stirnhöhle stärker entwickelt sein soll als die rechte. Doch wurde diese letztere Behauptung von Anatomen und Röntgenologen widerlegt und auch BURGER gibt an, daß die beiden Seiten nahezu gleichmäßig an den endokraniellen Komplikationen teilnehmen. Dagegen wird übereinstimmend hervorgehoben, daß das männliche Geschlecht von endokraniellen Komplikationen häufiger betroffen wird als das weibliche (bei GERBER 74 : 43; bei BURGER 61 : 23).

Endokranielle Komplikationen bei Stirnhöhlenentzündung können in jedem Alter vorkommen, nur im Kindesalter sind sie entsprechend der noch gehemmten Entwicklung der Stirnhöhle seltener. GERBER führt 4 Fälle an, BURGER unter den neueren Fällen der Literatur 10 Kinder, davon nur eins mit 7 Jahren. Mir selbst sind 2 Komplikationen von Meningitis nach Stirnhöhlenentzündungen bei Kindern von 10 und 11 Jahren bekannt. Es sei betont, daß bei Stirnhöhleneiterung oft andere Nebenhöhlen gleichzeitig affiziert sind, bei GERBER unter 149 Fällen 54mal.

Für die Stirnhöhlenkomplikationen gilt das gleiche wie für Mittelohrkomplikationen, daß sie sehr häufig durch einen akuten Nachschub einer chronischen Entzündung ausgelöst werden.

Die an der Stirnhöhlenschleimhaut erhobenen histologischen Befunde ergaben verschiedene Grade der Entzündung und Schädigung:

1. ödematöse Entzündung mit erhaltenem Epithel,
2. eitrige Entzündung mit erhaltenem Epithel,
3. beide Entzündungsarten mit degeneriertem Epithel und Epithelmetaplasien,
4. beide Entzündungsarten mit Abstoßung von Epithel mit oberflächlichen Ulcerationen, Schleimhautnekrosen, mit Restitutionsvorgängen, Granulation und Bindegewebsbildung (fibröse Degeneration),
5. Mukokele,
6. Cholesteatome,
7. Osteome,
8. Lues und Tuberkulose.

Infektionsmöglichkeiten. 1. *Per continuitatem.* Die Entzündung der Schleimhaut setzt sich in die Tiefe auf jene Schicht fort, die als inneres Periost gelten kann, von hier auf den Knochen (Caries, Nekrose, Osteomyelitis), vom Knochen auf die Dura (Extraduralabsceß), auf das Stirnhirn (Stirnhirnabsceß, Encephalitis, Meningitis und Sinusthrombose). Dies ist der häufigste Weg.

2. *Durch Dehiszenzen,* doch sind diese sehr selten und wenn vorhanden, dann membranös geschlossen.

3. *Durch Venenanastomosen.* Venen der Stirnhöhlenschleimhaut durchsetzen die orbitale Wand und münden in die Vena ophthalmica; sie stehen auf diese Weise mit dem Sinus cavernosus in Verbindung. Die Diploevenen des Stirnbeins und damit bisweilen auch die Stirnhöhlenwände führen das Blut der V. diploica frontalis zu, diese wieder der V. frontalis, die nach innen mit dem Sinus longitudinalis superior kommuniziert. Zuckerkandl konnte durch Injektion des vorderen Endes des Sinus longitudinalis sup. zahlreiche Venen des Stirnbeins und einen Teil der Venen der Stirnhöhlenschleimhaut und der hinteren Partien der Nasenschleimhaut füllen.

4. *Durch einen Orbitalabsceß* auf dem Wege der V. ophthalmica oder durch das Foramen opticum.

5. *Durch Lymphgefäße:* durch Injektionen wurde die Kommunikation der Lymphgefäße der Nasenschleimhaut mit dem Subduralraum erwiesen.

Wie bereits erwähnt, ist der Weg per continuitatem der allerhäufigste. Das entspricht auch den Erfahrungen der Otologen bei analogen Komplikationen des Mittelohrs. Gerber konnte von 121 Krankengeschichten (von Stirnhirnabscessen, Meningitis und Thrombose) *87 Fälle* herausheben, in denen Angaben über die Stirnhöhlenwände gemacht wurden. In 53 Fällen war die cerebrale Wand krank (Osteomyelitis mit Caries und Nekrose), so daß in etwa 60% der Fälle eine Kontaktinfektion durch die kranke Hinterwand angenommen werden kann. Die Osteomyelitis der Stirnhöhlenwände spielt somit bei komplizierter Stirnhöhlenerkrankung eine größere Rolle als bei anderen Nebenhöhlen. Ich bringe hier die Krankengeschichte von einem Fall, zu dem ich als beratender Arzt zugezogen wurde.

Es handelte sich um eine Stirnhöhlenentzündung, bei der der eitrige Prozeß zur Nekrose der hinteren Wand, zur Entzündung der Dura und zum Stirnhirnabsceß führte.

1. Tag. Patientin klagt zeitweise über Kopfschmerzen.

2. Tag. Temp. bis 39,5°. Das *linke* Auge nach *außen unten verdrängt,* vorgetrieben, *Lidödem, Rötung und Schwellung* der Stirnhaut links, *heftige Druckschmerzhaftigkeit.* Ophthalmoskopisch nur Hyperämie des Fundus links. In der *Nase beiderseits ödematöse Schleimhaut,* kein Anzeichen chronischer Rhinitis (Postrhinoskopie unmöglich). Wenig *Eiter in allen Nasengängen.* Operation verweigert.

3. Tag. Schmerzen gesteigert. *Operation:* Große Perforation des Stirnhöhlenbodens im medialen Augenwinkel. *Stirnhöhlenschleimhaut in Gänze nekrotisch.*

28. Tag. Zeitweise klagt Pat. noch über *Kopfschmerzen.* Temp. seit Wochen normal. — Entlassen.

59. Tag. Nachts *plötzlich starke Stirn- und Hinterkopfschmerzen links.* Röntgen: Sämtliche Nebenhöhlen frei, nur ist bei der linken Stirnhöhle die Randzeichnung etwas verwischt.

60. Tag. Pat. sehr unruhig und heftige Schmerzen in Stirn und Hinterkopf. Temp. 38,5°. Puls 60. Augenhintergrund normal. *Nackensteifigkeit, Kernig.* Ödem der Stirnhaut. Stirnhöhlenspülung ergibt nur wenige Flocken Eiter. *Lumbalpunktion:* Liquor cerebrospinalis stark getrübt. Etwa 800—1000 Zellen im Kubikzentimeter, keine Bakterien. *Kulturell* steril.

61. Tag. Beruhigung und bis heute *Rückgang sämtlicher Symptome,* bis auf geringe Unruhe. Temp. 37,1°. Blutbefund: Starke Leukocytose.

68. Tag. *Operation* wegen Verdacht auf Stirnhirnabsceß. Schnitt in der alten Narbe. Stirnhöhle voll Granulationen ohne Eiter. Die *hintere Wand fast gänzlich sequestriert und in Granulationen der Dura mater eingebettet.* Dazwischen nur wenige Tropfen rahmigen Eiters. Die Dura über die Stirnhöhlengrenzen hinaus granulierend. Ohne Pulsation. Operation *nach* Riedel mit Wegnahme eines Teils des Stirnbeins, bis überall gesunde Dura freiliegt. Im *Septum interfrontale eine hemdknopfgroße Perforation mit Granulationen verschlossen, nach deren Durchstoßung sich reichlich Eiter aus der rechten Stirnhöhle ergießt.* Drainage der rechten Stirnhöhle durch das Septum interfrontale, Drainage in die linke Nase.

Nach der Operation fühlt sich Pat. anscheinend ganz wohl, ist fast schmerzfrei, macht nur den Eindruck *schwerer psychischer Hemmung.*

100. Tag. *Neuerliche Operation:* Spaltung der Dura, die fest mit den weichen Hirnhäuten verwachsen ist. Punktion des Stirnlappens ergibt eine große Menge Hirndetritus. Nach Durchbohrung einer $^1/_2$ cm dicken Hirnschicht ein *Hohlraum, der ganz mit zerfallener Hirnmasse angefüllt ist.* Kein Eiter.

Nach der Operation *auffallende Besserung.* Temp. normal. *Rückgang fast sämtlicher neurologischer Symptome.* Nach 6 Wochen Wohlbefindens plötzlich *Exitus.* Sektion ergab multiple Stirnhirnabscesse mit Durchbruch in den Ventrikel.

Der nächsthäufige Weg ist der durch Venenanastomosen, doch liegen uns sehr wenige Fälle vor, bei denen der Nachweis auf histologischem Wege vorgenommen und gelungen ist (H. Sternberg).

18jähr. Student wurde wegen Verdacht auf beginnende Meningitis bei bestehender Stirnhöhleneiterung einer Stirnhöhlenradikaloperation unterzogen. Lumbalpunktion trüb mit grampositiven Kokken. Nach Abhebung des Periosts von der vorderen Stirnhöhlenwand subperiostaler Absceß, der Knochen selbst morsch und dünn. In der Stirnhöhle mäßige Menge Eiter. Schleimhaut leicht ödematös. Die hintere Stirnhöhlenwand makroskopisch unverändert, wird zum großen Teile weggemeißelt. Die darunterliegende Dura normal. Exitus in wenigen Tagen. Bei der Obduktion fand sich eine eitrige Meningitis. Die bei der Operation entfernte cerebrale Stirnhöhlenwand und ein Stückchen der normal aussehenden Dura wird histologisch untersucht. Es fanden sich wandständige Thromben in den kleinen perforierenden Venen, in einzelnen Thromben grampositive Kokken. Die Dura zeigte an der Innenseite reichlich Exsudat, in den zum Teil thrombosierten Venen ähnliche Kokken wie sie in den Knochenvenen gefunden wurden und wie sie das Lumbalpunktat vor der Operation aufgewiesen hatte.

Im Falle Sternberg schloß sich somit an eine akute Stirnhöhlenentzündung eine Cerebrospinalmeningitis bei makroskopisch intakter cerebraler Stirnhöhlenwand an. Der Infektionsweg konnte hier mikroskopisch durch die bakterielle Invasion der thrombosierten perforierenden Knochen- und Duravenen nachgewiesen werden (s. Abb. 5 u. 6).

Die durch Stirnhöhlenentzündungen hervorgerufenen cerebralen Komplikationen sind:

1. *Pachymeningitis* externa circumscripta. Durch Nekrose der cerebralen Stirnhöhlenwand kommt es zur Propagation des Prozesses auf die Dura; diese wird hyperämisch, verliert den Glanz, ist mit Granulationen oder Belägen bedeckt. Es kommt zu Verlötungen der Dura mit dem Knochen. Die Dura kann auch eitrig infiltriert, erweicht und zerfallen sein. Oder es kommt zu Eiteransammlung zwischen Dura und Knochen:

2. zum *extraduralen Absceß.* Dringt die Infektion durch die Dura weiter, so kommt es entweder zu einer

3. *Leptomeningitis purulenta*, oder zu einem
4. *Hirnabsceß*, wenn vorher, während der Einschmelzung der Dura Verwachsungen dieser mit der Pia stattgefunden haben. Gelangt der Eiter zu einem Sinus, so kann
5. *Thrombophlebitis* und infolge davon Pyämie eintreten.
6. *Meningitis serosa* wurde ebenfalls als Komplikation beschrieben, doch ist sie wesentlich seltener.

Es darf nicht wundernehmen, daß die Infektion nicht selten zu gleicher Zeit mehrere der genannten Komplikationen verursacht. Es können zwei, drei, ja sogar alle genannten Komplikationen auf einmal vorkommen.

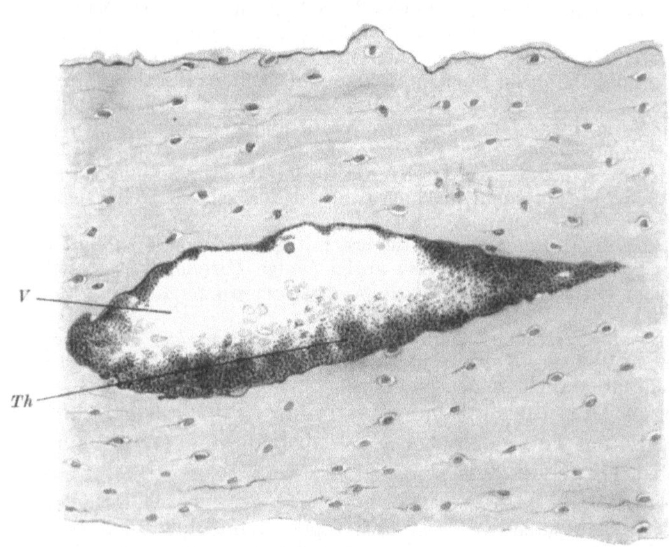

Abb. 5. Knochen. Vergrößerung 1 : 500. *V* Perforierende Vene, *Th* thrombotische Auflagerung mit Bakterienrasen. (Nach STERNBERG.) Fall einer Cerebrospinalmeningitis infolge akuter Stirnhöhlenentzündung bei intakter cerebraler Stirnhöhlenwand. Infektionsweg: Perforierende Venen.

Von sämtlichen Komplikationen ist der Stirnhöhlenabsceß die häufigste. In der neueren Statistik BURGERs: unter 321 Komplikationen 140; danach Meningitis 83, Extraduralabsceß und Pachymeningitis 47, Meningitis serosa 24, Thrombophlebitis des Sinus longitudinalis 23, des Cavernosus 4.

Die Mehrzahl der Fälle endete letal: nach GERBER unter 119 Fällen 113 Todesfälle, nach BURGER von 121 Fällen 79 Todesfälle.

Die **Pachymeningitis und der Extraduralabsceß** sind pathologisch-anatomisch voneinander nicht zu trennen. Überall dort, wo die hintere Wand der Stirnhöhle längere Zeit erkrankt war, ist die Dura in Mitleidenschaft gezogen. Eine Pachymeningitis findet sich regelmäßig bei allen schweren endokraniellen Komplikationen, angefangen vom Extraduralabsceß bis zu Hirnabsceß und Meningitis, nur wird sie bei solchen Komplikationen nicht besonders erwähnt. Meist findet sich wie in den angeführten Krankengeschichten die Bemerkung: Dura verfärbt, mit Granulationen bedeckt, bei geringgradigen Veränderungen wird sie als hyperämisch bezeichnet. Als selbständiges Krankheitsbild findet sich die Pachymeningitis selten. Dagegen ist der Subduralabsceß als selbständiges Krankheitsbild relativ häufig beobachtet worden. (BURGER: unter 321 Fällen 47mal. Ich fand ihn unter 115 Fällen 22mal erwähnt.) — Die Dura ist eine resistente Membran, daher können sich mitunter große Eitermengen zwischen Knochen und Dura ansammeln, ohne daß die Dura einreißt und ohne daß es tiefere Komplikationen gibt. Unter 28 Fällen (GERBER) war in 18 Fällen die Hinterwand verändert, meistens partiell nekrotisch.

Die Diagnose der Pachymeningitis und des Extraduralabscesses im Bereich der hinteren Stirnhöhlenwand ist sehr schwer, da es ein charakteristisches Krankheitsbild dafür nicht gibt. Die gewöhnlich vorkommenden Symptome: Kopfschmerz, Fieber, Eiterung können auch auf die Stirnhöhleneiterung bezogen werden. Der Verdacht auf einen extraduralen Absceß wird erweckt, wenn trotz endonasaler Behandlung der Stirnhöhleneiterung und trotz genügendem Abfluß hohes Fieber und Kopfschmerz anhält, das Sekret üblen Geruch hat (Nekrose), Ödem der Stirngegend auftritt, oder wenn cerebrale Symptome wie Schwindel Erbrechen, Pulsverlangsamung oder gar Konvulsionen, kontralaterale Paresen angegeben werden. Doch können letztere Symptome auch durch einen Hirnabsceß hervorgerufen werden. Oft verläuft der Extraduralabsceß ganz *symptomlos*, besonders wenn der Eiter durch eine Fistel mit der Stirnhöhle kommuniziert und gegen die Nase abfließen kann, so daß der Extraduralabsceß erst bei der Operation oder gar Sektion gefunden wird.

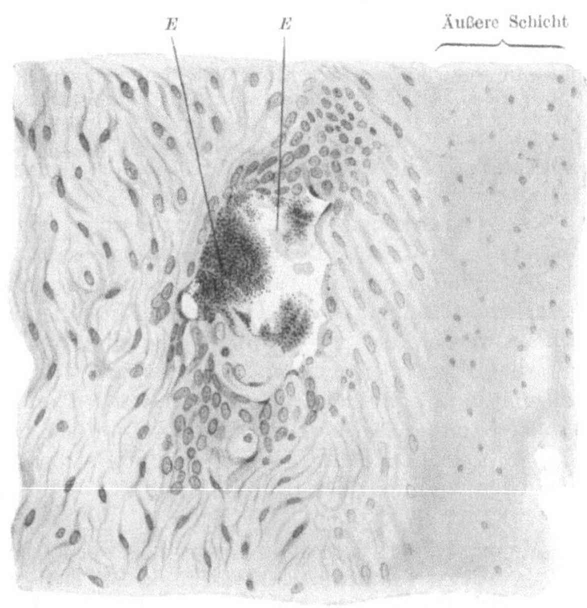

Abb. 6. Dura. Vergrößerung 1 : 500. *E* Exsudat.

Fall BURGER. „Der 23jähr. Patient wird uns von der Universitätsaugenklinik zugesandt. Es war ihm dort eine linksseitige Orbitalphlegmone, welche mit der Stirnhöhle in Verbindung stand, operiert worden. Weil man weitere Nebenhöhlenerkrankungen vermutete, war er nach uns verwiesen worden.

Er hat eine eiternde Fistel über dem linken inneren Augenwinkel, Ödem des Oberlides, leichten Exophthalmus. Wir stellen eine chronische Polysinusitis fest. Der Allgemeinzustand ist ein guter. Pat. hat, von der Fistel abgesehen, *keine einzige Beschwerde*.

Die rechte Kieferhöhle wird nach LUC operiert; eine Woche später sämtliche Nebenhöhlen links, mit Ausnahme der gesunden Keilbeinhöhle, und zwar das Antrum und die Siebbeinzellen von der Fossa canina aus. Die Stirnhöhle durch den gebräuchlichen Schnitt um den inneren Augenwinkel herum. Die durchbohrte orbitale, sowie die äußere Wand der Stirnhöhle werden weggenommen und eine breite Verbindung nach der Nase hin geschaffen. Die cerebrale Höhlenwand zeigt sich nach der Entfernung der Schleimhaut glatt und weiß; allein in ihrem lateralen Anteil sitzt in durchaus normal aussehender Umgebung eine punktförmige Öffnung, offenbar eine Gefäßlücke, *aus welcher ein kleiner Eiterstrom herunterfließt*. Die äußerst dünne Wand wird hierauf ganz leicht in toto wie eine Eierschale herausgenommen. Die Dura zeigt sich im ganzen Bereich der Stirnhöhle rosarot, ödematös geschwollen, mit geruchlosem Eiter bedeckt. Nachbehandlung und Heilung ohne Besonderheiten.“

Bei rechtzeitiger *Therapie:* Eröffnung der Stirnhöhle, Entfernung der hinteren — cerebralen — Wand in genügender Ausdehnung, Entleerung des Abscesses, radikaler Operation der erkrankten Stirnhöhle gelingt es, die überwiegende Mehrzahl der Extraduralabscesse zu heilen. Nur wenn der extradurale Absceß nicht erkannt wird und Gelegenheit hat, sich weiter auszubreiten, führt er durch Erweichung der Dura zu Hirnabsceß und Meningitis und Ausbreitung nach der Fläche bis zum Sinus longitudinalis zu dessen Thrombose.

Meningitis serosa als primäre Komplikation der Stirnhöhleneiterung ist verhältnismäßig selten, zumindest finden sich in der Literatur nur wenige Hinweise darauf, während sie bei otitischen Prozessen häufiger ist. BURGER konnte 24 Fälle aus der Literatur sammeln, ich in den späteren Veröffentlichungen noch 2, doch ist nicht sicher, ob es sich in allen Fällen um primäre Meningitis serosa handelt oder ob auch solche Fälle, die andere endokranielle Komplikationen begleiten, mitgezählt sind. Die Meningitis serosa kann eine Meningitis purulenta oder einen Hirnabsceß vortäuschen, macht aber gewöhnlich keine Herdsymptome und erzeugt keine so hohen Temperaturen, geht oft mit Neuritis optica einher und neigt zu Spontanheilung oder zu Heilung nach Lumbalpunktionen.

Fall PIFFL. 49jähr. Patient, seit 10 Jahren wegen chronischer Kiefer- und Stirnhöhleneiterung in Behandlung. Kieferhöhle wurde nach COWPER operiert und behandelt, Stirnhöhle mittels Resektion der mittleren Muschel. Keine besonderen Beschwerden bis auf zeitweise auftretende Kopfschmerzen. Jetzt plötzliches Unwohlsein, Schwere in den Füßen, Erbrechen, Pulsverlangsamung (60), beginnende *Neuritis optica*, Kreuzschmerzen, Nackenschmerzen, Kopfschmerzen. Lumbalpunktion: erhöhter Druck, Leukocyten, zu 94% polynukleäre. — Operation der Stirnhöhle ergibt entsprechende Veränderung der Schleimhaut ohne jede sichtbare Knochenveränderung. Dura stark gespannt, sonst unverändert. Nach Spaltung unter starkem Druck viel klarer Cerebrospinalflüssigkeit Stirnhöhlenabfluß durch Siebbein und Nase breit hergestellt. Befinden sehr gut. Abfluß von viel Liquor, Verschlechterung bei Aufhören des Abflusses, Besserung bei Wiederauftreten des Liquorabflusses. Heilung.

Diese Krankengeschichte berichtet über einen typischen Fall einer primären Meningitis serosa. Als Begleiterscheinung eines Stirnhirnabscesses ist die Meningitis serosa häufiger beschrieben und als kollaterales Ödem in der Umgebung des Eiterherdes aufgefaßt worden. Das Entstehen der Meningitis serosa kann so erklärt werden, daß die Stirnhöhlenentzündung auf dem Wege durch die Gefäße auf die Dura übergreift und daß innerhalb eines circumscripten Bezirkes die Hirnhäute entzündlich-hyperämisch werden und Flüssigkeit sezernieren. Cerebrale Symptome, bis auf Kopfschmerz, müssen nicht bestehen, ebenso auch kein Fieber. Das Vorkommen von Meningitis serosa wird vielfach angezweifelt, weil die Untersuchung des Lumbalpunktats eine meningeale Erkrankung nicht stützt (nach KOBRAK).

Meningitis serosa kann angenommen werden, wenn klinisch ein meningitisches Bild vorliegt, wenn die Lumbalflüssigkeit sich unter Druck entleert, wenn das Punktat mikroskopisch klar ist, wenn durch Lumbalpunktion eine durch mehrere Tage anhaltende nennenswerte, oft entscheidende klinische Besserung herbeigeführt wird. Ganz besonders wird die Diagnose Meningitis serosa gestützt, wenn die häufig mit ihr auftretende Neuritis optica festgestellt werden kann.

Meningitis purulenta ist neben dem Hirnabsceß die häufigste Ursache endokranieller Komplikationen. BURGER zählt unter 321 Stirnhöhlenkomplikationen, welche die Fälle von GERBER, TOTI, BOENNINGSHAUS, HAJEK mitenthalten, 83 Fälle von selbständiger Meningitis purulenta. Nach meiner Ergänzungsstatistik 28 von 115. Die Meningitis ist also viel seltener als der Hirnabsceß, dessen Zahl bei BURGER 140, bei mir 53 beträgt. Die Stirnhöhlenmeningitis ist beim männlichen Geschlecht doppelt so häufig wie beim weiblichen und wird am häufigsten im zweiten, dritten Lebensjahrzehnt beobachtet.

Die häufigste Entstehungsart ist durch direkte *Erkrankungen der cerebralen* Stirnhöhlenwand oder durch Vermittlung einer duralen Erkrankung. Seltener sind die beiden anderen Wände der Stirnhöhle die Ursache der Leptomeningitis: Osteomyelitis der vorderen Wand kann durch Thrombose verbindender Venen zu Thrombose des Sinus longitudinalis und Meningitis führen; Erkrankung der orbitalen Wand kann zu Entzündungen des orbitalen Inhalts und durch direkte Fortleitung oder durch Thrombophlebitis die Meningitis herbeiführen.

Die Stirnhöhlenmeningitis unterscheidet sich durch nichts von einer anderen Meningitis. Sie setzt in der Mehrzahl der Fälle plötzlich ein, doch gibt es auch Formen, die sich langsam oder in Intervallen entwickeln. Tritt bei einer monatelangen oder jahrelangen Stirnhöhleneiterung Kopfschmerz, Fieber, Erbrechen,

Schläfrigkeit und „Flockenlesen“ auf, dann ist an eine meningeale Komplikation zu denken. Der Puls ist meist beschleunigt, später verlangsamt. Die Dauer der Erkrankung ist in den meisten Fällen kaum eine Woche. GERBER hebt hervor, daß sich eine Meningitis nach langem Bestehen einer anscheinend harmlosen Stirnhöhleneiterung *plötzlich* entwickeln und rasch zum Tode führen kann.

Die *Diagnose* einer rhinogenen Meningitis ist in einzelnen seltenen Fällen leicht, wenn sich an eine beobachtete Stirnhöhleneiterung cerebrale Symptome anschließen. Dagegen ist sie sehr schwer, wenn bei einem vorher nicht beobachteten Fall die rhinologische Untersuchung keinen Eiter ergibt, entweder weil das Ostium durch Schleimhautschwellung geschlossen oder weil kein Eiter vorhanden ist. Differentialdiagnostisch wird eine epidemische oder tuberkulöse Meningitis erwogen werden müssen. Die Diagnose einer otitischen Meningitis kann durch eine bestehende Mittelohreiterung gestützt werden, eine tuberkulöse Meningitis durch klaren Liquor und Nachweis von Tuberkelbacillen und häufig durch Fehlen des KERNIG-Symptoms. Die epidemische Meningitis wird in Zeiten einer Epidemie durch diese und durch Exklusion der anderen Formen diagnostiziert werden können. Eine Röntgenaufnahme der Nebenhöhlen wird in Spitälern durchgeführt werden können, während dies sonst Schwierigkeiten hat. Die Lumbalpunktion kann im Beginn trüben Liquor ohne Bakterien ergeben, später wird der bakteriologische Befund positiv. In letzterem Falle gibt er eine sehr schlechte Prognose. Die Diagnose einer rhinogenen Meningitis wird erleichtert, wenn orbitale Prozesse oder Thrombosensymptome im Gefolge einer Stirnhöhleneiterung auftreten und zeitlich nach diesen Prozessen oder durch diese Prozesse sich eine Meningitis entwickelt.

Die Prognose ist sehr schlecht. Nach GERBER starben von 51 Fällen 48. Nichtsdestoweniger wird man sich nicht abhalten lassen, durch Lumbalpunktionen, Verabreichung von Urotropin und Einspritzung von Meningokokkenserum, vor allem aber durch Eliminierung der Ursache, d. h. Operation der Stirnhöhlenerkrankung und Operation aller gleichzeitig erkrankten Nebenhöhlen die Meningitis bzw. ihre Ursache zu bekämpfen.

Thrombophlebitis.

Die Thrombophlebitis der großen Blutleiter ist eine seltene Komplikation der Stirnhöhleneiterung, schon deshalb, weil der Sinus cavernosus wie auch der Sinus longitudinalis nicht in direkter Nachbarschaft der Stirnhöhle liegt, im Gegensatz zu der otitischen Sinusthrombose, die infolge der engen Beziehungen des Sinus sigmoideus zum Warzenfortsatz viel häufiger ist. Die Übertragung erfolgt durch Venenanastomosen zwischen Schleimhaut der Stirnhöhle und deren Wandungen mit den Venen der Hirnhäute; die Thrombose des Sinus longitudinalis durch Venen der Hinterwand, die Thrombose des Sinus cavernosus durch Venen der Orbita. Der Knochen ist meist ergriffen, dessen Erkrankung schon mit freiem Auge sichtbar, in anderen Fällen aber intakt (selten). Selbständige Sinusthrombosen ohne andere endokranielle Erkrankungen können kurze Zeit bestehen, aber gewöhnlich wird der infizierte Thrombus im Zentrum zerfallen, erweichen und vereitern, so daß der betreffende Blutleiter mit Eiter und Blut gefüllt ist. Es kommt dann zu metastatischen Abscessen, Pyämie und durch lokale Propagation zu Meningitis.

Die Thrombose des Sinus longitudinalis bietet klinisch kein charakteristisches Krankheitsbild. In einigen Fällen findet sich in der Mittellinie, entsprechend dem hinteren Abschnitt der Sutura sagittalis, eine schmerzhafte Schwellung, worauf GRADENIGO aufmerksam gemacht hat. Er führt diese Schwellung auf Propagation des Prozesses durch ein Emissarium zurück. Subperiostale Prozesse in der Stirn und Scheitelbeingegend kommen im Verlauf der Thrombose des Sinus longitudinalis vor.

Die Cavernosusthrombose ist viel charakteristischer. Sie wurde bereits bei den Komplikationen der Keilbeinhöhleneiterung erwähnt. Die Erkrankung befällt vorerst einen Sinus cavernosus und kann in diesem Stadium zu Verwechslung mit orbitalen Komplikationen führen. Wenn jedoch im weiteren Krankheitsverlaufe ein Übergreifen auf das andere Auge stattfindet, so spricht dieser Umstand für ein Ergriffensein des anderen Sinus cavernosus und somit für Thrombose.

Alle anderen Symptome, Kopfschmerz, Fieber, cerebrale Symptome, sind nicht charakteristisch. Die bei otitischen Komplikationen vorkommenden septischen Temperaturen sind sehr selten vermerkt.

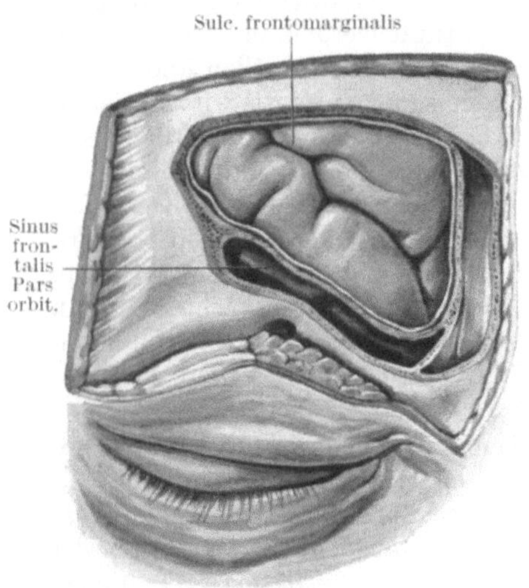

Abb. 7. Topographie der Gehirnwindungen. Lage der Stirnwindungen zwischen Mittelebene und Linea temporalis einerseits, dem Supraorbitalrand und einer durch die Tubera frontalia gezogenen Ebene andererseits. Die hintere Wand des Sinus frontalis wurde samt den Gehirnhäuten entfernt. Es liegen bloß: der Sulcus frontomarginalis, oberhalb dieser Rinne ein Stück der mittleren Stirnwindung und medial eine kleine Partie der oberen Stirnwindung. Unterhalb des Sulcus frontomarginalis befindet sich die vordere Fläche des Orbitallappens. Da der Sinus frontalis auch im Orbitaldache ziemlich weit ist, so sieht man den Abstand zwischen diesem Gehirnteil und der Orbitaldecke. (Nach ZUCKERKANDL.)

Hirnabsceß.

Die häufigste cerebrale Komplikation der Stirnhöhlenerkrankungen ist der Hirnabsceß: GERBER führt unter 149 Fällen von Stirnhöhlenkomplikationen 65 Stirnhirnabscesse an; HAJEK unter 265 Komplikationen 146 Hirnabscesse; BURGER unter 321 Fällen 140. Nach meiner Ergänzungsstatistik unter 115 Fällen 53 Abscesse.

Nach GERBER kommt der Hirnabsceß am häufigsten im 3. Lebensjahrzehnt vor, mehr als doppelt so oft bei Männern als bei Frauen und mehr als fünfmal so oft links und schließt sich öfter an chronische als an akute Stirnhöhleneiterungen an. Die Bevorzugung der linken Seite, die GERBER hervorhebt, wird durch die Beobachtungen anderer Autoren als Zufall betrachtet. BURGER fand unter 125 neuen Stirnhöhlenfällen — nämlich Fällen, die den Statistiken der Vorgänger neu hinzugefügt sind — 45mal die rechte und 44mal die linke Stirnhöhle als Ausgangspunkt der Komplikation angegeben.

Die Stirnhirnabscesse entstehen auf gleichem Wege wie alle endokraniellen Komplikationen, doch häufiger als bei allen anderen Komplikationen ist die Angabe zu finden, daß die Stirnhöhlenhinterwand erkrankt war und daß also der Kontakt dieser kranken Knochenwand mit dem Schädelinhalt die Ursache der Stirnhirnabscesse ist. Neben der Erkrankung der cerebralen Wand kommt nicht selten eine Erkrankung der orbitalen, selten der vorderen Wand vor. Äußerst selten wird angegeben, daß die Knochenwände makroskopisch intakt waren. Meist handelt es sich um Nekrosen und Perforationen von punktförmiger Ausdehnung bis zum Ergriffensein — Nekrose — der ganzen hinteren Wand.

Das von KÖRNER für die otitischen Abscesse aufgestellte Gesetz, daß sich die endokraniellen Komplikationen zumeist in der Nachbarschaft des primären Eiterherdes finden, gilt auch für die Stirnhöhle (Nebenhöhlen). Die rhinogenen Hirnabscesse liegen daher im vordersten Teile des Stirnlappens, hauptsächlich in der zweiten und dritten Windung des Orbitallappens, die durch Fortnahme der Stirnhöhlenhinterwand freigelegt werden kann (ZUCKERKANDL) (Abb. 7). In dieser Gegend findet man auch bei Operationen und Sektionen die meisten Abscesse: nach GERBER 54mal im Frontallappen, 3mal im Temporallappen. Multiple Abscesse kommen am häufigsten dann vor, etwa in 5% der Fälle, wenn die endokranielle Komplikation durch Osteomyelitis und Thrombophlebitis hervorgerufen wurde. In diesen Fällen können die Abscesse weitab von der Stirnhöhle liegen (GERBER). Als Regel muß für die rhinogenen Hirnabscesse gelten, daß sie an der *Oberfläche des Stirnhirns* liegen, nur eine geringe Zahl dicht unter der Oberfläche durch eine Fistel mit der Oberfläche in Verbindung, ausnahmsweise in der Tiefe, ohne jede Fistelbildung. In diesem Falle braucht die Oberfläche makroskopisch nicht als krank erkennbar zu sein, in anderen Fällen ist diese Zone erweicht. Die Größe der Abscesse schwankt von Haselnuß- bis Orangengröße. Sie können frei oder abgekapselt sein, in letzterem Falle weisen sie auf eine längere, d. i. mehrwöchige Dauer des Bestehens hin.

Die Umgebung des Hirnabscesses ist meist ödematös und erweicht, selten anscheinend normal, doch auch dann mikroskopisch verändert. Die betreffende Hemisphäre ist meist größer, stark geschwollen, die Windungen abgeplattet. Die Ventrikel sind, wenn die Abscesse auch nur bis in die Nähe reichen, erweicht und von Eiter erfüllt, was bei Durchbruch der Abscesse in die Ventrikel selbstverständlich ist. Auch bei kleineren Abscessen kann ein akuter Hydrocephalus internus bestehen.

Da die Mehrzahl der Abscesse durch Fortleitung des Stirnhöhlenprozesses auf den Knochen und von diesem direkt auf die Gehirnoberfläche entstehen, so findet sich meist eine circumscripte Erkrankung der Dura, die sich in Verfärbung, Glanzverlust, Granulationsbildung, Nekrose äußert. Sie ist sowohl mit dem Knochen wie mit den weichen Hirnhäuten und dem Gehirn verwachsen. Diese Verwachsungen der Dura spielen bei Entstehung der Hirnabscesse eine wesentliche Rolle. Nicht selten trifft man auch eine geringe Eiteransammlung zwischen Knochen und Dura an (extraduraler Absceß). Die Leptomeningen zeigen in der Gegend des Hirnabscesses meningitische Veränderungen.

Wenn man als Regel annehmen kann, daß der Hirnabsceß im Frontallappen derselben Seite mit der bestehenden Stirnhöhleneiterung zu finden ist, so kommen doch Fälle vor, wo der Absceß auf der kontralateralen Seite liegt. Die Ursache von solch überraschenden Vorkommnissen ist die Asymmetrie der Stirnhöhlen, die zwar nichts Ungewöhnliches ist, jedoch manchmal exzessive Formen annimmt. Es kann z. B. die Stirnhöhle der einen Seite haselnußgroß sein, während die der anderen Seite, um ein mehrfaches größer, über die Mittellinie hinaus sich auf die andere Seite erstreckt und die kleine Höhle dieser Seite umgreift. Eine Eiterung der Stirnhöhle kann auch durch Knochenerkrankung des über die Mittellinie reichenden Teiles der Hinterwand eine Komplikation auf der kontralateralen Seite hervorrufen. Zu einer solchen kontralateralen Komplikation kann es auch kommen, wenn die Stirnhöhleneiterung durch das Septum interfrontale in die Stirnhöhle der anderen Seite durchbricht, oder wenn bei einer Osteomyelitis der Schädelknochen infektiöses Material durch die Venen irgendwohin, also auch nach der kontralateralen Seite, verschleppt wird. Während die groben anatomischen Varietäten, wie Asymmetrie und Durchbruch oder Defekt im Septum interfrontale bei der Operation oder Sektion erhoben werden können, bleiben die Zusammenhänge zwischen Erkrankung der Stirnhöhle auf der einen Seite und Stirnabsceß auf der anderen Seite ungeklärt, wenn die erwähnten Varietäten nicht vorliegen. Als Erklärung kommt nur die Infektionsübertragung auf dem Gefäßwege in Betracht.

Fall HINSBERG, zit. nach GERBER. 45jähr. Mann erkrankte an rechtsseitigem Stirnhöhlenempyem und doppelseitiger Siebbeinentzündung. Es kam zu Gehirn- und Orbitalsymptomen. Druckpuls 56. Bei der Operation fand sich Eiter in der *rechten* Stirnhöhle und Caries. Exitus nach 3 Tagen. Sektion ergab Meningitis, Stirnhirnabsceß *links*, bis in den Ventrikel reichend. *Linke* Stirnhöhle ohne Eiter, nur Schleimhautschwellung. *Rechter* Stirnlappen *normal.*

Symptome.

Nach GERBER ist das häufigste Symptom des Frontallappenabscesses seine Symptomlosigkeit. Denn die Allgemeinsymptome können auch auf die Grundkrankheit zurückgeführt werden (Fieber, Kopfschmerz) oder sind nicht charakteristisch (Erbrechen, Schwindel).

Wie symptomlos auch große Abscesse verlaufen können, beweist der Fall DAN MCKENZIES:

Patient mit Stirnhöhlenfistel in der rechten Augenbraue. Vor 6 Wochen Absceß in dieser Gegend, der gespalten wurde, nach Abheilung blieb die Fistel zurück. Pat. hatte keinerlei Beschwerden davon, ging seiner Beschäftigung nach, war Sportbesucher usw. Zum Arzt kam er nur wegen der Fistel. Bei Sondenuntersuchung kam man ungewöhnlich weit nach hinten. Nach dem Röntgenbild mußte die Sonde tief im Gehirn sein. Die Operation bestätigte dies. Es fanden sich Nekrosen in der cerebralen und orbitalen Wand und ein großer Stirnhirnabsceß.

Wegen der Symptomlosigkeit, selbst bei ausgedehnter Zerstörung des Stirnhirns, ist die Diagnose der Stirnhirnabscesse außerordentlich schwierig. Nur wenn die Abscesse das Gebiet der „stummen Zone“ überschreiten und auf die motorische Gegend übergreifen, machen sie sich durch Herdsymptome bemerkbar: Facialisparese, Sprachstörungen usw.

Von Symptomen werden angegeben: 1. *Kopschmerz*, kann ebenso durch die Stirnhöhlenerkrankung wie durch Absceß und Meningitis bedingt sein und muß nicht gerade in der Stirngegend empfunden werden. Auch Klopfempfindlichkeit in der Stirn kann durch die Grundkrankheit bedingt sein.

2. *Erbrechen* ist neben Kopfschmerz am häufigsten vorhanden, kann auch durch Meningitis hervorgerufen werden.

3. *Schwindel* kann auch bei nicht komplizierten Stirnhöhlenerkrankungen vorkommen.

4. *Fieber* kommt sehr häufig vor, meist subfebrile Temperaturen, selten Schüttelfrost. Hohes Fieber war meist durch begleitende Orbitalabscesse bedingt. Einzelne Fälle verliefen fieberfrei.

5. *Veränderungen der Psyche*, Reizbarkeit, Apathie, partielle Amnesie kommen vor und zwar nicht nur bei linksseitiger Erkrankung, sondern auch bei rechtsseitiger. Manche Patienten können z. B. Gegenstände des gewöhnlichen oder häufigen Gebrauches leicht benennen, während sie von selten gebrauchten Gegenständen angeben, daß sie wohl die Bedeutung wissen, aber die Bezeichnung nicht finden können. Krankhafte Heiterkeit wird als Symptom eines Stirnhirnabscesses angeführt.

6. *Inkontinenz*erscheinungen werden ziemlich häufig angegeben.

7. *Druckpuls* sehr häufig.

8. *Neuritis optica*, *Stauungspapille*, *Geruchsstörungen*, insbesondere *einseitige Geruchsstörungen* und *Veränderungen der Stimmung* und des *Charakters* dürften für die Diagnose eines Stirnhirnabscesses von besonderer Wichtigkeit sein.

Stirnhirnabscesse können rapid zum Tode führen, andere Fälle verlaufen langsam durch Wochen, Monate, ja *sogar Jahre.*

MILLIGAN berichtet über eine 26jähr. Frau, bei der nach Stirnhöhleneiterung ein Stirnhirnabsceß auftrat und deren Erkrankung etwa 2 Jahre dauerte, bis Meningitis und Exitus eintrat.

Die lange Dauer erklärt sich daraus, daß anfänglich ein kleiner Absceß vorhanden ist, der in der weißen Substanz gelegen im akuten Stadium wohl cerebrale Symptome verursacht, aber nicht diagnostiziert wird. Durch konservative Behandlung werden die durch reaktives Ödem der Umgebung verursachten cerebralen Symptome zum Verschwinden gebracht und der Patient wird entlassen. In mehreren Nachschüben kommt es zur Vergrößerung des Abscesses, der solange der Diagnose entgeht, als er an die graue Substanz noch nicht heranreicht, sondern nur die Leitungen des Marklagers auseinanderdrängt oder langsam zerstört. Erst wenn die graue Substanz und ein großer Teil des Stirnlappens in den Absceß einbezogen ist, kann der Absceß erkannt und operiert werden; oder aber es kommt durch Einbruch in den Ventrikel oder durch Meningitis zum Exitus.

Außer der Beteiligung der Meningen und der Hirnsubstanz muß die häufige Beteiligung der Augenhöhle bei Stirnhirnabscessen hervorgehoben werden, bei GERBER ungefähr in 50% aller Fälle. Allerdings sind die Augenhöhlenkomplikationen nicht wie die Komplikationen der Hirnhäute eine Folge des Abscesses, sondern der primären Stirnhöhlenerkrankung.

Alle bisher angeführten Symptome reichen für eine annähernd zuverlässige Diagnose nicht aus, da Herdsymptome nicht vorhanden sind, dagegen Symptome seitens der Stirnhöhlenerkrankung und auch seitens der Orbitaerkrankung mit hineinspielen.

Auch die Liquordiagnostik ist nicht ganz verläßlich. Der unterhalb der Hirnoberfläche gelegene Absceß ohne meningitische Veränderung hat klaren, sterilen Liquor.

Da jedoch die Mehrzahl der Abscesse durch Fortleitung vom Knochen auf Dura und Hirnoberfläche entstehen, wird der Liquor dementsprechend meist trüb, aber steril sein. Trüber, bakterienhaltiger Liquor spricht für Meningitis. Unkomplizierte Sinusthrombosen haben klaren, sterilen Liquor ohne Zellvermehrung.

Am ehesten wird uns die klinische Beobachtung auf die Spur des Stirnhirnabscesses führen, wenn wir nach durchgeführter sorgfältiger Stirnhöhlenradikaloperation einen von der Norm abweichenden Heilungsverlauf sehen, wobei wir natürlich von lokalen Komplikationen (Haut, Lidabscessen usw.) absehen. Finden wir z. B., daß nach durchgeführter Stirnhöhlenradikaloperation das Fieber ohne offensichtlichen Grund anhält, die Stimmung oder das psychische Verhalten des Patienten sich ändert, Erbrechen, Apathie, Schlafsucht, Druckpuls, einseitige Geruchsstörungen festgestellt werden können, die durch Veränderungen in der Nase nicht erklärt werden, daß der Liquor klar und bakterienfrei ist, dann wird man an eine endokranielle Komplikation — Stirnhirnabsceß — denken müssen. Als Symptom des linken vorderen Stirnlappens kommt noch Störung erworbener feiner komplizierter Bewegungen („acquired skill movements“) in Betracht. Häufiger als man glaubt sind, wie schon GERBER nach seiner Zusammenstellung und in letzter Zeit auch BURGER hervorhebt, Zuckungen im kontralateralen Facialis und motorische Störungen auch an den kontralateralen Extremitäten — allerdings manchmal erst bei sorgfältiger neurologischer Untersuchung — zu finden. Alle angeführten Symptome können auch durch Extraduralabscesse hervorgerufen werden.

Fall SOLOWIECZYK und KARBOWSKI. 21jähr. Patient erkrankte an einer Stirnhöhleneiterung mit Kopfschmerzen und Fieber 38,4°. Durch eine Woche subfebrile Temp., aber Kopfschmerzen. Hierauf viertägiges fieberfreies Intervall mit Nachlassen der Kopfschmerzen. Am 15. Tage heftige Kopfschmerzen, Fieber, Störung des Appetites und Schlafes. Die folgenden Tage Temp. bis 40°, Erbrechen, Kopfschmerzen, auffallendes psychisches Verhalten: theatralisches Benehmen, Pat. schien zu halluzinieren, sprach oft von Leichen und Särgen. *Ophthalmoskopischer* Befund *normal*. Äußerlich Stirngegend normal, bei Sondierung der Stirnhöhle Eiterabfluß. Operation ergab einen großen extraduralen Absceß, der den Stirnlappen verdrängte und die Hälfte der vorderen Schädelgrube ausfüllte. Die Patientin ging nach einigen Monaten an ausgebreiteter Osteomyelitis der Schädelknochen und schließlich an einer Gehirnkomplikation zugrunde. Keine Sektion.

Für die Differentialdiagnose kommt gegenüber Stirnhirnabsceß Meningitis purulenta, serosa, Extraduralabsceß, Tumor in Betracht. Für Meningitis purulenta spricht Neuritis optica und trüber, bakterienhaltiger Liquor, hohe Temperatur, Pulsbeschleunigung. Meningitis serosa hat ein sehr ähnliches Krankheitsbild: geringe oder keine Temperaturen, Hirndruck, gleichen negativen Liquor, Neuritis optica usw. Nach Lumbalpunktionen heilt meist die Meningitis serosa aus. Der subdurale Absceß kann ebenso symptomlos verlaufen wie der Hirnabsceß oder unter den gleichen Symptomen wie dieser einhergehen, doch ist die Neuritis bei Extraduralabsceß nur ausnahmsweise vorhanden. Da schon bei Annahme irgendwelcher endokranieller Komplikationen die Operation vorgenommen werden muß, wird der extradurale Absceß leicht gefunden werden In vielen Fällen wird auch der Operationsbefund den Verdacht auf das Vorhandensein eines Hirnabscesses erwecken, wenn z. B. die Hinterwand der Höhle nekrotisch, die Dura dahinter verfärbt, stark gespannt und ohne Pulsation gefunden wird. Unter solchen Umständen wird die explorative Hirnpunktion am Platze sein. Manchmal weist eine Durafistel den Weg, manchmal schimmert der Eiter durch die Dura gelb hindurch.

Dagegen könnte bei Unterlassung einer genauen klinischen Untersuchung und Analyse der Symptome vor der Operation es leicht geschehen, daß man sich mit dem Befund eines extraduralen Abscesses begnügt und darüber hinweggeht, daß wichtige Symptome durch den extraduralen Absceß nicht erklärt werden, und daß man die Suche nach einem Hirnabsceß unterläßt. Das Anhalten der Symptome trotz Stirnhöhlenradikaloperation wird zur nochmaligen Freilegung des Operationsfeldes und zur Suche nach einem Absceß Veranlassung geben. Wenn auch jetzt die Dura keinen Anhaltspunkt für Absceß ergibt, trotzdem durch den klinischen Verlauf der Verdacht darauf besteht, dann ist die Probepunktion des Gehirns am Platze. Diese kann entweder durch die Dura oder nach Spaltung derselben vorgenommen werden. Die Spaltung wird unter allen Umständen dann angezeigt sein, wenn die Dura verfärbt oder nekrotisch ist.

Denker und später auch Onodi haben durch anatomische Untersuchungen Maße für die explorative Hirnpunktion von der Stirnhöhle aus angegeben.

Denker bespricht die Frage: In welcher Richtung und wie tief darf man Einstiche oder Einschnitte von der Außenfläche des Frontallappens in das Hirn hinein vornehmen, ohne ernste Gefahren heraufzubeschwören? „Durch Messungen, die ich an mehreren Gehirnen von *Erwachsenen* vorgenommen habe, bin ich zu den folgenden Resultaten gelangt: Die Entfernung des vorderen Teils des Cornu anterius von der vorderen Gegend des Stirnlappens, gemessen an einer Horizontalebene, die man sich etwa $2^1/_2$ cm über dem Boden der vorderen Schädelgrube denken muß, betrug 2,7—3,9, durchschnittlich 3,3 cm und die kürzeste Entfernung von dem am weitesten lateralwärts sich erstreckenden Teil des Vorderhorns bis zur lateralen Fläche des mittleren Stirnlappens maß durchschnittlich etwa 3,1 cm. Wenn man durch Resektion der hinteren Stirnhöhlenwand den unteren Teil der vorderen Fläche des Gyrus frontalis superior und medius freigelegt hat und Einstiche in horizontaler Richtung direkt nach hinten macht, wird man bei 3—4 cm tiefen Punktionen das Vorderhorn erst dann treffen, wenn die Einstichöffnungen sich mehr als 2 cm über dem Boden der vorderen Schädelgrube befinden. Bei dem Fehlen jeglicher Herdsymptome ist es demnach *erlaubt, die explorativen Einstiche von der unteren Partie der vorderen Fläche des oberen und mittleren Stirnlappens nach hinten, oben und lateralwärts bis zu einer Tiefe von $2^1/_2$ cm auszuführen.* Bewegt sich die Spitze des Messers nicht über 2 cm vom Boden der vorderen Schädelgrube, so kann man, falls es nötig sein sollte, ohne Gefahr noch tiefere Incisionen machen.“

Nach ONODIS Untersuchungen ist der vorderste Teil des lateralen Ventrikels vom Pol des Stirnlappens in sagittaler Richtung 38—47 mm entfernt, von der Basis des Stirnlappens in vertikaler Richtung 18—20 mm.

Um den seitlichen Hirnventrikel sind die Hirnganglien: der Nucleus caudatus, dessen Kopf den vordersten Teil des Seitenventrikels begrenzt, der Nucleus lenticularis, der Thalamus opticus, das Claustrum und zwischen diesen die Capsula interna und die Capsula externa gelagert. Die Insula Reilii war auf Frontalschnitten 6 cm vom Polus frontalis entfernt, die Zentralwindungen 8—10 cm. Dementsprechend kann man über dem Boden der vorderen Schädelgrube, nicht höher als 18 mm, etwa 4—5 cm nach hinten und lateral vordringen. Da die Nadel 20 mm oberhalb der Gehirnbasis in einer Tiefe schon von 30 mm den Seitenventrikel und die Gehirnganglien treffen kann, soll man in dieser Höhe nicht tiefer als 2—3 cm eindringen.

Trotz aller bisher erwähnten Behelfe und Erfahrungen wird der Stirnhirnabsceß nicht selten erst bei der Sektion gefunden. Zuweilen gelingt es, einen Stirnhirnabsceß festzustellen, zu eröffnen und auch zur Heilung zu bringen, doch ein unglücklicher Zufall will es, daß ein zweiter bestehender Absceß dem Arzte entgeht und nach kurzer Zeit den Exitus des Patienten herbeiführt.

HULLAS: 11jähr. Mädchen, Pansinusitis. Nach $1/_2$ Jahr Absceß im rechten Frontallappen eröffnet. Nach 3 Monaten Meningitis, Exitus. Sektion: Im rechten Stirnlappen ein Absceß hinter dem ersten ausgeheilten.

Köhler berichtet über multiple Abscesse nach Stirnhöhleneiterung, die bei der Operation nicht aufgefunden werden konnten.

23jähr. Mann, seit 1 Jahre Schnupfen, Kopfschmerz; KILLIANsche Stirnhöhlenradikaloperation links. Höhle mit Eiter und Polypen ausgefüllt; Knochennekrose. Trotz vieler Punktionen und Revisionen kein Absceß zu finden. *Sektion:* 3 walnußgroße Abscesse durch pyogene Membranen getrennt.

Prognose. Der Stirnhirnabsceß verläuft, sich selbst überlassen, fast immer letal, in der Mehrzahl innerhalb 3—5 Wochen; ausnahmsweise gibt es einen Stillstand, dann Exacerbationen und Remissionen, so daß sich die Dauer auch auf 2 Jahre erstrecken kann. In dieser Zeit kann der Pat. beschwerdefrei sein, ganz besonders wenn es sich um einen kleineren Absceß handelt oder wenn der Absceß sich durch eine Fistel in die Nebenhöhle entleert (McKENZIE, BURGER). Schließlich endigt doch fast jeder Absceß mit Durchbruch gegen die Oberfläche mit Meningitis oder mit Durchbruch gegen den Ventrikel. Dagegen gibt die operative Behandlung keine schlechte Prognose. Bei GERBER ist die Mortalität noch sehr hoch: unter 65 Fällen nur 9 Heilungen. HAJEK nennt 87 Fälle, davon 20 Heilungen unter 41 operierten Fällen, was einer 50prozentigen Lebensrettung entspricht. BURGER hat, abgesehen von den bei HAJEK erwähnten Fällen, unter 72 Fällen 20 Heilungen verzeichnet gefunden. KERR fand bei seiner Zusammenstellung von 113 Stirnhirnabscessen eine Mortalität von 75%, BUTZENGEIGER unter 116 rhinogenen Stirnhirnabscessen 11 Heilungen. Die hohen Mortalitätsziffern erklären sich aus der späten Diagnose. 44% der KERRschen Fälle wurden erst am Sektionstisch diagnostiziert.

Der Vorgang einer Operation eines Stirnhirnabscesses wird sich in vielen Fällen so abspielen, daß vorerst wegen Fieber, Kopfschmerz, Brechreiz, bei bestehender Stirnhöhleneiterung die Radikaloperation der Stirnhöhle vorgenommen wird. Erweisen sich nach Entfernung der Schleimhaut sämtliche Knochenwände als normal, so wird der Erfolg der Operation abgewartet. In einzelnen Fällen schwinden die meningitischen Symptome. Findet man bei der Operation die Hinterwand affiziert und nach Entfernung der affizierten cerebralen Wand die Dura normal, so empfiehlt es sich, vorerst auf den Rückgang der Erscheinungen zu warten. Tritt dieser nicht ein, dann muß man mit Punktion des Gehirns vorgehen. Es kann auch vorkommen, daß bei der operativen Entfernung der Hinterwand ein Extraduralabsceß gefunden wird; treten nach Entleerung desselben die Erscheinungen nicht zurück, so liegt die Wahrscheinlichkeit nahe, daß ein Hirnabsceß vorliegt. Dieser befindet sich meist bis dicht unter der Hirnoberfläche und macht sich in solchem Falle durch die Verfärbung dieser Hirnpartie bemerkbar. Ein andermal ist die den Absceß bedeckende Hirnpartie anscheinend normal und kann nur durch Punktion aufgefunden werden.

Die *Behandlung* der Stirnhirnabscesse ist bisher noch nicht zu einem einheitlichen Vorgehen gediehen. Die Aufsuchung erfolgt seitens der Rhinologen von den Stirnhöhlenwänden aus. Wie vorher erwähnt, ist in vielen Fällen die hintere Stirnhöhlenwand verfärbt oder sequestriert, so daß deren Abtragung indiziert erscheint. Bei Vermutung eines Stirnhirnabscesses wird auch die anscheinend oder tatsächlich gesunde Hinterwand abgetragen und das Aufsuchen des Abscesses erfolgt durch Punktion des Stirnhirns. Einzelne Chirurgen, H. Cairns und Ch. Donald, wählen eine 1,5 cm Trepanationsöffnung oberhalb der Stirnhöhle zur Exploration des Abscesses. Durch diese Bohröffnung wird eine graduierte Nadel eingestochen. Durch das ödematöse Gewebe dringt die Nadel leicht in die Tiefe und erst an der Absceßwandung fühlt man einen leichten Widerstand. Es braucht manchmal eines gewissen Drucks, um die Absceßwand zu perforieren. Der Eiter kommt dann von selbst oder durch Ansaugen zum Vorschein. Ist die Nadel in den oberen Teil des Abscesses eingedrungen, so kommen manchmal vorerst Gasblasen. Zur Drainage wird dann eine zweite Bohröffnung an der tiefsten Stelle angelegt.

Nach der Auffindung ist die Behandlung des Abscesses ebenfalls verschieden. Die Wiener Rhinologen haben sich die Kriegserfahrungen der Chirurgen bei Behandlung der Hirnabscesse nach Schußverletzungen zunutze gemacht, insbesondere F. Demmers Erfahrungen, die sich auf Verhütung eines Prolapses und der Progredienz des encephalitischen Prozesses beziehen. Demmer verwendet *am sitzenden Patienten* die *Lumbalpunktion, während die Hirnwunde offen und unter Kontrolle* der Augen ist. Die kollabierte Hirnwunde wird dadurch bis zur fünffachen Größe entfaltet, wodurch ein genauer Überblick über die encephalitischen Herde und die Ursache der Progredienz ermöglicht wird („Aufschluß des Hirnabscesses"). In diesen aufgeschlossenen Absceß wird ein Jodoformgazeschleier über der Fingerspitze in den tiefsten Wundgrund als Mikulicz-Tampon eingeführt und dieser mit Jodoformstreifen, die von $^1/_2$%iger Kollargollösung triefend naß sind, ausgefüllt. (Inkompressible Wundauffüllung durch den feuchten Tampon, keine fixierende Wirkung des Kollargols, bessere und geruchlose Konservierung des Jodoformtampons bei langem Liegenlassen.) Zum Schluß eine mehrfache Lage von Gaze und ein Kompressivverband. Tamponwechsel spät und selten, alle 14 Tage oder in noch größeren Intervallen. Nur bei febrilem, bedrohlichem Verlauf muß eine frühzeitige Revision erfolgen. Unabhängig vom Tamponwechsel werden Lumbalpunktionen je nach Hirndrucksteigerung vorgenommen. Nach Demmer ist die Progredienz des Zerfallprozesses um so langsamer, je häufiger durch Lumbalpunktionen eine Druckentlastung geschaffen wird. Bei ventrikelnahen encephalitischen Erweichungen wurden bei liegendem Tampon täglich 1 ccm $^1/_2$%iger Kollargollösung injiziert.

Dieser Art der Behandlung eines Hirnabscesses steht die Drainagebehandlung gegenüber. Winkelbauer und Brunner haben 7 Stirnhirnabscesse (nach Schuß und Trauma) beobachtet, 5mal die Diagnose vor der Operation gestellt und nur 2 Fälle verloren. Beide Autoren betonen, daß die Prognose der Stirnhirnabscesse (traumatische!) von der rechtzeitigen Diagnose abhängt. Nach Auffinden des Abscesses soll die Drainage von der tiefsten Stelle erfolgen. Dies ist für Frühabscesse von großer Wichtigkeit, während bei Spätabscessen die Art der Eröffnung von geringerem Belange sei. Wir müssen die Erfahrungen von Operationen auch der nicht rhinogenen Stirnhirnabscesse heranziehen, da der einzelne Rhinologe auch bei größtem Material kaum in die Lage kommt, eine größere Anzahl rhinogener Hirnabscesse zu operieren und eine bestimmte Methode auszubauen, wie dies bei den otogenen oder eben erwähnten traumatischen Abscessen der größeren Häufigkeit wegen leichter möglich ist.

Auch die Erfahrungen von H. CAIRNS und CH. DONALD basieren vorwiegend auf der Behandlung traumatischer Frontallappenabscesse (nur 1 Absceß nach Stirnhöhleneiterung). CAIRNS und DONALD haben 10 Fälle von Stirnhirnabscessen behandelt mit 8 Heilungen und 2 Todesfällen. Sie gehen nicht wie die Rhinologen durch die Stirnhöhle — selbst im Falle eines durch Stirnhöhleneiterung verursachten Abscesses — sondern mittels Drainage durch eine oberhalb des Sinus frontalis angelegte Bohröffnung oder nach Anlegung eines osteoplastischen Lappens oder bei chronischen Abscessen schälen sie den Absceß aus. CAIRNS und DONALD stellen den Satz auf, daß ein in der richtigen Zeit und nach der richtigen Methode operierter Stirnhirnabsceß eine gute Prognose der Heilung gibt. Die dickwandigen Abscesse sollen total ausgeschält werden, da eine Drainage keine genügende Behandlung ist, Abscesse mit dickflüssigem Eiter sollen nach Anlegung eines osteoplastischen Lappens drainiert werden. Auch diese Autoren kommen gleich WINKELBAUER und BRUNNER zu der Ansicht, daß eine zu frühe Operation, vor Bildung einer pyogenetischen Membran, ungünstigere Erfolge zeitigt. Entgegen der Methode DEMMERS, der bei *liegendem Tampon* für häufige Lumbalpunktionen eintritt, warnen CAIRNS und DONALD wegen Gefahr für den Patienten vor Entnahme größerer Liquormengen zu diagnostischen Zwecken, empfehlen vielmehr, sich mit 1 ccm zu begnügen.

Seit BURGER finde ich in der Literatur 53 Stirnhirnabscesse angeführt, von denen 42 operiert wurden; davon kamen 27 ad exitum, geheilt 15. Ob die Heilung eines operativ eröffneten Stirnhirnabscesses eine dauernde ist, läßt sich noch nicht feststellen. O. MAYER berichtet über einen Fall, den er vor 5 Monaten operiert hatte und der nach bestem Wohlbefinden plötzlich unter Krämpfen ad exitum kam. Die Obduktion ergab, daß der Stirnhirnabsceß mit einer Narbe ausgeheilt war. Die längste Heilungsdauer, die in der Literatur angeführt wird, ist die bei dem von DENKER operierten Patienten, der 6 Jahre lang von DENKER kontrolliert wurde. Es handelt sich um einen großen Absceß, nach dessen Eröffnung ein Stirnhirnprolaps entstand, der in Hühnereigröße abgetragen werden mußte, ohne daß irgendwelche Ausfallserscheinungen zu bemerken gewesen wären.

Ich habe die Komplikationen der Stirnhöhleneiterung etwas detaillierter behandelt, weil sie am häufigsten sind, weil es von großer Wichtigkeit ist, sie rechtzeitig zu erkennen und weil die operative Auffindung und Eröffnung der circumscripten Eiterungen: extraduraler und subduraler Absceß und Hirnabsceß, Aussicht auf Heilung bietet.

Siebbeinhöhle.

Die Anatomen kennen nur einen Siebbeinknochen, dessen Hälften rechts und links in die laterale Nasenwand eingefügt, auf der entsprechenden Seite die Siebbeinhöhle bildet. Die Rhinologen unterscheiden auf jeder Seite eine vordere und eine hintere Siebbein*höhle,* weil die Erkrankungen der vorderen und der hinteren Siebbeinhöhlen sich rhinoskopisch verschieden manifestieren. Das Siebbeindach, die Lamina cribrosa und die Crista galli bilden in der Medianlinie den Boden der vorderen Schädelgrube. In dieser Gegend sind die Beziehungen zu den Hirnhäuten besonders innig, da durch die Lücken der Lamina cribrosa die Fila olfactoria vom Bulbus olfactorius in die Nasenhöhle ziehen und diese Fila olfactoria bis tief in den Knochen von den Hüllen des Gehirns begleitet werden. Dies zeigt sich schon makroskopisch, denn die Loslösung der Dura von der Innenfläche der Schädelhöhle gelingt in ganzer Ausdehnung sehr leicht, nur im Bereich der Lamina cribrosa ist die Dura mit dem Knochen unlöslich verbunden. Es muß jedoch hervorgehoben werden, daß die Lamia cribrosa vor allem das Dach der *Nasen*höhle bildet, während das Dach der *Siebbein*höhle zum größeren Teile, etwa $^2/_3$, von der Pars orbitalis des Stirnbeins gebildet wird und die Lamina cribrosa sich nur im medialen Teil an der Bildung des Siebbeindaches beteiligt. Dies dürfte der Grund sein, weshalb die Siebbeineiterungen trotz der engen Beziehungen der Lamina cribrosa zum Gehirn seltener auf dieses übergreifen als die Stirnhöhlen- und Keilbeinhöhlenerkrankungen. Während die Stirnhöhlenerkrankungen 61% der intrakraniellen Komplikationen ausmachen, ist das Siebbein nur in 14% der Fälle an solchen Komplikationen schuldtragend; in diesem Prozentsatz sind auch Fälle einbezogen, bei denen nicht die Siebbeinhöhlenerkrankung allein, sondern auch gleichzeitige operative Eingriffe am Siebbein sich an der Ätiologie der endokraniellen Komplikation beteiligen.

So wie alle Nebenhöhlen Varietäten aufweisen, so auch das Siebbein, nur daß hier die Varietäten besonders häufig und mannigfaltig sind. So können die Zellen des vorderen Siebbeins sich in die Stirnhöhle vorwölben und einen gegen die Stirnhöhle abgeschlossenen Hohlraum bilden, der mit den Siebbeinzellen kommuniziert. Zellen des hinteren Siebbeins können die Keilbeinhöhle überlagern und teilweise oder in ganzer Ausdehnung zum Nervus opticus, zum Sinus cavernosus und zur Hypophyse in Nachbarschaft treten (s. Abb. 3). Die Siebbeinzellen können in das für gewöhnlich solide Orbitaldach eindringen und sich zwischen Orbitaldach und Stirnhöhlenboden einschieben. Solche Varietäten gehören nicht zu den Ausnahmen. Solche Buchten des Siebbeins sind meist von dünnen Knochen begrenzt und können bei vorhandenen Siebbeinerkrankungen als prädisponierende Ursachen cerebraler Komplikationen angesehen werden.

In der Zusammenstellung von BOENNINGHAUS finden sich 28 endokranielle Komplikationen, davon 1 Extraduralabsceß, 13 Hirnabscesse, 12 Meningitiden.

HAJEK führt 37 Fälle an: 16 Meningitiden, 15 Hirnabscesse, je 3 Extraduralabscesse und Thrombosen des Sinus cavernosus.

BURGER führt 79 Fälle an: 3 Extraduralabscesse, 25 Hirnabscesse, 35 Meningitiden, 5 Thrombosen des Sinus cavernosus, 11 Fälle von Meningitis serosa, doch sind mehrere postoperativ, daher auszuschließen.

Sowohl die absoluten als auch die relativen Zahlen sind gering. Dies erklärt sich daraus, daß die Eiteransammlung in der Siebbeinhöhle vorerst die dünne nasale Begrenzung — Bulla — eventuell die orbitale Begrenzung — Lamina papyracea — durchbricht, während die cerebrale Begrenzung in den Lamellen der Pars orbitalis des Stirnbeins und in der Lamina cribrosa eine festere Barriere besitzt.

Nach BURGER sind vorwiegend die chronischen Siebbeinerkrankungen an den Komplikationen schuld, während in HAJEKs Zusammenstellung wohl auch die chronischen Erkrankungen überwiegen, aber nicht in so hohem Maße wie bei BURGER.

Unter den verschiedenen Beobachtungen an Hirnkomplikationen, die vom Siebbein induziert sind, führe ich einen Fall wegen seines ungewöhnlichen Verlaufs an.

KRÄMER: Meningitis nach Siebbeineiterung. Obduktionsbefund: Eitrige Meningitis. Am Dach des linken Siebbeins fand sich in der Lamina cribrosa eine Perforation, an welcher Stelle die Dura nach der Nase zu frei lag.

Epikrise. Die Diagnose einer Meningitis purulenta im Verlaufe einer chronischen Siebbeineiterung steht fest. Beweisend war erstens das Ergebnis der zweimaligen Lumbalpunktion in Intervallen von 7 Tagen nebst dem erwähnten Obduktionsbefund. Was den Fall aber als einen klinisch merkwürdigen stempelt, ist der protrahierte, intermittierende Verlauf. Im Laufe eines Jahres ließen sich 10 meningitische Anfälle nachweisen. Zwischen den einzelnen Anfällen bestand vollkommen normales Befinden. Temp. war normal.

In vereinzelten Fällen von frontalem Hirnabsceß wird angeführt, daß der Absceß durch eine erweichte Stelle in der Lamina cribrosa, ähnlich wie im vorangehenden Falle, mit der Nase kommunizierte und sich gegen die Nase entleerte, somit die Bedingungen für eine operative Heilung schuf.

Der Modus der Infektion ist

1. durch die nekrotisch erweichte Lamina cribrosa, durch angeborene Defekte (selten) und traumatische Dehiszenzen;
2. durch die intakte Lamina cribrosa auf dem Blut- oder Lymphwege;
3. auf dem Wege der Olfactoriusscheiden.

Fälle des ersten Infektionsweges sind die häufigsten (s. obigen Fall Krämer). Die Lamina cribrosa besteht aus kompakten Knochen ohne oder mit eingesprengtem Knochenmark. Ergreift die Entzündung die kompakten Stellen, so muß — damit der entzündliche Prozeß bis an die Dura gelange — der Knochen in seiner ganzen Dicke einschmelzen. An Stellen mit Knochenmarkeinschlüssen erfolgt gewöhnlich die Erweichung der nasalen Knochenlamelle, von dort aus die Infektion des Knochenmarks und von da auf dem Blutwege oder durch einen Hawerssschen Kanal die Affektion der Dura.

Fälle des zweiten Infektionsweges sind ebenfalls zweifellos nachgewiesen (Hajek). Allerdings handelte es sich im Falle Hajek um eine Komplikation, an der ein operativer Eingriff ursächlich Anteil hatte. Die Patientin starb wenige Tage nach einem Siebbeineingriff an Meningitis und kam zur Autopsie. Bei der histologischen Untersuchung fanden sich Streptokokken sowohl in den Gefäßen des Knochens als auch in dem Exsudat der Leptomeningen. Es handelte sich um Einwanderung von virulenten Streptokokken vorerst in das entzündete Schleimhautgewebe, des weiteren um Invasion von Streptokokken in die Blutbahn. Da zwischen der Schleimhaut des Siebbeins und der Dura Venenanastomosen bestehen, kam es zu rascher Infektion der Meningen, ohne daß dabei der Knochen oder die Marksubstanz ergriffen worden wäre (Hajek).

Der dritte Infektionsweg — entlang den Lymphscheiden des Nervus olfactorius — wurde öfters von den Rhinologen als möglich erwähnt, ist aber nur in wenigen Fällen durch genaue mikroskopische Untersuchung nachgewiesen worden.

Miodowski berichtet über die Fortleitung einer Entzündung der Scheiden der nasalen Olfactoriusfasern durch die Lamina cribrosa auf die Gehirnhäute. Allerdings handelte es sich um eine Septumoperation, die von einer eitrigen Meningitis gefolgt war und letal endete. Bei der mikroskopischen Untersuchung der Riechgegend des Septums fanden sich entzündliche Zellinfiltrationen der Olfactoriusscheiden. Diese Infiltrate konnten durch die Siebbeinlöcher gegen die Pia und die Arachnoidea verfolgt werden. Ein ähnlicher Befund wurde von v. Eicken beschrieben: Im Anschluß an eine Stirnhöhlenradikaloperation und Resektion der mittleren Muscheln erfolgte eine meningeale Infektion mit Eiterbildung hauptsächlich um den N. olfactorius.

Eine akute eitrige Pneumokokken-Leptomeningitis nach einer Siebbeinoperation, entstanden auf dem Wege einer Infektion der Lymphscheiden der Olfactoriusfasern, beschreiben L. Turner und E. Reynolds:

33jähr. Mann klagte über chronische Nasenverstopfung infolge von Polypen und Eiterung. Beiderseits Siebbeinoperation nach Sluder. Am nächsten Tag stieg die früher normale Temperatur auf 39,9°. Heftige Kopfschmerzen und Delirien. Lumbalpunktat trüb. Exitus am 5. Tage nach der Operation. Bei der Autopsie fand sich eine eitrige basale Leptomeningitis, im Eiter Pneumokokken. Keine makroskopischen Veränderungen an der Schädelbasis und an den in Betracht kommenden Wänden der Nebenhöhlen.

Bei der mikroskopischen Untersuchung der in Serien geschnittenen beiden Siebbeine fanden sich die oberflächlichen Schichten der Schleimhäute kleinzellig dicht infiltriert Auf der rechten Seite waren die perineuralen Lymphräume der Olfactoriusfasern des Septums dicht mit polymorphkernigen Leukocyten infiltriert. Diese eitrige Infiltration konnte bis in die Subarachnoidalräume verfolgt werden. Auf der linken Seite waren die Nervenfasern geschwunden, an ihrer Stelle Eiterstreifen, die sich in die Subarachnoidalräume fortsetzten. Im rechten Siebbeindach eine traumatische mikroskopisch kleine Fraktur.

Nach der mikroskopischen Untersuchung handelte es sich um eine chronische Entzündung der Nasenschleimhaut mit akutem Nachschub und um eine eitrige Infiltration der Lymphscheiden der Olfactoriusfasern. Diese eitrige Infiltration ließ sich bis in die Subarachnoidalräume verfolgen.

Es könnte die Frage aufgeworfen werden, ob diese Infiltration der Lymphscheiden und Schwund der Nervenfasern durch die Meningitis auf absteigendem Wege entstanden ist. Darauf geben Untersuchungen von Logan Turner und E. Reynolds Antwort, die 2 Fälle *otitischer* Meningitis untersucht und gefunden haben, daß in diesen Fällen die perineuralen Lymphscheiden nicht stark erweitert sind, die Eitermenge geringer ist und daß nur die *größeren* Nervenäste, und zwar nur im Bereich der Siebbeinlöcher infiltriert gefunden wurden. Die eitrige Infiltration reichte nicht bis in die Lymphscheiden der kleinen Nervenäste und nirgends konnte festgestellt werden, daß Nervenfasern durch den Eiter zugrunde gegangen wären und daß die Entzündung bis in die Riechschleimhaut vorgedrungen wäre.

Es soll dennoch — was auch ohne besonderen Hinweis aufgefallen sein dürfte — hervorgehoben werden, daß gerade die Krankengeschichten und Befunde von Komplikationen der Siebbeinhöhle Fälle betreffen, bei denen die cerebrale Komplikation im Anschluß an einen operativen Eingriff auftrat. Die Siebbeinhöhlenentzündungen, insbesondere die eitrigen, sind nach meiner Beobachtung bei Erwachsenen seltener als die eitrigen Entzündungen der anderen Höhlen und seltener als man noch immer allgemein glaubt. Die wichtigsten venösen Abflußwege führen gegen die Orbita und daher neigen die Eiterungen der Siebbeinhöhle mehr zu orbitalen Komplikationen. Die histologisch untersuchten Fälle ergaben, daß die Übertragung auf dem Wege der Lymphscheiden der Olfactoriusfasern erfolgte. Diese befinden sich in der Schleimhaut der oberen Septumabschnitte und der nasalen Schleimhaut der oberen und teilweise der mittleren Muschel. Daher die endokraniellen Komplikationen nach Operationen in diesen Gegenden. Es wäre aber falsch, wenn man die Gefährlichkeit solcher Eingriffe auch nur als beachtenswert veranschlagen würde. Bei den meisten bisher bekannten Komplikationen nach Siebbeinoperationen spielt die angewandte Methode, die Erfahrung bzw. der ungenügende Grad derselben und die Schwere des Falles, z. B. isolierte Operation bei komplizierter Nebenhöhleneiterung eine große Rolle. So können nahezu alle Verletzungen der Lamina cribrosa als Fehler der operativen Technik bezeichnet werden. Jedenfalls muß die Riechregion als eine Zone bezeichnet werden, in der operative Eingriffe bei bestehenden eitrigen Prozessen nur aus dringlicher Indikation vorgenommen werden sollen. Es muß jedoch betont werden, daß mit Rücksicht auf die sehr große Zahl solcher Eingriffe, die jeder einzelne Rhinologe ausführt, die Zahl der letalen endokraniellen Komplikationen verschwindend klein ist; groß genug, um zu Vorsicht in der Asepsis und zur Übung der operativen Technik zu mahnen, aber zu klein, um einen geübten Rhinologen vom indizierten Eingriff abzuhalten.

Die *Therapie* der Komplikation durch Siebbeineiterungen beschränkt sich fast regelmäßig auf die endonasale Ausräumung des Siebbeins oder auf die Eröffnung des Siebbeins von außen. Daß natürlich ein eventuell vorhandener Extradural- oder Hirnabsceß dabei nicht eröffnet wird, ist klar, es wäre denn, daß zufällig am Dach des Siebbeins eine erweichte Stelle gefunden und durch deren Erweiterung die Drainage eines solchen Abscesses ermöglicht würde. Die Fälle von Meningitis, Hirnabsceß und Thrombose infolge Siebbeineiterung kamen sämtlich unoperiert ad exitum, ausgenommen die Fälle von MANASSE und COW und Fälle von Meningitis serosa, die auf endonasale Eingriffe heilten. Intrakranielle Eingriffe zum Zwecke der Heilung von Abscessen und eitrigen Meningitiden nach Siebbeineiterung sind auch heute selten. Die Therapie eitriger Meningitis nach endonasaler Siebbeineröffnung entspricht der üblichen Therapie der eitrigen nichtrhinogenen Meningitis.

Literatur.

BOENNINGHAUS: Operationen an den Nebenhöhlen der Nase. Handbuch der speziellen Chirurgie der oberen Luftwege, 3. Aufl., Bd. 5. 1923. — Arch. f. Laryng. **33**. — BOWEN: Ann. of Otol. **1913**. Zit. nach BOENNINGHAUS. — BRAUER: Z. Neur. **1912**. — BRAWLEY: Ann. of Otol. **1921**. — BURGER: Die endokraniellen Komplikationen der Nasennebenhöhlen. Handbuch der Hals-, Nasen-, Ohrenheilkunde von DENKER-KAHLER, Bd. 2. 1926. — BUTZENGEIGER: Münch. med. Wschr. **1911**.

CAIRNS, H. and CH. DONALD: Proc. roy. Soc. Med. Lond. **27** (1934). — CLAUS: PASSOW-SCHAEFERS Beitr. **4** (1911). Zit. nach BOENNINGHAUS.

DAN MCKENZIE: Roy. Soc. Med. Lond. **1915**, Laryng. sect. — DEMMER, F.: Wien. klin. Wschr. **1918 I**, 717. — DENKER: Arch. f. Laryng. **10** (1900), — Arch. f. Laryng. **1906**, 411. — DREYFUSS: Rhinogene Gehirnaffektionen. Internat. Zbl. Ohrenheilk. **6** (1886).

EAGLETON: Cavernosus Sinus Thrombophlebitis. New York: McMillan & Co. 1926. — EICKEN, v.: Verh. dtsch. Laryng. **1908**.

FAULKNER: Laryngoscope **1921**. — FRASER, D. H. L.: J. Laryng. a. Otol. **27** (1912). — FREMEL: Mschr. Ohrenheilk. **1922**.

GERBER: Z. Ohrenheilk. **44**, 360 (1903). — Die Komplikationen der Stirnhöhlenentzündungen, 1909. — GRADENIGO: Arch. Ohrenheilk. **1905**. — GRÜNWALD: Arch. f. Laryng. **1904**.

HAJEK: Pathologie und Therapie der entzündlichen Erkrankungen der Nebenhöhlen der Nase, 5. Aufl. 1926. — Arch. f. Laryng. **1906**. — HALLE: Berl. klin. Wschr. **1902**. — HOFMANN, L.: Mschr. Ohrenheilk. **1924**. — Sitzgsber. Wien. laryng. Ges. **1919**. — HULLAS: Zit. Zbl. Laryng. usw. **1932**.

KANDER: Verh. Ver. dtsch. Laryng. **1908**. — KERR: Brain abscess with special reference to abscess of the frontal lobe. Arch. Surg. **7** (1923). — KÖHLER: Zit. Zbl. Laryng. usw. **1932**. — KÖRNER: Über otitische Erkrankungen des Hirns. Wiesbaden: J. F. Bergmann. — KOBRAK: Z. Hals- usw. Heilk. **1926**. — KRÄMER: Semons Z. Laryng. usw. **1920**. Zit. nach HAJEK. — KUHNT: Über entzündliche Erkrankungen der Stirnhöhle, 1893.

LUC: Arch. internat. Laryng. etc. **1907**.

MAYER, O.: Wien. med. Wschr. **1929 I**. — MCBEAN: Ann. of Otol. **1914**. — MILLIGAN: Brit. med. J. **1905**. — MIODOWSKI: Verh. internat. Laryng.kongr. Berlin **1911**.

ONODI: Eröffnung der Schädelhöhle und Freilegung des Gehirns von den Nebenhöhlen der Nase aus. Leipzig: Curt Kabitzsch 1911.

PIFFL: Festschrift für CHIARI.

SOLOWIECZYK u. KARBOWSKI: Kasuistik der Stirnhöhleneiterungen mit intrakraniellen Komplikationen. Z. Laryng. usw. **1915**. — ST. CLAIR THOMSON: Trans. med. Soc. Lond. **1906**. — STERNBERG, H.: Mschr. Ohrenheilk. **57**, 44 (1923). — STREIT: Verh. dtsch. Laryng. **1913**. Zit. nach BOENNINGHAUS.

TURNER, L. and REYNOLDS E.: J. Laryng. a. Otol. **1926**, **1927**, **1928**.

WESTERMAYER: Münch. med. Wschr. **1895**.

ZUCKERKANDL: Normale und pathologische Anatomie der Nase usw., Bd. 1 u. 2. 1893. — Atlas der Topographischen Anatomie, 1904. S. 81.

Otogene endokranielle Erkrankungen.

Von **Hans Brunner**-Wien.

Die im folgenden gegebene Darstellung der otogenen Hirnkomplikationen erfolgt vor allem von neurologischen Gesichtspunkten. Dadurch werden gewisse Besonderheiten in der Disposition des Stoffes erklärt. Besonderes Gewicht wird auf Symptomatologie, Pathologie und Pathogenese gelegt, auf die letzteren Kapitel deshalb, weil ein Verständnis für die Symptome nur durch genaueste Kenntnis der Pathogenese und Pathologie ermöglicht wird. Die Differentialdiagnose wird nicht in eigenen Kapiteln abgehandelt, da sie, sofern sie sich nur im Gebiete der otogenen Komplikationen bewegt, sich aus der Symptomatologie ergibt; sofern sie aber das Gebiet nicht otogener Hirnerkrankungen (Tumoren, vasculäre Erkrankungen usw.) einbezieht, erfordert sie gründliche Kenntnis dieser Erkrankungen. Es muß also diesbezüglich auf die betreffenden Kapitel in diesem Handbuche hingewiesen werden. Ganz kurz gefaßt sind Prognose und Therapie, da diese Fragen nur in die Interessensphäre des Otochirurgen zielen. Um hier unnötige Längen zu vermeiden, wird fast nur der Standpunkt mitgeteilt, den die Abteilung meines verstorbenen Lehrers und Chefs, Prof. G. Alexander, gegenwärtig in diesen Fragen einnimmt. Die durchaus subjektive Färbung dieser Kapitel sei damit entschuldigt. Was insbesondere die Therapie betrifft, so läßt sich hier nur wenig mitteilen, was als feststehend bezeichnet werden könnte. Denn die Frage nach der Behandlungsmethode der gewöhnlichen Komplikationen (Sinusthrombose, Meningitis, Hirnabsceß) ist noch immer im Flusse und es muß daher zugegeben werden, daß die schematisierenden Angaben, die in den folgenden Kapiteln über diese Frage gemacht werden, eben nur unserem *gegenwärtigen* Standpunkte entsprechen und meist in einer dem individuellen Falle angepaßten Weise modifiziert werden müssen. Dem neurologischen — und auch otologischen — Gesichtspunkte entspricht es ferner, daß der otogene Schläfenlappenabsceß und der otogene Kleinhirnabsceß in speziellen Kapiteln abgehandelt werden, eine Trennung, die leider auch in den jüngsten Beschreibungen nicht durchgeführt wird.

Schließlich sei bemerkt, daß nur das Schrifttum nach 1926, soweit es für den Text verwendet wurde, angeführt ist. Bezüglich früherer Arbeiten vgl. „Die otitischen Erkrankungen des Hirns, der Hirnhäute und der Blutleiter", 5. Aufl. 1925 von Körner und Grünberg, die entsprechenden Kapitel im Handbuche der Chirurgie des Ohres von Katz, Preysing, Blumenfeld, im Handbuch der Neurologie des Ohres von Alexander, Marburg, Brunner und im Handbuch der Hals-Nasen-Ohrenkrankheiten von Denker und Kahler.

Pachymeningitis externa (extraduraler Absceß).

Die otogene Pachymeningitis externa tritt in der mittleren und in der hinteren Schädelgrube auf. In beiden Schädelgruben kann sie einen mehr lateralen und einen mehr medialen Sitz aufweisen, so daß wir vier Formen der Pachymeningitis externa unterscheiden können:

1. Die laterale Pachymeningitis externa der mittleren Schädelgrube; 2. die tiefe (mediale) Pachymeningitis der mittleren Schädelgrube; 3. die laterale Pachymeningitis der hinteren Schädelgrube (perisinuöser Absceß); 4. die tiefe Pachymeningitis der hinteren Schädelgrube. Die laterale Pachymeningitis der mittleren Schädelgrube erfaßt im wesentlichen die regionäre Dura des Tegmens. Sie kann die größte Ausdehnung dadurch erlangen, daß sie sich weit auf die Konvexität des Hirns ausdehnt. Die tiefe Pachymeningitis der mittleren Schädelgrube ergreift die regionäre Dura der Pyramidenspitze. Ihre Ausdehnung ist gewöhnlich gering. Die laterale Pachymeningitis der hinteren Schädelgrube gehört der regionären Dura der hinteren Wand des Warzenfortsatzes (Sinus sigmoideus) an, die tiefe Pachymeningitis der hinteren Schädelgrube (Jansen) endlich der regionären Dura der hinteren Pyramidenfläche,

etwa an der Stelle, wo die hinteren Schenkel der vertikalen Bogengänge zusammenstoßen. Die beiden Formen der Pachymeningitis der hinteren Schädelgrube können sich vereinigen, wodurch es zu einer beträchtlichen Ansammlung von Eiter kommen kann. O. BECK hat als Rarität eine otogene Pachymeningitis suppurativa cervicalis externa beschrieben.

Ätiologie. Als Ursachen kommen die akute Otitis media, die chronische Otitis und die eitrige Otitis interna in Betracht. Seit JANSEN wissen wir, daß sich im allgemeinen extradurale Eiterungen häufiger an akute bzw. subakute als an chronische Otitiden anschließen und daß in beiden Fällen die Pachymeningitis der hinteren Schädelgrube häufiger ist als die der mittleren. Die Bildung dieser Extraduralabscesse erfolgt bei der akuten Otitis auf dem Wege über den Warzenfortsatz, bei der chronischen Otitis häufig auf dem Wege über das Innenohr. Bei Beziehung der Pachymeningitis externa zu den Otitiden kommt man zu dem Schlusse, daß sich die perisinuösen Abscesse häufiger an akute Otitis, die extraduralen (lateralen) Abscesse der mittleren Schädelgrube häufiger an chronische Otitiden anschließen. Die tiefen Extraduralabscesse der hinteren Schädelgrube findet man am häufigsten (aber nicht immer) im Anschlusse an die eitrige Interna, die tiefen Extraduralabscesse der mittleren Schädelgrube am häufigsten bei akuten und subakuten Otitiden. NEUMANN hat einen Fall von Extraduralabsceß in beiden Schädelgruben im Gefolge eines Cholesteatoms des Mittelohres histologisch untersucht.

Unter den akuten Otitiden gibt es keine spezielle Form, welche besonders häufig zum perisinuösen Abscesse führt. Nur die nach dem Typus der Mucosusotitis verlaufende akute bzw. subakute Mittelohreiterung löst entsprechend ihrer allgemeinen Neigung zu intrakraniellen Komplikationen auch relativ oft extradurale Abscesse aus. In diesen Fällen kann das Mittelohr ausheilen, das Trommelfell grau und geschlossen sein, während durch die Operation ganz große Extraduralabscesse entleert werden. Bei der chronischen Otitis ist es vor allem die akute Exacerbation, welche die Pachymeningitis hervorruft, was aber nicht nur für diese, sondern für alle otogenen Hirnkomplikationen im Gefolge von chronischen Otitiden gilt, worauf besonders NEUMANN immer wieder hingewiesen hat.

Pathogenese und Pathologie. Die größte Zahl von Extraduralabscessen entsteht sowohl bei akuten als auch bei chronischen Otitiden durch *Kontaktinfektion*. Wir sehen, daß in diesen Fällen die Eiterung bis an den Knochen vordringt, der die Dura bedeckt. Der Knochen wird schwarz verfärbt, nekrotisch, seltener fistulös durchbrochen. Bei den durch Kapselbakterien hervorgerufenen extraduralen Eiterungen kann die Nekrose des Knochens hie und da eine ganz geringe Ausdehnung zeigen, sie kann sich etwa auf die Größe eines Stecknadelkopfes beschränken. Hinter einer solchen kleinen nekrotischen Stelle können sich sehr umfangreiche extradurale Abscesse verbergen (geschlossene Extraduralabscesse). Demgegenüber finden wir bei der Tuberkulose und beim Cholesteatom des Schläfenbeins oft ausgedehnte Zerstörungen des Tegmens (offene Extraduralabscesse).

Die Dehiszenzen insbesondere im Tegmen tympani, denen von manchen Autoren für die Überleitung von Eiterungsprozessen eine besondere Rolle zugeteilt wird, besitzen, wie eigene histologische Untersuchungen gezeigt haben, diese Bedeutung nicht unbedingt.

Das makroskopische Bild der Pachymeningitis externa zeigt die üppigen, zum Teil allerdings nekrotischen Granulationen an der Außenfläche der Dura. Eine besondere Ausdehnung können diese Granulationen bei der Tuberkulose des Schläfenbeins erreichen, was sehr schön durch einen Fall von E. URBANTSCHITSCH demonstriert wird, bei dem allerdings die tuberkulösen Granulationen die Dura bereits durchwuchert hatten. Ob es zwischen der granulierenden Dura und dem Knochen zu einer größeren Eiteransammlung kommt (Extraduralabsceß), hängt zum Teil von der Art der Infektion, zum Teil von dem Fehlen einer Fistel ab, durch die der Eiter abfließen kann, zum Teil schließlich von der Festigkeit des Zusammenhanges zwischen Knochen und Dura, die an verschiedenen Stellen des Schläfenbeins bekanntlich eine verschiedene ist. So ist die Dura in einem Teile der hinteren Pyramidenfläche und am Übergange zur Schuppe nur durch lockeres Bindegewebe mit dem Knochen vereinigt, so daß gerade an diesen Stellen größere Eiteransammlungen möglich sind (LANGE).

Histologisch zeigt die Dura beim Extraduralabscesse eine Auflockerung ihrer Fasern und ein streifenförmiges Infiltrat, dessen Ausdehnung in erster Linie von der zugrunde liegenden Infektion abhängt.

Ausgänge der Pachymeningitis externa. In den Fällen, in denen der pachymeningitische Herd durch die Operation freigelegt wurde, heilt die Pachymeningitis mit Bildung von Bindegewebsschwarten aus. Wird der Herd nicht freigelegt, so bricht die Pachymeningitis entweder durch den Knochen oder durch vorgebildete Löcher an der Schädelbasis (For. jugulare, Emissarium mastoideum — CITELLIscher Absceß) oder — allerdings seltener — durch die Dura. Im ersten Falle kann die Durchbruchsstelle an verschiedenen Stellen des Schädels lokalisiert sein. ALEXANDER sah einen Fall, in dem ein Extraduralabsceß am Scheitel durchbrach. Der Durchbruch kann aber auch in das Ohr erfolgen. ALEXANDER unterscheidet hier eine Mastoid-, Antrum-, Tegmen-, Labyrinthfistel. Es ist sehr wahrscheinlich, daß es sich in vielen Fällen der älteren Literatur, in denen von einem spontanen Durchbruche eines Hirnabscesses in das Ohr berichtet wird, um extradurale Abscesse gehandelt hat.

Ein fistulöser Durchbruch durch die Dura ist, wie schon erwähnt, nicht häufig. Hingegen wäre es denkbar, daß entsprechend den Versuchen von STREIT bakterielle Toxine die Dura passieren und zu milde verlaufenden Entzündungen der weichen Hirnhäute (Meningitis serosa) Veranlassung geben. Nach JANSEN soll dies besonders häufig bei den tiefen Extraduralabscessen der hinteren Schädelgrube vorkommen. So fand SCHLANDER z. B. bei einem kleinen Extraduralabsceß eine seröse Meningitis (Obduktionsbefund!). ALEXANDER hat zwar dagegen Einspruch erhoben, daß die Experimente von STREIT einfach auf den Menschen übertragen werden. In der Tat müssen wir zugeben, daß diesbezüglich beim Menschen und beim Tiere geweblich recht verschiedene Verhältnisse vorliegen. Finden sich doch sogar Unterschiede in der Struktur der Dura beim Kinde und beim erwachsenen Menschen (NOSE u. a.). Trotzdem zwingt uns aber die Klinik, beim Menschen (insbesondere beim Kinde) prinzipiell ähnliche Vorgänge anzunehmen, wie sie STREIT beim Tiere nachgewiesen hat. Der mikroskopische Beweis für diese Annahme steht freilich noch aus.

Schließlich ist es möglich, daß eine Pachymeningitis der mittleren Schädelgrube, wenn sie keine große Ausdehnung und keine wesentliche Intensität erreicht, auch ohne Freilegung des Herdes ausheilen kann. In diesem Sinne spricht das Vorkommen von Osteophyten am Tegmen tympani in radikal operierten Mittelohren, was aus eigenen histologischen Untersuchungen hervorgeht.

Symptomatologie. Hier ist nur von denjenigen Fällen die Rede, in denen der Extraduralabsceß zu keinerlei Infektion der weichen Hirnhäute geführt hat.

1. Allgemeinsymptome. Das *Allgemeinbefinden* ist nicht auffallend gestört, die Patienten haben im Gegenteile häufig nicht einmal das Gefühl, schwer krank zu sein, was sich natürlich sofort ändert, wenn sich die Leptomeningen an dem Krankheitsprozesse beteiligen.

Die *Temperatur* ist normal, solange der extradurale Eiterherd auf die subduralen Gebilde keinen Einfluß ausgeübt hat. Die Temperatur steigt aber sofort, wenn es zu entzündlichen Veränderungen in den Leptomeningen oder zu tiefgreifenden, das Endothel einbeziehenden Veränderungen an der Sinuswand gekommen ist.

Puls und *Blutbild* zeigen keine Besonderheiten.

2. Allgemeine Hirnsymptome. Hier ist in erster Linie der *Kopfschmerz* zu nennen, das wichtigste Symptom des extraduralen Abscesses. Der Kopfschmerz hat gewisse Ähnlichkeiten mit dem Kopfschmerz beim Hirntumor, insoferne als es sich um einen kontinuierlichen, zeitweise allerdings exacerbierenden, bohrenden Schmerz handelt. Ein derartiger Kopfschmerz findet sich weder bei der akuten noch bei der chronischen Otitis, obwohl bei schweren Formen der akuten Otitis hie und da ein gewisses Gefühl des „benommenen Kopfes" angegeben wird.

Viel wichtiger als die Art des Kopfschmerzes ist aber seine Lokalisation. Die Tatsache allein, daß der Kopfschmerz lokalisiert auftritt, ist an und für sich schon charakteristisch und dient zur Differentialdiagnose zwischen Mastoiditis und Pachymeningitis externa. Was nun diese Lokalisation im einzelnen betrifft, so läßt sich da folgendes sagen: Beim lateralen Abscesse der hinteren Schädelgrube findet man den Kopfschmerz häufig im Hinterhaupte, ebenso häufig aber auch in der Stirne. Beim tiefen Extraduralabscesse der hinteren Schädelgrube kann die gleiche Lokalisation auftreten, nicht selten wird aber in diesen Fällen ein Schmerz im Nacken angegeben, woraus eine gewisse Nackenstarre, hie und da sogar eine Zwangshaltung des Kopfes, aber keine echte Nackensteifigkeit resultiert. Beim lateralen Absceß der mittleren Schädelgrube erscheint der Kopfschmerz meist im Bereiche der Schläfenbeinschuppe. Am wichtigsten sind die Schmerzen beim tiefen Extraduralabscesse der mittleren Schädelgrube, die durch das häufige Ergriffensein der Trigeminuswurzeln bzw. des Ganglion Gasseri ihre spezielle Charakterisierung als Neuralgien erfahren (s. unter „lokale Hirnsymptome").

Seltener als der spontane Kopfschmerz ist der *Klopf- und Druckschmerz des Schädels,* der vor allem bei den lateral gelegenen Extraduralabscessen beobachtet wird. Dieses Symptom ist bei den lateralen Abscessen der mittleren Schädelgrube im Bereiche der Schläfenbeinschuppe, bei den perisinuösen Abscessen hinter dem Warzenfortsatze lokalisiert.

Von sehr großer Bedeutung erscheint mir die *Schädelperkussion,* insbesondere beim lateralen Abscesse der mittleren Schädelgrube. Es ist mir einige Male gelungen, insbesondere bei älteren Personen, bei denen der Extraduralabsceß sonst ziemlich symptomlos verlaufen kann, durch den deutlich dumpferen Schall über der Schuppe der kranken Seite einen Extraduralabsceß der mittleren Schädelgrube zu diagnostizieren. Dazu genügt vollkommen die Perkussion mit dem Finger, die komplizierten Instrumente, die in jüngerer Zeit zur Schädelperkussion angegeben wurden (Benedek), sind überflüssig.

Veränderungen im Augenhintergrunde sind selten. Koerner fand unter 36 Fällen 5mal, Blau unter 85 Fällen nur 9mal eine Neuritis optica. Es besteht allerdings auch in diesen Fällen die Möglichkeit, daß diese Veränderungen nicht durch den Extraduralabsceß, sondern durch eine begleitende Meningitis serosa hervorgerufen wurden.

Die *Spinalflüssigkeit* ist beim unkomplizierten Abscesse durchaus normal. Wird der Absceß durch eine Meningitis serosa kompliziert, so können pathologische Bestandteile im Liquor (Eiweiß-, Zellvermehrung) auftreten, die sich insbesondere bei perisinuösen Abscessen hie und da bis zur makroskopischen Trübung des Liquors steigern (circumscripte eitrige Leptomeningitis). Somnolenz, Erbrechen, Pulsverlangsamung gehören nicht zum typischen Bilde des Extraduralabscesses, sie können aber bei der komplizierenden Leptomeningitis auftreten.

3. Lokale Hirnsymptome. Diese Symptome sind durchaus von dem Sitze des Extraduralabscesses abhängig. Sie fehlen vollkommen in der großen Mehrzahl der perisinuösen Abscesse. Hingegen treten sie beim tiefen Extraduralabseesse der hinteren Schädelgrube, auch wenn dieser nicht von einer eitrigen Interna induziert wird, oft deutlich in Erscheinung. Wir finden hier Nystagmus zur kranken oder zu beiden Seiten, Schwindel und Vorbeizeigen im Arme der kranken Seite. Der labyrinthogene tiefe Extraduralabsceß der hinteren Schädelgrube kann im wesentlichen die gleichen Symptome auslösen wie ein Kleinhirnabsceß. Beim lateralen Abscesse der mittleren Schädelgrube kann es zu lokalen Hirnsymptomen kommen, wenn der Absceß eine größere Ausdehnung erreicht. Hier sind Paresen und epileptiforme Krämpfe beschrieben, aber am interessantesten sind die Sprachstörungen (amnestische Aphasie), die durch Extraduralabscesse hervorgerufen werden (Lit. bei Thormann).

Praktisch von größter Bedeutung sind die Symptome, die durch die tiefen Extraduralabscesse der mittleren Schädelgrube hervorgerufen werden. Diese Symptome werden schon seit langem als „Symptomenkomplex von Gradenigo“ zusammengefaßt, worunter das Auftreten von Schmerzen in der Schläfen- und Scheitelbeingegend mit Abducenslähmung bei akuter Otitis verstanden wird. Der Symptomenkomplex tritt aber, wie neuere Untersuchungen (Uffenorde, Schlander, Brunner, Voss, Lange u. a.) gezeigt haben, nur selten in der klassischen, von Gradenigo gezeichneten Form auf. Am häufigsten findet man noch die *Trigeminussymptome*. Sie treten entweder als Neuralgien oder als Hypästhesien auf. Die neuralgischen Beschwerden sind streng lokalisiert, allerdings an verschiedenen Stellen. Schmerzen in der Tiefe der Orbita werden sehr häufig angegeben, daneben aber auch Schmerzen in der Stirn- und Schläfengegend, im Hinterkopfe, schließlich in den Zähnen. Unter den Hypästhesien ist der Ausfall oder die Verminderung des Cornealreflexes auf der kranken Seite von großer Bedeutung, worauf Grabscheid hingewiesen hat. Die erwähnten Trigeminussymptome werden durch entzündliche Veränderungen im Cavum Meckelii oder in den das Ganglion Gasseri verlassenden Trigeminuswurzeln hervorgerufen. Doch muß bemerkt werden, daß hier klinischer und anatomischer Befund durchaus nicht immer Hand in Hand gehen müssen, insoferne als man manchmal das Ganglion Gasseri von Eiter umspült findet, ohne daß entsprechende klinische Symptome aufgetreten wären und umgekehrt (Hilgermann, Brunner).

Von weit geringerer Bedeutung als die Trigeminussymptome ist die *Abducenslähmung,* die trotzdem eine sehr ausgedehnte Bearbeitung erfahren hat. Die Abducenslähmung ist bei Eiterungen der Pyramidenspitze relativ selten. Sie wird auf ein Ödem im Dorelloschen Kanale infolge Ostitis der Pyramidenspitze, auf einen tiefen Extraduralabsceß, auf eine „gutartige circumscripte“ oder „aseptische circumscripte“ oder eitrige circumscripte Leptomeningitis, auf eine seröse Meningitis und schließlich auf eine Neuritis zurückgeführt (Lit. bei Voss und Eagleton). Ich habe seinerzeit darauf hingewiesen, daß diese ganze Diskussion praktisch nur geringes Interesse besitzt, da wahrscheinlich meist eine Kombination verschiedener Veränderungen im Spiele sein wird. Sicher ist nur, daß der Abducenslähmung bei entzündlichen Erkrankungen des Ohres immer eine Erkrankung an der Pyramidenspitze zugrunde liegt und sicher ist ferner, daß die alte Lehre von der reflektorisch labyrinthär ausgelösten Abducenslähmung nicht mehr haltbar ist. Über das Auftreten der Abducenslähmung auf der ohrgesunden Seite vgl. S. 228.

4. Ohrsymptome. Der Ohrbefund ist nicht sehr charakteristisch. Am meisten fällt noch die *profuse Eiterung aus dem Mittelohre* auf, die allerdings bei der subakuten Otitis auch durch eine einfache Mastoiditis hervorgerufen werden

kann. Wenn auch bei der letzteren die Eiterung eine geringere Quantität zeigt als beim Extraduralabsceß, so sind doch die Unterschiede in der Menge des Sekrets nur schwer mit Sicherheit zu beurteilen. Wesentlich charakteristischer für den Extraduralabsceß ist es, wenn zu gleicher Zeit mit der profusen Sekretion allgemeine Hirnsymptome abnehmen (GÖRKE). Dieser Befund ist aber nur selten zu erheben. Voss behauptet, daß die profuse, unter Druck stehende, nicht sistierende oder rezidivierende Eiterung aus Mittelohr und Antrum für die Eiterungen an der Pyramidenspitze charakteristisch sein soll. Übrigens hat schon früher UFFENORDE auf den verschleppten Verlauf frischer Eiterungen bei Erkrankungen der Pyramidenspitze hingewiesen. Ich möchte dazu bemerken, daß diesem Symptome eine absolute Verläßlichkeit nicht zukommt. Das gleiche gilt für das von MARX angegebene Zeichen, wonach das nochmalige Auftreten von pulsierendem Sekret nach Abflauen der akuten Otitis für den Extraduralabsceß charakteristisch sein soll.

Das *Röntgenbild des Schläfenbeins* ermöglicht nur bei bedeutenden Zerstörungen im Bereiche des Tegmens oder der knöchernen Sinusschale eine halbwegs sichere Diagnose. Hingegen leistet die Röntgenaufnahme der Pyramidenspitze bei der Diagnose der tiefen Extraduralabscesse der mittleren Schädelgrube häufig gute Dienste.

Bricht ein lateraler Extraduralabsceß nach außen durch, so treten circumscripte, von normaler Haut bekleidete Schwellungen entweder im Bereiche der Schläfenbeinschuppe oder hinter dem Warzenfortsatze, seltener in der Nackenmuskulatur oder im Pharynx (Retropharyngealabscesse) auf. Dieser Befund ist wohl am meisten charakteristisch. Man muß in solchen Fällen an der otogenen Natur der Erkrankung auch dann festhalten, wenn das Trommelfellbild normal ist, da es bei den durch Kapselbakterien hervorgerufenen Otitiden sehr häufig hinter einem vollkommen geschlossenen Trommelfelle zu Bildung und Durchbruch von Extraduralabscessen kommen kann.

Prognose. Wird ein Extraduralabsceß nicht operiert, so führt er zu weiteren Hirnkomplikationen und bedeutet eine sehr große Gefahr für das Leben. Das gilt auch für die spontan nach außen durchgebrochenen Abscesse; obwohl in solchen Fällen Heilungen beschrieben wurden (HALPERN und STULIK). Spontane Heilungen *kleiner* Extraduralabscesse sind sicher möglich, sie gehören aber zu den Seltenheiten. Hingegen ist die Prognose des operierten Extraduralabscesses eine gute.

Therapie. Die Behandlung ist eine chirurgische und besteht bei den lateralen Abscessen der beiden Schädelgruben im wesentlichen in der vollkommenen Freilegung des erkrankten Durabezirkes nach Ausschaltung des ursächlichen Eiterherdes im Ohre. Das gilt auch für die tiefen Extraduralabscesse der hinteren Schädelgrube, bei denen man, wie NEUMANN u. v. a. mit Recht hervorheben, sich unter Umständen nicht scheuen darf, auch ein funktionierendes Labyrinth (mit Freilegung des inneren Gehörganges) zu eröffnen.

Eine Sonderstellung nehmen nur die tiefen Abscesse in der mittleren Schädelgrube insoferne ein, als hier die prinzipielle Freilegung der Dura an der Pyramidenspitze nicht nötig ist. Wir haben eine Reihe derartiger Fälle durch eine erweiterte Antrotomie oder durch eine konservative Radikaloperation mit ausgiebiger Freilegung der Dura der mittleren Schädelgrube zur Heilung gebracht und können daher das in jüngster Zeit von KOPETZKY und ALMOUR vorgeschlagene Operationsverfahren nicht in allen Fällen als indiziert betrachten. Nur in Fällen, in denen das Röntgenbild eine schwere Destruktion an der Pyramidenspitze zeigt, wird man es häufig nicht umgehen können, den Herd operativ zu erreichen. Daß dies allerdings auf verschiedene Weise möglich ist, zeigen die Fälle von EAGLETON, KOPETZKY und ALMOUR, MAYER, VOSS, RUTTIN, SCHLANDER u. a.

Die interduralen Entzündungen.

Es wurde schon oben hervorgehoben, daß sich bei der Pachymeningitis externa in der Regel streifenförmige Infiltrate in der Dura finden. Diese Infiltrate können sich wesentlich vergrößern und zur Bildung eines *interduralen*

Abscesses führen. Klinisch ist dieser Befund ohne Interesse, da er stets in Verbindung mit einer Leptomeningitis, Pachymeningitis interna oder einem Hirnabscesse angetroffen wird.

Von weit größerem Interesse sind die Eiterungen, die sich in den vorgebildeten Säcken und Kanälen des Durainnern abspielen. Hierher gehören 1. die Eiterungen im Cavum Meckelii, 2. das Saccusempyem und 3. die otitische Sinusthrombose.

1. Eiterungen im Cavum Meckelii.

Diese Eiterungen entstehen im Gefolge von Eiterungen an der Pyramidenspitze entweder dadurch, daß die Eiterung das äußere Durablatt durchbricht (Fistel) oder auf dem Wege durchbohrender Venen (Thrombophlebitis) in das Cavum Meckelii einbricht. Der letzterwähnte Weg ist bis jetzt mikroskopisch noch nicht erwiesen, doch muß man ihn für diejenigen Fälle annehmen, in denen eine Durafistel fehlt.

Klinisch sollte sich diese Eiterung durch Trigeminussymptome (Ganglion Gasseri) kennzeichnen, doch wurde schon oben hervorgehoben, daß dies nicht immer der Fall ist, häufig offenbar deshalb nicht, weil diese Eiterungen meist sehr rasch zur diffusen Meningitis führen.

Eine spontane Heilung dieser Eiterungen ist theoretisch möglich, doch ist es noch nicht erwiesen, daß sie auch tatsächlich vorgekommen ist. Chirurgisch ließen sich diese Eiterungen auf den für die Operationen am Ganglion Gasseri üblichen Wegen (KRAUSE, STREIT, RUTTIN) erreichen, doch ist es sehr fraglich, ob ein derartiger Eingriff die Meningitis aufhalten könnte.

2. Saccusempyem.

Das Saccusempyem tritt in der Regel als Folgeerscheinung einer meist chronisch verlaufenden, eitrigen Otitis interna auf. KÖRNER, LANGE, GÖRKE u. a. geben an, daß auch eine Eiterung an der Hinterfläche der Pyramide oder eine Thrombose des benachbarten Sinus sigmoideus auf den Saccus übergreifen kann. GOERKE glaubt sogar, daß es auf diesem Wege retrograd zu einer eitrigen Otitis interna kommen kann.

Das klinische Bild des Saccusempyems wird in der Regel durch die Labyrinthsymptome überdeckt. Es stellt daher meist einen Zufallsbefund bei der Operation oder bei der mikroskopischen Untersuchung dar. Das reine Saccusempyem ist jedenfalls nicht häufig und es ist WAGENER beizustimmen, wenn er den größten Teil der in der Literatur beschriebenen, nur durch die Operation diagnostizierten Fälle anzweifelt. Diese Zweifel sind vor allem deshalb berechtigt, weil sich das Saccusempyem nur selten längere Zeit als solches erhält, vielmehr in der Regel sehr bald durchbricht und zum tiefen Extraduralabsceß oder zum Kleinhirnabscesse führt.

3. Die otogene Sinusthrombose.

(Otogene Sepsis.)

Daß entzündliche Erkrankungen im Bereiche des Schläfenbeins zur Allgemeininfektion, zur Sepsis, führen können, ist lange bekannt. Ebenso bekannt ist die Tatsache, daß die otogene Sepsis in erster Linie auf Thrombenbildung in den Sinus der Dura zurückzuführen ist. Die große Zahl von Hirnblutleitern und Venen, die um das Schläfenbein herum bzw. im Schläfenbein gelegen sind, macht die Häufigkeit der entzündlichen Thrombosen begreiflich. Ihre Häufigkeit erreicht (beim männlichen Geschlechte) beinahe die der Extraduralabscesse.

Neben dieser Entstehungsform der otogenen Sepsis muß man aber heute das Vorkommen einer otogenen Allgemeininfektion ohne Thrombenbildung im Schläfenbeine und um das Schläfenbein herum mit hoher Wahrscheinlichkeit zugeben.

Allgemeine Pathogenese und Pathologie. Es wurde eben hervorgehoben, daß die häufigste Form der otogenen Sepsis die Thrombenbildung im Bereiche des Schläfenbeins zur Voraussetzung hat, weshalb wir zunächst die *otogene Sepsis mit Thrombenbildung* besprechen wollen. Diese Thrombenbildung spielt sich zweifellos häufiger in den das Schläfenbein umgebenden Hirnblutleitern als in dem im Schläfenbein befindlichen Venensystem ab. Betrachten wir daher zuerst die Hirnblutleiter, so sind es vor allem der Sinus sigmoideus und der Bulbus venae jugularis, in denen der entzündliche Prozeß im Schläfenbein zur Thrombose Veranlassung geben kann. Wir vernachlässigen dabei die Fälle, in denen ein lateraler Extraduralabsceß in der mittleren Schädelgrube eine Thrombose des Sinus petrosus superior (FREMEL u. a.) hervorruft [1], die seltenen Thrombosen des Sinus petrosquamosus bei Kindern (KRAMM, STEWART), die Thrombose der Vena emissaria (ZIEGELMANN) und der TROLARDschen Vene.

a) Thrombophlebitis des Sinus sigmoideus. Von den beiden erwähnten Sinus wird der Sinus sigmoideus primär ungleich häufiger ergriffen als der Bulbus, weshalb auch die Thrombophlebitis dieses Sinus meist kurz als otogene Sinusthrombose bezeichnet wird. So fand FIEANDT, daß in seinem Material der Sinus sigmoideus in 78,3%, der Bulbus in 12,4% (der Sinus cavernosus in 1%) primär befallen waren. Ähnlich lautet die Statistik von HAYMANN.

Der Grund für diese Tatsache liegt in der exponierten Lage des Sinus sigmoideus im Warzenfortsatz (KÖRNER), in der Ausdehnung seiner Anlagerungsfläche an den Warzenfortsatz und in den Gefäßverbindungen der Fossa sigmoidea, die von zahlreichen kleinen Venen durchbrochen ist (MACEWEN). Bei dieser Sachlage muß es allerdings auffallen, daß eine Vorlagerung des Sinus keine Disposition für die Entwicklung einer Sinusthrombose schafft (ALEXANDER). Es scheint eben, daß der Sinus durch ausgedehnte Eiterherde, wie sie sich meist in pneumatischen Warzenfortsätzen bei occipitalwärts gelagertem Sinus finden, mehr gefährdet wird als durch die Nähe einer Eiterung im Antrum, wie das bei Sinusvorlagerung der Fall ist.

Als Ursache der Sinusthrombose kommt die Sekretverhaltung bei der akuten und der chronischen Otitis (akute Exacerbation) in Betracht. Ein wesentlicher Unterschied in der Häufigkeit zwischen diesen beiden Formen der Otitis läßt sich nicht mit Sicherheit feststellen. Jedenfalls sind es in erster Linie die bei beiden Arten der Otitis vorkommenden Streptokokken, die zur Infektion des Sinus führen. Daneben können aber auch andere Kokkenarten und, wie HAYMANN hervorhebt, bei der chronischen Otitis auch anaërobe Bakterien von Bedeutung sein.

Neben diesen gewöhnlichen Ursachen der Sinusthrombose müssen wir auch eine *postoperative Sinusthrombose* anerkennen. Hier ist schon seit langem die unbeabsichtigte Eröffnung des Sinus bei der Knochenoperation als Grundlage einer postoperativen Sinusthrombose bekannt. Wir müssen aber auch zugeben, daß die unbeabsichtigte Freilegung der intakten Sinuswand bei virulenter Infektion der Knochenwunde und bei dünner Sinuswand hin und wieder (allerdings selten) zur Entwicklung einer Sinusthrombose Veranlassung geben kann (BRUNNER, KRIEGSMANN, BOIES u. a.). ALBRECHT glaubt, daß asthenische, bindegewebsschwache Individuen zur postoperativen Sinusthrombose neigen, was wir nicht bestätigen können. In diesen Fällen muß man aber unterscheiden zwischen der prognostisch ungünstigen, postoperativ entstandenen Sinusthrombose, die man häufiger bei der chronischen Otitis findet, und der

[1] Ich sah einen Fall, in dem eine eitrige Thrombose des Sinus petrosus superior von einer mit Eiter erfüllten pneumatischen Zelle im Petrosuswinkel induziert wurde.

prognostisch besseren, latenten Sinusthrombose (Phlebitisbereitschaft des Sinus nach ALEXANDER), die erst durch die Knochenoperation manifest gemacht wurde und die man vor allem bei der akuten Otitis sieht. Im letzteren Falle kann man häufig einen plötzlichen steilen Anstieg der Temperatur („Komplikationszacke") unmittelbar nach der Knochenoperation finden, während die Komplikationszacke bei der postoperativen Sinusthrombose gewöhnlich 1—2 Wochen nach der Knochenoperation auftritt (BRUNNER). Auch von alten Knochenhöhlen nach Radikaloperationen, bei denen ursprünglich Sinus oder Bulbus freilagen, kann es zur Sepsis kommen, wenn irgendein plastischer Eingriff, insbesondere ein sekundärer Verschluß einer retroaurikulären Fistel durchgeführt wird. Das gleiche kann eintreten, wenn man in einem Falle von akuter Exacerbation einer chronischen Otitis statt der Radikaloperation nur eine Antrotomie ausführt (ALEXANDER). Daß auch ohne diese Eingriffe Jahre nach der Radikaloperation gelegentlich eine Sinusthrombose auftreten kann, beschreibt TOBECK und auch ich habe einen derartigen Fall gesehen.

Die Infektion des Sinus erfolgt in der großen Mehrzahl der Fälle wie bei den meisten otogenen Komplikationen durch *Kontaktinfektion,* d. h. die Eiterung im Warzenfortsatz erreicht an einer Stelle die Außenwand des Sinus, indem entweder der ostitisch veränderte Knochen oder ein Extraduralabsceß den Sinus berühren. Darin liegt ein großer Vorteil für die Otochirurgie, da man bei aufmerksamem Operieren auch eine Sinusthrombose aufdecken kann, die vor der Operation nicht diagnostiziert wurde.

Ein zweiter, weit seltenerer Infektionsweg ist der entlang *präformierter anatomischer Bahnen.* Hier sind wieder mehrere Möglichkeiten vorhanden. Es kann erstlich vorkommen, daß zunächst größere Venen durch Kontaktinfektion erkranken und nun aus diesen größeren Venen der Thrombus in den Sinus hineinwächst (JANSEN, KÖRNER). Als Beispiel hierfür dient die Thrombose der Vena emissaria mastoidea, die sich in den Sinus transversus bzw. Sinus sigmoideus fortsetzt und so sekundär zur Sinusthrombose führt. In zweiter Linie hat vor allem KÖRNER angenommen, daß infolge einer eitrigen Entzündung der die pneumatischen Zellen des Warzenfortsatzes auskleidenden Schleimhaut, also ohne Knochenzerstörung, die feinen Venen erkranken können, welche, die knöcherne Sinusschale durchbohrend, die Schleimhaut der pneumatischen Zellen mit der Wand des Sinus verbinden. Es handelt sich dabei offenbar weniger um eine Thrombenbildung innerhalb dieser feinen Venen als um eine periphlebitische Wanderkrankung, die von diesen Venen auf die Sinuswand übertragen wird, so daß es zunächst zur Wanderkrankung und schließlich zur Thrombenbildung im Sinus kommt. Dieses Krankheitsbild, das weniger pathologisch begründet als klinisch erdacht ist, bezeichnet KÖRNER als *Osteophlebitis,* wobei er zunächst weiter annimmt, daß diese Osteophlebitis auf dem Wege über eine vielleicht geringe, wandständige Sinusthrombose zur Pyämie führen kann *(Osteophlebitispyämie).* Man wird an dieses Krankheitsbild denken können, wenn bei der Operation einer otogenen Sepsis weder makroskopisch kranker Knochen noch ein Extraduralabsceß am Sinus gefunden werden und die Sinuswand leichte Veränderungen im Sinne einer Phlebitis zeigt. Ob es aber in solchen Fällen nicht einfacher ist, von einer beginnenden Sinusthrombose zu sprechen, statt den hypothetischen und komplizierten Infektionsmodus der Osteophlebitis heranzuziehen, ist sehr fraglich. Jedenfalls sind die Bedenken, die KOBER in jüngster Zeit gegen die Diagnose der Osteophlebitissepsis geäußert hat, berechtigt. Wir kommen darauf noch einmal zurück.

Als dritte Ursache für die Entstehung einer Sinusthrombose wird der Druck von seiten eines perisinuösen Abscesses angegeben, der zur Verödung des Sinuslumens führen soll *(„Kompressionsthrombose").* Mit HAYMANN u. a. glauben auch wir, daß sich zur Kompression stets auch die Infektion hinzugesellen muß, um eine Sinusthrombose hervorzurufen, obwohl auch diese beiden Faktoren allein nicht immer genügen, um eine Thrombose auszulösen (O. Beck). Trotzdem möchten wir den Begriff der Kompressionsthrombose aufrechterhalten, und zwar nicht zur Charakterisierung bestimmter pathogenetischer Vorgänge, vielmehr zur Kennzeichnung eines operativen Befundes, der in einem leeren, von makroskopisch normalen Wänden begrenzten Sinuslumen besteht, das von beiden Seiten von obliterierenden Thromben begrenzt wird. Ich habe diesen Befund schon bei einem 15 Monate alten Kinde erhoben (Frühwald). Daß das Mittelstück des Sinus zwischen den beiden Thromben gelegentlich auch bluthaltig sein kann, und zwar auch dann, wenn der Sinus petrosus superior nicht in dieses Mittelstück mündet, zeigt sehr schön der Fall von Ruttin.

Wenn nun die Infektion an die Sinuswand herangetreten ist, so kommt es zunächst zu einer Erkrankung der Sinuswand, zur Phlebitis, die entweder die Bildung von Granulationen oder eine nekrotische Verfärbung der Sinuswand zur Folge haben kann. Zunächst wird gewöhnlich der am meisten gegen den Warzenfortsatz vorgeschobene Teil des Sinus, d. h. sein Krümmungsscheitel und dessen oberes Knie ergriffen, während die bulbusnahen Teile des Sinus in der Regel zunächst verschont bleiben. Daß es schon in diesem Stadium zur Sepsis kommen kann (also ohne Thrombenbildung), davon wird später die Rede sein. Häufiger stellen aber diese phlebitischen Veränderungen nur die Einleitung zur Bildung einer wandständigen Thrombose dar. Die Vorgänge die sich dabei im Sinuslumen abspielen, sind (beim Menschen) nicht genau bekannt. Da aber die Kenntnis dieser Vorgänge praktisch nur wenig Bedeutung besitzt, wollen wir hier weiter nicht darauf eingehen.

Wenn nun der wandständige Thrombus einmal gebildet ist, so zeigt er eine starke Tendenz zum Wachstum, obwohl wandständige Thromben hie und da auch dauernd wandständig bleiben und trotzdem zur Bildung von Metastasen oder zur Organisation Veranlassung geben können. Die Folge dieser Wachstumstendenz ist die Bildung eines obturierenden Thrombus, die in der Regel nach dem Typus des Absetzungsthrombus erfolgt. Die Sinuswand im Bereiche des Thrombus kann durch Granulationen verdickt, sie kann aber auch maximal verdünnt oder fistulös durchbrochen sein, in welch letzterem Falle sich aus dem Sinuslumen flüssiger Eiter, bei Fehlen eines obturierenden Thrombus manchmal auch Blut entleeren kann. Solche extradurale Blutungen können symptomlos bleiben (Klestadt u. a.), in einigen Fällen lassen sie sich aber schon vor der Operation erkennen. So erwähnt Alexander einen Fall von eitriger Sinusthrombose, bei dem periodisch starke Blutungen durch den Gehörgang nach außen auftraten. Das weitere Wachstum des Thrombus hängt nach Haymann von der Ausdehnung der infektiös-entzündlichen Wandveränderung, von der Art des bakteriellen Virus und seiner hämolytischen Wirkung sowie von der Anwesenheit von Blut, dessen Bewegungsstärke und Stromrichtung in dem in Betracht kommenden Blutleiterabschnitte ab. In einem Falle von Hinsberg kam es im Verlaufe einer otogenen Sinusthrombose sogar zum Verschlusse beider Venae subclaviae. Jedenfalls ist es bemerkenswert, daß die fortschreitende Thrombose die weiten Gefäße (Sinus transversus, Bulbus und Vena jugularis) den kleinen Gefäßen (S. petrosi) gegenüber vorzieht, in welch letzteren häufig nur die Mündungsstellen thrombosiert sind. Fieandt behauptet, daß die Thrombose bei chronischer Otitis eine größere Wachstumstendenz zeigt als bei akuter Otitis. Wir können diese Beobachtung nicht bestätigen. Bei diesem Wachstum müssen Thrombus und Wandveränderung nicht immer Hand in Hand gehen. Meist reicht der Thrombus weiter als die Wandveränderung, seltener ist das Umgekehrte der Fall.

Neben dieser gewöhnlichen, kontinuierlichen Verbreitung der Sinusthrombose gibt es auch eine *diskontinuierliche Verbreitung*, die allerdings viel seltener vorkommt. HAYMANN erklärt diesen Modus durch eine ungleichmäßige Ausbreitung der entzündlichen Wandveränderungen oder durch eine Verschleppung von Thrombenpartikelchen aus dem Primärherde. KÖRNER glaubt, daß Bakterien vom ursprünglichen Herde auf embolischem Wege in die Vasa vasorum anderer Gefäßbezirke verschleppt werden und hier zur Thrombose Veranlassung geben können. BRIEGER hat darauf hingewiesen, daß eine diskontinuierliche Verbreitung des Thrombus durch eine teilweise Verflüssigung eines ursprünglich einheitlichen Thrombus vorgetäuscht werden kann.

Von großem Interesse ist nun die Frage nach der *Infektiosität des Thrombus*. Hier liegen die Dinge für Praxis und Theorie verschieden. Es ist ganz richtig, daß die bakteriologische Untersuchung der Thromben häufig ein verschiedenes Verhalten von Mitte und Enden ergibt, wobei bald die Mitte, bald die Enden bakterienfrei gefunden werden. Da sich aber einerseits dieses Verhalten während der Operation naturgemäß nicht erkennen läßt, andererseits die Gefahr, einen infektiösen Thrombus im Sinus zu belassen, eine größere ist, als einen sterilen Thrombus zu entfernen, so stehen wir nach wie vor auf dem besonders von ALEXANDER vertretenen, rein klinischen Standpunkte, jeden Thrombus als infiziert zu betrachten.

Das endgültige Schicksal des Thrombus sind die Vereiterung oder die Organisation, wobei hie und da beide Vorgänge nebeneinander vorkommen. Die große Tendenz der Sinusthrombose zur Organisation haben MIODOWSKY, HAYMANN und ESCH hervorgehoben. Diese Tendenz wirkt sich besonders bei wandständigen Thrombosen oder bei Thrombosen kleiner Gefäße (FIEANDT) aus. Das Endresultat dieser Organisation stellt die Bindegewebsnarbe und bei Wucherung des Endothels die Rekanalisation des Sinuslumens dar. Es kann aber auch vorkommen, daß sowohl nach akuten als auch nach chronischen Otitiden die Erkrankung der Sinuswand ausheilt, ohne daß es zur Organisation des Thrombus gekommen wäre. In diesen Fällen erscheint die Sinuswand wohl weiß (statt blau), aber vollkommen glatt, während sich im Lumen Eiter oder zerfallene Thromben finden. Ich habe einige derartige Fälle operiert, darunter auch einen, in dem nach einer akuten Otitis eine derartig partiell ausgeheilte Sinusthrombose von einer wohl erweichten, aber nicht nekrotischen Knochenschale bedeckt war. Das sind wohl auch die Fälle, die KÖRNER im Sinne hat, wenn er behauptet, daß „ein makroskopisch normal erscheinender Sinus“ einen Thrombus enthalten kann.

Gefahren der Sinusthrombose. Zunächst muß bemerkt werden, daß fistulöse Durchbrüche der Eiterung aus dem Sinuslumen durch die cerebellare Sinuswand mit folgender Entwicklung eines Rindenabscesses im Kleinhirne nur selten vorkommen (FREMEL), wenn auch ESCH in einigen Fällen ein Übergreifen der nekrotisierenden Entzündung auf die cerebellare Sinuswand nachweisen konnte. Eine besondere Seltenheit stellt der Fall von RICHTER dar, in dem von einer Thrombophlebitis einer in den Sinus transversus einmündenden Hirnvene ein Rindenabsceß im Hinterhauptslappen ausgelöst wurde. Aber das sind, wie erwähnt, Seltenheiten. Die Gefahren bestehen vielmehr 1. in dem Übergreifen der Entzündung auf die Hirnhäute und sekundär auf das Hirn; 2. in der Verschleppung von infizierten Thrombenteilchen in den Kreislauf; 3. in der schubweisen Aussendung von Bakterien in den Kreislauf.

Was zunächst das Fortschreiten der Entzündung auf die Meningen betrifft, so kann diese erstlich per continuitatem dadurch erfolgen, daß die Entzündung von der Sinuswand auf die harte und die weichen Hirnhäute übergreift (Pachymeningitis, Leptomeningitis circumscripta) oder daß der thrombotische Prozeß sich auf eine Piavene fortsetzt (Rindenabscesse, Hirnabscesse). Der letztere Vorgang ist der seltenere.

Von weit größerer Bedeutung ist die Verschleppung von Thrombenteilchen, die bei akuten und chronischen Otitiden beiläufig gleich häufig erfolgt und in der Regel die Entwicklung von blitzartig, ohne Prodromalsymptome auftretenden *Metastasen* zur Folge hat. Diese Metastasen treten häufig multipel auf und lassen sich nach ALEXANDER unterteilen 1. in Metastasen im Hirn und in den Hirnhäuten; 2. Metastasen im Thorax; 3. Metastasen im Abdomen; 4. Metastasen in den Gelenken, Muskeln und in der Haut. Dabei wird von seltenen Lokalisationen der Metastasen (Larynx, Auge, Schilddrüse, Wirbelsäule [HAYMANN] usw.) abgesehen. Über Metastasenbildung im Kindesalter vgl. I. HOFER.

Zu den Metastasen im Hirn und in den Hirnhäuten gehören der metastatische Hirnabsceß und die metastatische Meningitis. Ich konnte einmal eine diffuse eitrige Encephalitis bei otogener Sinusthrombose finden. Diese Metastasen sind selten. Prognostisch sind sie absolut ungünstig.

Die Metastasen im Thorax (Lungeninfarkte, Lungenabsceß, Empyem) gehören zu den häufigen Metastasen. Sie sollen bei Sinusthrombosen im Gefolge von chronischer Otitis häufiger vorkommen als im Gefolge von akuter Otitis, doch möchte ich mit GIESSWEIN und FIEANDT einen auffallend großen Unterschied nicht anerkennen. Sie sind prognostisch ernst, doch sah ich bei einem Kinde eine spontane Heilung von Sinusthrombose und Lungeninfarkt nach einfacher Antrotomie. Freilich handelte es sich in diesem Falle um einen solitär auftretenden Lungeninfarkt, während die Lungeninfarkte sonst leider meist multipel auftreten. Sofort tödliche Lungenembolien kommen bei der otogenen Sinusthrombose kaum vor.

Metastasen im Abdomen (Abscesse in Milz, Niere, Leber, Geschlechtsorganen) sind selten. Diese Organe verfallen häufiger einer parenchymatösen oder fettigen Degeneration. Prognostisch sind diese Metastasen vor allem wegen der Schwierigkeit ihrer Diagnose sehr ernst.

Metastasen in den Muskeln und Gelenken treten besonders bei Sinusthrombose im Gefolge von akuten Otitiden auf (STENGER, BRIEGER u. a.). Sie sind quoad vitam die prognostisch besten Formen der Metastasen. Ganz im Gegenteil müssen wir aber gleich KÖRNER die häufig unter dem Bilde der von A. FRÄNKEL beschriebenen Dermatomyositis (hämorrhagische, infizierte Ödeme der Muskeln mit erysipeloid verfärbter Haut) verlaufenden Metastasen in der Haut als prognostisch höchst ungünstig bezeichnen, insbesondere, wenn dieses Haut-Muskelödem in den seitlichen Halspartien unterhalb der Ohrwunde auftritt. Wir konnten einige derartige Fälle beobachten, bei denen sich das entzündliche Ödem bis zur seitlichen Brustwand zog. Alle diese Fälle endeten tödlich.

Natürlich muß man sich in diesen Fällen vor einer Verwechslung mit einem beginnenden Erysipel hüten. Doch schützt vor einem derartigen Irrtume häufig die Beobachtung der Temperatur (hohe Continua bei Dermatomyositis, intermittierende Temperaturen bei Erysipel) und des Allgemeinbefindens des Patienten, das beim Erysipel nicht immer schwer gestört ist, während Kranke mit einer Dermatomyositis einen schwer septischen Eindruck machen. Auf die Schwierigkeit in der Differentialdiagnose zwischen beginnendem Erysipel und beginnender Sinusthrombose hat BLOEDHORN hingewiesen. EISINGER hebt diesbezüglich die frühzeitige Beteiligung der Lymphdrüsen beim Erysipel hervor, die bei der Sinusthrombose weit seltener erkranken.

Von großer Wichtigkeit ist schließlich die Überschwemmung des Blutes mit Bakterien und Toxinen, auf welch erstere von einzelnen Autoren die

Gelenkmetastasen zurückgeführt werden. Der von KÜMMEL eingeführte Begriff der *Toxinämie* (schwere Störung des Allgemeinbefindens, intermittierendes Fieber, Fehlen von Thromben und Metastasen, gute Prognose) hat sich nicht eingebürgert, zumal schon die rein theoretische Fassung des Begriffes sehr fraglich ist (LESCHKE, SEITZ). Die Folgen dieser septischen „Bluterkrankung" sind parenchymatöse Degeneration und Blutungen in verschiedene Organe, unter denen an erster Stelle der Herzmuskel steht. Daraus ergibt sich die Notwendigkeit einer frühzeitigen Vorsorge für das Herz in allen Fällen von otogener Allgemeininfektion (S. 214).

b) Thrombophlebitis des Bulbus venae jugularis. Die primäre Bulbusthrombose kommt meist dadurch zustande, daß eine im Hypotympanon lokalisierte Eiterung bzw. eine Eiterung in den peribulbären Zellen durch *Kontaktinfektion* auf die Bulbuswand übergreift (GROSSMANN, BROCK, FREMEL, UFFENORDE u. a.) und nun auf dem Wege über einen epibulbären Absceß (UFFENORDE) oder auf dem Wege über eine Phlebitis zur Thrombenbildung führt. Weit seltener kommt es vor, daß von einer eitrigen Otitis interna eine Thrombose der Begleitvene der Schneckenwasserleitung ausgelöst wird und daß sich diese Thrombose auf den Bulbus fortsetzt. Es ist auffallend, daß sich die ersterwähnte, gewöhnliche Infektionsart vorwiegend bei der akuten Otitis findet (JANSEN), während man ihr bei dem so häufig im Hypotympanon lokalisierten Cholesteatome selten begegnet. Im allgemeinen dürfte aber die Häufigkeit der primären Bulbusthrombose, insbesondere bei Kindern, unterschätzt werden, da sowohl ein höchst symptomenarmer Verlauf als auch eine spontane Heilung wandständiger Thromben im Bulbus möglich ist.

Genau so wie die Sinusthrombose zeigt auch die Bulbusthrombose (allerdings in geringerem Ausmaße) eine Wachstumstendenz, wobei sie sich entweder zentralwärts in die V. jugularis oder peripherwärts in den Sinus sigmoideus erstrecken kann. In letzterem Falle ist es möglich, daß der im Bulbus entstandene und infizierte Thrombus durch die Wand des Sinus sigmoideus durchbricht, wenn diese operativ freigelegt wurde (GROSSMANN).

c) Thrombophlebitis der Venen des Schläfenbeines. Es besteht zweifellos die Möglichkeit, daß es im Zuge einer schweren Entzündung in der Schleimhaut des Mittelohres und der pneumatischen Zellen zu Thrombosen der kleinen Venen kommen kann, die in dieser Schleimhaut liegen. Ganz anders steht es aber mit der Frage, ob diese kleinen Venenthrombosen auch als Sepsisherd im Sinne von SCHOTTMÜLLER wirken können, wie dies KÖRNER, WITTMAACK u. a. annehmen. Insbesondere macht KÖRNER das von ihm als Osteophlebitispyämie beschriebene Krankheitsbild nicht, wie wir dies getan haben, von einer Miterkrankung des Sinus abhängig, er läßt vielmehr die Sepsis von den kleinen Venenthrombosen in der Schleimhaut ausgehen. Gleich LEUTERT, JANSEN, HAYMANN, UFFENORDE, KOBER u. a. können wir ihm in dieser Auffassung nicht folgen. Denn erstens finden sich so kleine Venenthrombosen sowohl bei der akuten als auch bei der chronischen Entzündung der Schleimhaut, ohne daß es zur Sepsis kommt. Und zweitens kann man selbst dann, wenn man die Ausschwemmung von infektiösem Materiale aus diesen Venenthromben in die Blutbahn zugibt, noch nicht von einer Sepsis sprechen, sondern höchstens von einer Bakteriämie, da nur „die wiederholte Einschwemmung zahlreicher Keime" das Zeichen der Sepsis darstellt (SCHOTTMÜLLER). Eine Einschwemmung „zahlreicher Keime" kann aber von diesen kleinen Thromben kaum erfolgen. Wenn wir also auch vom Standpunkt der Pathologie die Osteophlebitissepsis ohne Beteiligung des Sinus nicht anerkennen können, so scheint es uns doch wichtig festzuhalten, daß KÖRNER klinisch eine Gruppe von Fällen otogener Sepsis hervorgehoben hat, die sich nicht selten an eine akute, genuine Otitis anschließen, die ferner durch das Vorkommen bei jugendlichen Individuen (besonders mit diploetischem Warzenfortsatze), durch das Auftreten von Metastasen in den Gelenken und nicht in der Lunge, aber vor allem durch die beinahe absolut gute Prognose charakterisiert sind.

Diese Erörterungen bezüglich der Venen des Schläfenbeines verlieren aber ihre Bedeutung in bezug auf den Venenplexus um die Carotis, dem somit eine Sonderstellung zuerkannt werden muß. Diese Sonderstellung ist deshalb berechtigt, weil es sich hier nicht eigentlich um ein Konvolut von Venen, sondern um einen echten Hirnblutleiter handelt, der auf der einen Seite direkt in den Sinus cavernosus, auf der anderen Seite teils in das Periost an der Unterfläche der Felsenbeinpyramide, teils in die Adventitia der Carotis übergeht, um schließlich in die V. jugularis interna einzumünden. Leider ist die Kenntnis dieses Sinus caroticus noch immer nicht genügend bekannt, obwohl REKTOŘZIK bereits vor vielen Jahren diese anatomischen Verhältnisse in ausgezeichneter Weise klargelegt hat. Die Untersuchungen der letzten Jahre haben nun gezeigt, daß Eiterungen im Mittelohre gar nicht selten auf diesen Sinus übergreifen, so daß es hier zur Phlebitis und Thrombose kommen kann, welch letztere gelegentlich auch auf den Sinus cavernosus übergreift (BRUNNER). Es ist wohl kaum zweifelhaft, daß es von diesem Sinus caroticus zur otogenen Sepsis kommen kann.

Neben diesen verschiedenen Entstehungsarten der Sepsis wird nun ganz allgemein auch die Möglichkeit einer *otogenen Sepsis ohne Thrombenbildung* angenommen. Mit dieser Annahme verlieren wir natürlich den festen Boden der Anatomie und es ist daher begreiflich, daß in diesem Fragenkomplexe häufig Annahme gegen Annahme steht. Denn die schönen Experimente von HAYMANN, durch welche die Durchwanderung der Sinuswand von seiten der Bakterien und damit die Erzeugung der Sepsis ohne Thrombose bewiesen wird, lassen sich doch nicht ohne weiteres auf die Verhältnisse beim Menschen übertragen. Man begnügt sich daher in der Regel mit dem Beweis per exclusionem, indem man auf Fälle von otogener Sepsis hinweist, bei denen die Blutleiter makroskopisch, zum Teil auch mikroskopisch normal befunden wurden. Die Zahl solcher Fälle ist heute bereits eine ziemlich große. Es muß allerdings auffallen, daß in den meisten dieser Fälle eine genaue Untersuchung des Sinus caroticus unterlassen wurde, wodurch natürlich die Beurteilung der ganzen Sachlage erschwert wird. Trotz dieser mangelhaften Beweisführung erscheint uns aber theoretisch, besonders auf Grund der Beobachtungen von WEIGERT, der Übergang von Bakterien ins Blut ohne Thrombenbildung möglich, wobei wir aber wieder nicht die kleinen Venen der Schleimhaut, sondern in erster Linie die großen Blutleiter vor Augen haben. Es kommen hier vor allem die Fälle von akuter Otitis bei Säuglingen und Kindern in Betracht, bei denen eine leichte Periphlebitis (fibrinöse Auflagerungen auf dem Sinus) mit Temperaturen bis 40° verläuft und die häufig nach einer einfachen Freilegung des Sinus ausheilt. FISHMAN hat jüngst eine Reihe derartiger Fälle aus unserer Beobachtung mitgeteilt. Daß eine starke Vorlagerung des Sinus den Übertritt der Bakterien (nicht die Entstehung einer Thrombose!) erleichtert (C. STEIN), ist durchaus möglich. Trotz dieser Annahme bleibt aber doch — in Übereinstimmung mit der Mehrzahl der Otologen — der Ausgang der otogenen Sepsis von einer Thrombose der Hirnblutleiter der dominierende pathologische Vorgang.

Die otogene Thrombophlebitis des Sinus sigmoideus. Das klinische Bild der otogenen Sinusthrombose schwankt ungemein. Es gibt Fälle, bei denen die Diagnose gleichsam auf den ersten Blick gestellt werden kann und es gibt wieder Fälle, bei denen man nur nach genauester Untersuchung durch Auffindung von zwei oder drei Symptomen auf die richtige Bahn gelenkt wird.

1. Allgemeinsymptome. Das allgemeine Befinden kann bei der Sinusthrombose, wenn sie durch hochvirulente Bakterien ausgelöst wird oder mit einer weiteren Komplikation verbunden ist, schwer gestört sein. Das gilt natürlich auch für die Fälle von länger dauernder Pyämie. Es muß aber ganz besonders betont werden, daß sich die Kranken in Fällen von beginnender Pyämie durchaus wohl befinden können. Es ist keine besondere Seltenheit, daß ein Patient mit einer bereits voll entwickelten Sinusthrombose zu Fuß in die Ambulanz kommt. Wir konnten sogar Fälle sehen, in denen sich anamnestisch bereits eine Embolie in ein Gelenk nachweisen ließ. Trotzdem erschien der Patient erst einige Tage später zur Behandlung. Scharf abzugrenzen sind natürlich die Fälle, in denen der Kranke eine deutliche Euphorie, hie und da sogar eine leichte Witzelsucht zeigt. Wie in allen Arten der Sepsis ist dieses Symptom auch bei der otogenen Sepsis als prognostisch ungünstig zu werten.

Von weitaus größter Bedeutung ist für die Diagnose das *Verhalten der Körpertemperatur*. Wenn wir von den seltenen Fällen absehen, in denen eine Sinusthrombose ohne Fieber oder mit geringem Fieber abläuft (insbesondere bei den selteneren, durch Kapselbakterien hervorgerufenen Sinusthrombosen oder bei bindegewebigem Verschluß des Sinusrohres zentralwärts), so können wir nach KÖRNER eine pyämische, eine septische und eine septico-pyämische Verlaufsart unterscheiden, wobei wir es vorderhand dahingestellt sein lassen, ob es sich bei der rein septischen Form nicht eigentlich um eine rasch ablaufende Meningitis handelt, wofür positive Bakterienbefunde im klaren Liquor (NEUMANN, VOSS) sprächen. Bei der pyämischen Form finden wir die bekannten Fieberzacken, wobei eine Temperatur bis 41,9° erreicht werden kann (KÖRNER), während die septische Form durch eine mehr oder minder gleichmäßige, hohe Continua charakterisiert wird. In ähnlicher Weise kann die otogene Pyämie im Säuglingsalter verlaufen, die klinisch oft zur Fehldiagnose einer Meningitis Veranlassung gibt (I. HOFER, WOTZILKA). Dem postoperativen Verlaufe der Temperatur hat LEIDLER eine interessante Studie gewidmet.

Die Kenntnis dieser Formen der otogenen Allgemeininfektion ist vor allem prognostisch von Interesse, da die septische Verlaufsform als wesentlich ungünstiger bezeichnet werden muß. Diagnostisch ist aber die Kenntnis dieser verschiedenen Verlaufsformen weniger von Interesse, da bei Vorliegen irgendeiner der drei Formen kaum mehr ein Zweifel an der Diagnose bestehen wird. Von weit größerem Interesse für die Praxis ist das Verhalten der Temperatur bei der beginnenden Sinusthrombose, denn wir halten es für ganz verfehlt, prinzipiell mit dem Eingriffe zu warten, bis die voll entwickelte septische oder pyämische Temperaturkurve vorliegt.

Hier halten wir an dem von ALEXANDER vertretenen Standpunkte fest, der lautet: Wenn bei einer voll entwickelten Mastoiditis, die am Ende der 3. oder zu Beginn der 4. Woche einer akuten Otitis auftritt, die Temperatur ohne nachweisbare Änderung des Ohrbefundes über 38,3° steigt und nach kurzer Zeit wieder ohne nachweisbare Änderung des Ohrbefundes zur Norm oder sogar unter die Norm absteigt, so ist der Fall bereits für eine Sinuserkrankung verdächtig. In einem derartigen Falle muß natürlich noch keine voll entwickelte Sinus- oder Bulbusthrombose vorliegen, wir legen aber trotzdem bei der Operation den Sinus in breiter Ausdehnung frei. Bei der chronischen Otitis deutet schon das Auftreten einer klinischen Mastoiditis (Ödem und Druckschmerzhaftigkeit der Warzenfortsatzspitze) auf eine intrakranielle Komplikation hin. Finden sich nun in einem derartigen Falle noch leichte Fieberzacken so liegt ebenfalls der Verdacht einer Sinusaffektion vor.

Dieser Standpunkt wird vielfach als allzu schematisierend abgelehnt. Diese Ablehnung erfolgt aber mit Unrecht. Denn zunächst kommt es häufig gar nicht darauf an, Art, Ausdehnung und andere Details einer Sinuserkrankung zu diagnostizieren, gleichsam eine pathologisch-anatomische Diagnose in die Klinik zu übertragen, häufig genügt es, die Indikation für den operativen Eingriff am Warzenfortsatze zu finden und dazu reicht bei einer so gefährlichen Erkrankung wie die otogene Sepsis eben der begründete *Verdacht* aus, daß eine Sinuserkrankung vorliegt. Viel wichtiger aber ist der immer hervorgehobene Einwand, daß durch unseren Standpunkt die Differentialdiagnose vollkommen vernachlässigt wird, da das Fieber bei einer Otitis auch durch andere Erkrankungen hervorgerufen werden kann. Auch dieser Einwand stimmt nicht ganz. Denn abgesehen davon, daß für die Differentialdiagnose nicht nur das Fieber, sondern neben den anderen Befunden ganz besonders auch der Ohrbefund (S. 211) von Bedeutung ist, hat man als Otologe bei Vorhandensein einer schweren Ohreiterung nicht die Aufgabe, andere Erkrankungen zu suchen, die das Fieber erklären können, die erste Aufgabe ist vielmehr die, mit Sicherheit einen Zusammenhang des Fiebers mit der Otitis auszuschließen. Gelingt dies etwa durch Auffindung eines harmlosen Befundes im Mittelohre, dann kann man nach anderen Fieberursachen suchen, gelingt dies nicht, dann erscheint uns das protrahierte Forschen nach Fieberursachen gefährlicher als die operative Freilegung des Sinus, insbesondere dann, wenn man das Zuwarten mit schwer zu begründenden Diagnosen (zentrale Pneumonie, fieberhafter Magen-Darmkatarrh usw.) begründet. Beispiel: Ein 8jähriges Mädchen erkrankt an einer eitrigen Otitis mit 39,8°. Nach Parazentese lytischer Temperaturabfall. Am 3. Tage plötzlich 40,8°, Himbeerzunge, Exanthem. Die Diagnose schwankt zwischen Scharlach, medikamentösem Exanthem, Drüsenfieber, otogener Sepsis. Es wird operiert, ein perisinuöser Absceß freigelegt, danach Rückgang aller Symptome. Wenn demgegenüber immer wieder darauf hingewiesen wird, daß es insbesondere bei Kindern hin und wieder Fälle gibt, bei denen alles für eine otogene Sepsis zu sprechen scheint, die Kinder aber doch ohne Operation ausheilen, so beweisen doch diese Fälle nicht, daß es sich wirklich nicht um eine otogene Sepsis gehandelt hat, da doch bekanntlich insbesondere bei Kindern eine otogene Sepsis (Osteophlebitispyämie) spontan ausheilen kann, allerdings nicht muß.

Von großer Bedeutung sind weiter die initialen *Schüttelfröste*. Auch dieses Symptom ist strittig. Es wird wohl allgemein zugegeben, daß die pyämische Verlaufsform der voll entwickelten Sinusthrombose regelmäßig von Schüttelfrösten begleitet ist, während bei der selteneren septischen Verlaufsform die Schüttelfröste häufig fehlen, hingegen wird das beinahe regelmäßige Vorkommen von initialen Schüttelfrösten vielfach bestritten (z. B. HAYMANN). Nun liegen die Dinge gewöhnlich so, daß häufig nicht ein ausgesprochener Schüttelfrost, sondern nur ein Frösteln auftritt, das insbesondere von Kindern, dann aber auch von indolenten, manchmal aber sogar von gut beobachtenden Patienten deshalb übersehen wird, weil der Allgemeinzustand im Gegensatz z. B. zu einer Grippe ein guter ist. Daher gehen wir so vor, daß wir in bezug auf dieses Symptom an den Patienten bewußt Suggestivfragen stellen. Man findet dann die Schüttelfröste viel häufiger als sie z. B. TAKATABAKE in seiner Statistik gefunden hat.

Wichtig ist weiter das *Verhalten des Pulses*. Wenn wir hier von den schwer septischen Formen absehen, bei denen der Puls von allem Anfange an hoch und fliegend ist, können wir sagen, daß der Puls bei der pyämischen Form konform mit der Temperatur auf und ab geht, es sei denn, daß in seltenen Fällen die Pulskurve durch einen septischen Ikterus beeinflußt wird. Prognostisch ungünstig ist es, wenn Puls- und Temperaturkurve differieren, insbesondere wenn die Pulszahl bei fallender Temperatur hoch bleibt. In solchen Fällen ist die Gefahr einer beginnenden Meningitis oder eines Kleinhirnabscesses groß. Hie und da kann allerdings diese Diskrepanz zwischen den beiden Kurven auch nur durch eine seröse Meningitis hervorgerufen werden. Leidler beobachtete in diesen Fällen eine weit über das Fieberstadium hinaus in die Rekonvaleszenz hineinreichende Tachykardie.

Erbrechen unabhängig von der Mahlzeit kommt vor, es erreicht aber niemals einen besonderen Intensitätsgrad. Ist das Erbrechen häufig und leicht auszulösen, so muß man an eine komplizierende Meningitis oder (vor allem) an einen Kleinhirnabsceß denken.

Eine besondere Bedeutung hat man seit jeher der *Untersuchung des Blutes* zugeschrieben, wobei entweder nur das Blut der Armvene oder das Blut des Sinus und der Armvene (Leutert) untersucht wurde. Was zunächst den morphologischen Befund betrifft, so fand E. Urbantschitsch bei otogener Sepsis eine stark ausgeprägte Neutrophilie bei bedeutender Verminderung der Eosinophilen, ohne daß eine ausgesprochene Leukocytose zu bestehen braucht. Ähnliche Befunde erhoben auch Levy, Glasscheib und Spira. Vielfach wurden auch aus dem Blutbefunde Schlüsse auf die Prognose gezogen, insoferne als das Auftreten toxisch degenerierter Leukocyten (pathologische Granula, Kernpyknose, Vakuolisierung) prognostisch höchst ungünstig sein soll. Daß dieses Symptom durchaus nicht immer verläßlich ist, zeigt der Fall von Schnierer (vgl. auch Hesse). Auch Leukopenien kommen vor, sind aber sicher selten. Nach E. Urbantschitsch soll die Blutgerinnung bei Thrombose beschleunigt, bei Allgemeininfektion ohne Thrombose verzögert sein. Hesse fand bei Sinusthrombose eine Verminderung der Thrombocyten. Diese interessanten Befunde allein können aber nicht die abnorm langen Blutungen erklären, die man hie und da nach Sinusoperationen findet. Diese Blutungen können eine sehr gefährliche Intensität erreichen. Ruttin erwähnt Fälle, bei denen es auf der Höhe der Sepsis zu schwersten Blutungen aus den Schleimhäuten gekommen ist. Die Blutungen aus dem Sinus führen wir aber, wenn sie nach operativer Freilegung und Incision des Sinus auftreten (Bertoin u. v. a.), mit Neumann vor allem auf eine besondere Dünnheit der Sinuswand oder auf eine allzu große Nähe der Incision an den Knochenrand oder auf eine unrichtige Art der Sinusfreilegung (Knochentrichter!) zurück, kurz auf Bedingungen, welche einen Wandverschluß des Sinus verzögern.

Was den bakteriologischen Blutbefund betrifft, so kann man ihm eine besondere Bedeutung nur dann zumessen, wenn er bei wiederholten Untersuchungen positiv ist, wozu man allerdings nicht immer Zeit hat. Aber auch diese Bedeutung wird dadurch ein wenig abgeschwächt, daß einzelne Autoren (Kobrak, Duel und Wright) auch bei Otitis media ohne Allgemeininfektion (wie auch — was von Bedeutung werden kann — bei Pneumonie) Bakterien im Blute nachweisen konnten. Dabei sehen wir ganz von der Tatsache ab, daß das vorübergehende Kreisen von Bakterien im Blute keine prognostischen Schlüsse zuläßt (Seitz). Auch der von Leutert empfohlene Vergleich des Armvenenblutes mit dem Sinusblute, wobei das letztere bei der otogenen Sepsis eine größere Keimzahl zeigt als das erstere, ist für die Praxis schon deshalb von geringerer Bedeutung, weil er doch erst nach der Freilegung des Sinus möglich ist. Gelingt der Nachweis von Bakterien im Blute, so stellt sich die otogene Sepsis trotz der Polyinfektion der Otitis und des Thrombus meist als eine Monoinfektion des Blutes dar, die nach Haymann etwa in 60% der Fälle durch Streptokokken hervorgerufen wird, während andere Bakterien (Pneumococcus Typus III, Colibacillen usw.) nur eine geringere Rolle spielen.

Zum Schlusse möchten wir noch auf zwei Symptome hinweisen, die sich uns oft schon in den Frühstadien der Sinusthrombose bewährt haben: den

Milztumor und *die subikterische Verfärbung der Konjunktiven.* Beide Symptome verdienen mehr Beachtung als dies gewöhnlich geschieht, zumal sie häufig auch in den Fällen auftreten, in denen der Patient überhaupt kein Gefühl des Krankseins besitzt. *Ikterus der Haut* ist selten und findet sich meist bei schweren Fällen.

2. Allgemeine Hirnsymptome. Der *Kopfschmerz* fehlt manchmal vollkommen. Ist er vorhanden, so zeigt er bei der nicht komplizierten Sinusthrombose gewöhnlich keine besondere Intensität. Seine Lokalisation ist verschieden. Man findet die Schmerzen entweder im Hinterhaupte oder in der Stirne, manchmal quer durch den Schädel schießend.

Veränderungen des Augenhintergrundes kommen vor, doch sind sie in der Regel nur wenig ausgeprägt. Stärkere Füllung und Schlängelung der Retinavenen sind die gewöhnlichen Befunde. Es kann allerdings nach JANSEN, WAGENER, RUTTIN u. a. hie und da auch eine Stauungspapille oder eine Neuritis optica auftreten, doch dürfte ein derartiger Befund häufig auf eine weitere Komplikation (seröse Meningitis), manchmal vielleicht auch auf eine Jugularisunterbindung zurückzuführen sein. O. BECK und CROWE konnten in Fällen von obturierender Sinusthrombose Stauungserscheinungen am Fundus beobachten, wenn sie die Jugularis der gesunden Seite komprimierten.

Der *Liquor cerebrospinalis* ist in der Mehrzahl der Fälle vollkommen normal. Der Nachweis von Bakterien im klaren Liquor (VOSS) bedarf einer Bestätigung. Nur hin und wieder findet sich eine geringe Erhöhung des Druckes. Bei ausgebreiteter Thrombose der Hirnblutleiter oder bei Pachymeningitis interna im Anschluß an Sinusthrombose kann der Liquor trüb und steril werden.

DOWMAN, TOBEY und KINDLER haben den QUECKENSTEDTschen Versuch für die Diagnose der Sinusthrombose verwendet. Der Versuch besteht darin, daß bei obturierender Thrombose des Sinus oder der Jugularis der Druck auf die Vena jugularis keinen oder einen geringen Einfluß auf die Druckhöhe des Liquors ausübt. Praktisch hat der Versuch nur geringe Bedeutung. Denn ganz abgesehen davon, daß die Differentialdiagnose zwischen obturierendem und wandständigem Thrombus nur wenig Interesse besitzt, konnte ich selbst einen Fall operieren, bei dem ein in diesem Versuche besonders geschulter Arzt eine obturierende Thrombose diagnostizierte, während die Operation überhaupt keinen Thrombus aufdeckte. Auch für die Fälle von Sinusthrombose bei bilateraler Otitis besitzt der Versuch nur wenig Bedeutung, da in der Regel eine genaue Ohruntersuchung in diesen Fällen die schlechtere Seite herausfinden läßt. Das gleiche gilt für die von LORENZ angegebene Modifikation des QUECKENSTEDTschen Versuches (Einfluß der Jugulariskompression auf das Hören einer Stimmgabel).

3. Lokale Hirnsymptome gehören nicht in das typische Bild einer Sinusthrombose. Immerhin gibt es aber Fälle, in denen solche Symptome (Aphasie, Babinsky, Fußklonus, Jackson-Anfälle, Hypotonie) auftreten (KLESTADT, MANN, HERLINGER, GÜTTICH, UFFENORDE, WEISE, eigene Beobachtungen usw.). Es kann sich hier um metastatische Eiterungen im Hirne, um seröse Meningitiden, um Thrombosen von Piavenen, schließlich um Folgen von irrtümlichen Hirnpunktionen handeln. BODECHTEL und RICHTER fanden in einem Falle von ausgedehnter Sinusthrombose mit Scheitellappensymptomen einen diffusen Zellausfall innerhalb der oberen drei Rindenschichten mit starker Proliferation der Glia im Bereich der vorderen Zentralwindung und der anschließenden Parietalgegend.

4. Ohrsymptome. Diese Symptome sind nach den Allgemeinsymptomen die wichtigsten. Wir müssen hier die akute und die chronische Otitis trennen. Bei der akuten Otitis ist das am meisten charakteristische Bild das der voll

entwickelten Mastoiditis (profuse Sekretion, Schwellung und Rötung des Trommelfelles, Senkung der hinteren, oberen Gehörgangswand, Ödem und Druckschmerz an der Warzenfortsatzspitze). Dazu kommt noch hin und wieder das Auftreten eines umschriebenen schmerzhaften Ödems am hinteren Rande des Warzenfortsatzes (GRIESINGERsches Symptom). Bemerkenswert ist in diesen Fällen ein häufiger, grundloser Wechsel in der Intensität der Sekretion aus dem Ohre (ALEXANDER), der in subakuten (und chronischen) Fällen allerdings auch durch einen obturierenden Polypen im Antrum hervorgerufen werden kann. Dieser Befund kann in akuten Fällen für die Differentialdiagnose z. B. dann von Bedeutung sein, wenn neben der Otitis eine Angina follicularis besteht. Eine schwankende Intensität der Ohrsekretion spricht in einem derartigen Falle für otogene Sepsis. Ist die Thrombose auf die V. jugularis fortgeschritten, so kann man manchmal die Vene als derben, schmerzhaften Strang am Halse tasten, der von geschwollenen, druckschmerzhaften, manchmal bakterienhaltigen (RUTTIN, POPPER) Drüsen begleitet ist.

Entsprechend dem relativ seltenen Vorkommen von Sinusthrombose (im Gegensatz zur Meningitis) bei Mucosus-Otitis sind die Fälle mit wenig verändertem Trommelfelle (Rötung, Verdickung des Trommelfelles, Verschwinden seiner Details) bei der Sinusthrombose seltener. Meist nimmt die Erkrankung in diesen Fällen einen sehr torpiden Verlauf. Manche dieser Fälle verlaufen überhaupt fieberlos.

Ein besonderes Interesse verlangen die Fälle, in denen pyämische Temperaturen und Schüttelfröste im Frühstadium der akuten Otitis (gerötetes und geschwollenes Trommelfell, evtl. mit Blasenbildung, keine Senkung der hinteren oberen Gehörgangswand) auftreten. Diese Fälle sind selten. Man findet sie meist bei Kindern und jugendlichen Individuen und vor allem bei Otitiden, die sich an akut entzündliche Erkrankungen der Tonsillen und der Rachenschleimhaut anschließen. Da nun in vielen dieser Fälle trotz der pyämischen Temperaturen eine normale oder nur leicht veränderte Sinuswand gefunden wird, so liegt der Gedanke nahe, daß es sich (abgesehen von den Fällen mit Osteophlebitispyämie) manchmal wenigstens um eine postanginöse Sepsis mit Otitis handelt. Die Tatsache, daß häufig nach Freilegung und Unterbindung der Jugularis die stürmischen Symptome abklingen, die weitere Tatsache, daß zur Zeit der Sepsis die Rachengebilde normal befunden wurden, spricht nicht gegen unsere Annahme. Jedenfalls sind diese Fälle vom Standpunkte der Differentialdiagnose schwierig. Das zeigt recht gut einen Fall von O. BECK, in dem die pyämischen Temperaturen bei einer frischen Otitis durch eine Periarteriitis nodosa hervorgerufen wurden.

Was nun die chronische Otitis betrifft, so findet man, wie bei allen otogenen Komplikationen, meist eine *akute Exacerbation.* Das muß aber nicht immer der Fall sein. Wir möchten im Gegenteil hervorheben, daß die Sinusthrombose die einzige otogene Komplikation darstellt, bei der nicht allzu selten beim Auftreten der ersten Sinussymptome die akute Exacerbation vermißt wird. In einigen dieser Fälle läßt sie sich allerdings in der Anamnese nachweisen, in einigen Fällen ist aber auch das nicht der Fall. So kann es kommen, daß mit den ersten hohen Fieberzacken das Ohr mehr oder minder trocken wird (ALEXANDER). Sehr gut wird dieses Verhalten durch einen Fall von RUTTIN demonstriert, in dem das Trommelfell eine Perforation vorne unten (!) mit geringer eitriger Sekretion zeigte. Obwohl sich weder anamnestisch noch klinisch eine akute Exacerbation nachweisen ließ, bestanden in diesem Falle doch eine Sinusthrombose und ein Kleinhirnabsceß.

Prognose. Wenn es auch zweifellos bei jugendlichen Individuen in ganz seltenen Fällen vorkommen kann, daß eine Sinusthrombose spontan ausheilt, so kann man bei dem heutigen Stande der Dinge nur von einer Prognose der operierten Fälle sprechen. Diesbezüglich errechnet HAYMANN eine durchschnittliche Heilungsziffer von 65%. Man kann diese Heilungsziffer sicher noch erhöhen, da in den verschiedenen Statistiken oft Fälle mit einbezogen wurden, die ohne Verschulden des Otologen zu spät zur Operation gebracht wurden.

Die immerhin noch bestehende Mortalität von mehr als 30% zeigt an, daß die Prognose von einer Reihe von Faktoren abhängig sein muß. Hierher gehört erstlich der *Zeitpunkt der Operation.* Es ist klar, daß die Prognose um so besser ist, je früher operiert wurde. Ein zweiter Faktor von allergrößter Bedeutung ist *der Zustand von Herz und Blutgefäßen.* Darauf ist es vor allem zurückzuführen, daß die Prognose bei jugendlichen Individuen im allgemeinen besser ist als bei alten Leuten. Auf diesen Faktor führen wir auch die Verschiedenheiten des postoperativen Verlaufes zurück, insoferne als wir den jähen, kritischen Temperatursturz unmittelbar nach der Operation im allgemeinen als prognostisch ungünstig bezeichnen, da es sich um Kollapstemperaturen handelt, während wir die lytische Entfieberung als erwünschten Erfolg der Operation ansehen. Ein dritter Faktor ist der *Zustand von Hirn und Meningen.* Der Befund einer eitrigen Leptomeningitis, einer Encephalitis oder eines Hirnabscesses ist für die Prognose im höchsten Grade schlecht, hingegen trübt das Bestehen einer Pachymeningitis interna oder externa der hinteren Schädelgrube die Prognose bei jugendlichen Individuen nur in geringem Grade. Ein dritter Faktor liegt in dem *Auftreten von Metastasen.* Es ist klar, daß Metastasen im Hirn oder den Hirnhäuten die Prognose in höchstem Grade verschlechtern, hingegen halten wir Metastasen in den Gelenken und in den Muskeln für prognostisch günstig, natürlich quoad vitam; was die Funktion betrifft, so sahen wir in der Mehrzahl von Fällen mit Gelenkmetastasen schließlich eine Ankylose des befallenen Gelenkes auftreten. Auch die Lungenmetastasen halten wir, wenn sie solitär auftreten, prognostisch nicht für absolut schlecht. Ferner kommt die *Art der Otitis* in Betracht, insoferne als die Mehrzahl der Autoren (STENGER, MYGIND u. a.) die Sinusthrombose bei der akuten Otitis für prognostisch besser hält als die bei der chronischen Otitis. Wenn auch nach unseren Erfahrungen der Unterschied nicht sehr deutlich in die Augen springt, so muß er doch zugegeben werden. Man muß allerdings bedenken, daß es sich vielleicht bei den akuten Otitiden nicht immer um Sinusthrombosen, sondern auch um Osteophlebitispyämien gehandelt hat. L. DEUTSCH fand, daß bei der chronischen Otitis der Befund einer ausgesprochenen Sinusphlebitis mit deutlichem Thrombus prognostisch besser ist als der Befund einer normalen Sinuswand trotz klinischer Allgemeininfektion. Auch bei der akuten Otitis soll der Befund einer deutlichen Sinusphlebitis prognostisch günstiger sein, hingegen soll das Auftreten eines Thrombus die Prognose in diesen Fällen verschlechtern. Diesen Befund können wir nur zum Teil bestätigen, da die Prognose sich natürlich bessert, wenn es gelingt, den wichtigsten Krankheitsherd durch die Operation freizulegen. Daß der Befund eines Thrombus bei der akuten Otitis die Prognose deutlich verschlimmert, konnten wir hingegen nicht finden.

Behandlung. Die Behandlung ist eine chirurgische. Wir schildern hier kurz die von ALEXANDER in unsere Abteilung eingeführte Operationsmethode, da, wie die Statistik zeigt, die mit dieser Methode erzielten Resultate sehr befriedigende sind. Wir unterteilen die Fälle in zwei Gruppen: 1. Fälle, in denen vor der Operation die Diagnose einer Sinusthrombose mit Sicherheit gestellt wurde; 2. Fälle, bei denen die Diagnose vor der Operation nicht mit Sicherheit oder überhaupt nicht gestellt wurde, bei denen aber während der Operation die Thrombose gefunden wird. In der ersten Gruppe der Fälle wird die Jugularis an der typischen Stelle primär unterbunden. Ist sie thrombosiert, so wird zentral vom Thrombus unterbunden und der Thrombus möglichst ausgeräumt. Besteht eine Entzündung des perivasculären Gewebes, so wird die Vene excidiert. Reicht der Thrombus bis in die Subclavia, so begnügen wir uns mit der Incision der Vene, der teilweisen Entfernung des Thrombus und offener Wundbehandlung. Temporäre Resektion der Clavicula haben wir niemals nötig gehabt. Der Wert dieser primären Jugularisunterbindung liegt darin, daß dadurch die Gefahr vermindert wird, durch das Meißeln bei der Ohroperation Teile des Thrombus aus dem Sinus in den Blutkreislauf zu bringen. Nach der Jugularisunterbindung wird die Antrotomie oder die Radikaloperation durchgeführt. Die Wand des Sinus wird freigelegt, soweit sie krank ist. Dabei ist das Erreichen von normaler Sinuswand gegen das Torcular zu von größerer Bedeutung als gegen den Bulbus zu. Punktionen des Sinus führen wir in diesen Fällen nur selten durch. In der Regel incidieren wir den Sinus schichtweise. Findet sich ein Thrombus, so wird er vorsichtig entfernt, bis Blutung im Strahle von beiden Enden erfolgt. Auch hier scheint uns die Blutung vom Torcular von größerer Bedeutung als die Blutung vom Bulbus. Dann Tamponade und Zügelnaht.

In der zweiten Gruppe von Fällen wird zunächst die Ohroperation durchgeführt. Erweist sich der Sinus bei Palpation oder nach Incision als thrombosiert, so wird die Ohroperation unterbrochen, die Jugularis unterbunden und dann die Ohroperation fortgesetzt. Nur bei Patienten über 60 Jahren, die vor der Operation nicht mehr als einen Schüttelfrost hatten, unterläßt Alexander die Jugularisunterbindung.

Diese Operationsmethode wird von vielen Seiten abgelehnt. Es wird ihr erstlich die häufig überflüssige Jugularisunterbindung, zweitens der schematisierende Charakter vorgeworfen. Was den ersten Punkt betrifft, so mag das ja für eine Reihe von Fällen zutreffen. Für diesen Nachteil tauschen wir den großen Vorteil ein, alle Eingriffe in einer Sitzung durchgeführt zu haben und die wichtige Nachbehandlung mit aller Sorgfalt durchführen zu können. Dieser Vorteil erfährt noch dadurch eine Steigerung, daß die einzelnen Autoren, welche die Jugularisunterbindung nur fakultativ durchführen, sich über die Indikation zu dieser Operation ganz und gar nicht einig sind, manchmal sogar nach ganz verschiedenen Indikationen vorgehen, und daß zweitens die Jugularisunterbindung einen technisch relativ einfachen und — was vor allem in Betracht zu ziehen ist — einen gefahrlosen Eingriff darstellt. Denn daß sich insbesondere nach Unterbindung der rechten Jugularis hie und da Stauungserscheinungen im Gesichte und im Gehirne (Kopfschmerz, Stauungspapille, Venektasien in der retroaurikulären Wunde) finden können (vgl. auch die Fälle von Ohnacker, Podestá u. a.), ist richtig. Alle diese Erscheinungen sind aber relativ selten und gehen in der Regel spontan wieder zurück. Daß sich ferner im peripheren Jugularisstumpfe oberhalb der Ligatur ein Thrombus entwickelt, ist wohl nicht zu verhindern. Die wenigen Fälle aber, welche die Gefährlichkeit eines solchen Thrombus beweisen sollen, scheinen nicht ganz beweiskräftig zu sein. Dabei wird ganz davon abgesehen, daß man auch dieser Gefahr durch Schlitzung des peripheren Jugularisstumpfes begegnen kann.

Der zweite Einwand fällt eigentlich mit dem ersten zusammen, da sich der Vorwurf des Schematisierens vor allem gegen die Jugularisunterbindung richtet. Aber auch dieser Einwand trifft nicht zu, denn Alexander selbst sagt an einer Stelle: „Im Ausmaße des von mir verwendeten chirurgischen Vorgehens muß man natürlich sorgfältig individualisieren. Aber die operative Aktion grundlegend mit dem ‚Abwarten‘ zu verbinden, halte ich für den Patienten für nachteilig und gefährlich.“ So weichen auch wir von den obigen Regeln ab, wenn wir jetzt z. B. die primäre Jugularisunterbindung bei der postoperativen Sinusthrombose wegen der Gefahr einer starken Blutung aus dem Sinus unterlassen.

Den ersten Verbandwechsel versuchen wir am 2.—3. Tage (unter aseptischen Kautelen). Dann täglicher Verbandwechsel. Halten die pyämischen Temperaturen nach der Operation an, so legen wir in der Regel 2 Tage nach der Operation eine Jugularis-Hautfistel nach Alexander an. Spülungen des Bulbus sowie alle mechanischen Manipulationen an dem entzündeten Sinussystem halten wir für überflüssig. Intern werden Herzmittel und Alkohol verabreicht. In ganz schweren Fällen machen wir die Bluttransfusion. Daneben werden die üblichen Antiseptica gegeben, von denen wir bis jetzt allerdings keine überzeugende Wirkung gesehen haben.

Otogene Bulbusthrombose. Die sichere Diagnose einer Bulbusthrombose vor der Operation ist schwierig, da sich die Allgemeinsymptome und die Ohrsymptome im wesentlichen mit den Befunden bei der Thrombophlebitis des Sinus sigmoideus decken. Die Diagnose gewinnt nur dann eine gewisse Sicherheit, wenn sich Symptome von der Nachbarschaft des Bulbus infolge einer Periphlebitis innerhalb des Foramen jugulare finden. Hierher gehören Symptome von seiten des Glossopharyngeus (Schluckbeschwerden bei normalem Halsbefunde), Vagus und Accessorius, tiefe Nackenabscesse infolge Thrombose der Vena condyloidea post., schließlich Retro- und Parapharyngealabscesse. Da aber diese Symptome relativ selten auftreten, muß man Grossmann beistimmen, wenn er behauptet, daß die Diagnose Bulbusthrombose in der Regel nur eine Wahrscheinlichkeitsdiagnose ist. Das trifft um so mehr zu, als UFFENORDE hervorhebt, daß die Bulbusthrombose hie und da latent verlaufen kann.

Während der Operation findet man bei obturierender Bulbusthrombose Eiter, der aus dem Bulbus aufsteigt, hie und da auch eine leere Vena jugularis. Das letztere muß aber nicht der Fall sein, da die Vene auch vom Sinus petrosus inf., von der Vena facialis oder von abnormen Venenästen, die oberhalb der Vena facialis einmünden (POPPER, SCHLANDER, VERMES), gespeist werden kann.

Prognose und *Behandlung* der Bulbusthrombose sind im wesentlichen identisch mit dem im vorigen Kapitel Angeführten, nur läßt sich im allgemeinen die Prognose der Bulbusthrombose als günstiger bezeichnen als die der Sinusthrombose. Die verschiedenen Methoden der Bulbusoperation halten wir wie NEUMANN, MAYBAUM und GOLDMAN u. a. nur dann für indiziert, wenn der den Bulbus umgebende Knochenring ostitisch verändert ist. Dieser Befund wird aber — wenigstens in der Praxis der Großstadt — nur selten erhoben.

Otogene Cavernosusphlebitis. Die Diagnose der otogenen Cavernosusphlebitis ist intra vitam nur sehr selten zu stellen, da die typischen Symptome (Ödeme der Augenlider, Chemosis, Exophthalmus, Neuralgien, Augenmuskellähmungen) in der Regel fehlen. Dabei muß vermerkt werden, daß ein Teil dieser Symptome auch durch ein beginnendes Erysipel, durch eine metastatische Ophthalmie bei Thrombose des Sinus sigmoideus, hie und da auch durch die Unterbindung der Jugularis vorgetäuscht werden kann. Schon daraus geht hervor, daß der otogenen Cavernosusphlebitis eine größere praktische Bedeutung nicht zukommt. Sie käme ihr aber wahrscheinlich auch dann nicht zu, wenn die Diagnose leichter wäre, da eine operative Beeinflussung dieses Leidens vorderhand nicht zu erwarten ist. Trotzdem ist es aber nötig, die relative Häufigkeit der otogenen Cavernosusphlebitis zu kennen, weil dadurch einige der Fälle erklärt werden, bei denen trotz genügender Operation am Sinus und an der Jugularis unter fortgesetzten Schüttelfrösten der Exitus an Meningitis eintritt. Es geht nicht an, die Ursache für die postoperativen Schüttelfröste in diesen Fällen immer nur im Bulbus zu vermuten. Spontane Heilung der otogenen Cavernosusphlebitis wurde berichtet. So ist in einem Falle von LARSEN die Cavernosusthrombose in die Orbita durchgebrochen und spontan geheilt. Doch bleibt es fraglich, ob es sich in diesen Fällen wirklich immer um eine Cavernosusphlebitis und nicht um eine extradurale Eiterung um den Sinus cavernosus herum gehandelt hat. Als besondere Seltenheit konnten wir einen Fall beobachten, bei dem es nach einer Radikaloperation (mit primärem Verschluß der retroaurikulären Wunde) zu einer seitlichen Halsphlegmone und von hier aus zu einer beidseitigen Cavernosusphlebitis gekommen war.

Die subduralen Entzündungen.

Wir zählen in diese Gruppe von Entzündungen den otogenen Subduralabsceß (Pachymeningitis interna) und die verschiedenen Formen der Leptomeningitis.

1. Der otogene Subduralabsceß.

Es herrscht hier in bezug auf die Pathologie und Nomenklatur eine recht große Verwirrung, was wohl vor allem auf die Seltenheit des Krankheitsbildes zurückzuführen ist. Wir verstehen unter Subduralabsceß eine durch eine Pachymeningitis interna hervorgerufene Eiterung, die sich an der Außenfläche der Arachnoidea abspielt und meist circumscript auftritt. Die Arachnoidea zeigt an dem Entzündungsprozesse eine nur mikroskopisch nachweisbare Beteiligung. Ist die Arachnoidea in höherem Grade ergriffen, so rechnen wir diese Erkrankung schon zur circumscripten Leptomeningitis. Es liegen hier also ähnliche Beziehungen vor wie zwischen Pachymeningitis externa und dem Extraduralabscesse, nur daß die empfindliche Arachnoidea in der Regel bald intensiv an dem Entzündungsprozesse teilnimmt, während sich zwischen Dura und Knochen häufiger Abscesse entwickeln können. In ähnlichem Sinne äußert sich auch Ruedi. Es ist klar, daß in dieser Fassung der otogene Subduralabsceß in der Regel nur eine Vorstufe einer eitrigen Leptomeningitis darstellt.

Die Dura kann an ihrer Außenfläche Veränderungen im Sinne einer Pachymeningitis externa zeigen, was offenbar häufiger der Fall ist, sie kann aber auch glatt und anscheinend normal sein (Liebermann und Petrasch), in welch letzterem Falle sich nach Körner die Pachymeningitis interna auf dem Wege der die Dura durchbohrenden Blutgefäße entwickelt hat. In einem Falle von O. Mayer kam es von einer Sinusthrombose zu einem metastatischen Subduralabsceß in der Gegend der motorischen Region.

Nach den vorliegenden Befunden schließt sich der otogene Subduralabsceß häufiger an eine chronische (Cholesteatom) als an eine akute Otitis an. Er ist entweder in der mittleren oder in der hinteren Schädelgrube lokalisiert (im letzteren Falle häufig mit einer Sinusthrombose kombiniert) und kann manchmal eine ganz enorme Ausdehnung zeigen. Bekannt ist der Fall von Heine, in dem der subdurale Absceß sich rechts über Schläfenlappenbasis, Stirnlappen und Occipitallappen ausdehnte. Ähnliche Fälle haben in jüngerer Zeit Pipia, Revesz, Hens, Tobl, Ruedi, Brunner, Schlander, O. Mayer u. a. beschrieben.

Einen subduralen Absceß zu diagnostizieren, ist weder vor noch während der Operation mit Sicherheit möglich, zumal es subdurale Abscesse sogar von bedeutender Größe gibt, die nur unter unbestimmten Hirnsymptomen (vorübergehende Paresen, aphasische Störungen usw.) verlaufen. Denn in den meisten Fällen hat die Eiterung entweder bereits zur Leptomeningitis geführt oder — wenn sie in der hinteren Schädelgrube lokalisiert ist — ihre Symptome werden durch eine initiale Sinusthrombose überdeckt. Es ist, wie auch Görke betont, vielleicht nur die Lumbalpunktion bis zu einem gewissen Grade verläßlich, da der Liquor in diesen Fällen oft trotz der intensiven meningitischen Symptome klar ist oder da sich, worauf Borries hingewiesen hat, häufig ein ursprünglich trüber Liquor trotz Verschlimmerung der meningitischen Symptome klärt.

Natürlich ist die breite Incision der Dura die richtige Behandlung dieser Erkrankung, doch kommt man, wie schon erwähnt, leider häufig mit dem Eingriffe zu spät. Zuzugeben ist die Möglichkeit, daß eine mehr produktive Form der Pachymeningitis interna auch spontan ausheilen kann.

2. Leptomeningitis.

Wir haben hier die seröse, die eitrige und die tuberkulöse Meningitis zu unterscheiden. Die circumscripten Formen der Meningitis (serös und eitrig) als eigene Krankheitsbilder abzugrenzen, scheint gegenwärtig noch nicht berechtigt, da es sich in diesen Fällen klinisch immer nur um Vermutungsdiagnosen handelt.

Allgemeine Pathogenese und Pathologie. Die Pathogenese der Leptomeningitis ist in vielen Punkten ungeklärt. Diese Unklarheit wird noch dadurch vermehrt, daß man sich vielfach bemüht, alle Formen der Meningitis von einem einheitlichen Gesichtspunkte aus zu betrachten. Wir möchten im Gegensatze dazu hervorheben, daß der otogenen Meningitis vom Standpunkte der Pathogenese durchaus eine Sonderstellung gebührt. Das ist um so mehr notwendig, als die Pathologie der otogenen Meningitis an und für sich schon zu ganz verschiedenen Anschauungen Veranlassung gegeben hat. Wir können hier nicht auf die vielen Ansichten und Unterteilungen eingehen und möchten vom klinisch-otologischen Standpunkte aus folgende Darstellung wählen:

Die otogene Leptomeningitis unterteilen wir in eine primäre und eine sekundäre Form. Die *primäre Leptomeningitis* geht von den im Schläfenbeine befindlichen, pneumatischen Räumen, der Paukenhöhle und dem Warzenfortsatze aus, so daß diese Meningitis wieder in eine *mastoideale* (vom Warzenfortsatze ausgehende) und in eine *tympanale* (von der Paukenhöhle ausgehende) Form unterteilt werden kann, von denen die erst erwähnte Form weitaus häufiger ist als die tympanale Form. Die *sekundäre Leptomeningitis* hat in einer anderen, bereits bestehenden otogenen Komplikation ihren Ursprung, und zwar in einer Otitis interna, einem Extraduralabscesse, einer Sinusthrombose oder einem Hirnabscesse. NEUMANN stellte fest, daß die sekundäre Meningitis etwas häufiger vorkommt als die primäre Form, obwohl der zahlenmäßige Unterschied zwischen diesen beiden Formen der Meningitis nach unserem Materiale kein sehr bedeutender ist. Hingegen dürfte die primäre Meningitis häufiger im Gefolge einer akuten Otitis auftreten, während die sekundäre Meningitis häufiger im Gefolge einer chronischen Otitis beobachtet wird.

Wenden wir uns zunächst der *sekundären Meningitis* zu, so handelt es sich in diesen Fällen darum, daß Bakterien (oder nur deren Toxine) von dem primären Eiterherde in den Meningen oder im Hirne in den umgebenden Arachnoidealraum übergehen. Je nach der Schwere der Infektion wird es nun zur serösen oder eitrigen Leptomeningitis kommen. Da aber die sekundäre Meningitis in ihrer leichteren Form von der ursprünglichen Hirnkomplikation klinisch überlagert wird und in ihrer schwereren Form eigentlich nur das Ende des ganzen Krankheitsprozesses darstellt, wollen wir in diesem Kapitel nur die labyrinthogene Meningitis kurz streifen, im übrigen aber die sekundäre Meningitis außer acht lassen.

Von weit größerer Bedeutung ist die *primäre Leptomeningitis*, die im ersten Lebensjahrzehnte die häufigste Ohrkomplikation überhaupt darstellt. Auch diese Meningitis kann entweder ein eitriges oder ein seröses Exsudat produzieren. Diese beiden Unterformen treten nun sowohl im Gefolge einer akuten als auch im Gefolge einer chronischen Otitis auf. Wir wenden uns zunächst der *primären Meningitis* bei der *akuten Otitis* zu.

Für das Vorkommen dieser Meningitis spielen Virulenz der Erreger, Eiterretention in der Pauke und im Warzenfortsatze, unzweckmäßige Behandlung und nebst allgemeinen konstitutionellen Eigentümlichkeiten die Minderwertigkeit des Mittelohres (starke Inklination des Trommelfelles, kurze und weite Tube, seichte Trommelhöhle) eine weit größere Rolle als das Lebensalter, da die akute Otitis in jedem Lebensabschnitte zur Meningitis führen kann (ALEXANDER). Gemeint ist hier in erster Linie die „genuine“ Otitis; die nach Infektionskrankheiten auftretende Otitis ist im allgemeinen in bezug auf Hirnkomplikationen weniger gefährlich. Eher besteht in den letzteren Fällen die Möglichkeit, daß durch die zugrunde liegende Infektionskrankheit (Scharlach!) eine otogene Hirnkomplikation vorgetäuscht wird (BRUNNER).

Was die Pathogenese der primären Meningitis bei akuter Otitis betrifft, so kommen hier erstlich die *präformierten Gefäßbahnen zwischen Dura und Mittelohrschleimhaut* in Betracht, die das Tegmen tympani, das Tegmen antri, die hintere Pyramidenfläche und den Paukenhöhlenboden durchsetzen und die geeignet sind, die Infektion vom Mittelohre bzw. Warzenfortsatze auf die Hirnhäute zu übertragen. Hier muß auch der kongenitalen Dehiszenzen Erwähnung getan werden, die man bekanntlich nicht selten im Tegmen tympani finden kann. Die Rolle, welche diese Dehiszenzen als Überleitungswege spielen, ist nicht klar. Wir konnten Fälle histologisch untersuchen, in denen die Infektion auf dem Wege vom Mittelohre zu den Meningen diese Dehiszenzen sicher passierte, wir konnten aber auch Fälle sehen, in denen dies sicher nicht der Fall war. Das gleiche gilt auch für die Hirnhernien und PACCHIONIschen Granulationen, die man hie und da auch ohne nachweisbare drucksteigernde Erkrankung im Hirne im Tegmen tympani finden kann und die in stark ausgebildeten Fällen die

Schleimhaut des Mittelohres gegen das Paukenlumen vorwölben können. Auf die Bedeutung dieser Hirnhernien als Überleitungswege hat zuerst O. MAYER hingewiesen. Doch mußten MEHLER und SATZ auch die Bedeutung dieses Überleitungsweges wesentlich einschränken. Charakteristisch aber für alle Meningitiden, die in der geschilderten Weise entstehen, ist die Tatsache, daß die Infektion gleichzeitig von vielen Seiten her in die Schädelhöhle, und zwar sowohl in die mittlere als auch in die hintere Schädelgrube einbricht (multiple Infektion), so daß diese Meningitiden von allem Anfange an einen durchaus diffusen Charakter zeigen. Ein circumscriptes Stadium ist also überhaupt nie vorhanden. Es ist zweifellos, daß dieser Infektionsmodus die therapeutische Beeinflußbarkeit und damit die Prognose in schlechtem Sinne beeinflussen muß.

Auf den erwähnten Überleitungswegen kommen zunächst die benignen serösen Meningitiden zustande, die insbesondere im Kindesalter häufig eine akute Otitis begleiten. Die vielfach diskutierte Frage, ob in diesen Fällen nur Toxine oder auch wenig virulente Bakterien in die Subduralräume gelangen, hat geringe praktische Bedeutung. Auf dem gleichen Wege entstehen aber auch eitrige Meningitiden, die bei gewissen Epidemien von akuter Otitis in besonderer Häufigkeit auftreten und einen höchst bösartigen Charakter zeigen können. In den letzterwähnten Fällen kann es sogar zur Meningitis ohne Zwischenschaltung einer Mastoiditis, also zu einer echten tympanogenen (tympanalen) Meningitis kommen. Mikroskopische Befunde derartiger Fälle haben O. MAYER, KRAUS, NEUMANN, BRUNNER u. a. mitgeteilt. Zu diesen echten, tympanogenen Meningitiden gehören auch die sehr seltenen posttraumatischen Meningitiden, bei denen die Infektion der Hirnhäute in der Regel durch eine Fissur im Tegmen tympani oder in der oberen Gehörgangswand erfolgt.

Der zweite Weg, auf dem es bei der akuten Otitis zur primären Meningitis kommen kann, geht *von tief im Felsenbein gelegenen pneumatischen Zellen* aus, die nach MARX die häufigste Ursprungsquelle der eitrigen, letalen Meningitis darstellen. HAYMANN zählt hier einen Zellstrang in der oberen Pyramidenkante, die infralabyrinthären Zellen, die kleinen Zellen in der Gegend des Hiatus subarcuatus und die tubaren Zellen auf. Diese Fälle sind nach unseren Erfahrungen (im Gegensatze zu MARX) etwas seltener, insbesondere gilt dies für die Entstehung eitriger Meningitiden (Fälle von BROCK, GRÜNBERG, GRAHE, LANGE, ULRICH, OPPIKOFER u. a.), während die auf diesem Wege ausgelöste seröse Meningitis, insbesondere bei Entzündungen der Pyramidenspitze, etwas häufiger auftritt.

Drittens wird angenommen, daß eine Meningitis auch auf dem *Blutwege* durch Eindringen von Bakterien aus dem Ohre in die Blutbahn (ohne Sinusthrombose) entstehen kann. MAUTHNER hat in der letzten Zeit wieder darauf aufmerksam gemacht. Wenn wir nun auch den septischen Verlauf sowie den positiven Bakterienbefund im Blute bei Meningitis wohl kennen, so läßt sich doch aus dem letzteren Befunde nicht mit Sicherheit der hämatogene Ursprung der Meningitis ableiten, da die Bakteriämie in diesen Fällen ebensogut die Ursache wie die Folge der Meningitis sein kann. Trotzdem wollen wir das Vorkommen einer hämatogenen Meningitis nicht im allgemeinen abstreiten.

Eine Sonderstellung nimmt auch in bezug auf die Pathogenese *die Meningitis bei Mucosusotitis* ein, deren Pathogenese im allgemeinen als charakteristisch für die Entstehung der Meningitis bei der subakuten Otitis bezeichnet werden kann. In diesen Fällen kann die Entzündung im Mittelohre scheinbar ausheilen, während sie fernab vom ursprünglichen Krankheitsherde (Mittelohre) in der Spongiosa der Pyramide oder in versprengten Zellen weiterbesteht und auf die Dura übergreift (Spätmeningitis). O. MAYER hat dieses Verhalten an einem instruktiven Falle gezeigt. Noch häufiger führt allerdings die Mucosusotitis zur Erweichung des Tegmens bzw. der medialen Wand des Warzenfortsatzes oder bricht vom häutigen Innenohre durch die hintere Pyramidenfläche gegen die Dura durch (BRUNNER, HAZAMA) und führt so durch Kontaktinfektion zur Meningitis. Dadurch leitet die Mucosusotitis zu den vor allem für die chronische Otitis charakteristischen Befunden über.

Die *primäre Meningitis bei der chronischen Knocheneiterung des Mittelohres* geht meist vom Cholesteatome des Mittelohres aus und hier wieder besonders von einer akuten Exacerbation. Auch diese Meningitis kann eitrig oder (seltener) serös sein. In diesen Fällen besteht nach ALEXANDER eine gewisse Abhängigkeit vom Lebensalter, insoferne als die Zeitspanne zwischen dem 20.—30. Lebensjahre am meisten gefährdet ist. Allerdings gilt dieser Satz nur für die Knocheneiterungen ohne Cholesteatom, da das Cholesteatom zu jeder Zeit verjauchen und zur Meningitis führen kann. Die Infektion erfolgt in diesen Fällen meist auf dem Wege über eine Nekrose des Tegmens, während Tegmenfisteln seltener vorkommen (JANSEN). Doch kann ein Cholesteatom auch den Knochen in weitem Umfang vollkommen zerstören, so daß es dann unmittelbar der Dura anliegt. In seltenen Fällen können auch reine chronische Schleimhauteiterungen zur Meningitis führen. Die etwas bessere Prognose dieser primären Meningitiden bei chronischer Otitis gegenüber den Fällen von primärer Meningitis bei akuter Otitis (ALEXANDER, BROCK, NUEHSMANN, HINSBERG u. a.) hat vielleicht vor allem darin ihren Grund, daß Meningitiden, die in direkter Fortsetzung eines lokalen eitrigen Prozesses in der Ohrregion entstehen, zumeist einen Absceßcharakter besitzen und ihn auch lange Zeit behalten, während Meningitiden, die sich als Fernwirkung einer akuten Otitis darstellen, bei denen also der Infektionsweg makroskopisch häufig überhaupt nicht zu finden ist, immer sofort diffus werden. In dieser von ALEXANDER aufgestellten Behauptung steckt auch gleichzeitig der Hinweis auf das Fehlen einer multiplen Infektion bei der primären Meningitis im Gefolge einer chronischen Otitis.

Für die *labyrinthogene Meningitis* kommen in erster Linie der innere Gehörgang und die beiden Wasserleitungen als Überleitungswege in Betracht.

Bei der *circumscripten eitrigen Meningitis,* soweit deren anatomisches Substrat aus der Klinik erschlossen werden kann, liegen insoferne ähnliche Verhältnisse vor wie bei der diffusen Form, als auch die circumscripte eitrige Meningitis häufig im Anschluß an andere Komplikationen auftritt, also eine sekundäre Meningitis darstellt. Hier sind als Grundkrankheiten die eitrige Otitis interna, die Sinusthrombose und der Hirnabsceß zu erwähnen, von denen insbesondere die eitrige Otitis interna nicht selten von einer wenigstens längere Zeit circumscript bleibenden Meningitis begleitet ist (ALEXANDER, HINSBERG u. a.). Dies ist auch einer der Gründe für die relativ gute Prognose der labyrinthogenen Meningitis, wie denn überhaupt die eitrigen Meningitiden, die in der hinteren Schädelgrube beginnen, lange Zeit durch das Tentorium an einem Fortschreiten in die mittlere Schädelgrube gehindert werden können, was für das umgekehrte Fortschreiten der Meningitis nicht zutrifft (ALEXANDER). Die primäre circumscripte Meningitis hat vor allem in den chronischen, mit Cholesteatom kombinierten Otitiden ihre Ursache, während es bei der subakuten Otitis vor allem die Eiterungen in tiefen, paralabyrinthären Zellen sind, die gelegentlich eine circumscripte Meningitis auslösen können.

Da sich nun in der nächsten Nähe des Felsenbeines die große Cisterna pontis lateralis findet, in die der Recessus lateralis des IV. Ventrikels mündet (KARLEFORS, BOSS, L. ALEXANDER), so ist es nicht verwunderlich, daß es gelegentlich zu einer mehr oder minder umschriebenen (und eine Zeitlang auch umschrieben bleibenden) Eiteransammlung in einer derartigen Zisterne kommen kann. EAGLETON hat für diese Form den Ausdruck „Zisternenmeningitis“ vorgeschlagen.

G. Alexander hat schon vor vielen Jahren eine derartige Meningitis bei einem Knaben von 14 Jahren beschrieben und abgebildet. Genau untersucht ist der Fall von Fremel. In den meisten dieser Fälle handelt es sich um Eiterungen an der Pyramidenspitze, die in die Meningen durchgebrochen waren. Klinisch waren diese Fälle durch Fieber, Kopfschmerz und die Spitzensymptome, eventuell auch durch intensiven Spontannystagmus charakterisiert. Eine große Bedeutung haben in jüngster Zeit Holmgren, Görke, Eagleton u. a. der Cisterna pontis lateralis zugesprochen, da sie in der Incision und Drainage dieser Zisterne die beste Heilungsmöglichkeit der otogenen Meningitis im allgemeinen erblicken. Es ist sehr fraglich, ob der Erfolg dieses Eingriffes in dieser Weise verallgemeinert werden darf.

Jansen, Alexander u. a. haben die Meinung ausgesprochen, daß es auch eine *circumscripte seröse Meningitis* geben muß. Der sichere Nachweis einer derartigen Meningitis ist natürlich noch schwerer als der einer diffusen, serösen Meningitis.

Was nun zum Schluß die *postoperative Meningitis* betrifft, die wieder eine eitrige oder eine seröse sein kann, so muß zunächst zugegeben werden, daß schon die Erschütterung des Kopfes durch das Aufmeißeln eines sklerotischen Warzenfortsatzes genügt, um bei einer latenten eitrigen Interna eine stürmisch verlaufende Meningitis hervorzurufen. Fraglich erscheint es hingegen, ob das operative Trauma (bei richtiger Meißeltechnik) genügt, um eine circumscripte Meningitis durch Zerreißen von Adhäsionen in eine diffuse eitrige umzuwandeln. Hingegen führen Jansen, Streit, Alexander u. a. auf diesen Vorgang das Auftreten einer postoperativen serösen Meningitis zurück.

Wesentlich häufiger sind Unglücksfälle bei der Operation für die postoperative Meningitis verantwortlich zu machen. Hierher gehören das Zurücklassen von eitergefüllten Zellen in der Nähe der Dura, das Einpressen kleiner Knochenstückchen zwischen Dura und Knochen, die Luxation des Stapes, die Eröffnung des Facialkanales (seltene Ursache), die Eröffnung des Bogenganges (seltene Ursache), der operative Durariß, der allerdings bei genügender Erweiterung auch ertragen werden kann (Schlander). Das Auftreten einer Meningitis jahrelang nach der Radikaloperation ist sehr selten (Neumann), doch kommt es bei akuten Infektionen der Operationshöhle vor, unabhängig davon, ob bei der ersten Operation Sinus oder Dura freigelegt wurden oder nicht (Tamari, eigene Beobachtungen), und ist dann häufig durch einen unübersichtlichen Zustand der Operationshöhle bedingt.

Das *makroskopische Bild der eitrigen Meningitis* ist recht verschieden. Es gibt foudroyant verlaufende Fälle, die makroskopisch nur ein Hirnödem und entzündlich gerötete Hirnhäute (hie und da bei trübem Lumbalpunktate) erkennen lassen. Eiter ist makroskopisch überhaupt nicht zu sehen. Dennoch müssen diese Fälle zur eitrigen Meningitis gerechnet werden, da sie fast alle ungenügend untersucht sind. Denn entweder fehlt die mikroskopische Untersuchung oder die Untersuchung des Rückenmarks (Eitersenkung!), das überhaupt bei der otogenen Meningitis stark vernachlässigt wird, oder beide. Der von Bönninghaus für diese Fälle gewählte Namen „Meningitis serosa maligna“ ist besser zu vermeiden (Schultze).

In typischen Fällen findet man das eitrige Exsudat vor allem an der Basis des Gehirns, während die Konvexität weniger beteiligt ist. Seltener trifft man das Exsudat nur an der Konvexität der kranken Seite und noch seltener nur an der Hemisphäre der gesunden Seite. Diese vor allem von Brieger beschriebene sprungartige Verbreitung des eitrigen Exsudates wurde in verschiedener Weise erklärt (verschiedene Intensität der Entzündung an der Hirnoberfläche, Fortschreiten der Entzündung auf thrombotischem oder embolischem Wege). Genaue mikroskopische Untersuchungen fehlen. Die seltene Ausheilung einer diffusen, eitrigen Meningitis erfolgt durch Bildung von Bindegewebsschwarten in den Meningen (z. B. Fall von HOFMANN). Es muß aber betont werden, daß man auch in Fällen, die an eitriger Meningitis starben, nicht selten Stellen findet, die ausgeheilt sind.

Obduktionsbefunde bei der Meningitis serosa wurden in jüngster Zeit von HERGESELL mitgeteilt.

Mikroskopisch findet sich in Fällen von eitriger Meningitis das eitrige Esxudat in den Maschen der Pia-Arachnoidea mit gelegentlicher Thrombose von Piavenen oder Arrosion von Arterien. Ausgedehnte, makroskopisch sichtbare Thrombosierung der pialen Blutgefäße soll nach ALEXANDER vor allem eine typische Begleiterscheinung des Hirnabscesses darstellen. Von großem Interesse ist das Verhalten der Hirnrinde. Wir müssen heute annehmen, daß die Rinde auch auf die leichtesten Infektionen der Meningen, also auch auf die der Meningitis serosa zugrunde liegenden Entzündungsvorgänge (Meningo-Encephalitis serosa), reagiert (SCHULTZE, ALEXANDER), daß also jede Meningitis eine Meningo-Encephalitis ist. Der Grad und die Art dieser Reaktion ist allerdings verschieden. Aus den Untersuchungen von E. POLLAK geht hervor, daß zuerst die marginale Glia mit pathologischen Zellformen anspricht; dabei können auch schon encephalitische Herde in der Umgebung der in die Rinde eindringenden Piagefäße vorhanden sein (Rindenencephalitis). In entsprechenden Fällen, vorwiegend bei circumscripter, eitriger Meningitis, können diese encephalitischen Herde eine derartige Größe erreichen, daß es zur Bildung kleiner Rindenabscesse kommt. Solche kleine Abscesse können aber nicht nur in der Rinde, sondern auch in der Umgebung der Ventrikel auftreten (BRUNNER).

Was schließlich die *Bakteriologie der Meningitis* betrifft, so ist die eitrige Meningitis nach den Untersuchungen von GHON und NEUMANN meist eine Monoinfektion, auch wenn sie durch eine polybacilläre chronische Otitis ausgelöst wird, was darin seinen Grund hat, daß sich die Meningitis gewöhnlich an eine akute Exacerbation der chronischen Otitis anschließt. NEUMANN hat bei 119 Meningitisfällen in der weitaus größten Zahl der Fälle je eine der verschiedenen Streptokokkenarten gefunden (Streptococcus pyogenes, mucosus, lanceolatus, Diplostreptococcus), weit seltener fanden sich Diplokokken, Bacterium coli, Pyocyaneus und anaerobe Bakterien. In neuerer Zeit hat GREKOWITZ aus dem Meningitiseiter ein anaerob wachsendes Bacterium haemophilum mucosum gezüchtet (FREMEL, BARWICH).

Meningitis serosa. Das Vorkommen einer otogenen Meningitis serosa wird vielfach bestritten und an die Stelle dieser Diagnose die Annahme eines akuten Hydrocephalus gesetzt. Dieser Hydrocephalus kann nach KOBRAK wohl infektiös-entzündlicher Natur sein, wobei allerdings eine gewisse Disposition zur gesteigerten Liquorbildung bei dem befallenen Individuum vorausgesetzt wird, nach der Ansicht von FLEISCHMANN u. a. soll hingegen die Vermehrung des Liquors rein reflektorisch, durch Einwirkung eines im Schläfenbein befindlichen Eiterherdes auf die Dura ausgelöst werden. Dieser akute, reflektorisch bedingte Hydrocephalus hat aber auch nach FLEISCHMANN einen entzündlichen Charakter, nur sind die Entzündungserscheinungen in den Meningen sekundärer Natur, d. h. durch die erhöhte Liquorspannung bedingt. Auch REDLICH, GOLDSTEIN, BONHÖFFER u. a. verstehen unter seröser Meningitis eigentlich nichts anderes als einen akuten Hydrocephalus.

Wenn wir trotz dieser Einwände die seröse Meningitis als eigenes Krankheitsbild abgrenzen, so muß zunächst ausdrücklich hervorgehoben werden, daß es sich hier um eine rein klinische Diagnose handelt. Es ist daher HERGESELL durchaus beizustimmen, wenn er behauptet, daß ein anatomisches

Substrat für die Meningitis serosa nicht festzustellen ist, da sie entweder ein Anfangsstadium oder eine abortiv verlaufende Form der eitrigen Meningitis darstellt. Klinisch liegen aber ganz andere Verhältnisse vor. Hier muß man wohl zwischen zwei Krankheitsformen unterscheiden, zwischen denen es natürlich Übergänge gibt. Zunächst muß man zugeben, daß es wahrscheinlich eine vom Ohre aus reflektorisch bedingte Steigerung der Liquorsekretion gibt und daß dieser krankhafte Vorgang tatsächlich ein Krankheitsbild zur Folge haben kann, das in vielen Einzelheiten an eine Meningitis erinnert. Hierher gehören Fälle von KATZSCHMANN, SYMONDS, GRABSCHEID, SCAL, GARLAND und SEED u. a. Hierher gehören aber auch viele Fälle von Säuglingsotitis mit vorübergehenden Hirnsymptomen. In allen diesen Fällen finden sich Zeichen einer Hirndrucksteigerung, die gelegentlich sogar zu einer hochgradigen Stauungspapille führen kann. Wichtig ist auch das Vorkommen von Augenmuskellähmungen sowie das gelegentliche Vorkommen einer Facialisparese in diesen Fällen. Die Lumbalpunktion deckt meist, jedoch nicht immer, einen erhöhten Druck auf, der Liquor ist aber chemisch und bakteriologisch normal, nur in dem Falle von GRABSCHEID fand sich eine ganz minimale Eiweißvermehrung. Betroffen werden Kinder und jugendliche Individuen. Daß dieses Krankheitsbild bei Kleinkindern häufig mit hohen Temperatursteigerungen einhergeht, ist nicht verwunderlich, da wir wissen, daß in diesem Alter die Otitis selbst hohes Fieber erzeugt. Dieses Krankheitsbild wird in Übereinstimmung mit SYMONDS, FLEISCHMANN u. a. als „Otitic hydrocephalus" bezeichnet. Es hat aber den Anschein, als ob mit dieser Namengebung über die Pathologie mehr ausgesagt würde, als wir tatsächlich wissen. Ich möchte daher für diesen Symptomenkomplex den alten Ausdruck „*otogener Meningismus*" beibehalten. Bekanntlich verstand DUPRÉ darunter „l'ensemble des symptomes éveillés par la souffrance des zones méningo-corticales et indépendants de toute altération saisissable". Es handelt sich also im wesentlichen um das gleiche Krankheitsbild, das seinerzeit SCHULTZE als Meningitis ohne Meningitis beschrieben hat. Gegenwärtig versteht man unter Meningismus einen Symptomenkomplex (also keine Krankheit sui generis), der als Teilerscheinung einer den Gesamtorganismus treffenden toxischen oder infektiös-toxischen Schädigung auftritt. In diesem Sinne äußert sich auch in jüngster Zeit TAILLENS. Der Meningismus findet sich daher bei den verschiedensten Infektionskrankheiten und Vergiftungen und wird auch durch die verschiedensten Veränderungen im Schädelinnern (Zirkulationsstörungen, Erhöhung der Liquorsekretion, toxische Schädigung der Capillaren, toxisch degenerative Zellschädigung, petecchiale und flächenhafte Blutungen) erklärt (LE BLANC). Daß nun insbesondere bei Kleinkindern Toxine, die aus dem erkrankten Mittelohre stammen, auf die Hirnhäute einwirken können, ist auf Grund der anatomischen Verhältnisse im kindlichen Schläfenbein durchaus möglich. Es ist weiter verständlich, daß diese Toxine wesentlich schwerere Symptome auslösen müssen, wenn sie nicht ein früher gesundes Hirn, sondern einen okkulten Hydrocephalus beeinflussen. In letzterem Falle kann es dann zu schweren Drucksymptomen (Stauungspapille!) kommen, so daß wirklich das klinische Bild eines akuten Hydrocephalus in Erscheinung tritt, der aber, wie schon QUINCKE hervorgehoben hat, nur selten ein wirklich akuter Hydrocephalus ist, weit häufiger aber eine akute Exacerbation eines chronischen, erworbenen oder angeborenen Hydrocephalus darstellt.

Neben diesem Meningismus gibt es aber auch ein meningitisches Krankheitsbild, in dem die Symptome einer entzündlichen Erkrankung der Meningen weit mehr im Vordergrunde stehen als die Symptome einer Drucksteigerung im Schädel und gerade dieses Krankheitsbild bezeichnen wir als otogene Meningitis serosa. Es ist selbstverständlich, daß diese Diagnose nur auf Grund des gesamten klinischen Befundes und klinischen Verlaufes gestellt werden und nicht mit einem einzigen Symptom (Liquorbefund!) begründet werden darf. Daß diese seröse Meningitis, wie Ruhe mit Recht hervorhebt, in ihrem klinischen Verlaufe bald mehr an eine tuberkulöse Meningitis, bald mehr an eine eitrige Meningitis erinnert, trifft zu; hingegen kommt eine Verwechslung einer otogenen serösen Meningitis mit einem Hirntumor oder einer multiplen Sklerose wohl kaum in Betracht. Es ist auch Körner und Grünberg beizustimmen, daß sich ein für alle Fälle geltendes, typisches Verhalten der Meningitis serosa nicht feststellen läßt. Aber darin befindet sich diese Erkrankung in Übereinstimmung mit allen intrakraniellen Ohrkomplikationen.

Diagnose. Die otogene Meningitis serosa tritt in der Regel in ihrer akuten Form auf. Sie kann sowohl durch eine akute als auch eine subakute als auch eine chronische Otitis ausgelöst werden. Sie bevorzugt Patienten im *jugendlichen Alter,* wenn wir auch Fälle beobachten konnten, welche dieser Altersstufe bereits entwachsen waren. Körner findet eine spezielle Disposition zwischen 10—15 Jahren. Dieser Befund legt die immer wiederkehrende Annahme einer konstitutionellen Basis nahe. Kobrak glaubt, diese konstitutionelle Basis mit dem Hinweis auf die exsudative Diathese des jugendlichen Alters, auf die angioneurotische Konstitutionsanomalie und auf das Vorhandensein eines okkulten Hydrocephalus präzisieren zu können. Wir haben allerdings Fälle gesehen, in denen keine dieser Konstitutionsanomalien nachzuweisen war. *Fieber* und *Puls* zeigen kein charakteristisches Verhalten. Es gibt seltene Fälle ohne Fieber auch bei längerer Beobachtung (Oppenheim) und Fälle mit sehr hohem Fieber. Interessant ist das gelegentliche Vorkommen einer *Stauungspapille,* was Bönninghaus durch das Übergreifen der serösen Meningitis auf die Ventrikel erklärt. Körner erblickt in diesem Befunde ein wichtiges Unterscheidungsmerkmal gegenüber der eitrigen Meningitis, was Alexander allerdings bestreitet. Wir müssen uns in diesem Punkte Alexander vollkommen anschließen; wir können in der Stauungspapille keinesfalls ein kardinales Symptom der serösen Meningitis erblicken, und selbst wenn sie vorhanden ist, kann sie ebensogut auf eine vermehrte Liquorsekretion wie auf die pathologische Exsudation aus den Meningealgefäßen zurückzuführen sein. Hingegen fiel uns in einzelnen Fällen ein rapides Anschwellen der Papille bis zu 5, ja 7 D auf, wobei aber wesentliche Sehstörungen vermißt wurden. Ähnliches sah Moscardi. Recht häufig finden sich ferner *Augenmuskellähmungen,* insbesondere aber *Abducenslähmung* auf der ohrkranken Seite, die bei der eitrigen Meningitis (mit Ausnahme des terminalen Stadiums) seltener beobachtet werden. Von den übrigen Hirn- und Hirnhautsymptomen (Kopfschmerz, Störungen des Sensoriums, Nackensteifigkeit usw.) läßt sich allgemein Gültiges nicht sagen, da sie ebenso häufig vorhanden sind wie sie fehlen und da sie überdies oft einen durchaus transitorischen Charakter zeigen. Jansen und Alexander legen dem Fehlen des Kernigschen Symptoms eine große Bedeutung bei. Richter fand in einigen Fällen ein temporäres Ödem der Augenlider.

Von großem Interesse ist der *Liquorbefund,* der früher von den Otologen vielfach unterschätzt wurde. Demgegenüber finden wir in neuerer Zeit vielfach eine Überschätzung des Liquorbefundes, die so weit geht, daß man versucht hat, auf Grund dieses einen Befundes eine Einteilung der verschiedenen Meningitisformen zu schaffen. Wir halten beide Ansichten für unrichtig. Der Liquorbefund ist ein Symptom wie jedes andere, das im Rahmen des ganzen klinischen Bildes häufig wichtige Schlüsse gestattet, das aber auch manchmal versagt. Das beweisen recht gut die Verhältnisse bei der Meningitis serosa. Es gibt Autoren, die für die Diagnose einer Meningitis serosa nur einen unter erhöhtem Druck stehenden, normalen Liquor verlangen (Körner, Görke,

KOBRAK u. a.), während andere sogar den Befund eines makroskopisch getrübten, aber sterilen Liquors als Folge einer serösen Meningitis gelten lassen (WALLGREN, SAMSON, TAILLENS u. a. Vgl. hier die Befunde bei der akuten serösen epidemischen Meningitis!). Diese Verwirrung geht so weit, daß FLEISCHMANN, SAMSON u. a. vorgeschlagen haben, den Begriff der serösen Meningitis überhaupt fallen zu lassen, ein Vorschlag, der, wie zu erwarten, nicht durchdrang. Wir selbst halten ähnlich wie RUHE, ZANGE u. v. a. den Befund von Zell-(Lymphocyten) und Eiweißvermehrung oder nur Eiweißvermehrung in einem makroskopisch klaren Liquor am meisten für charakteristisch. Hingegen erscheint uns, wie schon erwähnt, die Erhöhung des Liquordruckes allein für die Diagnose nicht genügend. Denn da immer wieder betont wird, daß die Erhöhung des Liquordrucks durchaus nicht mit Sicherheit den Schluß auf eine Vermehrung des Liquors gestattet, dieser erhöhte Liquordruck vielmehr auch durch Verdrängung des Liquors hervorgerufen sein kann (WEIGELDT) — wir sehen dabei von Zufällen der Atmung, der Lage des Kranken, der Lage der Nadel usw., die alle den Liquordruck beeinflussen, ab —, so ist es nicht recht verständlich, mit welchem Recht man auf ein derart schwankendes Symptom eine Diagnose aufbauen soll. Dazu kommt, daß wir Fälle von Meningismus mit Stauungspapille gesehen haben, bei denen der Lumbaldruck eher herabgesetzt war. Hingegen halten wir es ebenso für verwirrend, wenn man auch den Befund eines makroskopisch trüben Liquors, insbesondere wenn polynukleäre Leukocyten gefunden werden, mit der Diagnose einer serösen Meningitis für vereinbar erklärt. Der Liquorzucker ist bei der serösen Meningitis nicht immer erniedrigt (NELKEN, SAMSON).

Zum Schluß muß das relativ häufige Vorkommen einer *postoperativen serösen Meningitis* hervorgehoben werden, in welchem Falle die Meningitis in Attacken auftreten (ALEXANDER) oder sehr protrahiert verlaufen kann (BLUMENTHAL).

Prognose. Die Prognose der echten serösen Meningitis (die also nicht die Vorstufe einer eitrigen oder einer tuberkulösen Meningitis darstellt) ist eine absolut gute. Das geht so weit, daß KÖRNER, BÖNNINGHAUS u. a. den Ausgang in Genesung für das wichtigste Kennzeichen einer serösen Meningitis erklären, wobei allerdings zu bemerken ist, daß auch eine sicher eitrige und bakterienhaltige Meningitis heilen kann, worauf schon SCHULTZE hingewiesen hat.

Daß die seröse Meningitis in dieser Auffassung fließende Übergänge zur eitrigen Meningitis zeigt, ist ohne weiteres zuzugeben; doch gilt dies auch für den Meningismus, der fließend in die seröse Meningitis übergeht, und es gilt dies auch, wie dies FLEISCHMANN selbst zugibt, für die seröse Meningitis in der Auffassung dieses Autors. Es gilt dies schließlich auch z. B. für die seröse Entzündung des Mittel- und Innenohrs.

Therapie. Hier kommt vor allem die Freilegung des Eiterherdes im Schläfenbeine mit Freilegung der Dura in einer oder beiden Schädelgruben in Betracht. Eine Incision der Dura ist überflüssig, manchmal sogar gefährlich. BÖNNINGHAUS beobachtete das Auftreten einer Meningocele nach Duraspaltung wegen einer Meningitis serosa in der hinteren Schädelgrube.

Daß die seröse Meningitis in ihrer chronischen Form (Generalized cisternal meningitis — HORRAX) durch eine Mittelohreiterung ausgelöst werden kann, wird von einzelnen Autoren (HORRAX, LIST u. a.) behauptet. Bewiesen ist dies aber nicht. Eher kämen hier noch chronische Entzündungen an der Felsenbeinspitze oder im Innenohre als Grundkrankheiten in Betracht. Es handelt sich hier immer wieder um liquorgefüllte Arachnoidealcysten, die häufiger in der hinteren, selten in der mittleren Schädelgrube liegen (TÖRÖK, MAYER, LEIDLER, FERRERI, CICATELLI, CALICETI, JENKINS, UFFENORDE) oder um eine cystisch erweiterte, mit Liquor gefüllte Cisterna pontis lateralis. Hierher gehört auch ein Teil der Fälle, die BÁRÁNY seinerzeit als einen besonderen Symptomenkomplex zusammengefaßt hat. Wie vorsichtig man aber mit der Konstruktion eines Zusammenhanges zwischen Meningitis und Otitis in diesen Fällen sein muß, zeigt sehr schön ein Fall von MARSCHIK, in dem neben der Otitis und der Mastoiditis eine multiple Sklerose bestand, durch die die Arachnoidealcysten in der hinteren Schädelgrube ohne weiteres erklärt werden konnten.

Meningitis purulenta. Symptomatologie und Verlauf. Das Symptomenbild der eitrigen Meningitis zeigt große Verschiedenheiten, die aber durchaus nicht parallel der Ansammlung des Eiters an der Hirnoberfläche gehen. Um die Darstellung zu erleichtern, wollen wir die Symptome — zum Teil allerdings mit einigem Zwange — in folgender Weise gruppieren:

1. Allgemeinsymptome. Das *Allgemeinbefinden* ist in typischen Fällen schwer geschädigt. Die Patienten machen gleich auf den ersten Blick einen schwerkranken und hinfälligen Eindruck. Das wird zum größten Teil durch das *Verhalten der Körpertemperatur* bedingt. Das Fieber setzt hie und da mit einem Schüttelfrost ein und zeigt manchmal eine hohe Continua. Manchmal weist aber die Kurve auch unregelmäßige Remissionen oder selbst Intermissionen auf. Gegen das Ende zu erreicht die Temperatur häufig exorbitante Grade. SCHULTZE fand bis 43,7° im Rectum. Seltener sind bei der eitrigen Meningitis finale Kollapstemperaturen. Hingegen möchten wir darauf hinweisen, daß kritische Temperaturabfälle nach der Parazentese bei akuten Otitiden bei Kleinkindern, die vor der Parazentese hoch gefiebert haben, für eine beginnende Meningitis verdächtig sind (ALEXANDER). Bei der Mucosusmeningitis können Fieber und auch die übrigen Symptome zum größten Teile fehlen (E. URBANTSCHITSCH), ebenso bei der Meningitis alter Diabetiker. Der *Puls* zeigt kein charakteristisches Verhalten. Auffallend ist nur seine große Labilität, so daß abnorme Langsamkeit und normale oder abnormale Schnelligkeit, die unabhängig von der Körpertemperatur auftreten, rasch miteinander abwechseln. Sub finem kommt es gewöhnlich zu ganz abnorm hoher Pulsfrequenz, hingegen fanden JANSEN, ALEXANDER u. a. bei beginnender Meningitis eine Bradykardie, die nach NÜSSMANN auch nach Abklingen der klinischen Erscheinungen und Auftreten normaler Temperaturen, also bei heilender Meningitis, eine zeitlang weiter bestehen soll. Das „maulvolle“ *Erbrechen* gehört insbesondere bei Kindern zu den wichtigsten Symptomen. Es geht gewöhnlich leicht vonstatten, seltener ist es von lang dauerndem Übelsein begleitet, gewährt aber auch keine Erleichterung. Die *Untersuchung des Blutes* ergibt außer einer höchstgradigen Leukocytose keinen charakteristischen Befund (LEVY, DWYER).

2. Allgemeine Hirnsymptome. Hierher gehören zunächst die *psychischen Symptome,* die sich in verschieden starken Erregungszuständen, von einfacher Unruhe und Schlaflosigkeit an bis zur Bettflucht und Delirien äußern können. In anderen Fällen tritt zunächst Apathie und Schläfrigkeit auf, die sich allmählich bis zu soporösen und komatösen Zuständen steigern. Es ist ganz charakteristisch, daß auch in diesem Zustande durch Schmerzreize Abwehrbewegungen oder wenigstens ein Verziehen der Gesichtsmuskulatur ausgelöst werden können, wie denn überhaupt eine vollständige Ruhe auch im Koma nur selten ist. Gewöhnlich murmeln die Kranken zeitweilig vor sich hin oder sie machen Bewegungen mit den Armen (Flockenlesen, Fangbewegungen usw.). Bei Kindern findet man manchmal nur Verdrießlichkeit, mürrisches Wesen, Weinerlichkeit, Unlust zu den gewohnten Spielen bei allgemeinem Verfall. Alle diese Symptome charakterisieren die voll entwickelte Meningitis. Es muß aber daran gedacht werden, daß jeder Fall von eitriger Otitis, bei dem sich bei nicht befriedigendem lokalem Verlaufe und kontinuierlichem Fieber Kopfschmerz, Ruhelosigkeit, Aufschreien im Schlafe, Zuckungen der mimischen Muskulatur einstellen, für Meningitis verdächtig ist.

Von großer Bedeutung ist der *Kopfschmerz,* der häufig das früheste Symptom der Meningitis darstellt. In seiner Lokalisation und Intensität zeigt er allerdings ganz bedeutende Verschiedenheiten. BRÜNINGS fand, daß der Kopfschmerz durch längere Stauung der Jugularis am Halse gesteigert bzw. ausgelöst werden kann, was ZANGE nicht bestätigen konnte. FLEISCHMANN legt der Kombination des Kopfschmerzes mit Schmerzen im Kreuz- und Steißbein eine besondere Bedeutung bei. Die Angaben über die Häufigkeit von *Veränderungen im Augenhintergrunde* schwanken sehr. Wir selbst fanden unter 22 Fällen, die an eitriger Meningitis starben, 11mal einen normalen Fundus, und zwar 1—12 Tage vor dem Exitus. Nur 2mal fand sich eine Stauungspapille (!), und zwar 3 und 14 Tage vor dem Exitus, in den übrigen Fällen konnte der Fundus nicht untersucht werden. Es überwiegen also, wie auch KÖRNER fand, die Fälle mit normalem Fundus, und wir können mit Sicherheit sagen, daß die Veränderungen im Augenhintergrunde zumindest nicht zu den Frühsymptomen der Meningitis gehören.

Von weit größerem Interesse ist der *Liquorbefund.* Nach den im wesentlichen übereinstimmenden Untersuchungen von ALEXANDER, KNICK, FLEISCHMANN u. a. können wir sagen, daß der trübe, infektiöse Liquor am meisten für die diffuse, eitrige Meningitis charakteristisch ist, wobei die Trübung in erster Linie durch polynukleäre, zum Teil degenerierte Leukocyten und durch die Eiweißvermehrung bedingt ist. Nach KÖRNER kann man — allerdings mit einer gewissen Reserve — bei klarem, sterilem Punktate mit mäßiger Zellvermehrung und geringer Eiweißvermehrung auf eine beginnende Meningitis, bei sterilem, trübem Liquor auf eine circumscripte Meningitis, bei trübem, infiziertem Punktate auf eine vollentwickelte, diffuse Meningitis schließen, wobei KÖRNER das Hauptkriterium in der Leukocytose des Liquors erblickt. Wir möchten aber ganz ausdrücklich hervorheben, daß diese Regeln einen durchaus schematischen Charakter besitzen und daß daher Ausnahmen sicher nicht zu den Seltenheiten gehören. So konnten wir, wie auch andere Otologen (vgl. z. B. einen Fall von O. BECK), Fälle von eben beginnender Meningitis und trübem, sterilem Liquor und Fälle von vollentwickelter Meningitis und klarem Rückenmarkliquor sehen.

Der Zuckergehalt des Liquors, der bei der Meningitis in der Regel vermindert oder aufgehoben ist, hat eine geringere Bedeutung (KNICK). Das gleiche gilt für die Chloride, die ebenfalls bei der Meningitis manchmal vermindert sein sollen (GREENFIELD, SAMSON). Wir selbst fanden unter 22 an eitriger Meningitis gestorbenen Fällen 19mal einen trüben Liquor, 2mal eine fragliche Trübung, 1mal war der Liquor bei einer akuten Otitis 4 Tage vor dem Exitus klar.

Der Liquordruck ist bei der eitrigen Meningitis nicht charakteristisch.

Was den Befund von Bakterien betrifft, so können sie manchmal vollkommen fehlen. Es gibt aber auch Fälle, in denen die Bakterien im Kulturversuche fehlen (anaërobe Bakterien!), während sie färberisch noch nachweisbar sind, und es gibt schließlich Fälle, bei denen das umgekehrte Verhalten angetroffen wird. Es sind daher immer beide Untersuchungsmethoden anzuwenden, wobei besonders auf das Vorkommen von anaëroben Bakterien zu achten ist. Daß eine längere Zeitspanne zwischen Entnahme des Liquors und dessen Untersuchung falsche Resultate ergeben kann, muß nicht besonders hervorgehoben werden. Wir selbst fanden 14mal Bakterien, 3mal war der Liquor steril, und zwar 2mal bei akuten Otitiden 4 und 10 Tage vor dem Exitus, 1mal bei einer chronischen Otitis 2 Tage vor dem Exitus. In 5 Fällen ist der bakteriologische Befund nicht vermerkt.

In jüngerer Zeit wurde empfohlen, an Stelle der Lumbalpunktion den Suboccipitalstich zu verwenden (ZANGE, KNICK u. a.), um die Frühstadien, insbesondere der labyrinthogenen Meningitis besser zu erkennen. Dazu muß bemerkt werden, daß der Suboccipitalstich, insbesondere bei Hirndrucksteigerung einen nicht ungefährlichen Eingriff darstellt (REUTER, STEINDL). Wir führen daher diese Untersuchung nur seltener aus. Der von ZANGE und KINDLER empfohlene Vergleich des Zisternenstiches mit dem Lendenstiche zur Erkennung eines Blockes der Kleinhirnzisterne hat sich bis jetzt in der Praxis noch nicht eingebürgert.

3. Lokale Hirnsymptome. Hierher gehören klonische und tonische Krämpfe in den Extremitäten und im Facialis, Deviation conjuguée des yeux, ferner eine meist schlagartig einsetzende motorische Aphasie, wie man sie beim Schläfenlappenabsceß niemals findet. Etwas seltener sieht man bei der otogenen Meningitis anarthrische Störungen oder Lähmungen des Facialis oder der Extremitäten. Das Auftreten eines vertikalen Nystagmus bedeutet bei der Meningitis ebenso wie beim Hirnabsceß ein prognostisch sehr ungünstiges Zeichen (FREMEL, eigene Beobachtungen). GRABSCHEID konnte in einem derartigen Falle den vertikalen Nystagmus auf eine ausgedehnte, beinahe bilateral symmetrische, fettige Degeneration im Deiterskerngebiet beider Seiten zurückführen.

4. Symptome von seiten der Meningen und der durchtretenden Nervenwurzeln. Die Genese dieser wichtigsten Symptome ist nicht immer ganz klar. Zum Teil werden sie durch den Entzündungsprozeß in den Hirnhäuten hervorgerufen, der sowohl auf die Hirnnerven als auch auf die Rückenmarkswurzeln übergreift, zum Teil sind sie durch den auf die cerebralen Meningen wirkenden Hirndruck bedingt. Hierher gehören *Reizerscheinungen auf sensorischem, vasomotorischem und sensiblem Gebiete,* die besonders für die Diagnose der beginnenden Meningitis von Bedeutung sind. Diese Reizerscheinungen manifestieren sich zunächst als eine Überempfindlichkeit gegen optische und akustische Eindrücke. Auf vasomotorischem Gebiete sind der Dermographismus (tâches cérébrales) sowie Erytheme von großer Bedeutung. Am wichtigsten sind aber die Hyperästhesien und die Hyperalgesien, die SCHULTZE mit Recht neben der Nackensteifigkeit und dem Kopfschmerz zu den wichtigsten Symptomen der Meningitis zählt. Diese Symptome können schon bei mäßigem Drucke auf die Haut und noch mehr auf die Muskulatur des Bauches und der unteren Extremitäten auftreten, hie und da sogar schon bei leichtem Bestreichen dieser Gegenden. Unschwer lassen sich gewisse Prädilektionsstellen nachweisen. Hierher gehören die sehr charakteristischen Schmerzen bei Druck auf die Bulbi, bei Druck in der Retromandibulargegend (KNICK) und beim Beklopfen des Jochfortsatzes. KULENKAMPFF fand sehr starke Schmerzen bei Druck auf die Membrana atlanto-occipitalis, SCHLESINGER bei Druck auf die Fontanellen von Säuglingen.

Die Hyperalgesie kann sich auch bei Bewegungen entweder durch Schmerzen oder durch reflektorische Muskelspannungen äußern. Hierher gehört in erster Linie die Nackensteifigkeit, die bei der otogenen Meningitis trotz ihrer häufigen Lokalisation in der hinteren Schädelgrube nicht immer deutlich ausgesprochen ist und die seitlichen Kopfbewegungen fast niemals betrifft. Hierher gehören ferner das Zeichen von KERNIG, dem KÖRNER die größte Bedeutung für die Meningitisdiagnose zuschreibt, von BRUDZINSKI (Beugung im Knie bei Beugung des Kopfes nach vorne), das Ischiadicus- und Plexusphänomen von KULENKAMPFF (Schmerzen im Kreuz bzw. in der Schulter bei Beugung des Knies auf die Brust oder beim Zug am gestreckten und leicht abduzierten Arme) und das Rückenphänomen (Einwärtskrümmung der Wirbelsäule bei Druck oder bei Beklopfen des Rückens). Schließlich können auch spontane Kontrakturen an den Bauchmuskeln (Kahnbauch) auftreten, die allerdings bei der otogenen Meningitis der Erwachsenen nur selten beobachtet werden.

Von den *Hirnnerven* sind am häufigsten die Augenmuskelnerven und der Facialis betroffen. Hierher gehören Pupillenstörungen, die sich in einer Anisokorie und in einem starken und häufigen Wechsel in der Pupillengröße, schließlich in einer Lichtstarre der mydriatischen Pupillen äußern. Sonst ist noch hie und da der Abducens ergriffen, allerdings nicht so häufig wie bei der serösen Meningitis. In neuerer Zeit hat Ruttin die Abducenslähmung auf der ohrgesunden Seite als ein Symptom der beginnenden Meningitis bezeichnet, doch konnte Veits dieses Symptom auch auf andere Ursachen zurückführen.

Die Beteiligung des Facialis äußert sich gewöhnlich in Reiz- und Lähmungserscheinungen, wobei es sich meist nur um partielle Erkrankungen des Facialis handelt. Neuralgische Schmerzen im Trigeminusgebiete können auftreten, wenn die Meningitis vorwiegend die Pyramidenspitze betrifft. Hierher gehört schließlich auch das Übergreifen der Entzündung längs der Nerven im inneren Gehörgange auf das innere Ohr der gesunden Seite, ein Vorkommnis, das allerdings bei der epidemischen Cerebrospinalmeningitis von weit größerer Bedeutung ist als bei der otogenen Meningitis.

Vor allem auf die *Erkrankung der Rückenmarkswurzeln* sind wohl die *Störungen der Reflexe* zurückzuführen, die gewöhnlich im Beginn des Leidens gesteigert, später abgeschwächt sind. Die spastischen Symptome zeigen kein für Meningitis charakteristisches Verhalten. Hingewiesen sei hier nur auf das von Edelmann beschriebene Großzehenphänomen (Dorsalflexion der großen Zehe bei Beugung des Beines im Hüftgelenk und gestrecktem Knie). Das Fehlen bzw. die schwache Ausprägung des Babinskischen Phänomens bezeichnet Neumann als prognostisch günstig. Schließlich gehören hierher die Incontinentia alvi et urinae, gewöhnlich ein terminales Symptom der otogenen Meningitis.

5. Ohrsymptome. Hier sei zunächst auf das von Mendel beschriebene *Aurikularsymptom* hingewiesen, das darin besteht, daß Sondendruck auf die hintere Gehörgangswand bei beginnender Meningitis besonders schmerzhaft empfunden wird. Da aber gerade diese Stelle des äußeren Gehörganges auch unter normalen Verhältnissen sehr empfindlich ist, so wird es oft ziemlich schwierig, die Grenze zwischen normalem und pathologischem Verhalten zu ziehen.

Was nun den *Trommelfellbefund* in akuten Fällen betrifft, so findet man in einer großen Reihe von Fällen das typische Bild der subakuten Otitis (gerötetes und geschwollenes Trommelfell, Zitzen, starke Sekretion) und Mastoiditis. Es hat besonders Alexander darauf hingewiesen, daß in diesen Fällen oft die eigentlichen Warzenfortsatzsymptome (Ödem, Druckschmerzhaftigkeit) nicht so deutlich ausgeprägt sind wie bei der gewöhnlichen akuten Mastoiditis, ein Befund, der sich im operativen Befunde insoferne bestätigt, als im Warzenfortsatz häufig nur wenig Eiter gefunden wird. Es hat hie und da den Anschein, als ob sich der Eiter aus dem Warzenfortsatz in die Schädelhöhle „ergossen“ hätte. Bei vorhandenen cerebralen Symptomen spricht also das Fehlen von Mastoidsymptomen keineswegs gegen die Möglichkeit einer Meningitis (Alexander).

Wir können aber in diesen Fällen auch das Bild der vollentwickelten Mastoiditis gänzlich vermissen. Das ist oft bei der Mucosusotitis der Fall, bei der das Trommelfell häufig nur eine blasse Rötung mit Verwischung der Details zeigt, das kann aber auch der Fall sein, wenn sich eine akute Otitis in einem Mittelohre entwickelt, in dem schon vorher der Zusammenhang zwischen Meso- und Epitympanum durch Adhäsionen verringert oder aufgehoben war, so daß bei einer epitympanalen Entzündung der im Attik und Antrum befindliche Eiter einen ungenügenden Abfluß nach dem Mesotympanum besitzt.

Schließlich kann man in diesen Fällen klinisch und operativ den Befund einer ganz frischen Otitis erheben. Daß es solche Fälle, und zwar in allen Lebensaltern, gibt, muß zugegeben werden. Ich selbst habe, wie auch andere Autoren, einen solchen mikroskopisch untersuchten Fall beschrieben, aber diese Fälle, die häufig als Meningitis cum otitide der alten Autoren imponieren, sind zum Glück selten. Fehldiagnosen sind hier leicht möglich. Zunächst muß mit ALEXANDER betont werden, daß häufig die anamnestischen Angaben bezüglich der Dauer der Otitis nicht verläßlich sind. So ergab die nachträgliche mikroskopische Untersuchung in einem derartigen, seinerzeit von J. FISCHER beschriebenen Falle, daß es sich doch um eine Otitis älteren Datums (granulierende Mittelohrschleimhaut) gehandelt hat. Weiter muß in derartigen Fällen daran gedacht werden, daß die Meningitis nicht otogenen Ursprungs sein muß. Insbesondere latente Keilbeineiterungen (FREMEL, GATSCHER) oder Pneumonien können den otogenen Ursprung der Meningitis vortäuschen.

Was nun die chronische Otitis betrifft, so spielt auch hier wieder das Cholesteatom die wichtigste Rolle. Insbesondere ist es die akute Exacerbation, welche die Veranlassung zu einer Meningitis geben kann, was vor allem dann gilt, wenn diese akute Exacerbation mit einer klinisch nachweisbaren Mastoiditis verbunden ist. Wissen wir doch, daß der klinische Befund einer Mastoiditis in einem Falle von *chronischer* Otitis den Fall schon an und für sich einer intrakraniellen Komplikation verdächtig macht. In neuerer Zeit wurden allerdings eine Reihe von Fällen beschrieben, in denen eine (auch histologisch nachgewiesene) chronische Schleimhauteiterung des Mittelohres zur Meningitis geführt hat. In diesen seltenen Fällen scheint es vor allem die Retention von Eiter in abgesackten Nebenräumen des Mittelohres zu sein, die den Einbruch der Eiterung in die Schädelhöhle verursacht hat.

In einer gewissen Beziehung zur ursächlichen Ohreiterung steht die *Verlaufsform der Meningitis*. Hier können wir (ähnlich wie bei der serösen Meningitis) zwei Formen unterscheiden: 1. die apoplektiform einsetzende und foudroyant verlaufende Meningitis; 2. die protrahiert verlaufende Meningitis. Die erste Form, die gewöhnlich auch sehr symptomenreich ist, findet sich bei der akuten Otitis, bei der akuten Exacerbation einer latenten Otitis interna, bei der Generalisierung einer circumscripten Meningitis, nach Durchbruch eines Hirnabscesses in den Ventrikel und hie und da als postoperative Meningitis. Die weitaus seltenere protrahierte Form, die schleichend beginnt und mit Schwankungen in der Intensität der Symptome bei lange freibleibendem Sensorium schließlich zum Tode führt, findet sich am häufigsten bei der Mucosusotitis (vgl. einen von mir beschriebenen Fall), dann aber auch bei der akuten Otitis in manchen Fällen von Diabetes. Hierher gehört auch das seinerzeit von ALEXANDER abgegrenzte Krankheitsbild der Spätmeningitis, das vor allem bei älteren Leuten vorkommt. Der intermittierende Verlauf der Meningitis wurde vor allem von BRIEGER studiert und ist dadurch charakterisiert, daß die einzelnen akuten Schübe durch Intervalle von relativem Wohlbefinden voneinander getrennt sind, bis der letzte Schub die Generalisierung herbeiführt. Mit GÖRKE erblicken wir in dieser intermittierenden Meningitis eine Abart der protrahierten Form.

Prognose. Die Prognose der eitrigen Meningitis ist in höchstem Grade ernst. So sah z. B. DWYER unter 482 Fällen nur 8 Heilungen. Demgegenüber fand KOČKA bei der otogenen Meningitis in den letzten 2 Jahren 30,4% Heilungen. Absolut zuverlässige Angaben für die Stellung der Prognose gibt es nicht. Immerhin sind wir heute imstande, die Prognose von der Art der Meningitis abhängig zu machen. Diesbezüglich läßt sich sagen, daß eine relativ günstigere Prognose 1. der labyrinthogenen Meningitis und der Meningitis bei Sinusthrombose;

2. der primären Meningitis bei der chronischen Otitis und 3. der primären, symptomenschwachen Meningitis bei der akuten Otitis, und zwar bei jugendlichen Individuen (unter 15 Jahren) zugesprochen werden kann. Was die labyrinthogene Meningitis betrifft, so hat zuerst ALEXANDER darauf hingewiesen, daß diese Form der Meningitis ziemlich lange die Tendenz zeigt, circumscript zu bleiben, und es wird wohl vor allem darauf die etwas bessere Prognose dieser Fälle zurückzuführen sein. Natürlich gilt dies nicht für diejenigen Fälle, in denen sich z. B. nach einer operativen Verletzung des Stapes eine akuteste Interna entwickelt, die ebenso akut zur Überschwemmung des ganzen Arachnoidealraumes mit hochvirulenten Bakterien führt. Ähnliches gilt für die Meningitis bei Sinusthrombose. Daß die primäre Meningitis bei der chronischen Knocheneiterung des Mittelohres prognostisch etwas besser liegt (was allerdings von MYGIND verneint wird), erklärt ALEXANDER damit, daß in diesen Fällen der Zusammenhang der Meningitis mit der zugrunde liegenden Otitis, d. h. der in der Regel singuläre Überleitungsweg gefunden und operativ angegangen werden kann. Dadurch wird eine radikale Entfernung der Ausgangsstelle der Meningitis möglich. Der primären Meningitis bei der akuten Otitis wurde bis jetzt immer eine fast absolut schlechte Prognose gestellt. Erst in jüngerer Zeit ist es NEUMANN gelungen, aus dieser großen Gruppe von Meningitiden die (oben sub 3) erwähnte spezielle Form abzusondern, die prognostisch vor allem deshalb günstiger beurteilt werden kann, weil durch die von NEUMANN empfohlene, ständige Liquorkontrolle eine Frühdiagnose dieser Meningitis ermöglicht wird. Nach wie vor geben hingegen eine sehr schlechte Prognose die sekundären Meningitiden (mit Ausnahme der labyrinthogenen Meningitis), die postoperative Meningitis und die primäre Meningitis bei akuter Otitis (mit Ausnahme der von NEUMANN abgegrenzten Form). Freilich kommen auch hier gelegentlich Heilungen vor, da man heute wohl keine Form der Meningitis als vollkommen hoffnungslos bezeichnen darf (vgl. die Statistik von ZANGE), doch handelt es sich in diesen Fällen wohl kaum um den Erfolg der entsprechenden Therapie, sondern um einen glücklichen Zufall.

Die Prognose der otogenen Meningitis ist also von ihrem pathologischen Verhalten, von der Konstitution des Kranken und der Intensität der Symptome abhängig. Unter diesen Symptomen spielt der Liquorbefund sicher eine bedeutende, aber nicht die wichtigste Rolle. Es ist zweifellos, daß der Bakterien- und der hohe Leukocytengehalt des Liquors die Prognose trüben. Es ist vielleicht auch EDELMANN beizustimmen, daß die Fälle, in denen die Bakterien nur im Abstrich gefunden werden, etwas günstiger zu werten sind als die Fälle, in denen sie im Abstrich und im Kulturverfahren auftreten. Aber alle diese Angaben haben nur einen relativen Wert. Denn einerseits kennen wir protrahiert verlaufende Fälle, in denen der Liquor trotz richtiger Untersuchung (kurze Zeitspanne zwischen Liquorentnahme und Untersuchung) immer wieder steril gefunden wird, bis doch knapp vor dem Exitus Bakterien erscheinen, andererseits sind Fälle bekannt, in denen trotz Nachweises von Bakterien, sogar von Streptococcus mucosus (NEUMANN), Heilung erzielt wurde.

Die eigentliche Todesursache bei der Meningitis ist noch nicht vollständig aufgeklärt.

Therapie. Die Behandlung besteht in erster Linie in der möglichst frühzeitigen und radikalen Ausräumung des ursprünglichen Eiterherdes, wobei in Fällen von akuter Otitis die Antrotomie, in Fällen von chronischer Otitis die Radikaloperation und bei eitriger Otitis interna die Labyrinthoperation durchgeführt wird. Die prinzipielle Radikaloperation auch in Fällen von akuter Otitis haben wir nie durchgeführt. Bei der Operation wird die Dura der mittleren und hinteren Schädelgrube in breitestem Umfange freigelegt. Dies erreicht NEUMANN bei der akuten Otitis, soweit die mittlere Schädelgrube in Frage kommt, dadurch, daß er nach Durchführung der erweiterten Antrotomie bzw. der konservativen Radikaloperation aus der hinteren, häutigen Gehörgangswand einen Zwickel ausschneidet, um durch die so entstandene Öffnung hindurch das Tegmen bis zur Tube zu entfernen. Bis zu diesem Punkte läßt sich eine gewisse Einheitlichkeit des Vorgehens unter den Otologen feststellen. Die Sachlage wird aber sofort verworren, wenn die Frage nach der Behandlung der entzündeten Hirnhäute selbst beantwortet werden soll. Hier sind wir auch heute noch über das Versuchsstadium nicht hinaus.

Zunächst ging das Bestreben dahin, den Arachnoidealraum zu drainieren. Diesem Zwecke dienten wiederholte Lumbalpunktionen, die Zisternenpunktion, die Ventrikelpunktion, die Incision der Dura, die Incision der Cisterna pontis lateralis, der Cisterna cerebello-medullaris und der Cisterna terminalis, die Ventrikeldrainage usw. (vgl. hierzu das Referat von LINCK). Keine einzige dieser Methoden hat sich wirklich bewährt. Eine verläßliche und dauernde Drainage des Arachnoidealraumes ist gegenwärtig noch nicht möglich. Das gilt auch für die früher vielgeübte Incision der Dura; denn wenn man auch ganz davon absieht, daß sich nach einem derartigen Eingriffe ein Hirnprolaps ausbilden kann (BÖNNINGHAUS, SCHLANDER u. a.), ist ein beweisender Erfolg dieser Incision kaum zu sehen. Später wurden dann Spülungen des Duralsackes versucht. Aber auch davon war kein Erfolg zu verzeichnen. Es wurden im Gegenteil Schädigungen des Kranken bei Spülung sowohl mit Ringerlösung als auch insbesondere mit physiologischer Kochsalzlösung beobachtet (KRIEGSMANN). Nicht viel besser steht es mit der medikamentösen Therapie der Meningitis (R. SCHNITZER, KOLMER, LINCK). Intravenös wird Urotropin, Septicémine, Cylotropin, Salvarsan, Wismut, Chininderivate, Yatren, Trypaflavin, Balkanol (JUNG), endolumbal wird Urotropin, Chininderivate, Rivanol, Trypaflavin, Solganal (RUTTIN), Streptokokkensera (HESSE), künstlicher Liquor (LÖWY) gegeben. EIGLER und GEISLER sahen schwere Rückenmarksschädigungen nach kleinen, endolumbalen Gaben von Trypaflavin, das gleiche beobachtete NEUMANN nach Einspritzung von Solganal. Am ehesten scheint uns in Übereinstimmung mit HINSBERG, GÖRKE, ZANGE u. a. die intravenöse Darreichung von Urotropin einen gewissen Erfolg zu versprechen, insbesondere, wenn man nach dem Vorschlage von NEUMANN das Urotropin mit Theophyllin mischt (Mischspritze von 8 ccm Cylotropin + 2 ccm einer 4%igen Lösung von Theophyllin. natr. acet.). Freilich bezweifeln FLEISCHMANN, KÖRNER u. a. den Wert der Urotropinbehandlung und es muß auffallen, daß JUNG experimentell nur die Staphylokokkenmeningitis der Kaninchen mit Urotropin günstig beeinflussen konnte und dies nur dann, wenn Urotropin prophylaktisch gegeben wurde. In jüngster Zeit haben dagegen KOCH und LIEB bei mehrmaliger Einverleibung von Urotropin (intravenös) eine Steigerung der Bactericidie des Liquors festgestellt.

Eine gewisse Hoffnung auf Erfolg bietet die in neuerer Zeit empfohlene Anfüllung des Duralsackes mit Gasen, ein Verfahren, das bei der epidemischen Cerebrospinalmeningitis bereits recht gute Erfolge gezeitigt hat. ZELLER und JAUERNECK gehen hierbei so vor, daß sie den infizierten Liquor möglichst vollständig entleeren, durch Acetylengas ersetzen und nun die Liquorproduktion teils durch BIERsche Halsstauung, teils durch intravenöse Infusion von hypotonischer Kochsalzlösung anregen. Demgegenüber legt O. MAYER auf eine vollständige Entleerung des Liquors kein Gewicht, sondern läßt nur einen Teil der Cerebrospinalflüssigkeit ab, den er teils durch Luft, teils durch eine 10%ige Urotropinlösung ersetzt. Bei der experimentellen Meningitis hat allerdings HESSE eine ganze Reihe verschiedener Gase verwendet, ohne einen überzeugenden Erfolg dieser Behandlungsmethode nachweisen zu können. Von der Bluttransfusion haben wir manchmal gute, allerdings meist vorübergehende Erfolge gesehen.

Meningitis tuberculosa. Pathogenese und Pathologie. Sowohl die Tuberkulose des Mittelohres als auch die des Innenohres besitzen bekanntlich die intensive Tendenz, den umgebenden Knochen zu zerstören. Dadurch kommt es bald zum Freiliegen der Dura und zu sehr ausgedehnten Entzündungen an der Außenfläche der Dura (S. 195). Damit wird aber dem Fortschreiten der Tuberkulose gewöhnlich ein Ziel gesetzt, denn es kommt wenigstens beim Erwachsenen nur relativ selten zu einem Durchbruch durch die Dura und damit zu einer tuberkulösen Leptomeningitis. Das mag zum Teile auch damit zusammenhängen, daß sowohl die tuberkulöse Otitis media als auch insbesondere die tuberkulöse Otitis interna in vielen Fällen eine nur geringe Virulenz zeigen. Aus diesem Grunde bleibt die Tuberkulose der Dura häufig durch lange Zeit latent. Wenn also die tuberkulösen Otitiden nur relativ selten zur tuberkulösen Meningitis führen, so muß daran gedacht werden, daß es infolge der Mischinfektion, die sich in jeder tuberkulösen Otitis findet, von einer tuberkulösen Otitis zu einer eitrigen Meningitis kommen kann, was gar nicht so selten der Fall ist. Bei Kindern dürfte die otogene Meningitis tuberculosa etwas häufiger vorkommen, da Hinsberg nachgewiesen hat, daß die Kombination von tuberkulöser Meningitis und (anscheinend genuiner) Otitis bei Kindern häufiger ist als die Kombination von eitriger Meningitis und Otitis. In einem Falle von Krepuska wurden die Leptomeningen auf dem Wege über den N. facialis vom Mittelohr her tuberkulös infiziert.

Daß Otitis und Meningitis als koordinierte Folgeerscheinungen einer Organtuberkulose auftreten können, ist durchaus möglich. Man wird diese Möglichkeit vor allem bei Kleinkindern in Betracht ziehen müssen, bei denen die Autopsie neben der Ohr- und Hirntuberkulose noch eine Drüsen- und Knochentuberkulose ergibt. Um so mehr wird man an diese Möglichkeit denken, wenn die tuberkulösen Veränderungen der Hirnhäute keine topographische Beziehung zum kranken Ohre zeigen.

Schließlich wird immer wieder hervorgehoben, daß sich insbesondere bei Kindern an eine nicht oder scheinbar nicht spezifische Otitis acuta eine tuberkulöse Meningitis anschließen kann. Es wurde vielfach angenommen, daß in diesen Fällen die Otitis eine toxisch bedingte Hyperämie der Hirnhäute hervorgerufen habe, wodurch die Ansiedelung von Tuberkelbacillen in den Hirnhäuten erleichtert wurde. Auch wir sahen solche Fälle, doch erscheint uns die von Görke gegebene Erklärung wahrscheinlicher als die eben zitierte, etwas gewagte Hypothese. Görke glaubt nämlich, daß es sich in diesen Fällen doch um eine tuberkulöse Otitis handelt, die auf dem Wege des carotischen Kanales die Meningen infiziert. Für diese Annahme spricht erstlich die — klinisch allerdings nicht immer sicher nachweisbare — Häufigkeit der tuberkulösen Otitis bei Kindern, zweitens die Tatsache, daß die tuberkulöse Otitis so ziemlich jede Form der Otitis imitieren kann, drittens die wiederholt betonte Neigung der Mittelohrtuberkulose, in den carotischen Kanal einzubrechen.

Eine postoperative Meningitis tuberculosa kann sich hie und da lange Zeit nach der Operation einer tuberkulösen Otitis (in Narkose) entwickeln.

Der *makroskopische Befund* zeigt bekanntlich das grünlichgelbe Exsudat in den Maschen der Arachnoidea an der Hirnbasis neben disseminierten Tuberkelknötchen vor allem an der Konvexität des Gehirnes (Fossa Sylvii). Die Ventrikel sind erweitert, ihr Ependym granulierend, der Liquor klar oder getrübt. Die miskroskopische Untersuchung sollte nie unterlassen werden, wenn der Fall für tuberkulöse Meningitis auch nur verdächtig ist, da man hier und da bei makroskopisch nur geringen Veränderungen (Trübung der Leptomeningen) doch sehr bedeutende tuberkulöse Veränderungen in den Hirnsulci finden kann, die immer auch auf die angrenzende Rinde übergreifen.

Symptomatologie und Verlauf. Die tuberkulöse Meningitis ist in typischen Fällen durch ihren schleichenden und zunächst symptomarmen Verlauf charakterisiert. Wir finden da abnorme Stimmungen, größere Reizbarkeit, bei Kindern Unlust zu Spielen, Weinerlichkeit, Lichtscheu, unruhigen Schlaf, Kopfschmerz, Übelkeit. Diese Symptome, die einer serösen Meningitis entsprechen, dauern eine Zeitlang an, bis dann unter Erbrechen, Schwindel, Konvulsionen und Fieber die vollentwickelte Meningitis zutage tritt. Aber auch dieses schwere Krankheitsbild kann anscheinend ausheilen, bis schließlich der Patient einer neuen Attacke erliegt. In selteneren Fällen setzt aber die tuberkulöse Meningitis mit sehr intensiven Symptomen ein (Delirien, maniakalische Zustände, epileptische Anfälle, Aphasie). Wir selbst sahen bei einem 54jährigen Schlosser, der allerdings auch an einer alten Lues litt, eine rasch fortschreitende Meningitis tuberculosa, die mit Kopf- und Rückenschmerzen, hohem Fieber, Schlaflosigkeit und getrübtem Sensorium einsetzte und unter Tobsuchtsanfällen innerhalb 8 Tagen zum Exitus führte.

Eine Sonderstellung nimmt die von FRISCH und SCHÜLLER beschriebene Meningitis tuberculosa discreta ein, deren Entstehung durch eine Forme fruste einer tuberkulösen Basilarmeningitis, konsekutive Adhäsionsprozesse und durch Behinderung des Liquorabflusses infolge der Adhäsionen angenommen wird. Charakteristisch für diese Erkrankung sind der Kopfschmerz vom Typus des neurasthenischen oder Migräneschmerzes, der benigne tuberkulöse Lungenprozeß und die endokranielle Drucksteigerung. Es besteht durchaus die Möglichkeit, daß beim Zusammentreffen einer derartigen Meningitis mit einer Otitis der Verdacht einer otogenen Hirnkomplikation erweckt werden kann.

Das *Lumbalpunktat* ist klar oder leicht getrübt und zeigt die allerdings nicht nur für tuberkulöse Meningitis charakteristischen Spinngewebs-Gerinnsel. Die weitere Untersuchung ergibt eine Vermehrung des Eiweißes und der Lymphocyten und als den am meisten charakteristischen Befund die Tuberkelbacillen. Der Zuckergehalt ist fast regelmäßig erniedrigt (SAMSON).

Der *Ohrbefund* zeigt in manchen Fällen das typische Bild der tuberkulösen Otitis (schmerzloser Beginn, abundanter, fötider Ausfluß bei kleiner Perforation, multiple Perforationen des Trommelfelles, Facialislähmung, Neigung zu Sequesterbildung, Ulcerationen des äußeren Gehörganges, hie und da Nachweis von Tuberkelbacillen im Eiter). Doch muß noch einmal hervorgehoben werden, daß einerseits eine tuberkulöse Otitis auch als genuine Otitis oder als gewöhnliche chronische Knocheneiterung (häufig mit Cholesteatom) erscheinen kann und daß andererseits deutliche Symptome einer Meningitis bei sicher tuberkulöser Otitis nicht immer auf eine tuberkulöse Meningitis schließen lassen.

Prognose. Die Prognose der tuberkulösen Meningitis ist sehr ernst. Die größte Zahl der Fälle erliegt dem Leiden, was allerdings erst Monate nach dem Beginne des Leidens der Fall sein kann. Trotzdem konnte v. BOKAY im Jahre 1914 bereits 34 geheilte Fälle von Meningitis tuberculosa aus der Literatur zusammenstellen. J. FISCHER sah einen Fall von Cholesteatom des Mittelohres mit postoperativer, symptomloser Ausschaltung des Labyrinthes, bei dem sich einmal Tuberkelbacillen im Liqor fanden. Der Fall heilte nach Radikal- und Labyrinthoperation aus.

Therapie. Die Behandlung besteht in der Ohroperation (Antrotomie, Radikaloperation, Labyrinthoperation), deren Möglichkeit vollends vom Stande des Lungenleidens abhängig ist. Daß man bei dieser Operation sehr vorsichtig und, wenn irgendwie möglich, in Lokalanästhesie vorgehen wird, ist selbstverständlich. Man legt ferner die Dura frei, verzichtet aber auf Incisionen derselben. Nach der Operation treten wiederholte Lumbalpunktionen, die übliche interne Therapie und vor allem die Lichttherapie in ihr Recht.

Otogener Schläfenlappenabsceß.

Pathogenese und Pathologie. Der otogene Schläfenlappenabsceß wird nach den übereinstimmenden Statistiken von KÖRNER, JANSEN, HEIMANN u. a. in der größeren Zahl der Fälle durch eine *chronische Mittelohreiterung,* und zwar in erster Linie durch eine akute Exacerbation eines epitympanalen Cholesteatoms ausgelöst. In der Minderzahl der Fälle geht der Absceß von einer akuten Otitis aus, die besonders dann gefährlich wird, wenn sie eine Neigung zu einem verschleppten Verlaufe zeigt. Aus diesem Grunde ist es besonders die Mucosusotitis, die nicht so selten zum Schläfenlappenabscesse führt. Daneben ist hier die Otitis mit Frakturen des Schläfenbeines zu nennen, wie dies in jüngster Zeit wieder ein Fall von WALTER zeigt.

Was nun den Übergang der Eiterung vom Mittelohre auf das Gehirn betrifft, so erfolgt er in der weitaus größeren Zahl der Fälle durch *Kontaktinfektion der Meningen.* Das gilt sowohl für die chronische Otitis als auch, wie der Fall von SCHNIERER beweist, für die verschleppte Form der akuten Otitis. Wir finden daher zunächst eine Nekrose des Knochens, etwas seltener einen fistulösen Durchbruch durch den Knochen. Diese Veränderungen können an verschiedenen Stellen des Schläfenbeines lokalisiert sein. Am häufigsten finden sie sich im Tegmen antri, seltener im vordersten Teile des Tegmen tympani oder in der oberen Pyramidenkante (GRABSCHEID). In seltenen Fällen kann durch ein Cholesteatom eine Osteomyelitis der Squama temporalis hervorgerufen werden, durch welch letztere ein Hirnabsceß induziert wird (PIFFL und PÖTZL, STEURER). In der Minderzahl der Fälle, aber durchaus nicht in besonders seltenen Ausnahmefällen, wird der Knochen zwischen Schläfenlappen und Mittelohr normal befunden (wenigstens bei der Operation), so daß man eine Infektion des Hirns auf dem Wege einer Thrombophlebitis der Knochengefäße annehmen muß, ein Befund, der bekanntlich beim rhinogenen Hirnabsceß nicht so selten erhoben wird. Beim otogenen Schläfenlappenabsceß ist jedenfalls, wie dies auch DRUSS und FRIESNER gefunden haben, die Kontaktinfektion häufiger.

Wenn nun die Eiterung den Knochen in irgendeiner Weise durchbrochen hat, so kommt es in der Regel zunächst zur Pachymeningitis externa. Die Tatsache, daß bei der Operation die freigelegte Dura normal befunden wird, läßt nicht mit Sicherheit den Schluß zu, daß sich auch an der Übergangsstelle normale Verhältnisse finden, da ja gerade diese Stelle hin und wieder bei der Operation übersehen werden kann. Immerhin muß zugegeben werden, daß in manchen Fällen jede Spur einer Pachymeningitis vermißt werden kann. Das wird vor allem in den Fällen zutreffen, in denen der Schläfenlappenabsceß von einer Sinusthrombose ausgeht und auf dem Wege über eine thrombosierte Piavene zustande kommt (MIODOWSKY, HEGENER, MANASSE, VAN CANEGHEM u. a.). In der Mehrzahl der Fälle kommt es aber zur Pachymeningitis externa und damit zu leicht entzündlichen Veränderungen im Bereiche der Leptomeningen. Auf Grund experimenteller Untersuchungen darf man annehmen, daß diese leichtentzündlichen Veränderungen letzten Endes zur Verwachsung der weichen Hirnhäute untereinander, sowie der letzteren mit der Hirnoberfläche führen (vgl. S. 196), wodurch es gewissermaßen zur natürlichen Abdichtung der subduralen Räume kommt. Aus diesem Grunde kommt es niemals zu einem Subduralabsceß, der nur dadurch entstehen könnte, daß ein bereits gebildeter Hirnabsceß in den Subduralraum durchbricht.

Daß ein Schläfenlappenabsceß vom Innenohr aus infolge eines Durchbruchs durch den vorderen Bogengang zustande kommt (POLITZER, NEUMANN), ist möglich, aber nicht bewiesen. SALINGER fand einen Schläfenlappenabsceß bei einem 14jährigen Knaben 9 Monate nach der Radikaloperation, wir selbst konnten den gleichen Befund 2 Jahre nach der Radikaloperation erheben. Aber hier handelt es sich um große Seltenheiten.

Kehren wir nun zu der typischen Pathogenese des Hirnabscesses zurück, so treten als Folge der fortschreitenden Pachymeningitis externa schwerere Veränderungen in der Dura, hie und da sogar eine Nekrose der Dura auf, die schließlich eine ausgesprochene circumscripte Leptomeningitis zur Folge haben. Die weiteren Vorgänge sind bis heute noch nicht in allen Einzelheiten geklärt. ATKINSON hat in jüngerer Zeit behauptet, daß die Infektion von den Leptomeningen auf drei Wegen in das Hirn eindringen kann: 1. auf dem Wege einer perivasculären Infiltration (häufigster Weg); 2. auf dem Wege einer Venenthrombose; 3. auf dem Wege einer Arteriitis. In ähnlichem Sinne äußern sich PIQUET und MINNE. Welchen Weg nun auch immer die Infektion beschreiten mag, sicher spielen sich die ersten Veränderungen in der weißen Substanz ab, während die Rinde mehr oder minder verschont bleibt. Nur in den Fällen, in denen die Infektion auf dem Wege der Venenthrombose fortgeleitet wird, soll nach ATKINSON auch bald die Rinde ergriffen werden.

Über die Art der reaktiven Vorgänge im Hirnmark herrscht keine einheitliche Auffassung. Während OPPENHEIM eine eitrige Encephalitis als Vorstufe des Hirnabscesses annimmt, nehmen UFFENORDE, MYGIND, F. VOSS u. a. hiefür eine rote Erweichung bzw. eine Encephalitis haemorrhagica in Anspruch. Ich selbst habe schon früher hervorgehoben, daß die Art, in welcher die Absceßbildung einsetzt, von der Art und Virulenz der Bakterien, ferner von dem Infektionsweg abhängt. Ich konnte als Vorstadium des Abscesses sowohl eine gelbe als auch eine rote Erweichung des Hirns sehen, MAYER und RIENZNER fanden in ihren Fällen eine rote Erweichung.

Wenn nun der Absceß in irgendeiner Form gebildet ist, so zeigt er bald ein mehr oder minder rasches *Wachstum,* das zum Teil durch eitrige Einschmelzung am Rande des Abscesses, zum Teil durch Kompression des Hirngewebes durch den sich steigernden Innendruck verursacht wird. HENSCHEN und BONVICINI heben hervor, daß auf das Wachstum des Abscesses die anatomische Struktur des Schläfenlappens dadurch bestimmend einwirkt, daß die dichtfaserige, sagittal verlaufende, dreifache Schichtung der Sehstrahlung einen gewissen Schutz gegen den Durchbruch in den Ventrikel gewährt und den Eiter nach oben gegen den hinteren Schenkel der inneren Kapsel drängt, während die Fissura Sylvii die Ausbreitung des Abscesses gegen die Zentralwindung hemmt. Demgegenüber muß man L. HOFMANN zustimmen, der die nach innen gerichtete Wachstumstendenz des Schläfenlappenabscesses, entsprechend den gegen das Unterhorn konvergierend verlaufenden Blutgefäßen als die häufigste bezeichnet. Nähert sich nun auf diese Weise die Eiterung dem Ventrikel, so kommt es zunächst zu Abwehrvorgängen von seiten des Plexus chorioideus (MIODOWSKY), die in Verdickung und Verklebung der Plexuszotten bestehen. Der so umgebildete Plexus schützt zunächst den Ventrikel vor dem Einbruch oder tamponiert die Ventrikelfistel, wenn der Absceß bereits durchgebrochen ist. Erst später unterliegt der Plexus der Nekrose, zerfällt in einzelne Maschen, aber auch unter diesen Umständen konnte ich zwischen Absceß und Ventrikel noch eine Barriere, aus Blut und Fibrin bestehend, nachweisen. Man darf sich also den Ventrikeleinbruch nicht als einen Erguß des Eiters in den Ventrikel vorstellen, es kommt vielmehr zunächst wahrscheinlich nur zu einem tropfenweisen Übertritt von Eiter in den Ventrikel und darin liegt der Grund, weshalb der Ventrikeleinbruch nach BORRIES, FREMEL, LUND, RUTENBURG u. a. die Beschaffenheit des Liquors nicht wesentlich verändert, ja weshalb manchmal der Ventrikeleinbruch vollkommen symptomlos erfolgt und nur durch die Jodipinfüllung des Abscesses nachgewiesen werden kann. Demgegenüber hält HERRMANN die Absceßeinbrüche, die während und nach der Entleerung eines Hirnabscesses auftreten, eigentlich für Ventrikelrupturen in die Absceßhöhle.

Neben dieser häufigsten Wachstumstendenz gegen den Ventrikel kann der Absceß auch nach unten gegen das Tegmen tympani, nach vorne bis zum Uncus, lateralwärts gegen die erste und zweite Schläfenwindung und nach hinten gegen den Occipitallappen wachsen. Wenn der Absceß in diesen verschiedenen Richtungen bis zur Rinde vordringt, so kann er auch unter Umständen die Rinde durchbrechen, wodurch es zur *Hirn-Durafistel* oder zur einfachen Hirnfistel bzw. zur Nekrose der Rinde kommt. Die Lokalisation dieser Fisteln ist eine verschiedene. Am häufigsten findet sie sich an der Basis des Schläfenlappens, seltener an der lateralen Fläche des Schläfenlappens und noch seltener an der Spitze des Schläfenlappens. O. BECK und MCKENZIE haben in neuerer Zeit einige derartige Fälle beschrieben. JANSEN und OPPENHEIM sahen den Durchbruch eines Abscesses durch das Tentorium. Der Durchbruch des Eiters durch die Rinde hat in der Regel eine diffuse oder circumscripte Leptomeningitis, seltener einen subduralen Absceß (RUTTIN) und noch seltener einen Durchbruch durch den Knochen (Pollak, Alt, Leidler) zur Folge, womit natürlich durchaus keine Heilung des Abscesses verbunden ist. Über spontane Durchbrüche von Schläfenlappenabscessen ins Mittelohr berichten Pragier und McKenzie.

Preysing und Miodowsky geben den mikroskopischen Befund einer Hirn-Durafistel. Aus ihrer Beschreibung sei besonders hervorgehoben, daß in der Umgebung der Fistel der Arachnoidealraum aufgehoben ist, worin ein Schutzvorgang gegen die Infektion der Meningen zu erblicken ist.

Der Absceß kann eine ganz enorme Größe erlangen. Immer ist aber seine Form nach Hofmann durch zwei Faktoren bestimmt: die Einbruchspforte in das Gehirn und die Gefäßverteilung im Marke. Bei der Annahme, daß die typische Überleitung im Gebiete der dritten Schläfenwindung erfolgt, stellt der Absceß eine einheitliche Höhle dar, die sich von der Rinde der dritten Schläfenwindung in sanftem Bogen nach oben und medial gegen das Unterhorn erstreckt, da die Gefäße des Marks in dieser Gegend konvergierend dem Unterhorn zustreben. Vielleicht spielt bei dieser Formgestaltung auch die Strömung des Liquors eine Rolle, die nach Ahrens in der Richtung zum Ventrikel erfolgen soll. In dieser Form sieht Hofmann den Grundtypus des otogenen Schläfenlappenabscesses. Der weitaus größte Teil dieser Höhle liegt im Marke, während die Rinde meist nur von einem relativ engen Kanale (Recessus nach Preysing) durchsetzt wird. Dieses Verhalten wird damit erklärt, daß die Rinde von einem engmaschigen Netz von Piaarterien versorgt wird und daher resistenter ist als das nur durch Endarterien versorgte Mark.

Von großer, speziell klinischer Bedeutung ist die Tatsache, daß der Schläfenlappenabsceß in der Mehrzahl der Fälle nicht die außerordentliche Tendenz zur Bildung von Taschen und Buchten zeigt, wie dies beim Kleinhirnabsceß in der Regel der Fall ist. Nur in der Minderzahl der Fälle zeigt auch der Schläfenlappenabsceß Buchten und Taschen, es gibt sogar Fälle, in denen der Absceß Septen in seinem Innern zeigt. Macewen und Hofmann glauben, daß die vielbuchtigen Schläfenlappenabscesse hie und da durch Confluenz mehrerer kleiner Abscesse entstehen. Im Zusammenhang damit steht die Tatsache, daß multiple Abscesse im Schläfenlappen selten gefunden werden.

Bei der typischen Lage des Abscesses werden vor allem folgende Fasersysteme geschädigt: der Fasciculus longitudinalis inferior, die Sehstrahlung und die Tapetumfasern. Seltener ist es, daß der Absceß bis in das Wernickesche Feld (lateral vom äußeren Kniehöcker) und in den retrolentikulären Abschnitt der inneren Kapsel eindringt und hier neben der Sehstrahlung auch die Hörstrahlung wenigstens zum Teil zerstört. Durch die den Absceß umgebende Encephalitis sind folgende Fasersysteme in Gefahr: die innere Kapsel, die Balkenfasern im Schläfenlappen, die Fasern der vorderen Commissur und die verschiedenen im Schläfenlappen gelegenen kurzen Assoziationssysteme.

Der *Inhalt des Abscesses* wird natürlich durch den Eiter gebildet, der eine rahmige, schleimige oder seröse Beschaffenheit zeigen kann, der aber auch höchst fötid und mit Hirnbröckeln untermischt sein kann. Die Beschaffenheit des Eiters hängt natürlich sehr wesentlich von der *Bakteriologie des Abscesses* ab. Hier stehen an erster Stelle die Streptokokken, an zweiter Stelle die Staphylokokken, an dritter Stelle die Diplokokken. Nur Lund fand am häufigsten Pneumokokken und den Colibacillus. Neben diesen gewöhnlichen Eitererregern finden sich besonders in Abscessen nach chronischer Otitis (Hasslauer) noch verschiedene grampositive und gramnegative Stäbchen, Bacillus pyocyaneus, Typhusbacillen, Tuberkelbacillen, Pseudodiphtheriebacillen, Proteus, Bacillus pyogenes foetidus, Meningokokken. Döderlein und Goldflam fanden in je einem Falle gasbildende Bakterien, Eagleton und Mayer den Bacillus fusiformis, HEINE und BECK den Pseudoinfluenzabacillus, THORMANN den Streptococcus viridans (im Liquor), BENDER einen gramnegativen, bald Kokken-, bald Stäbchenform zeigenden, unbeweglichen Mikroorganismus. GHON lenkt die Aufmerksamkeit auf das GHON-MUCHAsche Peitschenbacterium, eine Art der fusiformen Bakterien und auf den HIBLERschen Bacillus otitidis sporogenes putrificans. Besonderes Gewicht ist auf die Untersuchung des Absceßeiters in bezug auf anaërobe Bakterien zu legen, da so manche Fälle mit angeblich sterilem Eiter durch die Unterlassung dieser Untersuchung ihre Aufklärung finden.

Entsprechend den sehr verschiedenen bakteriologischen Befunden sind auch die *Reaktionsvorgänge im Gehirn* ganz verschiedene. Es ist schon lange bekannt, daß durch gramnegative anaërobe Bakterien die destruktiven und nekrotisierenden Vorgänge begünstigt werden, während bei Anwesenheit aërober Bakterien die reparatorischen Vorgänge in Form von Bindegewebs- und Gliawucherung überwiegen (NEUMANN, MIODOWSKY, HOMÉN u. a.). NEUMANN schreibt vor allem dem Diplococcus die Neigung zu, eine Kapsel zu bilden, was HEINE und BECK bestreiten, während HOMÉN vor allem in Staphylococcusfällen die beste Abgrenzung beobachten konnte. Dabei gibt aber HOMÉN selbst an, daß die gleiche Bakterienart in verschiedenen Fällen ganz verschiedene Wirkungen ausüben kann. Systematische Untersuchungen an einem großen menschlichen Material liegen bis jetzt nicht vor, immerhin fand HOMÉN auch bei Infektionen mit Coli- und Pseudodiphtheriebacillen, Streptokokken, Pyocyaneus, Pneumokokken und Staphylococcus aureus ein Vorherrschen der destruktiven Vorgänge, so daß also die nekrotischen, zerfetzten Absceßwände nicht immer auf anaërobe Bakterien zurückzuführen sind. Man darf freilich nicht vergessen, daß bei der Bildung der Absceßwand nicht nur die Bakterien, sondern auch das Alter des Abscesses sowie die Konstitution des Patienten eine wichtige Rolle spielen. Schließlich ist auch die Art der zugrunde liegenden Otitis von Bedeutung, da HESSLER in 65% der durch chronische Otitiden ausgelösten Abscesse gegen nur 38,5% der durch akute Otitiden entstandenen Abscesse eine Kapsel fand.

Darin liegt auch der Grund, weshalb die mikroskopischen Untersuchungen der Absceßwand durchaus kein einheitliches Bild ergeben. Die Untersuchungen von KÜMMEL, MIODOWSKY, HASSIN, HOMÉN, EAGLETON, BRUNNER u. a. zeigen, daß sich die Bildung der Absceßwand sehr verschieden gestaltet, daß demnach auch die Struktur der Kapsel in den einzelnen Fällen eine ganz verschiedene ist. Wenn daher MERKENS 31 Tage nach Beginn der Ohreiterung einen bohnengroßen Absceß mit deutlicher Membranbildung sah, WESTPHAL schon 17 Tage nach Einsetzen der Hirnsymptome eine zarte Membranbildung nachweisen konnte, FRIEDMANN und HOMÉN im Tierexperimente schon am 5.—7. Tage nach erfolgter Infektion des Hirns die erste Andeutung einer Kapselbildung erkennen konnten und EAGLETON der Meinung ist, daß etwa 17 Tage nach der Infektion die Einkapselung beginnt, so lassen sich alle diese Zahlen in bezug auf die Verhältnisse beim Menschen nicht verallgemeinern. Man kann wohl sagen, daß der Befund einer derben Kapsel von 2—8 mm Dicke (die nach WESTPHAL zu ihrer Entstehung 7—10 Wochen benötigt) auf ein längeres Bestehen des Abscesses hinweist, den Beginn der Kapselbildung kann man jedoch nicht mit Sicherheit festsetzen. Man muß also auch heute PASSOW im Gegensatze zu UCHERMANN durchaus beistimmen, wenn er behauptet, daß es keine einwandfreien Anhaltspunkte für die Abschätzung der Alters eines Abscesses gibt.

Ebenso ist es unrichtig, in der Kapselbildung eine auch nur halbwegs verläßliche Heilung des Abscesses zu erblicken. Denn wenn man auch ganz davon absieht, daß auch die dickste Kapsel durch ein akutes Aufflammen des eingeschlossenen Eiters jederzeit durchbrochen werden kann, zeigen die Beobachtungen von MACEWEN, BRUNNER und SCHNIERER, daß auch ohne fistulösen

Durchbruch die Entzündung die Kapsel durchwandern und in der Umgebung des eingekapselten Abscesses einen neuen Absceß erzeugen kann.

Stellt nun der Hirnabsceß schon an und für sich eine sehr gefährliche Erkrankung dar, so steigert sich seine Gefahr noch dadurch, daß er auch die Hirnsubstanz in seiner weiteren Umgebung sehr bedeutend in Mitleidenschaft zieht. Es erfolgt dies 1. durch ein entzündliches Ödem in der Umgebung; 2. durch einen Hydro- bzw. Pyocephalus.

Das *entzündliche Ödem* in der Umgebung des Abscesses kann eine ganz außerordentliche Ausdehnung zeigen. Es ist bei abgekapselten Abscessen weniger entwickelt als bei nicht abgekapselten Abscessen, in welch letzterem Falle es hie und da die ganze Hemisphäre erfassen kann. Es sei schon hier betont, daß dieses entzündliche Ödem bzw. die zugrunde liegende Encephalitis die wichtigste Todesursache beim Hirnabsceß darstellt.

Von Interesse ist ferner noch der *Hydro- bzw. Pyocephalus* auf der gesunden Seite, auf den besonders EAGLETON, REYNOLDS u. a. hingewiesen haben. Man kann wohl nicht sagen, daß diese Ventrikelerweiterung nur durch die Kompression des Unterhornes infolge des Abscesses zustande kommt, man wird vielmehr annehmen müssen, daß es infolge der früh einsetzenden Veränderungen im Liquor zur Verklebung des Foramen MAGENDI und LUSCHKAE kommt, wodurch die Bildung eines Stauungshydrocephalus sehr wesentlich gefördert wird.

Was schließlich die *Heilung eines Hirnabscesses* betrifft, so muß zunächst die Möglichkeit einer Spontanheilung abgeleugnet werden. Die entgegengesetzt lautenden Berichte der alten Literatur halten einer Kritik nicht stand. Es wurde auch schon hervorgehoben, daß der spontane Durchbruch eines Abscesses nicht als endgültige Heilung bezeichnet werden kann. Kommt hingegen nach einer Operation der entzündliche Prozeß zum Stillstand, so proliferieren, wie das NEUMANN, HOMÉN u. a. beschreiben, die Fibroblasten der Gefäßscheiden in der Infiltrationsschicht, bilden Gitterzellen und produzieren Fibrillen. Auch Plasmazellen treten hier auf. In der Faserschicht verschwinden allmählich die Glia- und Bindegewebszellen, so daß eine straffe Bindegewebsschicht resultiert, die mit den Meningen verwächst. In dieser Weise heilen offenbar kleinere Abscesse (PASSOW, URBANTSCHITSCH). Bei größeren Abscessen reicht wahrscheinlich das Bindegewebe nicht aus, um den ganzen Defekt zu füllen, und es kommt daher zur Bildung einer mit seröser Flüssigkeit erfüllten Cyste, die nur durch die Duranarbe von der Operationshöhle getrennt ist. Ein Fall von TRAINA zeigte diese Cyste bereits 6 Monate nach der Eröffnung des Abscesses.

Die letzte *Todesursache* ist beim Hirnabscesse ebensowenig bekannt wie bei der Meningitis. Es ist wahrscheinlich, daß der Tod in vielen Fällen auf eine Sepsis und eine dadurch bedingte Erkrankung des Herzmuskels zurückzuführen ist. Eine weitere Todesursache stellt die Atemlähmung dar, die, wie BORRIES mit Recht hervorhebt, beim otogenen Schläfenlappenabsceß häufiger vorkommt, als man dies zunächst vermutet. In einem derartigen Falle fand PREYSING eine Hämorrhagie am Übergange vom Pons in das Mittelhirn.

Symptomatologie. Wir wollen die Symptome in folgender Weise gliedern: 1. Allgemeinsymptome; 2. allgemeine Hirn- und Hirndrucksymptome; 3. Ohrsymptome; 4. lokale Hirnsymptome, welch letztere wir wieder unterteilen können: a) in Herdsymptome, b) in Fernsymptome.

1. Allgemeinsymptome. Das *Allgemeinbefinden* ist meist stark gestört. Die Patienten magern ab, die Haut wird schlaff, es treten Darmbeschwerden, Foetor ex ore auf, der Appetit wird mit wenigen Ausnahmen, in denen geradezu eine „Freßgier“ besteht (z. B. ein Fall von RÖPKE), sehr gering, die Kranken machen einen müden, verfallenen Eindruck, wie er durch eine einfache Ohreiterung nicht erklärt werden kann. Hie und da wurde ein Herpes labialis

beobachtet, POULSON sah in einem Falle einen roseolaartigen Ausschlag auf der Brust. Subikterische Verfärbung der Cornea ist selten. Doch gibt es auch Fälle mit latenten Abscessen, in denen der körperliche Zustand nicht wesentlich gestört ist.

Von großem Interesse ist die *Körpertemperatur.* Im Initialstadium des Abscesses findet man meist leichte oder höhere Temperatursteigerungen, auch Frösteln kann man beobachten, ohne daß aber septische Temperaturen auftreten. Kommt der Absceß in das Stadium der Latenz, so ähnelt die Temperaturkurve ein wenig der Kurve bei einer latenten Lungentuberkulose; man findet normale Temperaturen, die nicht selten durch subfebrile Zacken unterbrochen werden. Sehr selten finden sich in diesem Stadium subnormale Temperaturen, wie sie beim Kleinhirnabscesse vorkommen. Führt man im Stadium der Latenz eine Radikaloperation durch, ohne den Absceß zu eröffnen, so steigt gewöhnlich unmittelbar nach der Operation (am gleichen oder am nächsten Tage) die Temperatur über 38°, um dann wieder abzufallen (NEUMANN). Temperaturen unter 38° sind nach Radikaloperationen bekanntlich nicht so selten und werden durch Obstipation, Shock, toxische Wirkung usw. erklärt. Erreicht aber die Temperatur in dieser Zeit einen höheren Grad, so kann es sich um einen aus der Latenz geweckten Schläfenlappenabsceß handeln, in anderen Fällen freilich nur um eine Wundinfektion oder ein beginnendes Erysipel.

Im manifesten Stadium findet man meist hohe Temperaturen, die auch septischen Charakter annehmen und von Schüttelfrösten begleitet sein können.

In welcher Weise das verschiedene Verhalten der Temperatur bei den einzelnen Abscessen zu erklären ist, kann heute noch nicht gesagt werden. OPPENHEIM und CASSIRER bemerken, daß bei dem rasch wachsenden Absceß Fieber eine regelmäßigere Erscheinung darstellt als bei dem sich chronisch entwickelnden. Ebenso soll das Fieber bei den freien Abscessen seltener vermißt werden als bei den abgekapselten. HOFFMANN glaubt das Auftreten von Fieber stets durch das Vorhandensein einer circumscripten eitrigen Meningitis erklären zu müssen. LEUTERT führt es auf eine vorübergehende seröse Meningitis zurück. HENKE wieder betont, daß auch Hirnabscesse, die mit einer circumscripten eitrigen Meningitis kompliziert sind, afebril verlaufen können, während ein komplikationsloser Schläfenlappenabsceß Temperaturen bis 38,4° erzeugen kann. Beide Behauptungen lassen sich nur schwer beweisen, wie denn überhaupt diese ganze Frage über Spekulationen nicht weit hinausgekommen ist.

Die *Peptonurie,* die man bei Hirnabscessen hie und da findet, läßt sich klinisch vorderhand nicht verwerten. Auch die *Glykosurie,* die O. BECK in einem Falle fand, ist jedenfalls nicht häufig. In einem Falle fand EULENBURG *Singultus.* Im *Blute* fand GLASSCHEIB außer einer Neutrophilie nichts Charakteristisches. E. URBANTSCHITSCH sah in einem Falle eine anhaltende Eosinophilie.

2. Allgemeine Hirn- und Hirndrucksymptome. Hier ist vor allem das *psychische Verhalten* des Patienten zu beachten, worauf NEUMANN mit vollem Recht das größte Gewicht bei der Stellung der Diagnose legt. In typischen Fällen sieht man, daß die Patienten schweigsam werden, einen depressiven oder apathischen Gesichtsausdruck zeigen, auf Fragen erst nach einer Pause langsam und sehr kurz antworten. Der Denkprozeß ist in manchen Fällen außerordentlich verlangsamt, so daß solche Patienten z. B. kurze Zeitungsnotizen, die sie lesen, nach wenigen Minuten nicht mehr nacherzählen können. Höheren geistigen Aufgaben (Rechenaufgaben) kommen die Kranken entweder überhaupt nicht oder nur mit Mühe nach. Dazu kommt noch eine ausgesprochene Schlafsucht, wobei die Kranken immer schwerer aus dem Schlafe geweckt werden können. MACEWEN spricht von „slow cerebration, heavy comprehension and marked want of sustained attention“, PIQUET von einer „Obnubilation intellectuelle“.

Es gibt aber auch Fälle, in denen die psychische Veränderung viel krasser zutage tritt. So sah FREY bei zwei Patienten eine ausgesprochene Demenz. Der eine Patient war sehr unruhig, lachte oft, sprach viel zu sich, antwortete aber nicht. Der Patient erlangte nach der Operation seine volle Intelligenz, nur konnte er nicht mehr multiplizieren. HEINE beobachtete in einem Falle Gehörshalluzinationen, HEINE und BECK nach Entleerung eines linksseitigen Schläfenlappenabscesses Schwatzhaftigkeit, Witzelsucht und Euphorie. In einem Falle von RUTTIN bestanden religiöse Wahnideen, einer unserer Patienten sah in seinen Delirien große und kleine Tiere. In einem Falle von MYGIND trat ein akuter Verwirrtheitszustand auf. Im allgemeinen kann man sagen, daß in diesen Fällen mit krassen psychischen Veränderungen die Encephalitis um den Absceß herum gewöhnlich eine ganz besondere Ausdehnung zeigt und daher die Prognose in ungünstigem Sinne beeinflußt.

Es gibt aber auch Fälle, die sich psychisch vollkommen normal verhalten, bis plötzlich ein rapider Verfall und der Exitus eintreten. So konnten wir einen Patienten beobachten, der nach der Radikaloperation an einem Vormittage in seinem Bette die Zeitung las, dabei eine leicht euphorische Stimmung zeigte, während am Nachmittag des gleichen Tages ganz plötzlich ein rapider Verfall eintrat. In einem zweiten Falle spielte ein Kind bis Abend fröhlich im Garten, abends wurde es plötzlich bewußtlos.

Zu den frühesten Symptomen gehört ferner der *Kopfschmerz*. Nach den Untersuchungen von PORTMANN und RETROUVEY ist der Schmerz zuerst mäßig, die Kranken haben das Gefühl eines Bandes um den Kopf, sie klagen über eine Schwere im Kopfe, die durch alle Bewegungen, welche einen Blutzufluß zum Gehirne bedingen, verstärkt wird. Später werden die Schmerzen stärker, die Kranken stöhnen, schreien aber (im Gegensatze zu Patienten mit Meningitis) in der Regel nicht. Nur in ganz seltenen Fällen von latenten Abscessen bei jugendlichen Individuen fehlt der Kopfschmerz vollkommen. In einigen Fällen konnten wir typische Trigeminusneuralgien beobachten. Die Lokalisation des Kopfschmerzes ist recht verschieden, in einer großen Zahl der Fälle wird der Schmerz in der Umgebung des Abscesses angegeben.

Nackensteifigkeit ist beim otogenen Schläfenlappenabsceß selten. Auch *Übelkeit, cerebrales Erbrechen, Schwindel* treten selten in markanter Weise auf.

Die *Perkussion des Schädels* (Schmerzhaftigkeit, Schalldifferenz) ergibt bei großen Abscessen, insbesondere wenn sie mit ausgedehnten meningealen Veränderungen kombiniert sind, verwertbare Resultate.

Was das *Verhalten des Pulses* betrifft, so fanden LUND und REJTOE eine ausgesprochene Bradykardie ebenso häufig bei Abscessen des Großhirns wie bei denen des Kleinhirns, während MEURMAN in 60% der Großhirnabscesse und nur in 28% der Kleinhirnabscesse den Druckpuls nachweisen konnte. Dabei muß man aber bedenken, daß der echte Druckpuls nicht nur durch die langsame Pulsfolge, sondern ähnlich dem Digitalispulse durch seine Härte charakterisiert wird. Wie wichtig gerade die letzterwähnte Eigenschaft ist, zeigt recht gut ein von OPPENHEIM erwähnter Fall, in dem eine habituelle Bradykardie von 54 Pulsen zur Fehldiagnose eines Hirnabscesses geführt hat. Was nun die Pulsfrequenz betrifft, so findet man häufig 50—60 Schläge in der Minute, doch kann die Pulszahl auch auf 30—40 sinken, was allerdings beim Schläfenlappenabsceß schon recht selten ist.

Der Puls muß nicht immer den Temperaturbewegungen folgen, wodurch er eine gewisse Ähnlichkeit mit dem Verhalten des Pulses bei der Meningitis gewinnt. Doch gestatten die auffallende Bradykardie sowie die Härte des Pulses eine Differenzierung. Es ist selbstverständlich, daß die Bradykardie bzw. der Druckpuls nicht während der ganzen Krankheitsdauer vorhanden sein muß. Im initialen und terminalen Stadium ist er niemals zu finden, etwas häufiger ist er im Stadium der Latenz und am häufigsten im manifesten Stadium (LUND). HEINE und BECK erwähnen, daß der Puls nach Entleerung des Abscesses oft rapid in die Höhe geht, um erst nach einiger Zeit wieder zur Norm zurückzukehren.

Unregelmäßigkeiten der Atmung, CHEYNE-STOKESsches Atmen, Respirationslähmung können im terminalen Stadium auftreten, beim Schläfenlappenabscesse allerdings seltener als beim Kleinhirnabscesse. BORRIES fand 13 Fälle von Großhirnabscessen, in denen eine Respirationslähmung auftrat. MACEWEN hebt den fötiden Geruch des Atems in manchen Fällen hervor.

Von größtem Interesse sind die *Veränderungen im Augenhintergrunde*. HANSEN erhob bei seinen 12 Fällen in 50% einen pathologischen Befund, und zwar 2mal Trübungen der Papillengrenzen, 4mal eine Neuritis optica. 5mal waren die Veränderungen auf der kranken Seite mehr ausgeprägt als auf der gesunden. Eine Stauungspapille oder eine Beeinträchtigung des Sehvermögens wurden nicht beobachtet. BLAU fand in 54% der Fälle Veränderungen, und zwar in 17% leichte Gefäßveränderungen, in 23% eine Neuritis optica und in 14% eine Stauungspapille. RUTTIN fand unter 23 Fällen nur 3mal Veränderungen der Papille, hingegen JANSEN unter 17 Fällen 6mal Neuritis optica. Ähnlich lauten die Statistiken von SESSOUS und GOLDFLAM. MEURMAN fand in 56% der Großhirnabscesse Veränderungen im Fundus. Wir selbst fanden unter 17 Großhirnabscessen 12mal (70,6%) einen normalen Augenhintergrund und in 5 Fällen (29%) Veränderungen im Fundus, die in 3 Fällen ganz leichte waren (verwaschene Papillengrenzen auf der kranken Seite), während in 2 Fällen eine Neuritis optica gefunden wurde.

Alle diese statistischen Angaben geben ein recht ungenaues Bild über die tatsächlichen Verhältnisse. Denn erstlich ist die Diagnose einer beginnenden Stauungspapille häufig eine sehr schwierige. Man kann da von zwei erfahrenen Augenärzten zwei ganz verschiedene Meinungen hören. Zweitens gestattet eine 1- oder 2malige Untersuchung des Fundus keine bindenden Schlußfolgerungen, da die schweren Veränderungen des Fundus hie und da vielleicht erst sehr spät auftreten. Drittens kann die Unterscheidung zwischen Stauungspapille und Neuritis optica unter Umständen sehr schwierig werden, so daß auch diesbezüglich Meinungsverschiedenheiten auftreten können. Bei Berücksichtigung aller dieser Faktoren läßt sich doch folgendes sagen: Bei den otogenen Schläfenlappenabscessen findet man in 50—60% der Fälle Veränderungen im Fundus, die sehr häufig auf der kranken Seite stärker ausgeprägt sind als auf der gesunden oder überhaupt nur auf der kranken Seite auftreten. Das Auftreten der Veränderungen auf der gekreuzten Seite (GOLDFLAM) ist jedenfalls selten. Diese Veränderungen sind in der Mehrzahl der Fälle leichter Natur und bestehen in einer starken Füllung und Schlängelung der Netzhautvenen oder in einer Verwaschung der Papillengrenzen, demnach in Befunden, deren pathologische Beschaffenheit durchaus nicht immer eindeutig ist. In der Minderzahl der Fälle wird eine ein- oder beidseitige Neuritis optica beobachtet, die jedenfalls erst bei längerem Bestehen des Leidens in Erscheinung tritt. Eine echte Stauungspapille ist selten.

Demgegenüber geben amerikanische Autoren (LILLIE, BENEDICT u. a.) an, daß sich die Stauungspapille entwickelt, wenn der Absceß sich einzukapseln beginnt. Das Auftreten der Stauungspapille ist demnach ein Zeichen der beginnenden Abkapselung des Abscesses. Aus diesem Befunde wurde der wichtige Schluß gezogen, mit der Operation zu warten, bis eine stationär bleibende Stauungspapille auftritt, da die Prognose in diesem Stadium am besten sein soll. Wir müssen hier auf Grund unserer Erfahrungen (s. oben) durchaus widersprechen, da man beim diagnostizierten Hirnabscesse nicht früh genug operieren kann und da wir bei drei großen, dick eingekapselten Großhirnabscessen Veränderungen des Fundus vermißten.

Störungen der Sehkraft werden in der Mehrzahl der Fälle auch bei bestehender Neuritis optica nicht gefunden. Es ist allerdings möglich, daß vorübergehende Verdunkelungen des Gesichtsfeldes von den psychisch meist nicht ganz freien Patienten nicht beobachtet werden. Da ferner häufig sehr genaue Gesichtsfelduntersuchungen nicht gemacht werden können, so kann natürlich auch eine vielleicht bestehende Vergrößerung des blinden Fleckes oder eine ungleichmäßige, aber geringe konzentrische Einschränkung des Gesichtsfeldes leicht übersehen werden. Immerhin gibt es aber Fälle, bei denen es zu einer sehr bedeutenden Herabsetzung des Sehvermögens, ja sogar, allerdings sehr selten, zu einer doppelseitigen Amaurose kommt.

Wird der Absceß operiert, so bilden sich die Veränderungen an den Papillen in 1—2—6 Wochen in der Regel zurück. Ist dies nicht der Fall oder bilden sich neuerlich Veränderungen des Fundus, so ist dies in der Regel auf eine Retention in der Absceßhöhle oder auf die Bildung eines neuen Abscesses (vgl. den Fall von E. URBANTSCHITSCH), nach HEINE und BECK hie und da aber auch auf eine interkurrente Meningitis serosa zurückzuführen.

War die Sehkraft vor der Operation herabgesetzt, so stellt sie sich nach geglücktem Eingriffe wieder her. Es sind aber auch einige wenige Fälle bekannt, in denen die Erblindung auch nach der Operation nicht mehr zurückging (HEINE, MAYER, HOFMANN).

UHTHOFF, HANSEN, WILBRAND und SAENGER führen die Papillenveränderungen sowohl auf die mechanisch wirkenden Faktoren bei der intrakraniellen Drucksteigerung (Strombehinderung in den venösen Abflußwegen) als auch auf die Wirkung entzündungserregender Substanzen zurück, welche letztere (entgegen der Ansicht von DEUTSCHMANN) auch beim abgekapselten Absceß wirksam sind. GOLDFLAM beschuldigt in erster Linie den Hydrocephalus, dem auch wir eine große Bedeutung zuschreiben möchten. GOWERS glaubt, daß die größere oder geringere Schnelligkeit, mit der sich der Absceß entwickelt, eine Hauptrolle in der Entstehung der Neuritis optica spielt, die jedenfalls mehrere Tage, bei großer Entfernung des Abscesses vom Opticus sogar mehrere Wochen zu ihrer Entwicklung benötigt. Bei großer Virulenz des entzündlichen Vorganges sterben daher häufig die Kranken, bevor es noch zur Entwicklung der Neuritis optica gekommen ist.

Was die *Veränderungen des Liquor cerebrospinalis* betrifft, so geben wir zunächst LUND recht, wenn er behauptet, daß sich ein typisches Liquorbild für die einzelne Punktion überhaupt nicht aufstellen läßt. Da man aber in der Praxis einerseits nur dann die Punktion durchführt, wenn bereits andere Symptome den Verdacht eines latenten Hirnabscesses erwecken, andererseits der latente Hirnabsceß in der Regel bereits deutliche Veränderungen im Liquor erzeugt, so soll nur von den Ergebnissen der Liquoruntersuchung in diesem Stadium des Abscesses die Rede sein.

Der Liquordruck ist durchaus nicht charakteristisch. LUND hat gefunden, daß der Lumbaldruck im einfachen Verhältnisse zum Steigen und Fallen der polynukleären, im entgegengesetzten Verhältnisse zum Steigen und Fallen der mononukleären Pleocytose steigt und fällt. Diese Angabe bedarf, wie auch LUND betont, der Bestätigung. Über die Untersuchungen von ZANGE und KINDLER vgl. S. 227).

Der Liquor ist in der Mehrzahl der Fälle trüb, in der Minderzahl klar. Dieser zuerst von ALEXANDER und NEUMANN erhobene Befund wurde später vielfach bestätigt (KNICK, FREMEL, BRUNNER, BECK und POLLAK u. a.).

In jüngerer Zeit hat BORRIES die Aufmerksamkeit auf den Vergleich des Liquorbefundes mit den klinischen Symptomen gelenkt und gefunden, daß die Besserung (Klärung) des Liquorbefundes bei anhaltend schweren klinischen Symptomen für eine von einem Hirn- bzw. Subduralabsceß ausgehende sekundäre Meningitis spricht.

Diese Trübung des Liquors wird vor allem durch eine Vermehrung der Zellen im Liquor hervorgerufen (KNICK, FLEISCHMANN, FREMEL, LUND, BRUNNER u. a.), wobei diese Vermehrung nach KNICK und FLEISCHMANN vor allem die Lymphocyten betrifft, während LUND in seinen Fällen häufiger eine polynukleäre Pleocytose fand.

Daß diese Trübung bzw. Pleocytose des Liquors nicht immer auf einen Durchbruch des Abscesses in den Ventrikel oder in die subduralen Räume zurückgeführt werden muß, ist bekannt (BORRIES, FREMEL, LUND, BRUNNER). Die meisten Autoren nehmen an, daß die Pleocytose durch eine Propagation der Entzündung auf die Meningen bzw. auf das Ependym erklärt werden müsse. Es stelle demnach die Pleocytose das Zeichen einer den Absceß komplizierenden Meningitis dar. Demgegenüber erwähnen KNICK, FLEISCHMANN, LUND, BECK und POLLAK u. a. Fälle von unkomplizierten Hirnabscessen ohne entzündliche Erkrankungen der Meningen, in denen doch eine Pleocytose gefunden wurde. Diese Fälle beweisen aber, wie schon KÖRNER hervorhebt, nicht viel, da die mikroskopische Untersuchung der Meningen fehlt. Nur LUND fand in einem mikroskopisch verifizierten Falle eines unkomplizierten Hirnabscesses 3 Tage vor dem Tode eine Pleocytose von 125 Lymphocyten im Kubikmillimeter und FLEISCHMANN meint, daß es sich hier um Zellen aus der Peripherie des Abscesses handle, die mit dem Liquorstrom vom Cortex nach den Ventrikeln und so in den Liquor hineingeführt wurden. So geistvoll diese Erklärung ist, so möchten wir doch darauf hinweisen, daß es natürlich schwerer ist, eine nur mikroskopisch sichtbare Meningitis sicher auszuschließen als nachzuweisen, da wir uns die Entstehung eines otogenen (nicht metastatischen) Abscesses ohne jegliche Affektion der Meningen nur schwer vorstellen können.

Der zweite Befund, der nach ALEXANDER und NEUMANN den Liquor beim otogenen Hirnabscesse charakterisiert, ist seine Keimfreiheit. Auch dieser Befund wurde von der Mehrzahl der Nachuntersucher bestätigt. LUND glaubt allerdings, daß sich im Liquor häufiger Bakterien finden als aus der Statistik hervorgeht, da die Bakterien im Liquor bald zugrunde gehen und hie und da nur durch den Tierversuch nachgewiesen werden können (OHNACKER). Selbst wenn diese Annahme auch für Liquores, die unmittelbar nach der Punktion untersucht werden, bewiesen wäre, so hätte diese Untersuchung doch nur theoretischen Wert, da man mit der Behandlung eines Hirnabscesses kaum auf den Ausfall des Tierexperimentes wird warten können.

Die übrigen Untersuchungen des Liquors ergeben eine mäßige Vermehrung der Globuline und des Albumens; der Zucker und die Chloride können vermehrt sein (FLEISCHMANN, KNICK).

Die Lumbalpunktion ist beim otogenen Hirnabscesse nicht ganz ungefährlich (BEYER, FREMEL). Aus diesem Grunde vermeiden wir, wie überhaupt bei Verdacht auf eine circumscripte Hirnerkrankung, die häufig wiederholten Lumbalpunktionen. Denn wenn wir auch die Gefahr der Lumbalpunktion nicht überschätzen wollen, so scheint uns doch der diagnostische Vorteil, den die oft wiederholte Lumbalpunktion bietet, geringer als der Nachteil, der dem Kranken aus den mit der Punktion verbundenen psychischen und physischen Emotionen, den eventuell nötigen Ätherräuschen sowie schließlich aus der Druckschwankung im Schädelinneren erwachsen kann.

Von großem Interesse ist die *Ventrikulographie* beim otogenen Schläfenlappenabscesse. Carpenter hat bei Hirnabscessen Vorteile von dieser Methode gesehen. Ich habe in zwei Fällen die lumbale Encephalographie mit großem Vorteile und ohne Schaden für den Patienten angewendet. Eagleton konnte in einem Falle mit Gasentwicklung im Abscesse diesen durch das Röntgenbild darstellen. Levison sah einen rhinogenen Stirnhirnabsceß, der in den Ventrikel eingebrochen war, wodurch es zur spontanen Luftfüllung der Ventrikel kam. Die gleiche Beobachtung machte Uffenorde in einem Falle von otogenem Schläfenlappenabsceß. In jüngerer Zeit hat O. Mayer darauf hingewiesen, daß man sich über die Form und Größe eines bereits eröffneten Abscesses durch Einspritzen einer 20%igen Jodipinlösung (2—5 ccm) in die Absceßhöhle orientieren könne. Kraus verwendet statt der Jodipinlösung eine mit 50% Abrodil getränkte Gaze, da das Jodipin wegen seiner schweren Resorbierkeit nicht ganz ungefährlich ist.

Uffenorde, Müller, Rockey, Laskiewicz haben dieses Verfahren der Kontrastfüllung mit gutem Erfolge angewendet, insbesondere konnte Uffenorde auf diese Weise Durchbrüche des Abscesses in den Ventrikel darstellen, die klinisch sonst keine Erscheinungen gemacht hatten. Hingegen sind Neumann und Eisinger der Meinung, daß man durch die Jodipinfüllung den Ventrikeleinbruch des Abscesses provozieren kann.

Krämpfe werden nach unseren Beobachtungen nicht so selten gefunden, wie dies oft angegeben wird, allerdings hat es den Anschein, als ob diese Krampfanfälle häufiger in geheilten Fällen als bei noch vorhandenem Schläfenlappenabscesse angetroffen werden. Häufig werden diese Anfälle von einer akustischen Aura eingeleitet. Mit Goldflam möchten wir diese Anfälle auf die Wirkung des Narbenzuges zurückführen.

3. Ohrsymptome. Hier steht an erster Stelle die von Ghon und Neumann hervorgehobene akute Exacerbation einer chronischen, besonders im Epitympanum lokalisierten Eiterung. Neumann geht so weit, die Diagnose, Indikationsstellung, Prognose usw. einer Komplikation von diesem Befunde abhängig zu machen. Klinisch manifestiert sich diese akute Exacerbation durch Ohren-Kopfschmerzen, Ohrensausen, zunehmende Schwerhörigkeit, qualitative und quantitative Änderung des Sekretes, Zerfall von Cholesteatommassen, pulsierendem Sekret, Rötung und Schwellung der Mittelohrschleimhaut und der Granulationen. Diese Zeichen können allerdings, wie Neumann angibt, durch Granulations- bzw. Cholesteatommassen oder, wie ich das sehen konnte, durch Hyperostosen im äußeren Gehörgang verdeckt sein, so daß man in solchen Fällen die Exacerbation erst durch die Operation aufdeckt. Wir stimmen bezüglich der Bedeutung der Exacerbation durchaus mit Neumann überein, möchten aber dazu bemerken, daß das Fehlen einer derartigen Exacerbation den Absceß durchaus nicht mit Sicherheit ausschließen läßt.

Sehr wenig charakteristisch sind die Ohrbefunde bei der akuten bzw. subakuten Otitis. Häufig erhebt man in diesen Fällen den typischen Befund einer subakuten Otitis (profuse Eiterung, Rötung und Zitzenbildung am Trommelfelle, geringe Warzenfortsatzsymptome), die Ohruntersuchung kann aber in solchen Fällen auch ganz und gar versagen. So sahen Neumann und Ruttin einen Schläfenlappenabsceß bei einer unter dem Bilde eines akuten serösen Mittelohrkatarrhes verlaufenden Mucosusotitis. Schmiegelow, Henius, Swierz, Goldflam, Steurer, Kölpin, M. Maier, Hofmann u. a. sahen Schläfenlappenabscesse hinter vollkommen normalen oder leicht getrübten Trommelfellen. Es ist auffallend, daß dieser Befund gerade bei Kindern nicht selten erhoben wird. Ich selbst konnte in einem derartigen Falle nur durch die Encephalographie die Diagnose eines Hirnabscesses sicherstellen. Der Ohrbefund war in diesem Falle bei wiederholter Untersuchung in jeder Hinsicht normal.

4. Lokale Hirnsymptome. *a) Herdsymptome.* Hier nehmen die *aphasischen Störungen* den wichtigsten Platz ein. Leider entsprechen die diesbezüglichen Untersuchungen häufig nicht dem hohen Stande, auf welchem die Lehre von der Aphasie heute steht. Das hat darin seinen Grund, daß in der Regel diese dringlichen Fälle eine lang dauernde Untersuchung nicht zulassen und daß zweitens häufig der Bewußtseinszustand des Kranken eine derartige Untersuchung nicht durchführen läßt. Diese Gründe lassen manche Unklarheiten in den Befunden begreiflich erscheinen. So wissen wir nicht, weshalb hie und da ein kleiner Absceß deutliche aphasische Störungen zeigt, während ein viel größerer, an der gleichen Stelle gelegener Absceß sie — häufig offenbar nur scheinbar — vermissen läßt. Ebensowenig ist es klar, weshalb die Aphasie einmal vor, ein andermal erst nach der Operation auftritt. Hier sind noch viele Fragen zu lösen.

Vom klinischen Standpunkte ist es zunächst wichtig, hervorzuheben, daß die isolierte motorische Aphasie nicht zum typischen Bilde eines otogenen Schläfenlappenabscesses gehört. Das geht auch aus der großen Statistik von SONNTAG hervor. Wenn daher eine derartige Aphasie in einem Falle mit einer Otitis auftritt, so kommt als Ursache hiefür entweder eine otogene Meningitis (S. 227) oder eine mit dem Ohre nicht zusammenhängende Hirnerkrankung in Betracht. So wurde die motorische Aphasie in einem Falle von BONVICINI und HABERER durch einen wahrscheinlich metastatischen Stirnhirnabsceß, in einem Falle von BÉNESI und BRUNNER durch eine embolische Erweichung in der BROCAschen Region hervorgerufen.

Es ist selbstverständlich, daß leichte motorische Sprachstörungen (schwerfälliges Sprechen, Wortkargheit, Stammeln, Stottern) auch beim Schläfenlappenabsceß vorkommen, nur die isolierte motorische Aphasie gehört nicht hierher. Auch HENSCHEN fand unter 78 Fällen nur 4 Fälle, in denen eine isolierte motorische Aphasie bestanden haben soll. Doch scheint es auch HENSCHEN unsicher, „ob es wirklich Schläfenlappenabscesse der linken Seite gibt, die ausschließlich eine motorische Aphasie darbieten und es verdient, in allen diesen Fällen untersucht zu werden, ob doch nicht auch irgendeine Form von amnestischer Aphasie vorliegt . . .“

Im Zusammenhange mit dem Fehlen der isolierten motorischen Aphasie steht die Beobachtung, daß die Aphasie in diesen Fällen niemals oder doch nur höchst selten schlagartig auftritt, wie dies auch PÖTZL hervorhebt. Ist dies doch der Fall, so kommt wieder eine Meningitis oder eine nicht otogene Hirnerkrankung in Betracht.

Für den otogenen Schläfenlappenabsceß sind vielmehr die verschiedenen Formen der sensorischen Aphasie charakteristisch und hier in erster Linie die *amnestische Aphasie.* HENSCHEN fand sie in 46 unter 78 Fällen. BONVICINI macht darauf aufmerksam, daß diese Form der Aphasie, die bei den otitischen Schläfenlappenabscessen oft ein Initialsymptom darstellt, bei vasculären Herden des Schläfenlappens in der Regel die letzte Stufe des Abbaues der sensorischen Aphasie bildet. In dieser Umkehrung des Aphasieverlaufes erblickt BONVICINI ein für den Schläfenlappenabsceß charakteristisches Symptom.

Tritt in dem Bilde der aphasischen Störung die Paraphasie deutlicher in Erscheinung, so deutet dies auf einen tiefer greifenden Prozeß hin. In der Regel beschränkt sich der Absceß in diesen Fällen nicht auf die dritte Schläfenwindung, sondern greift auch auf die zweite über. Die corticale sensorische Aphasie und die subcorticale sensorische Aphasie sind selten, obwohl HENSCHEN die letzterwähnte Aphasieform in $^1/_3$ seiner Fälle gefunden hat. Auch die optische Aphasie (BROADBENT, FREUND) ist selten. Hierher gehörende Fälle wurden von ZAUFAL und PICK, SIEBENMANN und OPPIKOFER, GRUNERT, MANASSE u. a.

beschrieben. Im Falle von Pick lag der Absceß in der weißen Substanz der hinteren Partien der zweiten und dritten Schläfenwindung. Im Falle von Manasse, in welchem die Aphasie erst nach der Operation auftrat, fanden sich zwei Abscesse im linken Schläfenlappen mit einer Ventrikelfistel. Der Fall heilte aus. Oppenheim glaubt, daß in diesen Fällen die Erkrankung die basalen und hinteren Abschnitte des Schläfenlappens einnimmt. Die von Oppenheim abgegrenzte akustisch-optische Aphasie mit partieller Worttaubheit, die darin besteht, daß aus dem, was der Kranke mit dem Ohre auffaßt, dasjenige nicht oder unvollständig perzipiert wird, dessen Verständnis durch die assoziative Tätigkeit von sensorischem Sprachzentrum und Sehzentrum vermittelt wird (Wolken, Regenbogen, Flattern der Fahnen, Wölben der Segel usw.), ist eine große Rarität. Ebenso selten ist die Wortstummheit, die Brunner und Stengel in einem Falle eines Schläfenlappenabscesses bei einem 4jährigen Kinde fanden. Laignel-Lavastine, Halphen und Djiropoulos sahen in einem Falle eine Wortblindheit, nach der sich eine Worttaubheit entwickelte. Nach Entleerung des Abscesses ging zuerst die Wortblindheit, dann die Worttaubheit zurück.

Von größerem Interesse ist die Geruchs- und Geschmacksagnosie, die Henschen bei einem linksseitigen Absceß neben einer Einschränkung des rechten Gesichtsfeldes fand. Man müßte eigentlich annehmen, daß sich diese Störungen viel häufiger finden, da ja die Abscesse in der Regel die Tendenz zeigen, medialwärts gegen das Ammonshorn zu wachsen. Trotzdem wurden aber diese Störungen nur selten gefunden. Das läßt sich aber kaum durch eine mangelhafte Untersuchung erklären, denn es ist auffallend, daß sich auch die übrigen Symptome des medialen Schläfenlappens wie abnorme Sensationen oder schlechter Geschmack auf der kontralateralen Hälfte der Zunge, epileptische Anfälle mit olfactorischer oder gustatorischer Aura, schmatzende Bewegungen mit Mund und Zunge, Zuckungen an den Nasenflügeln usw. beim otogenen Schläfenlappenabscesse nur ganz selten finden. Hingegen wurden *Anosmien* häufiger gefunden (Stocker, Habermann, Mertens, Bloch und Hechinger), wobei diese Anosmien bald herdgleichseitig, bald herdkontralateral auftraten. Schon dieses schwankende Verhalten erregt den Verdacht, daß es sich hier zum Teil um die Geruchsstörungen handelt, die v. Urbantschitsch bei der eitrigen Otitis gefunden hat.

Es ist bekannt, daß sich aphasische Störungen auch bei rechtsseitigen Abscessen bei Rechtshändern finden. Wittmaack beobachtete in einem derartigen Falle eine amnestische Aphasie und Paraphasie, einen ähnlichen Befund erhob Popper in seinem Falle. Heine und Oppenheim fanden eine optische Aphasie. In allen diesen Fällen muß man natürlich zunächst an eine larvierte Linkshändigkeit denken, wie dies die instruktiven Fälle von Sträussler (metastatischer Absceß) und Topockov zeigen, in welch letzterem Falle nicht der Patient, wohl aber dessen Vater ein Linkshänder war. Schließlich behaupten Mendel und Lewandowsky, daß allerdings sehr selten beim Rechtshänder eine Rechtshirnigkeit vorkommt (im Gegensatze zu Stier). Gewöhnlich wird aber dieser seltsame Befund durch den kompensatorischen Hydrocephalus internus auf der linken Seite erklärt (Bonvicini, Goldflam u. a.), eine Erklärung, der auch wir uns vorderhand anschließen.

Was den *Ablauf der aphasischen Störungen* betrifft, so wird hervorgehoben, daß sich diese bald sehr rasch (in einem Falle von Beck und Heine schon 6 Stunden nach der Operation), bald langsam nach Monaten zurückbilden. Es gibt aber auch Fälle, in denen leichte und schwerere Störungen sowohl auf geistigem als auch auf sprachlichem und musikalischem Gebiete durch Jahre hindurch, vielleicht sogar dauernd bestehen bleiben. Diese Störungen machen sich nicht nur im Gebiete der rezeptiven Funktionen bemerkbar und äußern sich dann vor allem in der außerordentlichen Vergeßlichkeit der Kranken, sondern sie betreffen auch die expressiven Funktionen und manifestieren sich dann häufig in der Weise, daß die Kranken schwere Worte nicht nachsprechen können, daß sie mit der Zunge anstoßen, stottern usw. So beobachtete FREY einen Patienten, der nach der Operation die Fähigkeit zu multiplizieren verloren hatte. Ein Patient von E. URBANTSCHITSCH hatte nach der Operation die lateinische Sprache, die er früher beherrscht hatte, vollkommen vergessen. Ein Fall von GLUCK und BAGINSKY wiederholte nach der Operation in automatischer Weise stets dasselbe Wort. Ähnliche Beobachtungen haben NÜRNBERG und BRUNNER mitgeteilt.

Bei der großen Bedeutung, welche der Aphasie für die Diagnose zukommt, muß darauf hingewiesen werden, daß der Befund einer amnestischen Aphasie in einem Falle von Otitis nicht mit Sicherheit auf eine Eiterung im Inneren des Schläfenlappens schließen läßt, da man die gleichen aphasischen Störungen auch bei extraduralen Eiterungen (ALEXANDER, FREMEL u. a.) und bei subduralen Eiterungen (HEINE, BRUNNER u. a.) finden kann. HEINE und BECK fanden sogar eine vorübergehende sensorische Aphasie in einem Falle von linksseitiger Sinusthrombose, hervorgerufen durch eine Pialvenenthrombose im Bereiche des linken Schläfenlappens. Ich habe daher schon vor Jahren darauf hingewiesen, daß das Auftreten einer amnestischen Aphasie bei einer Otitis eine absolute Indikation zur Freilegung der mittleren Schädelgrube, nicht aber zur Punktion des Schläfenlappens ergibt.

Von größtem klinischen Interesse sind die *Gesichtsfelddefekte*, die leider auch heute noch häufig übersehen werden. Es ist allerdings zuzugeben, daß der Bewußtseinszustand der Kranken eine ganz genaue Untersuchung des Gesichtsfeldes häufig nicht zuläßt, doch sind auch die Resultate einer gröberen Untersuchung von Bedeutung. Am häufigsten wird vielleicht die Quadranthemianopsie nach oben gefunden, doch findet man auch Defekte im unteren Teile des Gesichtsfeldes und schließlich eine komplette homonyme Hemianopsie ohne hemianopische Pupillenreaktion und mit macularer Aussparung. Ein genaueres Studium dieser Befunde an Hand von autoptischen Befunden wurde bis jetzt noch nicht durchgeführt.

Die hemianopische Sehstörung kann nach Entleerung des Abscesses wieder schwinden (OPPENHEIM), doch konnten wir sie in einem Falle noch mehrere Jahre nach der Operation nachweisen.

Die diagnostische Bedeutung der Gesichtsfelddefekte wird dadurch eingeschränkt, daß sie erstlich auch bei Bestehen einer Otitis durch anderweitige Erkrankungen des Schläfenlappens (Tumoren, Tuberkel usw.) hervorgerufen und daß sie zweitens auch beim otogenen Kleinhirnabscesse beobachtet werden können (S. 253 und 257).

Ein Herdsymptom sehr fraglicher Natur stellt die *gekreuzte Schwerhörigkeit* dar (SALOMON, EULENSTEIN, E. MEIER, MÜLLER, HABERMANN, NÜRNBERG, MICHAELSEN, KOMPANEJETZ u. a.). Erwähnt doch schon HABERMANN, daß es sich vielleicht in diesen Fällen um eine Erkrankung der beiden Hörnerven infolge einer leichten Meningitis gehandelt haben könne, und in ähnlicher Weise äußert sich auch GÜTTICH. Ein sicherer Beweis für dieses Symptom als Herdsymptom steht jedenfalls noch aus.

b) Fernsymptome: Um die große Zahl dieser Symptome zu ordnen, wollen wir sie, unbekümmert um ihre Genese, in folgende Gruppen unterteilen: 1. Symptome von seiten des Stirnhirns und der Zentralwindungen; 2. Symptome von seiten des Corpus striatum; 3. Symptome von seiten der inneren Kapsel; 4. Symptome von seiten der hinteren Schädelgrube; 5. Symptome von seiten der basalen Hirnnerven.

Bei großen Abscessen kann man bei der Obduktion eine ganz deutliche Abflachung der Windungen im Stirnhirne, vor allem der Gegenseite beobachten. Als Folge dieser Alterationen kann man *Euphorie, witzelnde Schwatzhaftigkeit, Monoparesen, Jackson-Anfälle* beobachten.

Von seiten des Corpus striatum kann eine *mimische Gesichtsstarre* auftreten, die allerdings nicht so auffällig ist wie bei striären Erkrankungen, die aber doch bei darauf gerichteter Aufmerksamkeit nicht zu verkennen ist. SCHWAB schreibt den pallidären Symptomen, unter denen er neben der Gesichtsstarre noch *Rigidität, Adiadochokinese, Fixationsspannung der herdgekreuzten Extremitäten* erwähnt, speziell für die Diagnose rechtsseitiger Abscesse eine große Bedeutung zu.

Läsionen der inneren Kapsel führen zu *gekreuzten Hemiparesen*, seltener zu gekreuzten Hypästhesien und gekreuzten Facialissymptomen. OPPENHEIM und CASSIRER führen auch die motorischen Reizerscheinungen (Rigidität der Muskeln, Erhöhung der Sehnenreflexe, klonische Krämpfe im Facialis, in den Armen oder Beinen) auf eine Läsion der inneren Kapsel zurück. Hierher gehört auch die Déviation conjuguée des yeux et de la tête (JANSEN und OPPENHEIM, JACKSON, KALMUS), wobei die Augen und der Kopf nach der kranken Seite abweichen. In dem Falle von OPPENHEIM und JANSEN gingen die Augen langsam nach der anderen Seite, wenn der Patient die Augen zum Schlafe schloß. Auch Blicklähmungen nach der gesunden Seite wurden von OPPENHEIM, ZAUFAL, und PICK, SACHSALBER (von letzterem bei einem Abscesse des rechten Scheitellappens) beobachtet. Hierher gehört schließlich noch die isolierte Dorsalflexion der gleichseitigen zweiten Zehe, die E. URBANTSCHITSCH in einem Falle finden konnte.

Von großem Interesse sind die *Labyrinth- und Kleinhirnsymptome*, da sie eine Verwechslung eines Schläfenlappenabscesses mit einem Kleinhirnabsceß bedingen können, eine Verwechslung, die übrigens auch in umgekehrter Richtung vorkommen kann, da sowohl Gesichtsfelddefekte als auch eine echte amnestische Aphasie (SITTIG, JONES) beim Kleinhirnabscesse vorkommen können. Hierher gehört vor allem ein grober, spontaner, zentral-labyrinthärer Nystagmus, der meist zur kranken Seite schlägt (DÖDERLEIN, HENKE, WAGENER, LANGE, RUTTIN, O. BECK, ALCALAY, E. URBANTSCHITSCH, BRUNNER, GRABSCHEID, VARADY-SZABÓ, REJTOE u. a.), ferner das spontane Vorbeizeigen im herdgekreuzten Arme nach innen und das Fallen nach hinten und nach der herdgekreuzten Seite (SCHWAB).

Unter den Symptomen von seiten der basalen Hirnnerven spielen die *Symptome von seiten des Oculomotorius* die wichtigste Rolle (SÄNGER), da dieser Nerv durch einen Schläfenlappenabsceß hie und da vollkommen plattgedrückt werden kann (OPPENHEIM und CASSIRER, O. BECK u. a.). Es wurden einseitige Ptosis — Mydriasis auf der kranken Seite — Ptosis und Mydriasis — Ptosis, Mydriasis, Parese des Rectus internus, ferner Ptosis, Mydriasis, Parese des Rectus superior und internus, schließlich vollkommene Oculomotoriuslähmung beobachtet. Am häufigsten scheint die isolierte Mydriasis auf der kranken Seite vorzukommen, die hie und da als einziges Symptom eines Schläfenlappenabscesses auftreten kann (BLAU). Doppelseitige Mydriasis beobachtet man beim Durchbruch eines Abscesses in den Ventrikel. Die Annahme von KÖRNER, daß im Oculomotoriusstamme die Fasern für die Pupillenbewegung und Lidhebung durch Druck zuerst geschädigt werden, dürfte zu Recht bestehen.

Die Pupillenanomalien können mit Veränderungen der Reaktion verbunden sein. So fanden PREYSING, GOLDFLAM u. a. Trägheit der Reaktion bei Lichteinfall und Pupillenstarre. Das ist aber gewiß sehr selten, wenigstens solange der Absceß nicht mit einer diffusen Meningitis kombiniert ist. BOURRET fand einen ausgeprägten Hippus, WHITEHEAD sah, daß sich die gewöhnlich engen Pupillen regelmäßig in Zwischenräumen von 20—30 Sekunden ad maximum erweiterten, wobei gleichzeitig für 4—5 Atemzüge eine Vertiefung der Atmung eintrat. FERRERI beobachtete bei Patienten mit Schläfenlappenabscessen eine 5 Minuten dauernde Pupillenerweiterung und Lichtstarre nur auf der kranken Seite nach Labyrinthreizung, während der Reflex sonst durch einseitige Reizung auf beiden Seiten ausgelöst wird.

Schädigungen des *Trochlearis* hat ALEXANDER beobachtet, doch sind sie nicht häufig (vgl. einen Fall von PREYSING).

Häufig betroffen erscheint der *sensible Teil des Trigeminus*. Die Folge davon sind Schmerzen in einem Teilgebiete des I. Astes des Trigeminus (Auge, Stirn), auf die in neuerer Zeit wieder GOLDFLAM hingewiesen hat. Die Schmerzen sind kontinuierlich, zeigen aber Schwankungen in der Intensität, die von einer evtl. Eiterretention im Abscesse abhängig sein können. Die Schmerzen werden als tiefsitzend, bohrend, brennend, zuweilen paroxysmenartig geschildert. Dabei finden sich aber meist keine objektiven Trigeminussymptome.

Abducenslähmung auf der Seite des Abscesses ist selten (UCHERMANN, MAIER u. a.). Sie kann auftreten, wenn sich die Eiterung gegen den Pol des Schläfenlappens hinzieht oder hier durchbricht, wie in einem Falle von O. BECK.

Lähmung des Facialis kann durch Druck auf den Nerven im inneren Gehörgange oder durch Affektion der inneren Kapsel entstehen, doch ist sie ebenso wie *Lähmung des Hypoglossus* selten. Fraglich ist es schließlich, ob ein Schläfenlappenabsceß durch Druck auf die A. auditiva interna eine Nekrose des häutigen Innenohres hervorrufen kann, wie dies LANGE und HEGENER annehmen.

Verlauf. Man unterscheidet da schon seit langem ein Initialstadium, ein Stadium der Latenz, ein manifestes und ein terminales Stadium, ein Verlauf, der allerdings in dieser schulmäßigen Schematisierung nur selten angetroffen wird.

Im Initialstadium wird nur selten ein Absceß gefunden, weder durch die klinische Untersuchung noch durch die Ohroperation. Denn die klinischen Symptome sind in diesen Fällen sehr vage und bestehen in Kopfschmerzen, Somnolenz, Temperatursteigerung geringen Grades, akuter Exacerbation der Otitis. Dieses Initialstadium soll nach MACEWEN 12—72 Stunden dauern.

An dieses Stadium kann sich sofort das manifeste Stadium mit all seinen alarmierenden Symptomen wie Fieber, Schüttelfrost, Delirien, Erbrechen, Nackensteifigkeit, Herdsymptomen usw. anschließen. Solche stürmisch verlaufende Abscesse hat JANSEN beschrieben. Es kann aber auch vorkommen, daß die stürmischen Symptome des „akuten" Abscesses ohne Operation abflauen, einem Stadium der Latenz Platz machen und nach einigen Wochen plötzlich in das terminale Stadium übergehen. In der Regel folgt aber auf das Initialstadium ein länger dauerndes Stadium der Latenz. Diese Latenz ist, wie OPPENHEIM und CASSIRER mit Recht hervorheben, in der Regel keine reine Latenz, da sich auch in diesem Stadium häufig psychische Störungen, Kopfschmerz, Schwindel, zeitweises Erbrechen, zeitweilige Temperatursteigerungen, Herdsymptome nachweisen lassen. Aber keineswegs zeigen die Kranken in dieser Zeit deutliche oder gar alarmierende Symptome. Die Latenz dauert nach MACEWEN in der Regel 1—3 Monate, doch finden sich nicht seltene Ausnahmen, in denen ein latenter Absceß selbst mehrere Monate (nach KÖRNER längstens $1^1/_4$ Jahr) herumgetragen wird.

Aus diesem Stadium der Latenz kann der Absceß jederzeit in das manifeste Stadium übertreten, und zwar bald ohne erkennbare Ursache, bald infolge eines erkennbaren Faktors wie Trauma (auch Operationstrauma), Aufregung, gastrische Störungen, akute Infekte, plötzliche Lageänderung des Körpers usw. Die Symptome, die früher nur angedeutet waren, treten jetzt deutlich hervor, dazu gesellen sich mehr oder minder ausgeprägte meningeale Symptome. Sehr selten kommt es vor, daß sich an dieses manifeste Stadium noch eine zweite Latenz anschließt; man sieht dieses Verhalten hie und da angedeutet bei den Abscessen, bei denen man das Ohr radikal operiert, ohne den Absceß zu eröffnen; in der Regel geht aber das manifeste Stadium direkt in das Terminalstadium über. Dieses Terminalstadium charakterisiert sich dadurch, daß durch zunehmenden Hirndruck und Hirnödem oder durch fortschreitende Encephalitis oder durch toxisches Koma eine Atemlähmung hervorgerufen wird oder daß der Absceß durchbricht und so zur Meningitis führt.

Von diesen Durchbrüchen ist *der in das Unterhorn* der häufigste. Dieser Einbruch kann auch post operationem erfolgen, wodurch es, wie in den Fällen von MANNASSE und LEWIS, zur Ventrikelfistel kommt, die sich wieder schließen kann. HERRMANN faßt allerdings diese postoperativen Einbrüche als Ventrikelrupturen in die Absceßhöhle auf. Der Einbruch in das Unterhorn kann vollkommen symptomlos erfolgen (UFFENORDE, RUTENBURG), in der Regel tritt aber ein mehr oder minder tiefes Koma ein, charakterisiert durch hochgradige Mydriasis, Verschwinden der Reflexe, schwachen, frequenten Puls, hohes Fieber, CHEYNE-STOKESsches Atmen, Atemlähmung. Als ein wertvolles Zeichen eines Ventrikeleinbruches muß der spontane, vertikale Nystagmus betrachtet werden (WERNICKE, RUTTIN), den allerdings E. URBANTSCHITSCH auch schon im Beginne des manifesten Stadiums beobachten konnte. Der Ventrikeleinbruch galt früher als unbedingt tödlich. In jüngerer Zeit wurden einige derartige Fälle geheilt (DENKER, GÖRDT, UFFENORDE). Daß auch im Stadium der Atemlähmung die Operation nicht vollkommen hoffnungslos ist, war schon v. BERGMANN bekannt; es gibt Fälle, in denen nach Entleerung des Eiters die Respiration wieder einsetzt (BORRIES).

Um die verschiedenen Verlaufsformen des Hirnabscesses zusammenzufassen, haben OPPENHEIM und CASSIRER folgende Typen unterschieden: 1. Akuter, progressiver Verlauf ohne Intermissionen oder Remissionen mit vorangegangener Latenz oder ohne eine solche. In letzterem Falle ist die Krankheitsdauer meist eine kurze und erstreckt sich auf einige Tage bis 4—8 Wochen. 2. Akuter, progressiver Verlauf mit Remissionen. 3. Chronischer Verlauf mit deutlicher Gliederung in 3—4 Stadien. In einer letzten Gruppe fassen OPPENHEIM und CASSIRER die Fälle zusammen, bei denen der Absceß lange symptomlos bleibt, um dann plötzlich in das Terminalstadium überzugehen.

Prognose. Die vereinigten Statistiken von KÖRNER, HEGENER, HENKE, HEINE, MICHAELSEN, MAIER, NÜHSMANN zeigen, daß von 126 Abscessen 24 nicht aufgefunden wurden. Von den übrigbleibenden 102 Abscessen wurden 42 (41%) geheilt und 60 (59%) starben. Eine zweite Statistik von KÖRNER ergibt, daß von 33 Abscessen 7 nicht gefunden wurden, während von den 26 eröffneten Abscessen 9 (34,6%) heilten und 17 (65,4%) starben. Die Statistik von O. BECK erstreckt sich auf 82 Fälle mit 20 (24,39%) Heilungen und 62 (75,61%) Todesfällen. DENKER beobachtete 11 Abscesse mit 4 Heilungen (36,6%) und 7 Todesfällen (63,64%). MAYER fand bei 16 diagnostizierten Abscessen 6 Heilungen (37%). Von unseren 26 Fällen wurden 4 erst bei der Obduktion gefunden. Von den übrigbleibenden 22 Fällen wurden 9 geheilt (41%) und 13 starben (59%). Es ergibt sich also, daß die Mortalität des operierten Schläfenlappenabscesses zwischen 60—70% schwankt. Eine Ausnahme macht CAHILL, der unter 9 operierten Abscessen keinen Todesfall sah. Die schlechte Prognose des operierten Abscesses wird dadurch erklärt, daß hier viele, zum Teil offenbar noch unbekannte Faktoren zusammenwirken müssen, um den Effekt der Operation günstig zu gestalten. Wir zählen als Faktoren, welche die Prognose wesentlich beeinflussen, folgende auf: 1. Allgemeinzustand des Patienten; 2. Stadium des

Abscesses (latente Abscesse am günstigsten); 3. Kombination mit anderen Komplikationen (Sinusthrombose, Leptomeningitis, multiple Abscesse trüben die Prognose); 4. Form des Abscesses (Buchten und Taschen trüben die Prognose); 5. Lage des Abscesses (Ventrikelnähe!); 6. Beschaffenheit des Eiters (S. 236); 7. Dauer der Nachbehandlung (in günstigen Fällen etwa 1 Woche. Lang dauernde Sekretion spricht für fortschreitende, eitrige Einschmelzung des Hirngewebes); 8. Art der Mittelohreiterung (nach HEIMANN sind akute Otitiden prognostisch günstiger, was uns nicht bewiesen erscheint).

Wenn man nun die aufgezählten Faktoren überblickt, so erscheint es nicht verwunderlich, wenn HEINE erklärt, daß die Auffindung und Entleerung eines Abscesses noch durchaus nicht identisch ist mit der Heilung des Abscesses. Ein Absceß kann nur dann als geheilt betrachtet werden, wenn der Kranke 2 Jahre, mindestens aber 1 Jahr nach der Operation noch am Leben ist. FREMEL sah sogar noch 5 Jahre nach der Operation Exitus eintreten. Die Gründe für die späten Todesfälle liegen in der Neuinfektion eines Prolapses oder einer an Stelle des Abscesses gebildeten Cyste (S. 238). Auf eine weitere Todesursache hat O. MAYER hingewiesen. Wenn sich nämlich ein Schläfenlappenabsceß weit nach vorne oder nach hinten erstreckt, so kann es vorkommen, daß sich der Eiter nur an der Punktionsstelle entleert und die Wände des Abscesses infolge des gesteigerten Hirndruckes zusammengepreßt werden, wodurch dann die frontalen bzw. occipitalen Ausbuchtungen des Abscesses abgekapselt werden. In einem solchen Falle kann man den Eindruck gewinnen, daß man den Absceß entleert hat, während ein frontal oder occipital gelegener Eiterherd im Hirne zurückbleibt. Es ist schließlich auch möglich, daß sich in der Umgebung einer mit Dura und Haut verwachsenen Hirnnarbe nach einem Schläfenlappenabscesse z. B. infolge eines leichten Traumas ein Ödem des Hirns entwickelt, das zum plötzlichen Tode des Patienten führt. v. URBANTSCHITSCH hat deshalb empfohlen, bei der Operation von Schläfenlappenabscessen zwischen Haut und Dura eine Celluloidplatte (FRÄNKEL) einzuschieben.

Wenn aber auch der Kranke allen diesen Gefahren entgeht, so liegt in der Möglichkeit einer postoperativ auftretenden Epilepsie eine weitere Gefahr, die nicht zu unterschätzen ist.

Therapie: s. „Kleinhirnabsceß".

Otogener Kleinhirnabsceß.

Pathogenese und Pathologie. Auch hier ist es in erster Linie das *Cholesteatom* des Mittelohres, das als ursächliche Erkrankung in Betracht kommt. Der häufigste Weg, auf dem es nun vom Mittelohrcholesteatom zum Kleinhirnabscesse kommt, führt über das *Innenohr* (chronische Otitis interna bzw. Nekrosen des Innenohrs — JANSEN). ZANGE berechnet, daß sich aus 6,57—8,33% der Fälle von Innenohrentzündungen Kleinhirnabscesse entwickeln. Vom Innenohr führt der Infektionsweg entweder über den Aquaeductus vestibuli (Saccusempyem) oder durch Fisteln des knöchernen Innenohres oder durch den inneren Gehörgang zum Kleinhirn.

In einer zweiten Gruppe von Fällen erfolgt die Infektion des Kleinhirns vom *Antrum mastoideum* aus, und zwar entweder von dessen hinterer oder medialer Wand. Was zunächst die Hinterwand betrifft, so gelangt die Infektion häufig zuerst an den Sinus sigmoideus und gelangt dann erst in das Kleinhirn. Im Gegensatz zu JANSEN und in Übereinstimmung mit HEINE und BECK halten wir diesen Infektionsweg für häufig. BLAU fand, daß es sich bei 13 hierher gehörenden Fällen 8mal um eine Berührungsinfektion, wahrscheinlich unter Vermittlung einer Piavene, 5mal um eine fortschreitende Zerstörung der inneren Sinuswand und der Kleinhirnrinde gehandelt hat. Es ist natürlich auch möglich, daß der Sinus von einem auf andere Weise entstandenen Kleinhirnabscesse infiziert wird (Rejtoe). In einem unserer Fälle wurde der Sinus durch einen Kleinhirnabsceß komprimiert, so daß er zunächst blutleer erschien, um sich nach Eröffnung des Abscesses wieder zu füllen (Grabscheid). Fistulöse Durchbrüche durch die innere Sinuswand sind aber jedenfalls selten, viel häufiger kommt es von der Sinusthrombose oder Sinusphlebitis zu einer Pachymeningitis in der hinteren Schädelgrube und von da aus zur Infektion des Kleinhirns. In seltenen Fällen wird das Kleinhirn von einem thrombotisch erkrankten Sinus petrosus superior infiziert (v. Tröltsch, Jansen, Brunner).

Wird die mediale Wand des Antrums (Trautmannsches Dreieck) durchbrochen, so kommt es in der Regel zum tiefen Extraduralabsceß in der hinteren Schädelgrube und von hier aus zum Kleinhirnabsceß. In seltenen Fällen, insbesondere bei chronischer Otitis, läßt sich die Infektion entlang des Bindegewebsstranges verfolgen, der sich von der Dura der hinteren Schädelgrube in den Hiatus subarcuatus einsenkt und sich bis in das Antrum hinzieht (Kümmel, Hinsberg, Fremel). Grabscheid konnte diesen Überleitungsweg bei einer subakuten Otitis nachweisen. Ob auch von den pneumatischen Zellen an der Pyramidenspitze ein Kleinhirnabsceß (ohne gleichzeitige Infektion des Innenohres) induziert werden kann, ist möglich, aber nicht bewiesen.

Weitaus seltener ruft die *akute Otitis* einen Kleinhirnabsceß hervor. Wenn sie es aber tut, so geschieht dies in der Regel auf dem Wege über eine Sinusthrombose bzw. einen tiefen Extraduralabsceß in der hinteren Schädelgrube, fast niemals auf dem Wege über eine Otitis interna. Eine Ausnahmestellung nimmt auch hier wieder die *Mucosusotitis* ein, die sich in bezug auf die Entstehung der Komplikationen im allgemeinen an die chronische Otitis anlehnt. In einem Falle von Neumann entwickelte sich ein Kleinhirnabsceß nach einer inkompletten Radikaloperation als Folge einer Pachymeningitis der hinteren Schädelgrube, in einem Falle von Hinsberg bei einem Mittelohrcarcinom.

Ist nun einmal die Infektion bis an die Kleinhirndura gelangt, so entsteht der Absceß wahrscheinlich in gleicher Weise wie der Schläfenlappenabsceß. Der voll entwickelte Kleinhirnabsceß zeigt nun verschiedene *Formen*, und wir können hier in einer schematisierenden und vorläufigen Weise vor allem drei Typen unterscheiden: Der häufigste Typus I wurde von Fremel studiert und ist dadurch charakterisiert, daß sich der entzündliche Prozeß an der Oberfläche des Hemisphärenmarks knapp unter der oberen Rindenschicht ausdehnt. Es ist also nur der schlecht vascularisierte Markstreif unter der Rinde ergriffen, der eigentliche Markkern der Hemisphäre ist verdrängt, aber nicht zerstört. Die Kleinhirnkerne sind intakt. Die Rinde über dem Absceß erscheint makroskopisch normal, ist aber in der Regel mikroskopisch bereits erkrankt (Brunner, Rejtoe). Der Entzündungsprozeß hat die Tendenz in die Seitenmarkblätter der Kleinhirnwindungen einzudringen, wodurch Recessus entstehen, die bei Abtrennung von dem eigentlichen Absceß als multiple Abscesse imponieren können. Doch muß zugegeben werden, daß auch im Kleinhirn, allerdings selten (nach Körner in 4 von 32 Fällen), echte multiple Abscesse vorkommen können (z. B. Krepuska). Diese Form des Abscesses stellt also eigentlich nur einen Spaltraum dar, der allerdings intra vitam durch den Eiter ausgedehnt wird und als Höhle imponieren kann. Dieser Spaltraum knapp unter der Kleinhirnrinde kann eine ganz außerordentliche Ausdehnung sowohl im sagittalen als auch im frontalen Durchmesser zeigen. Was den sagittalen Durchmesser betrifft, so dehnte sich der Absceß in der Mehrzahl der Fremelschen Fälle von der vorderen Hemisphärenkante (Überleitungsgebiet) bis zum hinteren Kleinhirnpole aus. Im frontalen Durchmesser erstreckte sich in manchen Fällen der Absceß unter der Rinde des Oberwurmes bis in die andere Hemisphäre aus.

Ein zweiter Typus geht häufig von der Innenwand des Sinus sigmoideus aus und ergreift vorwiegend die der Sinuswand anliegende Kleinhirnrinde. Solche Rindenabscesse können natürlich auch von einer Pachymeningitis ausgehen. Wir sahen einen derartigen Fall, bei dem überdies eine circumscripte Leptomeningitis am hinteren Pole des Kleinhirns bestand (GRABSCHEID). RUTTIN beobachtete einen derartigen Rindenabsceß, der als Folge einer 2 Tage ante exitum durchgeführten Duraincision (wegen Meningitis) aufgetreten war. Wenn sich nun auch diese Abscesse prognostisch etwas günstiger gestalten als die übrigen Absceßformen (NEUMANN), da sie hin und wieder sogar in den Sinus durchbrechen und so ausheilen können (FREMEL), so muß man doch wieder bedenken, daß sich in manchen Fällen von diesen Rindenabscessen die Entzündung tief ins Kleinhirnmark erstrecken kann, was man häufig nur durch die mikroskopische Untersuchung nachzuweisen vermag.

Ein dritter Absceßtypus ist dadurch charakterisiert, daß er in den medialen Teilen des Kleinhirns sitzt, daß er nicht selten eine ovoide Form zeigt, die Kleinhirnkerne ergreift und eine große Tendenz zum Durchbruche in den IV. Ventrikel zeigt. Diese Absceßform ist relativ selten, FREMEL fand sie nur 2mal. In einem derartigen Falle von FREMEL ging der Absceß wahrscheinlich von einer chronischen Otitis interna (innerer Gehörgang) und einem chronischen, tiefen Extraduralabscesse aus. In einem vielleicht hierher gehörenden, allerdings nicht genügend beschriebenen Falle von BIRKHOLZ, in dem auch der Zahnkern affiziert war, bestanden klinisch nur ganz wenige Symptome, was bei diesen Abscessen nicht die Regel ist.

Dem *Wachstum des Kleinhirnabscesses* wird bald ein Ende gesetzt, da Kleinhirnabscesse in der Regel höchstens die Größe einer Walnuß erreichen (KÖRNER). Bei dieser Absceßgröße tritt schon häufig der Tod infolge der Hirndrucksteigerung ein, ohne daß es zu einem Durchbruch der Eiterung oder einer makroskopisch sichtbaren Meningitis gekommen wäre. Es wurden hin und wieder auch größere Abscesse gefunden, hier handelt es sich aber um Ausnahmen. Nur Rezidivabscesse, d. h. Abscesse, die sich in einem operativ bereits entleerten Abscesse entwickeln, können nicht selten eine ganz außerordentliche Größe erreichen (z. B. RUTTIN, SPECHT).

Bevor aber noch der Absceß eine wesentliche Größe erreicht hat, kann es bereits zu *Durchbrüchen der Eiterung* kommen. Diese Durchbrüche sind wegen der im allgemeinen kürzeren Dauer des Kleinhirnabscesses etwas seltener als beim Schläfenlappenabscesse — so konnte FREMEL unter 17 Fällen überhaupt keinen sicheren Durchbruch beobachten — immerhin lassen sich doch auch hier einige typische Durchbruchsstellen feststellen. Am häufigsten scheint der Durchbruch nach oben zu sein. Die Anfänge dieses Durchbruches konnte FREMEL in der Form von Infiltratstreifen nachweisen, die von der Absceßhöhle ausgehend die Rinde durchsetzen und die Pia erreichen können. Schreitet der Durchbruch weiter, so kommt es zu sehr bedeutenden infratentorialen Eiteransammlungen, wie dies REINHARDT und LUDEWIG, GAUDERON, GRUNERT, ZERONI u. a. beobachten konnten. Ich selbst sah einen Fall, in dem die Eiterung offenbar auf dem Wege einer Thrombophlebitis das Tentorium durchsetzt hatte, so daß es nicht nur zu einer infra-, sondern auch zu einer supratentorialen Eiterung gekommen war, durch welch letztere die beiden Fissurae calcarinae ergriffen wurden (klinisch: Defekte im Gesichtsfelde).

An zweiter Stelle stehen die Durchbrüche in den IV. Ventrikel. Der genaue Vorgang dieses Durchbruches wurde bis jetzt mikroskopisch noch nicht untersucht. RIENZNER konnte durch Jodipinfüllung und Nachweis des Jodipins im Liquor einen symptomlos erfolgten Ventrikeldurchbruch feststellen. Doch ist die Beobachtung nicht ganz klar, da aus dem Obduktionsbefunde nicht hervorgeht, daß ein Durchbruch in den Ventrikel überhaupt erfolgt war. Schließlich kann in seltenen Fällen ein Durchbruch gegen die Hirnbasis und in den Sinus sigmoideus (FREMEL) erfolgen. Die Folge aller dieser Durchbrüche mit Ausnahme des letzterwähnten ist in der Regel die diffuse Meningitis.

Bezüglich *Absceßinhaltes* und *Bakteriologie* s. S. 236.

Hier sei nur auf die Beobachtung von ROCKEMER und WIRTH hingewiesen, die einen nicht drusenbildenden Fadenpilz im Eiter fanden.

Die *Wände des Abscesses* können entweder durch encephalitisch verändertes Hirngewebe oder durch eine Kapsel (S. 237) gebildet werden. Es ist begreiflich, daß Kleinhirnabscesse noch seltener eine Kapselbildung zeigen als Schläfenlappenabscesse, da die Lebensdauer beim nicht operierten Kleinhirnabscesse wesentlich kürzer ist als beim nicht operierten Schläfenlappenabscesse. Immerhin fand OKADA unter 44 Kleinhirnabscessen 26mal Kapselbildung.

Auch beim Kleinhirnabscesse finden sich deutliche *Veränderungen im übrigen Gehirne*, zunächst in Form eines bedeutenden Ödems der ganzen erkrankten Kleinhirnhemisphäre. Auch ein Hydrocephalus ist beim Kleinhirnabscesse häufig zu beobachten. Am gefährlichsten ist aber der Einfluß, den der Absceß teils durch Druck, teils durch die fortschreitende Encephalitis auf die Medulla oblongata und die Brücke ausübt. Mikroskopische Untersuchungen dieser Gebiete wären sehr erwünscht.

Über die *Heilung operierter Kleinhirnabscesse* liegen genaue Untersuchungen nicht vor, wahrscheinlich erfolgt sie in gleicher Weise wie beim Schläfenlappenabscesse (vgl. den Fall RIENZNER). Als *Todesursache* kommt beim Kleinhirnabscesse in erster Linie die Atemlähmung in Betracht.

Symptomatologie. Die Schwierigkeiten in der Diagnose sind häufig sehr bedeutend, da die Kleinhirnsymptome meist nur eine ganz rudimentäre Ausbildung zeigen (nach NEUMANN in 9,4% der Fälle). Etwas deutlicher treten die Allgemeinerscheinungen zutage und es ist NEUMANN durchaus beizustimmen, wenn er insbesondere für die Diagnose des Kleinhirnabscesses den Allgemeinsymptomen eine größere Bedeutung zuschreibt als den Herdsymptomen. Doch gibt es auch Fälle die vollkommen symptomlos verlaufen oder deren Symptome durch die Symptome einer anderen Komplikation (Sinusthrombose!) überdeckt werden (z. B. RUTTIN). Hie und da treten die Kleinhirnsymptome erst nach Entleerung des Abscesses auf (vgl. SPECHT).

1. Allgemeinsymptome. Das *Allgemeinbefinden* ist noch stärker gestört als beim Schläfenlappenabscesse. Es tritt hier häufig insbesondere bei den von einer Sinusthrombose ausgehenden Abscessen ein ganz rapider Verfall ein, der im Gegensatze zu der befriedigenden Nahrungsaufnahme der Patienten steht. Nach BROCK ist die hartnäckige, spastische Obstipation charakteristisch für den Hirnabsceß.

Die *Körpertemperatur* verhält sich im allgemeinen ebenso wie beim Schläfenlappenabscesse. Auffallend ist nur das gelegentliche Vorkommen von subnormalen Temperaturen in der Latenzperiode, die allerdings FERRERI auch bei anderen Komplikationen fand. Wir sahen in einem allerdings nicht ganz klaren Falle einen Kleinhirnabsceß bei einem akut exacerbierten Cholesteatome unter sehr hohen Temperaturen und Schüttelfrösten verlaufen (GRABSCHEID), was NEUMANN nur im Initialstadium von Abscessen beobachten konnte.

Der *Blutbefund* (Leukocytose) ist ebensowenig charakteristisch wie beim Schläfenlappenabscesse. Die hin und wieder beobachtete *Glykosurie* hat klinisch nur wenig Bedeutung.

2. Allgemeine Hirn- und Hirndrucksymptome. Das *psychische Verhalten* ist in einer großen Zahl von Fällen in gleicher Weise gestört wie beim Schläfenlappenabscesse. Es ist aber von großem Interesse, daß auch beim

Kleinhirnabscesse psychische Störungen von weit höherer Intensität vorkommen können. So traten in einem Falle von NEUMANN Tobsuchtsanfälle auf und nach der Heilung wurde aus dem sonst fröhlichen Patienten ein zaghafter, zu Depressionen neigender Melancholiker. In einem Falle von FREMEL setzten die ersten Absceßsymptome gleichzeitig mit einem Sittlichkeitsdelikte ein. Ein Patient von JANSEN erzählte vor der Operation, daß das eine Kissen nach der Frau und der Überzug nach dem Manne röche. Angerufen antwortete er aber ganz verständig. In einem unserer Fälle wurde ein wortkarges, mürrisches Wesen mit starrem Gesichtsausdrucke beobachtet, so daß man an eine hysterische Starre denken mußte. Wodurch diese beim Kleinhirnabscesse immerhin seltenen, intensiven Störungen der Psyche bedingt werden, ist nicht mit Sicherheit festzustellen.

Von ganz besonderer Wichtigkeit ist ferner der *Kopfschmerz*, der in seinem Charakter dem beim Schläfenlappenabscesse beschriebenen gleicht, der aber hier eine noch weit höhere Intensität zeigen kann. Im allgemeinen wird der Schmerz in das Hinterhaupt verlegt, doch kommen Ausnahmen nicht selten vor. Insbesondere finden sich hier wie bei der Sinusthrombose nicht selten Stirnkopfschmerzen. KÖRNER erwähnt, daß manchmal der Schmerz auch im Scheitel sitzen kann.

Häufig sind die Kopfschmerzen mit neuralgischen Schmerzen in der Nackenmuskulatur vereinigt, so daß der *Nackensteifigkeit* in der Diagnose eine sehr bedeutende Rolle zukommt, insbesondere wenn sie mit einem klaren Liquor oder einem Fehlen des KERNIGschen Phänomens (NÜHSMANN) vereinigt ist. Diese Nackensteifigkeit kann so hohe Grade erreichen, daß der Patient einen ausgesprochenen Opisthotonus zeigt. GRABSCHEID konnte in einem unserer Fälle die Nackenstarre auf eine circumscripte Leptomeningitis an der Hinterfläche des Kleinhirns zurückführen.

Ebenso ist das von der Mahlzeit unabhängige, „maulvolle“ *Erbrechen* für den Kleinhirnabsceß wesentlich charakteristischer als für den Schläfenlappenabsceß. Es ist wohl richtig, daß sich Übelkeit und Erbrechen bei allen Komplikationen finden können, aber die ganz extremen Grade des Erbrechens finden sich doch nur beim Kleinhirnabscesse. So sahen wir einen Patienten, bei dem das stärkere Öffnen des Mundes oder das Niederdrücken der Zunge mit dem Spatel genügte, um Erbrechen auszulösen. Wir möchten daher diesem Symptom insbesondere in den schwer zu erkennenden, von einer Sinusthrombose ausgehenden Abscessen eine ganz besondere Bedeutung zuerkennen.

Hingegen ergibt die *Perkussion des Schädels* wegen der häufig sehr bedeutenden Dicke der Squama occipitalis keine gut verwertbaren Resultate. Nur FERRERI fand bei Erkrankungen der hinteren Schädelgrube Schmerzen bei Druck oder Perkussion der hinteren unteren Scheitelbeingegend bzw. in einer 4 Finger breiten Zone hinter dem Warzenfortsatze oder in der Occipitalgegend.

Der *Puls* zeigt häufig eine Bradykardie, die aber nicht immer mit Untertemperatur verbunden ist. Dabei muß allerdings bedacht werden, daß sich sowohl bei der Labyrinthfistel als auch bei der diffusen serösen Otitis interna hie und da eine Bradykardie feststellen läßt (RUTTIN, BORRIES, NEUMANN, LUND). Es werden Fälle mit 10 (?) Schlägen in der Minute beschrieben. Das ist aber wohl ganz selten. Der echte Druckpuls (S. 240) ist beim Kleinhirnabscesse etwas häufiger als beim Schläfenlappenabscesse, immerhin aber seltener als beim Kleinhirntumor.

Unregelmäßigkeiten der Atmung sind im terminalen Stadium fast immer vorhanden. Es ist charakteristisch für den Eitereinbruch in den IV. Ventrikel, daß die Atmung aussetzt und das Herz noch eine Zeitlang weiter arbeitet.

Eine künstliche Erweckung des Atemzentrums unter diesen Umständen, die in einigen Fällen von Schläfenlappenabscessen gelang, ist beim Kleinhirnabscesse fast ausgeschlossen.

Veränderungen im Augenhintergrunde fand LUND in der Hälfte seiner Fälle, wobei sich auch immer eine Pleocytose des Liquors nachweisen ließ. BLAU fand Gefäßveränderungen in 7%, eine Neuritis optica in 11%, eine Stauungspapille in 16% der Fälle. NEUMANN fand unter 77 Fällen 40mal Veränderungen im Fundus, RUTTIN sah unter 12 Fällen nur 3mal Veränderungen an der Papille und JANSEN sah Stauungspapille 5mal unter 14 Fällen. Die Unabhängigkeit der Fundusveränderungen von rein mechanischen Faktoren konnte GRABSCHEID in einem Falle nachweisen, in dem der Röntgenbefund außer den üblichen Zeichen der Hirndrucksteigerung sogar ein geringes Klaffen der Lambdanaht ergab, ohne daß sich eine Stauungspapille hätte nachweisen lassen.

Daraus ergibt sich, daß zumindest deutliche Veränderungen des Fundus beim Kleinhirnabscesse (im Gegensatz zu Kleinhirntumoren) relativ selten sind, zumindest gehören sie nicht zu den Frühsymptomen des Abscesses. In den Fällen, in denen die Stauungspapille erst nach Entleerung des Abscesses auftritt, liegt immer die Möglichkeit einer komplizierenden Meningitis serosa oder eines Absceßrezidives vor.

Die *Veränderungen des Liquor cerebrospinalis* sind im allgemeinen die gleichen wie beim Schläfenlappenabscesse, auffallend ist nur, daß wir in unseren Fällen häufiger als beim Schläfenlappenabscesse bis knapp vor dem Exitus klaren Liquor beobachten konnten, wenn auch die chemische Untersuchung meist eine geringe Vermehrung der Globuline und des Albumens nachweisen konnte. So fand GRABSCHEID in seinen 4 Fällen immer einen klaren Liquor. Allerdings kann der Übergang des klaren in den trüben Liquor sehr rasch erfolgen. So fand KREPUSKA in einem Falle klaren, sterilen Liquor. 24 Stunden später war der Liquor bereits trüb, wobei allerdings in der Zwischenzeit der Warzenfortsatz aufgemeißelt und der Absceß eröffnet wurde. In 2 Fällen von MEURMAN trat Exitus nach der Lumbalpunktion auf.

Über die *Encephalographie* beim Kleinhirnabscesse haben wir keine Erfahrungen.

KÖRNER sah in einem Falle allgemeine *Konvulsionen*, die mit koordinierten, den Anschein des Gewollten, Zweckmäßigen tragenden Bewegungen begannen. Diese Anfälle sind aber im Gegensatz zu den Tumoren selten. Hingegen sahen wir echte Ohnmachtsanfälle mit starker Blutdrucksenkung, wie sie bei Tumoren vorkommen, auch bei Abscessen.

3. Ohrsymptome. Auch hier steht an erster Stelle das akut exacerbierte Cholesteatom. Doch möchten wir auch hier hervorheben, daß manchmal die Exacerbation durchaus vermißt wird, wie z. B. in den Fällen von FREMEL und RUTTIN. Was diese Fälle aber besonders charakterisiert, ist die *Erkrankung des Innenohres*. Der häufigste Befund besteht in einer eitrigen, diffusen, latenten Otitis interna mit geringen Spontanerscheinungen (Schwindel, Nystagmus), Unerregbarkeit des Labyrinths, Taubheit. Geht der Absceß von einer manifesten Interna aus, so sind die spontanen Labyrinthsymptome natürlich wesentlich stürmischer. Über die Erkennung des Abscesses in diesen Fällen vgl. S. 258. Es gibt aber auch Fälle, in denen eine circumscripte Interna zum Kleinhirnabscesse führt. Unter diesen Umständen ist das Gehör — allerdings in vermindertem Grade — vorhanden, die spontanen Labyrintherscheinungen sind gewöhnlich gering, die calorische Prüfung kann ein positives oder negatives Resultat ergeben, die Drehprüfung ergibt einen normalen Befund, das Fistelsymptom ist meist positiv. Die Entstehung dieser Fälle erfolgt nach RUTTIN häufig in der Weise, daß von einem paralabyrinthär gelegenen Eiterherde gleichzeitig

die Infektion des Kleinhirns und des Innenohres erfolgt. Auf diese Weise entsteht die Kombination von Kleinhirnabsceß mit circumscripter Otitis interna oder Kleinhirnabsceß mit diffuser seröser Interna. Einen hierher gehörenden Fall bei subakuter Otitis media hat GRABSCHEID beschrieben.

Der Ohrbefund bei der akuten und subakuten Otitis deckt sich im allgemeinen mit den Befunden, die man bei der Sinusthrombose im Gefolge einer akuten oder subakuten Otitis erhebt (S. 212). In einem Falle sah GRABSCHEID eine stürmisch verlaufende, mit Blasenbildung im äußeren Gehörgange und Facialisparese einhergehende Otitis.

4. Lokale Hirnsymptome. *a) Herdsymptome.* Diese Symptome sind wohl bekannt. Hierher gehören die *Ataxie* (Nasen-Fingerversuch, Finger-Fingerversuch, Knie-Hakenversuch, Überkreuzen der Beine beim Gehen, Bradyteleokinese, gestörter Flankengang nach der kranken Seite — ALEXANDER), die *Dekomposition der Bewegungen* infolge der Asynergie cérébelleuse von BABINSKI, *Fallen* nach hinten und zur kranken Seite, *Adiadochokinese, Pronationsphänomen, Sprachstörung, Zeigeversuch, Tremor, herdgleichseitige Adynamie.* Alle diese Symptome sind in manchen Fällen mit aller Deutlichkeit vorhanden, in manchen — häufigeren — Fällen fehlen sie vollkommen oder fast vollkommen. Es ist leider bis heute nicht bekannt, welchem Absceßtypus die symptomreichen bzw. die symptomarmen Fälle entsprechen, da diesbezügliche Untersuchungen fehlen; wir können nur sagen, daß in der Regel deutliche Symptome auftreten, wenn die Kleinhirnkerne intensiv ergriffen werden, wie dies in dem relativ seltenen Typus III (S. 253) meist der Fall ist. Es scheint auch, daß die Symptome bei den Abscessen im Verlaufe von akuten Otitiden (soweit sie nicht mit einer Sinusthrombose kombiniert sind) besser hervortreten als bei den Abscessen im Verlaufe chronischer Otitiden. Diesbezüglich sind weitere Beobachtungen nötig.

b) Fernsymptome. Wir können hier mit ähnlicher Reserve wie beim Schläfenlappenabscesse 1. Symptome von seiten des Großhirns, 2. des Hirnstammes und 3. der basalen Hirnnerven unterscheiden.

Die erste Gruppe von Symptomen ist zum Teil auf den Hydrocephalus, zum Teil darauf zurückzuführen, daß der Entzündungsprozeß entlang den Blutgefäßen in die mittlere Schädelgrube fortgeleitet wird. Diese Symptome sind im allgemeinen nicht sehr häufig; wenn sie aber auftreten, so können sie zu sehr verhängnisvollen Irrtümern Veranlassung geben. Hierher gehört die *amnestische Aphasie*, wie sie in den Fällen von SITTIG, JONES und GRABSCHEID beobachtet wurde, hierher gehören ferner Defekte im Gesichtsfelde, wie ich sie beobachten konnte. Von weit größerer Wichtigkeit sind die Fernsymptome von seiten des Hirnstammes. Hierher gehört in erster Linie der *spontane Nystagmus*, der in der weitaus größeren Zahl von Fällen zu beobachten ist und den z. B. LUND als das wichtigste Symptom des Kleinhirnabscesses bezeichnet. Wir müssen hier zwischen den Fällen ohne und mit Erkrankung des Innenohres unterscheiden. In der ersten Gruppe von Fällen ist der Nystagmus grobschlägig, langsam, meist horizontal-rotatorisch, wobei bald die rotatorische, bald (seltener) die horizontale Komponente deutlicher hervortritt. Der Nystagmus schlägt entweder nur zur kranken Seite oder nach beiden Seiten. Plötzlicher, sprunghafter Wechsel in der Schlagrichtung ist sehr kennzeichnend, doch kann dieser Wechsel in der Schlagrichtung wie auch der Nystagmus an und für sich durch Bewegungen des Kopfes, hie und da auch durch Lageänderung des Kopfes oder durch Tamponade des retroaurikulären Wundtrichters, in dem die Duren der beiden Schädelgruben freiliegen (NEUMANN, FREMEL), provoziert werden. Vertikaler Nystagmus kommt vor, doch ist er selten. Der

Schwindel, der diesen Nystagmus begleitet, zeigt labyrinthären Typus, entspricht aber in seiner Intensität meist nicht der Intensität des Nystagmus.

Komplizierter liegen die Verhältnisse in der zweiten Gruppe von Fällen, die vor allem durch NEUMANN, BÁRÁNY und RUTTIN klargelegt wurden. Am besten geht man von den Fällen aus, in denen dem Abscesse eine diffuse, eitrige, manifeste Otitis interna zugrunde liegt. In diesen Fällen besteht bekanntlich ein starker (II.—III. Intensitätsgrad), horizontal-rotatorischer Nystagmus zur gesunden Seite, der durch die Interna bedingt wird und der, wenn er *nur* durch die Interna hervorgerufen ist, in 3—14 Tagen (RUTTIN) mit gleichzeitiger Ausschaltung des erkrankten Labyrinthes abgeklungen ist. Tritt nun in dieser Zeit, in der also der Nystagmus vollkommen fehlen oder in ganz geringem Grade nach der gesunden Seite schlagen soll, ein starker Nystagmus zur kranken Seite auf oder dauert der intensive Nystagmus zur gesunden Seite an, so ist der Fall für einen Kleinhirnabsceß verdächtig (NEUMANN). Es ist nicht richtig, auf Grund dieses Symptoms bereits den Absceß mit Sicherheit zu diagnostizieren, da dieses Verhalten des Nystagmus auch durch einen Extraduralabsceß in der hinteren Schädelgrube, durch eine seröse Meningitis oder durch ein Erysipel hervorgerufen werden kann. Schließlich kann auch ein Schläfenlappenabsceß einen Nystagmus zur kranken Seite auslösen (S. 248). Es muß aber bedacht werden, daß sowohl bei der serösen Meningitis als auch beim Erysipel der „Kleinhirnnystagmus" allmählich an Intensität abnimmt, während er beim Kleinhirnabsceß (allerdings auch beim extraduralen und beim Schläfenlappenabscesse) konstant bleibt oder sogar zunimmt. Nur der plötzliche, grundlose Wechsel in der Schlagrichtung findet sich beim Extraduralabscesse sehr selten, beim Schläfenlappenabscesse niemals. RUTTIN legt auch auf die Form des Nystagmus ein besonderes Gewicht. Besteht z. B. bei Taubheit und Ausschaltung des Labyrinthes ein Nystagmus zur gesunden Seite mit rein horizontalem Charakter, so kann schon daraus auf Kleinhirnabsceß geschlossen werden, da die Interna immer rotatorischen oder horizontal-rotatorischen Nystagmus, aber mit vorwiegend rotatorischem Charakter auslöst. Allerdings muß man sich in diesen Fällen vor einer gelegentlichen Verwechslung mit einem nichtlabyrinthären Spontannystagmus hüten (Untersuchung des optokinetischen Nystagmus!).

Besteht ein Kleinhirnabsceß bei einer circumscripten Labyrinthitis, so liegen die Verhältnisse etwas schwieriger, da die Ohrerkrankung allein Nystagmus sowohl zur kranken als auch zur gesunden Seite oder nach beiden Seiten auslösen und der Nystagmus auch in Seite und Intensität wechseln kann. Doch ist der Nystagmus hier in der Regel nicht so grobschlägig und wechselt auch nicht so sprunghaft wie beim Kleinhirnabscesse. In Zweifelsfällen wird man wohl, wenn der Fall unbedingt nach einer Entscheidung drängt, nach dem Vorschlage von RUTTIN das Labyrinth operativ entfernen müssen, um den „Kleinhirnnystagmus" bei Fehlen des Labyrinthes beobachten zu können.

Es wird heute fast allgemein zugegeben, daß dieser Nystagmus kein Herdsymptom von seiten des Kleinhirnes, sondern eben ein Fernsymptom von seiten der Endkerne des Labyrinthnerven darstellt. LUND nimmt sogar an, daß der Nystagmus zur kranken Seite einem „Irritationszustande" in diesen Kernen infolge Hirndruckes oder kollateralen Ödems zuzuschreiben ist, während in den Fällen mit Nystagmus zur gesunden Seite in den Kernen ein ausgesprochener Entzündungsprozeß vorliegen soll. In dieser Frage müssen wohl mikroskopische Untersuchungen abgewartet werden.

Amerikanische Autoren (EAGLETON, FISHER, JONES) haben auf den *Ausfall der calorischen Reaktion für die vertikalen Bogengänge* aufmerksam gemacht. Die Untersuchung besteht darin, daß die calorische Prüfung bei 60° nach hinten geneigtem Kopfe (Untersuchung des horizontalen Bogenganges) einen horizontalen Nystagmus nach der nicht ausgespritzten Seite ergibt, während die gleiche Untersuchung bei 30° nach vorne geneigtem Kopfe (Untersuchung der vertikalen Bogengänge) negativ ausfällt. FISHER und JONES haben dieses Phänomen bei zwei Kleinhirnabscessen auf der ohrgesunden Seite gefunden. Beide Fälle sind der Beschreibung nach nicht vollkommen klar. Dieses Symptom, das ursprünglich für die Diagnose von Kleinhirntumoren angegeben wurde, bedarf freilich noch der Bestätigung.

Von größerem Interesse ist die *Zwangshaltung des Kopfes und der Augen*. In Betracht kommt hier vor allem die Déviation conjuguée des yeux nach der gesunden Seite mit oder ohne Blickparese nach der kranken Seite. Wir konnten einen Fall mit Blickkrampf nach unten beobachten. Zwangshaltungen des Kopfes sind nicht häufig, doch sahen wir selbst bei 2 Fällen eine Neigung des Kopfes nach der gesunden Seite. In manchen Fällen handelt es sich bei der Schiefstellung des Kopfes um eine Schutzmaßnahme gegen den Schwindel (ALEXANDER), in manchen Fällen von Schiefstellung des Kopfes nach der kranken Seite um eine Schonungsstellung (MUCK), da durch diese Kopfstellung die erkrankte Hemisphäre von einer größeren Menge venösen Blutes entlastet wird. RUTTIN hebt hervor, daß diese Zwangshaltung des Kopfes nicht immer mit einer Nackensteifigkeit verbunden sein muß. Absolut charakteristisch sind diese wirklichen und scheinbaren Zwangshaltungen sicher nicht, da BECK, NEUMANN u. a. sie auch beim Extraduralabscesse der hinteren Schädelgrube, ich selbst bei einer eitrigen Encephalitis des Schläfenlappens beobachten konnten.

Die *Sehnenreflexe* zeigen ebensowenig ein charakteristisches Verhalten wie bei den Kleinhirntumoren. Wir finden bald eine Herabsetzung bzw. ein Fehlen der Reflexe, das heute meist auf eine Schädigung der Hinterwurzeln zurückgeführt wird, bald wieder eine Steigerung der Reflexe, sei es einseitig oder beidseitig, mit zum Teil klonischem Charakter, begleitet von anderen Zeichen der Reflexsteigerung, so dem BABINSKIschen Phänomen und der Herabsetzung der Bauchdeckenreflexe. Die Ursache für diesen Befund kann in Druck auf die Pyramiden, in dem Hydrocephalus oder in einer Meningitis gesucht werden.

Dysarthrie, Dysphagie, zwangsweises Gähnen kommen vor, sind aber nicht häufig (z. B. BRÜGGEMANN bei einem nicht otogenen Abscesse). Die basalen Hirnnerven sind weniger häufig affiziert als beim Kleinhirntumor. Hier steht in erster Linie die *Parese des Facialis*, die in der Regel auf der kranken Seite, seltener z. B. in dem Falle von FREMEL auf der gesunden Seite auftritt. Es ist wohl zweifellos, daß die Facialparese auf der kranken Seite meist durch Druck auf den Nerven im inneren Gehörgange, seltener durch Fernwirkung auf die Brücke oder Entzündung in der Brücke bedingt wird, während die herdkontralaterale Lähmung wahrscheinlich durch eine lokalisierte Meningitis ausgelöst wird. Facialiskrämpfe sind selten. Etwas häufiger sind die Symptome von seiten des *Oculomotorius* und des *Abducens*. Was den Oculomotorius betrifft, so kommt es auch hier fast niemals zur kompletten Lähmung, betroffen ist meist nur die Irismuskulatur (S. 248). Die relativ seltene Abducensparese auf der kranken Seite ist wohl auf leichte meningeale Entzündung zurückzuführen. Von den übrigen Hirnnerven sei noch die *Hypo- bzw. Areflexie der Cornea* auf der kranken Seite erwähnt. NEUMANN hebt Trigeminusneuralgien und Trismus in einigen Fällen hervor.

Bezüglich des **Verlaufs** vgl. S. 249. Hier sei nur so viel erwähnt, daß die Fälle, die mitten in der Latenzperiode ohne Zwischenschaltung eines manifesten Stadiums plötzlich ad exitum gelangen, beim Kleinhirnabsceß häufiger vorkommen als beim Schläfenlappenabsceß.

Prognose. Die schlechte Prognose des Schläfenlappenabscesses wird durch den Kleinhirnabsceß noch übertroffen. Die vereinigten Statistiken von SCHMIEGELOW, KÖRNER, HEGENER, HENKE, HEINE, MICHAELSEN, MAIER, NÜSSMANN, die 72 Fälle umfassen, ergeben eine Motalität von 90,28%. O. BECK berichtet über 41 Fälle mit einer Mortalität von 100%. NEUMANN fand bei 27 Abscessen eine Mortalität von 92,6%, wir selbst verfügen über 9 Abscesse, die alle starben. Es ist daher nicht verständlich, wenn PIQUET angibt, daß von 100 Hirnabscessen (also Großhirn- *und* Kleinhirnabscessen) 90 heilen. Es ist weiter nicht verständlich, wenn PIQUET behauptet, daß Spätrezidive nach Hirnabscessen nicht auftreten, falls die Knochenoperation genügend radikal ausgeführt ist. Wir müssen da widersprechen und verweisen auf das betreffende Kapitel S. 250. Dazu kommt noch erstlich, daß die Zahl der Kleinhirnabscesse, die nicht erkannt bzw. bei der Operation nicht gefunden werden, weitaus die in gleicher Weise gewonnene Zahl von Schläfenlappenabscessen übertrifft. Zweitens müssen wir bedenken, daß der Kleinhirnabsceß in der Regel nicht die einzige Hirnkomplikation darstellt, sondern meist mit Sinusthrombose, Otitis interna oder großem Extraduralabsceß kombiniert ist. Diese Momente verschlechtern natürlich die Prognose noch wesentlich. Prognostisch ein wenig günstiger sind die reinen Rindenabscesse, falls sie bei der Operation gefunden werden, ohne vorher Symptome gemacht zu haben.

Therapie. Eine sehr bedeutende Ursache für die schlechte Prognose der Hirnabscesse liegt in der Unsicherheit der Behandlung. Sicher ist eigentlich nur, *daß* man operieren muß, ganz und gar offen ist die Frage, *wie* man operieren soll. In neuerer Zeit hat NEUMANN mit Recht hervorgehoben, daß es eine typische Operationsmethode überhaupt nicht gibt. Auch PIQUET ist dieser Meinung. Man soll also individualisieren. Das ist aber wieder schwierig, weil man nicht recht weiß, nach welchen Gesichtspunkten man vor der Operation diese Individualisierung einrichten soll. Nach der Operation kann man aber mit der Absicht zu individualisieren leicht zu spät kommen. Es ergibt sich also der befremdende Schluß, daß die Operation der otogenen Hirnabscesse sich gegenwärtig noch im Stadium des Experimentierens befindet. Und nur mit Berücksichtigung dieser Tatsache sei die Operationsmethode kurz geschildert, die gegenwärtig an meiner Abteilung versucht wird.

Zunächst operieren wir prinzipiell in einem Akte. Die Vorschläge verschiedener amerikanischer Autoren, den Absceß ausreifen zu lassen, d. h. das Stadium der Latenz abzuwarten oder zuerst durch verschiedene chemische Agentien (Betupfen der Dura mit Jodtinktur, Carbolsäure usw.) Adhäsionen innerhalb der Meningen zu erzeugen, halten wir teils für gefährlich, teils für überflüssig. Es wird nun zunächst die Ohroperation durchgeführt und im Anschluß daran eine ausgiebige Entlastungstrepanation gemacht, die sich beim Schläfenlappenabscesse auf den größten Teil der Schläfenbeinschuppe, beim Kleinhirnabsceß auf den größten Teil der einen Hälfte der Hinterhauptschuppe erstreckt. Wir halten diesen Eingriff für absolut nötig, da wir in ihm das wirksamste Mittel zur Bekämpfung der Encephalitis erblicken. Nun wird durch die jodierte Dura hindurch das Hirn punktiert, falls sich an der Dura irgendein Anhaltspunkt für die Annahme der Überleitungsstelle findet. Wir verwenden dazu eine dicke Nadel, die von uns früher geübte Punktion mit dem Messer haben wir aufgegeben. Die Punktion erfolgt im Schläfenlappen zuerst vom Tegmen aus nach oben und medial, im Kleinhirn von der vorderen Kleinhirnkante nach oben und hinten. Die Punktion mit der Nadel ist weniger gefährlich als die mit dem Messer, ganz ungefährlich ist sie aber auch nicht. Die Gefahr ausgedehnter, subduraler Blutungen und ziemlich intensiver Blutungen ins Hirngewebe muß zugegeben werden (vgl. PENFIELD and BUCKLEY), nach FREMEL besonders nach Lumbalpunktion und Jugularisligatur. Daher halten wir das wilde Herumstechen im Hirne — in einem Falle der Literatur wurden 17 Punktionen ausgeführt — für gefährlich und begnügen uns in Zweifelsfällen mit 3—4 Punktionen. Durch die eingeführte Nadel lassen wir möglichst viel Eiter abfließen. Dabei kann man sich der von MUCK angegebenen Hilfsmaßnahmen bedienen, d. h. den Absceß am sitzenden Patienten entleeren und dabei den Kopf nach der gesunden Seite drehen.

Bis zu diesem Punkte gleicht unser Vorgehen (mit Ausnahme der prinzipiellen Entlastungstrepanation) der von LEMAÎTRE ausgearbeiteten Methode. Nun gehen wir aber beim Schläfenlappenabscesse in geradezu entgegengesetzter Weise vor. Denn während LEMAÎTRE durch die Punktionsöffnung in die Dura ein filiformes Drain einschiebt, incidieren wir die Dura an der Punktionsstelle, also möglichst an der tiefsten Stelle des Abscesses, mittels eines Kreuzschnittes. Die 4 Duralappen, die wir auf diese Weise erhalten, präparieren wir vorsichtig von der Hirnoberfläche ab. Ist die Rinde an einer Stelle nekrotisch oder fistulös durchbrochen, was meist der Fall ist, so umschneiden wir die erkrankte Rinde, was ohne bedeutenderen Blutverlust erfolgen kann, solange man im Gebiete der kranken Rinde operiert. Auf diese Weise wandeln wir die durch die Rinde abgeschlossene Absceßhöhle in eine nach außen offene Grube um. Diese Grube wird nun locker mit Jodoformgaze ausgelegt und die Operation beendet. In der Regel bildet sich nun bald nach dieser Operation ein Hirnprolaps (primärer Prolaps SCHROTTENBACH) aus, der bekanntlich vor allem auf die Encephalitis zurückzuführen ist (SCHROTTENBACH, FREMEL). Der Prolaps kann schließlich die ganze Knochenhöhle ausfüllen, in günstigen Fällen geht er jedoch auf Salbenbehandlung, evtl. Lumbalpunktionen, vor allem aber auf Röntgenbestrahlung, mit der wir ebenso gute Erfolge erzielten wie DERGASSE, zurück.

Diese Methode hat zunächst den großen Vorteil, daß die Nachbehandlung außerordentlich einfach ist, da alle Drainagemittel wegfallen, sie hat den weiteren Vorteil, daß sich infolge des vorstülpenden Prolapses eine Retention in Buchten und Taschen des Abscesses vermeiden läßt, sie hat schließlich den Vorteil, daß man an dem Wachsen bzw. der Abnahme des Prolapses das Fortschreiten bzw. Abklingen der Encephalitis beobachten kann und so gleichsam den ganzen Entzündungsprozeß außerhalb der Schädelkapsel verlegt. Sie hat jedoch den großen Nachteil, daß man eben vorderhand den Prolaps meist nicht vermeiden kann, der allerdings auf Grund der Erfahrungen mit den alten Operationsmethoden beim Kleinhirnabscesse seltener auftritt und weniger groß wird als beim Schläfenlappenabscesse, und daß damit die Möglichkeit der Spätinfektion des Hirns, der schließlichen Verwachsung des Prolapses mit Dura und Haut gegeben ist. Als seltenes Vorkommnis sei eine Meningocele angeführt, die KÖRNER nach einem operierten Schläfenlappenabscesse sah. Hingegen halten wir die Eröffnung der subduralen Räume, die vor allem LEMAÎTRE wegen der Möglichkeit einer Meningitis fürchtet, gleich NEUMANN für nicht so bedenklich, da uns wie vielen anderen die Encephalitis weit gefährlicher erscheint als die postoperative Meningitis, die ja übrigens auch dadurch hintangehalten wird, daß meist kurz nach der Operation die Duralücke durch das sich vorwölbende Hirn verschlossen wird. Schließlich wissen wir ja auch von den operativen Durarissen, daß nicht jede Eröffnung der subduralen Räume zur Meningitis führen *muß*. Es kommt hier fast alles auf die Virulenz des Entzündungsprozesses an.

Wir erblicken in der geschilderten Methode durchaus nicht das Idealverfahren, wir glauben auch nicht, daß sich die Methode für alle Fälle eignet, wir halten uns aber für berechtigt, die Methode zu versuchen, da mit ähnlichen Methoden auch andere Autoren (KING, BÖNNINGHAUS, BRÜNINGS, mit einer ähnlichen Methode auch FEUCHTINGER und LEIDLER) gute Erfolge erzielt haben. Die Zukunft wird lehren, in welcher Weise die Methode modifiziert werden muß und für welche Fälle von Hirnabscessen sie sich eignet.

Otogene Encephalitis non purulenta.

Während wir wissen, daß es im Gefolge einer Otitis, insbesondere einer mit Sinusthrombose kombinierten Otitis, zu einer eitrigen Encephalitis (UCHERMANN, E. URBANTSCHITSCH, BRUNNER) oder zu einem metastatischen Hirnabsceß (SCHWABACH, BAUERREIS, NONNE, SCHMITZ, BERGGREN) kommen kann, ist das Vorkommen einer otogenen Encephalitis non purulenta noch umstritten. Bekanntlich hat zuerst OPPENHEIM die Möglichkeit in Erwägung gezogen, daß Bakterien von dem eitrig erkrankten Schläfenbein auf dem Wege der Blutbahn in das Gehirn eindringen und hier statt einer eitrigen eine einfache Entzündung auslösen. Nach OPPENHEIM haben sich MARQUARD, KRAUSE, LERMOYEZ, VOSS, GERBER, KOPCZYNSKI, WISCHNITZ, KEY-ABERG, HEINE und BECK, BRUNNER, SYMONDS, vor allem aber BORRIES zu dieser Frage geäußert. Trotz dieser sehr ausgedehnten Diskussion muß man sagen, daß unsere Kenntnisse heute nicht viel klarer sind, als sie es zu Zeiten OPPENHEIMS waren. Das gilt für Pathogenese, Pathologie und Klinik dieser Erkrankung.

Was zunächst die **Pathogenese** betrifft, so werden diesbezüglich gewöhnlich nur beiläufige Bemerkungen gemacht. Die einen Autoren (BORRIES, STERN) behaupten kurz, daß sich die otogene Encephalitis auf dem gleichen Wege bildet wie der otogene Hirnabsceß, HEINE und BECK halten es mit OPPENHEIM für möglich, daß die Bakterien „auf präformierten Bahnen“ ins Gehirn verschleppt werden. Es handelt sich also hier durchaus nur um Hypothesen, die aber in manchen Punkten noch bezweifelt werden können. Das gilt zunächst für die Analogie in der Entwicklung des otogenen Hirnabscesses und der otogenen Encephalitis. Diese Analogie muß schon deshalb bezweifelt werden, weil in einer großen Zahl der hierher gehörenden Fälle das cerebrale Bild erst nach einem Eingriff am Warzenfortsatze häufig ziemlich akut auftrat (Fälle von MARQUARD, BORRIES, KEY-ABERG, WISCHNITZ, KOPCZYNSKI, F. VOSS, O. VOSS), was bekanntlich für den otogenen Hirnabsceß zumindest in der Regel nicht zutrifft, was hingegen sehr gut in das Bild der postoperativen, serösen Meningoencephalitis paßt. In der Tat scheint uns der Verdacht durchaus begründet, daß es sich z. B. in 2 von den 3 Fällen von SYMONDS um seröse Meningitiden gehandelt hat. Jedenfalls erscheint uns die Differentialdiagnose sehr schwierig. Auch der von HEINE und BECK modifizierten Anschauung OPPENHEIMS kann man sich nur schwer anschließen, da sich erstlich in mehreren Fällen, z. B. in einem Falle von OPPENHEIM, das cerebrale Bild bei einer vollkommen ruhigen, nicht akut exacerbierten chronischen Otitis entwickelt hat, also bei einem Zustande des Mittelohres, der für eine akute Aussaat von Bakterien durchaus nicht geeignet ist. Dazu kommt zweitens, daß es Fälle gibt, in denen sich eine Encephalitis entwickelt haben soll, obwohl bei der vorangegangenen Radikaloperation das Tegmen entfernt wurde (BORRIES), d. h. die Knochenplatte, welche die wichtigsten präformierten Bahnen für die mittlere Schädelgrube enthält. Merkwürdig muß es ferner erscheinen, daß diese Encephalitis bald durch einfache Freilegung der Dura, bald ohne Freilegung der Dura, endlich sogar ohne Operation (F. VOSS) ausheilen kann. Schließlich muß daran erinnert werden, daß man, falls die präformierten Gefäßbahnen im Knochen eine so große pathogenetische Bedeutung besitzen, schon lange eine rhinogene Encephalitis gefunden hätte, da die in der Hinterwand der Stirnhöhle verlaufenden Blutgefäße auch in der Entwicklung des rhinogenen Hirnabscesses eine größere Rolle spielen als die Blutgefäße des Tegmens oder der hinteren Pyramidenfläche.

Ebensowenig wissen wir über die *Pathologie* der otogenen Encephalitis. Wir kennen zwar die Encephalitis haemorrhagica anderer Ätiologie, aber als anatomische Grundlage für die otogene Encephalitis liegt eigentlich nur der Fall von WISCHNITZ vor, und es ist wohl kaum möglich, auf einen Fall, dessen klinischer Verlauf in einigen Zeilen referiert ist und bei dem überdies eine mikroskopische Untersuchung des Gehirns fehlt, eine neue Lehre aufbauen zu wollen.

Was schließlich die *Klinik* betrifft, so äußert sich BORRIES darüber sehr präzise, indem er schreibt, daß die otogene Encephalitis klinisch die Symptome eines Hirnabscesses hervorruft, ohne daß ein Hirnabsceß vorliegt („L'encephalite se charactèrise par le syndrome d'abcès sans abcès“). Das ist aber nicht sehr charakteristisch, da ja Hirntumoren und Hirntuberkel, vor allem aber die Meningitis serosa cystica ebenso das Bild eines otogenen Hirnabscesses vortäuschen können. Wie vorsichtig man allerdings in diesen Fällen sein muß, zeigen recht gut 2 Fälle von HINSBERG, in denen die typischen Symptome eines Schläfenlappenabscesses nach der erfolglosen Punktion des Schläfenlappens verschwanden, um nach einiger Zeit wiederzukehren. In beiden Fällen fand sich schließlich doch ein Schläfenlappenabsceß.

Man muß also sagen, daß das Vorkommen einer otogenen Encephalitis non purulenta bis heute noch nicht mit Sicherheit erwiesen und daher die zurückhaltende Stellung, die OPPENHEIM, KÖRNER, STERN, F. VOSS und O. VOSS, schließlich ich selbst in dieser Frage eingenommen haben, berechtigt ist. Damit soll freilich die Möglichkeit einer derartigen Erkrankung nicht abgestritten werden.

Literatur.

ALBRECHT: Über thrombophlebitische Sepsis. Arch. Ohrenheilk. **134**, 258 (1933). — ALEXANDER, G.: Die Diagnose der otogenen Meningitis. Wien. klin. Wschr. **1932 I**, 788. — ALEXANDER, L.: Die Anatomie der Seitentaschen der IV. Hirnkammer. Z. Anat. **95**, 531 (1931). — ATKINSON, M. E.: Abscess of the brain. Lancet **1928**, 214, 483.

BARWICH: Ein neues Bakterium als Erreger von akuter Otitis usw. Mschr. Ohrenheilk. **1929**, 1025. — BECK, O.: Über otogene Pachymeningitis suppurativa cervicalis externa. Wien. med. Wschr. **1926 I**, 23. — Mschr. Ohrenheilk. **1926**, 376; **1927**, 264. — Über Spontandurchbrüche von Schläfenlappenabscessen usw. Verh. dtsch. Hals-Nasen-Ohrenärzte **1927**, 651. — Histopathologische Veränderungen am Sinus sigmoideus usw. Acta otolaryng. (Stockh.) **12**, 228 (1928). — BECK, O. u. POLLAK: Kritisches zur Chirurgie und Pathologie otogener Schläfenlappenabscesse. Mschr. Ohrenheilk. **1927**, 413. — BENDER, W.: Über einen Erreger von Hirnabscessen. Zbl. Bakter. **122**, 469 (1931). — BENEDICT, W. L.: Brain abscess from the standpoint of the ophthalmologist. The Laryngoscope **40**, 325 (1930). — BERGGREN: Ungewöhnliche Lokalisation eines metastatischen otogenen Hirnabscesses. Hygiea (Stockh.) **89** (1927). Ref. Zbl. Hals- usw. Heilk. **13**, 776 (1929). — BERTOIN, R.: Hémorrhagies secondaires du sinus latéral. Ann. d'Oto-laryng. **6**, 662 (1932). Ref. Zbl. Hals- usw. Heilk. **1933**, 638. — BIRKHOLZ: Klinischer und pathologischer Beitrag zur Genese vom otogenen Cerebellarabsceß usw. Arch. Ohrenheilk. **112**, 125 (1925). — BLÖDHORN, E.: Diagnostische Schwierigkeiten bei Komplikation von Otitis und Mastoiditis mit Erysipel. Z. Hals- usw. Heilk. **4**, 148 (1923). — BLUMENTHAL: Protrahierte seröse Meningitis. Z. Laryng. usw. **14** (1926). — BODECHTEL u. RICHTER: Über Scheitellappensymptome bei otogener Thrombophlebitis der Gegenseite. Z. Hals- usw. Heilk. **32**, 305 (1933). — BÖNNINGHAUS, G.: Meningitis serosa acuta usw. Z. Hals- usw. Heilk. **13** (1925). — BOIES, L. R.: Lateral sinusthrombosis etc. Ann. of Otol. **41**, 227 (1932). — BORRIES: L'éncephalite otogène hémorrhagique. Rev. de Laryng. etc. **1**, 49 (1932). — BOSS: Topographisch-anatomische Studien über die Basalzisternen. Verh. dtsch. Hals-Nasen-Ohrenärzte **1925**, 143. — BROCK: Demonstration mikroskopischer Präparate usw. Verh. dtsch. Hals-Nasen-Ohrenärzte **1923**, 380. — Erfahrungen über den otitischen Hirnabsceß. Arch. Ohrenheilk. **118** (1928). — BRÜGGEMANN: Ein ungewöhnliches Symptom beim Kleinhirnabsceß. Verh. dtsch. Hals-Nasen-Ohrenärzte **1923**, 400. — BRUNNER, H.: Beiträge zur Kenntnis der otogenen Cavernosusphlebitis. Mschr. Ohrenheilk. **1926**, 60. — Postoperative Sinusthrombosis. Arch. of Otolaryng. **10**, 1 (1929). — Über eitrige Erkrankungen der Felsenbeinspitze. Z. Hals- usw. Heilk. **25**, 383 (1930). — Zur Pathogenese der Meningitis bei akuter Otitis. Mschr. Ohrenheilk. **1930**. — Zur Differentialdiagnose des otogenen Schläfenlappenabscesses. Arch. Ohrenheilk. **131**, 136 (1932). — Über einen otogenen Subduralabsceß usw. Mschr. Ohrenheilk. **67**, 1021 (1933). — Mschr. Ohrenheilk. **1934**, 364. — Zur diagnostischen Bedeutung der Encephalographie bei otogenen Hirnkomplikationen. Wien. klin. Wschr. **1934**, 7. — BRUNNER, H. u. E. STENGEL: Zur Lehre von den Aphasien im Kindesalter. Z. Neur. **142**, 430 (1932).

CALICETI, P.: Sulla leptomeningite sierosa cistica cerebellare. Arch. ital. Otol. **35**, 115 (1924). — CANEGHEM, VAN: Abscès du lobe temporale etc. J. belge Otol. **2**, 103 (1930).

DERGASSE: Zbl. Chir. **1918**, 349. — DEUTSCH, L.: Beitrag zur Klinik und Pathologie der Sinusthrombose. Wien. klin. Wschr. **1927 I**, 713. — DRUSS, J. G. and J. FRIESNER: Pathways of infection in abscess of the brain. Arch. of Otolaryng. **13**, 532 (1931). — DWYER, J. G.: Meningitis of otitic origin. The Laryngoscope **42**, 1 (1932). — The present status of the treatment of meningitis. Ann. of Otolaryng. **43**, 34, 689.

EAGLETON, W. P.: Localized bulbar Cisterna (pontile) Meningitis etc. Arch. Surg. **20** (1930). — Unlocking of the petrous pyramid etc. Arch. of Otolaryng. **13** (1931). — EDELMANN: Über ein Großzehensymptom bei Meningitis und bei Hirnödem. Wien. klin. Wschr. **1920 II**, 1045. — Zur Prognosenstellung bei eitrigen Meningitiden. Wien. klin. Wschr. **1933 I**, 524. — EIGLER u. GEISLER: Über schwere Schädigungen nach endolumbalen Trypaflavingaben usw. Arch. Ohrenheilk. **134**, 201 (1933).

FERRERI: Zystische Meningitis. Riv. otol. ecc. **4** (1927). — Zirkumskripte Meningitis serosa. Riv. otol. ecc. **5** (1928). — Operation einer otogenen serösen Meningitis usw. Riv. otol. ecc. **6** (1929). — FERRERI, GH.: Sur les abscès cérébelleux „muets“. Arch. internat. Laryng. etc. **5**, 8 (1926). — Il riflesso vestibolo-pupillare ecc. Riv. otol. ecc. **8**, 385 (1931). — FISCHER, J.: Mschr. Ohrenheilk. **1933**, 497. — FISHER: Brain abscess and middle ear suppuration. Ann. of Otolaryng. **39**, 961 (1930). — FISHMAN, L. Z.: Beiträge zur Symptomatologie der otogenen Pachymeningitis externa. Mschr. Ohrenheilk. **1932**, 981. — FLEISCHMANN: Diagnostik der otogenen und rhinogenen Meningitis. Verh. dtsch. Hals-Nasen-Ohrenärzte **1925**, 1. — Kritisches zur Frage der Meningitis serosa. Z. Hals- usw. Heilk. **1927**, 547. — FREMEL, F.: Über primäre isolierte Bulbuserkrankungen. Mschr. Ohrenheilk. **1932**, 66. — Über Nystagmus als Symptom bei intrakraniellen Komplikationen.

Mschr. Ohrenheilk. **1923**, 930. — Isolierte Erkrankung des Sinus petrosus superior. Mschr. Ohrenheilk. **1927**, 409. — Über postoperative Hirnprolapse. Verh. dtsch. Hals-Nasen-Ohrenärzte **1929**, 390. — Mschr. Ohrenheilk. **1929**, 91; **1930**, 848; **1931**, 99; **1932**, 101, 103. — Über Zisternenmeningitis. Wien. med. Wschr. **1931 II**, 1568. — FRISCH u. SCHÜLLER: Über tuberkulösen Kopfschmerz usw. Wien. klin. Wschr. **1921 I**, 611. — FRÜHWALD, V.: Zur Klinik der otogenen Sinusthrombose. Dtsch. Z. Chir. **219**, 198 (1929).

GARLAND and SEED: Otitic hydrocephalus. Lancet **1933 II**, 751. — GHON: Zur Ätiologie der otogenen Hirnabszesse. Beitr. path. Anat. **87**, 222 (1931). — GÖRKE: Die Zisternendrainage als Therapie der otogenen Meningitis. Verh. dtsch. Hals-Nasen-Ohrenärzte **1925**, 144. — GRABSCHEID, E.: Ein Beitrag zur Klinik der entzündlichen Erkrankungen an der Felsenbeinspitze. Mschr. Ohrenheilk. **65**, 289 (1931). — Mschr. Ohrenheilk. **1932**, 1133. — Otogener Schläfenlappenabsceß usw. Arch. Ohrenheilk. **130**, 175 (1932). — Zur Pathologie und Klinik der otogenen Kleinhirnabscesse. Arch. Ohrenheilk. **135**, 160 (1933). — Ein Fall von otogener Meningitis mit vertikalem Nystagmus. Acta otolaryng. **21**, 71 (1934). — GREENFIELD: J. Laryng. a. Otol. **41**, 785 (1926). — GROSSMANN, F.: Über die primäre otogene Thrombose des Bulbus venae ingularis. Arch. klin. Chir. **85**, 63 (1908). — GRÜNBERG: Zur Pathologie tief gelegener epiduraler Abszesse usw. Z. Ohrenheilk. **62**, 241 (1911). — GÜTTICH: Über Zeichen der Hemiplegie nach Jugularisunterbindung. Z. Laryng. usw. **21**, 175 (1931).

HALPERN, L. J. and CH. K. STULIK: Spontaneous evacuation of an extradural abscess etc. J. amer. med. Assoc. **92** (1929). — HAYMANN: Otogene Allgemeininfektion ohne Sinusthrombose. Arch. Ohrenheilk. **122**, 116 (1929). — Über Entstehungswege der otogenen Meningitis bei akuten Mittelohreiterungen. Z. Laryng. usw. **1930**, 342. — Seltene Lokalisation einer Metastase nach Sinusthrombose. Z. Laryng. usw. **23**, 73 (1932). — Über Vorkommen und Behandlung otogener Allgemeininfektionen ohne Sinusthrombose. Z. Hals- usw. Heilk. **36**, 350 (1934). — HAZAMA: Zur Kenntnis der Entstehung der bei der akuten Mittelohrentzündung auftretenden Spätmeningitis. Mschr. Ohrenheilk. **1928**, 680. — HEINE: LUCAE-Festschrift, 1905. S. 341. — HENS: Über Subduralabszesse bei Mittelohrentzündungen. Z. Laryng. usw. **19**, 143 (1930). — HERGESELL: Histologische Untersuchungen zur Frage der Meningitis serosa. Z. Neur. **148**, 478 (1933). — HERLINGER: Ein Fall von ausgedehnter Thrombose des Sinus sigmoideus usw. Mschr. Ohrenheilk. **1932**, 999. — HERRMANN: Über Ventrikelrupturen. Arch. Ohrenheilk. **138**, 141 (1934). — HESSE: Das Blutbild und die Entstehungsbedingungen von Komplikationen usw. Verh. dtsch. Hals-Nasen-Ohrenärzte **1926**, 232. — Tierexperimentelle Untersuchungen zur Therapie der Meningitis. Passow-Schaefers Beitr. **31**, 275 (1934). — Der Wert der Thrombozytenzählung für die Diagnose der Sinus-Jugularisthrombose. Z. Hals- usw. Heilk. **36**, 375 (1934). — HINSBERG, V.: Bericht über die von 1903 bis 1925 an der Breslauer Klinik beobachteten Fälle von otogener Meningitis. Passow-Schaefers Beitr. **23**, 124 (1926). — Seltene Beobachtungen bei Hirnabszessen. Z. Laryng. usw. **17**, 421 (1929). — Thrombose beider Venae subclaviae bei Sinusphlebitis. Z. Laryng. usw. **20**, 381 (1931). — HOFER, I.: Zur Symptomatologie der otogenen Pyämie im Säuglingsalter. Wien. med. Wschr. **1927 I**, 221. — Metastasenbildung bei otogener Pyämie im Kindesalter. Mschr. Ohrenheilk. **1934**, 713. — HOFMANN, L.: Mschr. Ohrenheilk. **1926**, 401; **1934**, 86, 756. — HORRAX, G.: Generalized Cisternal Arachnoiditis etc. Arch. Surg. **9**, 95 (1924).

JANSEN: Berl. klin. Wschr. **1891 I**, 49. — JAUERNECK: Erste Erfahrungen mit Meningitisbehandlung durch Acetyleneinblasung usw. Dtsch. med. Wschr. **1933 II**, 1790. — JENKINS, G. J.: Cystic serous meningitis. J. Laryng. a. Otol. **41**, 12 (1926). — JONES: Cerebellar abscess with an unusual complication. The Laryngoscope **35**, 893 (1925). — JUNG: Tierexperimentelle Untersuchungen zur medikamentösen Therapie der eitrigen Meningitis. Z. Hals- usw. Heilk. **25**, 32 (1930). — Weitere tierexperimentelle Untersuchungen zur Therapie der eitrigen Meningitis. Z. Hals- usw. Heilk. **34**, 453 (1933).

KATZSCHMANN: Akuter Hydrocephalus internus nach Mittelohreiterung. Z. Laryng. usw. **17**, 463 (1929). — MCKENZIE, D.: The leaking brain abscess. J. Laryng. a. Otol. **48**, 797 (1933). — KEY-ABERG: Contributions a l'étude de l'encéphalite otogène. Acta otolaryng. (Stockh.) **10**, 75 (1927). — KLESTADT: Latente extradurale Spontanblutungen bei otogener Sinusphlebitis. Z. Hals- usw. Heilk. **288**, 21 (1928). — KNICK: Wert und Grenzen der Liquordiagnostik in der Oto-Rhinologie. Verh. dtsch. Hals-Nasen-Ohrenärzte **1925**, 172. — KOBER: Gibt es eine Osteophlebitissepsis? Arch. Ohrenheilk. **137**, 203 (1933). — KOBRAK, F.: Gibt es eine seröse Meningitis? Z. Hals- usw. Heilk. **14**, 135 (1926). — KOCH u. LIEB: Über das bakterizide Verhalten des Liquor cerebrospinalis usw. Z. Hals- usw. Heilk. **36**, 287 (1934). — KOCKA, Z.: Geheilte Meningitiden otogenen Ursprunges. Cas. lék. česk. **1933**, 777. Ref. Zbl. Hals- usw. Heilk. **22**, 109 (1934). — KÖRNER, O.: Eine Meningokele, usw. Z. Hals- usw. Heilk. **26**, 556 (1930). — KOLMER, J. A.: Newer methods for the prophylaxis and treatment of meningitis etc. The Laryngoscope **42**, 12 (1932). — KOMPANEJETZ, S.: Über zentrale Hörstörungen bei Schläfenlappenabszessen.

Mschr. Ohrenheilk. **1933**, 1322. — Kopczynski: Encephalitis non purulenta multilocularis nach Mittelohrentzündung. Ref. Zbl. Neur. **34**, 446. — Kopetzky and Almour: The suppuration of the petrous pyramid etc. Ann. of Otolaryng. **39**, **40** (1930—31). — Kraus: Histologische Untersuchung eines unoperierten Felsenbeines usw. Passow-Schaefers Beitr. **26**, 176 (1928). — Zur röntgenologischen Darstellung otogener Hirnabszesse. Z. Laryng. usw. **22**, 230 (1932). — Krepuska, St.: Beiderseitiger Kleinhirnabszeß. Mschr. Ohrenheilk. **1930**, 1043. — Primäre Otitis tuberculosa mit Meningitis. Acta oto-laryng. (Stockh.) **19**, 415 (1934). — Kriegsmann: Zur Frage der postoperativen Sinusthrombose. Arch. Ohrenheilk. **131**, 164 (1932). — Ist die endolumbale Spülbehandlung mit physiologischer Kochsalzlösung bei Meningitis ungefährlich? Arch. Ohrenheilk. **137**, 68 (1933).

Laignel-Lavastine, Halphen et Djiropoulos: Aphasie de Wernicke par abscès cérebral etc. Rev. d'Oto-Neuro-Ocul. **5**, 299 (1927). — Lange: Tief gelegene Entzündungsherde im Schläfenbeine. Z. Hals- usw. Heilk. **22**, 99 (1933). — Larsen, B.: Ein Fall von otogener Cavernosusthrombose usw. Z. Hals- usw. Heilk. **30**, 663 (1932). — Laskiewicz: La valeur de la radiographie dans les complications endocraniennes etc. Otolaryngologia slav. **3**, 544 (1931). — Leidler, R.: Postoperativer Verlauf der Temperatur usw. Mschr. Ohrenheilk. **1932**, 185. — Die otogene Sepsis im Kindesalter. Wien. klin. Wschr. **1933**, 1128. — Lemaître, F.: L'exclusion des éspaces sous-arachnoidiens etc. 1. Congr. internat. d'Oto-Rhino-Laryng. **1929**, 859. — Levy, E.: Welche diagnostische Bedeutung hat das Blutbild für die otogenen Krankheiten? Z. Hals- usw. Heilk. **13**, 495 (1926). — Liebermann u. Petrasch: Z. Hals- usw. Heilk. **15**, 294. — Lillie, W. J.: The clinical significance of choked discs etc. Surg. etc. **47**, 405 (1928). — Linck: Die Therapie der eitrigen Meningitis in der Oto-Rhinologie. Verh. dtsch. Hals-Nasen-Ohrenärzte **1925**, 55. — Lorenz: Zur Diagnose der Sinusthrombose. Verh. dtsch. Hals-Nasen-Ohrenärzte **1927**, 364. — Lund: Differential diagnosis of the otogenous Brain abcess. Acta oto-laryng. (Stockh.) **11** (1927).

Mann: Motorische Aphasie mit gleichzeitiger Lähmung des rechten Armes usw. Mschr. Ohrenheilk. **1930**, 1207. — Marschik, H.: Mschr. Ohrenheilk. **1933**, 752, 1018. — Marx, H.: Zur Symptomatologie des Extraduralabszesses. Z. Hals- usw. Heilk. **98** (1923). — Der häufigste Entstehungsweg der letalen otogenen Meningitis. Passow-Schaefers Beitr. **31**, 103 (1934). — Mauthner, O.: Zur Kenntnis nur scheinbar otogener zerebraler Komplikationen usw. Mschr. Ohrenheilk. **1925**, 672. — Klinische Studien zur otogenen Meningitis. Mschr. Ohrenheilk. **1930**, 1016. — Maybaum, J. L. and J. L. Goldman: Primary jugular bulb thrombosis. Arch. of Oto-laryng. **17**, 70 (1933). — Mayer, E. G. u. K. Eisinger: Otologische Röntgendiagnostik. Berlin: Julius Springer 1930. — Mayer, O.: Mschr. Ohrenheilk. **1915**, 718; **1929**, 333. — Zwei Fälle von Frühmeningitis bei akuten Mittelohreiterungen. Arch. Ohrenheilk. **119**, 247. — Über die durch Streptococcus mucosus hervorgerufene Mittelohrentzündung. Mschr. Ohrenheilk. **1923**, 397. — Zur Behandlung der diffusen eitrigen Leptomeningitis. Wien. klin. Wschr. **1933 I**, 161. — Subduraler Absceß der motorischen Region usw. Mschr. Ohrenheilk. **1933**, 612. — Mehler u. Satz: Zur klinischen Bedeutung der Hirnhernien usw. Z. Neur. **151**, 441 (1934). — Meurman, Y.: Experiences on otogenic Brain abscesses. Acta oto-laryng. (Stockh.) **20**, 387 (1934). — Moscardi: Meningite sierosa di origine otogena. Riv. otol. ecc. **5**, 293 (1928). — Muck, O.: Betrachtungen über die Ursachen des Heilerfolges usw. Z. Hals- usw. Heilk. **21**, 410 (1928). — Müller, G. C.: Beitrag zur Klinik und Therapie der otogenen Schläfenlappenabscesse. Z. Laryng. usw. **20**, 305 (1931). — Mygind: Treatment of otogenic sepsis and Sinusthrombosis. Acta oto-laryng. (Stockh.) **16** (1931).

Nelken: Über Veränderungen im Liquor bei oto-rhinogenen Erkrankungen. Arch. Ohrenheilk. **133**, 163 (1932). — Neumann, H.: Über den tiefen Extraduralabsceß. Wien. med. Wschr. **1916 I**, 994. — Zur Bakteriologie und Klinik der otogenen Meningitis. Verh. dtsch. Hals-Nasen-Ohrenärzte **1925**, 165. — Mschr. Ohrenheilk., Jan. **1927**; **1929**, 339, 1339; **1930**, 343. — Frühkomplikation von Otitis. Mschr. Ohrenheilk. **1928**, 754. — Zur Klinik und Pathologie der Hirnabscesse. Verh. dtsch. Hals-Nasen-Ohrenärzte **1930**, 593. — Sur la pathologie, la symptomatologie et le traitement des abcès etc. Rev. de Laryng. etc. **1**, 35 (1932). — Zur Pathologie und Therapie der otogenen Meningitis. Colleg. oto-rhino-laryng. Prag, 1933, p. 102. — Nose: Zur Struktur der Dura mater cerebralis des Menschen. Arb. neur. Inst. Wien **8**, 67 (1902).

Ohnacker: Zirkulatorisch bedingte Hirnerscheinungen usw. Arch. Ohrenheilk. **131**, 1 (1932). — Oppikofer: Über den extraduralen Abszeß der Pyramidenspitze usw. Z. Hals- usw. Heilk. **21**, 454 (1928).

Penfield and Buckley: Punctures of the brain. Arch. of Neur. **20**, 1 (1928). — Petzal: Über chronische intermittierende otogene Meningitis. Z. Laryng. usw. **22**, 146 (1932). — Pipia, I.: L'ascesso intradurale di origine otitica. Ann. Laring. ecc. **3**, 331 (1927). Ref. Zbl. Hals- usw. Heilk. **12** (1928). — Piquet, J.: Les formes anatomo-cliniques de l'abcès cérébral etc. Presse méd. **1**, 145 (1931). — Les règles du traitement chirurgical de l'abcès cérébral etc. Presse méd. **1**, 729 (1931). — PODESTA, R.: Über ein seltenes Symptomenbild bei einer otogenen eitrigen Thrombophlebitis. Semana méd. **1932**, 808. Ref. Zbl. Hals- usw. Heilk. **20**, 402 (1933). — POLLAK, E.: Studien zur Pathologie der Neuroglia. Arb. neur. Inst. Wien **22**, 296 (1919). — POPPER: Mschr. Ohrenheilk. **1928**, 586. — PORTMANN et H. RETROUVEY: La céphalée dans l'abcès cérébral etc. Rev. d'Otol. etc. **50**, **537** (1929). — PRAGIER, E.: Hirneiterung aus dem Ohre usw. Polski Przegl. otol. **9**, 118 (1933). Ref. Zbl. Hals- usw. Heilk. **21**, 587 (1934).

REJTOE: Über Kleinhirnabszesse. Mschr. Ohrenheilk. **1929**, 670. — Über otogene Großhirnabszesse. Mschr. Ohrenheilk. **1930**, 1174. — RÉVÉSZ, B.: Beiträge zur Pathologie und Therapie des Subduralabszesses. Gyógyászat (ung.) **68**, 6 (1928). Ref. Zbl. Hals- usw. Heilk. **12**, 421 (1928). — RICHTER: Über das temporäre Oedem der Augenlider bei otogener Meningitis serosa. Münch. med. Wschr. **1927 I**, 41. — Über Entstehung und operative Heilung eines otogenen Hirnabszesses des linken Lobus occipitalis. Arch. Ohrenheilk. **138**, 158 (1934). — RIENZNER: Mschr. Ohrenheilk. **1929**, 980, 1089. — ROCKEMER u. E. WIRTH: Bakteriologische und histologische Untersuchung eines Falles usw. Passow-Schaefers Beitr. **27**, 10 (1928). — ROCKEY, E. W.: Value of radiographic contrast solutions etc. Ann. Surg. **86**, 22 (1927). — RUEDI, L.: Der otogene Subduralabsceß. Mschr. Ohrenheilk. **1930**, **3**. — RUHE: Über die nosologische Stellung und Differentialdiagnose der sog. Meningitis serosa. Arch. f. Psychiatr. **67**, 459 (1923). — RUTENBURG: Schläfenlappenabszeß otogenen Ursprungs mit Durchbruch in den Seitenventrikel. Arch. Ohrenheilk. **135**, 97 (1933). — RUTTIN, E.: Über septische Blutungen bei Sinusthrombose. Acta oto-laryng. (Stockh.) **8**, 274 (1925). — Mschr. Ohrenheilk. **1926**, 458; **1932**, 368; **1933**, 109. — Die konservative und chirurgische Behandlung der Labyrinthentzündungen usw. Verh. dtsch. Hals-Nasen-Ohrenärzte **1927**, 104. — Kontralaterale Abducensparese als Frühsymptom otogener Meningitis. Z. Hals- usw. Heilk. **25**, 187 (1929). — Ein neuer Weg zum Ganglion Gasseri. Mschr. Ohrenheilk. **64**, 1475 (1930). — Zur Therapie der otogenen Meningitis. Mschr. Ohrenheilk. **1931**, 257 — Zur Klinik und Operation der Pyramidenspitzeneiterung usw. Mschr. Ohrenheilk. **1933**, 759.

SALINGER, S.: Temporal lobe abscess. Arch. of Otolaryng. **4**, 357 (1926). — SAMSON, K.: Die Liquordiagnostik im Kindesalter. Erg. inn. Med. **41**, **553** (1931). — SCAL, J. C.: Otitic hydrocephalus. The Laryngoscope **42**, 936 (1932). — SCHLANDER, E.: Über die Bedeutung von Trigeminusneuralgien bei Mittelohreiterungen. Mschr. Ohrenheilk. **57**, 1054. — Z. Hals- usw. Heilk. **5**, 207. — Die klinische Bedeutung der Anomalien im venösen Halsnetze. Arch. Ohrenheilk. **61**, (1927). — Mschr. Ohrenheilk. **1926**, 810; **1934**, 68, 94, 622. — Über operative Duraverletzung. Mschr. Ohrenheilk. **1930**, **757**. — SCHMIEGELOW, E.: Otogener Hirnabsceß usw. Hosp.tid. (dän.) **1929 I**, 260. — SCHMITZ: Metastatischer Rückenmarksabszeß usw. Arch. Ohrenheilk. **1926**, 116. — SCHNIERER, J.: Über eine otogene Sinusthrombose usw. Z. Laryng. usw. **21**, 49. — Zur Pathogenese des otogenen Schläfenlappenabszesses usw. Mschr. Ohrenheilk. **64**, 1441 (1930). — SCHNITZER: Die Grundlagen der Chemotherapie der Meningitis. Verh. dtsch. Hals-Nasen-Ohrenärzte **1925**, **35**. — SCHOTTMÜLLER u. BINGOLD: Septische Erkrankungen. Handbuch der inneren Medizin Bd. 1/2, 2. Aufl. 1925. — SCHROTTENBACH: Studien über den Hirnprolaps. Abh. Neur. usw. **14** (1917). — SEITZ: Wesen der Infektion. Handbuch der pathogenen Mikroorganismen, Bd. 1/1. 1929. — SONNTAG, R.: Beiträge zur Kenntnis der Sprachstörungen bei Schläfenappenabszessen. Z. Hals- usw. Heilk. **19**, 435 (1928). — SPECHT: Beitrag zur Frage der Kleinhirnabszesse usw. Arch. Ohrenheilk. **120**, 23 (1929). — SPIRA, J.: Diagnostische Bedeutung des Blutbildes usw. Mschr. Ohrenheilk. **1933**, 28. — STEIN, C.: Zur Frage der otogenen Pyämie durch Osteophlebitis. Z. Ohrenheilk. **77**, 226 (1918). — STEINDL, H.: Ein Fall von letalem Ausgange einer Punktion der Zisterne usw. Dtsch. Z. Chir. **209** (1928). — SYMONDS: Otitic hydrocephalus. Brain **54**, 55 (1931). — SYMONDS, C. P.: Some points in the diagnosis and localisation of brain abscess. J. Laryng. a. Otol. **42**, 440 (1927).

TAILLENS: Affections des méninges. Traité Méd. Enf. **5**, 139 (1934). — TAMARI: Spätkomplikationen nach Radikaloperation. Mschr. Ohrenheilk. **66**, 286 (1932). — THORMANN, H.: Sensorische Aphasie bei otogenem Extraduralabsceß in der linken mittleren Schädelgrube. Z. Hals- usw. Heilk. **11** (1925). — Streptococcus viridans in Reinkultur usw. Z. Hals- usw. Heilk. **16**, 322 (1926). — TOBECK: Sinusthrombose als Spätkomplikation nach Radikaloperation. Passow-Schaefers Beitr. **31**, 118 (1934). — TOBEY, G. and J. B. AYER: Dynamic studies of the cerebrospinal fluid etc. Arch. of Otolaryng. **2**, 50 (1925). — TOBL, P.: Fall von ungewöhnlich großem Subduralabsceß. Orv. Hetil. (ung.) **1929 II**, 1121. Ref. Zbl. Hals- usw. Heilk. **14**, 274 (1930). — TÖRÖK: Otogene Arachnoidealzyste. Z. Neur. **91**, 381 (1924). — TOPOCKOV, J.: Abszeß im rechten Schläfenlappen usw. Sovrem. Psichonevr. (russ.) **10**, 261 (1930). Ref. Zbl. Neur. **59**, 364 (1931). — TRAINA, S.: Raccolta sierosa del lobo temporo-sfenoidale etc. Valsalva **5**, 475 (1929).

UFFENORDE: Ventrikeleinbruch und spontaner Pneumencephalon usw. Verh. dtsch. Hals-Nasen-Ohrenärzte **1927**, 567. — Die auf den Bulbus der Vena jugularis interna beschränkte Thrombose. Z. Hals- usw. Heilk. **34**, 280 (1933). — Zerebrale Symptome bei unkomplizierten otogenen Extraduralabszessen und bei Sinusthrombosen. Z. Laryng. usw. **22**, 151 (1932). — Z. Ohrenheilk. **60**, 143. — Zur Klinik der Fälle von Mittelohreiterung mit tiefen perilabyrinthären Herden. Arch. Ohrenheilk. **105**, 87. — Eine weitere Beobachtung von Ventrikeleinbruch usw. Z. Hals- usw. Heilk. **21**, 576 (1928). — Ulrich: Zur Lehre von der otogenen Abducenslähmung. Z. Hals- usw. Heilk. **9**, 403 (1924). — Urbantschitsch, E.: Über Mucosusmeningitis. Z. Hals- usw. Heilk. **16**, 129 (1926). — Tuberkulöser Tumor des Mittelohres. Mschr. Ohrenheilk. **1929**, 684. — Mschr. Ohrenheilk. **1929**, 576; **1933**, 858.

Várady-Szabo: Otogener Schläfenlappenabsceß usw. Mschr. Ohrenheilk. **1929**, 515. — Veits: Seitengekreuzte Abducenslähmung bei endokraniell komplizierter Otitis. Z. Laryng. usw. **20**, 447 (1931). — Vermes: Über die Häufigkeit der Kollateralen der kranialen Hälfte der V. iugularis interna beim Menschen. Z. Anat. 88, 522 (1928). — Voss, O.: Otitis media und Encephalitis. Z. Hals- usw. Heilk. **21**, 596 (1928). — Pyramidenspitzeneiterungen (Petrositis) an der Hand von 12 selbst beobachteten Fällen. Acta oto-laryng. (Stockh.) **15**, 469 (1931).

Walter, G.: Geheilter Temporallappenabszeß usw. Arch. Ohrenheilk. **131**, 245 (1932). — Weise, R.: Ein Fall von unklaren Hirnsymptomen usw. Z. Laryng. usw. **20**, 14 (1931). — Wotzilka, G.: Otogene Sepsis im Kindesalter. Z. Laryng. usw. **21**, 177 (1931).

Zange, J.: Die konservative und chirurgische Behandlung der entzündlichen Erkrankungen des Innenohres usw. Verh. dtsch. Hals-Nasen-Ohrenärzte **1927**, 1. — Die chirurgische Behandlung der Meningitis. Arch. klin. Chir. **152**, 335 (1928). — Zappert,: Ist die akute seröse epidemische Meningitis ein selbständiges Krankheitsbild? Wien. klin. Wschr. **1933 II**, 511. — Zeller: Zur Behandlung der eitrigen Meningitis. Wien. klin. Wschr. **1933 I**, **847**. — Ziegelman, E. F.: Surgical importance of the mastoid Vene etc. Arch. of Otolaryng. **18**, 1 (1933).

Erkrankungen der Hüllen des Zentralnervensystems.

Pachymeningitis und Leptomeningitis.

Von H. Pette-Hamburg.

Mit 21 Abbildungen.

Voraussetzung für die Erfassung der verschiedenartigen Reaktionsformen der Hirnhäute im Krankheitsgeschehen ist sowohl eine genaue Kenntnis ihrer Anatomie als auch eine genaue Kenntnis der Physiologie des Liquors bzw. des Liquorkreislaufs. Nur auf dieser Grundlage wird es möglich sein, in die Fragen der Pathogenese meningealer Erkrankungen einzudringen und ihre Symptomatologie voll auszuwerten. Es sei deshalb auf die entsprechenden Abschnitte im allgemeinen Teil dieses Handbuches besonders hingewiesen.

In den folgenden Kapiteln werden die *entzündlichen* Erkrankungen der harten und weichen Hirnhäute behandelt werden mit Ausschluß der tuberkulösen und syphilitischen Meningitis. Nicht behandelt werden ferner die diffusen Geschwulstbildungen der Hirn- und Rückenmarkshäute (darüber s. die betreffenden Spezialkapitel).

A. Die Pachymeningitis.

I. Die Pachymeningitis externa.

Die Pachymeningitis externa im Bereich des Schädels stellt *niemals einen primären Krankheitsprozeß* dar, sie entsteht *stets fortgeleitet,* und zwar meist von der äußeren Bedeckung, d. h. von der Haut, vom Unterhautzellgewebe, vom Knochen oder, und nicht zuletzt, von den Nebenhöhlen, sei es der Nase, sei es der Ohren. Dennoch aber kann die P. ext. als selbständige Krankheit imponieren und symptomatologisch die Szene völlig beherrschen.

Verhältnismäßig wenig Beachtung fand bis vor nicht allzu langer Zeit die P. ext. spinalis, von Morawitz als Perimeningitis bezeichnet.

Die Pachymeningitis spinalis externa wurde in der 1. Auflage dieses Werkes überhaupt nicht erwähnt, obwohl sie schon in früheren Abhandlungen, beispielsweise in Leydens „Klinik der Rückenmarkskrankheiten" (1874) und in Nothnagls „Spezielle Pathologie und Therapie" (Leyden und Goldscheider 1897) als Krankheitsbild dargestellt wird. Noch in der letzten Auflage des Oppenheimschen Lehrbuches (1923) wird der Standpunkt vertreten, daß der P. ext. eine besondere Bedeutung nicht zukomme. Ähnlich Fr. Schultze, der in der monographischen Bearbeitung der „Krankheiten der Hirnhäute" die P. ext. als in das Gebiet der Chirurgie gehörig bezeichnet. Die folgenden Ausführungen werden zeigen, daß das Krankheitsbild in ausgesprochenen Fällen durchaus scharf umrissen ist, so daß ihm neurologischerseits in Zukunft mehr Aufmerksamkeit geschenkt werden sollte.

Ätiologie und Pathogenese. Die Pachymeningitis externa entsteht:

1. auf direktem Wege, vom Knochen aus fortgeleitet (bei Lues, Tuberkulose, Osteomyelitis);

2. fortgeleitet auf dem Lymph- oder Blutweg im Anschluß an entzündliche, meist eitrige Affektionen in mehr oder weniger entfernt gelegenen Weichteilen (z. B. Furunkel, Phlegmone).

Auf die luische und tuberkulöse Form der P. ext. wird an dieser Stelle nicht eingegangen werden. Es sei auf die entsprechenden Kapitel dieses Handbuches verwiesen.

Im Bereich des Schädels kann jeder Eiterherd außerhalb des Schädelknochens zum Ausgangspunkt einer P. m. ext. werden, sobald durch Erkrankung des Knochens Eitererregern die Möglichkeit zum Durchtritt gegeben wird, z. B., wenn infolge eines Traumas die Kontinuität des Knochens durchbrochen wird, sei es, daß nur eine Fissur entsteht, sei es, daß der Knochen zertrümmert wird. Auch von den Nebenhöhlen der Nase wie der Ohren kann der Entzündungsprozeß auf die harte Hirnhaut übergreifen. Im allgemeinen bleiben die auf diese Weise entstehenden Eiterherde im Gegensatz zu den spinalen Herden umschrieben.

Eine eingehende Schilderung dieser Verhältnisse findet sich in den Hand- und Lehrbüchern der Nasen- und Ohrenheilkunde; ich verweise hier speziell auf das Handbuch der Neurologie des Ohres. G. ALEXANDER leitet das Kapitel der P. ext. und des extraduralen Abscesses mit den die Bedeutung dieser Krankheiten kennzeichnenden Worten ein: „Die P. m. ext. und der extradurale Absceß gehören zu den häufigsten otogenen intrakraniellen Erkrankungen und sind Komplikationen 1. und 2. Ordnung."

Einer von RUEGG aufgestellten Statistik ist zu entnehmen, daß unter 422 otogenen intrakraniellen Erkrankungen sich 251mal ein extraduraler Absceß fand. Erwähnt soll noch werden, daß sich der extradurale Absceß nach primärer Ohreiterung weit häufiger in der hinteren als in der mittleren Schädelgrube findet, und daß er häufiger bei akuten als bei chronischen Prozessen vorkommt.

Die häufigste Form der P. ext. spinalis ist zweifellos die im Anschluß an eine eitrige Osteomyelitis der Wirbelsäule fortgeleitete und auf den epiduralen Raum übergreifende Entzündung.

Über die Häufigkeit, die Ätiologie und die Pathogenese der „Osteomyelitis purulenta" hat bereits DONATI 1906 in einer ausgedehnten Studie berichtet. Er fand diese Krankheit weitaus häufiger beim männlichen als beim weiblichen Geschlecht. In einer Sammelstatistik von 53 Fällen waren 36 (68%) Männer und 17 (32%) Frauen. DONATI sucht die Erklärung hierfür wohl mit Recht darin, daß das Trauma für den Mann eine größere Rolle spielt als für die Frau. Betreffs des Alters war am häufigsten das 2. Dezennium befallen. In der Zusammenstellung DONATIS begegnen wir zahlreichen medullären Komplikationen, meist bedingt durch Übergreifen des entzündlichen eitrigen Prozesses auf den epiduralen Raum. E. FRAENKEL sah während seiner jahrzehntelangen Tätigkeit als Prosektor am Eppendorfer Krankenhaus insgesamt 12 Fälle von Osteomyelitis der Wirbelsäule, wo 6mal, d. h. in der Hälfte der Fälle die Erkrankung auf den Rückenmarkskanal übergegriffen hatte.

Eine P. ext. entsteht aber auch, ohne daß der die Dura mater umkleidende Knochen von der Entzündung ergriffen wird, wenn auf dem Lymphweg Eitererreger aus benachbartem Gewebe in die Tiefe dringen und den epiduralen Raum infizieren. Ausgangsherd bilden Furunkel, Karbunkel und andere phlegmonöse Eiterungen (MORAWITZ, HÖSTERMANN, F. KRAUSE, CASSIRER, RUNGE, DANDY, MONIZ, LIN, E. GUTTMANN, LUCE, E. FRAENKEL, SCHMALZ u. a.). Als Entzündungserreger kommen, dem Charakter des primären Prozesses entsprechend, Staphylokokken, seltener Streptokokken in Frage. Bei 17 von SCHMALZ zusammengestellten Fällen wurden 15mal Staphylokokken (davon 3mal im Blut), 1mal Streptokokken (DELÉARDE) und 1mal Pneumokokken (SCHICK) gefunden.

Hierher gehören ferner die Fälle, bei denen durch Traumen kleine Blutungen im epiduralen Gewebe entstehen, in dem alsdann etwaige im Blut kreisende Bakterien einen guten Nährboden finden und zu einer Pachymeningitis führen (SCHMALZ).

Es gelingt oft, die gleichen Eitererreger wie im extraduralen Raum auch im Blut nachzuweisen.

SCHMALZ, der 1925 64 Fälle von akuter P. m. spinalis ext. aus der Literatur zusammenstellte, fand als primären Infekt: Panaritien (3), Furunkel (4), Amygdalitis-Pharyngitis (5), Bronchitis (1), Pneumonie (1), Grippe (1), Phlebitis in der Gravidität (1), puerperale Sepsis (2), Osteomyelitis des Schienbeins (1), Messerstich (1), Decubitus (5), Eiterungen jeglicher Art wie Angina Ludowici (1), subpleurale Eiterung (2), Leistendrüsenabsceß (1). Aus dieser Zusammenstellung geht mit Sicherheit hervor, daß extradurale Abscesse auf dem Blutweg, d. h. metastatisch entstehen können.

Pathologische Anatomie. Leichte Formen von P. m. ext. kommen zweifellos häufiger vor, als im allgemeinen angenommen wird. Im Frühstadium, solange es nicht zu Eiterbildung und Einschmelzung gekommen ist, können sich alle Erscheinungen zurückbilden. Das gilt, worauf besonders KÖRNER und G. ALEXANDER aufmerksam gemacht haben, für die vom Ohr ausgehenden Eiterungen, es gilt aber auch für alle anderen von den Nebenhöhlen sowie vom Schädelknochen ausgehenden Entzündungen. Eine mehr oder weniger ausgesprochene Verdickung der Dura mit bindegewebiger Anlagerung ist das Endresultat. Bei der Sektion kann eine intensive Verwachsung mit dem Knochen an Stelle der ehemaligen Eiterung die einzige Reminiszenz an den ehemaligen akuten Prozeß bilden. Kommt aber die Entzündung nicht zum Stillstand, so entsteht der *extradurale Absceß*. Da die Dura gleichzeitig das innere Periost des Schädelknochens darstellt, kann man auch von einer periostalen Eiterung sprechen. Auch solche Abscesse können gelegentlich noch resorbiert bzw. organisiert werden. Hier ist die granulöse Form prognostisch günstiger als die torpide Form ohne Granulationsbildung (JANSEN, G. ALEXANDER). In späteren Stadien können die Narben *verkalken* oder *verknöchern*. Besteht eine Knochenfistel, so bricht der Eiter nach außen durch. G. ALEXANDER unterscheidet für die extraduralen vom Ohr ausgehenden Abscesse zwischen Mastoidfistel, Antrumfistel, Tegmentfistel und Labyrinthfistel. Perforieren die otitischen Abscesse nach außen, so brechen sie meist in das Gebiet des Schläfenbeins durch. In 2 Fällen von Extraduralabsceß der hinteren Schädelgrube sah G. ALEXANDER allerdings einen Durchbruch durch die in diesen Fällen besonders dünne Platte des Hinterhauptbeins mit Bildung eines Suboccipitalabscesses; in einem Fall einen Durchbruch durch das Scheitelbein. Nach KÖRNER (zit. nach G. ALEXANDER) können ausgedehnte Extraduralabscesse an der Schläfenschuppe hinauf unter dem Scheitelbein hin bis zur Sagittal- und zur Coronarnaht wandern und sich in der Kleinhirngrube bis unter die Hinterhauptschuppe, namentlich aber längs des Sinus transversus bis zum Confluens sinuum oder zum Foramen jugulare, ja bis in die Fossa jugularis verbreiten, um alsdann den Bulbus jugularis zu komprimieren. Hat sich der Absceß durch den Knochen durchgefressen, so durchbricht er sehr bald auch die Haut. Auf diese Weise ist die *Fistelöffnung* nach außen hergestellt. Liegt der Absceß in der Nähe eines Emissariums oder eines anderen vorgebildeten Kanals (Foramen rotundum, Foramen jugulare usw.), so tritt der Eiter durch diese Öffnungen nach außen.

Der nicht nach außen perforierte Absceß wirkt im Sinne eines raumbeschränkenden Prozesses. Ausnahmsweise kommt es zu einer Arrosion der Dura und damit zu einem Durchbruch des Eiters in die subarachnoidealen Räume, d. h. zu einer *foudroyanten Meningitis*. Häufiger sind Infektionen der Blutleiter mit nachfolgender *Thrombophlebitis* und den bekannten sich weiterhin daran anschließenden Komplikationen. Durch große perisinöse Abscesse kann es naturgemäß auch zu einer Kompression der Sinus kommen, auch kann die Infektion die weichen Häute ergreifen und alsdann Anlaß zu einer lokalen oder diffusen Meningitis geben.

Eine seltene Komplikation eitriger Prozesse am oder im Schädel vor allem nach otogenen Eiterungen stellt die *Pachymeningitis interlamellaris* dar, (KÖRNER, G. ALEXANDER, E. FRAENKEL, ZANGE, BRUNNER). Als Begleiterscheinung eines Hirnabscesses wurde sie von POLITZER und G. ALEXANDER beschrieben. Derartige Prozesse können in gleicher Weise Thrombophlebitis und Sinusthrombose zur Folge haben.

Bezüglich der in den letzten Jahren stark angewachsenen kasuistischen Literatur über *P. ext. spinalis* sei vor allem auf die Arbeiten von MORAWITZ, LUCE, E. FRAENKEL, SCHMALZ, E. GUTTMANN, OEHLECKER und HASSIN verwiesen.

1923 beschrieb E. FRAENKEL einen Fall von umschriebener *Pachymeningitis cervicalis interstitialis*, die von den sich an der Außen- oder Innenfläche der harten Rückenmarkshaut abspielenden Entzündungen, d. h. der P. ext. und interna völlig verschieden ist. In FRAENKELs Fall handelte es sich um einen das Gewebe der Pachymeninx durchsetzenden Entzündungsprozeß, der vergleichbar einer Pachymeningitis gummosa cervicalis infolge Dickenzunahme der Dura mater das Rückenmark muldenförmig eingedellt hatte.

Infolge seiner Lage und seiner Gestaltung kann der epidurale Raum besonders leicht zu einem Sammelbecken für alle möglichen bakteriellen und humoralen Noxen werden, welche aus den den Wirbelkanal umgebenden knöchernen Wandungen, aber auch aus den die Wirbelsäule einrahmenden Weichteilen stammen, z. B. aus den tiefen Muskellagen des Halses, des Nackens, des Rückens, des Beckens; hierher gehört ferner das lockere Gewebe des peripleuralen sowie des retroperitonealen Raumes und schließlich auch des Nierenlagers (LUCE). Den anatomischen Verhältnissen entsprechend dehnt sich der eitrige Prozeß sehr bald, nachdem er den epiduralen Raum erreicht hat, nach oben und unten aus, d. h. er zeigt entgegen den Verhältnissen am Schädel nur wenig Tendenz, lokal zu bleiben. Auch hier kann sich die Dura mater wie am Schädel, ohne daß es zu Eiterbildung kommt, lediglich durch Anlagerung von Granulationsgewebe von außen her verdicken, um später zu schrumpfen und sich vielleicht erst dann als derbe schwielige Narbe klinisch zu dokumentieren. In späteren Stadien können solche Narben ebenso wie am Schädel verkalken oder Knochen apponieren.

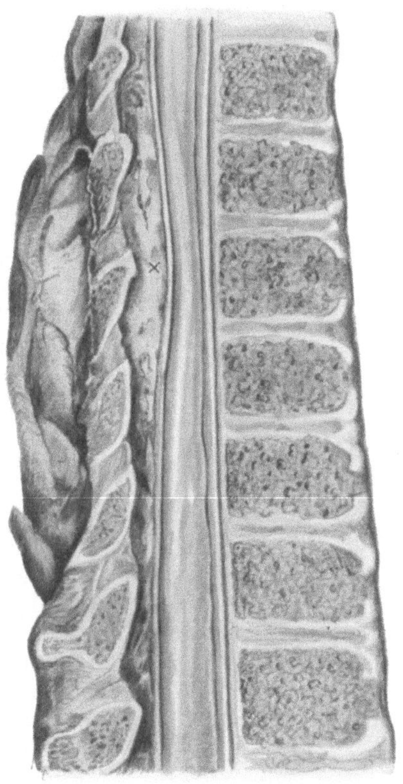

Abb. 1. Extravertebraler und extraduraler Absceß (×) (Staphylokokken) mit Kompression des Rückenmarks, ausgehend von einer Osteomyelitis des Dornfortsatzes des 5. Brustwirbels. Zahlreiche Abscesse in fast allen inneren Organen, auch in der Haut. Im Blut des 13jährigen Knaben zu Lebzeiten Staphylokokken nachgewiesen.

Daß die Veränderungen sich meist an der Hinterfläche der Dura mater finden und der epidurale Raum nur selten gleichmäßig zirkulär ergriffen wird, findet seine Erklärung wohl darin, daß der hintere Epiduralraum ein bedeutend größeres Netz von Lymphspalten aufweist und die Ausbreitung der Infektion nach vorn durch die innige Vereinigung der Dura mater mit den Wirbelbändern gehemmt wird. Am häufigsten wird der epidurale Raum in seiner ganzen Länge befallen, es gibt aber auch Fälle, wo sich die Veränderungen in Höhe der unteren Halswirbelsäule finden und nur bis zur Brustwirbelsäule reichen. Nach oben zu wird das Niveau des Atlas — wohl infolge der festen Verlötung der Dura mit dem Rand des Foramen magnum — niemals überschritten.

Bei einer Eiterung im epiduralen Raum zeigt die Dura selbst regelmäßig Entzündungserscheinungen, die hinsichtlich der Intensität sehr verschieden sein können. Je schwerer und je foudroyanter der peripachymeningitische Prozeß ist, um so größer ist die *Gefahr des Übergreifens auf die weichen Häute.* Eine so entstandene eitrige Meningitis unterscheidet sich in nichts mehr von dem Bild der echten eitrigen Leptomeningitis.

Schmalz fand bei den von ihm zusammengestellten Fällen eine meningeale Beteiligung in 25—30%. Zweifellos ist die Leptomeningitis stets eine Folge der Pachymeningitis und nicht etwa umgekehrt; doch wird es oft schwer sein, zu entscheiden, ob nicht schon gleichzeitig mit dem epiduralen Raum die Meningen infiziert wurden.

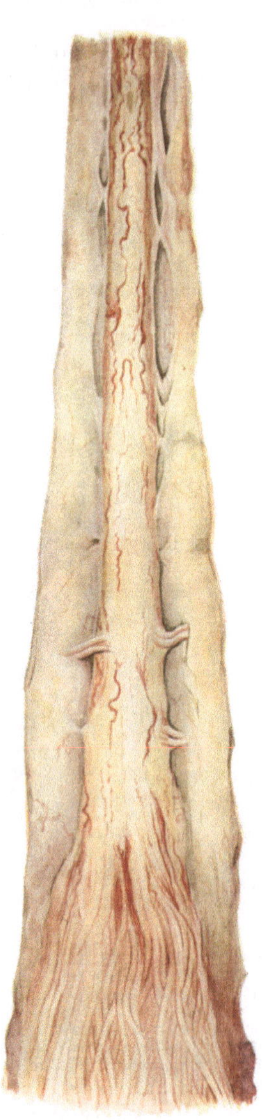

Abb. 2. Übergreifen einer Pachymeningitis externa purulenta auf die Innenseite der Dura mater und auf die Pia mater.

Die *Beteiligung des Rückenmarks* selbst ist abhängig von der Schwere des epiduralen Prozesses. Eine Kompression des Rückenmarks durch den im epiduralen Raum gestauten Eiter, d. h. eine primär mechanische Schädigung scheint, wie eigene Beobachtungen und auch die Befunde von Schmalz ergeben, jedefalls nicht die Regel zu sein. Daß es aber dennoch klinisch so häufig zu den Erscheinungen einer Querschnittslähmung kommt, hat, wie wohl als erster Bornstein erkannt hat, seinen Grund in den gestörten Zirkulationsverhältnissen und in der dadurch bedingten Ödembildung an mehr oder weniger umschriebener Stelle des Rückenmarks. Die von einzelnen Autoren (Lemoine, Bornstein, Oppenheim, Kaminski, Hassin u. a.) beschriebenen anatomischen Veränderungen innerhalb des Rückenmarksgewebes dürften mit dieser Annahme vollauf ihre Erklärung finden.

Sehr lehrreich ist vor allem der von Hassin beschriebene Fall, wo es infolge Übergreifens der Entzündung auf das Perineurium der hinteren Wurzeln zu einer Verlegung der perineuralen Lymphräume kam. Als offensichtlichen Ausdruck der Rückstauung zeigte das Rückenmark — auf nur wenige Segmente beschränkt — sekundäre Degenerationen (Lückenfelderbildung). Die Veränderungen waren ähnlich denen nach experimenteller Rückenmarkskompression.

Symptomatologie. Die *P. ext. cranii* kann lange Zeit symptomlos bleiben. Nicht selten stellt sie einen Nebenbefund dar, der bei der Operation oder bei der Sektion überrascht, wenn andere intrakranielle Prozesse (Hirnabsceß, Leptomeningitis) führend waren. In ausgesprochenen Fällen, besonders beim extraduralen Absceß, wird über lokalen Kopfschmerz geklagt. Bei den vom Ohr ausgehenden Eiterungen stimmt die schmerzende Stelle meist mit dem anatomischen Sitz der Veränderungen überein. Bei einem Absceß in der mittleren Schädelgrube erweist sich die Schläfenbeinschuppe als druck- und klopfempfindlich, bei Abscessen der hinteren Schädelgrube das Hinterhauptbein. Hier ist meist auch die Beweglichkeit des Kopfes eingeschränkt, der Kopf wird nicht selten zwangsmäßig nach hinten oder zur Seite fixiert gehalten. Ein besonderes, bei akuter Otitis media vorkommendes und zuerst von Gradenigo beschriebenes Symptom (Abducenslähmung bei Bestehen heftigster Schmerzen in der Schläfengegend) ist höchstwahrscheinlich Ausdruck einer extraduralen Entzündung an der Pyramidenspitze.

Zu *Drucksymptomen im Sinne einer Verdrängung des Hirngewebes* kommt es bei extraduralen Abscessen nur dann, wenn der Absceß einen größeren

Umfang erreicht hat. Erfahrungsgemäß wird zu oft versucht, cerebrale Lokalsymptome als Auswirkung einer extraduralen Eiterung zu deuten, wo es sich mit Bestimmtheit um einen intracerebralen Prozeß handelt. Darauf hat vor allem auch KÖRNER hingewiesen.

Bei foudroyanter und ausgedehnter eitriger P. ext. kann das *Sensorium* weitgehend beeinträchtigt sein in Form von hochgradiger Apathie, deliriöser Zustände u. a. m. Besteht gleichzeitig, wie es besonders bei extraduralem Absceß der hinteren Schädelgrube vorzukommen pflegt, Meningismus, so kann die Differentialdiagnose gegenüber einer eitrigen Meningitis sehr schwer sein. Entscheiden muß hier der Liquorbefund.

Eine *Stauungspapille bzw. Neuritis optica* gehört nicht ohne weiteres zum Bilde der unkomplizierten P. m. ext. Wo sich Veränderungen am Augenhintergrund finden, besteht stets der Verdacht, daß es gleichzeitig zu intraduralen oder intracerebralen Komplikationen gekommen ist. KÖRNER (zitiert nach G. ALEXANDER) fand bei unkomplizierter P. ext. bzw. bei Extraduralabscessen der mittleren Schädelgrube unter 12 Fällen keinmal, bei P. m. ext. der hinteren Schädelgrube unter 20 Fällen 3mal und bei P. m. ext. der mittleren und hinteren Schädelgrube unter 4 Fällen 2mal eine Neuritis optica.

Die *Symptomatologie der P. m. ext. spinalis* ist erst in den letzten Jahren an Hand einer zwar nicht großen, aber doch gut durchgearbeiteten Kasuistik schärfer umrissen worden (MORAWITZ, LUCE, E. FRAENKEL, SCHMALZ, LIN, DANDY, EGAS MONIZ, RÜMKE und GOUDSMIT, E. GUTTMANN und SINGER, OEHLECKER, CROUZON, PETIT-DUTAILLIS und CHRISTOPHE, RICARD, DECHAUME und CROIZAT, PINCOFFS, JACCHIA, HASSIN u. a.).

LEYDEN und GOLDSCHEIDER unterschieden 1897 Erscheinungen 1. von seiten der Wirbelsäule, 2. von seiten der Dura mater und 3. von seiten des Rückenmarks bzw. seiner Wurzeln. Heute wissen wir, daß sich die einzelnen Symptome nicht in dieser Weise scharf voneinander abgrenzen lassen.

Beginn und Verlauf der Krankheit sind weitgehend abhängig vom primären Leiden, auf das die P. m. ext. gleichsam als Komplikation folgt. Bei einem septischen Krankheitsbild, wo die P. m. ext. lediglich eine Teilerscheinung darstellt, können die ersten Symptome außerordentlich akut und foudroyant auftreten. Handelt es sich hingegen um einen schleichenden Prozeß, beispielsweise einen chronisch-eitrigen Knochenherd, so setzen die einzelnen Symptome weniger stürmisch ein, die Entwicklung erfolgt langsam. Zwischen diesen beiden Formen gibt es natürlich alle Übergänge.

Neben oft sehr schweren, vom primären Prozeß abhängigen Allgemeinerscheinungen *beherrscht die außerordentlich starke lokale Schmerzhaftigkeit der Wirbelsäule mit höchstgradiger Einengung ihrer Beweglichkeit das Symptomenbild.* Die Wirbelsäule hat in solchen Fällen ihre „funktionelle Plastizität" (LUCE) vollkommen verloren. Bei Prozessen im Bereich der Brustwirbelsäule wird die ganze Wirbelsäule hyperextendiert gehalten, mit Ausnahme der Halswirbelsäule, die frei beweglich sein kann, zum mindesten braucht ein Meningismus nicht zu bestehen.

Ein weiteres wichtiges Symptom ist die *allgemeine Überempfindlichkeit der Nervenstämme sowie der Nervenwurzeln* gegen Druck, nach Verteilung und Ausdehnung abhängig vom Sitz der P. m. Subjektiv bestehen Neuralgien in Form von Brachialgien, von Intercostalneuralgien, von ischiasähnlichen Schmerzen usw. Dabei erweisen sich die zugehörigen Dermatome als überempfindlich gegen Reize aller Art. Die Patienten liegen, um zu entspannen, am liebsten mit angezogenen Beinen. Eine P. m. ext. im Bereich der unteren Dorsalsegmente kann eine maximale Spannung der Bauchdeckenmuskulatur zur Folge haben, und zwar in einem Maße, daß, wie wir es zweimal sahen, der Verdacht einer entzündlichen intraabdominellen Affektion (Appendicitis, Peritonitis) entsteht. Von einem gleichen Fall berichtet MORAWITZ.

PETERS und ALBERS (zit. nach SCHMALZ) sahen rhythmische Zuckungen in den unteren Extremitäten, die sich bis zu tetaniformen Krampfanfällen steigerten. Das KERNIGsche Zeichen, das in 3 von MORAWITZ beobachteten Fällen „in klassischer Weise" vorhanden war, fehlte in anderen Fällen.

Die *allgemeine Überempfindlichkeit der Haut,* die keineswegs nur segmental zu sein braucht, ist wohl in erster Linie Folge einer Beteiligung hinterer Wurzeln am Entzündungsprozeß. Die neuralgiformen Beschwerden können so intensiv sein, daß im Anfang das der Neuralgie zugrunde liegende Leiden völlig verdeckt wird. Erst der weitere Verlauf vermag hier Klarheit zu schaffen.

Kommt es zu *größerer Eiteransammlung im epiduralen Raum, so kann das Syndrom eines raumbeschränkenden spinalen Prozesses* entstehen. Wir sahen 2mal innerhalb eines Zeitraumes von 2mal 24 Stunden das Bild der totalen Leitungsunterbrechung sich ausbilden, nachdem kurze Zeit vorher nur leicht spastische Symptome bestanden hatten. Hier hatte sich auch das übrige Bild schlagartig geändert, insofern die Rückenschmerzen sowie die Neuralgien — es handelte sich beide Male um einen Absceß, der von einem osteomyelitischen Prozeß der Brustwirbelsäule ausgehend in den epiduralen Raum durchgebrochen war — innerhalb weniger Stunden völlig geschwunden waren. Einen ähnlichen Fall beschrieb MORAWITZ (Fall 1), auch hier war die Querschnittsunterbrechung eine vollkommene mit Aufhebung aller Reflexe. In dem von E. FRAENKEL mitgeteilten Fall von umschriebener P. m. cervicalis acuta entwickelten sich die Erscheinungen von Anfang an foudroyant.

Bei dem 56jähr. Mann war ein Nackenkarbunkel eröffnet und ausgeräumt worden. Aus Blut und Urin wurden wiederholt Staphylokokken gezüchtet. 2 Monate nach der Incision des Karbunkels — die Wunde war bereits abgeheilt — entwickelte sich dann akut das Bild eines das Halsmark komprimierenden Prozesses in Form einer teils schlaffen, teils spastischen Tetraparese. Unter zunehmender Bewußtseinstrübung trat 14 Tage später der Exitus letalis ein. Bei der Sektion fand man einen Halswirbel mitsamt den zugehörigen Bandscheiben zerstört und die Wandung der entstandenen Höhle mit Eiter bedeckt. Die Dura mater des Rückenmarks war etwa in Höhe des 4. Cervicalsegmentes umschrieben verdickt mit ventralwärts gerichteter Vorwölbung der Innenfläche. Das Rückenmark selbst war in einer Ausdehnung von etwa 1 cm Länge eingedellt.

Die *Temperatur* ist sowohl vom Grundleiden wie von der Akuität der Pachymeningitis abhängig. In den foudroyant verlaufenden Fällen ist sie kontinuierlich hoch, in den mehr chronischen bzw. subakut verlaufenden unregelmäßig und oft nur subfebril. Ähnlich liegen die Verhältnisse für die *Leukocytose des Blutes.* Auch für sie ist das Grundleiden maßgebend. Bei septischen Prozessen dürfte man kulturell wohl regelmäßig *Keime im Blut und auch im Urin* finden.

Diagnose. Die Diagnose der *P. ext. cranii sowie des extraduralen Abscesses* ist oft außerordentlich schwer, vor allem die Differentialdiagnose gegenüber den Abscessen der hinteren und der mittleren Schädelgrube. Die Diagnose kann unmöglich gestellt werden, sobald Symptome bestehen, die gleichzeitig auf einen intracerebralen Prozeß schließen lassen. Hier kann nur operatives Vorgehen entscheiden.

Hinsichtlich des Verlaufes der extraduralen eitrigen Entzündungen am Schädel unterscheidet G. ALEXANDER 3 verschiedene Stadien: das Initialstadium, das Latenzstadium und das manifeste Stadium. Das Initialstadium ist charakterisiert durch Kopfschmerzen mit lokaler Druck- und Klopfempfindlichkeit an charakteristischer Stelle. Es geht innerhalb eines Zeitraumes von 2—3 Wochen in das Latenzstadium über. Die Temperatur, die vorher unregelmäßig erhöht war, kann normal oder subfebril werden; auch können die subjektiven Störungen schwinden. Bald mit, bald ohne nachweislichen Anlaß folgt auf das Latenzstadium das manifeste Stadium. Spontanschmerzen an umschriebener Stelle des Kopfes, lokale Druckempfindlichkeit, häufig mit Ödem der darüberliegenden Haut sind für die Diagnose dieses Stadiums bestimmend. Gegenüber dem intracerebralen Absceß sind die wochen- oder monatelange Dauer der Symptome und das anhaltende Fieber entscheidend.

Da das Krankheitsbild der *P. m. ext. spinalis* in weiten Kreisen nur wenig oder überhaupt nicht bekannt ist, wird die Diagnose im allgemeinen auch nur selten gestellt. Wenn SCHMALZ (1925) nur von 5 Fällen berichtete, bei denen die Diagnose 4mal gestellt wurde, so hat diese Statistik nur insofern ihre Richtigkeit, als sie die von SCHMALZ berücksichtigten Arbeiten umfaßt; wichtige Arbeiten, die über richtig diagnostizierte Fälle berichten, wurden von ihm übersehen. Differentialdiagnostisch kann vor allem die Abgrenzung von der Leptomeningitis Schwierigkeiten bereiten. Immerhin gibt es aber, wie auch MORAWITZ hervorhebt, eine Reihe von Symptomen, die nach der einen oder nach der anderen Richtung entscheidend sein können. Bei der reinen P. m. ext. fehlen vor allem die cerebralen Erscheinungen, wenigstens im ersten Stadium, solange es noch nicht zu einer Infektion der weichen Häute gekommen ist. Dessen ungeachtet pflegt das Krankheitsbild schon im frühen Stadium infolge der allgemeinen Prostration sehr schwer zu sein. Die Kranken stöhnen und jammern nicht selten laut infolge der Schmerzen, jede Bewegung (Untersuchung!) läßt ihre Schmerzen exacerbieren. Das Sensorium ist oft getrübt. Führend in der Diagnose bleiben aber stets die lokalen, d. h. auf bestimmte Abschnitte der Wirbelsäule beschränkten Erscheinungen. An erster Stelle steht hier die hochgradige Steifigkeit der Wirbelsäule in mehr oder weniger umschriebenem Areal, ihre lokale Druckempfindlichkeit, gelegentlich mit einer diffusen Schwellung der über ihr und neben ihr liegenden Weichteile. Diese Symptome werden bei der Leptomeningitis in diesem Ausmaße niemals beobachtet.

Ausschlaggebende Bedeutung kann dem *Liquorbefund* beigemessen werden. Bei Verdacht auf das Bestehen einer P. ext. purulenta sei man mit der Lumbalpunktion zurückhaltend. Ist die Eiterung auf den epiduralen Raum beschränkt, so ist im Falle der Punktion naturgemäß die Gefahr einer Überimpfung von Keimen in die subarachnoidealen Räume gegeben.

Daß es nicht unbedingt zu einer Infektion der Meningen kommen muß, zeigt ein von mir beobachteter Fall, bei dem die Diagnose zunächst nicht gestellt und der mit Eiter gefüllte epidurale Raum durchstochen wurde, sich dennoch aber nicht eine Meningitis entwickelte. Nach erneutem Einstich der Nadel, dieses Mal nur bis eben vor die Dura mater, gelang es Eiter anzusaugen, aus dem sich Staphylokokken züchten ließen.

Die Entleerung von Eiter aus dem epiduralen Raum mittels Punktionsnadel ist wiederholt gelungen. Ich erwähne nur die von MORAWITZ beschriebenen Fälle. Im Liquor finden wir meist früh schon eine mäßige oder auch erhebliche Pleocytose als Ausdruck einer sympathischen Meningitis. Unter den Zellen können leukocytäre Elemente einen erheblichen Prozentsatz bilden (s. hierzu auch S. 312). Ist es bereits zu einer Abquetschung des Rückenmarks infolge epiduraler Kompression gekommen, so kann, wie wir in einem Falle sahen, der Liquor gelb gefärbt sein und einen stark vermehrten Eiweißgehalt aufweisen. Ein ausgesprochenes Kompressionssyndrom zeigte auch der von E. GUTTMANN und SINGER mitgeteilte Fall.

Besonders schwer kann die Differentialdiagnose gegenüber der unkomplizierten Osteomyelitis der Wirbelsäule sein. Auch hier haben wir die gleiche, hochgradige Steifigkeit der Wirbelsäule mit starker Empfindlichkeit eines umschriebenen Wirbelabschnitts. Sind die Herde so klein, daß sie sich auf der Röntgenplatte nicht abheben, so werden andere vorher aufgeführte Symptome entscheiden müssen.

Die Höhendiagnose eines epiduralen Abscesses kann erhebliche Schwierigkeiten bereiten, solange ausgesprochene Kompressionserscheinungen seitens der Medulla spinalis noch nicht bestehen. Das Myelogramm wird hier gelegentlich weiterhelfen (SICARD und PARAF).

G. SAIZ hat vor kurzem eine Methode zur Sondierung des Wirbelkanals ausgearbeitet, nachdem er schon vorher Versuche angestellt hatte, mittels Lipjodol den epiduralen Raum zu erforschen. Er führt in Lokalanästhesie eine dicke Lumbalpunktionskanüle mit einem äußeren Durchmesser von 2,1 mm in möglichst steiler Richtung von unten nach oben (durch den Hiatus sacralis) ein. Neben dem gewöhnlichen Mandrin ließ er sich einen besonderen, 8 cm über die Kanüle hinausreichenden Mandrin anfertigen, dessen Endstück aus dünnem, biegsamen Stahl besteht und in einen 1,3 mm dicken Knopf ausgeht. Es gelang ihm, mit dieser Lumbalpunktionskanüle 8mal erfolgreich in den Epiduralraum vorzudringen.

Prognose. Die Prognose der P. m. ext. ist weitgehend abhängig vom Grundleiden. Das gilt in erster Linie für alle septischen Fälle, wo der extradurale Absceß nur eine von meist zahlreichen Metastasen darstellt. Immerhin sind Fälle von septisch entstandenen Abscessen bekannt geworden, die rechtzeitig operiert in Heilung ausgingen. Diese Fälle werden sich mehren, je mehr das Krankheitsbild bekannt und je früher die Diagnose gestellt wird. Daß aber auch ohne operatives Vorgehen die Prognose keineswegs so infaust ist, wie man zunächst annehmen möchte, beweisen kasuistisch mitgeteilte Beobachtungen aus früheren Jahren.

Bei einem von NONNE 1902 beobachteten 39jähr. Mann entwickelte sich wenige Wochen nach überstandener Pneumonie unter Temperaturanstieg eine spastische Tetraparese mit einer segmental begrenzten Sensibilitätsstörung in Höhe der 3. Rippe. Dabei bestanden heftige Schmerzen im Bereich der unteren Hals- und der oberen Brustwirbelsäule. In diesem Fall, der von NONNE als eine P. m. ext. mit Rückenmarkskompression gedeutet wurde, bildeten sich die Symptome in der Folgezeit spontan, d. h. ohne operativen Eingriff zurück. In einem von LUCE mitgeteilten Fall handelte es sich um einen 24jährigen Mann mit multiplen Eiterherden, bei dem es zu einer Osteomyelitis des 2. Lendenwirbels und anschließend zu einer P. m. ext. kam. Auch hier bildeten sich die kurze Zeit bestandenen Caudasymptome spontan zurück.

Daß die Voraussetzungen für eine völlige Restitution des Rückenmarkes auch nach schwerer Kompression anatomisch gegeben sind, konnten E. GUTTMANN und SINGER an einem von ihnen histologisch untersuchten Fall zeigen. Trotz der schweren spinalen Symptome wies das Mark selbst „keine als irreversibel imponierenden Veränderungen" auf. Sehr wichtig erscheint in dieser Hinsicht auch der von HASSIN beschriebene Fall, bei dem die graue Substanz des Rückenmarks in Höhe der geschädigten Thorakalsegmente keine nennenswerten Veränderungen zeigte, während sich allerdings in der weißen Substanz schon Lückenfelder ausgebildet hatten.

Daß trotz schnellsten operativen Handelns sich eine bestehende Querschnittslähmung keineswegs immer zurückbildet, beweist eine von AYER mitgeteilte Beobachtung.

Therapie. Wenn LEYDEN 1874 eine Behandlung der P. m. ext. spinalis noch für illusorisch hielt, so haben ihm die folgenden Dezennien in dieser Auffassung nicht Recht gegeben. Wiederholt wurde eine aktive, d. h. chirurgische Behandlung mit Erfolg durchgeführt. 1892 empfahlen ANTONY, NETTER und CHIPAULT ein operatives Vorgehen. Die erste Laminektomie zur Behandlung einer P. m. ext. wurde von DELORME ausgeführt. Allerdings starb der Patient infolge einer ulcerösen Endokarditis.

Die Behandlung der P. m. ext. wird eine chirurgische sein müssen, sobald eine Eiteransammlung im epiduralen Raum als sicher angenommen werden kann. Die Indikation zu operativem Vorgehen wird zu einer absoluten, sobald Zeichen von Kompression des Rückenmarkes bemerkbar werden. Da extradurale Eiterungen schon sehr früh die Tendenz haben, sich innerhalb des ganzen epiduralen Raumes auszubreiten, soll man mit der operativen Freilegung der Dura spinalis nicht lange zögern. Aber auch bei frühzeitiger Operation ist ein Erfolg keineswegs sicher. Das beweist ein von HENNEBERG 1919 beschriebener Fall.

Bei dem 34jähr. Patienten, der 3 Wochen vorher einen Nackenfurunkel gehabt hatte, entwickelte sich allmählich zunehmend das Bild einer Kompressionsmyelitis in Höhe des unteren Cervicalmarkes. Bei der Operation, die 8 Tage nach Auftreten der ersten medullären Erscheinungen ausgeführt wurde, konnte ein haselnußgroßer, epiduraler Eiterherd entleert werden. Aus dem Eiter wurde der Staphylococcus aureus gezüchtet. Die Wundheilung war komplikationslos. Dennoch starb der Patient einige Wochen später unter septischen Erscheinungen. Auf gleiche Weise verloren auch wir 2 Kranke, bei denen der epidurale Absceß gefunden und entleert worden war. Beide Male handelte es sich um Staphylokokkeneiterungen.

Über 2 erfolgreiche Laminektomien bei epiduraler Absceßbildung berichtete 1926 DANDY. In beiden Fällen waren die Abscesse, die infolge ihres monatelangen Bestehens bereits weitgehend eingedickt bzw. durch Granulationsgewebe ersetzt waren, Folge einer Furunkulose. Über mit Erfolg operierte Fälle berichten auch F. KRAUSE und CLAIRMONT. Daß freilich epidurale Eiterungen, wenn nicht operiert wurde, keineswegs immer letal enden, beweist ein von KEIENBURG (1924) mitgeteilter Fall. Bei dem 14jährigen Knaben kam eine ausgedehnte Staphylokokkeneiterung im epiduralen Raum nach Einspritzung von Trypaflavin zum Stillstand und heilte völlig aus.

Ob es möglich sein wird, die von E. FRAENKEL beschriebene Form der Duraerkrankung, die interstitielle Pachymeningitis mit erheblicher Wandverdickung erfolgreich operativ anzugehen, erscheint zum mindesten fraglich. Eine In- bzw. Excision der eitrig infiltrierten Dura würde durch Infektion subarachnoidealer Räume voraussichtlich weitere Komplikationen nach sich ziehen.

II. Die Pachymeningitis haemorrhagica interna.

Zur Geschichte und Begriffsbestimmung. Die Pachymeningitis haemorrhagica interna (P. h. i.) hat von jeher insonderheit den pathologischen Anatomen beschäftigt, und zwar vor allem hinsichtlich ihrer Pathogenese. Trotz der gewaltigen Literatur, die gerade zu dieser Frage entstanden ist, sind wir von ihrer definitiven Klärung auch heute noch weit entfernt. Der ursprünglich vertretenen Auffassung, daß die P. h. i. nichts weiter sei als eine Blutansammlung an der Innenfläche der Dura mater (MORGAGNI, HOUSSARD (1817), BAILLARGER (1834), traten HESCHL (1855) und vor allem VIRCHOW (1856) entgegen. Sie glaubten, daß der subduralen Blutung stets eine Entzündung der Dura, eine Pachymeningitis vorausgehe, wobei HESCHL zur Begründung seiner These hervorhob, daß gegen die Annahme einer primären Blutung vor allem der Sitz des Krankheitsherdes spreche, insofern man das Blut meist in Gegend des Scheitelbeines finde, nicht aber an jenen Stellen, wo man es dem Gesetz der Schwere nach finden sollte, d. h. an der Basis. VIRCHOWS Einwände waren ähnlicher Art. Darüber hinaus hielt er eine primäre Blutung auch deswegen für unwahrscheinlich, weil in der überwiegenden Mehrzahl aller Fälle ein auslösendes Trauma fehle, sodann weil die oft ausgedehnte Blutung mit den normalerweise vorhandenen spärlichen und feinen Blutgefäßen der Dura mater kaum in Einklang zu bringen sei. Erst die Entzündung der harten Hirnhaut schaffe die anatomische Voraussetzung der Blutung. Die VIRCHOW-HESCHLsche Lehre ist im Laufe der Jahre immer wieder angefochten worden und zwar in erster Linie deshalb, weil der Nachweis einer echten primären Entzündung nicht erbracht werden konnte.

Lange Zeit umstritten war die Frage, ob eine primäre, traumatisch entstandene Blutung den Anlaß zu einer echten P. h. i. geben kann. Diese Auffassung vertraten DOEHLE, HEUBNER KÖHL, VAN VLEUTEN, BUSS, BUCHHOLTZ, SCHMIDT, KASEMEYER u. a. Zugegeben werden muß, daß primäre, traumatisch entstandene subdurale Blutungen nach ihrer Organisation zu einer Verdickung der Dura mater führen können, so daß makroskopisch und mikroskopisch eine weitgehende Übereinstimmung mit einer voll ausgebildeten P. h. i. gegeben sein kann. Dennoch aber gehören diese Fälle nicht zum Bilde der echten P. h. i., ihnen fehlt der Grundcharakter des Prozesses: die Tendenz zum Fortschreiten. Einen treffenden Vergleich führt W. ROTH in seiner Studie „Zur Genese und Ätiologie der Pachymeningitis haemorrhagica interna“ an. Er stellt die Duraveränderung nach Blutung den reparativen Entzündungsvorgängen im Sinne ASCHOFFS gleich, zum Unterschied von der eigentlichen, d. h. defensiven Entzündung, die solange anhält, wie das den Prozeß auslösende Agens einwirkt. Mit dieser Auffassung stimmt überein, daß das typische Bild der P. h. i. unter Umständen über Jahre hin bestehen kann und daß im Laufe der Zeit immer wieder neue Lamellen sich der Dura anlagern, in die hinein es aus den neugebildeten Gefäßen blutet. JORES hatte 1901 ebenfalls noch geglaubt, daß eine primäre subdurale Blutung zu echter P. h. i. führen könne, später hat er in gemeinsamer Arbeit mit LAURENT diese Meinung geändert, so daß auch er den aus einer Blutung hervorgegangenen Prozeß nicht mehr zur echten P. h. i. rechnet. BOECKMANN konnte bei der Sektion von 57 Fällen am Gehirn Operierter zeigen, daß in keinem einzigen Fall eine Blutung unter die Dura zur P. h. i. geführt hatte, dabei war in einer Anzahl der Fälle der Zeitraum zwischen Operation und

Exitus zur Entwicklung einer P. h. i. genügend groß gewesen. Stets war der Bluterguß mehr oder weniger vollkommen resorbiert worden, zu einer P. h. i. aber war es niemals gekommen. Es kann somit auf Grund der BOECKMANNschen Befunde als erwiesen gelten, daß im allgemeinen Trauma und aseptische Blutung nicht genügen, eine P. h. i. hervorzurufen. Aus anatomisch-pathologischen und nicht zuletzt auch aus klinischen Gründen ist, worauf auch PUTNAM und CUSHING, D'ANTONA u. a. in den letzten Jahren erneut hingewiesen haben, mithin zu unterscheiden zwischen einer traumatisch bedingten, aus einer Blutung hervorgegangenen Form pachymeningealer Prozeßbildung und einer idiopathischen, aus

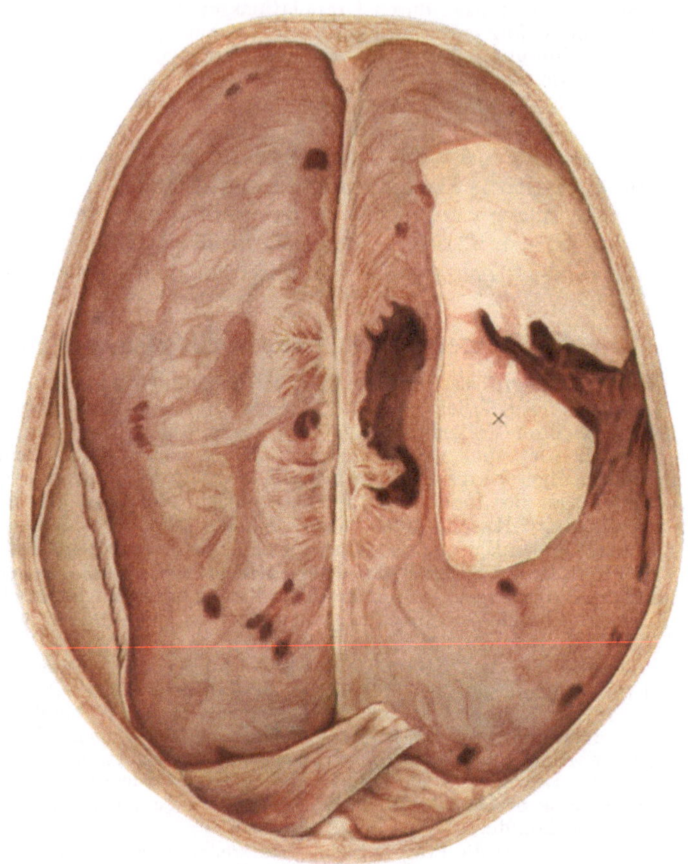

Abb. 3. Pachymeningitis haemorrhagica interna. Blick in die Schädelkalotte. Die Innenfläche der Dura, die dem Schädeldach noch anhaftet, wird von einer rötlichen, teilweise durchbluteten Membran überzogen. Die Membran ist infolge ihrer Weichheit rechts oben eingerissen [die hellgelbe Fläche (×) ist die freiliegende Dura], links unten hat sie sich von der Dura, mit der sie nur sehr locker verbunden ist, gelöst.

einer Wucherung endothelialen und subendothelialen Gewebes entstandenen Form der echten P. h. i. Es hat sich als zweckmäßig erwiesen, beide Formen, schärfer als es bisher geschah, voneinander zu trennen. Im folgenden wird nur die zweite Form, die echte P. h. i. besprochen werden.

Pathologische Anatomie und Pathogenese. Im Anfangsstadium können die Veränderungen an der Dura so gering sein, daß sie leicht übersehen werden. Bei genauerer Prüfung, vor allem bei Kontrastbeleuchtung, erkennt man aber, daß sich einzelne oft nur kleine Stellen von unregelmäßiger Begrenzung von der übrigen spiegelnden Fläche der Dura abheben, teils dadurch, daß sie weniger glänzen, teils dadurch, daß sie eine andere Farbe haben. Bei vorgeschrittenem

Prozeß wird die Dura von einem schleierartigen feinen Gewebe überzogen, dessen Farbe vom einfachen Gelb bis zum Braun- oder bis zum Blaurot schwanken kann und das meist von Blutpunkten oder Blutstreifen durchsetzt ist. Im fließenden Wasser lockern sich die Membranen; noch stellenweise an der Dura festgehalten flottieren sie oder lösen sich auch völlig. Mit Fortschreiten des Prozesses verwächst die Membran mit der Dura mehr und mehr, dabei stellen zahlreiche kleinste Gefäße eine innige Verbindung zwischen Dura und Membran her.

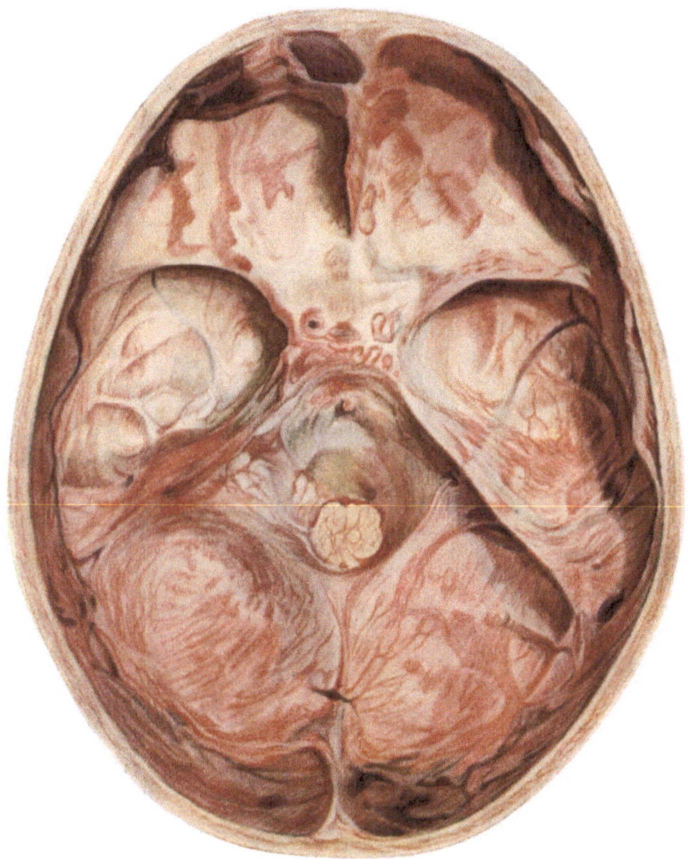

Abb. 4. Der gleiche Fall wie vorher. Blick gegen die Schädelbasis. Die Membranen sind hier weniger ausgebildet als über den Hemisphären. Den seitlichen Teilen der Membran haften Blutmassen an.

Am häufigsten finden sich die Auflagerungen über dem Scheitelhirn, oft symmetrisch, multipel, fleckförmig, unregelmäßig begrenzt, oft auch konfluierend, alsdann nicht selten die ganze Hemisphäre einnehmend. Huguenin fand in 56% der Fälle die P. h. i. über beiden, in 44% über einer Hemisphäre. Da in diese Statistik offensichtlich aber die traumatischen Hämatome aufgenommen wurden, dürfte das wahre Prozentverhältnis sich weit mehr zu gunsten der doppelseitigen Prozeßbildung verschieben. Seltener wird die basale Dura allein ergriffen, hier alsdann häufiger in der hinteren und mittleren Schädelgrube als in der vorderen. Entwickelt sich der Prozeß weiter, so schichten sich immer wieder neue Membranen an, untermengt und durchsetzt von mehr oder weniger alten Blutergüssen. Dadurch erscheint das Bild bei der Sektion sowohl hinsichtlich der

Struktur als auch der Farbe außerordentlich mannigfach. Die innersten, d. h. jüngsten Schichten der Anlagerung sind weich, gefäßreich, während die äußeren derber und gefäßärmer erscheinen und fest mit dem Gewebe der Dura verwachsen sind. Selten ist den äußeren Schichten Kalk oder Knochen eingelagert. Die Gesamtdicke der Membranen kann stellenweise bis zu 2 und selbst 3 cm betragen. Nicht selten kommt es zu stärkeren *Blutungen in die Membran,* zu einem förmlichen *Hämatom,* das alsdann wie eine Kappe die ganze Hemisphäre umkleidet,

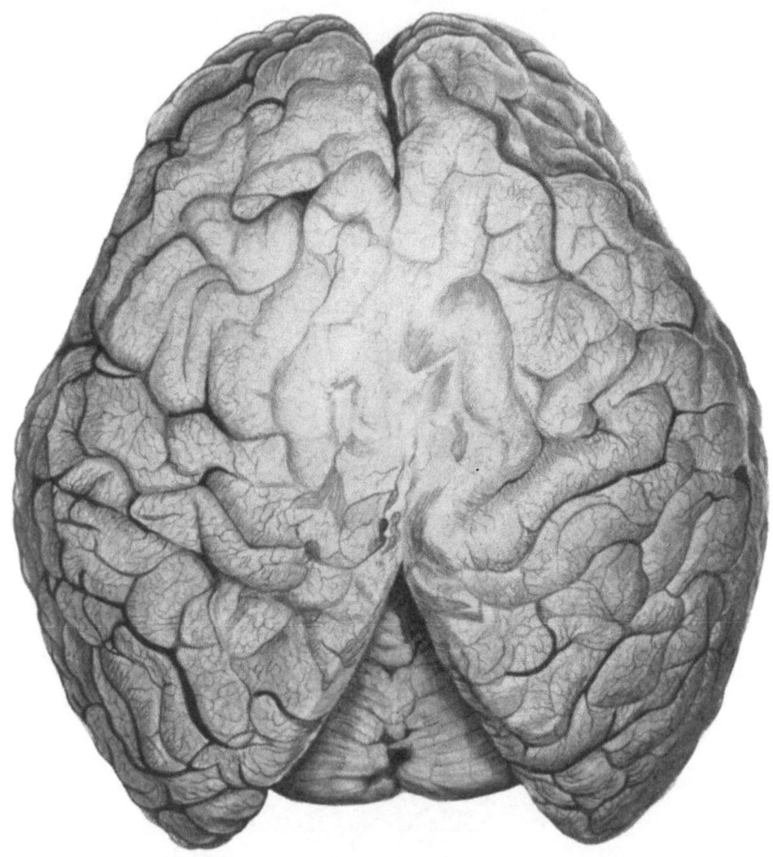

Abb. 5. Der gleiche Fall wie vorher. Die Hemisphären sind infolge ausgiebiger Blutung aus der pachymeningealen Membran eingedellt, die Hirnwindungen abgeplattet.

basalwärts kann sich die Blutung bis in die Ostienscheiden fortsetzen. Der pachymeningealen Auflagerung entsprechend erscheint das Hirn abgeplattet bzw. eingedellt (s. Abb. 5).

Aus länger bestehenden Hämatomen wird das Blut resorbiert und es verbleiben mehrkammerige Cysten mit an Dicke wechselnder Wandung und gelblich-serösem Inhalt *(Hygroma durae matris).* Ein solches Hygrom kann in gleicher Weise wie ein Hämatom die ganze Hemisphäre umgeben. Eine Vereiterung der Blutmassen oder auch eine Verkalkung ist selten.

ROSENBERG ist der Meinung, daß im Gegensatz zur P. h. i. beim Erwachsenen die *kindliche Form* durch das Überwiegen der serösen Ausscheidung ausgezeichnet sei, wie sie schon von LEGENDRE beschrieben wurde. Indessen weiß man, daß rein seröse Ergüsse *primär* nicht vorkommen. Das Serum ist im Anfangsstadium stets mit Erythrocyten durchsetzt, erst in späteren Stadien kann die Flüssigkeitsansammlung zwischen den Lamellen der pachymeningealen Membran einen ausgesprochen serösen Charakter erhalten.

Die *Dura mater spinalis* kann sich ebenfalls am pachymeningitischen Prozeß beteiligen, immerhin scheint dies aber nur selten der Fall zu sein. Systematische Untersuchungen, die über die prozentuale Häufigkeit Aufschluß geben könnten, liegen bisher nicht vor.

Die Frage, wie es zur *Entstehung der pachymeningitischen Membran* kommt, hat im Laufe der Zeit die widerspruchsvollsten Antworten erfahren.

Der Streit ging dahin, ob die neugebildete Membran das Produkt einer primären Wucherung subendothelialen Gewebes oder aber eines von der Dura primär gebildeten Exsudats sei. VIRCHOW ging von der Voraussetzung aus, daß die Entzündung der Innenfläche der Dura mater weitgehend der Entzündung der visceralen Blätter der serösen Häute gleiche, d. h. daß auf das Stadium der fibrinösen Ausschwitzung das Stadium der Organisation mit Gefäßneubildung und allen sonstigen Vorgängen, die man in frischem Granulationsgewebe beobachtet, folge. Ähnlich MELNIKOW-RASWEDENKOW, der nur gleichzeitig noch der Wucherung des Duraendothels eine wesentliche Bedeutung beimaß. Demgegenüber sahen JORES und seine Schüler in der Wucherung subendothelialer Gefäße das Primäre. WOHLWILL kam 1913 auf Grund der Untersuchung von 37 Fällen zu dem Schluß, daß in der überwiegenden Mehrzahl der Fälle weder in der Ausscheidung von Fibrin noch in einer primären Blutung das eigentliche Wesen des Prozesses der echten P. h. i. erblickt werden könne, daß der gemeinsame Ausgangspunkt vielmehr in einer Wucherung subendothelialen Gewebes — vermutlich nach vorausgegangener Schädigung des Endothels — zu suchen sei. Hämorrhagien, fibrinöse und seröse Exsudationen seien sekundäre Vorgänge. Unter 24 initialen Fällen fehlten 12mal zellige und fibrinöse Exsudate völlig. Auch die Färbung auf Plasmazellen hatte ein negatives Resultat. Wie eigene Untersuchungen uns zeigten, können in der Tat ausgesprochene entzündliche Veränderungen im Frühstadium der P. h. i. vollkommen fehlen, sie sind, wo sie gefunden werden, im allgemeinen so gering, daß es schlechterdings nicht angängig ist, ihnen pathogenetisch eine besondere Bedeutung zeizumessen. ROSENBERG stellte in den verschiedensten Schichten der membranösen Auflagerung weder Fibrin noch entzündliche Zellelemente um die Gefäße fest. Wie er fanden auch wir in frischen Fällen stets nur junges Bindegewebe.

Die *Membran* ist durch einen großen *Reichtum an dünnwandigen Gefäßen* ausgezeichnet. Sie unterscheiden sich von den gewöhnlichen Capillaren durch ihre außerordentliche Weite, so daß im Querschnitt maschenähnliche Bilder entstehen. Untersucht man Grenzzonen, d. h. Übergänge vom normalen zum krankhaft veränderten Gewebe, so ist eindeutig zu erkennen, daß die neugebildeten Gefäße ebenso wie das junge Bindegewebe von der subendothelialen Schicht der Dura ihren Ausgang nehmen. Dabei steht die Gefäßwucherung im Vordergrund alles Geschehens. Nicht selten sieht man — im Ausmaß allerdings von Fall zu Fall wechselnd — Kontinuitätstrennungen der Capillaren mit Blutaustritt in die Umgebung. Wie makroskopisch so sehen wir auch mikroskopisch kleinste umschriebene Blutherde neben großen flächenhaften Blutungen. An vielen Stellen sind die Gefäße regressiv verändert, ihr Endothel ist gewuchert, oft bis zur Obliteration, seltener sieht man nekrotische Vorgänge in der Umgebung. Auf der Innenseite der pachymeningealen Membran sind die neugebildeten Blutgefäße besonders zahlreich, sie treten duralwärts zugunsten fibrillärer Wucherungen zurück. Das nach VAN GIESON sich nicht färbende äußerst kernreiche jugendliche Bindegewebe setzt sich in die Fasergruppe der Dura fort. An zelligen Elementen — ich folge hier der Darstellung WOHLWILLS — finden sich in ihr außer den platten Endothelien der Capillaren teils sternförmige Zellen, teils ziemlich große abgerundete Elemente mit chromatinreichem, runden, häufig wandständigen Kern, die stellenweise deutliche Beziehungen zu den feinen Bindegewebsfasern zeigen und sich somit als Fibroblasten dokumentieren, teilweise aber auch als „Vakuolenzellen“ Protoplasmaeinschlüsse verschiedener Art, unter anderem auch intakte rote Blutkörperchen — in älteren Fällen Pigment — beherbergen, also die Funktion von Makrophagen versehen. Kernteilungsfiguren oder Doppelkernigkeit sind nicht selten in diesen Zellen zu finden. Auch hier bestimmen zweifellos Akuität und Intensität des Geschehens in weitgehendem Maße das histologische Bild.

Die gegebene Darstellung kennzeichnet die wesentlichsten Züge der P. h. i. Der Übergang ins gesunde Gebiet ist durch eine Auflockerung des Gewebes und eine leichte Vermehrung und Vergrößerung der subendothelial gelegenen Zellen gekennzeichnet.

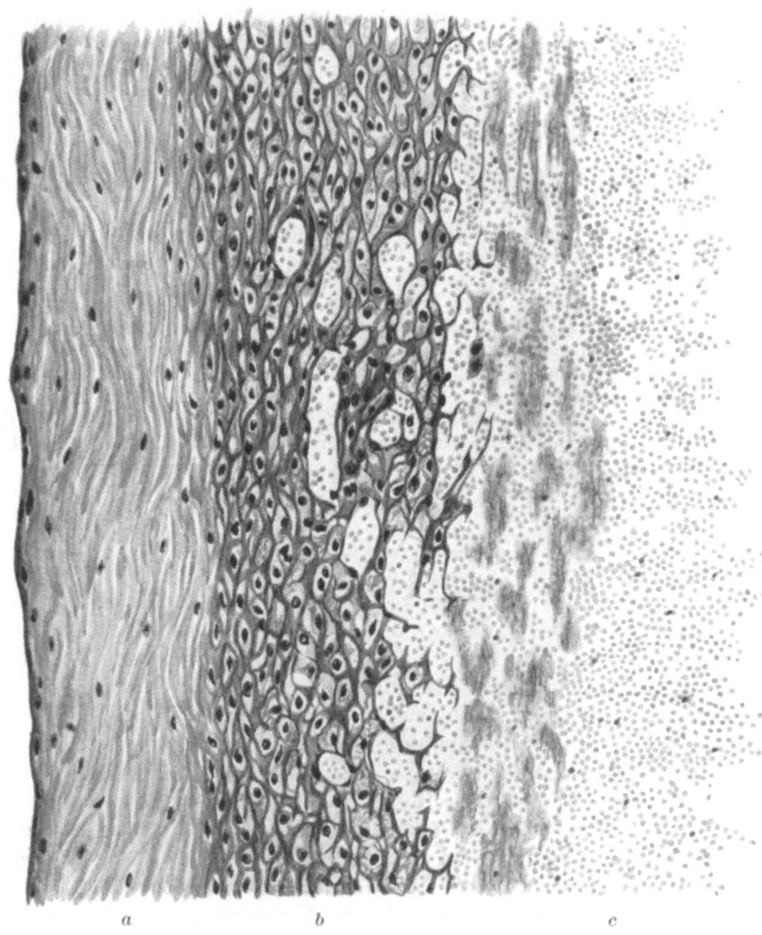

Abb. 6. Halbschematische Darstellung des histologischen Substrates einer Pachymeningitis haemorrhagica interna (gezeichnet nach einem Präparat). *a* Normales Duragewebe; *b* pachymeningitische Membran mit zahlreichen dünnwandigen, z. T. geborstenen Gefäßen; *c* freies Blut mit Fibrinniederschlägen.

Über die histologischen Vorgänge in den späteren Stadien herrscht, worauf schon FR. SCHULTZE hingewiesen hat, im wesentlichen Übereinstimmung. Wie bei der Organisation von Blutthromben oder von Extravasaten bilden sich innerhalb der Hämatome zahlreiche dünnwandige weite Capillaren. Zwischen ihnen breitet sich junges fibrilläres Gewebe aus, das ganz allmählich in eine derbfaserige Narbe umgewandelt wird, Dura mater und neugebildetes Gewebe verwachsen allmählich mehr und mehr. Infolge der andauernd neuen Blutung aus den dünnwandigen Capillaren erhält der Prozeß einen ausgesprochen progressiven Charakter. Proliferation, Resorption und Organisation laufen hier nebeneinander.

Nachdem JORES und LAURENT 1901 bereits versucht hatten, eine reine exsudativ-fibrinöse Form von der hämorrhagischen P. h. i. abzutrennen, kam RÖSSLE 1909 auf Grund eigener Beobachtungen zu dem Ergebnis, daß dieser Form eine größere Bedeutung zukomme, als man bisher allgemein angenommen habe. Sie werde charakterisiert durch die lockere sammetartige Beschaffenheit der Membran sowie deren weißliche, höchstens rötliche Farbe und den völligen Mangel an Pigment und Blutungen in reinen Fällen. Mikroskopisch falle die große Armut an Capillaren auf. Sie sei das wesentlichste Moment bei dieser Form der Entzündung. Daneben finde man die Produkte der Ausschwitzung aus den spärlichen Gefäßen mit mehr oder weniger reichlichem Fibrin. WOHLWILL konnte diese Befunde nicht bestätigen.

1912 hat FAHR 2 reine Fälle von Pachymeningitis vasculosa mitgeteilt. Wie RÖSSLE kommt auch FAHR trotz Anerkennung reiner Formen — im Sinne einer progressiven Capillar-Endothelwucherung und im Sinne einer sero-fibrinösen Entzündung — zu dem Ergebnis, daß beide Formen sehr häufig miteinander kombiniert sind.

MELNIKOW-RASWEDENKOW, FR. SCHULTZE, FAHR und auch WOHLWILL haben eigentümliche zellige Knötchen, die sich teils in der neugebildeten Membran, teils auf der ursprünglichen Duraoberfläche und auch in der normalen Dura finden, als einen den Prozeß charakterisierenden Befund beschrieben. Nach der Lehre CUSHINGs und seiner Schule vom Wesen der meningealen Geschwülste (Meningiome) müssen wir jedoch annehmen, daß es sich hier um jene eigenartigen, von der Arachnoidea ausgehenden und lediglich in die Dura versprengten Zellnester handelt, wie sie als erster M. B. SCHMIDT beschrieben hat und die mit dem meningitischen Prozeß als solchem nichts zu tun haben. ROTH, der in 2 Fällen von P. h. i. diese Zellnester fand, ließ es ebenfalls dahingestellt, ob sie zum pachymeningitischen Prozeß irgendwelche ursächlichen Beziehungen haben.

Zur Beantwortung der Frage nach der entzündlichen Genese des pachymeningitischen Prozesses hat ROSENBERG die chemische Zusammensetzung der interlamellären seröshämorrhagischen Flüssigkeit — aus kindlichen Schädeln gewonnen — studiert. Der Eiweißgehalt der ganz oder fast ganz erythrocytenfreien Punktate schwankte zwischen 4 und 6‰, d. h. er lag weit außerhalb der für eine Entzündung charakteristischen Grenze. ROSENBERG schließt daraus, daß der pachymeningitische Erguß durch diese Eigenschaften einwandfrei als Stauungstranssudat gekennzeichnet werde und daß damit ein neuer Beweis für den nicht entzündlichen Charakter der P. h. i. erbracht sei.

Fassen wir zusammen, so ist zu sagen, daß die P. h. i. auf einer primären Wucherung des subendothelialen Gewebes nach wahrscheinlich vorausgegangener Läsion des Endothels beruht. In den weitaus meisten Fällen sind exsudative mit Fibrinablagerung einhergehende Vorgänge ebenso wie Blutungen in die neugebildete Membran akzidentelle Erscheinungen. Es ist leider in den meisten Fällen nicht möglich, den Werdegang des Prozesses zu analysieren, da der Tod in einem Stadium erfolgt, in dem von Exsudat oder Fibrin, auch wenn solches im Frühstadium vorhanden gewesen sein sollte, nichts mehr zu erkennen ist. Auf der anderen Seite kann es auf Grund der in der Literatur vorliegenden Befunde (RÖSSLE, FAHR) keinem Zweifel unterliegen, daß Fälle mit reiner sero-fibrinöser Entzündung sowie mit reiner progressiver Capillarwucherung vorkommen; immerhin sind diese Fälle selten.

Die P. h. i. kann sich im Gefolge der verschiedensten Krankheiten entwickeln und es ist, wie FR. SCHULTZE schon ausgeführt hat, durchaus begreiflich, daß bei Erkrankungen, die auch sonst leicht Blutungen erzeugen, sei es durch Stauung, sei es durch Schädigung der Gefäßwandung (Infektion, Intoxikation) eine P. h. i. entstehen kann, so bei Herzkrankheiten, Arteriosklerose, chronischer Nephritis, Sepsis, Alkoholismus u. a. m.

Vorkommen und Ätiologie. Die P. h. i. bevorzugt das mittlere und besonders das vorgerückte Lebensalter. Sie kommt aber auch im frühesten Kindesalter keineswegs selten vor. Dies ist in den letzten Jahren mehr und mehr erkannt worden (FINKELNBURG, ROSENBERG, BURHANS und GERSTENBERGER u. a.).

W. WOLFF hat das Sektionsmaterial des Allgemeinen Krankenhauses St. Georg in Hamburg (eines Krankenhauses, in dem alle Disziplinen vertreten sind) während der Jahre 1913—1919 auf das Vorkommen von P. h. i. statistisch geprüft. Bei 9096 in Betracht gezogenen Sektionen fand er in 1,24% eine P. h. i., davon entfielen auf das männliche Geschlecht 53,4%, auf das weibliche Geschlecht 46,6%. Die Verteilung auf die einzelnen Lebensabschnitte gestaltete sich in folgender Weise: über 50 Jahre 74 Fälle, über 60 Jahre 44 Fälle, über 70 Jahre 24 Fälle, unter 2 Jahren 2 Fälle; die meisten Fälle lagen also zwischen 50 und 70 Jahren. Die von WOLFF aufgestellte Statistik, in der das männliche Geschlecht bevorzugt erscheint, entspricht den Angaben in der Literatur. Das von FINKELNBURG angegebene Zahlenverhältnis von 3 : 1 dürfte wohl etwas zu hoch gegriffen sein.

Hinsichtlich der Ätiologie der P. h. i. bestehen die gleichen Unklarheiten wie hinsichtlich der Pathogenese. ROTH sagt mit Unrecht, daß bei keiner Entzündung die Frage der Ätiologie so wenig fundiert sei wie gerade hier. Stellt man sich auf den Standpunkt, daß die P. h. i. eine rein entzündliche Erkrankung ist, so wird man in erster Linie an einen Infektionserreger, d. h. an ein belebtes Agens denken müssen. Solcher Annahme stehen jedoch gewichtige Bedenken insofern entgegen, als man weiß, daß sich nur ausnahmsweise Keime in der pachymeningitischen Membran nachweisen lassen. Einer der wenigen bisher bekannt gewordenen Fälle ist der von SCHOTTMÜLLER (1910) mitgeteilte, bei dem E. FRAENKEL im Schnittpräparat Streptokokken nachweisen konnte. Wenn histologischer und klinischer bzw. bakteriologischer Befund es unwahrscheinlich machen, daß Infektionserreger den pachymeningitischen Prozeß erzeugen, auf der anderen Seite aber feststeht, daß die P. h. i. besonders häufig im Gefolge von Infektionskrankheiten auftritt, so liegt die Annahme nahe, daß möglicherweise ein Toxin den Prozeß erzeugt, mag es nun von den Bakterien selbst gebildet werden oder einem krankhaft veränderten Stoffwechsel seine Entstehung verdanken.

Daß auch andere von außen dem Körper einverleibte Toxine eine P. h. i. erzeugen können, darf als erwiesen gelten. An erster Stelle ist der *Alkohol* zu nennen. Wenn OPPENHEIM, FR. SCHULTZE, NONNE, FINKELBURG, H. SCHLESINGER u. a. das häufige Vorkommen von Alkoholabusus in der Anamnese von Kranken, bei denen eine P. h. i. bei der Sektion festgestellt wurde, betonen, so ist dennoch WOHLWILL darin beizustimmen, daß dem Alkoholismus, besonders seit der Abhandlung von KREMIANSKY von den Klinikern vielfach eine zu große Bedeutung beigemessen wird. Er bildet zweifellos nur einen Teilfaktor in der Reihe der prozeßbedingenden Momente.

Für eine solche Auffassung sprechen bis zu einem gewissen Grade auch die Ergebnisse tierexperimenteller Untersuchungen von AFANASSIJEW, DE RECHTER, MAIRET und COMBEMALE, BRAUN und MONTESANO, die nach einer über Monate sich erstreckenden Alkoholverabreichung bei ihren Versuchstieren nichts von P. h. i. sahen. Über ein gelegentliches Auftreten von P. h. i. nach experimenteller Alkoholverabreichung berichten KREMAINSKY, SPERLING, VAN VLEUTEN, RUNGE, LEWIN und NEUMANN, wobei freilich gesagt werden muß, daß gerade diese Untersuchungen betreffs der angewandten Methodik zur Kritik herausfordern.

Zusammenfassend können wir sagen, daß klinische und experimentelle Tatsachen dem *chronischen Alkoholismus* nur die Bedeutung eines prädisponierenden Momentes zukommen lassen; die Dinge liegen hier offensichtlich ähnlich wie für andere ätiologisch auf toxämischer Basis beruhende Affektionen, beispielsweise für die Lebercirrhose, für die heute als erwiesen zu gelten hat, daß nicht der Alkohol als solcher den Prozeß erzeugt, sondern eine durch den chronischen Alkoholabusus bedingte Störung des Gesamtstoffwechsels.

Auf welche Weise die P. h. i. speziell bei den Intoxikationsprozessen entsteht, wissen wir nicht. Nach MELNIKOW-RASWEDENKOW kommt es zuerst zu einer Wucherung des elastischen Gewebes. Dadurch werde die Kommunikation zwischen der unter der Membrana elastica gelegenen Capillarschicht mit der Duraoberfläche unterbrochen bzw. beeinträchtigt und auf diese Weise der Boden für den pachymeningitischen Prozeß geschaffen. Die Eigenart der Blutgefäßversorgung, die von MELNIKOW und jüngst von HENSCHEN an der normalen Dura studiert wurde, kann weiterhin der Erklärung dienen (HENSCHEN stützt sich dabei vornehmlich auf die von R. A. PFEIFER bearbeitete Angioarchitektonik der Dura mater).

Da die P. h. i. nur Teilerscheinung eines allgemeinen den Stoffwechsel beeinflussenden Leidens zu sein pflegt, wird die vorher dargelegte Auffassung verständlich, daß sie auch als Komplikation zahlreicher anderer Krankheiten auftreten kann. Offensichtlich ist es so, daß die Dura auf verschiedenartige Schädlichkeiten, seien sie mechanischer, seien sie chemischer Art, mit der gleichen Gefäßwucherung reagiert. Hier sind zunächst die *Blutkrankheiten* zu nennen: perniziöse Anämie, Leukämie und Zustände, die ins Gebiet der sog. hämorrhagischen Diathese gehören (Hämophilie, Purpura); ferner alle jenen Krankheiten, die in Auswirkung bestimmter, fortlaufend in den Kreislauf gelangender, endogen gebildeter Toxine bestimmte Gewebe, nicht zuletzt aber die Gefäßwandung schädigen: Skorbut (MAGNAN, BOVER), BARLOWsche Krankheit. Nicht ganz selten kommt es bei der chronischen mit Urämie einhergehenden Nephritis zu einer P. h. i. (F. SCHULTZE, LUCE, OPPENHEIM u. a.), ebenso auch bei mit chronischer Stauung einhergehendem Herzfehler, bei primärer Erkrankung der Gefäße, speziell bei Arteriosklerose. Zu dieser Annahme berechtigt die Tatsache, daß man in manchen Fällen von P. h. i. derartige Grundleiden als einzige Ursache findet.

Auch gewissen *Infektionskrankheiten* ist ätiologisch zu gewissen Zeiten eine große Bedeutung zugesprochen worden (Masern, Scharlach, Variola, Typhus, Keuchhusten, Milzbrand, Rückfallfieber, Sepsis, Lues, Tuberkulose). Die Zahl der nach dieser Richtung zu wertenden kasuistischen Mitteilungen ist nicht klein. Besonders in WOHLWILLS Zusammenstellung spielen die Infektionskrankheiten eine hervorragende Rolle.

Wie man sich die Auswirkung des Infektes für das Zustandekommen der P. h. i. denken soll, läßt auch WOHLWILL unentschieden. Nicht ist anzunehmen, wie vorher schon angedeutet wurde, daß der Erreger der jeweiligen Krankheit selbst den duralen Prozeß erzeugt. Ob toxische Substanzen, mit Liquor oder Blut der Dura zugeführt, die Endothelschädigung hervorrufen, oder ob Zirkulationsstörungen, die namentlich bei den mit schweren Hustenanfällen einhergehenden Krankheiten in der Schädelhöhle als bestehend vorausgesetzt werden können, oder ob sonstige noch unbekannte Momente zu beschuldigen sind, muß dahingestellt bleiben (WOHLWILL). Der Erreger selbst wurde in der Dura nur außerordentlich selten gefunden. Es liegt deshalb nahe anzunehmen, daß es sich hier um Zufallsbefunde oder doch höchstens um aufgepfropfte Infektionen bei einer bereits bestandenen P. h. i. gehandelt hat. In dem oben erwähnten Fall SCHOTTMÜLLERS konnten im Schnittpräparat in der pachymeningitischen Membran Streptokokken nachgewiesen werden. ROTH fand in einem Falle Diplokokken, in einem anderen Staphylokokken, allerdings auch nur im Schnittpräparat; bakteriologisch-kulturell wurde nicht untersucht.

Die P. h. i. wird verhältnismäßig häufig bei der Paralyse, seltener bei anderen Formen der Lues beobachtet. Daß auch bei kongenitaler Lues eine P. h. i. entstehen kann, ist seit langem bekannt (HEUBNER, TAYLOR, CASTENS, DOEHLE und WEYHE, WOHLWILL, SCHMINCKE, GULDBERG, DEBRÉ und SEMELAIGNE).

Schließlich sind als ätiologischer Faktor alle jene Erkrankungen zu erwähnen, bei denen es entweder zu *Schrumpfungsvorgängen am Hirn* (Hirnatrophien, progressive Paralyse) oder aber zu einer *Druckvermehrung innerhalb der Schädelhöhle* kommt. Daß intrakranielle raumbeschränkende Prozesse das Entstehen einer P. h. i. begünstigen können, hat W. WOLFF betont. Sowohl das intracerebral entstandene *Neoplasma* als auch die Durageschwulst, vor allem die metastatisch multipel auftretende Geschwulst (Carcinose, Sarkomatose) können als Begleiterscheinung eine P. h. i. haben.

Je nach dem Material, das einer Statistik zu Grunde liegt, wird das ätiologische Moment, prozentuell auf die einzelnen Krankheiten verteilt, außerordentlich verschieden sein. Es treten beispielsweise in psychiatrischen Anstalten die akuten Infektionskrankheiten zugunsten der chronischen, speziell zugunsten der Lues zurück.

Die Frage, ob und wieweit ein *Trauma* eine P. h. i. erzeugen bzw. auslösen kann, ist immer wieder diskutiert worden, ohne daß es jedoch zu einer Einigung gekommen wäre. Wir haben bereits darauf hingewiesen, daß ein einfaches subdurales, traumatisch oder operativ entstandenes Hämatom nicht zu einer ausgesprochenen P. h. i. führt. CUSHING und F. KRAUSE sahen niemals ein postoperatives subdurales Hämatom in eine echte P. h. i. übergehen. Auch D'ANTONA ist jüngst wieder für eine scharfe Trennung beider Prozesse eingetreten.

Nach MARIE, ROUSSY und LA ROCHE wird reines Blut, Hunden und Kaninchen subdural injiziert, restlos aufgesaugt; LABORDE und SPERLING erzeugten durch Injektionen von Frischblut in den Subduralraum eine Gerinnungsmembran mit Einwucherung neugebildeter Gefäße (zit. nach HENSCHEN). Da PUTNAM den gleichen Befund bei Operierten, die kurze Zeit nach der Trepanation starben, feststellen konnte, während das postoperative Hämatom im allgemeinen restlos aufgesaugt wird, so kann, wie HENSCHEN mit Recht fordert, nur die experimentelle Erzeugung eines echten duralen Dauerhämatoms Beweismaterial liefern. Dieser Voraussetzung wurden MARIE, ROUSSY und LA ROCHE dadurch gerecht, daß sie dem eingespritzten Blut reizende Substanzen beifügten. Da aber die subdurale Blutung des Menschen, die nicht resorbiert zu werden pflegt, meist nicht durch ein schweres Trauma erzeugt wird, sondern nur Folge eines meist belanglosen Traumas ist, so müssen wir annehmen, daß hier besondere Momente im Spiele sind. HENSCHEN führt als solche an: ungünstige Gefäßarchitektonik der Dura, mangelnde Resorptionsfähigkeit der Dura, Leerdrücken der Subarachnoidealräume, des Gefäß- und Wasserflußsystems des Gehirns, wodurch die resorptiven Fähigkeiten des Gewebes abwegig beeinflußt werden. Bei einem im Laufe von 12 Tagen ohne Erscheinungen eines allgemeinen Hirndruckes und ohne Stauungspapille sich entwickelnden großen, abgekapselten, linksseitigen Konvexitätshämatoms fand HENSCHEN, als er die Schädelhöhle öffnete, beiderseits eine eingesunkene Dura und ein förmlich zusammengeschrumpftes Gehirn bei einem pH-Wert des intrakraniellen Liquors von 8,40, also das Gegenbild der REICHARDTschen Hirnschwellung. Hieraus abgeleitete und auf SCHADEsche Lehren sich gründende Vorstellungen vom Ablauf eines Heilvorganges vermögen eine Erklärung der nunmehr veränderten Heilreaktion zu geben. HENSCHEN sah, wie vor ihm PUTNAM, v. SAAR und HERSCHMANN beim chronischen, traumatisch entstandenen subduralen Hämatom an der duralen Grenzzone große, unregelmäßige, meist längliche Räume, teilweise leer, teilweise mit Erythrocyten, Leukocyten, Fibrin und körnigen Trümmern gefüllt. Diese Räume sind um so größer und unregelmäßiger, je älter das Hämatom ist. HENSCHEN deutet sie als reparative Parzellierungen des stagnierenden Hämatoms, entstanden durch Wucherung arachnoidealer Meningocysteneinschlüsse der Dura. „Das traumatische Durahämatom ist demnach eine abwegige reaktiv defensive Pachymeningeose im Gange erschwerter Verarbeitung oder Wegschaltung stagnierender Hämatome. Da sich im Ablauf pathologischen Geschehens histotoxische, infektiös-toxische oder infektiöse Faktoren zugesellen können, so verschieben sich die histologischen Bilder nach der Seite der P. h. i. hin" (HENSCHEN).

Zusammenfassend läßt sich sagen, daß das subdurale Hämatom nach Schädeltrauma nur dann zu einer P. h. i. Anlaß gibt, wenn gewisse Vorbedingungen erfüllt sind. Die Konstellation der Faktoren bestimmt die Reaktionsweise auf das traumatisch entstandene Hämatom. Zu ähnlichem Schluß kommt auch W. WOLFF bei kritischer Überprüfung seines Materials. Er sieht den wesentlichsten ätiologischen Faktor in einem chronischen Überdruck innerhalb der Schädelhöhle.

Eine besondere Besprechung erfordert die *Ätiologie der kindlichen P. h. i.* Seitdem FINKELSTEIN, ROSENBERG, BURHANS und GERSTENBERGER auf die große Häufigkeit der Erkrankung im Kindesalter hingewiesen haben, mehren sich die Beobachtungen der Kinderärzte. Es ist das Verdienst DOEHLEs, als erster die Bedeutung der P. h. i. im Kindesalter erkannt zu haben. DOEHLE fand 1890 unter 597 Sektionen von Kindern bis zu 10 Jahren 48mal, bei 269 Kindern unter 1 Jahr 38mal eine P. h. i. Die wesentlichste Bedeutung für das Zustandekommen des pachymeningitischen Prozesses im Säuglingsalter wurde von DOEHLE, ebenso wie später von WEYHE und SALOMON dem *Geburtstrauma* beigemessen. Von den bis zum Alter von 10 Jahren gestorbenen Kindern wiesen 17,8%, von den im 1. Lebensjahr gestorbenen Kindern 27,2% pachymeningitische Veränderungen auf. Die Statistik des Kieler pathologischen Instituts wurde später von KOWITZ fortgesetzt; er fand unter 3875 Kindern im Alter von 8 Tagen bis zu 2 Jahren 150mal, d. h. in 3,9% pachymeningitische Veränderungen. Die Häufigkeit nahm mit zunehmendem Alter ab: 26,6% bei Neugeborenen, 14,7% im ersten Vierteljahr, 10% bis zum vollendeten ersten und 9,4% im zweiten Jahre. Die Kieler Autoren stützten sich bei ihrer Beweisführung, daß die P. h. i. durch die intra partum erfolgte durale Blutung ursächlich bedingt sei, in erster Linie auf die bereits vorher erwähnten von LABORDE an Hunden und Katzen erhobenen Befunde. Die Ursache für die abnorme Reaktionsweise der Dura vermochten sie freilich nicht zu ergründen.

Eingehend hat auch ROSENBERG die Frage des Geburtstraumas in seiner Bedeutung für die Ätiologie der P. h. i. behandelt. Er kommt hierbei aber auf Grund eigener Beobachtungen zu anderen Ergebnissen wie DOEHLE und dessen Mitarbeiter.

Bei DOEHLE liegt die Höchstziffer der Erkrankungsfälle zwischen dem 1. und 3., bei ROSENBERG hingegen zwischen dem 6. und 8. Monat. Sieht man von der Besonderheit, die die kongenitale Lues ätiologisch spielt, ab, so müssen mir mit ROSENBERG feststellen, daß die idiopathische P. h. i. gewöhnlich erst zu einem Zeitpunkt auftritt, wo die Resorption der bei der Geburt entstandenen subduralen Blutung abgeschlossen ist. In Fortsetzung HEUBNERscher Gedankengänge sieht ROSENBERG in der P. h. i. nichts anderes als die Folgeerscheinung einer Thrombose des Sinus cavernosus. Wenn man dieser These mangels objektiver Unterlagen zunächst auch mit einer gewissen Skepsis begegnet, so ist doch soviel Tatsache, daß die bei der klassischen Form der P. h. i. beobachteten Erscheinungen sich in Versorgungsgebieten von Gefäßen finden, deren Blut in den Sinus cavernosus abfließt. Es sind folgende Gefäße: 1. die Venae meningeae mediae, 2. die Venae ophthalmicae, Venae centrales retinae, Venae ethmoidales und 3. die Venae frontales-supraorbitales. Voraussetzung für die Entstehung einer solchen Thrombose ist aber immer eine Infektion. In 80% der von ROSENBERG beobachteten Fälle ging in der Tat dem Ausbruch der Erkrankung eine hämorrhagische Rhinitis voraus. 2—3 Monate vor Auftreten der ersten klinischen Erscheinungen hatten die Kinder einen länger anhaltenden blutigen Schnupfen, der sich in der Hälfte der Fälle als eine diphtherische Erkrankung der Nasenschleimhaut erwies. Auf Grund dieser Befunde glaubt ROSENBERG ätiologisch den Diphtheriebacillen eine sehr wesentliche Bedeutung beimessen zu sollen. Die diphtherische Erkrankung der Gefäßwände verursache eine Thrombenbildung in den Venae ethmoidales, auf diese Weise sei die Möglichkeit einer Fortleitung der Thrombose oder der Einschleppung kleiner Emboli in den Sinus cavernosus gegeben. Der mannigfachen Schwierigkeiten für die Erklärung, daß nach infektiös entstandenem Thrombus sich eine nichtphlebitische Thrombose innerhalb des Sinus cavernosus ausbilde, ist sich ROSENBERG durchaus bewußt. Am meisten aber dürfte jener These entgegenstehen, daß es bisher nicht gelang, autoptisch eine Thrombose des Sinus cavernosus nachzuweisen.

Die Ursache für das Zustandekommen der P. h. i. nach Trauma im Säuglingsalter bleibt in Dunkel gehüllt. WOHLWILL erblickt die Disposition zur Erkrankung in einer Läsion des Duraendothels, ohne jedoch anzugeben, wie er sich die Pathogenese dieses Prozesses im einzelnen denkt.

Es ist selbstverständlich, daß auch andere den kindlichen Organismus beeinträchtigende Krankheiten den Boden für die Entwicklung einer P. h. i. vorbereiten können. Ich nenne die Rachitis (NORTHRUP u. a.), den Skorbut (IMMERMANN, BROER, WAGNER, HAYEN, WALLACE, ANDERSSON, FREUD) und die Avitaminose schlechtweg (KIHN) (zit. nach HENSCHEN), Masern (HUGUENIN, F. SCHULTZE, WOHLWILL), Scharlach (HASSE, MELNIKOW-RASWEDENKOW), Lues (HEUBNER, DOEHLE, WEYHE, D'ASTROS, OPPOLZER, CASTENS, SCHMINCKE, ROSENBERG, GULDBERG), Tuberkulose (PAULICKI, BERGER, DOEHLE), Diphtherie (KRÜCKE, DOEHLE, WEYHE, GERBER, WOHLWILL, ROSENBERG), Keuchhusten (REIMER, DOEHLE, WEYHE, HADA-OSTERTAG), hämorrhagische Diathese (WAGNER, LAURENT, HAHN), Leukämie, perniziöse Anämie (STEFFEN, LAURENT), Ernährungsstörungen (SALOMON, BUCHHOLZ, WEYHE), Marasmus (D'ASTROS, BUCHHOLZ), Otitis (ROTH), Sepsis (WOHLWILL). Während DOEHLE die häufig bei Säuglingen vorkommende Pädatrophie für eine Folge des Duraprozesses hält und als Ausdruck trophischer Störungen infolge Mitläsion des Gehirns erklärt, sehen andere Autoren in der schweren Störung der Trophik das primäre Moment für das Entstehen einer P. h. i. Im Sinne DOEHLEs könnte die Tatsache sprechen, daß auch bei Erwachsenen die P. h. i. nicht ganz selten ebenfalls mit einem hochgradigen Marasmus einhergeht.

Symptomatologie. Die P. h. i. gehört symptomatologisch zu den formenreichsten Bildern organischer Hirnprozesse. Der wechselnde Sitz des Prozesses, sein Ausmaß hinsichtlich der Fläche sowie der Tiefe, die Möglichkeit erheblicher Kompensation seitens der Schädelkapsel — dies gilt natürgemäß nur für den wachsenden kindlichen Schädel — u. a. m. schaffen die Voraussetzung eines ungeheuren Formenreichtums. Darauf hat jüngst auch wieder v. SARBÓ in einer differentialdiagnostischen Studie hingewiesen.

Nicht ganz selten verläuft die P. h. i. völlig symptomlos. Autoptisch findet sich in solchen Fällen nur eine dünne Membran mit minimalen Blutungen, hier handelt es sich gewissermaßen nur um einen das Grundleiden komplizierenden Nebenbefund. Aber auch umfangreichere anatomische Veränderungen können sich bei gewissen Grundleiden dauernd der klinischen Erkenntnis entziehen. Das ist z. B. der Fall bei alten abgelaufenen Psychosen, auch bei der Paralyse, wo sich die durch die P. h. i. bedingten Symptome mit dem ursprünglichen Krankheitsbild vermengen und infolgedessen als solche nicht gewertet werden. HENSCHEN spricht hier von einer „stillen Form".

In dem zweifellos größeren Teil der Fälle von P. h. i. sind aber bestimmte Erscheinungen vorherrschend, die dazu geführt haben, das Krankheitsbild nach seinen Hauptsymptomen in verschiedene Formen aufzuteilen.

HENSCHEN stellt nebeneinander: 1. die Gruppe der stillen Fälle, 2. den kephalgischen Typ, 3. den apoplektischen Typ, 4. den neurologischen Typ, 5. den psychotischen Typ, 6. den meningitischen Typ, 7. den toxischen Typ, 8. den Typ mit dem akuten, subakuten oder chronischen Hirndruck, 9. den okularen Typ und schließlich 10. einen otologischen Typ. Wie berechtigt eine derartige Aufteilung, die das vorherrschende Symptom zum Kriterium des Gesamtbildes macht, theoretisch auch sein mag, so lehrt doch die Erfahrung, daß es nur verhältnismäßig selten gelingt, die Fälle in dieser Weise zu gruppieren, da Überschneidungen häufig vorkommen.

Unter den *subjektiven Krankheitserscheinungen* stehen uncharakteristische Kopfschmerzen und Schwindelgefühl, häufig kombiniert mit Erbrechen, an erster Stelle. Nicht selten beginnt die Krankheit schleichend mit allgemeiner Apathie, die von mehr oder weniger ausgesprochenen Erregungszuständen motorischer wie psychischer Art unterbrochen wird. In dieser Form ist das Bild nichts weniger als charakteristisch und könnte ebensogut Ausdrucksform einer progressiven Paralyse oder einer cerebralen Sklerose bzw. einer Encephalomalacie sein.

Symptomatologisch charakteristisch und ausschlaggebend für die Diagnose ist das *Schwanken der Erscheinungen.* Der Erfahrene weiß, daß für die Diagnose einer P. h. i. weniger das Augenblicksbild entscheidet als der Verlauf (FÜRSTNER, FR. SCHULTZE, OPPENHEIM, NONNE, V. SARBÓ u. a.). Wenngleich solche Schwankungen auch bei anderen Hirnprozessen, beispielsweise beim Tumor cerebri oder bei der Paralyse vorkommen, so erreichen sie doch niemals der P. h. i. vergleichbare Grade. Das Stadium der psychomotorischen Unruhe kann den Charakter eines Beschäftigungsdelirs annehmen. Die Kranken nesteln an ihrem Bettzeug, packen mit den Kissen, vergleichen was ihnen in die Hände kommt mit Berufsgegenständen u. a. m. Sind sie zeitlich und örtlich nicht orientiert, so erscheint das Bild KORSAKOW-artig und erinnert an ein alkoholisches Delir. Das Auf und Nieder pflegt sich über viele Tage hin fortzusetzen, bis schließlich ein tiefes Koma beginnt, mit dem gleichsam der Vorhang fällt — vor eine Szene, die für die Umgebung des Kranken wie für den Arzt in gleicher Weise aufregend war.

Auffallend ist in manchen Fällen von P. h. i. das starke *Schwanken der Bewußtseinssphäre,* es können Sopor und freies Sensorium nicht nur im Zeitraum von Tagen, sondern auch von Stunden miteinander wechseln. Gleiches gilt für die psychomotorische Unruhe, die gelegentlich außerordentlich hochgradig ist. Dem Drang zu wandern oder sich sonst motorisch zu betätigen kann schlagartig ein tiefes Koma folgen. Solche Zustände sind häufig Vorboten bzw. die ersten Erscheinungen einer schwereren pachymeningitischen Blutung.

Nicht selten wird das Bild der psychomotorischen Unruhe oder der Somnolenz durch *epileptiforme Anfälle* weiter belebt. Sie können, wie es LUCE beschrieben hat, sogar das erste einleitende Symptom sein. Die Konvulsionen sind bald halb-, bald doppelseitig, auch können sie in einer Extremität beginnen, sich auf diese — was freilich wohl nur ausnahmsweise vorkommt — dauernd beschränken oder aber, und das ist meist der Fall, universell werden. Dabei kann es zum Status epilepticus mit allen hierbei möglichen Komplikationen kommen. Den epileptischen Anfällen folgt in der Regel eine kurze Zeit anhaltende oder auch dauernde Lähmung der betreffenden Extremität.

Nur ausnahmsweise setzt das Krankheitsbild unmittelbar mit *Lähmungen* ein, häufiger treten sie erst später auf. Sie können flüchtig oder dauernd sein, es kann nur *eine Gliedmaße* betroffen werden, es kann aber auch, und das ist häufiger, eine ganze Körperhälfte von der Lähmung ergriffen werden. Seltener dehnt sich die Lähmung auf den ganzen Körper aus. Die Lähmungen sind durch ihren spastischen Charakter mit Neigung zu vorzeitiger Kontrakturbildung gekennzeichnet. Die Halbseitenerscheinungen können im Anfangsstadium minimal sein und sich nur in Reflexanomalien kundtun, so daß man förmlich danach suchen muß. Bei vornehmlichem Ergriffensein der linken Hirnhälfte werden Sprachstörungen sowohl im Sinne der motorischen als auch der sensorischen Aphasie selten vermißt; sind sie nur gering, so werden sie bei psychotischer Färbung des Gesamtbildes leicht verkannt bzw. übersehen. Als besonders charakteristisch bezeichnet v. SARBÓ das gekreuzte Verhalten der Extremitäten: auf der einen Seite Lähmung, auf der andern Reizerscheinungen, oft Kontrakturen.

Von *Augensymptomen* wird am häufigsten eine *Störung der Pupillenreaktion* beobachtet. Die Pupillen sind ungleich weit, im Anfangsstadium häufiger verengt als erweitert, in der Reaktion auf Licht und bei Konvergenz fast immer eingeschränkt. v. SARBÓ hält die Störung der Konvergenzreaktion, die er als corticale Ausfallserscheinung auffaßt, für ganz besonders charakteristisch und für differentialdiagnostisch wichtig. Zu völliger Starre der Pupillen kommt es im allgemeinen nur im letzten Stadium. Daß das Grundleiden, z. B. eine Paralyse, primär die Pupillen verändert haben kann, bleibt jedoch stets zu bedenken.

Ferner sind *Zwangsstellungen der Augen* im Sinne der Deviation conjugée zu erwähnen. Nur selten wird *Nystagmus* beobachtet.

Bei längerem Bestehen der P. h. i. und bei Bildung von dickwandigen Membranen mit stärkeren Blutungen kommt es zu *Veränderungen am Augenhintergrund* im Sinne einer Neuritis optica, oder aber auch einer echten Stauungspapille (WERNICKE, FÜRSTNER, TUCZEK, WILBRAND-SAENGER, UHTHOFF u. a.). Ob und wieweit die Stauungspapille die Folge einer gelegentlich auftretenden Blutung in die Opticusscheide ist, wird sich klinisch wohl nie mit Sicherheit entscheiden lassen.

Parallel mit der Deviation der Augen geht meist eine *Zwangsstellung des Kopfes,* d. h. der Kopf wird seitwärts gedreht gehalten.

Nur ausnahmsweise kommt es zu *Paresen im Bereich anderer basaler Hirnnerven.* So wurde von TUCZEK eine Anosmie als Ausdruck einer Schädigung des Olfactorius beschrieben. Eine einseitige Abducens- oder Oculomotoriuslähmung sieht man besonders dort, wo eine pachymeningeale Blutung die Schädelbasis erreicht oder primär von ihr ihren Ausgang nimmt. In einem von uns beobachteten Fall war eine kombinierte Abducens-Oculomotoriusschädigung die Folge eines größeren gleichseitigen Hämatoms, das kappenförmig Scheitel- und Schläfenhirn bedeckte.

Im Spätstadium bestehen fast immer *meningeale Reizerscheinungen.* Die Nackensteifigkeit erreicht freilich niemals Grade wie bei einer akuten Leptomeningitis, während das KERNIGsche Phänomen im allgemeinen sehr ausgesprochen ist. Bei der P. h. i. spinalis wird ähnlich wie bei der P. m. ext. die ganze Wirbelsäule steif fixiert gehalten.

Im *Liquor* kommt es im Spätstadium häufig zu einer Xanthochromie, für die im Gegensatz zur einfachen Gelbfärbung nach Blutung in die subarachnoidealen Räume die stärkere Vermehrung des Eiweißgehaltes charakteristisch ist. Der Zellgehalt im Liquor hält sich, falls überhaupt vermehrt, in mäßigen Grenzen.

Die zuweilen vorkommenden auffallend großen Zellen, die den Verdacht auf Tumorzellen erwecken können, sind offensichtlich endotheliale oder adventitielle Elemente der Meningen.

Einen für die P. h. i. charakteristischen Liquorbefund gibt es nicht. Damit soll keineswegs gesagt sein, daß eine Liquoruntersuchung überflüssig wäre; im Gegenteil, die Liquordiagnostik kann im Rahmen des Gesamtbefundes sogar ausschlaggebend sein.

Die schon im frühen Stadium etwas unruhige *Temperaturkurve* verläuft subfebril, selten geht sie zu Beginn über 38° hinaus. Die in den Spätstadien auf 39° und mehr ansteigenden Temperaturen sind stets Folge von Komplikationen, meist von bronchopneumonischen Herden.

Der *Puls* kann im Anfangsstadium ebensowohl verlangsamt wie erhöht sein und bei demselben Kranken erhebliche Schwankungen zeigen.

Die *Symptomatologie der P. h. i. im Kindesalter* erhält vor der P. h. i. der Erwachsenen dadurch ein anderes Gesicht, daß der kindliche Schädel noch dehnungsfähig ist, und so dem intrakraniellen Druck bis zu einem gewissen Grade nachgeben kann. Die Veränderung des Schädels kann während des Säuglingsalters als erstes objektives Krankheitszeichen in Erscheinung treten. Der Schädel wächst gewöhnlich langsam im Verlauf von Wochen, seltener sprunghaft innerhalb weniger Tage.

Der größte Schädelumfang, welchen ROSENBERG, dem wir eine eingehende Studie über das Krankheitsbild der P. h. i. im Kindesalter verdanken, sah, betrug 51 cm bei einem $^3/_4$ Jahre alten Kinde, in einem anderen Fall 49 cm bei einem ebenso alten Säugling. GÖPPERT sah einen Umfang von 54 cm bei einem Kind von 15 Monaten. Die Haut des Schädels nimmt nach ROSENBERG selbst bei den größten Umfängen des pachymeningitischen Wasserkopfes niemals das glänzende Aussehen der Oberfläche an wie bei den großen Formen des Hydrocephalus internus. Gelegentlich kann der pachymeningitische Erguß durch die Kopfhaut sichtbar werden. Wird die Flüssigkeit resorbiert, so nimmt der Umfang des Schädels meistens wieder ab. FREUND sah einen Schädel, der in 5 Monaten um 8 cm gewachsen war, in abermals 5 Monaten 7 cm an Umfang verloren hatte (zit. nach ROSENBERG). Im übrigen sind die motorischen Reizerscheinungen im Kindesalter im allgemeinen ausgesprochener als bei der P. h. i. des vorgerückten Alters. Nach dieser Richtung gilt das gleiche was für eine vergleichsweise Betrachtung cerebraler Prozesse in so verschiedenen Altersklassen überhaupt gilt.

Besonderer Erwähnung bedarf noch der Befund am *Augenhintergrund.* Die Kinderärzte legen differentialdiagnostisch großen Wert auf das Bestehen von Retinalhämorrhagien (FINKELSTEIN, GÖPPERT, RIETSCHEL, KNÖPFELMACHER u. a.). ROSENBERG fand sie in etwa einem Drittel seiner Fälle.

Verlauf und Prognose. Die P. h. i. kann alarmierend einsetzen, sie kann sich aber auch, und das ist häufiger der Fall, ganz allmählich einschleichen unter den Zeichen der Abspannung, Schlafsucht, ab und an auftretenden Kopfschmerzen, Schwindelgefühl, Mangel an Konzentrationsvermögen u. a. m., bis schließlich die Änderung der gesamten Persönlichkeit der Umgebung als krankhaft auffällt.

Auch im weiteren Verlauf entwickeln sich die Symptome selten in gleichmäßiger Progredienz, häufiger erfolgt der Ablauf schubweise. Von der akut einsetzenden Halbseitenlähmung kann sich der Kranke weitgehend erholen, um kurze Zeit später erneut die gleichen Erscheinungen, nur vielleicht noch intensiver zu bieten. Diese Ungleichmäßigkeit im klinischen Verlauf ist ein außerordentlich charakteristisches Merkmal des Krankheitsbildes überhaupt (HASSE, FÜRSTNER und FR. SCHULTZE).

Die Krankheit kann innerhalb von Tagen tödlich enden, wenn es zu ausgedehnteren Blutungen kommt, sie kann aber auch, und das ist die Regel, Wochen und selbst mehrere Monate bestehen, ehe der Tod eintritt. Daß auch Heilungen vorkommen, muß unbedingt zugegeben werden, wie häufig, ist schwer anzugeben, weil irgendwelche statistischen Angaben nach dieser Richtung wohl kaum geliefert werden können. Solange wir nicht über den Weg einer verfeinerten Liquordiagnostik zur Sicherung der Diagnose in Frühfällen gelangen, wird man bei den geheilten Fällen nicht über die Vermutung, daß es sich um eine echte P. h. i. gehandelt haben könnte, hinauskommen.

Die Gefahr einer *sekundären Infektion* der pachymeningitischen Membranen scheint bei Erwachsenen weniger groß zu sein als im Kindes- bzw. Säuglingsalter. Über die bakteriellen Befunde in der pachymeningitischen Membran wurde bereits kurz gesprochen. Wo es zur Infektion kommt, besteht naturgemäß die Gefahr eines Übergreifens auf die weichen Hirnhäute. Sekundärinfektionen können sich sowohl während des akuten als auch während des chronischen Stadiums einstellen.

Diagnose und Differentialdiagnose. Der früher oft gebrauchte Satz, daß die P. h. i. häufig diagnostiziert wird, wo sie gar nicht besteht und häufig besteht, wo sie nicht diagnostiziert wurde, hat auch heute noch seine Berechtigung. Selbst dem Erfahrensten werden immer wieder Fälle begegnen, wo er über den Verdacht, daß es sich um eine P. h. i. handeln könne, nicht hinauskommt. Die Unsicherheit der Symptome einerseits und ihre Vielgestaltigkeit andererseits geben hinreichend Gelegenheit zu Verwechslungen mit anderen Krankheitsformen (Hirntumor, Hirnblutung, Encephalomalacie, Hirnabsceß, Sinusthrombose, Leptomeningitis), ganz besonders dann, wenn die subjektiven Beschwerden wie Kopfschmerzen, Schwindel, Brechreiz nicht sehr ausgesprochen sind und wenn eine sichere Ätiologie für die P. h. i. wie Infektionskrankheiten, chronischer Alkoholismus, Arteriosklerose usw. nicht gegeben ist.

Differentialdiagnostisch wichtig ist, daß die P. h. i. bzw. die pachymeningeale Blutung keineswegs die Zeichen eines intrakraniellen Überdruckes zu bieten braucht.

C. HENSCHEN weist darauf hin, daß gerade beim Dauerhämatom der Dura lange Zeit, ja sogar dauernd normale oder gar unterwertige intrakranielle Druckverhältnisse bestehen können, „sofern das Gehirn allmählich seine gewebeinneren Wasserbehälter ausleert (Entwässerungsschrumpfung)". Auch bei der Trepanation solcher Fälle ist die Dura nicht nur nicht gespannt, sondern eher schlaff und eingezogen (HENSCHEN).

Am schwersten ist zweifellos die Abgrenzung vom *Hirntumor*. Beide Krankheitsbilder können sich allmählich, schleichend entwickeln, wobei Allgemeinerscheinungen wie Kopfschmerzen, Schwindel, Apathie die Szene beherrschen. Auf der anderen Seite kann es beim Tumor cerebri ebenso wie bei der P. h. i., sei es durch Blutung in die Geschwulst, sei es durch Blutung in die pachymeningitische Membran, zu einer akuten Verschlimmerung mit Trübung des Bewußtseins bis zu tiefem Koma mit Herderscheinungen (Konvulsionen, Hemiplegie, Aphasie) kommen. In dieser Situation wird nur eine sorgfältige Beobachtung und dann auch nur mit einiger Wahrscheinlichkeit Klarheit schaffen können. Im übrigen müssen gewisse Hilfsmomente die Diagnose sichern helfen. So spricht jugendliches Alter eher gegen als für P. h. i. Eine schnell wachsende Stauungspapille macht den Tumor cerebri wahrscheinlicher, da die P. h. i. nur verhältnismäßig selten mit höhergradiger Stauungspapille einherzugehen pflegt. Auf der anderen Seite wieder spricht Fehlen der Stauungspapille keineswegs gegen einen Tumor cerebri, vor allem nicht der vorderen und mittleren Schädelgrube, und gerade Tumoren dieser Gegend sind es, die differentialdiagnostisch gewertet werden müssen.

Treten Halbseitenerscheinungen akut bzw. apoplektiform ohne ausgesprochene Vorboten auf, wie es im Frühstadium der P. h. i. durchaus möglich ist, so kann die Unterscheidung gegenüber einer *intracerebralen Blutung* oder einer

Encephalomalacie auf arteriosklerotischer Basis zunächst unmöglich sein. Nonne und Apelt haben gezeigt, wie ähnlich einander die Bilder zu Beginn sein können. Erst der weitere Verlauf wird hier entscheiden können, insofern schwerere Allgemeinerscheinungen wie Kopfschmerzen und Stauungspapille der echten Hirnblutung im allgemeinen fremd sind. Während für diese der akute Beginn mit einer gewissen Neigung zu Rückbildung der Lähmungserscheinungen charakteristisch ist, zeigt im Gegensatz hierzu die P. h. i. einen progredienten Verlauf, wobei allerdings berücksichtigt werden muß, daß nach erfolgter pachymeningitischer Blutung sich die Erscheinungen ebenfalls zunächst zurückbilden können, um jedoch nach mehr oder weniger langer Zeit zu rezidivieren. Ein deliriöses Vorstadium mit allgemeiner motorischer Unruhe kann in gleicher Weise die Encephalomalacie, d. h. den primär gefäßbedingten Prozeß wie die P. h. i. kennzeichnen. So muß denn auch hier letzten Endes das Ergebnis einer sorgfältigen Beobachtung entscheiden.

Die Differentialdiagnose gegenüber einem *Hirnabsceß* wird leicht sein, wenn bei gleichzeitig bestehender eitriger Entzündung an anderer Stelle des Körpers unter erneutem Fieberanstieg lokalisatorisch faßbare cerebrale Störungen auftreten, hingegen sehr schwer, wenn ein primärer Eiterherd im Körper nicht nachweisbar ist und im ersten Stadium der Prozeßentwicklung die Allgemeinsymptome vorherrschen. Veränderungen am Augenhintergrund kommen in beiden Fällen ungefähr gleich häufig vor. Die Temperaturkurve hat nur dann entscheidende Bedeutung, wenn sie gleichmäßig hoch oder septisch intermittierend den eitrigen Charakter des Prozesses verrät. Eine Leukocytose des Blutes kommt im einen wie im anderen Fall (bei P. h. i. unmittelbar nach einer Blutung) vor, sie ist im allgemeinen jedoch ausgesprochener beim Hirnabsceß. Unmöglich kann die Diagnose bei Komplikationen einer Nebenhöhleneiterung sein. Wir wissen, worauf oben bereits hingewiesen wurde, daß speziell nach Ohrprozessen Keime ins Hirngewebe verschleppt werden können, so daß es zu einer umschriebenen eitrigen Encephalitis bzw. zum Hirnabsceß kommt, wir wissen aber auch, daß sich bei chronischer Ohreiterung eine P. h. i. ausbilden kann. Noch unübersichtlicher wird die Sachlage, wenn gleichzeitig weitere Komplikationen (Pachymeningitis externa, extraduraler Absceß, Sinusthrombose) bestehen. Alle diese Prozesse können nebeneinander bzw. nacheinander auftreten.

Eine *Sinusthrombose* wird nur dann ins Bereich differentialdiagnostischer Erwägungen gezogen werden müssen, wenn primäre Krankheitsprozesse bestehen, die erfahrungsgemäß eine Sinusthrombose im Gefolge haben können, wie die eitrigen Affektionen der Nebenhöhlen, speziell des Ohres. Für eine Sinusthrombose sprechen: septisches Fieber, Schüttelfröste, metastatische Eiterherde an anderen Körperstellen, vor allem aber der Nachweis von Eitererregern im Blut.

Die Unterscheidung gegenüber der *Leptomeningitis* wird im allgemeinen weniger schwierig sein. Die Nackensteifigkeit erreicht bei der P. h. i. nur ausnahmsweise solche Grade wie bei einer echten Meningitis. Klarheit wird stets die Liquoruntersuchung schaffen: erhebliche Pleocytose mit massenhafter Leukocytose und Nachweis von Mikroorganismen, sei es mikroskopisch, sei es kulturell, bei eitriger Meningitis gegenüber einer nur geringen oder selbst fehlenden Zellvermehrung bei P. h. i.

Gegenüber der *progressiven Paralyse* wird ebenfalls das Ergebnis der Liquoruntersuchung von ausschlaggebender Bedeutung sein.

Im kindlichen Alter ist diagnostisch die Möglichkeit eines *Hydrocephalus internus* zu erwägen, zumal wir wissen, daß im Säuglingsalter eine Kombination von P. h. i. und Hydrocephalus int. verhältnismäßig oft vorkommt. Die Schädel-

bzw. Ventrikelpunktion wird den Sachverhalt verhältnismäßig leicht und schnell klären können.

Ausschlaggebende Bedeutung kommt der *Punktion der großen Fontanelle* zu, die von FINKELSTEIN in die Klinik eingeführt wurde. Handelt es sich um eine P. h. i., und zwar wie meist im Kindesalter, mit Blutung, so spritzt unmittelbar nach Einstechen der Nadel durch die Fontanelle blutige bzw. blutigseröse Flüssigkeit im Strahl nach außen.

Durch die Lumbalpunktion wird man wie bei der P. h. i. der Erwachsenen nur selten die Diagnose fördern können. ROSENBERG fand in seinen Fällen nur sehr selten eine Veränderung des Liquors. Der Druck war meist ein wenig erhöht; er betrug 300—400 mm, in einem Fall 700 mm, in einem anderen 850 mm. Hingegen fand er eine Erhöhung des Eiweißgehaltes im allgemeinen ebensowenig wie einen pathologischen Zellbefund.

Die Gefahren der NEISSER-POLLAK*schen Schädelpunktion* werden heute vielfach noch überschätzt. Sie bestehen so gut wie überhaupt nicht, wenn man sich darauf beschränkt, den Knochen zu durchbohren und die Dura mater mit einer geeigneten Nadel zu durchstechen. Bei einer Blutung in die pachymeningealen Membranen wird es leicht gelingen, mit der Spritze einige Kubikzentimeter serös-blutige Flüssigkeit zu entleeren und auf diese Weise die Diagnose zu erhärten.

Zur Sicherung der Diagnose wurde von WARTENBERG die *Encephalographie* in einem Fall mit Erfolg angewandt. REICHMANN sah sogar nach Encephalographie in einem Falle eine Besserung.

Therapie. Die Art des Leidens bedingt jedem Behandlungsversuch gegenüber größte Skepsis. Von einem *operativen Vorgehen,* d. h. von einer Trepanation ist nur dann ein gewisser Erfolg zu erwarten, wenn die Hämatombildung sehr ausgedehnt ist (C. HENSCHENS „Entleerungstrepanation").

HENSCHEN aspiriert den flüssigen Anteil des Hämatoms mit biegsamer, mehrfach gelochter, flacher Kanüle, danach räumt er die festen Hämatombestandteile der Membran mit kleinsten Stieltupfern und stumpfem Löffel aus und gießt alsdann Koagulen oder andere styptisch wirkende Mittel ein. Bei großen, diffusen, verkalkten oder verknöcherten Hämatomen muß breit freigelegt werden. Die Dura ist ohne Bedenken mit zu entfernen, da bei Intaktsein der weichen Häute, speziell der Arachnoidea, Duradefekte erfahrungsgemäß innerhalb kurzer Zeit adhäsionsfrei vernarben.

Bei einem derartigen operativen Vorgehen besteht freilich stets die Gefahr der Nachblutung. Wir erlebten zweimal, daß wenige Stunden nach der Operation eine Bewußtseinstrübung einsetzte und der Tod im einen Fall nach 36, im anderen nach 48 Stunden eintrat. Bei der Sektion fand sich in beiden Fällen ein sehr ausgedehntes frisches Hämatom, das seinen Ursprung aus nicht entferntem, aber durch die Operation gelockertem Granulationsgewebe genommen hatte. C. HENSCHEN verlor eine Anzahl Operierter, „weil das entlastete Gehirn seine Kompressionsdeformation beibehielt". Von der Operation ausgeschlossen wissen möchte HENSCHEN nur die leukämischen und neoplastischen Formen, sofern sie als solche erkennbar sind.

Bei der P. h. i. im *Kindes-* bzw. *Säuglingsalter* wird man sich noch eher zu operativen Maßnahmen entschließen. Hier ist die *Fontanellenpunktion* die Methode der Wahl. Immerhin ist man aber auch hiermit in den letzten Jahren zurückhaltender geworden, da nur sehr spärliche Erfolge in der Literatur vorliegen.

O. ROSENBERG hat die Punktion aus verschiedenen Gründen völlig aufgegeben. Er weist auf die Gefahr der Infektion hin, die trotz Wahrung sorgfältigster Asepsis nicht zu vermeiden sei; auch sei die Punktion nicht von dauerndem Nutzen, weil sich der punktierte Erguß fast regelmäßig innerhalb weniger Stunden wiederherstelle.

Von einer *Lumbalpunktion* ist, wenn überhaupt, im allgemeinen wohl nur ein vorübergehender Erfolg zu erwarten, indem die Kopfschmerzen nachlassen und das Bewußtsein sich aufhellt. Größere Mengen Liquors abzulassen ist kontraindiziert, da hierdurch intrakranielle Druckschwankungen entstehen, die zu erneuter Blutung Anlaß geben können.

Von *internen Maßnahmen* ist ein durchgreifender Erfolg nicht zu erwarten. Immerhin kann man versuchen, durch Anwendung blutgerinnender bzw. blutungshemmender Mittel (Gelatine, Calcium usw.) die Neigung zur Hämatombildung einzuengen. Symptomatisch werden Eisblase, Antineuralgica, Sedativa, eventuell auch Narkotica ihre Wirkung tun.

B. Die Leptomeningitis.

Der Begriff „Leptomeningitis“ bzw. „Meningitis“ umfaßt alle entzündlichen Vorgänge innerhalb der weichen Hirn- und Rückenmarkshäute, die sich klinisch in einem bis zu einem gewissen Grade charakteristischen Symptomenkomplex auswirken. Sie können erzeugt werden durch Infektionen verschiedenster Art, ohne daß es freilich immer gelänge, den Erreger mikroskopisch oder kulturell im Liquor nachzuweisen. Außer diesen Formen infektiös-entzündlicher Genese, die Ausdruck einer *lokalisierten* Infektion der Meningen sind, gibt es entzündlich-meningeale Erkrankungen, die nur in Gefolgschaft entweder den Meningen benachbarter Affektionen oder gewisser Infektionskrankheiten auftreten. Zur ersten Gruppe rechnen wir alle jene Meningitiden, die durch Bakterien bzw. Eitererreger (Staphylokokken, Streptokokken, Pneumokokken, Meningokokken, Influenzabacillen, Typhusbacillen, Gonokokken, Milzbrandbacillen u. a. m.) erzeugt werden. Diese Formen der Meningitis haben überwiegend eitrigen Charakter. In die zweite Gruppe gliedern wir die verschiedenen Formen der Meningitis ein, denen wir heute meist noch unter dem Sammelbegriff der Meningitis serosa begegnen (sympathische Meningitis bei encephalitischen und myelitischen Prozessen, bei eitrigen Prozessen der Nachbarschaft, bei Allgemeininfektionen wie Masern, Scharlach, Typhus usw., Arachnitis adhaesiva).

Eine Aufteilung nach anatomischen und serologischen Gesichtspunkten ist nur sehr bedingt möglich, sind doch die Übergänge von einer serösen zu einer eitrigen Form der Meningitis durchaus fließend. Gleiches gilt für die Ausdehnung des Prozesses, obwohl wir klinisch häufig zwischen einer Konvexitätsmeningitis und einer basalen Meningitis scheiden. Der gleiche Erreger kann durchaus verschiedene Formen der Meningitis, bald mehr an der Basis, bald mehr an der Konvexität lokalisiert erzeugen, was keineswegs in Widerspruch steht zur Tatsache, daß bestimmten Erregern in vielen Fällen eine besondere Art der Meningitis nicht nur hinsichtlich ihres Verlaufes, sondern auch ihrer Lokalisation eigen ist.

Aus diesen kurzen Darlegungen geht hervor, daß sich die verschiedenen Formen der Meningitis anatomisch und auch klinisch weitgehend überschneiden, was nicht wundernimmt, wenn wir bedenken, daß das Wort „Meningitis“ nur einen Kollektivbegriff für eine histologische Reaktion der Hirn-Rückenmarkshäute auf irgendwelche Reize bedeutet und daß nicht in ihm enthalten ist, welcher Art die Reize sind. Bei einer Abhandlung des Themas „Meningitis“ wird es infolgedessen zweckmäßig sein, dem speziellen Teil einen allgemeinen vorangehen zu lassen.

I. Allgemeiner Teil.

Pathologische Anatomie.

Unter einer Hirnhautentzündung schlechtweg verstehen wir die Entzündung der Leptomeningen, d. h. der Arachnoidea einerseits und der Pia mater andererseits. Im Zustand der akuten Infektion, und hiervon soll im folgenden vornehmlich die Rede sein, sind beide untrennbar miteinander verbunden, insofern sich die Entzündung in den subarachnoidealen Maschen fortschreitend ausbreitet, woran die Pia ihren Anteil hat. Der Prozeß kann sich auf einzelne Teile der weichen Hirnhäute beschränken, unverhältnismäßig häufiger aber ist er diffus, d. h. er breitet sich über das ganze Hirn und das ganze Rückenmark aus. In diesem Zustand ist kein Unterschied zu erkennen zwischen der aus der Umgebung fortgeleiteten und der hämatogen entstandenen Meningitis.

Die Dura mater beteiligt sich im allgemeinen nicht an der Entzündung, selten ist sie mit eitrigem Exsudat belegt; hebt man sie ab, so erkennt man, daß die einzelnen Abschnitte der weichen Häute in sehr verschiedenem Ausmaß von der

Entzündung ergriffen werden, bald sind es mehr die basalen Anteile bald mehr die corticalen. Die Prozeßverteilung ist einmal abhängig vom Ausgang, sodann aber vor allem auch von der Art der Infektion. Darauf wird jedoch erst später bei Besprechung der verschiedenen Formen der Meningitis eingegangen werden.

Die *Gefäße der Pia* sind regelmäßig stark erweitert, besonders in späteren Stadien oft teilweise thrombosiert. Das eitrige Exsudat zieht streifenförmig die pialen Venen entlang, es kann diese in einer Weise umhüllen, daß von dem Gefäß

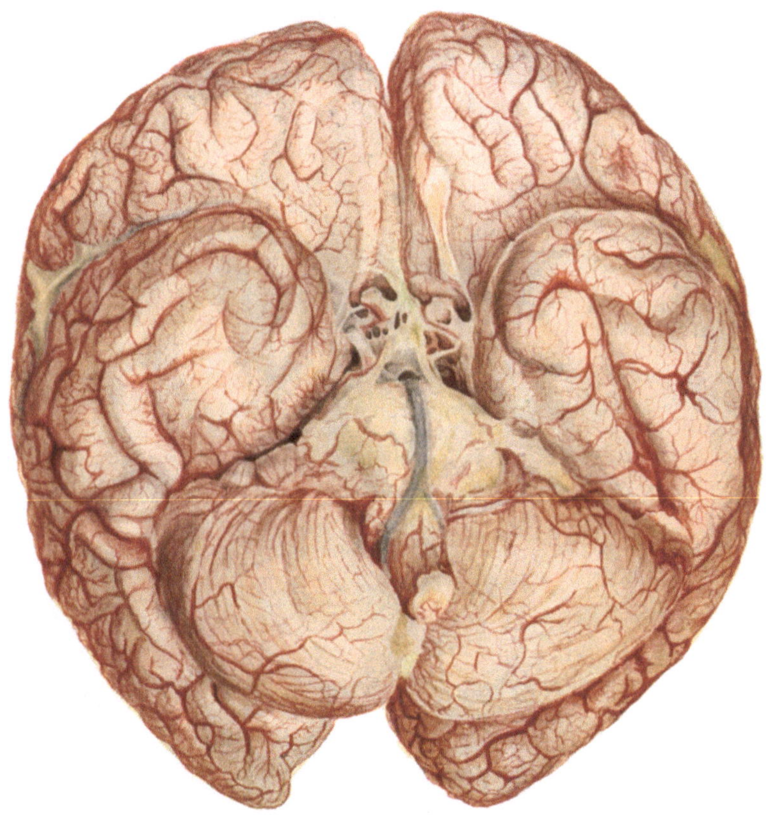

Abb. 7. Eitrige Meningitis (Pneumococcus mucosus), vom Mittelohr ausgehend. Tod 4 Tage nach Einsetzen der meningealen Erscheinungen. Meningen diffus eitrig infiltriert. Starke Hyperämie der meningealen Gefäße und Hirnschwellung.

selbst von außen nichts mehr zu erkennen ist. In späteren Stadien sammeln sich die Eitermassen an gewissen Stellen von Hirn und Rückenmark an, am Hirn besonders dort, wo sich die subarachnoidealen Räume zu Cisternen erweitern, z. B. in der präpedunkulären Region oder in den Nischen zwischen Kleinhirn und Medulla oblongata, vor allem auch an der Oberfläche des Kleinhirns, am Rückenmark besonders über den hinteren Abschnitten.

Für das *makroskopische* Aussehen einer Meningitis ist vor allem das Alter des Prozesses ausschlaggebend. Im ersten akuten Stadium können gröbere Veränderungen völlig fehlen. Erst die mikroskopische Untersuchung schafft alsdann Klarheit. Der Kliniker ist in solchen Fällen, wo die Untersuchung des Liquor cerebrospinalis bereits hohe Zellwerte bei geringem oder mäßig starkem Eiweißgehalt ergab, wo vielleicht auch schon im Liquorausstrich oder kulturell Keime nachgewiesen wurden, immer wieder erstaunt, anscheinend normale Verhältnisse an den Meningen zu finden, jedenfalls nicht das Bild einer eitrigen Entzündung,

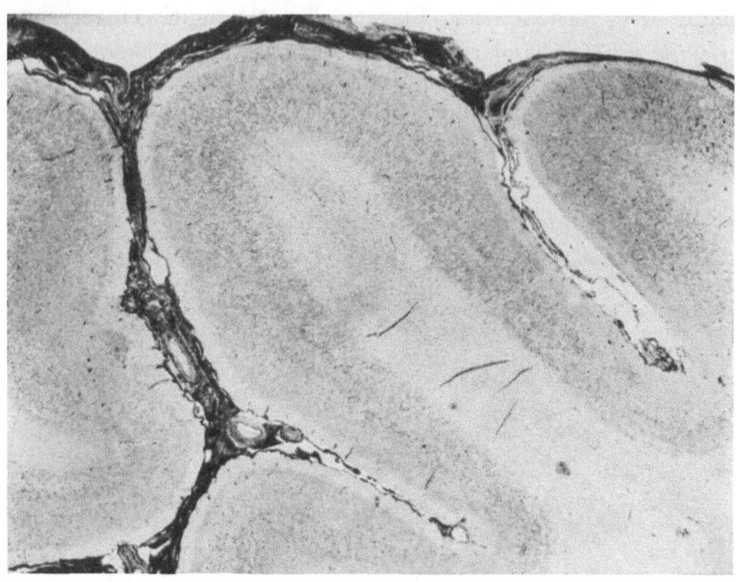

Abb. 8. Eitrige Meningitis (Streptococcus haemolyticus). Gestorben 6 Tage nach Krankheitsbeginn.

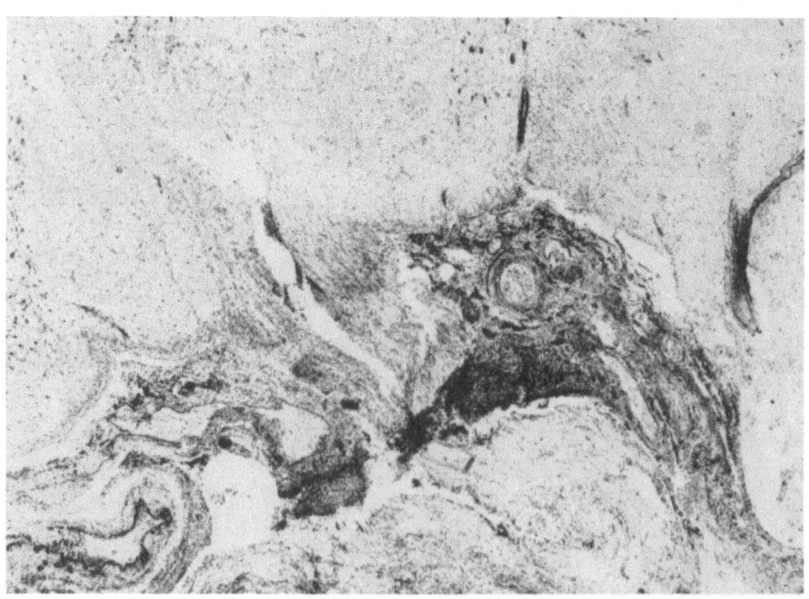

Abb. 9. Gleicher Fall wie Abb. 8. Ausschnitt aus der Medulla oblongata. Eintrittsstelle des Glossopharyngeus.

wie er es erwartet hatte. Eine mäßige Hyperämie oder eine leichte ödematöse Durchtränkung der Meningen kann der einzige Befund einer beginnenden und doch tödlich geendeten Meningitis sein.

In einem weiteren Stadium quellen die weichen Häute mehr und mehr auf, die Hyperämie nimmt zu, das Hirngewebe erscheint praller, feuchter und dadurch massiver. Bei älteren Prozessen erscheinen die Meningen getrübt, ebenso der Liquor infolge der ständig zunehmenden Zellbeimengung, um bei ausgesprochen purulenten Fällen schließlich fibrinös-eitrig zu werden. Die arachnoidealen Maschen füllen sich mit einem Exsudat, das je nach Art und Ursprung der Infektion die verschiedensten Farbnuancen annehmen kann. Das Exsudat hängt fest in den subarachnoidealen Maschen, es läßt sich nicht wegwischen, wohl aber auf Druck verschieben.

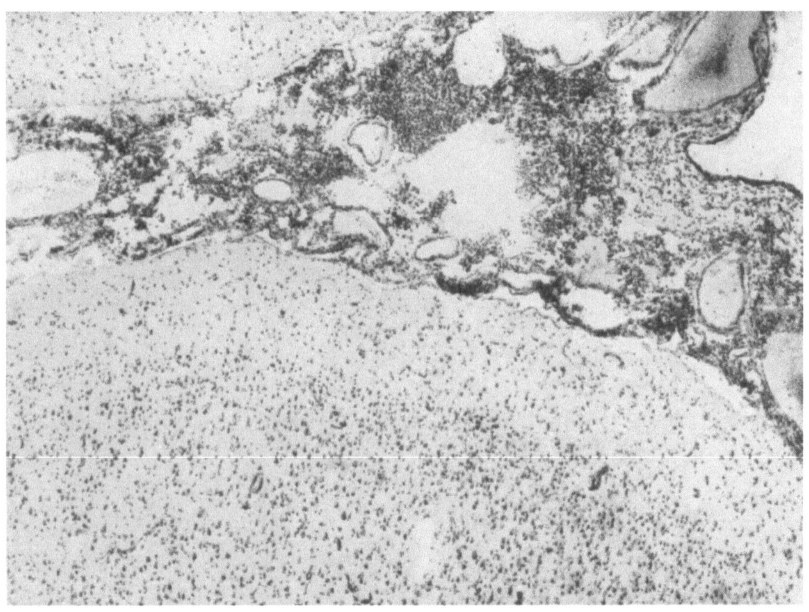

Abb. 10. Diffuse eitrige Meningitis (Streptokokken) mit starker Auflockerung der Meningen und Erweiterung der Gefäße.

Die *Infiltratbildung innerhalb der Meningen* ist das erste anatomische Substrat einer Meningitis. Mit ihnen sind gleichzeitig die Gefäßwandungen kleinzellig infiltriert, wobei stets und von Anfang an die lymphocytären sowie plasmocytären Elemente zahlenmäßig die Leukocyten überwiegen.

Aus tierexperimentellen Befunden von Jung und Silberberg wissen wir, daß sich im Anfangsstadium einer akuten Meningitis überall blutüberfüllte Capillaren und Venen finden und daß eine reiche Auswanderung von Leukocyten, Lymphocyten und Monocyten durch die Gefäßwand stattfindet. Diese Zellwanderung erreicht nach etwa 8 Stunden ihren Höhepunkt. Nach ihrem Austritt ins perivasculäre Gewebe schreitet die schon vorher begonnene Zellumwandlung (Hypertrophie des Zellprotoplasma) fort. 8—24 Stunden nach Prozeßbeginn findet man gleichzeitig Kernveränderungen und Auftreten von Polyblasten, die während der ersten 2 Tage von den ruhenden Wanderzellen des Gewebes noch gut abzugrenzen sind. Sie entfalten ihre Tätigkeit als Makrophagen. Nach 2—4 Tagen begegnet man einer weiter zunehmenden Bildung von Polyblasten, die bezüglich ihrer Herkunft nicht mehr voneinander zu unterscheiden sind. Die Leukocyten der Exsudate beginnen zu zerfallen. Zwischen dem 5. und 8. Tage setzt eine Umformung der Exsudatmakrophagen zu Fibrocyten ein. Die Leukocyten werden von den Makrophagen verarbeitet, so daß man zu diesem Zeitpunkt kaum mehr erhaltene Leukocyten findet. In noch späterem Stadium herrscht die Bindegewebsneubildung bzw. der Narbenprozeß vor. Bei Heilungstendenz konnten Jung und Silberberg häufig kurz vor dem Abklingen der reaktiven Vorgänge erneut eine Zellauswanderung aus dem Blut feststellen. Bei chronischer Meningitis fanden sie im Granulationsgewebe regelmäßig auch kleinzellige Infiltrate. Mit der An- und Einlagerung von Granulationsgewebe geht eine Neubildung von Gefäßen parallel. Niemals aber konnten JUNG und SILBERBERG eine zellbildende Tätigkeit der Gefäßendothelien beobachten. Daß

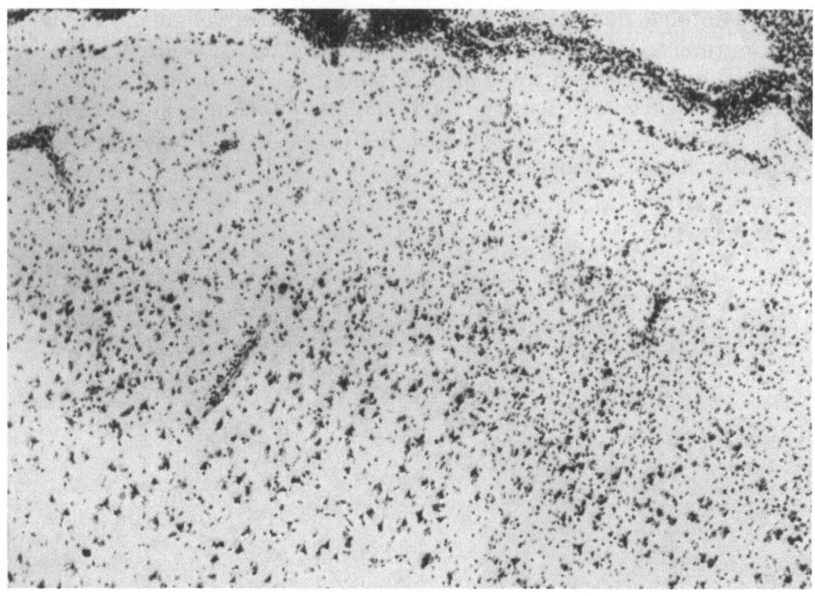

Abb. 11. Gleicher Fall wie Abb. 10. Gefäßgebundene Ausstreuung zahlreicher leukocytärer Elemente in die obersten Schichten der Hirnrinde.

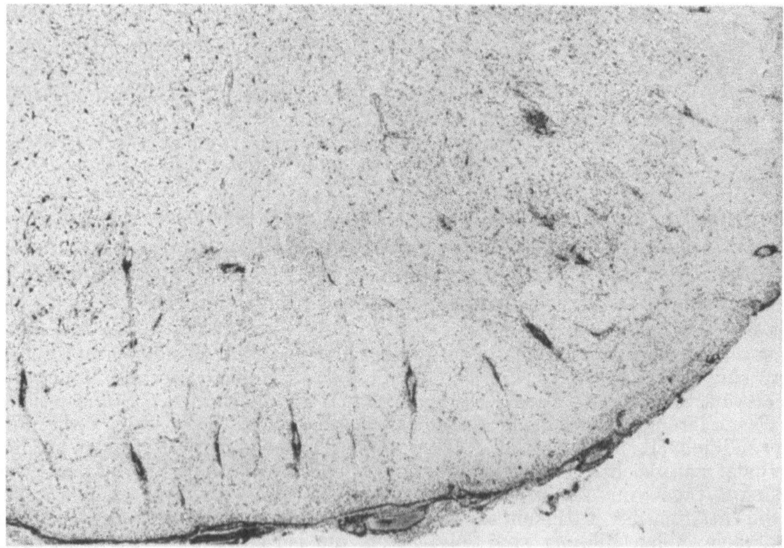

Abb. 12. Gleicher Fall wie Abb. 10. Ausschnitt aus dem Übergang von der Medulla oblongata zum Rückenmark. Übergreifen der meningealen Infiltrate auf die radiären Markgefäße. Stellenweise beginnende Absceßbildung.

dieser Beobachtung freilich keine allgemeine Bedeutung zukommt, lehrt die menschliche Pathologie, insofern wir, und das gilt besonders für subakut verlaufende Fälle, endarteriitische Veränderungen an den Gefäßen der Pia nicht ganz selten sehen. Darüber haben vor kurzem erst BIEMOND und GOUDSMIT berichtet. Sie fanden bei einem in Schüben verlaufenden Fall von purulenter Meningitis (grampositive Diplokokken im postmortalen Liquor) ausgedehnte endarteriitische Veränderungen an pialen Gefäßen, die sich teilweise auch auf die Rindengefäße fortsetzten, so daß es zu degenerativer Prozeßbildung an vielen Stellen der Rinde gekommen war.

Besonderes Interesse verdienen auch die Untersuchungen von STREIT, der mit nicht tierpathogenen Streptokokken und Staphylokokken an Hunden und Katzen experimentierte. Daß die Art des Krankheitserregers auf den Ablauf einer Meningitis von sehr erheblichem Einfluß ist, und zwar nicht nur hinsichtlich der Akuität und der Schwere des Prozesses, zeigen die Studien OTAIRAS', der nicht nur mit lebenden Bakterien, sondern auch mit Bakterientoxinen, Eiweißen und Alkohol am Tier experimentierte. OTAIRAS fand u. a., daß bei letalen Toxindosen die mesenchymalen Elemente ebenso wie die Glia gelähmt werden.

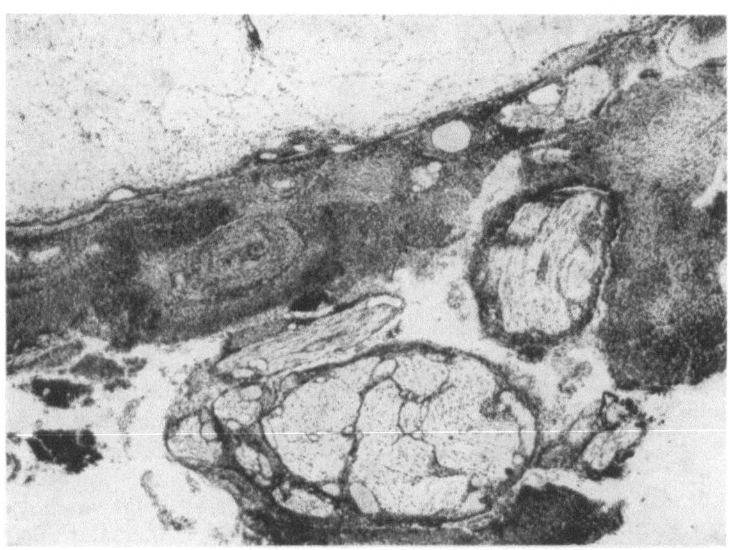

Abb. 13. Ausschnitt aus dem obersten Halsmark eines Falles von Staphylokokkenmeningitis nach Schädelbasisfraktur. Die eitrigen Infiltrate umscheiden die Rückenmarkswurzeln und setzen sich auf die endoneuralen Septen fort.

Daraus erklärt sich, warum der Organismus bei gewissen Infektionen nicht genügend reaktionsfähig ist, so daß der Tod bereits in einem Stadium erfolgt, ehe es zu einer anatomisch voll ausgebildeten Meningitis kam.

Infolge der vermehrten Liquorsekretion sowie der Flüssigkeitsstauung ganz allgemein, der überdies wahrscheinlich noch ein Mangel an Rückresorption gegenübersteht, kommt es zu einer Druckerhöhung innerhalb der Schädelkapsel, die anatomisch in der starken Abflachung der Hirnwindungen zum Ausdruck kommt.

Pathogenese und Ätiologie.

Die Verteilung des entzündlichen Prozesses im Bereich der Meningen unterliegt gewissen Gesetzmäßigkeiten, die weitgehend von mechanischen Momenten bestimmt werden.

H. SPATZ injizierte, in Fortsetzung der bekannten Versuche E. GOLDMANNS Kaninchen eine Trypanblaulösung suboccipital in die Liquorräume. Diese Injektionen wurden über längere Zeit fortgesetzt und die Tiere alsdann getötet. Die Sektion ergab, daß sich die intensivste Anhäufung des Farbstoffes — ich folge hier weitgehend den Ausführungen von H. SPATZ — im Gebiet der großen Zisterne fand, also an der Basis des Hirnstammes und im Winkel zwischen Großhirn und Kleinhirn, sodann in der Umgebung der Fissura transversa und der Medianfurche, am Bulbus olfactorius, über der Brücke, der Medulla oblongata und dem Rückenmark. Fast ganz ungefärbt blieben die vorderen und seitlichen Teile der Großhirnhemisphären, besonders an der Konvexität, sowie die Flocke des Kleinhirns. Auf

Frontalschnitten zeigte sich, daß der Farbstoff in die oberflächlichen Schichten von Hirn und Rückenmark eingedrungen war, und zwar quantitativ am stärksten an den Prädilektionsstellen der Außenfläche. In gleicher Weise waren die Ventrikelwandungen angefärbt, allerdings in einer nur verhältnismäßig schmalen Zone. Niemals aber fand SPATZ, und das gleiche fand ich bei meinen Nachuntersuchungen, eine Ausbreitung über den ganzen Querschnitt, selbst nicht bei den Tieren, die zu wiederholten Malen Trypanblau cisternal erhalten hatten. Mikroskopisch sah SPATZ, und auch hierin stimmen meine Befunde völlig mit den seinigen überein, an den intensiv gefärbten Stellen der äußeren Oberfläche in den subarachnoidealen Räumen eine teilweise sehr intensive Zellinfiltration. Es war mithin zu einer „Trypanblaumeningitis“ gekommen, einer Meningitis, die nach Art der Ausbreitung, wie ohne weiteres ersichtlich, mit der infektiös-eitrigen Entzündung der Meningen übereinstimmt.

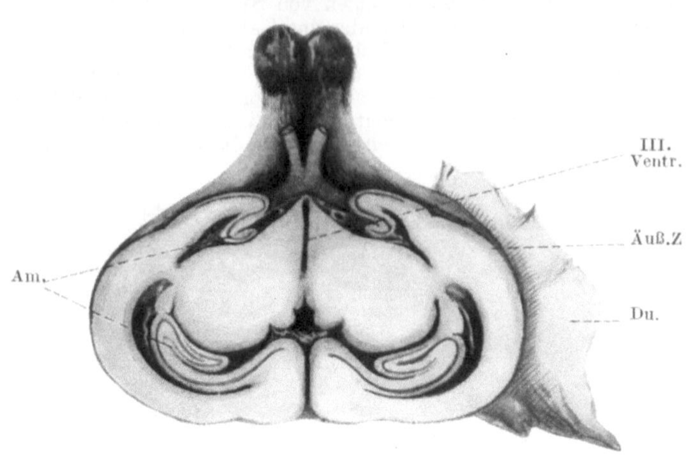

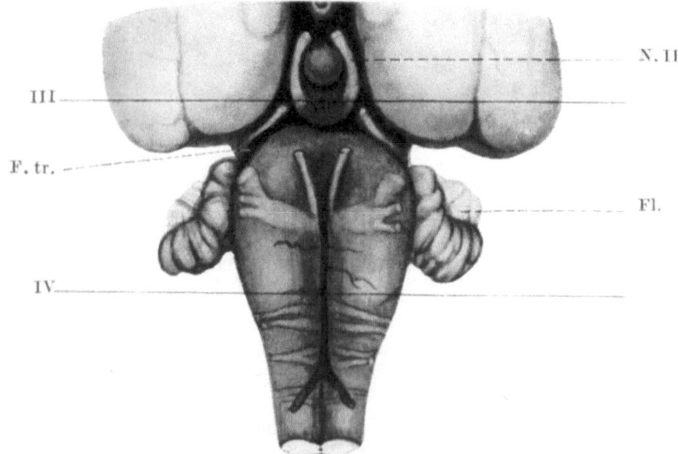

Abb. 14. Zweiter GOLDMANNscher Versuch beim Kaninchen, chronisch. Das Tier hat innerhalb von 21 Tagen 9mal Injektionen von je $^1/_2$ ccm einer sehr stark verdünnten Trypanblaulösung (durchschnittlich 0,1%) endoneural (in die Zisterne) injiziert bekommen. Ansammlung des Trypanblaus in den Subarachnoidalräumen des Rückenmarkes und der Gehirnbasis, besonders stark in der Basalzisterne, von wo es in die Fissura transversa (F. tr.) und in die interhemisphärische Furche eingedrungen ist. Dura (Du.) ungefärbt. Oben ist der Querschnitt zu sehen. III. Ventrikel (III. Ventr.) mit innerer Farbzone. Äuß. Z. Äußere Farbzone. Am. Ammonshorn. N. III Nervus oculomotorius. Fl. Flocculus. (Nach SPATZ: Arch. f. Psychiatr. **101**, 302.)

Den Untersuchungen von H. SPATZ kommt für das Problem der Ausbreitung einer meningealen Infektion eine besondere Bedeutung zu. Wie im Experiment zeigt auch die menschliche Pathologie, daß die Ausbreitung der Entzündung an der Basis ebenso wie an der Konvexität des Hirns im allgemeinen symmetrisch erfolgt. Dies gilt besonders für die metastatisch entstandene Meningitis. (Über die Verhältnisse bei der fortgeleiteten Meningitis s. S. 302.)

Auffallend ist für alle Formen der Meningitis, daß der Occipitallappen des Hirns im Gegensatz zu allen seinen anderen Teilen weitgehend von der Infektion verschont wird; jedenfalls kommt es im allgemeinen nicht zu einer Eiterauflagerung. Die Ursache hierfür liegt zweifellos in mechanischen Momenten, insofern die subarachnoidealen Maschen hier weniger entwickelt sind als an jeder anderen Stelle des Hirns. Wie die Trypanblaulösung im Tierexperiment greift die Meningitis von der Schädelbasis auf den Rückenmarkskanal über. Die Entzündung ist an der Hinterseite des

Rückenmarkes fast regelmäßig stärker als an der Vorderseite. Bei den purulenten Formen kommt es häufig zu stärkerer Eiteransammlung an umschriebener Stelle des Rückenmarks, dadurch zu einer Verlegung der Liquorpassage und in späteren Stadien durch abschnürende Narben zu einer Kompression des Rückenmarkes.

Die SPATZschen Feststellungen geben aber noch in anderer Richtung einen wichtigen Aufschluß. Mit fast gleicher Schnelligkeit wie sich das Trypanblau durch das Liquorsystem ausbreitet, ergreifen gelegentlich auch akute Infektionen die Meningen. Bei Kopfverletzungen mit kleinen nach außen offenen Wunden oder bei Basisfrakturen, bei denen bakterienhaltige Nebenhöhlen eröffnet werden, kann es innerhalb 24 Stunden zu einer diffusen Meningitis kommen. Auch eine hämatogen entstandene Meningitis kann sich in gleicher Schnelligkeit ausbreiten, z. B. die epidemische Cerebrospinalmeningitis.

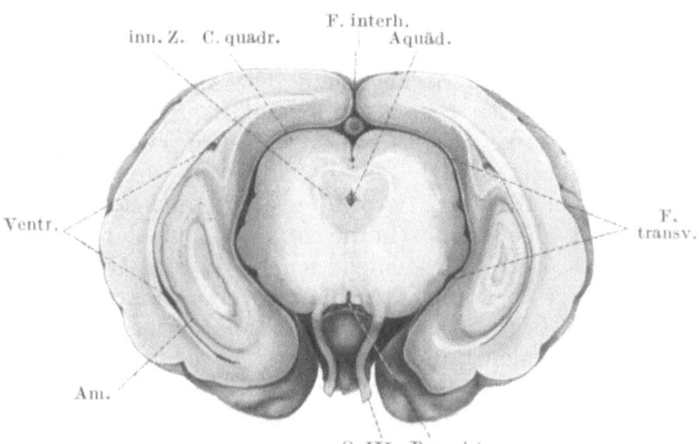

Abb. 15. Querschnitt durch das Mittelhirn auf der Höhe der vorderen Vierhügel (C. quadr.). Der Schnitt entspricht der Linie III auf Abb. 14. Auf der äußeren Oberfläche hat sich der Farbstoff von der Basalzisterne (Bas. cist.) durch die Fissura transversa (F. transv.) und die Fissura interhemisphaerica (F. interh.) ausgebreitet, um von da nach beiden Seiten in die äußere Farbstoffzone einzudringen. Vom Seitenventrikel (Ventr. und vom Aquädukt aus (Aquäd.) ist der Farbstoff in die innere Farbstoffzone diffundiert (inn. Z.). Innerhalb der Zonen hebt sich das Ammonshorn (Am.) als intensiv gefärbtes Zellband ab. (Nach SPATZ: Arch. f. Psychiatr. **101**, 308.)

Die eitrige Meningitis wird *in den weitaus meisten Fällen durch bakterielle Erreger erzeugt. Zum Erreger einer eitrigen Meningitis kann jeder Keim werden, der auch sonst im Körper eine eitrige Infektion zu erzeugen imstande ist.* An erster Stelle sind hier zu nennen: die Staphylokokken, Streptokokken (in allen Variationen: Str. haemolyticus und ahaemolyticus, Str. viridans, Str. mucosus) und Pneumokokken, ferner die Meningokokken und Influenzabacillen, letzteren begegnen wir besonders häufig bei der Meningitis im Kindesalter. Von den Erregern, die nur verhältnismäßig selten eine Meningitis erzeugen, seien genannt: die Bacillen der Typhus-Coligruppe, die Gonokokken, der Bacillus pyocyaneus, das Bacterium proteus, der Milzbrandbacillus, der Mikrococcus catarrhalis, Mikrococcus tetragenus, der KOCH-WEEKsche Bacillus, der Pestbacillus, das Bacterium des Maltafiebers sowie der BANGschen Erkrankung. Erwähnt sei schließlich noch, daß auch zahlreiche Pilzarten (Aktinomykose, Streptothrichose, Blastomykose usw.) Erreger einer Meningitis werden können. Auf diese und andere Formen wird im speziellen Teil näher eingegangen werden. Die Häufigkeit, in der die einzelnen Erreger eine Meningitis erzeugen, ist außerordentlich verschieden. Dies hat seinen Grund einmal in der Tatsache, daß gewisse Infektionen an sich nur verhältnismäßig selten vorkommen, sodann aber auch darin, daß die Affinität des einzelnen Erregers zu den Meningen eine sehr verschiedene ist.

HOMÉN hat 1921 die verschiedenen Formen der Meningitis nach der verschiedenen Affinität der Erreger zu den Meningen voneinander zu trennen versucht. Er unterscheidet dabei zwischen den Erregern, die keine spezifische Affinität zu den Hirnhäuten haben (Typhusbacillen, Staphylokokken, Colibacillen), den Erregern, die teils harmlos sind, teils schwere Meningitiden hervorrufen (Streptococcus pyogenes, Streptococcus mucosus, Diplococcus pneumoniae) und den Erregern mit ausgesprochener Affinität zu den Hirnhäuten und zum Gehirn (Meningokokken und influenzaähnliche Keime).

Die meningeale Infektion ist auf mannigfachen Wegen möglich, direkt und indirekt, d. h. die Infektion kann aus Eiterherden der Nachbarschaft unmittelbar auf die Hirnhäute übergreifen, sie kann aber auch auf dem Lymph- oder Blutwege aus mehr oder weniger entfernt liegenden Teilen des Organismus in das meningeale Gewebe eintreten. Entsprechend unterscheiden wir zwischen den fortgeleiteten und den metastatischen Meningitiden. In folgendem werden die verschiedenen Möglichkeiten des Übergreifens einer Infektion auf die Meningen dargelegt werden.

a) Die fortgeleitete Meningitis.

1. Die traumatische Meningitis. Diese Form der Meningitis entsteht in den weitaus meisten Fällen *auf dem Wege der Kontaktinfektion als Komplikation bei Frakturen von Schädelknochen.* Neben Frakturen des Schädeldaches und der Schädelbasis infolge stumpfer Gewalt stehen an erster Stelle Verletzungen durch Schuß- und Hiebwaffen. Die Infektionserreger dringen entweder direkt durch die Kopfwunde in die subarachnoidealen Räume ein und verteilen sich von hier aus mehr oder weniger schnell auf das Gesamtareal der weichen Hirnhäute oder aber es kommt zunächst nur zu einer Infektion oberflächlich oder tiefliegender Gewebsteile, von wo aus später der verhängnisvolle Einbruch in die subarachnoidealen Räume erfolgt. In wieder anderen Fällen kommt es erst zu einer eitrigen Encephalitis bzw. zur Bildung eines Abscesses, der noch nach vielen Jahren ins Ventrikelsystem, seltener an die Hirnoberfläche durchbrechen und alsdann eine diffuse Meningitis erzeugen kann. Hier stellt die Meningitis gewissermaßen die letzte Etappe auf dem oft langen Leidensweg des Kopfverletzten dar (GULEKE). Die häufigsten Eitererreger sind Staphylokokken und Streptokokken, gelegentlich werden auch Anaerobier und gasbildende Bakterien gefunden.

Bei *Verletzung der Schädelbasis* kann es infolge haarfeiner Spaltbildung zu einer Kommunikation des Schädelinneren mit den Nebenhöhlen der Nase kommen, wodurch etwaige in den Nebenhöhlen vorhandene Keime — dabei sind außer den Staphylokokken und Streptokokken auch die Pneumokokken zu nennen — Eingang in die subarachnoidealen Räume finden können.

Bei *Verletzungen des Schädeldaches* sind am meisten die Verletzungen zu fürchten, die zu ausgedehnter Schädigung von Weichteilen und Knochen und gleichzeitig zu einer Zertrümmerung oberflächlicher Hirnteile führten. Hier ist die Gefahr einer sekundären Infektion weit größer als etwa bei glattem Durchschuß, weil es in der meist buchtigen und nur wenig übersichtlichen Wunde leicht zu Nischenbildungen kommt, wo sich das Wundsekret staut und damit wohl stets vorhandenen Bakterien die Möglichkeit zur Infektion gegeben ist. Gelingt es dem Organismus, den Infektionsherd abzudämmen, d. h. Verwachsungen und Verklebungen gegenüber der gesunden Umgebung zu schaffen, so ist die Gefahr der diffusen meningealen Infektion zunächst behoben. Eine neue Gefahr erwächst in der Zeit, in der das traumatische Hirnödem, das regelmäßig auf mehr oder weniger umschriebenem Areal in Gegend der Verletzungsstelle entsteht, sich zurückbildet. Alsdann können sich die entstandenen Verklebungen bzw. Verwachsungen lösen, so daß es zur tödlich endigenden Meningitis kommt.

Die Gefahr ist in gleicher Weise groß, wenn der Versuch gemacht wird, Wochen nach der Verletzung die Wunde operativ zu säubern, Nischen zu beseitigen, Fremdkörper, Knochensplitter zu entfernen u. a. m. Ein plötzlicher Fieberanstieg ist alsdann das erste Signal für die sich ausbreitende Infektion und schon die nächsten Tage entscheiden darüber, ob die Infektion innerhalb der Meningen diffus geworden ist. Es kann auch noch nach vielen Jahren zu einem plötzlichen Aufflackern der Meningitis kommen, wenn aus irgendwelchen Gründen im Bereich der alten Narbenbildung operativ vorgegangen wird. Die während des Krieges und auch in der ersten Nachkriegszeit gemachten Erfahrungen haben unsere Kenntnisse nach dieser Richtung sehr vertieft.

Nicht minder gefährlich als Schädelverletzungen mit breit klaffenden Wundrändern bzw. breiter Eröffnung der Schädelhöhle sind jene, bei denen es nur zu unscheinbaren, ja bei oberflächlicher Untersuchung vielleicht zunächst überhaupt nicht erkennbaren Rissen in Haut und Knochen kam. Ein kleiner Schorf kann hier die tiefergreifende Verletzung, die Fissur im Knochen verdecken. Man begnügte sich mit der Diagnose „Commotio cerebri", bis wenige Tage nach dem Unfall die ersten Erscheinungen einer Meningitis einsetzten. Hierher gehören auch die Fälle, bei denen als Unfallfolge lediglich eine Weichteilwunde entstanden zu sein schien. Der Arzt näht die Wunde, ohne daran zu denken, daß es zu einer tiefergreifenden Schädigung des Knochens gekommen sein könnte. Erst das Auftreten cerebraler Symptome belehrt ihn eines andern. Das Röntgenbild zeigt vielleicht einen sehr ausgedehnten Knochensprung, der nicht selten vom Scheitel bis zur Basis reicht. Zum Zustandekommen einer eitrigen Infektion braucht die harte Hirnhaut keineswegs verletzt zu sein. Alle diese Fälle sind hinsichtlich ihres Ausganges deswegen so verhängnisvoll, weil im Gegensatz zu den vorher besprochenen Fällen mit breitklaffenden Wunden dem Organismus nur erschwert die Möglichkeit zur Bildung eines Schutzwalles durch Verklebungen gegeben ist. Die Aussicht, daß ein solcher Wall gebildet wird, ist erfahrungsgemäß um so größer, je mehr unter- und anliegende Gewebsteile, vor allem aber die Hirnsubstanz selbst mit geschädigt wurden.

Daß es bei den Basisfrakturen besonders leicht zu meningealen Infektionen kommt, wenn die Fraktur infizierte Nebenhöhlen der Nase oder auch das infizierte Innenohr eröffnete, ist leicht verständlich. Diese Tatsache ist für gutachterliche Fragen besonders wichtig. Eine auf diese Weise entstandene Infektion kann schon innerhalb der ersten 24 Stunden nach der Verletzung zu dem Bilde einer schweren Meningitis führen.

Wie häufig eine meningeale Infektion im Anschluß an eine Fraktur des knöchernen Schädels auftritt, ist schwer statistisch zu erfassen. Krönlein, Brun, Guleke u. a. nehmen 2—10% an.

Einer kurzen Erwähnung bedürfen noch die Fälle, bei denen es nicht nachweisbar zu einer blutigen Schädigung von Haut und Knochen kam, bei denen sich dennoch aber eine eitrige, zunächst lokalisierte, später aber diffus werdende Entzündung innerhalb der Schädelkapsel entwickelte. In solchen Fällen wird man annehmen müssen, daß sich Eitererreger, die zufällig im Blutstrom kreisten, an dem „locus minoris resistentiae" ansiedelten, wo sie in dem gequetschten Gewebe einen geeigneten Nährboden fanden.

Daß in Kriegszeiten Schußverletzungen als Ursache einer eitrigen Meningitis prozentual weitaus an erster Stelle stehen, wurde bereits erwähnt. Die Gefahr der Meningitis ist bei jeder Schußverletzung des Kopfes gegeben, sobald der Schädelknochen durchschlagen wurde. Mit Geschoßteilen, mit Hautfetzen, Haaren usw. in die Tiefe gedrungene Keime können eine meningeale Infektion hervorrufen. Die Gefahr einer solchen Infektion ist um so geringer, je glatter der Schußkanal ist. Wie bei den vorher besprochenen Schädelverletzungen durch stumpfe Gewalt ist aber auch hier die Gefahr noch keineswegs behoben, wenn in den ersten Tagen nach der Verletzung meningeale Erscheinungen ausbleiben. Auch hier können sich noch nach langer Zeit abgekapselte infizierte Wundnischen öffnen und ihren Inhalt in die subarachnoidealen Räume oder bei tiefergelegenen

Herden in die Ventrikel entleeren. Die Gefahr einer sog. *Spät*meningitis ist überall gegeben, wo der Schußkanal bis in die Nähe der Ventrikel reicht, ohne jedoch ihre Wandung verletzt zu haben. Abgekapselte Abscesse können noch nach vielen Jahren in die Ventrikel durchbrechen und auf diese Weise zum Anlaß einer schweren und innerhalb kürzester Zeit tödlich endenden Meningitis werden. Fälle dieser Art sahen wir in der ersten Nachkriegszeit nicht selten. In gleicher Weise verhängnisvoll können operative Eingriffe werden, die an Kopfverletzten vorgenommen werden, um etwaige Fremdkörper (Geschoßteile, Knochen u. a. m.) als vermeintliche Ursache mannigfacher Beschwerden, vor allem epileptiformer Anfälle, zu entfernen. Eine oft in unmittelbarem Anschluß an eine derartige — in ihrem Erfolg wohl stets zweifelhafte Maßnahme — auftretende Meningitis beschließt alsdann das Leben eines Menschen, der schwersten Gefahren bereits entronnen zu sein glaubte.

Für *Begutachtungsfragen* ist die Kenntnis der Zeitverhältnisse im Auftreten eines meningealen Infektes nach einem Kopftrauma naturgemäß von großer Bedeutung. Allgemein gültige Richtlinien wird man kaum aufstellen können. Jeder Fall bedarf einer individuellen Beurteilung, wobei die vorher dargelegten Gesichtspunkte maßgebend sein müssen. Die Entscheidung der Frage, ob ein Zusammenhang der Meningitis mit einem früher erlittenen Kopftrauma besteht, wird leicht sein, wenn der Nachweis erbracht wurde, daß es bei der Verletzung zu einer blutigen Schädigung des knöchernen Schädeldaches kam und daß die Meningitis bakteriell eitrig war; außerordentlich schwer kann die Beurteilung dagegen sein, wenn die Meningitis tuberkulöser oder syphilitischer Natur war (s. hierzu die entsprechenden Abschnitte dieses Werkes). Es sei nochmals darauf hingewiesen, daß auch schon verhältnismäßig leichte Kopftraumen Fissuren und Infraktionen des Schädelknochens erzeugen können, wobei die Hautverletzung sehr gering und, zumal im Bereich der behaarten Kopfhaut, völlig übersehen werden kann.

2. Die von eitrig-entzündlichen Prozessen der Nachbarschaft ausgehende Meningitis. Hierher gehören alle jene Meningitiden, die ihren Ausgang von benachbarten Eiterherden nehmen. In erster Linie sind zu nennen die akuten und chronischen Ohreiterungen mit allen sich ihnen anschließenden Komplikationen wie Osteomyelitis des Felsenbeines, Thrombophlebitis, Sinusthrombose, Pachymeningitis externa, extraduraler Absceß, ferner osteomyelitische Prozesse im Bereich der das Zentralorgan umgebenden Knochenteile (Schädelknochen, Wirbelsäule), sodann eitrige Prozesse der Nase und ihrer Nebenhöhlen. Demgegenüber treten andere eitrig-entzündliche Prozesse der Nachbarschaft wie Furunkel und Karbunkel, Erysipel der Kopf- und Gesichtshaut, Entzündungen der Orbitalregion an Häufigkeit sehr zurück. Zu nennen ist schließlich noch der Hirnabsceß, der infolge Durchbruches, sei es ins Ventrikelsystem, sei es an die Hirnoberfläche, zu einer diffusen Meningitis führen kann.

Eine besondere Besprechung erfordert die *sympathische Meningitis,* jene Form der Meningitis, die in Reaktion auf eitrig-entzündliche Prozesse der Nachbarschaft entsteht und in ihrem klinischen Syndrom der echten, d. h. bakteriellen Meningitis außerordentlich ähnlich sein kann (s. hierzu S. 381).

Die otogene Meningitis. Die otogenen entzündlichen Erkrankungen innerhalb der Schädelhöhle sind stets Folge einer eitrigen Entzündung des Mittelohrs. Das Übergreifen der Eiterung auf die Meningen kann auf verschiedene Weise erfolgen, entweder auf präformierten anatomischen Wegen oder auf der Blut- bzw. Lymphbahn. Als präformierte Wege haben vor allem Dehiszenzen am Tegmen zu gelten (HINSBERG, VOSS, WITTMAACK, ALEXANDER u. a.). Die Fortleitung der Eiterung soll auch auf dem Wege einer normalen oder einer abnormen Gefäßverbindung zwischen Mittelohr und Dura erfolgen können. In wieder anderen Fällen entsteht die Meningitis infolge einer Thrombophlebitis von Piavenen. Die mannigfachen Möglichkeiten für die Entstehung einer Meningitis nach Ohreiterung machen es zur Pflicht, bei jeder ätiologisch unklaren Meningitis das Gehörorgan besonders eingehend zu untersuchen.

Über die Frage, wie und auf welchem Wege es nach Mittelohrentzündungen zu Komplikationen innerhalb der Schädelhöhle kommt, haben sich die Anschauungen in den letzten Jahren sehr geändert. Im Handbuch der speziellen pathologischen Anatomie und Histologie von HENKE-LUBARSCH (Bd. 12) hat WITTMAACK übersichtlich und kritisch die verschiedenen Möglichkeiten dargelegt. WITTMAACK unterscheidet zwischen Überleitung der Entzündung auf dem Wege der Kontaktinfektion, die früher fast ausschließlich als in Betracht kommend angesehen wurde, und Überleitung auf präformierten Bahnen. Letztere ist, wie gerade WITTMAACK gezeigt hat, weit häufiger als im allgemeinen heute noch angenommen wird. Dieses zu wissen ist wichtig für das Verständnis der Tatsache, daß trotz aller Prophylaxe und trotz sachgemäßer Therapie cerebrale Komplikationen nicht aufgehalten werden können. Die Überleitung auf präformierten Bahnen kann nach WITTMAACK erfolgen 1. auf dem Wege persistierender Nähte, 2. entlang durchtretender Gefäßverbindungen, 3. durch Dehiszenzen, 4. durch das Labyrinth, 5. durch den Hiatus subarcuatus, 6. durch den Facialiskanal und 7. an der Pyramidenspitze.

Über das Auftreten von intrakraniellen Komplikationen nach akuter und chronischer Otitis media berichtet G. ALEXANDER sehr eingehend im Handbuch der Neurologie des Ohres. Er weist mit besonderem Nachdruck darauf hin, wie verantwortungsvoll es ist, einem intrakraniellen Symptomenkomplex leichthin die otogene Ätiologie abzusprechen: „Lassen die Verhältnisse in einem Falle einmal nach eingehendster Ohruntersuchung eine einwandfreie Beantwortung der Frage ‚otogen oder nicht otogen‘ nicht zu, dann vergesse man nie, daß die Antwort trotzdem dringlich ist und der kleinere Fehler, den man begehen kann, in der Annahme der otogenen Ätiologie der intrakraniellen Erkrankung liegt.“ G. ALEXANDER geht sogar so weit, zu erklären, daß man in zweifelhaften Fällen nie schaden werde, wenn man die intrakranielle Erkrankung als otogene auffasse und sich auf Grund dieser Diagnose zur Operation vom Ohr aus entschließe. „Ein derartiger technisch einwandfrei und klar durchgeführter chirurgischer Eingriff kann dem Kranken nie schaden.“

Unter 254 otogenen intrakraniellen Prozessen seiner Abteilung fand G. ALEXANDER 35mal (14%) eine Meningitis und Meningoencephalitis, KOERNER unter 211 Fällen 18mal.

Wie die chronischen Otitiden, so kommen auch die otogen entstandenen Meningitiden beim männlichen Geschlecht wesentlich häufiger vor als beim weiblichen (G. ALEXANDER, RUEGG). Hinsichtlich des Lebensalters steht das 1. Lebensjahrzehnt an erster Stelle.

Die Abhängigkeit der intrakraniellen Komplikationen vom Lebensalter hat G. ALEXANDER statistisch zu erfassen versucht. Er fand, daß die Komplikationen vom 4. Lebensjahr an erheblich ansteigen, um ihr Maximum von 5% mit dem 18. Jahr zu erreichen. Von da an nehmen sie wieder an Häufigkeit ab, bis auf $3^1/_2$% im Alter von 26 Jahren. Mit weiter zunehmendem Alter wird die Gefahrenzone immer kleiner. Dies gilt freilich nicht für das Cholesteatom, dem während des ganzen Lebens die Gefahr der meningitischen Komplikation droht.

Daß die akute oder chronische Otitis media selbst oft eine Komplikation anderer primärer Allgemeininfektionen des Organismus (Masern, Scharlach usw.) darstellt, sei hier nur kurz erwähnt, wir werden später darauf zurückkommen.

Die vom Ohr aus fortgeleitete Meningitis beginnt ihrem Ausgangsherd entsprechend in der mittleren oder hinteren Schädelgrube. Sie kann hier zunächst mehr oder weniger lange Zeit umschrieben bleiben, meist aber wird sie schnell diffus.

In den letzten Jahren hat sich mehr und mehr die Auffassung durchgesetzt, daß hinsichtlich der Pathogenese intrakranieller Komplikationen bei Ohreiterungen konstitutionellen Momenten eine ausschlaggebende Bedeutung zukommt (WITTMAACK, ALEXANDER u. a.). Es ist mithin nicht richtig anzunehmen, daß bei einer lege artis durchgeführten Otitis media-Behandlung niemals eine intrakranielle Komplikation auftreten könne, ganz abgesehen davon, daß eine brüske Behandlung, wie ausgedehntes Ätzen, Sondieren des Mittelohres durch das perforierte Trommelfell, unvorsichtiges Spülen, Polypenentfernung, überhaupt jedes Operieren am entzündeten Mittelohr eine Meningitis zur Auslösung bringen kann (KOERNER, G. ALEXANDER, WITTMAACK, JANSEN). Die Gefahr eines Übergreifens der Entzündung auf die weichen Häute ist besonders groß, wenn bereits die Dura erkrankt ist, bzw. wenn bereits eine Pachymeningitis externa besteht. Hier kann die Eiterung direkt auf die Meningen übergreifen. In anderen Fällen ist der Hirnabsceß oder ein thrombophlebitischer Vorgang in unmittelbarer Nähe der Meningen, oder eine Thrombosierung der pialen Venen selbst zwischengeschaltet.

Die otogene Meningitis unterscheidet sich im *Endstadium* in nichts von den Meningitiden anderer Ätiologie. Autoptisch ist der Weg, den die Meningitis nahm, oft noch gut erkennbar.

Bei umschriebenen meningealen Entzündungen kann das Tentorium längere Zeit die Grenze für eine weitere Ausbreitung bilden, eine Tatsache, die im Hinblick auf therapeutisches Handeln von Wichtigkeit ist. Daß die Meningitis auch auf dem Wege der Diploevenen entstehen kann, sei noch kurz erwähnt (KOERNER, GRÜNWALD, G. ALEXANDER). Die Entwicklung der Meningitis nach Art einer Metastase ist nur dann anzunehmen, wenn sich der Schädelknochen als intakt erweist.

Als Erreger einer vom Ohr ausgehenden Meningitis kommen am häufigsten Staphylokokken, Streptokokken und Pneumokokken vor; meist sind es monobakterielle Infektionen, selten Mischinfektionen.

Die rhinogene Meningitis. Gegenüber den vom Ohr ausgehenden Meningitiden treten die Fälle, die von entzündlichen Prozessen des Nasenrachenraumes bzw. seinen Nebenhöhlen ihren Ausgang nehmen, an Häufigkeit erheblich zurück. Der Unterschied in der Frequenz erscheint noch besonders auffällig, wenn wir bedenken, wie häufig im Vergleich zu Erkrankungen des Ohres Katarrhe der oberen Luftwege sind. Die Gefahr einer Fortleitung ist besonders groß, wenn der eitrige Infekt sich im Knochen selbst in Form einer Osteomyelitis abspielt; ganz gleich ob die Eiterung hier primär entstand oder sich sekundär auf dem Boden anderer Prozesse (Tumor, chronischer Infekt, Lues, Tuberkulose) entwickelte. In diesen Fällen kommt es im allgemeinen zunächst zu einer Pachymeningitis externa, und erst von hier aus zu einer eitrigen Meningitis. Es gibt aber auch Fälle, bei denen der Knochen völlig verschont bleibt und die Entzündung unmittelbar von den entzündeten Schleimhäuten der Nase oder ihrer Nebenhöhlen (Stirn-, Kiefer-Keilbeinhöhle) auf dem Wege der Lymph- oder Blutbahn auf die Meningen übergreift, wofür ja hinreichend präformierte Wege zur Verfügung stehen. Gefürchtet sind nach dieser Richtung vor allem Eiterungen innerhalb der Siebbeinzellen. Ein Durchbruch durch die Lamina horizontalis öffnet der meningealen Infektion Tür und Tor.

Als auslösendes Moment kommt dem Trauma ausschlaggebende Bedeutung zu, das besonders verhängnisvoll dann sein kann, wenn eine Infraktion erfolgte; aber auch ein einfaches, d. h. nicht mit einer *nachweisbaren* Änderung der Knochenstruktur (möglicherweise Riß, Spalten) einhergehendes Trauma kann eine Meningitis in Gang bringen.

Meningitiden im Bereich der mittleren Schädelbasis nehmen ihren Ausgang meist von Eiterherden im Gebiet der anliegenden Weichteile. Besonders zu erwähnen sind hier die von den Tonsillen ausgehenden Eiterungen (Tonsillarabsceß) und Phlegmonen dieser Region (retropharyngealer Absceß). Auch hier wieder erfolgt die Übertragung der Entzündung entweder direkt (Lymphweg, Thrombophlebitis) oder indirekt (Osteomyelitis, extraduraler Absceß).

Die von anderen Teilen des Kopfes und von der Wirbelsäule bzw. deren Weichteilen ausgehende Meningitis. Daß eine in der *Orbitalhöhle* bestehende Eiterung zum Anlaß einer Meningitis werden kann, darf nicht wundernehmen, wenn wir daran denken, welch mannigfache Verbindungen hier allein schon durch die aus der Schädelhöhle in die Orbita eintretenden Nerven mitsamt ihren Scheiden gegeben sind. Ebenso verständlich ist andererseits, daß eine auf den Bulbus oculi beschränkte Eiterung nur höchst selten zu intrakraniellen Komplikationen führt.

Schließlich kann *jede andere lokale eitrige Infektion des Kopfes* eine Meningitis erzeugen, so vor allem *Furunkel* und *phlegmonöse Eiterungen.* Besonders gefürchtet sind in dieser Hinsicht die Furunkel des Gesichtes, speziell der Nase und der Oberlippe, die leicht zu thrombophlebitischen Prozessen im Bereich der Vena angularis oder -ophthalmica Anlaß geben, um sich alsdann weiterhin auf den Sinus cavernosus und die Meningen auszubreiten. Gleiches gilt für Eiterungen, die von den Zähnen oder sonstigen Kieferprozessen ihren Ausgang nehmen. Auch in diesen Fällen bildet die Sinusthrombose meist das verbindende Glied.

Daß jeder Eiterherd im Bereich der *Wirbelkörper sowie der sie umgebenden Weichteile* eine spinale Meningitis, sei es auf direktem Wege oder auf dem Umwege über den epiduralen Absceß, zur Folge haben kann, ist ohne weiteres verständlich.

Verhältnismäßig selten wurde nach *lumbaler Anästhesie,* nach *lumbaler Seruminjektion* sowie nach einfacher *Lumbalpunktion* (Symonds, Levy und Cohen, Schlagenhaufer, Adant, Sonnenschein) eine Meningitis beobachtet.

b) Die metastatische Meningitis.

Eine metastatische Meningitis kann durch jeden Eiterherd im Körper, der in die Blut- oder Lymphbahn einbricht, erzeugt werden. Von primären Herden seien genannt: jede Form der Lungenentzündung bzw. -eiterung (Pneumonie, Lungenabsceß, Bronchiektasen), Abscesse in anderen Organen (Prostataabsceß, eitrige Cholecystitis, Empyem der Gallenblase usw.), Erysipel an irgendeiner Körperstelle, Endokarditis. Solche Meningitiden können als selbständiges Krankheitsbild imponieren, wo es nicht gelingt, den Ausgangsherd ausfindig zu machen. Es kann der primäre Herd zur Ausheilung gelangen und die metastatische Meningitis dann doch zum Tode führen.

In den Fällen wo bei akuten Exanthemen (Masern, Scharlach, Röteln, Varicellen, Variola, Fleckfieber) eine Meningitis entsteht, wird dieselbe nicht durch das jene Krankheiten erzeugende Virus erzeugt. Es ist deswegen auch nicht angängig, eine bei der Autopsie festgestellte einfache Hyperämie des Hirns bzw. der Meningen, wie es gelegentlich geschieht, bereits als erstes Stadium einer Meningitis zu werten. Eine eitrige Meningitis im Gefolge dieser Krankheiten ist stets als Ausdruck einer sekundären Infektion aufzufassen (durch Staphylokokken, Streptokokken, Pneumokokken usw.), ausgehend von irgendwelchen Komplikationen, z. B. einer Bronchopneumonie, einem Empyem, einer eitrigen Entzündung der Nase, der Ohren bzw. ihrer Nebenhöhlen. Gleiches gilt für Krankheiten wie Malaria, Recurrens, Gelbfieber, Lepra, Rotz und andere akute Infektionen, die sich primär in den Organen der Brust- oder der Bauchhöhle auswirken.

Symptomatologie.

Die Symptomatologie der verschiedenen Formen der akuten Cerebrospinalmeningitis zeigt in ihren Grundzügen ungeachtet der verschiedenen Ätiologie und Pathogenese der Infektion eine so weitgehende Übereinstimmung, daß es gerechtfertigt erscheint, sie unter einheitlichem Gesichtswinkel zu betrachten.

Das *meningitische Syndrom* besteht aus *allgemeinen und lokalen Symptomen.* Die Allgemeinsymptome sind Ausdruck der Reaktion des Gesamtorganismus, die Lokalsymptome Folge des intrakraniellen Prozesses.

Wie beim Hirntumor und speziell beim malignen Gliom kommt es auch bei schweren Fällen von Meningitis meist schon früh zu einer Hirnschwellung. Daraus erklärt es sich, daß wir häufig Krankheitserscheinungen sehen, die ausschließlich einer Schädigug von Centren der Zwischenhirnregion zur Last zu legen sind, z. B. Beeinträchtigung der Blasen-Darmfunktionen, Störung des Schlaf-Wachmechanismus u. a. m., Erscheinungen, die bisher vielfach als Ausdruck einer allgemeinen, cerebralen Schädigung gewerdet wurden, in Wirklichkeit aber als lokal bedingte Phänomene zu deuten sind. Grad und Schnelligkeit ihrer Entwicklung sind von Fall zu Fall verschieden. Individuelle bzw. konstitutionelle Momente sind ähnlich wie beim Hirntumor auch hier von ausschlaggebender Bedeutung.

Das Grundleiden kann den meningitischen Symptomenkomplex eine Zeitlang verschleiern. Ist die Meningitis aber erst einmal voll entwickelt, d. h. sind die

Meningen infiltriert und die subarachnoidealen Räume mit Eiter gefüllt, so ist das Krankheitsbild unverkennbar und beherrscht die Szene vollauf.

Das *Fieber,* das bei den eitrigen Infektionen niemals fehlt, kann nach einem initialen Schüttelfrost von vornherein hoch sein, es kann aber auch allmählich beginnen und langsam weitersteigen, eine „Continua" bilden oder aber auch in Remissionen, seltener in Intermissionen verlaufen. In späteren Stadien kann die Temperatur hyperpyretische Werte erreichen.

Die *Kopfschmerzen,* die meist von Anfang an bestehen und im Verlauf der Meningitis wohl niemals ganz vermißt werden, können alle Grade erreichen. Je nach Ausbreitung und Accentuation der Meningitis werden die Schmerzen bald mehr in den Vorderkopf bald mehr in den Hinterkopf bzw. in den Nacken lokalisiert. Die Kranken greifen rein mechanisch, häufig aber auch ängstlich erregt nach dem Kopf, wechseln oft die Lage, andere wieder liegen auffallend still und vermeiden jede Bewegung. Der angst- und schmerzerfüllte Gesichtsausdruck verrät die Schwere ihres Leidens. Ein leises Wimmern, nicht selten abgelöst durch ein lautes Stöhnen, hin und wieder auch unterbrochen durch einen gellen Aufschrei kennzeichnet die Gesamtsituation. Jede von außen kommende Berührung, ein Beklopfen, ein Bewegen des Kopfes, aber auch Reize optischer und akustischer Art können den allgemeinen sowie den lokalen Schmerz steigern.

Zusammen mit den Kopfschmerzen kann *Erbrechen* einsetzen. Häufig eröffnet es die Szene, es kann bei Bestehen einer zu Meningitis neigenden Grundkrankheit ein schwerwiegendes, sogar ausschlaggebendes Kriterium in diagnostischer Hinsicht sein. Das Erbrechen wird meist von einer starken Übelkeit und von einem Schwindelgefühl begleitet, das besonders lebhaft wird, wenn der Kranke die Lage wechselt, vor allem wenn er sich aufzurichten versucht. Ebenso wie das Erbrechen ist auch die *Obstipation* ein meist von Anfang an bestehendes Symptom.

Das *Bewußtsein* kann vor allem bei einer basalen Meningitis lange Zeit völlig klar sein. Weitaus häufiger aber beobachten wir eine schnelle Änderung aller psychischen Funktionen. Mit Ansteigen des Fiebers werden die Kranken ängstlich, unruhig, gereizt, andere wieder schlafsüchtig, jedoch ist es meist kein tiefer Schlaf, mehr ein Sopor; deliriöse Zustände mit ängstlichen Vorstellungen, mit Illusionen und auch echten Halluzinationen können die Szene beherrschen. Konstitutionellen Momenten kommt auch hier eine besondere Bedeutung zu. Bei Potatoren können gleich zu Anfang schwerste Erregungszustände auftreten. Nicht ganz selten besteht ein Zustandsbild nach Art einer Korsakowschen Psychose. In wieder anderen Fällen wechseln maniakalische Zustände mit depressiver Verstimmung, wie überhaupt plötzliche Änderungen des psychischen Bildes verhältnismäßig häufig beobachtet werden. Die psychischen Störungen können so sehr im Vordergrund stehen, daß an eine organische Erkrankung zunächst gar nicht gedacht wird. Bei Kindern sind diese Störungen im allgemeinen weit weniger ausgesprochen als bei Erwachsenen. Mit Fortschreiten der Krankheit trübt sich das Sensorium mehr und mehr, um schließlich in ein tiefes Koma überzugehen. Die vegetativen Funktionen versagen nunmehr völlig. Die Nahrungsaufnahme, die auch vorher schon erschwert war, unterbleibt, Stuhl und Urin werden ins Bett entleert.

Von körperlichen Symptomen ist die *Nackensteifigkeit* das konstanteste Zeichen. Schon früh klagen die Kranken über ein Gefühl der Steifigkeit beim Bewegen des Kopfes nach vorn, passiven Bewegungsversuchen wird Widerstand entgegengesetzt, bis schließlich der Kopf krampfhaft fixiert nach hinten in die Kissen gebohrt wird. Dabei sind meist auch die seitlichen Bewegungen beeinträchtigt und schmerzhaft. Diese Steifigkeit kann sich in späteren Stadien der ganzen Wirbelsäule mitteilen. Die sie umgebenden Weichteile sind alsdann ebenso wie der Knochen selbst stark druck- und klopfempfindlich. Bei Kindern sind die meningealen Reizerscheinungen meist einem sehr erheblichen Wechsel unterworfen, man kann gelegentlich beobachten, daß Kinder, die noch wenige Stunden vorher steif und bewegungslos mit angezogenen Beinen im Bett lagen, sich plötzlich aufrichten und von einer Steifigkeit bzw. einem Meningismus nur noch wenig oder nichts erkennen lassen. Im allgemeinen aber hält die Steifigkeit des Nackens (Opisthotonus) bis zum Tode an; eine selbst ausgiebige Liquorentnahme vermag das Zustandsbild nur ganz vorübergehend zu beeinflussen.

Ein weiteres körperliches Frühsymptom ist die *Hyperästhesie* der Haut sowie der gesamten Weichteile. Jeder intensivere Druck, ja selbst die oberflächliche Berührung kann intensive Schmerzen auslösen, die mit einem krampfhaften Verziehen des Gesichtes oder mit einem lauten Aufstöhnen beantwortet werden. Der Leib ist oft, aber keineswegs immer kahnförmig eingezogen. Ist das Sensorium klar, so ist dem Kranken jeder Lichtreiz und jedes Geräusch unangenehm. In diesem Zeichen der Abwehr offenbart sich die große Überempfindlichkeit gegen alle Reize der Außenwelt, mögen sie körperlicher oder sensorischer Art sein. Dabei handelt es sich um reflektorisch bedingte Vorgänge.

Unter den *motorischen Reizerscheinungen* stehen die *epileptiformen Anfälle* an erster Stelle. Konvulsionen JACKSONscher oder universeller Art von quantitativ wechselndem Ausmaß können einmalig, häufiger aber zu wiederholten Malen, nur ausnahmsweise bis zum Status epilepticus auftreten. Derartige Erscheinungen sehen wir am häufigsten bei der sog. Haubenmeningitis, d. h. bei jener Form der Meningitis, bei der sich das Vorderhirn einschließlich vordere Zentralwindung besonders intensiv an der Prozeßbildung beteiligt. Bei Kindern treten derartige Anfälle leichter und häufiger auf als bei Erwachsenen. In anderen Fällen wieder werden Konvulsionen völlig vermißt, und zwar gerade dort, wo man sie nach der Prozeßlokalisation erwartet hätte. Wir sehen vielleicht nur Zuckungen in bestimmten Muskelgruppen, besonders in der Gesichtsmuskulatur. Häufig kommt es infolge eines tonischen Krampfzustandes der Kiefermuskeln zu Zähneknirschen, ferner zu krampfhaftem Verdrehen der Augen mit Zwangsblicken in bestimmter Richtung. Je länger sich die Krankheit hinzieht, um so mehr treten *Kontrakturen in den Extremitäten* auf, die dadurch gekennzeichnet sind, daß sie sich, wenn auch gegen einen erheblichen und stark schmerzenden Widerstand ausgleichen lassen. Mit der Tatsache, daß die Kontrakturbildung die Tendenz zu maximaler Entspannung erkennen läßt, erklärt sich auch das schon in frühesten Stadien meist vorhandene KERNIGsche Phänomen, das darin besteht, daß einer Beugung des Beines im Hüftgelenk bei gestrecktem Unterschenkel reflektorisch Widerstand entgegengesetzt wird.

Der Grad der Muskel- und Gelenkversteifungen kann sehr verschieden sein. In den leichtesten Fällen empfindet der Kranke es vielleicht nur als unangenehm, daß er sich nicht mehr so frei bewegen kann wie früher, er fühlt die Behinderung beim Aufsetzen, er kann es nur unter Anwinkelung der Beine. Dabei hält er die Wirbelsäule in toto steif, es schmerzt der Nacken. In den schwersten Fällen kommt es zu vertrackten Haltungen, der Kopf wird in Opisthotonusstellung in die Kissen gebohrt, die Wirbelsäule ist lordotisch verkrümmt, dabei der Leib kahnförmig eingezogen, die Gliedmaßen befinden sich in bald mehr, bald weniger ausgesprochener Flexionskontraktur. Ein bejammernswerter Zustand, der noch besonders grausig dann wirkt, wenn es gleichzeitig zu stärkeren zentral bedingten trophischen Störungen kommt, wenn das Sensorium leicht benommen ist, wenn der Kranke ächzt und stöhnt oder ab und an gell aufschreit. Solche Bilder sehen wir am häufigsten bei der epidemischen

Meningitis, wenn sich die Krankheit über längere Zeit erstreckt; wir sehen sie aber auch bei jeder anderen Form von längerdauernder Meningitis.

Sehr häufig kommt es zu *Lähmungserscheinungen,* die zentralen wie peripheren Ursprungs sein können. Nach einem epileptischen Anfall von JACKSONschem Typ verbleibt zuweilen eine mehr oder weniger ausgesprochene Monoparese oder Hemiparese. Aber auch ohne Anfall kann es zu Lähmungen zentralen Ursprungs kommen, die sich innerhalb weniger Stunden ausbilden, ebenso schnell aber auch wieder schwinden können. Gerade der Wechsel der Erscheinungen, das Kommen und Gehen von Lähmungen ist besonders charakteristisch. Zu erwähnen sind noch Sprachstörungen, insbesondere Aphasien motorischer Art.

Sensible Störungen zentraler Art werden, wenn sie vorkommen, meist von Mono- bzw. Hemiparesen begleitet. Sie sind der klinische Ausdruck einer Schädigung der Zentralwindungen.

Seltener sind *Paresen spinalen Ursprungs.* Eine lokal bzw. segmental betonte Auswirkung des meningitischen Prozesses auf das Rückenmark macht alle Bilder möglich vom angedeuteten BROWN-SÉQUARDschen Syndrom bis zur kompletten Querschnittslähmung. Erfolgt die Auswirkung hoch oben, etwa im oberen Teil des Cervicalmarkes, so können Syndrome nach Art der LANDRYschen Paralyse entstehen. Die Variation der nach dieser Richtung zu beobachtenden Krankheitsbilder ist in der Tat außerordentlich groß. Eine genaue Analyse der Symptome ist allerdings nur selten möglich, sie scheitert meist an der schweren Beeinträchtigung des Sensoriums.

Häufiger noch als die eben erwähnten Syndrome sind *Störungen seitens der basalen Hirnnerven,* besonders der Augenmuskelnerven. Bald ist es eine leichte Ptosis eines Augenlides, dann wieder eine komplette Oculomotoriuslähmung; nicht selten, und zwar schon in den frühesten Stadien fällt eine Schielstellung der Augen auf.

Pupillenstörungen sind oft nachweisbar. Dabei ist der zu beobachtende Wechsel in der Pupillenreaktion, vor allem der Wechsel zwischen träger und guter Lichtreaktion besonders auffällig.

Eine *Neuritis optica* kommt im Frühstadium der Meningitis vor, seltener ist eine echte Stauungspapille. Immerhin kann diese schon im ersten Stadium der Krankheit maximal sein, wenn sich der meningeale Prozeß besonders intensiv in der präpedunkulären Region bzw. in der Chiasmagegend auswirkt.

Bei Mitergriffensein des *Acusticus* kommt es früh zu einer Beeinträchtigung des Hörvermögens auf einem oder auch auf beiden Ohren. Freilich ist stets daran zu denken, daß eine Hörschädigung auch Folge einer gleichzeitig bestehenden eitrigen Otitis media sein kann.

Von den Nerven der hinteren Schädelgrube verdient vor allem der *Vagus* Beachtung. Störungen in der Schlagfolge des Herzens mit gleichzeitiger Verlangsamung des Schlages lassen auf eine Beteiligung des Vagus, sei es des Nerven selbst oder seines Kernes, schließen. Daneben bestehen meist auch noch als Ausdruck einer Schädigung der Medulla oblongata Störungen der Atmung. Es wird im Einzelfall oft zweifelhaft bleiben, ob diese Störungen Folge einer Auswirkung des entzündlichen Prozesses auf die entsprechenden Zentren sind oder aber Ausdruck einer Gewebsschädigung infolge Einpressung der Medulla oblongata in das Foramen magnum nach Ausbildung eines Hydrocephalus int. occlusus oder einer Hirnschwellung.

Die *Sehnenreflexe* sind besonders im Anfangsstadium oft sehr lebhaft, später abgeschwächt, nicht selten schwinden sie. Charakteristisch ist aber auch hier, wie es vorher für die motorischen Reiz- und Ausfallserscheinungen beschrieben wurde, der Wechsel, insofern die Reflexe an einem Tage vorhanden sein können, um am anderen Tage zu fehlen. Maßgebend sind hierfür wohl in erster Linie Ödembildung und Liquorstauung mit Auswirkung auf das Rückenmark selbst. Für eine solche Auffassung spricht vor allem die Tatsache, daß im Anschluß an eine Lumbalpunktion Reflexe, die vorher fehlten, wiederkehren können, bzw. umgekehrt, daß die Sehnenreflexe nach der Lumbalpunktion schwinden. Das Schwinden der Reflexe ist oft das erste Zeichen der Entwicklung schwerer spinal bedingter Lähmungen. Gleiches gilt auch für die Hautreflexe. Pyramidenzeichen, BABINSKIsches Phänomen, Fußklonus u. a. m. treten bei reiner, d. h. unkomplizierter Meningitis nur verhältnismäßig selten in die Erscheinung.

Die Symptomatologie der akuten Meningitis ist im Einzelfall nur selten in der Weise umfassend, wie sie soeben aufgezeichnet wurde. Häufig ist nach den klinischen Erscheinungen eine Unterscheidung dahin möglich, ob sich der Prozeß mehr über den Hemisphären oder mehr an der Basis des Hirns ausgebreitet hat. In ersterem Falle überwiegen die Rindenreizerscheinungen, im letzteren die basalen Symptome: Neuritis optica bzw. Stauungspapille, vor allem aber Lähmungen basaler Hirnnerven (Oculomotorius, Trochlearis, Abducens, Facialis usw.). Dabei ist die Nackensteifigkeit meist sehr ausgesprochen im Gegensatz zur Meningitis, die ausschließlich oder bevorzugt die vorderen Teile der Hemisphären befallen hat, wo die Nackensteifigkeit nicht selten nur angedeutet vorhanden ist. Demgegenüber wieder kommt es bei diesen Formen der Meningitis meist verhältnismäßig schnell zu Bewußtseinstrübungen; das ist eine Regel, aber keine Gesetzmäßigkeit. Je größer die Erfahrung, um so zurückhaltender wird man mit der Diagnose der Lokalisation und der Ausdehnung des Prozesses sein. Es decken sich anatomisches und klinisches Bild eben nur sehr bedingt. Nur selten sind die verschiedenen Phasen der Krankheit scharf voneinander abzugrenzen. Die Symptome der Reizung überschneiden sich mit denen der Lähmung, Schwankungen in der Stärke des Einzelsymptoms sind, wie vorher bereits ausgeführt, die Regel.

Das Verhalten des Liquor cerebrospinalis. Ein für eine bestimmte Form der Meningitis charakteristisches Liquorsyndrom gibt es nicht, wenn wir lediglich den physikalischen, chemischen und cytologischen Befund zugrunde legen. Über die Art der Meningitis entscheidet nur das Ergebnis der bakteriologischen bzw. kulturellen und eventuell serologischen Untersuchung. Wie für die verschiedenen Formen kann aber auch für die gleiche Form der Meningitis das Liquorsyndrom sehr verschieden sein. Die Kenntnis der Liquorveränderungen und vor allem ihr Zustandekommen ist in diagnostischer und prognostischer Hinsicht gleich wichtig.

Der Liquor wird zur Untersuchung im allgemeinen mittels der lumbalen oder cisternalen Punktion entnommen. Welcher Weg im Einzelfall zu wählen ist, wird ebenso wie die Technik der Punktion an anderer Stelle erörtert werden.

Die Angaben über die Höhe des normalen Liquordruckes schwanken außerordentlich. Man wird in der Praxis auf den Druck allein nicht zu großes Gewicht legen. Sicher krankhaft ist nur ein Druck, der bei lumbaler Punktion im Liegen gemessen mehr als 180—200 mm Wasser beträgt. Dabei ist es wichtig, alle Momente auszuschalten, die von sich aus geeignet sind, den Druck zu erhöhen, z. B. eine verkrampfte Haltung des Patienten, maximale Beugung des Kopfes auf die Brust, auch zu starkes Anziehen der Beine an den Leib. Es ist deswegen ratsam, den Kranken nach Einstich der Nadel in den Wirbelkanal sich ausstrecken zu lassen. Auch übermäßige Angst, ein zu schnelles und krampfhaftes Atmen haben erheblichen Einfluß auf den Liquordruck. Man beginne deswegen mit der Druckmessung im allgemeinen erst dann, wenn alle diese Momente ausgeschaltet werden konnten. Wiederholt ist auch empfohlen worden, den Kranken so lange tief atmen zu lassen, bis ein gewisser Tiefstand der Liquorsäule im Manometerröhrchen erreicht worden ist.

Lediglich aus einem erhöhten Liquordruck auf eine Vermehrung der Liquormenge zu schließen, ist nicht richtig. Wissen wir doch, daß der Liquordruck in gleicher Weise wie von der Liquormenge auch von der Hirnmasse und einer eventuellen Verdrängung (Tumor, Verwachsungen) und schließlich auch vom Volumen der Blutgefäße innerhalb der Schädelhöhle abhängig ist.

Der *Liquordruck* kann bei der Meningitis außerordentlich erhöht sein. Werte bis zu 400, ja selbst 600 mm H_2O und mehr sind nicht selten. Ein abnorm niedriger Druck im Manometer muß stets den Verdacht erwecken, daß die Liquorpassage auf dem Wege vom Hirn zum Rückenmark oder auch im Bereich des Rückenmarks verlegt ist.

In diesem Falle drücke man auf die Vv. jugulares am Halse und beobachte, ob die Liquorsäule im Manometer steigt (Queckenstedtsches Phänomen). Steigt sie nicht, so ist mit Sicherheit die Passage verlegt und die Annahme berechtigt, daß es zu Verklebungen bzw. Verwachsungen im Bereich der subarachnoidealen Maschen kam. Das Freisein der Liquorpassage ist übrigens auch bereits an den Puls- und Atemschwankungen der Liquorsäule erkennbar.

Der Liquor kann klar oder trübe sein; die Trübung ist im wesentlichen durch die Zellvermehrung, weniger durch den Fibrin- und noch weniger durch den Keimgehalt bedingt. Nicht selten sind dem Liquor Flocken und Fibringerinnsel, die sich beim Stehen absetzen, beigemengt. Aus dem Grad der Trübung kann man mit einer gewissen Wahrscheinlichkeit auf die Höhe der Zellzahl schließen. Samson gibt als untere Grenzzahl, die eine wahrnehmbare Trübung macht, 300/3—500/3 im Kubikmillimeter an.

Nach Zentrifugieren eines zell- und fibrinreichen Liquors ist die überstehende Flüssigkeit fast immer klar. Eine bleibende *Gelbfärbung* zeigt an, daß dem Liquor Blutfarbstoff beigemengt ist. Artefiziell, d. h. infolge der Punktion blutig gefärbter Liquor, wird nach dem Zentrifugieren stets klar.

Der sicherste Ausdruck einer Entzündung der Meningen ist die *Zellvermehrung,* die quantitativ außerordentlich schwanken kann. Während sie im ersten Stadium einer Meningitis im allgemeinen nur Werte von mehreren Hundert in 1 cmm erreicht, steigt sie bei eitriger Meningitis später auf viele Tausende in 1 cmm. Die Zellzahl kann so erheblich sein, daß eine Zählung überhaupt nicht möglich ist. Nicht minder wichtig wie die Zellzählung ist ihre Differenzierung. Hierbei ist in erster Linie Wert auf die Unterscheidung zwischen polynucleären und lymphocytären Elementen zu legen. Beide können sich bei jeder Form der Meningitis finden, auch, was nicht hinreichend bekannt ist, bei der syphilitischen. Auf keinen Fall ist es angängig, lediglich aus dem Zellcharakter auf die Art der Meningitis zu schließen. Überwiegt im Beginn einer Meningitis die Lymphocytose, so ist der Schluß erlaubt, daß die Meningitis weniger foudroyant ist, eine Polynucleose, die längere Zeit anhält und sehr erheblich ist, läßt stets auf eine durch Eiterbakterien erzeugte Meningitis schließen. Mit Abklingen der Meningitis ändert sich das Zellbild meist zugunsten einer Lymphocytose, auch sehen wir alsdann meist großzellige protoplasmareiche Elemente, die den Meningen entstammen, d. h. histiogenen Ursprungs sind, den anderen Zellelementen beigemengt, ferner auch Plasmazellen und Ependymzellen. Die Versuche, eine genauere Differenzierung der Zellen im Hinblick auf die Abgrenzung eines bestimmten Prozesses auswerten zu wollen, haben bisher noch keine befriedigenden und der Praxis dienbaren Resultate gezeitigt.

Weniger bedeutungsvoll als die Pleocytose ist das Ergebnis der *chemischen Untersuchung* des Liquors, solange sie sich, wie dies heute meist noch geschieht, auf die Gesamteiweißbestimmung beschränkt. Kann doch der Eiweißgehalt in gleicher Weise bzw. gleicher Stärke auch bei mannigfachen sonstigen Prozessen des Zentralnervensystems erhöht sein.

Zur Bestimmung des Eiweißgehaltes bedienen wir uns der Phase I (Ammoniumsulfat)-Probe nach Nonne-Apelt-Schumm, der Pandyschen (Carbolsäure-) Reaktion und eventuell noch der Weichbrodtschen (Sublimat-) Reaktion. Die Phase I-Reaktion fällt nach Kafka außer den Globulinen auch die Nucleoalbumine, ähnlich wahrscheinlich die Pandysche Probe. Während die Weichbrodtsche Reaktion im Gegensatz zur Nonne- und Pandyschen Probe bei allen entzündlich-eitrigen Meningitiden auffallend schwach ist, ist sie verhältnismäßig stark bei den sog. metaluischen Prozessen, ohne daß sie jedoch für sie, wie man anfangs geglaubt hatte, spezifisch wäre.

In den letzten Jahren hat die *quantitative Bestimmung der einzelnen Eiweißkörper* besondere Bedeutung erlangt. Es ist das Verdienst KAFKAS, die Relation der Eiweißwerte in systematischer Weise ausgearbeitet zu haben.

Die Eiweißrelation nach KAFKA besteht aus folgenden Werten: 1. Gesamteiweiß (G.-E.), 2. Zahl (Ammoniumsulfatniederschlag der Globuline), 3. Globulin, 4. Albumin (Alb. = G.-E. minus Glob.), 5. Eiweiß-Quotient $= \frac{\text{Glob.}}{\text{Alb.}}$.

Die Bestimmung der verschiedenen Eiweißwerte und ihr Verhältnis zueinander gestatten weitgehende Schlüsse in diagnostischer und nicht selten auch in prognostischer Hinsicht. Das veranschaulichen uns die systematischen Untersuchungen von KAFKA und SAMSON, ferner die Untersuchungen von DEMME, der 1930 über die Bedeutung der Eiweißrelation im Liquor an Hand eines Materials von etwa 2000 Liquores der NONNEschen Klinik berichtet hat.

Die Gesamteiweißwerte sind bei der Meningitis stets sehr erheblich vermehrt. SAMSON fand bei seinen Fällen eine Schwankungsbreite von 60—900 mg-%, am häufigsten Werte von 150—300 mg-%.

Nach KAFKA erreichen die absoluten Eiweißwerte die höchsten bei der Liquoruntersuchung überhaupt vorkommenden Zahlen; er nennt die Zahlen 200 bis 1000 mg-%. Nach FREMONT-SMITH werden 800 mg-% meist nicht überschritten. Da der Albumingehalt, wenigstens im akuten Stadium einer Meningitis, stets höher ist als der Globulingehalt, beträgt der Eiweißquotient weniger als 1,0. Im Anfang der Krankheit schwankt er im allgemeinen zwischen 0,5 und 0,8, während er später meist größer als 1,0 wird (SAMSON). Steigen die Eiweißwerte höher, als vorher angegeben, so ist der Schluß berechtigt, daß irgendwelche Komplikationen wie Verklebungen, Abschnürungen, Block usw. bestehen. Die Tatsache, daß es bei jeder eitrigen Meningitis besonders leicht zu ausgedehnten Verklebungen in den Arachnoidealräumen und damit zu häufig allerdings nur vorübergehender Liquorstauung kommt, erklärt es, daß der Eiweißgehalt zu verschiedenen Zeiten sehr verschieden sein kann. Besondere Richtlinien werden sich aus den einzelnen Befunden deswegen kaum ableiten lassen. Immerhin konnte DEMME gewisse Unterschiede in der Eiweißrelation bei den verschiedenen Arten von Meningitis feststellen[1].

Unter den Globulinen sind die Euglobuline deutlich vertreten, aber nicht so stark wie bei der Paralyse, so daß der Euglobulin-Globulinquotient bei der Meningitis niedriger ist als bei der Paralyse (KAFKA).

Wichtig ist noch der Hinweis, daß die Wa.R. im ausgesprochen meningitischen Liquor positiv werden kann, wenn die Blut-Wa.R. positiv ist, auch dann, wenn irgendwelche Zeichen von Lues des Zentralnervensystems nicht bestehen. Das läßt darauf schließen, daß die entsprechenden Reagine unter Auswirkung der meningealen Entzündung, und zwar infolge der erhöhten Permeabilität aus dem Blutserum in den Liquor übertreten. Die allgemeine Auffassung geht dahin, daß die meisten der im meningitischen Liquor vorkommenden Stoffe aus dem Blut stammen. Immerhin gehört, wie KAFKA gezeigt hat, schon ein sehr hoher Grad von Entzündung dazu, damit die einzelnen Stoffe aus dem Blut in den Liquor übertreten.

Für die Liquordiagnose haben die *Kolloidreaktionen* in den letzten Jahren eine große Bedeutung erlangt.

Am meisten bekannt und wohl auch am meisten in Gebrauch sind die Goldsol- und die Mastixreaktion. Sie zeigen sehr anschaulich zwei gut unterscheidbare Reaktionstypen. Auf der einen Seite steht der Kurventyp, der eine Ausflockung in den Röhrchen mit höherer Liquorkonzentration erkennen läßt, auf der anderen Seite der Kurventyp, der eine Ausflockung in den Röhrchen mit geringerer Liquorkonzentration zeigt. Ersterem Typ begegnen wir vor allem bei der Lues, aber auch bei anderen Erkrankungen, z. B. bei der Encephalitis,

---

[1] Siehe hierzu auch die Ausführungen DEMMES in seinem 1935 erschienenen Buch „Die Liquordiagnostik" (München: J. F. Lehmann).

letzterem bei der eitrigen Meningitis und vor allem bei jenen Affektionen, die eine starke Beimengung von Serumeiweiß im Liquor zur Folge haben. Daraus ergibt sich, daß es eine für eine bestimmte Form der Meningitis charakteristische Kurve nicht geben kann. Bei jeder Meningitis kann es beispielsweise infolge vorübergehender oder bleibender Behinderung der Liquorpassage zu einem vermehrten Übertritt von Serumeiweiß in den Liquor kommen. Ja, es gibt nicht einmal eine für eine Meningitis überhaupt charakteristische Kurve. Wir können der gleichen Kurve wie bei der Meningitis beim Hirnabsceß und beim Hirntumor begegnen. Ein Spezialstudium dieser Frage hat auch hier überspannte Hoffnungen, die einzelne Autoren zu Beginn der Kolloidkurvenära hatten, auf das richtige Maß zurückgedrängt (KAFKA, F. PLAUT, PAPPENHEIM, SCHMITT, DEMME u. a.). So hat jede Kolloidkurve eben nur in der Hand des serologisch erfahrenen Arztes ihren Wert. Übergänge, die sich aus dem mannigfachen Wechselspiel zwischen rein entzündlichen und adhäsiven bzw. Kompressionsvorgängen erklären, sind nicht selten.

Im allgemeinen herrscht bei den Kolloidreaktionen die sog. meningitische Zacke, auch Lueszacke genannt, vor.

Der Ausfall der Kurve ist nur bis zu einem gewissen Grade von der Eiweißmenge abhängig. Je höher der Eiweiß- speziell der Globulingehalt eines Liquors, desto weiter liegt im allgemeinen das Kurvenmaximum nach rechts. Ist der Eiweißgehalt nicht sehr hoch, so kommt die Rechtslagerung der Kurve weit weniger zum Ausdruck. Dies zeigt sich besonders deutlich beim Abheilen einer Meningitis, seltener auf der Höhe des Prozesses. Niemals aber ist die Lage der Kurve von der Eiweißmenge ausschließlich abhängig (SAMSON).

Der Wandel der Erscheinungen, vor allem der Wechsel des Eiweißgehaltes im Ablauf einer Meningitis ist in den letzten Jahren von KAFKA besonders sorgfältig studiert worden. Die „funktionell-genetische“ Betrachtungsweise hat zu wichtigen Erkenntnissen auf dem Gebiet der Liquormechanik und -dynamik geführt.

Wie bedeutungsvoll die Bestimmung der Eiweißrelation bei den verschiedenen Formen der Meningitis ist, hat DEMME in sehr instruktiver Weise am Beispiel der sympathischen Meningitis gezeigt. Eine vom Ohr ausgehende sympathische Meningitis geht mit einer meist sehr erheblichen Eiweiß- (Globulin-) Vermehrung im Liquor einher, was in einem hohen Eiweißquotienten zum Ausdruck kommt. Die Mastixkurve kann alle Übergänge von der rechtsverschobenen Meningitiskurve bis zur Paralysekurve zeigen. Greift die eitrige Entzündung auf die Meningen über, d. h. wird aus der sympathischen Meningitis eine eitrige, so steigt die Gesamteiweißmenge und der Eiweißquotient sinkt. Alles dieses geschieht innerhalb kürzester Zeit. Wir erkennen daraus, welche Dienste eine sorgfältige Liquoruntersuchung auch in prognostischer Hinsicht zu leisten vermag.

Mit zunehmender meningealer Entzündung ändert sich auch die übrige chemische Zusammensetzung des Liquors. In erster Linie gilt dies für die reduzierenden Substanzen und für die Chloride.

In der Regel sinken die *Zuckerwerte* des Liquors, die normalerweise 50 bis 80 mg-% betragen, im Verlauf einer Meningitis erheblich, fast immer unter 40 mg-%, um in schweren Fällen gelegentlich völlig zu verschwinden. Durchschnittszahlen sind 10—30 mg-%. Solche Werte hat SAMSON speziell bei Fällen von kindlicher Meningitis gefunden. Bei günstigem Verlauf der Meningitis steigt der Zuckergehalt regelmäßig wieder an und kann, wie dies MUSSER und WATKINS insbesondere bei der epidemischen Meningitis gezeigt haben, alsbald wieder die normale Höhe erreichen. Bei Rezidiven oder bei hinzutretenden Komplikationen kann der Zuckerspiegel von neuem absinken. Diese Feststellungen lassen erkennen, daß auch aus der Zuckerkurve des Liquors gewisse prognostische Schlüsse möglich sind. Darauf hat vor allem MOGILNICKI hingewiesen.

Die Beziehungen zwischen Zuckergehalt des Blutes und Zuckergehalt des Liquors sind, wie besonders FREMONT-SMITH gezeigt hat, fest umrissen.

Wichtig ist, daß die Untersuchung auf Zucker möglichst bald nach der Punktion vorgenommen wird, da sonst die Gefahr des völligen Zuckerschwundes besteht und es dadurch zu Fehlschlüssen kommt.

Die Ursache des Zuckerschwundes aus dem Liquor ist uns noch unbekannt. Zweifelhaft bleibt, ob die dem Liquor beigemengten Zellen oder die Bakterien den Zuckerschwund bewirken oder aber, ob die veränderten Permeabilitätsverhältnisse dabei eine ausschlaggebende Rolle spielen.

Mit dem Zuckergehalt geht in der Regel der *Chloridgehalt* des Liquors parallel. Der Gehalt an Kochsalz schwankt normalerweise zwischen 690 und 720 mg-%. SAMSON konnte die von STEINER und BECK angegebenen Werte bis zu 600 mg-% im allgemeinen bestätigen; immerhin sah er auch Werte unter 600 mg-%.

In den letzten Jahren ist auch dem *Milchsäuregehalt* im Liquor eine besondere Beachtung geschenkt worden. NAGAI stellte fest, daß bei der eitrigen Meningitis die Milchsäure zunimmt. Aus dem Steigen und Fallen des Milchsäuregehaltes und seinen Beziehungen zum Zuckergehalt während des Meningitisablaufes glaubt NAGAI prognostische Schlüsse ziehen zu können. Über gleiche Untersuchungen hat jüngst auch GELDRICH berichtet.

Auf das Verhalten des *Phosphors*, des *Natrium*, des *Calcium*, der *Ketonkörper* und *anderer Stoffe* soll nicht weiter eingegangen werden. Eingehende Studien liegen hier vor allem von FREMONT-SMITH und dessen Mitarbeitern vor.

Wenn auch aus den bisher besprochenen Liquorveränderungen bereits die Diagnose „Meningitis" zu stellen ist, so kann und darf doch erst die *bakteriologische Untersuchung* darüber entscheiden, welche Art der Meningitis vorliegt. An diesem Postulat ändert auch die Tatsache nichts, daß in keineswegs allen Fällen von bakterieller Meningitis der Nachweis von Bakterien gelingt.

Nach FLEISCHMANN bleibt in etwa 25% aller vom Ohr und von der Nase ausgehenden Meningitiden, und zwar nicht nur bei den leichteren, sondern auch bei den letal verlaufenden Fällen die Untersuchung auf Bakterien zu Lebzeiten negativ. FLEISCHMANN weist entgegen der Annahme von BORRIES, daß ein konstant steriler Liquor gegen eine unkomplizierte Meningitis spreche, darauf hin, daß sich unter seinen Fällen verschiedene fanden, die bis zum Todestag mehrfach punktiert worden waren, ohne daß die Liquoruntersuchung einen positiven Bakterienbefund ergeben hatte. Die von FLEISCHMANN gemachten Erfahrungen decken sich durchaus mit den unsrigen sowie auch mit denen von ZANGE, LINCK u. a., allerdings erscheint mir die Zahl 25% reichlich hoch.

Wichtig ist für den Ausfall der bakteriologisch-kulturellen Untersuchung, daß der Liquor möglichst frisch untersucht wird. Ein erst nach 12 oder 24 Stunden zur Kultur angesetzter Liquor bietet stets weniger günstige Aussichten auf ein positives Resultat als der frisch entnommene Liquor. So kann sich ein auf Grund der mikroskopischen Untersuchung als positiv angesprochener Liquor bei der Kultur als steril erweisen. Das beste und bekannteste Beispiel hierfür ist die epidemische Meningitis. Diese Tatsache gemahnt, niemals die mikroskopische Untersuchung des Liquorsedimentes zu unterlassen. Wenn sie uns auch in keineswegs allen Fällen ein eindeutiges Urteil hinsichtlich der Bakterienart verschaffen kann, so besagt sie doch soviel, daß eine *bakteriell*-entzündliche Form der Meningitis vorliegt.

Daß das Ergebnis der kulturellen Untersuchung durch gewisse vorbereitende Verfahren wie Warmhalten des Liquors, Zusatz von einigen Kubikzentimetern einer 10%igen Traubenzuckerlösung gefördert werden kann, sei nur nebenbei erwähnt.

Die *Hämolysinreaktion* von WEIL und KAFKA ist für die Diagnose einer Meningitis von mehr theoretischer als praktischer Bedeutung. Die im Blut normalerweise vorhandenen Hammelbluthämolysine können bei vermehrter Permeabilität der Meningen in den Liquor übertreten. Ihr Nachweis im Liquor beweist lediglich eine Störung der Permeabilitätsverhältnisse, nicht mehr und nicht weniger. Eine positive Hämolysinreaktion ist mithin kein unbedingtes Kriterium für eine Entzündung der Meningen. Auf der anderen Seite spricht ein negativer Ausfall der Hämolysinreaktion auch keineswegs gegen das Bestehen einer Meningitis, da etwa 10% aller Menschen die Hammelbluthämolysine im Blut vermissen lassen (WEIL und KAFKA).

Aus unseren Ausführungen geht hervor, daß der meningitische Symptomenkomplex durch das Ergebnis der Liquoruntersuchung weitgehend gefördert wird, bzw. daß sich die Diagnose Meningitis, was ihre Art und bis zu einem gewissen Grade auch ihre Schwere betrifft, erst auf diese Weise sichern läßt. Nicht nur, daß die jeweils vorhandene Liquormenge es keineswegs immer gestattet, alle vorher aufgezählten Untersuchungen durchzuführen, ist dies aus rein praktischen Gründen auch keineswegs erforderlich. Es genügt, zur klinischen Orientierung im allgemeinen vollauf, den Liquordruck zu bestimmen, den Eiweißgehalt mit der NONNE- und PANDYschen Reaktion zu prüfen, die Zellen in der FUCHS-ROSENTHALschen Zählkammer zu zählen und zu differenzieren, und schließlich den Liquor bakteriologisch-kulturell zu untersuchen. Dabei sollte man es freilich niemals unterlassen, die Wa.R. anzustellen, da eine Lues, wenn auch selten, unter dem Bilde einer eitrigen Meningitis verlaufen kann.

Das Liquorsyndrom, das durch den sog. *Subarachnoidealblock* erzeugt wird, ist erst von ZANGE in Zusammenarbeit mit KINDLER für die verschiedenen Höhen des Rückenmarks klar herausgearbeitet worden, nachdem auch schon andere Autoren (ESKUCHEN, WEIGELDT, PETER u. a.) ihr diagnostisches Augenmerk der Symptomatologie der Liquorabsperrung geschenkt hatten.

Unter einem Subarachnoidealblock („S.A.-Block") verstehen wir die Abtrennung eines bestimmten Teiles der subarachnoidealen Räume vom Gesamtsystem, wodurch es zu einer partiellen oder totalen Verlegung der Liquorpassage kommt. Ein derartiger Verschluß hat zur Folge, daß trotz Bestehens einer schweren diffusen eitrigen Meningitis an verschiedenen Stellen entnommene Liquormengen serologisch sehr verschieden gestaltet sind.

Die *Prädilektionsstellen für eine Verlegung der Subarachnoidealräume* und für die Ausbildung eines S.A.-Blockes sind nach ZANGE folgende: 1. die Übergänge der Hirnventrikel in die äußeren S.A.-Räume im Bereich des Foramen Magendi und der Foramina Luschkae (cerebraler Block), 2. die Gegend des Foramen magnum im Gebiet der Cisterna cerebello-medullaris, wo die cerebralen S.A.-Räume sich in die spinalen fortsetzen (Suboccipital- oder Zisternenblock), 3. irgendeine Stelle der spinalen S.A.-Räume (spinaler Block).

Einen cerebralen und suboccipitalen Block fand ZANGE unter 54 Fällen von otogener Meningitis nicht weniger als 4mal. In diesen Fällen, die bei der Autopsie schwere entzündliche Vorgänge im Schädelinnern erkennen ließen, hatte der lumbal entnommene Liquor nur verhältnismäßig geringfügige Veränderungen gezeigt, insbesondere eine sehr bescheidene Zellvermehrung, in einem Falle sogar überhaupt keine.

Für die *Diagnose „S.A.-Block"* ist ein schnelles Absinken des Liquordruckes und ein nicht entsprechendes Wiederansteigen bei der Lumbalpunktion kennzeichnend, wobei ausgesprochene Hirndruckzeichen fortbestehen können. Auch kommt es vor, daß trotz ausgesprochener Meningitissymptome überhaupt keine Liquordrucksteigerung von vornherein nachweisbar ist. Charakteristisch ist ferner das Fehlen von Pulsschwankungen im Steigrohr als Ausdruck der behinderten oder aufhörenden Übertragung des Hirnpulses auf den spinalen Liquor.

Wenn ZANGE meint, daß dem NONNE-FROINschen Syndrom bei Verlegung der Liquorpassage dieser Art keine wesentliche Bedeutung zukomme, da es zum Entstehen des sog. Kompressionssyndroms erst längerer Zeit bedürfe, so kann ich dem auf Grund eigener Erfahrungen nicht unbedingt beipflichten. Wir konnten feststellen, daß sich eine Xanthochromie des Liquors mit erheblicher Eiweißvermehrung innerhalb kürzester Zeit, d. h. innerhalb 24—48 Stunden, ausbilden kann.

Als *Kennzeichen für die Diagnose der einzelnen Blockarten* gibt ZANGE an:

1. Beim *spinalen S.A.-Block* wird nach gleichzeitig ausgeführter Lumbal- und Cisternalpunktion ein auf die Vv. jugulares ausgeübter Druck, der eine allgemeine intrakranielle Drucksteigerung zur Folge hat, wohl auf den Suboccipitalliquor, nicht aber auf den Lumballiquor übertragen, d. h. es steigt die Liquorsäule im zisternal angesetzten Manometer an, nicht aber im lumbalen.

2. Beim *Suboccipital-* oder *Zisternenblock* (nach ZANGE und KINDLER) entleeren sich aus der zisternal eingeführten Nadel nur wenige Tropfen Liquor; wird die Nadel weiter eingeführt, so entleert sich auch bei Druck auf die Vv. jugulares kein Liquor mehr, was sich daraus erklärt, daß die Nadel in Teile des ins Foramen magnum vorgefallenen Kleinhirns (Tonsillen) eingedrungen ist. Auf die Liquorsäule im lumbal angesetzten Steigröhrchen wirkt sich der Jugularisdruck ebenfalls nicht oder doch nur eben angedeutet aus.

3. Ein *cerebraler Block* ist nur aus dem Encephalogramm zu diagnostizieren: lumbal eingeführte Luft dringt nur in die subarachnoidealen Räume, nicht aber in die Ventrikel.

Diagnose und Differentialdiagnose. Die Diagnose einer vollausgebildeten Meningitis bereitet im allgemeinen keine Schwierigkeiten. Sie gründet sich in erster Linie auf den klinischen Symptomenkomplex, wie ihn jede Meningitis, welcher Ätiologie sie auch immer sei, hervorruft. Erwähnt seien nur: Kopfschmerzen, Schwindel, Übelkeit, Erbrechen, Opisthotonus, KERNIGsches Phänomen. Werden diese Symptome von einer Temperatursteigerung begleitet, so gewinnt die Annahme einer Meningitis an Wahrscheinlichkeit. Gesichert wird die Diagnose jedoch erst durch den positiven Liquorbefund; dieser entscheidet auch weitgehend dahin, welcher Art die Meningitis ist.

Im Beginn der Erkrankung kann die Diagnose sehr schwierig sein, weil gewisse akute Infektionen, vor allem Typhus, Sepsis, Miliartuberkulose Erscheinungen erzeugen können, die dem meningitischen Symptomenkomplex weitgehend gleichen, ohne daß jedoch eine wirkliche Entzündung der Meningen zu bestehen braucht. Gleiches gilt für das urämische und diabetische Koma, eine Tatsache, die gemahnt, den Verdacht einer Meningitis erst dann zu äußern, wenn ein genauer Status seitens der inneren Organe erhoben und alle vorher genannten Krankheiten mit einer gewissen Wahrscheinlichkeit ausgeschlossen werden konnten.

Bei entzündlichen Affektionen von seiten der Nase und Ohren kann die Diagnose auf Grund von lediglich klinischen Symptomen unmöglich sein.

FLEISCHMANN hat vor kurzem darauf hingewiesen, daß meningeale Komplikationen vielfach von solchen akuten oder subakuten Mittelohrentzündungen ausgehen, die sich, meist auf der Grundlage einer *Mucosusinfektion*, schleichend entwickeln und dadurch den Kranken ebensowenig wie den Arzt auf die drohende Gefahr aufmerksam machen. Diese Fälle lassen oftmals alle Erscheinungen am Warzenfortsatz vermissen, vielfach fehlt jegliche Absonderung aus dem Mittelohr oder ist nicht mehr vorhanden. Auch ist am Trommelfell vielleicht nichts weiter als eine mäßige Verdickung, eine grauweißliche Verfärbung und eine stumpfe, rauhe Oberfläche sichtbar, ein Befund, dessen Beurteilung in der Tat außerordentlich schwer sein kann (FLEISCHMANN).

Die Schwierigkeiten, die sich in diagnostischer Hinsicht häufig bei Fällen traumatischer Hirnschädigung ergeben, wurden bereits (S. 302) erörtert.

Differentialdiagnostisch kommen vor allem Affektionen innerhalb des Zentralorgans, insbesondere entzündlich-eitrige Prozesse, die sich in unmittelbarer Nachbarschaft der Meningen abspielen, in Frage. Wir erwähnen hier nur die akuten nichteitrigen encephalitischen Prozesse, ferner den Hirnabsceß, die infektiöse Sinusthrombose, den extraduralen Absceß und die Blutung in die meningealen Räume. Eine noch so eingehende klinische Untersuchung wird somit häufig über einen mehr oder weniger begründeten Verdacht, daß eine Meningitis bestehen könnte, nicht hinauskommen, vor allem wird klinisch niemals entschieden werden können, ob eine bakterielle, infektiös eitrige oder nur eine sog. sympathische Meningitis vorliegt. Entscheiden kann lediglich das Ergebnis der Liquoruntersuchung.

Immer wieder ist die Frage aufgetaucht, ob durch eine Punktion der Ausbruch bzw. die Entwicklung einer Meningitis gefördert werden kann. GULEKE hat in Vorbereitung eines Berichtes über die Behandlung der Meningitis für den Chirurgenkongreß 1928 an über 100 Leiter deutscher und benachbarter chirurgischer Kliniken und Krankenhäuser eine entsprechende Anfrage gerichtet. Sie wurde von sämtlichen Befragten verneint. Auch wir haben niemals, so sehr wir darauf achteten, irgendwelche nachweisbaren nachteiligen Folgen, sei es bei beginnender, sei es bei fortgeschrittener Meningitis, erlebt. Wenn GULEKE einen Kranken H. SCHLESINGERs mit Splitterbruch des linken Scheitelbeins erwähnt, bei dem eine Lumbalpunktion eine akute Verschlechterung des Allgemeinzustandes herbeigeführt hatte, so sei hierzu bemerkt, daß eine kritische Prüfung der Krankengeschichte dieses Falles eine andere Deutung zuläßt. GULEKE, der selbst nicht zu der von H. SCHLESINGER gegebenen Deutung Stellung nimmt, meint, daß experimentelle Untersuchungen von WEED, WEGEFORTH, AYER und FELTON durchaus im Sinne SCHLESINGERs sprechen könnten. Diese Autoren fanden im Tierversuch, daß die Herbeiführung einer Druckerniedrigung im Liquorsystem sogar dann die Entstehung einer Meningitis begünstigt, wenn die Entzündungserreger nur im Blute kreisen (zit. nach GULEKE).

Daß jede Lumbalpunktion bei entzündlich-eitriger Affektion, sei es im, sei es am Zentralnervensystem, mit der nötigen Vorsicht vorgenommen werden muß, bedarf keines besonderen Hinweises. Vor allem wird man sich in diagnostisch ungeklärten Fällen damit begnügen, nur die zur Untersuchung unbedingt notwendige Menge Liquors zu entnehmen. Aus Gründen der Vorsicht in diagnostisch zweifelhaften Fällen aber eine Liquoruntersuchung zu unterlassen, käme einem Kunstfehler gleich!

Diagnostisch schwierig kann ferner die *Abtrennung einer infektiös eitrigen von einer sog. aseptischen Meningitis* sein. Es ist bekannt, daß sich im Anschluß an eine traumatische Schädigung des Schädelknochens, auch ohne daß nachweisbar subarachnoideale Räume eröffnet wurden, die Meningen in sog. aseptischer Reaktion am Prozeßablauf beteiligen können, wenn die Wunde primär oder sekundär infiziert wurde. Gleiches gilt für eitrige Infektionen im Bereich der Dura (extraduraler Absceß) sowie für encephalitische Prozesse, insbesondere für den Hirnabsceß. Die Wahrscheinlichkeit einer meningealen Beteiligung ist um so größer, je näher der Herd den Meningen gelegen ist. Einer besonderen Erwähnung bedürfen hier die von den Ohren und von der Nase bzw. ihren Nebenhöhlen ausgehenden entzündlichen Affektionen.

Die *Liquorveränderungen* sind bei der *aseptischen Meningitis* im allgemeinen sehr erheblich. Die Pleocytose erreicht im allgemeinen Werte von einigen Hundert, ausnahmsweise auch von einigen Tausend im Kubikmillimeter. Solche Werte sind aber nicht ohne weiteres als prognostisch infaust anzusehen.

Die Diagnose einer aseptischen Meningitis soll niemals auf Grund des negativ ausgefallenen mikroskopischen Befundes allein gestellt werden. Erst wenn die Liquorkultur, möglichst in wiederholter Untersuchung, negativ ausfiel, sind wir berechtigt, von einer aseptischen bzw. sympathischen Meningitis zu sprechen. Daß die Bestimmung der Eiweißrelationen uns differentialdiagnostisch wichtige Anhaltspunkte hinsichtlich der Frage, ob es sich um eine aseptische oder infektiös-eitrige Meningitis handelt, geben kann, ist besonders von DEMME gezeigt worden. Es ist äußerst schwierig, aus dem einmaligen Untersuchungsbefund prognostische Schlüsse zu ziehen, wenn nicht durch den meningealen bzw. cerebralen Prozeß der Allgemeinzustand, insbesondere der Kreislauf, bereits so schwer geschädigt wurde, daß es erlaubt ist, lediglich diese Tatsache der prognostischen Beurteilung zugrunde zu legen. Die Erfahrung lehrt, daß bei anatomisch schweren Formen der Meningitis mit sulzig-eitriger Verdickung der Meningen und dabei verhältnismäßig geringem Liquorbefund keinerlei Verschlußbildungen im Bereich der Liquorpassage zu bestehen brauchen, und daß umgekehrt bei leichteren Formen der Meningitis der Liquor schwer krank, ja ausgesprochen eitrig sein kann. Das beste Beispiel nach dieser Richtung gibt uns die epidemische Meningitis.

So wie Liquorbefund und Schwere der Meningitis oftmals nicht miteinander konform gehen, so decken sich auch klinisches Bild und anatomischer Prozeß keineswegs immer. Ausgesprochen corticale Reiz- und Lähmungserscheinungen bei Fehlen basaler Symptome, wie Parese basaler Hirnnerven, sprechen zwar in dem Sinne, daß corticale Teile der Hemisphären an der Meningitis beteiligt sind, erlauben aber nicht den Schluß, daß die Basis frei blieb. Ein Vergleich des autoptischen Befundes mit dem vorher bestandenen klinischen Symptomenbild führt uns diese Tatsache immer wieder grell vor Augen.

In den letzten Jahren hat die *Zisternenpunktion* für die Diagnose einer Meningitis mehr und mehr an Bedeutung gewonnen. Sie ist vor allem in den subakut bzw. chronisch verlaufenden Fällen indiziert, wo der lumbal entnommene Liquor auf eine Verlegung der Liquorpassage innerhalb der spinalen subarachnoidealen Räume schließen läßt (Kompressionsliquor).

FLEISCHMANN weist darauf hin, daß der zisternale Liquor bei cerebralen, vor allem aber bei labyrinthären Prozessen früher und besser Aufschlüsse gibt als der lumbale Liquor.

KNICK fand bei beginnender otogener und rhinogener Meningitis im zisternalen Liquor schon sehr früh Zellen, während solche im lumbalen Liquor noch fehlten. Speziell über diese Frage besitzen wir systematische Untersuchungen vor allem von WEIGELDT und

Kafka. In Auswertung seiner Erfahrungen hat Kafka vor einer Überwertung solcher Befunde gewarnt.

Weigeldt hat bei seinen Untersuchungen nicht nur festgestellt, daß unter pathologischen Verhältnissen die Zusammensetzung des Liquors in verschiedenen Höhen der Liquorsäule häufig sehr schwankt, sondern auch, daß dies schon unter normalen Verhältnissen der Fall sein kann. Es können beispielsweise im lumbalen Liquor 6—8 Drittel Zellen im Kubikmillimeter gefunden werden, während der zisternale Liquor zellfrei ist.

Der Normalwert der Zellen wird von den verschiedenen Autoren verschieden angegeben. Nach Nonne, Holzmann, Kafka, Weigeldt u. a. sind Werte bis zu 6/3 noch als normal anzusehen. Gleiche Zahlen fand auch Kindler an Zanges Klinik für den zisternalen Liquor.

In diesem Zusammenhang sei nochmals daran erinnert, daß im gleichen Falle — dies gilt besonders für Fälle von beginnender Meningitis — die Pleocytose des Liquors während der verschiedenen Tage sehr schwanken kann. Nicht minder wichtig wie die Bestimmung der Zellzahl ist hier die Differenzierung der verschiedenen Zellarten. Das Auftreten von Leukocyten bei eitrigen Prozessen in Nachbarschaft der Meningen beweist zwar noch nicht, daß eine Meningitis in der Entwicklung begriffen ist, immerhin aber gemahnt der Befund von nun ab diagnostisch auf der Hut zu sein.

Von allen zur Sicherung der Diagnose Meningitis früher angeführten Kennzeichen des Liquors ist das Ergebnis der Zellzählung am meisten ausschlaggebend. Ist der Zellgehalt nicht vermehrt und erweisen sich die Eiweißreaktionen als negativ, so ist eine Meningitis auch ohne bakteriologische Untersuchung mit Sicherheit auszuschließen. Besteht jedoch auf Grund der klinischen Symptome der Verdacht weiter, so wird es ratsam sein, ein zweites Mal die Liquoruntersuchung vorzunehmen.

Einer besonderen Erwähnung bedarf die sog. *Blutungs- bzw. Resorptionspleocytose des Liquors*. Wir begegnen ihr mit ziemlicher Regelmäßigkeit bei allen traumatischen Prozessen des Schädels, die eine Blutung in die subarachnoidealen Räume zur Folge hatten. Wir begegnen ihr aber auch im Anschluß an Lumbalpunktionen, die sanguinolent verliefen. Das Nichtkennen dieser Tatsache kann zu verhängnisvollen Fehldiagnosen besonders dann führen, wenn es sich um komplizierte und verunreinigte Kopfwunden handelt und wenn an sich mit der Möglichkeit einer sekundären Meningitis gerechnet werden muß. In solchen Fällen wird man erst dann von einer bakteriell bedingten Meningitis sprechen dürfen, wenn sich im Laufe der nächsten Tage die Pleocytose erheblich mehrt bzw. wenn der Bakteriennachweis mikroskopisch oder kulturell gelungen ist. Der Eiweißgehalt des Liquors nach Blutaustritt in die subarachnoidealen Räume ist verhältnismäßig gering und auch stets nur von kurzer Dauer. Der unmittelbar nach einer Verletzung der Meningen stark blutig erscheinende Liquor ändert schon nach wenigen Tagen seine Farbe, er wird xanthochrom und kurze Zeit später wieder wasserklar.

Eine Pleocytose des Liquors beweist lediglich, daß sich an irgendeiner Stelle der Meningen ein entzündlicher Prozeß abspielt, nicht mehr und nicht weniger. *Der Liquorbefund ist mithin niemals das getreue Spiegelbild der Vorgänge an den Meningen. Es bedarf stets der Mitberücksichtigung des gesamten klinischen Befundes.* Eine Leukocytose des Liquors spricht immer nur bedingt im Sinne einer bakteriell-eitrigen Meningitis. Es ist bekannt, daß, um nur ein Beispiel zu nennen, die akute luische Meningitis ebenso wie die Poliomyelitis im ersten Stadium ebenfalls eine Leukocytose des Liquors zeitigen kann, auf der anderen Seite schließt eine Lymphocytose eine bakterielle Meningitis keineswegs aus, sowohl im Anfangs- als auch im Endstadium können Lymphocyten ausschließlich die Szene beherrschen.

Hinsichtlich der Ausdehnung einer Meningitis sind Schlüsse auf Grund des Liquorbefundes nur dann erlaubt, wenn der Unterschied in der Liquorgestaltung zwischen zisternal und lumbal entnommenem Liquor sehr beträchtlich ist und sich bei wiederholter Untersuchung als konstant erweist. So spricht z. B. eine Pleocytose des lumbalen Liquors, die den Zellgehalt des zisternalen Liquors um das Mehrfache immer wieder übersteigt, mit ziemlicher Sicherheit für eine bevorzugt spinal ablaufende Meningitis.

Verlauf und Prognose. Der Verlauf einer infektiös-entzündlichen Meningitis ist in erster Linie abhängig von der Intensität des Prozesses, die ihrerseits weitgehend an die Art des Erregers gebunden ist. Freilich ist es bisher nicht gelungen und wird auch wohl niemals gelingen, die verschiedenen Verlaufsformen in Beziehung zu den einzelnen Erregern zu bringen, da die Prozeßstruktur nicht *allein* von der Eigenart des Erregers bestimmt wird, sondern gleichzeitig biologischen im Organismus des Kranken begründeten Momenten unterliegt.

Der Verlauf wird in den meisten Fällen vom Grundleiden *mit*bestimmt (akuter oder chronischer Infekt, Affektionen von seiten des Ohres, der Nase und deren Nebenhöhlen, Kopftrauma u. a. m.). Die Temperatur kann zu Beginn Werte von 40^0 und mehr erreichen, später kann sie erhebliche Schwankungen aufweisen. Im Anfang auftretende Schüttelfröste zeigen die hämatogene Ausbreitung der Infektion an und lassen daran denken, daß auch an anderen Körperstellen entzündliche Herde in der Entwicklung begriffen sind, die so stark in den Vordergrund der Erscheinungen treten können, daß der oft nicht sehr ausgesprochene meningitische Symptomenkomplex völlig übersehen wird.

In schweren Fällen ist das Sensorium früh getrübt, ein tiefes Koma einhergehend mit maximaler Temperaturerhöhung und Pulsbeschleunigung beschließen bald die Szene. Das Sensorium kann aber auch in schweren Fällen bis fast zum Tode klar bleiben. Der meningitische Symptomenkomplex setzt in der Regel mit mehr oder minder heftigen Reizerscheinungen ein, doch werden Lokalsymptome während des ganzen Verlaufs auch völlig vermißt. Zu Beginn foudroyant verlaufende Formen können nach wenigen Tagen in ruhigere Bahnen übergehen: die Nackensteifigkeit verschwindet, das Allgemeinbefinden hebt sich, das Sensorium hellt sich auf.

Nicht selten wird der meningeale Prozeß durch andere Krankheiten kompliziert, vor allem von seiten der Lungen, in Form einer hypostatischen oder einer Schluckpneumonie, seltener durch einen Decubitus, eine Cystitis bzw. Cystopyelitis.

Wie der Verlauf ist auch die Dauer der Krankheit verschieden. Infektionen mit hochvirulenten Keimen (Streptokokken, Pneumokokken) können innerhalb eines Zeitraumes von 24—48 Stunden zum Tode führen. Außerordentlich foudroyant verlaufen stets die Meningitiden, die nach Durchbruch eines Hirnabscesses in die subarachnoidealen Räume oder, was häufiger der Fall ist, in die Hirnkammern entstanden sind. Im allgemeinen aber zieht sich die Krankheit Tage bis Wochen hin; auf Stunden oder auf Tage der Besserung, die die Umgebung des Kranken immer wieder von neuem auf eine Gesundung hoffen lassen, folgen ganz unvermittelt Zeiten schwerster Prostration mit flüchtigen oder anhaltenden Lokalsymptomen, nicht selten auch mit passagerer oder anhaltender Bewußtseinstrübung. Bei einer solchen Verlaufsform entwickelt sich häufig ein marantisches Zustandsbild, das nicht nur als Folge mangelhafter Nahrungsaufnahme, sondern als Ausdruck einer Schädigung höchster vegetativer Zentren (Boden des 3. und 4. Ventrikels, Medulla oblongata) aufzufassen ist.

Zur Frage der *eigentlichen Todesursache* einer Meningitis sind die verschiedensten Hypothesen aufgestellt worden. Ältere Autoren vertraten die Auffassung, daß ein so ausgedehnter Prozeß wie die Meningitis zu einer allgemeinen Vergiftung des Organismus, vor allem des Gehirns führe, andere (KÜMMEL u. a.) nahmen als Todesursache eine akute Schädigung der Ganglienzellen der Rinde an, wieder andere meinten, daß die allgemeine Hirndrucksteigerung auf die Dauer mit dem Leben unvereinbar sei. GULEKE vertritt mit Recht den Standpunkt, daß als Todesursache wohl stets das Zusammenwirken mehrerer Schädigungen anzuschuldigen sei. Von ausschlaggebender Bedeutung aber ist zweifellos die schwere Schädigung lebenswichtigster vegetativer Zentren am Boden des 3. und 4. Ventrikels. Ich habe vorher bereits darauf hingewiesen, daß die früh einsetzende Bewußtseinstrübung, ebenso wie die Störungen der Herz- und Atemtätigkeit analog wie beim Hirntumor, speziell beim malignen Gliom, auf diese Weise zu erklären seien. Beiden Prozessen ist eine oft sehr hochgradige Hirnschwellung mit lokaler Auswirkung auf diencephale Zentren eigentümlich.

Wenn auch zugegeben werden muß, daß die Prognose der infektiös-entzündlichen Meningitis, abgesehen von der Meningitis epidemica, im allgemeinen eine absolut schlechte ist, so müssen wir auf der anderen Seite doch hervorheben, daß die Literatur über eine Anzahl von einwandfreien Fällen berichtet, in denen es zu restloser Ausheilung kam. Näheres siehe im speziellen Teil.

Als *Rest- und Spätfolge* einer „geheilten" Meningitis sehen wir nicht ganz selten Schwächezustände körperlicher und geistiger Art als Folge einer Störung im Liquorkreislauf (chronischer Hydrocephalus, der sowohl ein hypersecretorius als ein aresorptivus sein kann), gelegentlich auch Lähmungen basaler Hirnnerven, Hörstörungen und Neigung zu epileptiformen Anfällen.

Ein wichtiges Kriterium für die Beurteilung der Prognose gibt stets die Liquoruntersuchung, und zwar dann, wenn sie in regelmäßigen Intervallen ausgeführt wird. Ein einmalig erhobener Liquorbefund, der ein Verschwinden der Bakterien und ein Zurückgehen der Pleocytose vor allem der polynucleären Elemente aufweist, beweist insofern nichts, als die Sanierung des lumbal entnommenen Liquors durch eine vorübergehende oder auch länger andauernde Verlegung der Liquorpassage infolge von Verklebungen bzw. Verwachsungen im Bereich arachnoidealer Maschen vorgetäuscht werden kann.

Therapie.

a) Die operative Therapie der Meningitis.

Grundsatz ist hier wie bei jeder eitrigen Entzündung: Absperren der Eiterquelle durch eine möglichst weitgehende Beseitigung des primären Herdes, sodann Bekämpfung der in Gang gekommenen Meningitis. Ersteres gelingt häufig leicht und auch vollkommen in Fällen fortgeleiteter Meningitis, hingegen nicht bei metastatisch auf dem Blutwege entstandener Meningitis, deren Ausgangsherd wir oft nicht kennen und deswegen auch nicht beseitigen können. Wenn der chirurgische Eingriff früh genug ausgeführt und damit das Quellgebiet der Entzündung abgesperrt wird, kann es zu einem schnellen Versiegen der meningealen Infektion kommen. Anders freilich, wenn der Eingriff zu spät erfolgt, d. h. wenn die Meningitis bereits einen selbständigen Charakter erreicht hat und sich gewissermaßen von sich aus weiter ernährt. Dies gilt nicht nur für die traumatisch entstandene Meningitis, sondern auch für alle anderen entzündlichen Prozesse in Nachbarschaft der Meningen, z. B. für die Osteomyelitis des Schädelknochens sowie der Wirbelsäule, ferner für den extraduralen Absceß bzw. die epidurale eitrige Entzündung und nicht zuletzt für alle vom Ohr und von der Nase einschließlich Nebenhöhlen ausgehenden entzündlichen Affektionen. Wenn auch viele der hier angeschnittenen Fragen überwiegend chirurgisches Interesse haben, so wird sich doch der Neurologe auf diesem Gebiet ebenfalls auskennen müssen, schon allein deswegen, weil in erster Linie von ihm die Diagnose gestellt und die Indikation zum chirurgischen Handeln bestimmt wird.

Nicht zuletzt auf Grund der im Weltkriege gewonnenen Erfahrungen wird heute wohl von den meisten Chirurgen der Standpunkt vertreten, daß jede verunreinigte und das ist praktisch *jede durch Schädigung von außen entstandene Impressionsfraktur chirurgisch zu revidieren* ist, indem Haut- sowie andere Gewebsfetzen mit dem Messer abzutragen und Knochensplitter mit der Zange zu entfernen sind. Bei der Impressionsfraktur ist die Gefahr einer fortgeleiteten Entzündung deswegen besonders groß, weil es fast immer bei derart schweren Verletzungen wenn nicht zu einer Zerreißung der Hirnhäute, so doch stets zu einer mehr oder weniger ausgedehnten Blutung in die subarachnoidealen Maschen bzw. zu einem subduralen Hämatom kommt, das bei Vorhandensein von Infektionserregern — und solche sind wohl stets vorhanden — einen besonders günstigen Nährboden bildet. Es empfiehlt sich somit, gerade hier möglichst radikal vorzugehen und bis weit ins Gesunde vorzudringen, um jede Nische, sei es in der Haut, sei es unter der Galea, als Herd späterer Infektion auszuschalten.

Schwieriger ist die Entscheidung, ob man jeden Knochenriß, jede Infraktion von vornherein operativ angehen soll. Erfahrungsgemäß ist dies keineswegs erforderlich, zum mindesten nicht in den Fällen, wo die Haut intakt geblieben, d. h. wo es nicht zu einer nach außen hin offenen Wunde gekommen ist. Daß hierin keineswegs eine Gewähr für ein Abheilen ohne Komplikationen und speziell ohne Meningitis gegeben ist, hat uns mehr noch als die Friedenserfahrung die Kriegschirurgie gelehrt. Auch durch die feinste, auf der Röntgenplatte nicht erkennbare Fissur kann die Infektion erfolgen. In solchen Fällen ist eine neurologische Überwachung ganz besonders vonnöten, um bei Auftreten der ersten meningealen Reizerscheinungen sofort radikal vorzugehen.

Die Ansichten über die Wege der Therapie bei *Brüchen der Schädelbasis* gehen heute noch ziemlich auseinander. Die Fraktur der Schädelbasis ist besonders gefahrvoll in den Fällen, wo infolge der Fraktur das Cavum der Nase oder des Ohres (bzw. deren Nebenhöhlen) eröffnet wurde. Der Auffassung von Voss und einigen anderen Autoren, daß eine Basisfraktur mit Beteiligung des Ohr- oder Nasengebiets in *jedem* Fall, d. h. auch dann, wenn eine Infektion nicht besteht, operativ anzugehen sei, sind GULEKE und ZANGE in ihren 1928 auf dem Deutschen Chirurgentag erstatteten Referaten entgegengetreten.

ZANGE wies darauf hin, daß die Gefahr für derartige Basisfrakturen keineswegs sehr groß sei, sodann, daß der operative Eingriff als solcher ein erhebliches Gefahrenmoment darstelle. Während BRUN die Mortalität aller Basisfrakturen auf 10% schätzte, konnte ZANGE an Hand eines Materials von insgesamt 432 Fällen von Basisfraktur mit Ohr- und Nasenbeteiligung — darunter 54 eigenen Fällen, die übrigen aus der neueren Literatur (VALENTIN, HOLMGREN und W. LANGE) — nur eine Mortalität von 2,3% durch nachfolgende Meningitis errechnen. GULEKE verlor von 45 Fällen mit Basisfraktur nur einen an Meningitis. Er schließt daraus, daß es im Hinblick auf eine derart geringe Mortalität nicht berechtigt sei, regelmäßig einen großen und an sich gefährlichen Eingriff vorzunehmen, der Eingriff sei in etwa 98% der Fälle überflüssig.

Über das Verhalten bei Fällen mit *Basisfraktur bei gleichzeitig bestehender entzündlicher Komplikation seitens des Ohres* berichtet ZANGE an Hand von 13 Fällen (davon 11 mit akuter, 2 mit chronischer Otitis media). Nur bei zweien entwickelte sich eine echte Meningitis, die jedoch in beiden Fällen, da rechtzeitig erkannt, durch Operation zur Heilung gebracht werden konnte. Wie GULEKE weist auch ZANGE darauf hin, daß die Gefahr, durch operatives Vorgehen eine Meningitis künstlich hervorzurufen, keineswegs gering ist. Auf dieselbe Gefahr und die Nutzlosigkeit eines radikalen Vorgehens hat vor Jahren schon PAYR aufmerksam gemacht, da ein Verfolgen von Bruchspalten an der Schädelbasis bis ins Gesunde hinein häufig gar nicht möglich sei. Zuweilen vermag schon das einfache Abtragen von Granulationen, ganz besonders aber die operative Eröffnung eines entzündlich erkrankten inneren Ohres, eine Meningitis in Gang zu bringen. Auf Grund dieser Erwägungen vertritt ZANGE in Übereinstimmung mit W. LANGE den Standpunkt und ihm schließt sich GULEKE an, daß ein abwartendes Verhalten bei Basisbrüchen mit Ohrbeteiligung, selbst wenn gleichzeitig eine akute oder chronische Otitis media besteht oder sich hinzugesellt, nicht nur erlaubt, sondern unter bestimmten Verhältnissen sogar dringend geboten ist. Man darf naturgemäß dann nicht mehr abwarten, wenn der Liquorbefund auf eine beginnende Meningitis schließen läßt.

Nach ZANGE und GULEKE ist auf jeden Fall dann möglichst bald zu operieren, wenn die den Basisbruch komplizierende Otitis media schwer ist oder wenn das äußere Ohr in einer Weise durch die Verletzung mitgenommen wurde, daß sich das Trommelfell nicht genügend übersehen läßt, bzw. wenn die Gefahr von Sekretverhaltung gegeben ist. In solchen Fällen muß auch das eventuell mitverletzte Innenohr sofort und ausgiebig ausgeräumt werden.

Bei *Basisfrakturen im Nasen- und Nasennebenhöhlenbereich* sind die Verhältnisse im allgemeinen weniger günstig als bei den durch das Ohr gehenden Frakturen, da die Gefahr einer Meningitis im Hinblick auf das Vorhandensein von oft hochvirulenten Keimen in der Nasenhöhle besonders groß ist und gerade die ersten Erscheinungen einer Meningitis im Bereich der Schädelbasis leicht übersehen werden können. Die Belanglosigkeit der äußeren Wunde, etwa eine Stichwunde durch die Augenhöhle, täuscht über das hinweg, was an der Schädelbasis vor sich geht. Daß hierin aber nicht allein der Grund für den schlechten Ausgang dieser Fälle gelegen ist, hat bereits ZANGE erkannt. Er beschuldigt hier ursächlich mit Recht die gute Ausbreitungsmöglichkeit der Keime im Bereich der verletzten Region. In solchen Fällen ist mit der Operation nicht zu lange zu warten, wenngleich man sich stets bewußt sein soll, daß jeder operative Eingriff im Bereich der vorderen Schädelgrube, wo leicht Nebenhöhlen eröffnet werden, von sich aus mit großen Gefahren verbunden ist. Hat sich aber erst die Meningitis entwickelt, so darf man sich nicht mehr großen Hoffnungen hingeben, nur selten gelingt es alsdann noch, durch selbst radikalstes operatives Vorgehen den Ablauf einer Meningitis zu beeinflussen.

Im Gegensatz zu den häufigen meningitischen Affektionen bei Basisfrakturen der vorderen und mittleren Schädelgrube sehen wir bei *Frakturen der hinteren Schädelgrube* weit seltener entzündliche Komplikationen seitens der Meningen, es sei denn, was allerdings nicht ganz selten der Fall ist, daß die Bruchstelle bis ins Felsenbein oder in den Processus mastoideus reicht. Die Meningitis entwickelt sich gewöhnlich als sekundäre Komplikation im Anschluß an eine vereiterte Sinusthrombose.

Der Grund für das selten primäre Auftreten der Meningitis liegt nicht zuletzt darin, daß die subarachnoidealen Maschen im Bereich des Occipitalhirns im Vergleich zum übrigen Hirn verhältnismäßig eng sind. Entsprechend ist über diesen Stellen selbst bei Fällen schwerster eitriger Meningitis ja auch, worauf früher schon hingewiesen wurde, die Entzündung verhältnismäßig gering.

Die Diagnose derartiger Frakturen ist im allgemeinen nur röntgenologisch möglich, da es nur schwer gelingt, etwa vorhandene Funktionsstörungen seitens der Ohren artdiagnostisch zu erfassen.

An dieser Stelle sei auch noch auf eine bisher nicht erwähnte Möglichkeit des Entstehens einer Meningitis hingewiesen, das ist die *Liquorfistel*, wie sie sich nach jeder Schädelfraktur entwickeln kann. Die Gefahr der Infektion wächst, je länger die Fistel besteht.

Zur Frage, *wie wir uns der Dura gegenüber zu verhalten haben*, wenn ein verunreinigter Splitterbruch des Schädels ein operatives Vorgehen erforderlich macht, ist zu sagen, daß man sich zunächst durch Abtragen des Knochens genügend Übersicht über den Zustand der Dura verschaffen soll. Bei intakter Dura und negativem Liquorbefund begnüge man sich mit der Revision. Sind aber die Dura und vielleicht auch noch tiefer liegende Hirnteile lädiert, so müssen die Rißstellen der Dura erweitert und übersichtliche Wundverhältnisse geschaffen werden. Die vielfach geäußerte Befürchtung, daß sich nach solchem Vorgehen leichter als vorher eine Meningitis entwickeln könne, ist nicht berechtigt. Infolge der Gewebsquetschung kommt es schnell zu einem lokalen Hirnödem, wodurch das Hirn gegen die Wundränder gepreßt wird und infolge Verklebung ein natürlicher Schutzwall gegen jede Infektion von außen entsteht.

Es sei freilich davor gewarnt, bei der Wundrevision zu radikal vorzugehen. Dies muß um so mehr betont werden, da nicht jeder Chirurg die jedem Kubikmillimeter Hirnrinde zukommende Achtung besitzt. Erweist sich das Hirngewebe unter der eingerissenen Dura nur als sugilliert, so hüte man sich vor jeder überflüssigen Berührung, geschweige Incision. Die Erfahrung lehrt, daß die infolge Durchblutung außer Funktion gesetzten Hirnteile wieder voll leistungsfähig werden können, was natürlich nicht der Fall ist, wenn an ihnen mit Messer, Pinzette und vielleicht gar noch mit scharfem Löffel gearbeitet worden ist.

Anders liegen die Verhältnisse, wenn eine gewisse Zeit nach der traumatischen Schädigung des Schädelknochens eine in der Entwicklung begriffene Meningitis Anlaß zu operativem Vorgehen gibt. In diesen Fällen muß die Dura auch dann eröffnet werden, wenn sich eine Verletzung an ihr nicht nachweisen läßt. Trotz eitrigen Sekretes und trotz Fibrinablagerung bzw. Verklebungen besteht immerhin noch die Möglichkeit, den meningitischen Prozeß in diesem Augenblick zum Stillstand zu bringen. Findet man aber klaren Liquor und spiegelnde Meningen, so dürfte der Eingriff, vorausgesetzt, daß er unter allen Kautelen der Asepsis gemacht ist, nicht geschadet haben.

Über den *Wert operativen Vorgehens bei bereits ausgebrochener Meningitis* sind die Meinungen außerordentlich geteilt. GULEKE hält ein nach dieser Richtung abschließendes Urteil für unmöglich. Seine Auffassung wird von VON EISELSBERG, von FEDOR KRAUSE u. a. geteilt. Statistische Erhebungen vermögen kein klares Urteil zu geben, da die traumatische Meningitis in Friedenszeiten zu selten ist. Ist die Meningitis diffus geworden, d. h. hat sie einen selbständigen Charakter angenommen, so muß jeder Eingriff am Ort des Ausganges der Entzündung erfolglos bleiben. Wenn die Meningitis dennoch zum Stillstand bzw. Ausheilung kommt, so ist dies nicht als Erfolg der Operation, sondern als Ausdruck einer Selbsthilfe des Organismus zu werten, wobei wiederholte Lumbalpunktionen, Urotropinbehandlung u. a. m. gegebenenfalls begünstigend wirken.

Für die Behandlung einer *Meningitis, die im Gefolge einer traumatischen Schädigung der Wirbelsäule bzw. der sie umgebenden Weichteile entsteht,* gelten die gleichen Grundsätze, d. h. man wird auch hier nur dann zur Laminektomie schreiten, wenn sichere Anzeichen einer von der Verletzungsstelle ausgehenden Infektion bestehen.

Auch bei *andersartigen eitrigen Affektionen in Nachbarschaft der Meningen* (Osteomyelitis des Schädels sowie der Wirbelsäule, Eiterungen unter der Kopfschwarte, extradurale und Hirnabscesse) sind stets die subarachnoidealen Räume möglichst schnell und möglichst vollständig vom Herd der Entzündung abzusperren, d. h. noch ehe sich Zeichen einer Meningitis nachweisen lassen.

Bei der *von den Ohren und von der Nase bzw. deren Nebenhöhlen ausgehenden Meningitis* ist stets eine chirurgische Therapie notwendig. Auch hier wieder gilt als Leitmotiv: schnelles und radikales Handeln, breite Eröffnung der Eiterhöhle mit Schaffung guter Abflußmöglichkeit nach außen. Trotz der zahlreichen, gerade zur Eröffnung der Nebenhöhlen angegebenen Operationsmethoden sind der Leistungsfähigkeit der ursächlichen Behandlung speziell bei rhinogenen Meningitiden ganz bestimmte Grenzen gezogen, und zwar durch die entsprechende Lokalisation der vermittelnden Eiterungsetappen (LINCK). Die Situation wird um so schwieriger, je weiter nach hinten an der Schädelbasis der primäre oder der vermittelnde Eiterherd gelegen ist. Es ist nicht möglich, an dieser Stelle auf Einzelheiten des sehr komplizierten Themas einzugehen. Die Entscheidung, was im Einzelfall zu geschehen hat, wird stets nur der Nasen-Ohrenarzt treffen können. LINCK hat 1925 die Richtlinien für das operative Vorgehen in einem ausführlichen Referat dargelegt.

Von der operativen Behandlung auch andersartiger (d. h. nicht traumatischer und nicht fortgeleiteter) eitriger Meningitis, wie sie von KÜMMELL zum erstenmal 1904 empfohlen wurde, ist man in letzter Zeit völlig abgekommen. Wenn GULEKE, der selbst ein solches Vorgehen ablehnt, berichtet, daß bis 1914 rund 50 Fälle der verschiedensten Meningitisformen, die durch operative Eröffnung des Subarachnoidealraumes geheilt wurden, in der

Literatur zu finden waren, so ist hierzu zu sagen, daß mancher der mitgeteilten Fälle einer Kritik nicht standhält. Beim Studium dieser Krankengeschichten kann man sich oft des Eindruckes nicht erwehren, daß der Kranke nicht infolge, sondern trotz des gewaltigen Eingriffes noch genas.

b) Die Eigentherapie der Meningitis.

Ungeachtet der Möglichkeit, daß ein chirurgisch-ätiologischer Eingriff eine Meningitis beeinflussen kann, bedarf doch jede Form der Meningitis ihrer gesonderten Behandlung, d. h. einer Behandlung, die den innerhalb der Schädelhöhle gegebenen Verhältnissen Rechnung trägt. Daran ändert auch die Tatsache nichts, daß die durch den operativen Eingriff bewirkte Ableitung der Eiterquelle nach außen in nicht wenigen Fällen die Meningitis zur Ausheilung bringen kann. Es sind jene Fälle, in denen lediglich die fortgesetzte Einschwemmung von Eiterkeimen den entzündlichen Prozeß unterhielt, und in denen es noch nicht zu einer selbständigen Entzündung seitens der Meningen kam. Leider aber kennen wir bis heute keine diagnostische Methode, die einen solchen Ablauf voraussagen läßt.

Die in Frage kommenden, auf die eigentliche Meningitis gerichteten *Maßnahmen lassen sich in allgemeine und spezielle einteilen.* Unter den allgemeinen Maßnahmen verstehen wir vor allem die druckentlastenden Methoden, die dazu dienen sollen, den infolge vermehrter Liquorsekretion und infolge Hirnschwellung erzeugten Überdruck innerhalb der Schädelhöhle herabzusetzen, ferner den Keimgehalt und die toxischen Stoffe des Liquors möglichst zu entfernen, unter den speziellen Maßnahmen die Methoden, die geeignet sind auf indirektem oder direktem Wege die spezifische Infektion zu bekämpfen, d. h. die Chemo- und die Immuntherapie.

Die Punktionsbehandlung. Aufgabe und Ziel der Punktionsbehandlung ist, das Hirn und damit vor allem seine lebenswichtigen (vegetativen) Zentren vom Druck zu befreien, möglichst viel von den krankhaften innerhalb der subarachnoidealen Räume befindlichen Fremdstoffen zu entfernen und schließlich die Liquorsekretion von neuem anzufachen. Diese Entlastung kann erfolgen auf dem Wege der Lumbal-, der Cisternal- und der Ventrikelpunktion.

Daß die Punktionsbehandlung in vielen Fällen von ausschlaggebender Bedeutung ist, unterliegt heute keinem Zweifel mehr. War man früher geneigt, die heilsame Wirkung vornehmlich in der Verminderung der Schlackenbestandteile des Liquors zu erblicken, so wissen wir heute auf Grund neuerer Vorstellungen vom Wesen vegetativer Vorgänge, daß die Erklärung in anderer Richtung zu suchen ist. Daß es die Entfernung von Fremdstoffen, von Infektionserregern und Toxinen allein nicht sein kann, ergibt sich schon daraus, daß die Besserung des Allgemeinzustandes sehr oft schon in unmittelbarem Anschluß an die Punktion einsetzt, eine Tatsache, die durch die Entfernung einer doch nur minimalen Menge von Giftstoffen kaum erklärt werden könnte. Überdies sehen wir die gleiche Besserung auch in Fällen, bei denen sich der Liquor als kulturell steril erweist. Mit FLEISCHMANN nehmen wir an, daß durch die Herabsetzung des Schädelinnendruckes das normale Verhältnis zwischen Liquor- und Blutdruck wiederhergestellt wird, so daß die Liquorsekretion in regelrechte Bahnen zurückkehrt, sodann aber auch, daß die Funktion der vegetativen Zentren am Boden des 3. und 4. Ventrikels wieder in normaler Weise gewährleistet wird.

Daß bei der akuten wie chronischen Meningitis die vegetativen Zentren stark in Mitleidenschaft gezogen werden können, beweisen nicht zuletzt auch die häufig vorkommenden Stoffwechselstörungen, die über das Maß dessen, was wir sonst bei akuten Infektionen sehen, hinausgehen (Kachexie, Adipositas).

FLEISCHMANN ist ferner der Meinung, daß durch die Liquorentnahme und die dadurch ermöglichte stärkere Liquor- und Exsudatresorption eine reichliche Absonderung von leukocytenhaltigem und deshalb bactericiden Liquor angeregt werde. Mit der Resorption des dathologischen Liquors gelangen Erreger und Toxine ins Blut und regen dort die Bildung von Antikörpern an, die alsdann durch den Plexus chorioideus wieder in den Liquor gelangen (zit. nach Linck).

Die Wirkung der einzelnen Punktion auf den Allgemeinzustand und auf den Krankheitsablauf wechselt von Fall zu Fall. Es gibt Fälle von Meningitis, bei denen schon eine einmalige ausgiebige Entlastung einen anhaltenden Erfolg bis zur Heilung zeitigt. Naturgemäß ist es schwer bzw. unmöglich zu beweisen, daß die Liquorentnahme allein den Erfolg brachte. In den weitaus meisten Fällen sind immer wieder neue Punktionen erforderlich. Ein Erfolg ist aber auch nur dann zu erzielen, wenn es nicht zu einer Verlegung der subarachnoidealen Passage und zu einer Eindickung des Liquors infolge Eiter- und Fibrinbeimengung gekommen ist, so daß bei der Punktion nichts mehr abfließt, ferner wenn nicht lebenswichtige Zentren des Hirns durch eine mehr oder weniger direkte Auswirkung des Prozesses in ihrer Funktion bis zur Restitutionsunfähigkeit geschädigt worden sind.

Die einfachste Methode der therapeutischen Liquorentnahme ist die *Lumbalpunktion*. Sie kann beliebig oft ausgeführt werden, solange nicht Verklebungen der subarachnoidealen Maschen im Bereich der lumbalen Zisterne entstanden sind. Um dies zu vermeiden, empfiehlt es sich, mit den Intervertebralräumen bei der Punktion zu wechseln.

Daß immerhin gewisse Gefahren bei Vornahme einer Lumbalpunktion, vor allem im Falle eines zisternalen Blockes bestehen, wurde bereits erwähnt. Wichtig ist, den Liquor langam und unter ständiger Kontrolle des Druckes abzulassen. Daß die Möglichkeit einer Verschlimmerung des meningealen Prozesses im Anschluß an die Punktion durch die weitere Ausbreitung der Entzündung, besonders bei beginnender Meningitis, niemals mit Sicherheit abgelehnt werden kann — dies gilt vor allem für otogene und rhinogene Fälle (Körner, Voss, Preysing, Schlesinger, Hinsberg, Linck u. a.) — haben wir ebenfalls früher schon besprochen. Mit Recht weist Linck darauf hin, daß man solche Gefahren in Kauf nehmen müsse, da es letzten Endes auf dem Gebiet der Infektionskrankheiten keinen Eingriff gebe, mit dem nicht auch gelegentlich einmal die Möglichkeit und die Gefahr einer Keimmobilisierung verbunden wäre. Immerhin aber ist diese Möglichkeit so gering, daß praktisch mit ihr nicht gerechnet zu werden braucht. Blutungen können, wenn auch nur äußerst selten, im Anschluß an öfter wiederholte Lumbalpunktionen vorkommen, ebenso kann auch einmal ein Hirnabsceß nach der Punktion ins Ventrikelsystem durchbrechen.

Die meisten Autoren sind sich darin einig, daß in vielen Fällen durch die Lumbalpunktion zum mindesten ein momentaner Erfolg erzielt wird, der gelegentlich auch für den weiteren Heilverlauf insofern von ausschlaggebender Bedeutung sein kann, als der Kranke aus der Somnolenz oder aus dem Sopor herausgerissen wird.

Bier hat empfohlen, die Lumbalpunktionsmethode mit der *Stauungsbehandlung* zu kombinieren. Es soll eine elastische Binde um den Hals gelegt werden und einen großen Teil des Tages liegenbleiben. Die hierdurch bedingte venöse Stauung hat eine vermehrte Liquorsekretion zur Folge. Das Urteil der Autoren, die sich der Methode bedient haben (Vorschütz, Reichmann, Stursberg, Zange), lautet übereinstimmend dahin, daß durch sie das Allgemeinbefinden auch bei schwerer Meningitis günstig beeinflußt werden kann. Zu warnen ist nur vor einer zu intensiven Stauung. Während Zange in seinen Fällen die Binde dauernd liegen ließ, staute Stursberg nur bis zu 20 Stunden. Aus den bisher vorliegenden Mitteilungen läßt sich freilich nicht ersehen, welcher Nutzeffekt dem eigentlichen Stauungsverfahren zukommt; denn bei den meisten Fällen sind gleichzeitig andere Behandlungsmethoden zur Anwendung gekommen.

Die *Suboccipitalpunktion* ist von Ayer, Eskuchen, Nonne, Wartenberg, Hartwich u. a. zur Behandlung der Meningitis empfohlen worden. Wenn auch der Eingriff an sich im Einzelfall schwerer sein kann als eine Lumbalpunktion, besonders wenn es sich um unruhige und leicht benommene Kranke mit Opisthosonus handelt, so kann es doch theoretisch nicht zweifelhaft sein, daß mittels der suboccipitalen Punktion weit mehr die Möglichkeit besteht, krankhafte Liquorbestandteile aus den subarachnoidealen Maschen des Hirns und aus dem Ventrikelsystem zu entfernen als auf lumbalem Wege. Indiziert ist die zisternale Methode falls überhaupt die Punktionsbehandlung anzuwenden ist, bei Blockade der Liquorpassage im spinalen Raum. Soweit sich aus den bisher vorliegenden Mitteilungen feststellen läßt, scheint jedoch in praxi die Methode nicht die Vorteile zu besitzen, die man ihr anfangs zugesprochen hat. Es wird deswegen erlaubt sein, im allgemeinen bei der technisch einfacheren und in der Hand des Ungeübten weniger gefährlichen Methode der lumbalen Entlastung zu bleiben.

Die von Bériel angegebene *Punktion der vorderen Cisterna media*, die von der Orbita her ausgeführt wird, kommt für die Behandlung der Meningitis infolge der damit verbundenen Gefahr einer sekundären Infektion der Orbita nicht in Frage.

Die *Punktion der Hirnseitenventrikel* bei Meningitis ist nur bei Verschluß des Ventrikelsystems indiziert, d. h. beim Hydrocephalus internus bzw. beim Pyencephalon. Aber auch hier dürfte ein Dauererfolg kaum je mit Sicherheit zu erreichen sein, da die den Verschluß bedingende Noxe bzw. die Infektion sich ja nicht im Ventrikelsystem, sondern im allgemeinen an den basalen Meningen und hier speziell in der Gegend der Foramina Magendi und Luschkae auswirkt. Auch aus andern Gründen sei man mit der Ventrikelpunktion zurückhaltend: Da die Punktionsnadel mit infiziertem Gewebe in Berührung kommt, besteht die Gefahr, daß Keime in den Hirnmantel verimpft werden und auf diese Weise cerebrale Abscesse im Bereich des Stichkanals entstehen. Außerdem können bei schwerer Meningitis infolge starker Stauung des Venensystems außerhalb und innerhalb des Hirnes Hirngefäße verletzt werden. Trotz größter Vorsicht wird es sich oft nicht vermeiden lassen, ein prall gefülltes Gefäß anzustechen. Eine Blutung in die subarachnoidealen Räume oder ins Ventrikelsystem mit mehr oder weniger schnellem letalen Ausgang ist alsdann die Folge (Krause, Pfeifer, Dever, Reinking, Hinsberg, Fleischmann, Streit u. a.). Linck weist darauf hin, daß die Gefahr der tödlichen Blutung in Fällen von eitriger Meningitis besonders groß sei. Daraus ergibt sich, daß die Ventrikelpunktion niemals eine Methode der Wahl sein kann, sondern stets nur für ganz bestimmte Fälle reserviert bleiben muß.

Die Drainagebehandlung. Die Tatsache, daß man mittels der lumbalen oder zisternalen Punktion den intrakraniellen Überdruck höchstens vorübergehend beseitigen kann, hat zu Versuchen mit einer *Dauerdrainage* Anlaß gegeben, indem man die lumbal eingeführte Punktionsnadel längere Zeit liegen ließ. Abgesehen von der Schwierigkeit, einem unruhigen Meningitiskranken die Punktionsnadel im Rücken so zu befestigen, daß Komplikationen ausgeschlossen sind, hat das Verfahren noch den Nachteil, daß die dem Liquor beigemengten Eiter- oder Fibrinflocken die Nadelöffnung meist sehr bald verstopfen.

In der *Subarachnoidealdrainage* sah Kümmell, der die Methode 1905 als erster empfohlen hat, ein Verfahren, das eine Dauerdrainage mit anhaltender Herabsetzung des intrakraniellen Überdruckes garantiere.

Kümmell hatte in seinem Fall, der mehrere Tage nach einer Basisfraktur meningitisch geworden war, beide Occipitalschuppen in Fünfmarkstückgröße trepaniert und seiner Ansicht nach auf diese Weise die Heilung erzielt. Spätere Autoren (Witzel, Kausch, Hahn, Payr u. a.) haben sich mit der einseitigen Trepanation begnügt.

Welche Vorteile verschafft uns die von Kümmell angegebene Methode, bzw. sind die durch sie bisher erzielten Erfolge so erheblich, daß sie ohne Bedenken in die Allgemeinpraxis eingeführt werden könnte? Diese Frage ist nach den bisher vorliegenden, meist nur kasuistischen Mitteilungen unbedingt zu verneinen. Bei einzelnen als „erfolgreich operiert" bezeichneten Fällen wird berichtet, daß neben der Trepanation noch fortlaufend lumbalpunktiert wurde, bei anderen kamen andere Maßnahmen zur Anwendung. Bei Kümmells Fall war übrigens der Liquor steril. In der Wertung des der Trepanation zugesprochenen Erfolges wird mithin eine gewisse Skepsis erlaubt sein.

Gegen das Trepanationsverfahren lassen sich theoretisch wie praktisch mancherlei Einwände anführen:

1. Da in vielen Fällen eitriger Meningitis die Bestimmung der stärkst befallenen Region infolge Fehlens lokaler Symptome unmöglich ist, bleibt es fraglich, ob die zur Trepanation gewählte Stelle überhaupt nennenswert an der Meningitis beteiligt ist.

2. Bei Wahl der von Kümmell zur Trepanation angegebenen Occipitalschuppe entlasten wir einen Hirnabschnitt, der sich erfahrungsgemäß nur sehr wenig, meist sogar am allerwenigsten an der Meningitis beteiligt. Überdies sind die subarachnoidealen Räume im Bereich des Occipitalhirnes außerordentlich flach, so daß die Liquorströmung hier an sich schon sehr gering ist.

3. Aus einer Trepanationsöffnung, wo auch immer sie angelegt wird, entleert sich im Falle einer schwereren Meningitis erfahrungsgemäß nur sehr wenig Liquor, da das meist stark geschwollene Hirn prolapsartig vorfällt und auf diese Weise die subarachnoidealen Räume am Trepanationsrande zum Abschluß bringt, so daß jede Drainage nach außen unmöglich wird.

4. Die Gefahr der Komplikationen ist verhältnismäßig groß. Fällt das in sich weiche Meningitisgehirn in die Trepanationsöffnung vor, so kann es durch Stauung und Kompression zu schweren, bei eventuell eintretender Gewebsnekrose zu bleibender Funktionsbeeinträchtigung der hier gelegenen Zentren kommen.

Diese Tatsachen lehren, daß die Methode der Trepanationsdrainage wissenschaftlich nicht genügend fundiert ist, sie gemahnen uns, mit der Anwendung der Methode außerordentlich zurückhaltend zu sein. Was im Einzelfall vielleicht einmal gewonnen wird, steht in keinem Vergleich zu den Schäden, die in anderen Fällen angerichtet werden können.

Diese Mahnung bezieht sich natürlich nicht auf die Fälle, bei denen aus anderen Gründen, wie beispielsweise nach Ohreiterungen, an der Basis des Hirns bzw. des Kleinhirns die Dura gespalten werden muß. Da hier physiologischerweise die subarachnoidealen Räume verhältnismäßig weit sind, ist eine gewisse Drainage immerhin gewährleistet. Hinzu kommt, daß die Drainage an einer Stelle angelegt wird, die dem Ausgangsherd der Entzündung eng benachbart ist. Auch ist die Neigung zu Prolapsbildung hier nur wenig ausgesprochen.

Die *Zisternendrainage* ist theoretisch besser begründet als die vorher besprochene Subarachnoidealdrainage, da die Liquorräume im Bereich der Zisternen tiefer und ausgedehnter sind, so daß eine Zirkulation in ihnen auch unter pathologischen Verhältnissen noch gewährleistet ist. Es kommen für die Drainage in Frage: die Cisterna media, die Cisterna Fossae Sylvii, die Cisterna cerebellomedullaris und die Cisterna lumbalis; alle sind bereits, die eine mehr, die andere weniger, in Fällen von lokalisierter oder diffuser Meningitis chirurgisch angegangen worden.

Eine besondere Rolle spielt die *Eröffnung der Cisterna pontis bzw. cerebellaris lateralis* bei eitrigen, vom Ohr ausgehenden Komplikationen. Mit der von Neumann-Jansen, Uffenorde und Holmgren besonders empfohlenen Methode sind in letzter Zeit vielfach beste Erfolge erzielt worden, so daß von Uffenorde der Vorschlag gemacht wurde, sie auch zur Behandlung andersartig bedingter, d. h. nicht labyrinthogener Meningitis zu benutzen. Da jedoch der Eingriff als solcher sehr erheblich und keineswegs gefahrlos ist, hat der Vorschlag bisher nur wenige Anhänger gefunden.

Zange mißt der *Drainage der lateralen Zisterne* für die Behandlung der otogenen Meningitis nur eine untergeordnete Bedeutung bei. Bei 1057 otogenen Meningitiden kam sie nur 66mal zur Anwendung; von 37 verwertbaren Fällen starben 18, während 19 heilten, ein Teil davon im wesentlichen dank der Drainage.

Für die Drainage der Cisterna cerebello-medullaris haben Anton und Schmieden, Westenhoeffer und Payr besondere Methoden angegeben. Sie kam in den ersten Jahren, nachdem sie in Vorschlag gebracht war, verhältnismäßig oft zur Anwendung. In den letzten Jahren scheint dies anders geworden zu sein, offensichtlich weil die an sie geknüpften Erwartungen nicht erfüllt wurden. Guleke bezeichnet die bisher erzielten Erfolge als äußerst dürftig. Nach ihm zeigen die Sektionsbefunde von Day, Preysing, Fleischmann u. a., daß durch die Drainage der Suboccipitalzisterne nur die nächste Umgebung von schwereren Entzündungserscheinungen befreit werden kann, während die entfernter gelegenen Subarachnoidaelräume, vor allem die der Hirnbasis, stets unbeeinflußt bleiben. Über Heilung eines Falles von Pneumokokkenmeningitis nach zisternaler Drainage hat jüngst Bedell berichtet.

Die Lumbaldrainage, die 1914 von Barth angegeben wurde, hat in der Folgezeit vielfache Anwendung gefunden. Die Ansichten über die mit ihr zu erzielenden Erfolge sind jedoch ebenfalls geteilt. Auf jeden Fall ist die Kasuistik der wirklich geheilten Fälle sehr bescheiden geblieben (Barth, Göbell, Guleke, Pels-Leusden).

Der Vorteil der Lumbaldrainage, die darin besteht, daß man die Bögen mehrerer Lendenwirbel wegnimmt und die geschlitzte Dura durch einen Drain breit offenhält, hat vor der einfachen Lumbalpunktion den Vorteil, daß der Abfluß eines selbst stärker eitrigen Liquors eine Zeitlang gewahrt bleibt, freilich auch nur eine begrenzte Zeit, die im allgemeinen nicht mehr als 2—3 Tage beträgt. Alsdann kommt es ebenfalls zu Verklebungen in der Umgebung der Drainageöffnung. Ob und wie weit der Erfolg bei den bisher als geheilt mitgeteilten Fällen wirklich auf Rechnung der Lumbaldrainage gesetzt werden kann, läßt sich nur schwer entscheiden. Als Komplikation nach Ausführung der Methode sind gelegentlich schwere Kollapszustände beobachtet worden, so daß die Drainage abgebrochen werden mußte. Nach allem steht für die Praxis soviel fest, daß der von Barth in Vorschlag gebrachte Eingriff bei weitem nicht das gehalten hat, was man ursprünglich von ihm erwartete.

Die Spülbehandlung. Die Spülbehandlung der Meningitis bezweckt, größere Außen- und Innenflächen des Hirns mit physiologischer Kochsalzlösung in Berührung zu bringen, um auf diese Weise die in Nischen gelegenen sowie den Meningen anhaftenden Entzündungsprodukte bzw. Eitermassen möglichst zu entfernen, sodann aber auch um bei Zusatz von Desinfizienzien zur Spülflüssigkeit den Infektionsprozeß selbst zu bekämpfen.

Lenhartz hat als erster die Spülung der subarachnoidealen Räume durchgeführt und mit ihm etwa gleichzeitig Stoddart Barr, nachdem von Quincke schon im Jahre 1873 die ersten Versuche an Hunden gemacht worden waren. Seither ist wohl an jeder Klinik gelegentlich einmal die Methode der Durchspülung geübt worden, so daß es sich erübrigen dürfte, hier noch weitere kasuistische Mitteilungen zu erwähnen.

Die Methode der Durchspülung kann in mannigfacher Weise variiert werden. Die einfachste und wohl gebräuchlichste Methode ist, die Spülflüssigkeit zisternal einzuführen und lumbal wieder zu entfernen. Anton und Bramann haben Spülungen vom 3. Ventrikel aus, den sie durch Balkenstich erreichten, vorgenommen. Die Otiater (Uffenorde, Holmgren, Knick, Borries u. a.) empfehlen bei vom Ohr ausgehender Meningitis Spülungen von der Cisterna pontis oder Cisterna cerebellomedullaris aus. Es ist immer angezeigt, vom Seitenventrikel aus zu spülen. Wichtig ist, eine geeignete Abflußmöglichkeit zu schaffen, am besten eignet sich hierzu eine lumbal eingeführte Punktionsnadel.

Hinsichtlich des Wertes einer Spülbehandlung lehrt die Praxis, daß eine in die Liquorräume eingeführte Flüssigkeit immer nur einen, und zwar durchaus kleinen Teil aller subarachnoidealen Räume durchspült, von den Ventrikeln gar nicht zu reden. Experimentelle Untersuchungen haben gezeigt, daß es schon unter physiologischen Verhältnisse, d. h. wenn die gesamte Liquorpassage ungestört ist, nicht gelingt, von außen eingeführte Flüssigkeiten an alle Teile des Hirns und Rückenmarkes heranzubringen, wie aber sollte dies gar möglich sein, wenn zahlreiche subarachnoideale Maschen verklebt sind.

In Barrs Fall blieben trotz einstündiger Spülung, die vom Seitenventrikel aus zum Lumbalsack hin vorgenommen wurde, die großen Liquorräume an der Hirnbasis gänzlich unbeeinflußt.

Der Vorgang der diffusen Ausbreitung von in den Spinalkanal eingeführter Flüssigkeit innerhalb der subarachnoidealen Räume ist vielfach tierexperimentell untersucht worden (Goldmann, Spatz, Pette, Fleischmann u. a.). Das Ergebnis derartiger Untersuchungen war im wesentlichen stets das gleiche (s. S. 300). Zwar gelingt es, die Flüssigkeit an die Hirnbasis und auch in die Hirnventrikel zu bringen, doch werden die Hemisphären immer nur schwach von ihr berieselt. Hanke, der jüngst an Leichen die verschiedenen Arten der Ausbreitung studierte, konnte die tierexperimentellen Ergebnisse im wesentlichen bestätigen.

Als Spülflüssigkeit wurde zu Anfang der „Spülära" nur physiologische Kochsalz- oder Ringersche Lösung benutzt, während später vielfach auch Desinfizienzien (Sublimat, Lysol, Borlösung, Kal. permanganat. u. a.) den Lösungen zugesetzt wurden.

Der Nutzeffekt der subarachnoidealen Spülung ist, darüber sind sich heute die meisten Autoren einig, verhältnismäßig gering. Mitteilungen über eindeutig durch Spülung geheilte Fälle sind spärlich geblieben (Knick, Holmgren, Borries). Daß man auch in Kreisen der Otologen neuerdings einen mehr und mehr ablehnenden, zum mindesten aber zurückhaltenden Standpunkt einnimmt, sei besonders hervorgehoben (Zange, Fleischmann, Linck).

Der Vorschlag, die Spülflüssigkeit unter erhöhtem Druck einzuführen, ist deswegen abzulehnen, weil besonders in Fällen von schwerer und längere Zeit bestandener Meningitis durch Sprengen von Verklebungen und Verwachsungen die Gefahr der Blutung gegeben ist. Eine weitere Gefahr, auf die auch Fleischmann hinweist, besteht darin, daß Infektionserreger mit der Spülflüssigkeit in bis dahin von der Infektion verschonte Gebiete gelangen können.

Cestan und Riser haben in Farbstoffversuchen gezeigt, daß von einer subarachnoidealen Therapie nur bei Meningitiden bzw. bei Krankheitsprozessen, die in sehr dünner Oberflächenschicht das Zentralnervensystem befallen, Erfolge erwartet werden können. Die Liquorzirkulation ist, wie sie in Übereinstimmung mit anderen Autoren zeigen konnten, normalerweise äußerst gering. Immerhin versprechen sie sich von einer zisternalen Zufuhr der Spülflüssigkeit, vorausgesetzt, daß die Abflußöffnungen frei sind, mehr Erfolg als von einer lumbalen.

Da die Aussichten bei jeder Spülbehandlung, wie auch immer sie durchgeführt werden mag, in allen Fällen mehr als zweifelhaft sind, hat man jüngst versucht, die Spülflüssigkeit durch keimabtötende Gase (Acetylen, Stickoxydul) zu ersetzen.

Die Methode der Acetyleneinblasung in den Lumbalkanal ist von Zeller ausgearbeitet worden. Voraussetzung für den Erfolg ist ein vorheriges Ablassen von möglichst großen Liquormengen. Zeller berichtet über Heilungen von eitriger Meningitis nach Anwendung dieser Methode. Die Gaseinblasung soll täglich lumbal oder zisternal vorgenommen werden. Über Erfolge (von 8 Meningitisfällen 4 geheilt) berichtet auch Jauerneck. Wie Zeller empfiehlt auch er das Anlegen einer Halsstaubinde sowie die intravenöse Injektion von hypotonischer Kochsalzlösung zur Anregung der Liquorproduktion.

Unabhängig von Zeller hat O. Mayer empfohlen, Meningitiskranke ausgiebig zu lumbalpunktieren und Luft in größerer Menge in den Lumbalkanal zu injizieren, um auf diese Weise das Verkleben der Subarachnoidalräume möglichst zu verhindern.

Die *subarachnoideale Chemotherapie.* Um den Erfolg der Spülbehandlung zu erhöhen bzw. ihn überhaupt zu sichern, sind der Spülflüssigkeit desinfizierend wirkende Chemikalien zugesetzt worden. Die physiologischen und pathophysiologischen Unterlagen für die Möglichkeit der Auswirkung desinfizierender Flüssigkeiten haben Linck und Schnitzer in ihren auf der Ohrenärztetagung 1925 erstatteten Referaten eingehend besprochen.

Linck weist darauf hin, daß man sich anfangs die Art der Auswirkung wohl zu einfach vorgestellt hat. Man rechnete mit der Toleranz des Liquorsystems gegen chemisch differente Substanzen, wobei angenommen wurde, daß sich die in den Liquor gebrachten Agenzien der vorhandenen Liquormenge entsprechend verdünnen und alsdann gleichmäßig in die Ventrikel sowie in die Arachnoidealräume verteilen würden (Linck). Wir wissen heute, daß die Verhältnisse wesentlich anders liegen und sich die in den Liquor gebrachten Chemikalien vielmehr nach dem Prinzip der Diffusion verteilen. Daraus aber ergibt sich, daß wir mit der Einbringung chemischer Substanzen in den Lumbalkanal außerordentlich vorsichtig sein müssen. Wie ein Wunder sind bei solcher Behandlung nicht häufiger Schädigungen des Rückenmarks vorgekommen. Es sind bisher nur wenige Fälle bekannt geworden; dies mag vielleicht daran liegen, daß die weitaus meisten Kranken sich zur Zeit der Injektion bereits in einem desolaten Zustand befanden; sie starben, ehe die vielleicht schon bestandenen caudalen Störungen richtig gewertet werden konnten.

Eigler und Geisler berichten über schwere Schädigungen nach endolumbalen Trypaflavingaben. Sie sahen in 2 Fällen nach Verabreichung kleinster Trypaflavinmengen (in einem Fall 0,075%ige Lösung) schwerste Rückenmarksveränderungen im Sinne einer Myelomalacie im unteren Brustmark, Lendenmark und Conus terminalis, die schon wenige Tage nach der Injektion zu dem Bilde einer kompletten Querschnittslähmung geführt hatten.

Besondere Beachtung verdienen die Ausführungen Schnitzers, in denen er die prinzipiellen Grundlagen einer Chemotherapie erörtert. Er weist auf die scharfen Gegensätze zwischen den Erwartungen, die den chemotherapeutischen

Agenzien entgegengebracht wurden, und den Erfolgen, die bei der Behandlung erzielt werden konnten, hin. Nach SCHNITZER besitzen von Agenzien, die bisher praktische Anwendung fanden vor allem die Chinaalkaloide, Optochin, Eucupin und Vuzin, ferner das Rivanol *spezifische* Wirkungen auf bestimmte Bakterienarten, eine Tatsache, die von vielen Klinikern heute noch zu wenig beachtet wird. Das Optochin ist für Pneumokokken, das Eucupin für Staphylokokken und Diphtheriebacillen besonders hochwertig. Das Vuzin wirkt optimal auf Bakterien der Gasbrandgruppe und auf Streptokokken, das Rivanol besonders auf Streptokokken und Staphylokokken (SCHNITZER). Also ist die *Artbestimmung einer Meningitis die unerläßliche Voraussetzung für eine erfolgreiche Chemotherapie!* Aus dem Tierversuch wissen wir, was ebenfalls sehr wesentlich ist, daß die chemotherapeutische Behandlung möglichst früh einsetzen muß, noch ehe die Erreger ihre biologischen Eigenschaften im Organismus geändert haben. Wichtig ist ferner, das Mittel in richtiger Konzentration und in richtigen Mengen anzuwenden. Der Erfolg einer sterilisierenden chemotherapeutischen Behandlung ist nach SCHNITZER mithin von 3 Bedingungen abhängig: der Indikationsstellung, der ätiologischen Diagnose und der rechtzeitigen Behandlung.

Wichtige Erkenntnisse auf dem Gebiete der chemotherapeutischen Beeinflussung meningitischer Erkrankungen verdanken wir vor allem den tierexperimentellen Untersuchungen KOLMERS, ferner auch KONNOS.

Mit den Ergebnissen der tierexperimentellen Untersuchungen sind die in der menschlichen Pathologie gewonnenen Erfahrungen nur schwer in Einklang zu bringen. Der wesentlichste Grund für die z. Z. noch bestehende Diskrepanz der Meinungen scheint mir darin zu liegen, daß der Kliniker den vorher aufgestellten Forderungen bisher zu wenig gerecht geworden ist. Dies ergibt sich auch aus der kritischen Studie von BECK, BERINGER und GUNDEL, die eine Anzahl chemischer Agentien (Urotropin, Cylotropin, Septojod, Solganal und Trypaflavin) auf ihre bactericide Wirkung experimentell und klinisch untersucht haben. Sie kamen dabei zu dem Ergebnis, daß allein die intralumbale Trypaflavinbehandlung eine aussichtsreiche Methode zu sein scheint (betr. der bei dieser Methode möglichen Schädigung s. S. 330).

Das chemische Agens kann an jeder Stelle des Liquorsystems injiziert werden. Am meisten empfohlen wurde früher der intralumbale Weg. ESKUCHEN, STREKKER u. a. sind später mehr für die suboccipitale Methode eingetreten.

In der menschlichen Pathologie sind bisher zur Anwendung gekommen:

das *Urotropin* in 8—10%iger Lösung, davon 8—10 ccm. Über nachteilige Folgen ist bisher nichts bekanntgeworden.

STARLINGER hat jüngst im Tierversuch nachgewiesen, daß Urotropinspülungen auch von den Ventrikeln aus zum Lumbalkanal hin ohne Gewebsschädigung vorgenommen werden können.

Der Erfolg der intralumbalen Urotropinbehandlung wird fast allgemein als durchaus fraglich bezeichnet. Er muß es auch theoretisch bleiben, da bekanntlich Urotropin nur dann seine desinfizierende Kraft entfaltet, wenn Formaldehyd abgespalten wird; ob dies aber im Lumbalsack geschieht, ist bisher experimentell nicht erwiesen.

Das *Chinin* in 0,2%iger Lösung.

Erwähnt werden muß hier, daß KAUFMANN bei einem Fall, der mit einer 1%igen Chininlösung behandelt worden war, eine Paraparese der Beine und eine Reithosenanästhesie sah.

Es ist bisher nicht erwiesen, daß die intralumbale Chininbehandlung in der menschlichen Pathologie einen nennenswerten Einfluß auf den Ablauf einer Meningitis hat. Gleiches gilt für die intralumbale Behandlung mit Optochin und Rivanol (CORDUA, LOEWE, MEYER, ROSENOW, LINCK u. a.).

Vuzin, ebenfalls ein Chininderivat, wurde von BIRKHOLZ empfohlen.

Birkholz behandelte mit Vuzin 5 Fälle schwerer Meningitis (10—20 mg endolumbal). Von den 5 Kranken starben 4. Da jedoch auch nach Vuzinbehandlung schwere caudale Schädigungen (Knick, Nüssmann) beobachtet wurden, wird man mit seiner Anwendung künftig zum mindesten sehr vorsichtig sein müssen. Knick und Linck lehnen das Mittel auf Grund eigener Erfahrungen mangels jeden Erfolges völlig ab.

Auch die Wirkung von *Trypaflavin, Methylenblau, Hydrarg. oxycyanat., Argochrom, Protargol, Elektrargol,* Dispargen, Solganal gilt in gleicher Weise als zweifelhaft.

Überschauen wir kritisch die mit der intralumbalen Chemotherapie bisher erzielten Erfolge, so erscheint in der Tat größte Skepsis am Platze. Trotz aller experimentellen Erfolge darf nicht übersehen werden, daß in der menschlichen Pathologie die theoretischen Voraussetzungen sehr oft — auch schon im Zustandekommen des Infektes — andere sind wie im Tierexperiment. Zu berücksichtigen ist ferner, daß die Fremdflüssigkeit und damit auch das chemische Agens nur sehr unvollkommen mit den entzündeten Meningen in Berührung kommt. Überdies ist es auch keineswegs erwiesen, daß die Chemikalien in der hier erforderlichen Konzentration für das Körpergewebe, mit dem sie in Kontakt geraten, gleichgültig bzw. ungefährlich sind. Daß ein Teil der empfohlenen Mittel sich auf das Nervengewebe toxisch auswirken kann, wurde bereits erwähnt (Querschnittsmyelitis, Caudaschädigung). Ähnliche Bedenken hat Guleke geäußert.

Die *subarachnoideale Serumbehandlung.* Die Erfolge der subarachnoidealen Serumanwendung in der Behandlung der Meningokokkenmeningitis gaben den Anstoß zum weiteren Ausbau der Serumtherapie für andere Formen der Meningitis.

Hinsichtlich der Art der Serumauswirkung herrscht heute noch keine Klarheit. Aus den Versuchen von Eskuchen u. a. geht hervor, daß in den Lumbalkanal bzw. in die Subarachnoidealräume gebrachtes Serum sich in gleicher Weise ausbreitet wie jede andere Flüssigkeit, d. h. daß nur ein Teil der Meningen mit dem Serum in Berührung kommt. Der Erfolg beruht also wahrscheinlich darauf, daß das Serum sich nicht allein lokal, sondern wahrscheinlich über den Umweg des Blutes allgemein auf den Organismus auswirkt und auf diese Weise indirekt die meningeale Infektion beeinflußt.

Das in die subarachnoidealen Räume injizierte Serum wirkt gewissermaßen als Fremdkörper und gibt zu schweren reaktiven Vorgängen innerhalb der Meningen Anlaß. Ich habe seinerzeit (1927) die dabei vorkommenden morphologischen Vorgänge experimentell zu erfassen versucht. Eine größere Anzahl gesunder Tiere (Kaninchen) wurde von mir gruppenweise mit Eigen- und Fremdserum, zum Teil einmal, zum Teil zu wiederholten Malen zisternal behandelt. Die Tiere, deren Liquor fortlaufend untersucht worden war, wurden zum Studium der histologischen Veränderungen innerhalb verschieden langer Zeiträume nach der Injektion getötet. Die Liquoruntersuchungen ergaben, daß schon wenige Stunden nach der Injektion eine Pleocytose auftritt, die zahlenmäßig von Fall zu Fall außerordentlich wechselt, bald nur wenige Hundert, bald mehrere Tausend beträgt. Das Hauptkontingent der Zellen stellen wenig intensiv gefärbte, protoplasmareiche Elemente dar. Es sind, wie die Schnittpräparate zeigten, vornehmlich adventitielle Zellen der Gefäßwandungen, weniger fibroblastische und endotheliale Zellen der Meningen. Diesen Zellen mischen sich sehr bald auch leukocytäre Elemente der Blutbahn bei. Letztere erreichen ihr Maximum meist innerhalb von 24 Stunden nach der Injektion. In unseren Versuchsreihen betrugen sie selten mehr als 10% aller vorhandenen Zellformen. Etwas später mehrt sich die Zahl der Lymphocyten. Daß die Leukocyten aus der Blutbahn stammen, konnte durch den Nachweis dieser Zellen innerhalb der Gefäßwandung, d. h. also im Stadium der Auswanderung sichergestellt werden. Die meningeale Reaktion klingt durchschnittlich innerhalb eines Zeitraumes von 4—8 Tagen ab, und zwar gemessen an den Verhältnissen im Liquor sowie an den morphologischen Vorgängen im Gewebe an Hand von Schnittpräparaten. Die histologischen Befunde zeigten eine weitgehende Übereinstimmung mit denen, wie sie seinerzeit Marchand bei seinen Reizversuchen am Peritoneum erhoben hat. Am intensivsten beteiligen sich am Prozeß die basalen, weit weniger oder gar nicht die corticalen Meningen. Nach dem Rückenmark zu nimmt der Prozeß sehr schnell an Intensität ab. Die Meningen erscheinen gelockert, ebenso das Ependym der Ventrikel und des Plexus chorioideus. Zu lymphocytärer Zellanhäufung innerhalb der Meningen kam es nur sehr selten und wenn, dann nur sehr spärlich. Das Hirngewebe selbst beteiligte sich am Prozeß im allgemeinen nicht in morphologisch erkennbarer Weise. Die Gefäße der Rinde erschienen stellenweise erweitert, das Endothel der Capillaren nicht selten gequollen. Hinsichtlich des Grades der Auswirkung bei Anwendung arteigenen und artfremden Serums ließen unsere Untersuchungen keinen Unterschied erkennen.

Vor allem in Amerika hat man sich in den letzten Jahren mit der Frage der Serumtherapie befaßt. KOLMER empfiehlt neben ausgiebigen Auswäschungen der subarachnoidealen Räume (in Abständen von 6 Stunden, täglich 4—5 l physiologische Kochsalzlösung) eine intracarotideale Injektion von 10—20 ccm Serum gemischt mit 0,5 ccm einer 1%igen Optochinlösung, unmittelbar daran anschließend eine zisternale Injektion von 3—5 ccm der gleichen Mischung und, falls dies aus äußeren Gründen nicht möglich ist, eine lumbale Injektion von 10—20 ccm.

Trotz der z. T. enthusiastischen Berichte über den Erfolg der Serumtherapie in Amerika darf nicht verschwiegen werden, daß aus anderen Ländern nicht gleich günstige Erfahrungen vorliegen.

OLSZEWSKI berichtet über Fälle von Pneumokokkenmeningitis, die auf Serum in keiner Weise reagierten. In einem anderen Fall, der in Heilung ausging, hält er es für zweifelhaft, daß das Serum zur Genesung beitrug.

c) Die interne Behandlung der Meningitis.

Das Ziel der internen Behandlung der Meningitis ist eine Schwächung der Virulenz der Bakterien in den Meningen und eine Steigerung der Abwehrkräfte des Organismus.

Die Zuführung von keimabschwächenden bzw. -tötenden Mitteln kann auf oralem, subcutanem, intramuskulärem, intracarotidealem und intravenösem Wege erfolgen. Voraussetzung aber ist, daß die betreffenden Mittel auch die Blut-Liquorschranke passieren.

Daß Alkohol, Äther und ähnliche Stoffe die Blut-Liquorschranke passieren, ist eine längst bekannte Tatsache. Ebenso ist bekannt, daß unter Auswirkung einer Meningitis Antikörper aus dem Blut in den Liquor übertreten können (WEIL und KAFKA). Anders verhält es sich mit medikamentösen Stoffen. Wir kennen bis jetzt nur wenige Stoffe, z. B. das *Urotropin* (HALD), die in ungefähr gleicher Menge bei normalem und krankem Plexus in den Liquor übergehen. Da das Urotropin als gutes Desinfizienz seit langem bekannt ist, hat es speziell auch in der Behandlung der Meningitis eine besondere Bedeutung erlangt.

Das Urotropin spaltet sich sehr bald nach seiner Einführung in den Organismus in Ammoniak und in das als Desinfizienz wirksame Formaldehyd, welches mit dem Urin ausgeschieden wird. Ob gleiches auch nach dem Durchgang durch den Plexus choriodeus zutrifft, ist noch nicht geklärt.

Der sichere Nachweis von Formaldehyd im Liquor konnte bisher nicht erbracht werden. Versuchen von DENK und LEISCHNER kann nicht die volle Beweiskraft zugesprochen werden. FLEISCHMANN hält auf Grund eigener Untersuchungen einen solchen Nachweis für ganz unmöglich. Wenn somit die Frage der Formaldehydabspaltung im Liquor heute noch nicht als einheitlich entschieden gelten kann, so wäre es doch immerhin von Interesse zu erfahren, ob das Urotropin als solches über desinfizierende Eigenschaften verfügt. Aber auch diese Frage läßt sich trotz mannigfacher Untersuchungen weder verneinen noch bejahend beantworten.

Trotz aller Unsicherheit hinsichtlich der vermeintlichen Wirkung von Urotropin bei Meningitiden ist dieses Mittel das „Mittel der Wahl" in der internen Meningitistherapie geworden. Allerdings fehlt es nicht an Stimmen, die ihm jede Heilwirkung absprechen, bzw. ihm mit großer Skepsis begegnen (UFFENORDE, KNICK, HINSBERG, v. EISELSBERG, F. KRAUSE, GULEKE, VOSS u. a.). Hier sei besonders auch auf die experimentellen Untersuchungen von G. JUNG verwiesen.

Man verordne Urotropin innerlich in Dosen von 3—4mal täglich 0,5, kann aber auch bis zu 6—8—10 g pro die steigen. Will man größere Dosen anwenden, so injiziere man Urotropin besser intravenös (40%ige Lösung, wovon bis zu 20 ccm gegeben werden können).

Bei Verabreichung derart hoher Dosen ist auf den Urin zu achten, da nicht ganz selten Zeichen einer Intoxikation in Form von Hämaturie mit Brennen und Schneiden in der Blase bzw. Harnröhre und vermehrtem Urindrang auftreten. Die Erscheinungen schwinden sofort nach Absetzen der Urotropins.

Neuerdings wird auch das *Trypaflavin* in der Behandlung vor allem der eitrigen Meningitis empfohlen, das bei putriden Prozessen anderer Lokalisation eine gewisse Bedeutung erlangt hat. Während das Trypaflavin nach intravenöser Applikation unter normalen Verhältnissen den Plexus nicht oder doch nur in unbedeutendem Maße passiert, kann es bei Fällen von Meningitis in beträchtlicher Menge im Liquor nachgewiesen werden. Empfohlen wird täglich 1 g intravenös (50 ccm einer 2%igen Lösung).

Früher wurden vielfach *Silberpräparate*, ferner auch das *Methylenblau* empfohlen. Ein wirklicher Nutzeffekt kommt diesen Mitteln aber bestimmt nicht zu.

KOLMER hat u. a. auch versucht, das Medikament auf intracarotidealem Wege möglichst direkt an den Krankheitsherd heranzubringen. Die Methode ist seither in Amerika an verschiedenen Kliniken geübt worden. KOLMER empfiehlt die Injektion von *Optochin* oder PREGL*scher Lösung*, möglichst kombiniert mit spezifischen Seren. Er stützt sich hierbei auf die Ergebnisse ausgedehnter tierexperimenteller Untersuchungen, die größtenteils an Hunden ausgeführt wurden. CRAWFORD berichtete 1932 über die bisher mit dieser Methode erzielten Erfolge beim Menschen. Insgesamt wurden 31 Kranke an 6 verschiedenen Kliniken behandelt, und zwar teils allein mit chemischen Mitteln, teils kombiniert mit Serum. An die Injektion wurde im allgemeinen eine Lumbal- bzw. Zisternenpunktion oder auch eine subarachnoideale Dauerdrainage angeschlossen. Von 6 Kranken mit Meningokokkenmeningitis, bei denen die spezifische Therapie versagt hatte, wurden 4 auf diese Weise geheilt. Von den übrigen 25 Meningitiskranken wurden insgesamt 6 geheilt.

ERSNER und MENDELL injizierten bei 2 Fällen von otogener Streptokokkenmeningitis intracarotideal *Akriflavin* (basisch, $^1/_2$%ig, 10 ccm) und PREGLsche Lösung (10 ccm) 2mal täglich. Beide Fälle heilten aus. Da nebenher auch andere energische Maßnahmen zur Anwendung gekommen waren (Bluttransfusion, Antistreptokokkenserum, hypertonische Zuckerlösung), sind die Autoren in ihrem Urteil über den Wert der Chemotherapie zurückhaltend.

LÈDL injizierte 3 Meningitiskranken intracarotideal je bis zu 100 ccm einer 2‰igen Rivanollösung, zum Teil täglich.

Auch *Bakteriophagen* wurden in der Behandlung der Meningitis verwandt. SCHLESS berichtet über einen Fall von Staphylokokkenmeningitis, der nach intralumbaler Injektion einer Aufschwemmung von Staphylokokken-Bakteriophagen in Heilung ausging. KOLMER und RULE kamen bei ihren experimentellen Untersuchungen an Kaninchen, die mit Streptokokken infiziert waren, zu dem Ergebnis, daß die zisternale Injektion von Bakteriophagen wirkungslos ist, während die intracarotideale Injektion in etwa 30% Erfolg verspricht. Eine kombinierte zisternale und carotideale Behandlung zeitigte in etwa 40% Erfolg.

Durch die Untersuchungen von WEIL und KAFKA (Übertritt von Antikörpern aus dem Blut durch den meningitisch veränderten Plexus in den Liquor) hat die *interne Immuntherapie* bei der Meningitis ihre wissenschaftliche Grundlage erhalten (LINCK). Eine große Zahl von Immunseren, genannt seien nur die Seren gegen Pneumokokken, Staphylokokken, Streptokokken, Meningokokken und Influenzabacillen, wird heute hergestellt.

Während die intravenöse Serumtherapie eine Zeitlang offensichtlich durch die vermeintlichen Mißerfolge bei der epidemischen Meningitis sehr in Mißkredit gekommen war, wird sie neuerdings wieder mehr und mehr empfohlen (KOLMER u. a.). Voraussetzung für den Erfolg ist nur, daß das Serum in genügend großer Menge gegeben wird.

FLEISCHMANN behandelte mehrere Meningitisfälle mit intravenöser Injektion von je 100 ccm Antistreptokokkenserum (Höchst); am Tage nach der Injektion untersuchte er Blut und Liquor auf ihren Serumgehalt, dabei konnte er zeigen, daß der Serumgehalt des Liquors ungefähr gleich dem des Blutes war. Zur eventuellen Erhöhung des Serumgehaltes im Liquor empfiehlt FLEISCHMANN ausgiebige Lumbalpunktionen vor der Verabreichung des Serums.

Über die *kombinierte Serumtherapie* — d. h. das Serum wird gleichzeitig zisternal bzw. lumbal und intracarotideal gespritzt — haben EVANS und WELSH berichtet.

Die *Vaccinetherapie* der eitrigen Meningitis geht auf LEISHMANN und WRIGHT und dann vor allem auf WAGNER V. JAUREGG zurück. Man glaubte durch das Einspritzen von

Bakterienleibern den opsonischen Index des Serums erhöhen zu können. Da eindeutige Erfolge mit dieser Behandlung bisher nicht erzielt wurden, ist sie in den letzten Jahren wieder mehr und mehr in Vergessenheit geraten.

d) Die Allgemeinbehandlung der Meningitis.

Die für die Allgemeinbehandlung eines Meningitiskranken in Frage kommenden Maßnahmen decken sich weitgehend mit der Behandlung und Pflege eines Schwerkranken: früher und ausgiebiger Gebrauch von narkotischen Mitteln (Morphium, Pantopon usw.), vor allem bei nicht ganz klaren und bei unruhigen Kranken, um ihnen die Schmerzen zu nehmen und um durch möglichste Ruhigstellung den Kreislauf zu schonen, ferner Eisblase und gegen Kopfschmerzen Antineuralgica usw. Daß bei Neigung zu Erbrechen alle Medikamente möglichst injiziert werden müssen, ist selbstverständlich.

Wichtig ist ferner, von Anfang an für die Ernährung Sorge zu tragen, zumal bei vielen Meningitiskranken infolge zentraler Regulationsstörung schon früh die Ernährung beeinträchtigt ist. Der Appetit liegt danieder, nicht selten besteht ein ausgesprochener Widerwille gegen jede Nahrungsaufnahme.

Von einzelnen Autoren wird großer Wert auf die Lagerung des Kranken gelegt (Guleke u. a.); Kranke, bei denen der Prozeß an den cerebralen Meningen beginnt, sind flach, hingegen Kranke mit spinaler Meningitis im Anfangsstadium möglichst hochgerichtet zu legen, ausgehend von der Vorstellung auf diese Weise ein Übergreifen auf noch nicht befallene Teile der Meningen verhüten zu können.

Im Anschluß an diese Ausführungen möchte ich zu der wohl nur bedingt richtigen Annahme, daß die Meningitis seit einigen Jahren häufiger zur Ausheilung gelange als früher, kurz Stellung nehmen. Mit Hilfe der Liquoruntersuchung, die heute zu dem selbstverständlichen Rüstzeug einer klinischen Untersuchung gehört, werden heute auch die leichten und leichtesten Fälle von Meningitis eher erfaßt als früher. Zweifellos gehört ein großer Teil der Fälle von „geheilter“ Meningitis zu diesen Formen, die auch ohne oder vielleicht sogar trotz der angewandten Therapie ausheilen. In dieser Annahme liegt gewissermaßen eine Kritik der Publizistik auf diesem Gebiet, denn wohl kaum ein Thema hat in den letzten 10 Jahren eine solche Flut von Publikationen gezeitigt wie gerade die Behandlung der Meningitis.

Unter Außerachtlassen aller Fälle von „Spontanheilung“ hat die Zahl der „geheilten“ Fälle von Meningitis aber doch zweifellos in den letzten Jahren zugenommen. Dieses Plus an Heilungen ist mit Fug und Recht als Ausdruck des Fortschrittes in der Therapie anzusehen. Welche therapeutischen Maßnahmen dafür verantwortlich zu machen sind, ist schwer zu sagen. Wenn beispielsweise ein Autor in einem speziellen Fall gerade die Urotropinbehandlung mit großen Dosen für das allein wirksame Mittel hält, so übersieht er möglicherweise, daß gleichzeitig ausgiebige Lumbalpunktionen gemacht wurden, die eine Meningitis an sich schon günstig zu beeinflussen vermögen. Das Geheimnis des Fortschrittes in der Meningitisbehandlung liegt zweifellos darin, daß der erfahrene Arzt heutzutage besonnen abzuwägen weiß, welche *verschiedenen* Maßnahmen bei den verschiedenen Formen der Meningitis jeweilig *gleichzeitig* anzuwenden sind.

II. Spezieller Teil.

In den folgenden Abschnitten werden zunächst jene speziellen Formen der Meningitis behandelt, die durch bakterielle Erreger erzeugt werden. Je nach Art und Virulenz des Erregers sind diese Formen der Meningitis bald mehr bald weniger eitrig. Gesetzmäßigkeiten hinsichtlich des Grades der meningealen Entzündung lassen sich für die verschiedenen Erreger nur bedingt aufstellen. Wie bei jedem Infekt ist auch hier für das Krankheitsgeschehen das biologische Wechselspiel zwischen Errreger einerseits und Organismus andererseits maßgebend.

Die durch die banalen Eiterkeime (Staphylokokken, Streptokokken) erzeugten Meningitiden werden im speziellen Teil nicht besonders besprochen werden, da sie im allgemeinen Teil hinreichend berücksichtigt wurden.

Die Meningokokkenmeningitis (epidemische Meningitis).

Die Meningokokkenmeningitis, die uns klinisch in den meisten Fällen als isolierte Infektion der Meningen entgegentritt, ist pathogenetisch als Metastase eines septischen Prozesses, dessen Erreger der Meningococcus (Weichselbaum) ist, aufzufassen. Da die Krankheit teils epidemisch, teils sporadisch auftritt, ist die Bezeichnung „epidemische" Meningitis nur bedingt richtig.

1805 wurde die Krankheit in der Schweiz (Genf) zum erstenmal erkannt und beschrieben. Es spricht aber vieles dafür, daß sie schon weit früher in Form von Epidemien vorgekommen ist. Seit Anfang des vorigen Jahrhunderts trat sie in fast allen Kulturländern bald epidemisch bald sporadisch auf. Seit der Schweizer Epidemie 1805 lassen sich nach Hirsch 4 Perioden der Ausbreitung unterscheiden. In der ersten Periode — von 1805—1830 — waren besonders die Schweiz, Italien und Frankreich befallen. 1835—1850 brach die Krankheit erneut in Dänemark, Schweden und Norwegen aus. Von 1854—1875 wurde Nordamerika heimgesucht. Erst von 1863 an tritt in Deutschland die Krankheit epidemieartig auf. Besonders schwer wurde damals Oberschlesien befallen. Seit dem Jahre 1875 ist die Genickstarre in Deutschland nie wieder erloschen. 1885—1891 wütete sie besonders im Rheinland, 1904 bis 1905 im oberschlesischen Industriebezirk und im angrenzenden Russisch-Polen. Auf preußischem Gebiet starben damals von 3000 Erkrankten etwa 2000. 1906—1907 sehen wir wieder schwere Epidemien in Nordamerika und England und um die gleiche Zeit auch im Ruhrgebiet (zit. nach Göppert). Gleich schwere Epidemien sind seither in Deutschland nicht wieder beobachtet worden, auch nicht während des Weltkrieges.

Ätiologie. Erreger der Meningokokkenmeningitis ist der 1887 von Weichselbaum entdeckte Diplococcus intracellularis. Er ist in Semmelform oder in Tetraden gelegen und hat nach Form und Größe weitgehende Ähnlichkeit mit dem Gonococcus. Er ist gramnegativ, eine Eigenschaft, die differentialdiagnostisch von ausschlaggebender Bedeutung ist.

Zur Diagnose einer Meningokokkenmeningitis verlangen wir möglichst den kulturellen Nachweis der Meningokokken, der jedoch keineswegs leicht ist. Die optimalen Wachstumsbedingungen liegen bei 37°, und zwar auf Nährböden, die menschliches oder tierisches Serum enthalten. Gewöhnliche Agarnährböden sind ungeeignet. Von festen Nährböden eignet sich am besten die Bluttraubenzuckeragarplatte, von den flüssigen die Bluttraubenzuckerbouillon. Die Meningokokken wachsen innerhalb 24 Stunden in glasig durchscheinenden Kolonien. Wichtig ist, daß das gesamte zur Anwendung kommende Material vor Verunreinigung geschützt wird, da Staphylokokken und andere leichter wachsende Keime die Meningokokken schnell überwuchern.

Die Lebensfähigkeit der Meningokokken ist sehr begrenzt, was sich vor allem bei der Weiterzüchtung zeigt. Bei gewöhnlicher Zimmer- oder Außentemperatur sterben die Kokken in kürzester Zeit. In gleicher Weise sind sie gegen Licht und Austrocknung empfindlich. Daraus ergibt sich, daß wir mit einer Vermehrung der Keime außerhalb des menschlichen Organismus praktisch nicht zu rechnen haben. Die Tierpathogenität der Meningokokken ist verhältnismäßig gering. Für Versuchszwecke ist das Meerschweinchen am meisten geeignet.

Betreffs der biologischen Fragen, speziell der Giftbildung, der Agglutination, der Differentialdiagnose gegenüber anderen Keimen sei auf die entsprechenden Handbücher der inneren Medizin und der Bakteriologie verwiesen.

Epidemiologie und Pathogenese. Das Dunkel, das über dem Ansteckungs- und Ausbreitungsmodus lange Zeit schwebte, ist durch die Forschungen während der letzten Jahrzehnte, besonders durch die Erfahrungen bei den Epidemien in Schlesien und im Ruhrgebiet (1904—1906) erheblich gelichtet worden. Es kann als feststehend gelten, daß die direkte Übertragung von Mensch auf Mensch nicht die Rolle spielt, wie beispielsweise bei Masern und Scharlach. Die Infektion erfolgt vielmehr meist durch sog. Keimträger, vielleicht in ähnlicher Weise wie bei der Poliomyelitis. Daraus erklärt sich das herdweise Auftreten der Krankheit, wobei oft erst eine sehr eingehende Erforschung der Ausbreitungsmöglichkeiten die Zusammenhänge zu klären imstande ist. Daß der Meningitiskranke selbst keine unmittelbare Gefahr darstellt, beweist die Tatsache, daß wirkliche Kontaktinfektionen, sei es in der Familie, in der Schule, sei es im Krankenhaus, nur außerordentlich selten vorkommen. In gleichem Sinne spricht, daß Schulepidemien kaum je beobachtet wurden. Wie wir durch die Untersuchungen von FLATTEN, ZEHLE u. a. mit hinreichender Sicherheit wissen, bieten die Angehörigen des Kranken und alle Personen, die mit ihm in Berührung kamen, eine weit größere Möglichkeit für die Verbreitung der Krankheit als der Kranke selbst.

Systematische Untersuchungen, die in der Umgebung von Meningitiskranken durchgeführt wurden, haben ergeben, daß bereits zur Zeit des Bestehens der Krankheit und mehr noch in unmittelbarem Anschluß eine große Anzahl von Personen der Umgebung Keimträger ist, indem sie Meningokokken auf den Schleimhäuten des Rachens oder der Nase beherbergen. Dieser Nachweis konnte in überzeugender Weise besonders während der schlesischen Epidemie geführt werden. Familienväter, Dienstpersonal u. a. können, ohne krank zu sein, die Keime, sei es auf dem Wege der Tröpfchen- oder der Kontaktinfektion (mit Schleim oder Speichel beschmutzte Hände) auf andere Familien übertragen, die alsdann von sich aus, und zwar ebenfalls ohne selbst krank zu werden, die Keime auf die Kinder übertragen, und erst bei diesen kommt es alsdann zur Meningokokkenerkrankung bzw. zur Meningitis. Grubenarbeiter, die mit keimbehafteten Arbeitern ihrer Arbeitsstelle in Berührung gekommen waren, trugen die Keime oft weit weg in vom Verkehr abgeschiedene Dörfer, wo alsdann plötzlich herdförmig eine Epidemie aufflackerte. Gleiche Beobachtungen wurden in Fabriken und anderen Betrieben gemacht, wo die Arbeiter von weither zusammenkamen und so Gelegenheit zu weiter Ausbreitung der Krankheit gaben. Auf diese Weise ist es zu erklären, daß oft gleichzeitig in weit voneinander entfernten Distrikten Fälle von epidemischer Meningitis vorkommen.

Die *Übertragung erfolgt meist von Erwachsenen auf Kinder,* selten umgekehrt. Die direkte Übertragung von Kind auf Kind scheint nur eine geringe Rolle zu spielen, daher tragen Schulbesuch, Aufenthalt in Krippen und auf Spielplätzen eigentümlicherweise zur Verbreitung der Seuche kaum bei (LE BLANC). Da die Meningokokken sich über längere Zeit auf den Schleimhäuten halten können, ist die Möglichkeit gegeben, daß ein Keimträger auch nach Wochen bis zu 7 Monaten noch Anlaß zu einer lokalen Epidemie geben kann. Es sind ferner genügend Fälle bekannt geworden, wo ein seit Wochen mit Meningokokken behafteter Mensch doch noch eines Tages an Meningitis erkrankte, teils mit, teils ohne besonderen Anlaß.

Daß immerhin auch *direkte Übertragungen* vorkommen, beweisen gelegentlich in Kasernen und in Gefängnissen ausbrechende Endemien.

Der Auffassung ZEHLES, daß nur Erwachsene als Zwischenträger eine Rolle spielen, ist mehrfach widersprochen worden, da doch auch Fälle bekannt geworden sind, bei denen nur Kinder als Zwischenträger gewirkt haben konnten.

Aus der oberschlesischen Epidemie wissen wir, daß die Zahl der Meningokokkenträger größer sein kann als die Zahl der wirklich Erkrankten. Sie wächst mit dem Alter der Epidemie, d. h. die Zahl der Träger ist klein zu Ausbruch aber groß auf der Höhe einer Epidemie (FLATTEN, BRUNS und HOHN).

Welche Bedeutung das Zwischenträgertum für die Ausbreitung der Krankheit hat, lehren sehr eindrucksvoll Feststellungen, die K. HROLV in einer kleinen Ortschaft Grönlands machen konnte. In dieser Ortschaft erkrankten 6 Kinder, wovon 2 starben. Es zeigte sich, daß Monate, ja Jahre hindurch gesunde Bacillenträger eine Gefahr der Ansteckung bildeten; alle weiteren Erkrankungen waren auf direkte Ansteckungen durch diese Bacillenträger zurückzuführen.

Wodurch schließlich eine *Epidemie erlischt,* trotzdem zahlreiche Keimträger vorhanden sind, ist bis heute nicht bekannt. Auf die mannigfachen Hypothesen, die nach dieser Richtung aufgestellt worden sind, kann hier nicht eingegangen werden. Die Annahme, daß alle Menschen eines Bezirkes, in dem die Krankheit epidemisch auftrat, durchseucht wurden, sei es durch klinisch manifesten oder durch unterschwelligen Infekt, trifft sicher nicht zu. Für den Ablauf bzw. das Erlöschen einer Epidemie ist zweifellos weit mehr äußeren,

d. h. nicht in der Bevölkerung bzw. im Einzelindividuum selbst gelegenen Momenten eine ausschlaggebende Bedeutung beizumessen. Zu nennen wären hier wohl in erster Linie klimatische Faktoren, die beim Zustandekommen auch jeder anderen Epidemie eine ausschlaggebende Rolle spielen.

Interessante Feststellungen konnte LAYBOUON anläßlich von Epidemien in Missouri machen. Er kam bei seinen Untersuchungen zu dem Ergebnis, daß das Suchen nach Bacillenträgern nur dort einen Wert hat, wo es sich um größere Menschenverbände handelt, also in Kasernen, Gefängnissen, Besserungsanstalten usw., niemals aber bei Bewohnern eines Dorfes oder einer Stadt. Aus den Städten von 75000 und mehr Einwohnern, die ein Dritte der dortigen Bevölkerung beherbergen, wurden mehr als dreimal soviel Fälle von epidemischer Meningitis gemeldet wie aus den ländlichen und kleinstädtischen Bezirken mit $^2/_3$ der Gesamteinwohnerschaft. Was aber besonders wichtig erscheint und was sich mit vorher bereits geäußerten Anschauungen deckt, ist die Tatsache, daß eine vorangegangene Grippe oder irgendeine Affektion der oberen Luftwege, auch eine körperliche Erschöpfung sowie übermäßiger Alkoholgenuß und ähnliches mehr fördernd auf das Entstehen der Krankheit wirken können.

Die Angaben über die **Inkubationszeit** der epidemischen Meningitis wechseln. Im allgemeinen wird sie nicht länger als mit 2—4 Tagen angegeben. Das schließt natürlich keineswegs aus, daß Meningokokkenträger selbst nach wochenlangem Wohlbefinden noch an Genickstarre erkranken können (KNÖPFELMACHER). Beobachtungen von epidemischer Meningitis nach Schädelbasisfraktur lassen aber keinen Zweifel, daß die ersten meningealen Erscheinungen auch schon nach weit kürzerer Zeit, unter Umständen schon Stunden nach dem Unfall, einsetzen können.

Disposition. Daß zum Zustandekommen einer Meningokokkenmeningitis mehr gehört als das Vorhandensein von Meningokokken auf der Nasen-Rachenschleimhaut ist eine Erkenntnis, der sich heute niemand mehr wird verschließen können. Es ist eine allgemein bekannte und wiederholt erwähnte Tatsache, daß viele Menschen, besonders in der Umgebung von Meningitiskranken, Keimträger sein können, ohne jemals selbst zu erkranken. Daraus geht hervor, daß bei der Entstehung der Krankheit die individuelle Disposition eine ausschlaggebende Rolle spielt, worin diese besteht, wissen wir nicht. Das Prädilektionsalter für die Erkrankung ist das 1.—5. Lebensjahr, auch zwischen dem 5. und 10. Jahr ist die Morbiditätsziffer groß, alsdann nimmt sie rapide ab. Erkrankungen jenseits des 16. Lebensjahres sind verhältnismäßig selten. Es besteht eine ausgesprochene zeitliche Disposition, die Epidemien treten wellenförmig mit meist großen Zwischenräumen auf. Zwischen den Epidemien erstirbt die Krankheit nicht, sie tritt bald hier bald dort, allerdings dann nur vereinzelt in die Erscheinung. Jahreszeitliche Einflüsse sind von ausschlaggebender Bedeutung. Die Morbiditätskurve hat ihren Höhepunkt im allgemeinen während der Monate März, April und Mai. Naturgemäß liegt es nahe, daran zu denken, daß die in diesen Monaten bestehende Neigung zu Katarrhen der oberen Luftwege die Infektionsmöglichkeit mit Meningokokken begünstigt, zumal man verhältnismäßig oft in der Anamnese von Meningitiskranken einen Schnupfen bzw. einen Katarrh der oberen Luftwege findet, es sei denn, daß man diese Katarrhe mit DEGKWITZ als Ausdruck einer lokalen Meningokokkeninfektion auffaßt. Immerhin ist auffallend, worauf besonders GÖPPERT hinweist, daß die Diphtherie, eine Erkrankung, bei der Witterungseinflüsse nachweislich einen begünstigenden Einfluß auf die Höhe der Erkrankungszahl ausüben, sich in ihrer jahreszeitlichen Verteilung gerade umgekehrt wie die Genickstarre verhält. Erwähnt sei ferner, daß auch Momenten, die sich im Sinne einer Erschöpfung des Gesamtorganismus auswirken, pathogenetisch eine nicht zu unterschätzende Bedeutung zukommt.

Die ursächlichen *Beziehungen zwischen Trauma und Meningokokkenmeningitis* interessieren den Neurologen vor allem vom versicherungsrechtlichen Standpunkt aus. Wiederholt sind Fälle traumatischer Genese entschädigungspflichtig geworden. Die Auffassung, daß das Trauma erheblich gewesen sein muß, um ihm ausschlaggebende Bedeutung beizumessen, ist nicht einheitlich. Verhältnismäßig klar liegen die Fälle, bei denen sich die Meningitis im Anschluß an ein schweres Trauma, das zu einer Fraktur des Schädels führte, anschloß. Nach dieser Richtung liegen zahlreiche kasuistische Mitteilungen gerade aus den letzten Jahren vor (O. VOSS, LODE und SCHMUTTERMAYER, TERBRÜGGEN u. a.). Es ist schwer bzw. unmöglich, für alle Fälle gültige Richtlinien aufzustellen.

GUTZEIT und STERN haben sich vor kurzem erst wieder dem von MERKEL 1911 festgelegten Standpunkt angeschlossen. Dieser setzt zweierlei voraus: 1. daß sich Spuren und Folgen eines einigermaßen intensiven Schädeltraumas nachweisen lassen und 2. daß sich das klinische Bild der Meningitis tatsächlich im Anschluß an das Trauma entwickelt hat. GUTZEIT und STERN führen weiter aus, daß diese Bedingungen in den Fällen der Literatur, die als traumatische Meningitis anerkannt wurden, wohl fast immer erfüllt gewesen seien (HONIGMANN, CURSCHMANN, THIEM, KORBSCH u. a.). Einen ähnlichen Standpunkt vertritt auch MUNK, der fordert, daß kontinuierliche Symptome (sog. Brückensymptome) vom Unfall bis zum tödlichen Ausgang bestehen müssen, falls die ursächliche Bedeutung des Traumas anerkannt werden soll.

Ob die Konstitution, wie sie sich uns auf Grund besonderer körperlicher Stigmata dartut, pathogenetische Bedeutung hat, ist nicht erwiesen; jedenfalls wissen wir soviel, daß der Status lymphaticus bei Kindern nicht den begünstigenden Einfluß hat, den man ihm früher vielfach zuschreiben wollte (HEGLER, GÖPPERT, E. MEYER).

Ein eifriger Verfechter dieser Anschauung war vor allem WESTENHÖFFER. Er meinte, daß die *Schwellung* des Rachenringes, des Thymus, der PAYERschen Plaques und der Mesenterialdrüsen regelmäßige Befunde bei den an Meningitis Verstorbenen seien. Die Beschaffenheit des Rachenringes fördere die Ansiedlung von Meningokokken und infolge der verminderten Widerstandsfähigkeit könnten die Meningokokken besonders leicht in den Organismus eindringen. Es kann heute wohl kein Zweifel mehr sein, daß der von WESTENHÖFFER vertretene Standpunkt, wenn überhaupt, nur für einige wenige Fälle Gültigkeit hat. Das beweisen auch die Feststellungen von LEONOW, der anläßlich einer Epidemie 190 Kinder auf konstitutionelle Eigenarten untersucht hat. Er fand hierbei nichts, was er als begünstigend für eine Meningokokkeninfektion hätte anschuldigen können.

Wertvolle Angaben hinsichtlich der Disposition zur Meningokokkenmeningitis epidemica verdanken wir den Untersuchungen von SELIGMANN und PIEPER, die alle in Preußen während der Jahre 1923 und 1924 vorgekommenen Fälle von epidemischer Meningitis statistisch erfaßt und unter den verschiedensten Gesichtspunkten verarbeitet haben. In diesen Jahren war die Krankheit nur sporadisch aufgetreten. Die Mehrzahl der zur Beobachtung gekommenen Fälle fiel in die erste Hälfte des Kalenderjahres. Unter den Erkrankten waren Bergleute auffallend häufig vertreten und entsprechend waren auch die Bergwerksprovinzen zahlenmäßig bevorzugt befallen. Eine Infektionsquelle für die einzelne Erkrankung ließ sich nur in den seltensten Fällen nachweisen; unter ihnen fanden sich Ansteckungen durch andere Meningitiskranke und durch gesunde Keimträger, wahrscheinlich auch durch Personen mit abortiven Formen von Meningitis. Ansteckungen von Angehörigen der gleichen Familie wurden zwar beobachtet, waren aber selten. Interessant ist die Feststellung, daß einige Familien eine ausgesprochene Disposition zeigten und daß in diesen Familien im Laufe der Zeit eine Anzahl von Mitgliedern an Meningitis erkrankte. Es ließ sich weiter zeigen, daß die Disposition zur Erkrankung durch Otitiden und durch Kopftraumen gesteigert wird. Freilich überzeugen die kasuistisch aufgeführten Fälle nicht immer, vor allem nicht, wo das Trauma verhältnismäßig leicht war und mehrere Wochen zurücklag.

Infektionsweg. Es darf heute als erwiesen gelten, daß der weitaus häufigste Infektionsweg für das Zustandekommen der Meningitis die Blutbahn ist, doch wird man für gewisse Fälle den *Lymphweg* keineswegs ausschließen können. Dies gilt besonders für die Fälle, bei denen sich die Meningitis im Anschluß an ein mit Basisfraktur einhergehendes Kopftrauma entwickelte.

Eintrittspforte ist der Nasenrachenraum bzw. die Schleimhaut der Bronchien. Die Annahme GÖPPERTS, daß der ganze Respirationstractus als Eintrittspforte für die Meningokokken dienen kann, erscheint anderen Autoren (KNÖPFELMACHER u. a.) nicht hinreichend begründet. Ausgedehnte Untersuchungen haben gelehrt, daß der Nasenrachenraum bei an Meningokokkenmeningitis Erkrankten in einem sehr großen Prozentsatz aller Fälle Meningokokken beherbergt. Hier haben vor allem die während der oberschlesischen Epidemie

1904/1905 von v. Lingelsheim ausgeführten Untersuchungen Klärung geschaffen.

v. Lingelsheim konnte im Nasenrachenraum der Meningitiskranken in 93,8% Meningokokken nachweisen, bei nahen Angehörigen der Erkrankten bis zu 15%, niemals aber bei anderweitig Erkrankten und gesunden Ungefährdeten. Diese Feststellung wurde später mehrmals bestätigt, ja man fand in Kreisen der Angehörigen Zahlen bis zu 50% und mehr. So kam es, daß man gelegentlich 10mal soviel Keimträger in der unmittelbaren Umgebung der Kranken errechnete wie Erkrankte. Man hat später systematische Untersuchungen in epidemiefreien Zeiten vorgenommen. Hierbei erwies sich der Prozentsatz der Keimträger als außerordentlich niedrig. Untersuchungen an 9000 Soldaten in München 1910 ergaben nur etwa 2% gesunde Keimträger. Dagegen sind in den letzten Jahren aus England und Japan (Glover, Konda u. a.) Nachrichten gekommen, die mit sehr viel größeren Zahlen rechnen. Werte bis zu 20% in gesunder Umgebung und epidemiefreier Zeit werden nicht als ungewöhnlich betrachtet (zit. nach Seligmann und Pieper). Alle diese Feststellungen machen es in hohem Maße wahrscheinlich, daß der Einbruch der Meningokokken in die Blutbahn vom Nasenrachenraum aus erfolgt.

An welcher Stelle die Infektion beginnt, ist umstritten. Neuere Untersuchungen machen es wahrscheinlich, daß eine Chorioependymitis der Ausgangspunkt der Meningitis ist. Damit würde also der primäre Herd der Entzündung im Ventrikelbereich liegen. Dopter und Lewkowicz weisen darauf hin, daß man gelegentlich foudroyant verlaufene Fälle sieht, wo der Plexus chorioideus schwer entzündet und der Ventrikelliquor entsprechend verändert ist, während die Meningen von Hirn und Rückenmark noch frei gefunden werden. Mit der Ventrikelflüssigkeit gelangen die Meningokokken sekundär in die subarachnoidealen Maschen von Hirn und Rückenmark, wo sie alsdann eine diffuse Meningitis erzeugen.

Degkwitz hat darauf hingewiesen, daß die Meningokokken auch Katarrhe der oberen und unteren Schleimhäute des Respirationstractus: Rhinitiden, Nasopharyngitiden mit oder ohne Beteiligung des Mittelohres und bronchopneumonische Affektionen hervorrufen können. Dabei sei der Meningococcus selbst der Urheber der Entzündung und nicht etwa erst sekundär anderen Infekten aufgepfropft. Zur Eindämmung eines Epidemieherdes sei gerade diesen Fällen, die sich in der Umgebung Schwerkranker häufig in großer Anzahl finden, besondere Aufmerksamkeit zu schenken. Denn gerade sie helfen die Krankheit weiter ausbreiten. Sie sind lediglich durch die bakteriologische Untersuchung zu erfassen, nicht aber durch die klinische Symptomatologie, da Katarrhe dieser Ätiologie keine spezifischen Merkmale haben.

Eine *Meningokokkensepsis kann zu metastatischen Entzündungen an allen möglichen Stellen des Körpers,* besonders in der Haut, in den Gelenken und im Herzen führen, *der häufigste Ort der Metastasierung aber sind die Meningen.* Aus jeder dieser Metastasen lassen sich Meningokokken in Reinkultur züchten. Gegen die Annahme des Zustandekommens der Meningitis auf dem Blutwege spricht keineswegs, daß die Metastasen nicht immer im Beginn, sondern oft erst im Verlauf der Krankheit auftreten. Dies erklärt sich ohne Schwierigkeiten daraus, daß es im Krankheitsverlauf wiederholt zum Einbruch der Meningokokken in die Blutbahn kommen kann.

Pathologische Anatomie. Die Infektion der weichen Hirn- und Rückenmarkshäute mit Meningokokken bedingt eine Meningitis, die nach Intensität und Extensität abhängig ist erstens von der Virulenz des Erregers, zweitens von der Zeit der Einwirkung des Erregers auf das Gewebe.

Die wesentlichsten Veränderungen finden sich im allgemeinen an der Hirnbasis und zwar an den früher erwähnten Prädilektionsstellen (s. Allg. Teil). Die Meningen sind sulzig-eitrig verdickt, ihnen können zähflüssige Eitermassen anliegen. Gegenüber den Veränderungen an der Basis treten die entzündlichen Vorgänge an der Konvexität meist zurück. Es kann gelegentlich auch zum Bilde der sog. Haubenmeningitis kommen. Bei ausgesprochener und bereits länger bestandener Meningitis sind die gesamten Hirnhäute auch dort, wo es nicht zu eitrigen Belägen kam, getrübt. Die Gefäße sind stark erweitert und wie bei anderen Formen der Meningitis häufig von gelben Eiterstreifen eingescheidet.

Die *Hirnventrikel* enthalten unabhängig davon, ob sie erweitert sind oder nicht, stark getrübten Liquor. In den Fällen, in denen sich die Krankheit über längere Zeit, d. h. über Wochen oder gar Monate erstreckt hat, findet sich mit ziemlicher Regelmäßigkeit ein Hydrocephalus internus, d. h. die Ventrikel sind erweitert, die Hirnwindungen abgeplattet. Dieser Befund beherrscht im Spätstadium die Szene, während die entzündlichen Vorgänge mehr und mehr zurücktreten; wir sehen hier, wenn überhaupt noch, nur geringe Eiterreste an der Basis von den Ventrikelnischen, besonders am Boden der Hinterhörner, seltener im Bereich der Konvexität. In noch späteren Stadien erscheinen die Meningen fleckförmig oder diffus entzündlich verdickt. Mit großer Wahrscheinlichkeit entsteht der Hydrocephalus internus als direkte Folge der meningealen Entzündung bzw. des Plexus chorioideus und der dadurch bedingten Vermehrung der Liquormenge.

Daß der Hydrocephalus internus nicht Folge eines Verschlusses der Abflußwege des Aquaeductus und der Foramina Magendi und Luschkae ist, beweist die Tatsache, daß bei der epidemischen Meningitis der 3. Ventrikel nur verhältnismäßig selten eine so starke Erweiterung aufweist wie beim Hydrocephalus internus occlusus. Auch aus den Feststellungen GÖPPERTs geht eindeutig hervor, daß der Hydrocephalus internus nicht Folge eines Ventrikelverschlusses sein kann. GÖPPERT spritzte gefärbte Gelatine in die Seitenventrikel. Nur in einem kleinen Teil der Fälle waren alle Ventrikelausgänge verschlossen, in einem anderen Teil erwies sich nur das Foramen Magendi als nicht mehr durchgängig. Die Passage am Aquädukt und am Augang des 4. Ventrikels war hingegen fast immer frei. Der Liquordruck in den Ventrikeln war nicht erhöht.

Wenn aber GÖPPERT meint, daß der wichtigste Faktor beim Zustandekommen des Hydrocephalus der mangelnde Gewebsturgor als Folge der Kachexie sei, wobei die gesteigerte Sekretion seröser Flüssigkeit ein weiteres Moment bilde, so ist dem entgegenzuhalten, daß wir ähnliches in der Pathophysiologie des Hirnes nicht kennen. Mehr Wahrscheinlichkeit dürfte die Annahme haben, daß die Liquorproduktion aus dem stark entzündlich veränderten Plexus choroideus und die Rückresorption einander nicht das Gleichgewicht halten. Infolge der *allmählichen* Anpassung des Hirngewebes an dieses Mißverhältnis können klinische Merkmale eines vermehrten Schädelinnendruckes völlig fehlen oder nur wenig ausgesprochen sein.

Über eigenartige endarteriitische Gefäßveränderungen im Bereich der Meningen haben jüngst HEYMANOWITSCH und GOLIK berichtet.

Betreffs der *spinalen Meningitis* gilt das gleiche, was früher im allgemeinen Teil gesagt wurde. Mit einer ziemlichen Gesetzmäßigkeit sehen wir die eitrige Entzündung an der Hinterfläche des Rückenmarks ausgesprochener als an der Vorderfläche. Dabei nimmt der Prozeß caudalwärts im allgemeinen an Intensität zu, das Lendenmark wird also stärker vom Prozeß ergriffen als das Halsmark.

Symptomatologie. Die Krankheit beginnt akut mit Schüttelfrost, Fieber, Kopfschmerzen und Beeinträchtigung des Allgemeinbefindens. Wirkliche Prodromalerscheinungen in Form von Apathie, Kopfdruck usw. sind selten. Das *akute* Einsetzen der Symptome ist differentialdiagnostisch ein wichtiges Kriterium gegenüber der tuberkulösen Meningitis, bei der fast immer eine lange Prodrome den Krankheitsverlauf charakterisiert.

Wie bei jeder anderen Form der Meningitis kann auch hier das Symptomenbild außerordentlich variieren. Intensität und Extensität der Erscheinungen hängen dabei ab von der Virulenz der Meningokokken einerseits und der Widerstandsfähigkeit des Organismus andererseits. Es können alle Formen des meningitischen Symptomenkomplexes beobachtet werden. Im ersten Stadium ist die Nackenstarre, die der Krankheit den Namen gab, meist sehr ausgesprochen, die Wirbelsäule wird opisthotonisch gebeugt gehalten, es kann profuses Erbrechen bestehen und der Kopfschmerz unerträglich sein. Seltener wird das Bild durch Reiz- oder Lähmungserscheinungen seitens corticaler Zentren in Form von epileptiformen Anfällen oder von Mono- oder Hemiparesen eingeleitet. Fast immer besteht eine allgemeine Überempfindlichkeit der Haut, besonders am Bauch und an den unteren Extremitäten gegen Reize aller Art, auch gegen leise Berührung. Je jünger das Individuum, um so ausgesprochener sind die Reizerscheinungen. Es kommt vor, daß ein Säugling nach einem epileptiformen Krampfanfall, noch ehe die Meningitis voll ausgebildet ist, stirbt. Das Krankheitsbild ist gerade bei Kindern ungemein charakteristisch. Die Kinder liegen mit angezogenen Beinen, den Kopf nach hinten in die Kissen gebohrt, das Gesicht, als Ausdruck der Schmerzen, krampfhaft verzogen, die oft leicht stertoröse Atmung häufig durch ein Stöhnen, einen Schrei oder ein Zähneknirschen unterbrochen.

Zeiten, in denen die Beschwerden unerträglich sind, können von Zeiten leidlichen Wohlbefindens abgelöst werden. Das Sensorium ist bald getrübt, bald klar. Die Erklärung für einen derartigen Wechsel der Erscheinungen ist wohl in erster Linie in Störungen der Liquorzirkulation zu suchen, eine Auffassung, für die nicht zuletzt auch die Beobachtung spricht, daß sich nach einer Lumbalpunktion das Sensorium aufhellen und der Kopfschmerz schwinden kann.

Betreffs der übrigen Kennzeichen der Meningitis wie Lähmung basaler Hirnnerven, Augenmuskelstörungen u. a. m. verweise ich auf die Ausführungen im allgemeinen Teil. Jede Einzelstörung kann in jedem Ausmaß und in jeder Kombination auftreten.

In etwa 5% aller Fälle kommt es zu einer metastatischen *Ophthalmie,* sie ist meist einseitig, ausnahmsweise doppelseitig. Das erste Zeichen ist eine Iritis, die unter geringen äußeren Reizerscheinungen schnell zum Hypopion führt. Häufiger als bei jeder anderen Form der Meningitis kommt es zu *Störungen seitens des Hörorganes.* Auf dem Wege des Acusticus von der Hirnbasis hergeleitet entsteht eine meist doppelseitige Labyrinthitis, dabei erkrankt nur die Schleimhaut, niemals der Knochen. Das Hörvermögen erlischt schnell und kehrt nicht wieder. Lange Zeit können subjektive Ohrgeräusche einhergehend mit Schwindelerscheinungen den Kranken außerordentlich quälen, oft die einzigen bleibenden Symptome einer abortiv verlaufenden Meningitis.

Verhältnismäßig häufig ist eine auf dem Wege der Tuba Eustachii entstandene akute *Mittelohrentzündung,* die durch den bakteriologischen Nachweis von Meningokokken im Exsudat des Mittelohres als eine spezifische, d. h. durch Meningokokken hervorgerufene Otitis media sichergestellt werden kann.

Wichtig vor allem auch im Hinblick auf die Diagnose sind die *Hauterscheinungen,* in erster Linie der *Herpes* labialis bzw. facialis. Er kommt in etwa 75% aller Fälle vor und ist im Gegensatz zum sonstigen Herpes simplex durch seine ungewöhnlich große Ausdehnung gekennzeichnet. Er greift von den Lippen häufig auf Nase, Wangen und Stirn über. Interessant und wichtig ist, daß er bei Kindern unter 3 Jahren nur ausnahmsweise auftritt.

Ätiologisch anders wie der Herpes simplex, dessen Agens keine direkten Beziehungen zum Erreger der Meningokokkenmeningitis hat, sind die *roseolaartigen* bzw. *masernähnlichen Exantheme* zu werten, desgleichen die einem Erythema exsudativum multiforme vergleichbaren Hautveränderungen, die sich über den ganzen Körper ausbreiten können. Es handelt sich hier um embolisch entstandene Metastasen, d. h. um prozeßhafte Vorgänge, deren auslösendes Agens die Meningokokken selbst (bzw. ein von ihnen gebildetes Toxin) sind. Selten sind *petechiale Blutungen.* Nicht nur hier, auch bei Fällen ohne Exanthem kann es in der 2. oder 3. Woche zu einer kleienförmigen Abschuppung der Haut, besonders an Brust und Bauch kommen.

Weitere Komplikationen stellen gelegentlich *Gelenkschwellungen* dar. Sie sind ebenso wie die allerdings nur selten zu beobachtende *Endo- und Perikarditis* metastatischen Ursprungs.

Puls und *Atmung* können abgesehen von den zentralen Schädigungen durch sekundär bedingte Lungenaffektionen (Bronchopneumonie, Pleuritis) beeinflußt werden.

Die *Nierenfunktion* bleibt im allgemeinen ungestört.

Die *Milz* ist nur ausnahmsweise geschwollen.

Die *Leber* ist häufiger am Prozeß beteiligt, wie die Urobilin- und Urobilinogenausscheidung kundtut. Autoptisch sind nicht selten umschriebene Nekrosen im Parenchym nachgewiesen worden.

In den schweren Fällen können gelegentlich besonders im Anfangsstadium *ruhrartige Stühle* auftreten.

Das *Blutbild* zeigt fast immer eine erhebliche Leukocytose mit einer relativen Vermehrung der Polynucleären und einer Verminderung der Eosinophilen — die Werte schwanken im allgemeinen zwischen 11 und 18 000, Werte über 18 000 erwecken den Verdacht auf andersartige eitrige Komplikationen.

Die *Blutsenkungsgeschwindigkeit* ist regelmäßig erhöht. Sie überdauert das Fieberstadium meist noch um kurze Zeit.

Das *Fieber* ist wenig charakteristisch. Immerhin vermag der Erfahrene aus der Kurve manche Einzelheiten über den Krankheitsverlauf zu entnehmen, was für die prognostische Beurteilung von Wichtigkeit sein kann. In den ersten Tagen der Erkrankung sind Remissionen die Regel. Bleibt der Prozeß auf die Meningen beschränkt und ist er schwer, so sehen wir eine Continua für mehrere Tage, die steil oder lytisch abfallen kann. In den schwersten letal endenden Fällen werden hyperpyretische Werte bis 42° erreicht. Rezidive bzw. ein Wiederaufflackern des meningealen Prozesses sind an dem erneuten Anstieg des Fiebers erkennbar.

Liquor. Mehr noch als die Temperaturkurve gestattet die fortlaufende Liquoruntersuchung Rückschlüsse auf den jeweiligen Stand der Krankheit. Der *Liquordruck* ist im akuten Stadium regelmäßig und zwar oft sehr erheblich erhöht. Druckwerte bis zu 400 mm und mehr sind nicht selten. Die Liquormenge ist stets vermehrt. Bei der lumbalen wie bei der zisternalen Punktion entleert sich in gewisser Abhängigkeit von der Schwere der Meningitis eine mehr oder weniger trübe Flüssigkeit, häufig unter Beimengung fibrinöser Fäden. Nur selten ist der Liquor im ersten Stadium ausgesprochen eitrig. In späteren Stadien kann die Liquorpassage infolge Verklebung subarachnoidealer Maschen verlegt sein. Man erhält alsdann bei lumbaler Messung einen negativen Druck. Eine Injektion von wenigen Kubikzentimetern Luft in den Lumbalsack vermag oft diese Verklebungen zu sprengen.

Der *Eiweißgehalt* des Liquors ist regelmäßig vermehrt und zwar überwiegen stets die Albumine über die Globuline. Das Verhältnis ist einem ständigen Wechsel unterworfen, wobei Verlegungen der Liquorpassage von ausschlaggebender Bedeutung sind. In späteren Stadien ist der Liquor nicht selten gelb gefärbt.

Die *Mastixreaktion* zeigt eine typische Meningitiskurve, die bei Verlegung der Liquorpassage rechtsverschoben sein kann (sog. Kompressionskurve).

Der *Zellgehalt* des Liquors ist bereits im ersten Stadium regelmäßig stark vermehrt. Werte bis zu 6000/3 im Kubikmillimeter sind die Regel, Werte bis 20 000/3 immerhin selten. Im Beginn überwiegen die leukocytären über die lymphocytären Elemente, während sich später das Verhältnis zugunsten der Lymphocyten ändert. Auch nach Abklingen des Fiebers bleibt meist noch längere Zeit eine mäßige Pleocytose bestehen. Der Gehalt an Meningokokken ist von Fall zu Fall verschieden. In selbst foudroyant verlaufenen Fällen ist ihr mikroskopischer Nachweis oft außerordentlich schwer. Niemals gehen Keimgehalt und Schwere der Krankheit einander parallel.

Der *Zuckergehalt* des Liquors ist im akuten Stadium regelmäßig vermindert, steigt aber während der Rekonvaleszenz wieder an um vorübergehend erhöhte Werte zu erreichen. Dieser Tatsache kommt differentialdiagnostisch sowie prognostisch eine gewisse Bedeutung zu. Diagnostisch wertvoll ist ferner die Tatsache, daß sich im Liquor schon sehr früh spezifische Antikörper nachweisen lassen.

Reichliches Auftreten von Lymphocyten, Ansteigen des Zuckergehaltes, Schwinden der Meningokokken aus dem Liquor sind somit prognostisch günstige Zeichen.

Nach Ausbildung eines Hydrocephalus sind Meningokokken in der Regel nicht mehr im Liquor nachweisbar. Der Zellgehalt kann allerdings noch vermehrt (bis zu mehreren Hundert in 1 cmm) und der Eiweißgehalt erhöht sein.

Verlauf. Da der Krankheitsverlauf der epidemischen Meningitis nicht nur von der Virulenz des Erregers, sondern auch von den immunbiologischen Fähigkeiten des Organismus weitgehend abhängig ist, verläuft die Krankheit, worauf vor allem H. Schlesinger hingewiesen hat, bei älteren Menschen anders als bei Kindern und besonders bei Säuglingen. Nach den bei der oberschlesischen Epidemie gemachten Erfahrungen hat es sich als praktisch erwiesen, 3 verschiedene Formen des Krankheitsverlaufes zu unterscheiden. Ich folge hier im wesentlichen einer von Jochmann angegebenen, später von Hegler und Göppert übernommenen Einteilung:

1. *die akut verlaufenden Fälle.* Hier ist wieder zwischen der Meningitis siderans (Hirsch) und den Fällen, die innerhalb eines Zeitraumes von etwa einer Woche ablaufen, zu unterscheiden. Die Meningitis siderans, von Knöpfelmacher als „hyperakute Form" bezeichnet, beginnt akutissime unter den Erscheinungen eines schweren Infektes und endet nach Art eines septischen Prozesses schon nach wenigen — meist nur 2—3 Tagen — tödlich. Sie kommt besonders zu Beginn einer Epidemie vor. Die meningealen Symptome können völlig zurücktreten, die Bewußtseinstrübung setzt meist sehr früh ein. Eine eigenartige deliriöse Verwirrtheit mit motorischer Unruhe und mehr oder weniger ausgesprochenen Drangzuständen leiten schnell in ein tiefes Koma über. Sehr früh entwickelt sich eine bedrohliche, offensichtlich zentral bedingte Kreislaufschwäche, der Puls ist sehr frequent und klein. Im Blute lassen sich regelmäßig und meist ohne Schwierigkeit Meningokokken nachweisen, während die entzündlichen Erscheinungen im Liquor im allgemeinen zurücktreten. Bei der anderen Gruppe der akut verlaufenden Fälle beherrschen ausgesprochene meningitische Erscheinungen das Krankheitsbild. Das Bewußtsein kann auch hier früh getrübt sein, um sich jedoch vorübergehend wieder aufzuhellen. Dabei bleiben die meningealen Reizsymptome (Nackenstarre, Kernigsches Zeichen) längere Zeit bestehen. Das sind die günstigen Fälle, die trotz des anfangs sehr bedrohlich erscheinenden Krankheitsbildes schon nach einer Woche wieder fieberfrei sind und völlig gesunden. In einem anderen Teil der Fälle hält die Bewußtseinstrübung an, zu den allgemein-meningealen Erscheinungen kommen Zeichen einer lokalisierten Schädigung basaler Hirnnerven (Facialislähmung, Augenmuskelstörungen usw.), sowie Zeichen einer corticalen Reizung (epileptiforme Anfälle). Die Nahrungsaufnahme bereitet größte Schwierigkeit, Stuhl und Urin werden ins Bett entleert. Unter den Zeichen einer allgemeinen Kreislaufschwäche, selten infolge einer komplizierenden Lungenentzündung tritt am Ende der 1. oder in der 2. Woche der Tod ein.

Zu erwähnen sind hier alsdann noch die Fälle *abortiver Meningitis,* die zu Zeiten einer Epidemie besonders häufig sind, aber auch außerhalb einer Epidemie vorkommen, nur nicht immer als solche diagnostiziert werden. Die Entscheidung kann hier nur der Liquorbefund bringen. Hunderte, selbst Tausende von Zellen im Kubikmillimeter beweisen lediglich, daß eine Meningitis vorliegt. Der Verdacht, daß es sich um eine epidemische Meningitis handelt, kann nur durch den kulturellen Nachweis von Meningokokken bestätigt werden.

2. *Die protrahiert verlaufenden Fälle.* Es handelt sich hier um eine Krankheitsform, die zwar älteren Autoren schon gut bekannt war, die in Deutschland aber doch erst durch die Beobachtungen während und nach der oberschlesischen Epidemie als solche schärfer herausgehoben wurde. Man hat sie vielfach auch als die zur Kachexie führende Form bezeichnet (NETTER, DEBRÉ, GÖPPERT, JOCHMANN, HEGLER, KNÖPFELMACHER u. a.). Beginn und Ablauf der Krankheitserscheinungen gleichen weitgehend der akuten Form. Der wesentliche Unterschied liegt im Schwanken der Symptome, ferner darin, daß der Prozeß nicht zur Ruhe kommt, bzw. daß die Erscheinungen nicht abklingen. Die Nackenstarre hält an, das Bewußtsein bleibt dauernd leicht getrübt. Die Temperaturkurve zeigt unregelmäßige Remissionen meist nicht erheblichen Grades, nicht selten auch hält sie sich auf subfebrilen Werten. Die Leukocytose des Blutes weist erhebliche Schwankungen auf, bleibt aber stets erhöht. Bei dieser Verlaufsform bleiben nicht selten Restzustände, wie Schielstellung der Augen, Schwerhörigkeit und Ertaubung zurück. Scheinheilungen mit normalem Temperaturverlauf kommen vor, bis ganz unvorbereitet aus verhältnismäßig gutem Allgemeinbefinden, bald ohne nachweisbaren Anlaß bald aber auch nach einem offensichtlich auslösenden Anlaß (z. B. vorzeitiges Aufstehen) der Tod unter den Zeichen der Herz-Atemlähmung eintritt. Ein guter Wegweiser in prognostischer Hinsicht ist auch hier der Liquorbefund. Er zeigt durch den vermehrten Eiweiß- und Zellgehalt gerade auch in den Fällen der Scheinheilung an, daß die Gefahr noch keineswegs beseitigt ist. Gleich wichtig ist die erhöht bleibende Blutsenkungsgeschwindigkeit. Ein neuer hoher Fieberanstieg kann den erneuten Einbruch von Meningokokken in die Blutbahn anzeigen. Dieser meist unter Schüttelfrost erfolgende und kulturell nachweisbare Einbruch wiederholt sich nicht selten zahlreiche Male. In seinem Gefolge kann es zu mannigfachen Metastasen, vor allem in die Gelenke kommen. In anderen Fällen tritt das typische Krankheitsbild der Meningokokkenmeningitis nach längerem, oft völlig fieberfreien Intervall doch wieder erneut in die Erscheinung, wenn auch in abgeschwächter Form. LE BLANC sah ein tödlich endendes Rezidiv nach 3 Monate langem fieberfreien Intervall, nachdem das erste Stadium abortiv verlaufen war. Auf jeden Fall bleibt der Ausgang der protrahiert verlaufenden Fälle stets zweifelhaft. Am häufigsten entwickelt sich ein *Hydrocephalus internus.* In diesen Fällen bietet der Krankheitsverlauf nichts Auffälliges, erst ganz allmählich entsteht ein ziemlich charakteristisches Symptomenbild, für das der sonstige Befund, vor allem Temperatur und Liquorverhältnisse keine befriedigende Erklärung geben. Am auffälligsten ist die hochgradige Abmagerung, die oft in krassem Mißverhältnis zu der relativ guten Nahrungsaufnahme steht. Die Temperatur zeigt nur geringe Schwankungen, meist nicht mehr als eine gewisse Unruhe, während der Puls leicht beschleunigt bleibt. Ein sehr wesentliches und wohl niemals fehlendes Kennzeichen bietet die Störung der vegetativen Funktionen. Es kommt zu Blasen-Darmstörungen und zu einer sehr bald einsetzenden Abmagerung, die einen kaum von einer anderen Krankheit jemals erreichten Grad annehmen kann. Dabei ist die Haut, die sich in großen Falten abheben läßt, trocken und schilfrig. Gestört ist ferner regelmäßig der Schlaf-Wachmechanismus, sei es daß die Kranken auffallend viel schlafen oder aber, was allerdings seltener der Fall ist, tage- und nächtelang überhaupt nicht schlafen können. Das Bewußtsein kann klar, aber auch vorübergehend deliriös getrübt sein. Eine oft sogar hochgradige Apathie bis zu ausgesprochener Stumpfheit kann, wenn auch selten, von einer allgemeinen motorischen Unruhe mit Stöhnen und Schreien abgelöst werden. Allmählich

bilden sich bei den dauernd bettlägerigen Kranken Kontrakturen der Extremitäten aus, die weder aktiv noch passiv ausgleichbar sind. Das Bild ist alsdann ungemein charakteristisch: die stark abgemagerten Kranken liegen mit hochgradigem Opisthotonus, mit lordotisch gebeugtem Rücken, mit gebeugten Armen und Beinen bald in Seiten- bald in Rückenlage.

Es kann kein Zweifel sein, daß die *eben aufgeführten trophischen* bzw. *vegetativen Störungen zentral bedingt sind.* Sie sind offensichtlich der Ausdruck einer *Schädigung vegetativer Regulationszentren* im Bereich der Medulla oblongata und mehr noch am Boden des 3. Ventrikels. Dabei dürfte weniger der Hydrocephalus als solcher anzuschuldigen sein als vielmehr die, wenn auch schwache, so doch stets noch lange Zeit fortbestehende meningeale Entzündung im Bereich der eben erwähnten Regionen. Die subakute bzw. chronische Entzündung spiegelt sich in der anhaltenden Pleocytose des Liquors (nicht selten bis zu mehreren Hundert in 1 cmm, weniger Leukocyten als Lymphocyten) wider. Daß der intrakranielle Druck ursächlich nicht angeschuldigt werden kann, ergibt sich aus der Tatsache, daß er, falls überhaupt vorhanden, nicht anhaltend besteht. Wir sahen eine maximale Kachexie auch bei Kindern, die kaum je einen erhöhten Liquordruck hatten und bei denen sich autoptisch keine Erweiterung des 3. Ventrikels fand, wie man ihn sonst bei Kindern mit einem Hydrocephalus internus occlusus niemals vermißt. Hervorgehoben sei noch, daß Veränderungen am Augenhintergrund im Sinne einer Stauungspapille nur selten bestehen. So dürften auch die plötzlichen Todesfälle von epidemischer Meningitis mit Hydrocephalus internus am ehesten ihre Erklärung in der Annahme einer hochgradigen Schädigung vegetativer Regulationszentren finden. Ein durch Eiterflocken oder Fibringerinnsel entstandener Verschluß im Bereich des Aquaeductus Sylvii oder des 4. Ventrikels kann in solchen Fällen der unmittelbare Anlaß sein.

3. *Die Fälle von Meningokokkenmeningitis im Säuglingsalter.* Die Eigenart des Verlaufes der Meningokokkenmeningitis im Säuglingsalter rechtfertigt eine Abtrennung von den vorher beschriebenen Krankheitsformen. Ähnlich wie bei der Meningitis siderans treten hier die meningealen Erscheinungen zurück, bzw. können ganz fehlen. Im Vordergrund stehen die Allgemeinerscheinungen: hohes Fieber, Unruhe, Konvulsionen. Schon in den ersten Tagen kann der Umfang des Kopfes zunehmen und die Fontanelle sich vorwölben, es können die Nähte klaffen. Die Prognose ist düster. Die Kinder sterben schon wenige Tage nach Einsetzen der ersten Krankheitserscheinungen. Heilt der Prozeß aus, so sind Defekte vorher erwähnter Art (Augenmuskellähmungen, Ertaubung, Hydrocephalus internus usw.) die Regel. KNÖPFELMACHER stimmt mit NETTER und DEBRÉ dahin überein, daß die Krankheit vor der Serumbehandlung beim Säugling regelmäßig zum Tode führte. Auf jeden Fall ist die Prognose weit schlechter als bei Erwachsenen, worin die allgemeine Immunitätsschwäche im Säuglings- und Kleinkindesalter zum Ausdruck kommt (MADOZ).

Die Schwierigkeit der Diagnose liegt darin, daß die Krankheit zunächst ohne ausgesprochene meningeale Symptome und ohne Herpes in die Erscheinung tritt. MOGILNICKI sah nicht selten dem Ausbruch eine Coryza oder eine Bronchitis, gelegentlich auch gastrointestinale Erscheinungen vorausgehen. Darauf weist auch NOBÉCOURT hin. Bei 42 von CANTALAMESSA beobachteten Säuglingen setzte die Meningitis in etwa der Hälfte der Fälle mit unklaren Erscheinungen ein, häufig mit Magendarmstörungen. Als sehr wichtiges Symptom ergab sich bei seinen Fällen eine Spannung der Fontanellen trotz profuser Diarrhöen.

Diagnose und Differentialdiagnose. Die Diagnose einer Meningokokkenmeningitis ist leicht, wenn alle charakteristischen Erscheinungen der Meningitis: akuter Beginn mit Schüttelfrost und Fieber, Kopfschmerzen, Erbrechen, Nackenstarre, KERNIGsches Symptom usw. vorhanden sind und wenn im Liquor Meningokokken gefunden wurden. Die Diagnose ist leicht zu Zeiten einer Epidemie, kann hingegen schwer sein bei sporadischen Fällen, vor allem wenn der Nachweis von Meningokokken bei der ersten Untersuchung nicht gelang. In solchen Fällen ist eine erneute Liquoruntersuchung, unter Umständen nach Entnahme des Liquors aus der Zisterne erforderlich. Jedenfalls spricht Keimfreiheit des Liquors als Resultat der ersten Untersuchung niemals mit Sicherheit gegen das Bestehen einer Meningokokkenmeningitis. Andererseits ist es nicht angängig, die Diagnose „Meningokokkenmeningitis" zu stellen, solange nicht der mikroskopische oder besser noch der kulturelle Nachweis von Meningokokken geführt wurde.

Ein differentialdiagnostisch wichtiges Kriterium gegenüber anderen Formen der Meningitis ist der Herpes simplex, wobei freilich zu bedenken ist, daß auch Coli- und Pneumokokkeninfektionen (zentrale Pneumonie!) mit ähnlichen Erscheinungen einsetzen können.

Hauterscheinungen (Exantheme, Erytheme, petechiale Blutungen) lassen gleichzeitig an septische Prozesse denken. Entscheidend wird auch hier das Ergebnis der Liquoruntersuchung sein.

Differentialdiagnostisch ausschlaggebend für die Unterscheidung, ob eine idiopathische aseptische Meningitis oder eine echte Meningokokkenmeningitis vorliegt, ist ferner das Verhalten der Blutsenkungsgeschwindigkeit, die bei ersterer fast stets normal, hingegen bei der Meningokokkenmeningitis regelmäßig stark erhöht ist.

Schwierig, aber doch wohl stets möglich ist die Unterscheidung gegenüber der tuberkulösen Meningitis. Bereits eine sorgfältig erhobene Anamnese kann den Sachverhalt klären. Die epidemische Meningitis setzt akut nach Art einer schweren eitrigen Infektionskrankheit ein, während wir bei der tuberkulösen Meningitis kaum jemals ein längeres Prodromalstadium vermissen. Für Tuberkulose spricht vor allem der Nachweis von andersartigen tuberkulösen Prozessen im Organismus (Lungen-Hilusdrüsen-Knochentuberkulose usw.).

Prognose und Nachkrankheiten. Die Prognose der Meningokokkenmeningitis ist stets zweifelhaft. Bis zur Einführung der spezifischen Serumtherapie war sie sehr wenig günstig. Die Statistiken der oberschlesischen Epidemie berichten über eine Mortalität von rund 80%. Später sind jedoch nie wieder so hohe Zahlen erreicht worden. Ob hierfür ausschließlich die Serumtherapie verantwortlich zu machen ist, bleibt umstritten. Wie bei anderen Infektionskrankheiten sind auch noch andere Faktoren, nicht zuletzt der „Genius epidemicus" in Rechnung zu stellen. GÖPPERT berichtet, daß nach den ersten serotherapeutischen Versuchen in Oberschlesien die Mortalität nur noch 27% betrug. Nach den vielfach in den letzten Jahren aufgestellten Statistiken, denen freilich nicht immer ein größeres Material zugrunde liegt, schwankt die Mortalität zwischen etwa 20 und 50%. Sie ist in Epidemiezeiten zweifellos größer als zu Zeiten des sporadischen Auftretens der Krankheit.

Die Prognose ist im allgemeinen um so ungünstiger, je jugendlicher der Kranke ist, absolut ungünstig ist sie bei Säuglingen.

Aus den klinischen Symptomen auf die Prognose zu schließen ist außerordentlich schwer. Niemals kann der einmalig erhobene Liquorbefund entscheiden. Auch ein ausgesprochen purulenter, stark meningokokkenhaltiger Liquor braucht noch nicht als prognostisch ungünstig gewertet zu werden, umgekehrt soll aus einem klaren Liquor mit nur geringer Pleocytose nicht auf einen günstigen Ausgang geschlossen werden.

Als *Folge eines Hydrocephalus internus* können geistige Störungen zurückbleiben. Am aufdringlichsten ist die bald mehr bald weniger tiefgreifende Änderung der Gesamtpersönlichkeit. Auch kann es zu ausgesprochenen geistigen Defekten kommen, so daß an sich gut veranlagte Kinder nicht mehr imstande sind, dem Schulunterricht zu folgen.

GÖPPERT berichtet, daß in Norwegen von 539 Hirten 3,7% infolge Meningokokkenmeningitis verblödeten, während nach der letzten Epidemie in Oberschlesien solche Fälle nicht beobachtet wurden. Immerhin zeigte sich bei den meisten Genesenden, deren Schicksal längere Zeit beobachtet werden konnte, daß sie psychisch reizbarer waren und in den Schulleistungen zurückgingen (GÖPPERT).

Beobachtet werden ferner nicht ganz selten Sprachstörungen, epileptiforme Anfälle u. a. m.

Störungen auf motorischem Gebiet können als Folge eines sehr ausgedehnten Hydrocephalus int. in Form von Ataxie und Spasmen zurückbleiben, teils in direkter Auswirkung des Hydrocephalus, teils auch als Folge der basalen Meningitis, vor allem im Ponsgebiet.

Als *Restfolgen der spinalen Meningitis* resultieren gelegentlich spastische Symptome, die ihr anatomisches Substrat in der nicht selten sehr erheblichen Schwartenbildung der spinalen Meningen haben. Charakteristisch für die Störungen ist, daß sie sich nicht unmittelbar anschließend an das akute Stadium, sondern erst nach geraumer Zeit entsprechend der meningealen Narbenbildung entwickeln. Dabei kann die spastische Parese noch nach Jahren Fortschritte machen (s. hierzu auch Abschnitt „Arachnitis adhaesiva circumscripta").

Prophylaxe. Trotzdem bisher kaum je beobachtet wurde, daß ein Meningitiskranker im Krankenhaus Anlaß zu Hausinfektionen gab, d. h. daß von ihm aus unmittelbar weitere Personen angesteckt wurden, kann es doch keinem Zweifel unterliegen, daß die Krankheit von Mensch auf Mensch übertragen wird. Dabei kommt aber dem Meningitiskranken selbst offensichtlich nicht die Bedeutung zu wie den gesund bleibenden Meningokokkenträgern. Durch die Untersuchungen vor allem von v. LINGELSHEIM wissen wir, daß eine große Zahl von Personen aus der Umgebung des frisch Erkrankten zu Trägern von Meningokokken wird. Es ist anzunehmen, daß durch diese Meningokokken, die auf den Schleimhäuten des Nasenrachenraumes gefunden werden, sei es bei dem Träger selbst oder bei Personen, mit denen er in Berührung kam, weitere Infektionen erzeugt werden. Warum von den sehr zahlreichen Meningokokkenträgern nur ein sehr kleiner Prozentsatz erkrankt, wissen wir nicht. Konstitutionelle Eigentümlichkeiten immunbiologischer Art, auf die im einzelnen nicht eingegangen werden kann, sind hier offensichtlich von ausschlaggebender Bedeutung. Man hatte früher geglaubt, daß der Kampf gegen den Ausbruch bzw. der Eindämmung einer Epidemie in der Weise geführt werden müsse, daß man die Kokkenträger möglichst isoliere. Das wäre theoretisch zweifellos richtig, dürfte sich aber in der Praxis, wie beispielsweise SELTER bei einer kleinen Epidemie in Bonn feststellen mußte, kaum durchführen lassen. So wird man sich besonders zu Beginn einer Epidemie mit allgemeinen Maßnahmen wie Vermeiden von Ansammlung größerer Menschenmassen in engem Raum, Einschränkung des Verkehrs mit Personen, in deren unmittelbarer Umgebung Erkrankungen vorgekommen sind u. a. m. beschränken müssen, kurzum man wird nach Richtlinien handeln, wie sie auch sonst zur Bekämpfung akuter durch Kontakt übertragbarer Infektionen maßgebend sind. Außerdem dürfte eine Lokalbehandlung der Schleimhäute (Gurgeln mit Wasserstoffsuperoxyd oder anderen desinfizierenden Flüssigkeiten, Sprayen des Nasenrachenraumes mit Pyocyanose u. a. m.) ratsam sein, wenngleich sich auch mit zunehmender Erfahrung gezeigt hat, daß ein solches Vorgehen sehr oft nicht ein Schwinden der Kokken zeitigt. Trotzdem manche prophylaktischen Maßnahmen nach neueren Lehren fragwürdig erscheinen, wird es vorläufig noch ratsam sein, die bisher üblichen Vorsichtsmaßnahmen soweit wie eben möglich walten zu lassen.

Die Meinung der meisten Autoren geht dahin, daß von einer *prophylaktischen Seruminjektion* nichts Sicheres zu erwarten ist.

RIDING und CORKILL haben vor kurzem über das Ergebnis einer prophylaktischen Vaccination während einer Meningokokkenmeningitis in Oberägypten berichtet. Der Erfolg dieser Vaccination war praktisch völlig negativ. Die Morbidität sowie die Mortalität der Geimpften war ebenso groß wie bei den Nichtgeimpften.

Therapie. Die allgemeinen Maßnahmen bei der Behandlung der Meningokokkenmeningitis entsprechen den bei jeder Meningitis üblichen. Die spezifische Therapie besteht in der Anwendung des Antimeningokokkenserums.

Das Antimeningokokkenserum wurde durch JOCHMANN 1905 in die Behandlung der Meningokokkenmeningitis eingeführt. 1906 konnte JOCHMANN auf dem Internistenkongreß in Wiesbaden bereits über günstige Erfahrungen bei einer Anzahl von Fällen berichten. Fast gleichzeitig mit JOCHMANN haben KOLLE und WASSERMANN über die Herstellung eines Meningokokkenserums berichtet. 1907 erschienen die ersten Mitteilungen über die erfolgreiche Anwendung dieses Serums. Kurze Zeit später lagen auch Berichte aus anderen Ländern vor, vor allem aus Amerika, wo FLEXNER und JOBILING, aus Frankreich, wo DOPTER und aus Österreich, wo PALTAUF genauere Angaben betreffs der Serumherstellung gemacht hatten. Die Art der Serumherstellung ist in verschiedenen Ländern nur in Einzelheiten verschieden. Das Prinzip ist stets das gleiche. Pferde werden intravenös mit steigenden Dosen zahlreicher zunächst abgetöter, später lebender Meningokokkenkulturen gespritzt, so daß die Tiere Antikörper bilden; nach einer bestimmten Zeit ist es alsdann möglich, von den Pferden ein polyvalentes, hochwertiges Serum zu gewinnen.

In letzter Zeit ist auch versucht worden, stammspezifische Sera herzustellen. FRONTALI hat über solche Versuche berichtet.

Die Wirkung des Meningokokkenserums beruht nach allgemeiner Auffassung auf seinen bakteriotropen, antitoxischen und bactericiden Eigenschaften. Während JOCHMANN u. a. den Hauptwert auf die Bakteriotropie legen, sind KRAUS, DOERR u. a. mehr geneigt, die Antitoxinwirkung als das Wesentliche der Heilkraft anzusprechen. Die Wertbestimmung des Serums, die deswegen schwer ist, weil die gebräuchlichen Versuchstiere für Meningokokken verhältnismäßig wenig empfänglich sind, geschieht nicht einheitlich, sie erfolgt meist nach dem Gehalt an bakteriotropen Substanzen. Das Serum ist sehr wertbeständig, es bewahrt seine Heilkraft unverändert während vieler Monate.

FLEXNER hat den Wert des Serums am Affen zu bestimmen versucht. Er konnte zeigen, daß Affen, die mit Meningokokken subdural infiziert waren, durch Meningokokkenserum vor dem tödlichen Ausgang bewahrt werden, und zwar auch dann noch, wenn die Seruminjektion 6 Stunden post infectionem gegeben wurde. Da wir über gleiche Teste in der menschlichen Pathologie naturgemäß nicht verfügen, sind wir in unserem Urteil hinsichtlich des Wertes in der menschlichen Pathologie ausschließlich auf die am Krankenbett gewonnenen Erfahrungen angewiesen. Daß hierbei dem subjektiven Ermessen ein weiter Spielraum gelassen wird, ist ohne weiteres verständlich, um so mehr, wenn wir berücksichtigen, daß auch vor der Serumära Verlauf und Ausgang der Krankheit in den verschiedenen Epidemien sehr verschieden waren. Immerhin stimmen die meisten Autoren heute doch darin überein, daß generell die Mortalität seit der Serumanwendung prozentual stark gesunken ist. KNÖPFELMACHER führt aus Wiener Beobachtungen an, daß die Mortalität in den einzelnen Spitälern vor der Serumbehandlung 63—85% betrug, während sie nach ihrer Einführung auf 29—45% sank, er selbst hatte nach der Serumanwendung nur noch eine Mortalität von etwa 38% (auf 60 Fälle berechnet). Allerdings fügt er hinzu, daß es sich hierbei im allgemeinen um sporadisch aufgetretene Fälle handelte. Ich entnehme den Ausführungen KNÖPFELMACHERS weiter, daß die Mortalität in Deutschland seit Einführung der Serumtherapie von etwa 78% auf 18% sank (LEVY), in Frankreich von 65% auf 16,2% (DOPTER) bzw. von 50% auf 28% (NETTER und DEBRÉ). In Amerika fiel die Mortalität von 70% auf 25% (FLEXNER).

Diese Zahlen zeigen, daß in der Tat die Serumbehandlung sich günstig auszuwirken scheint, andererseits aber auch, daß erhebliche Differenzen hinsichtlich der Einzelstatistiken bestehen. Bei allem Enthusiasmus ist auf jeden Fall das eine nicht zu vergessen, was uns die alljährliche Erfahrung immer wieder lehrt, nämlich, daß die sporadisch auftretenden Fälle durchschnittlich wesentlich leichter verlaufen als zur Zeit einer Epidemie.

JOCHMANN, ZEHLE, ESCHERICH u. a. berichteten schon kurz nach Einführung der Serumtherapie, daß in manchen Fällen die Wirkung des Serums bereits innerhalb eines Zeitraumes von 24—48 Stunden zu verzeichnen sei, was in einem jähen Temperatursturz und in einer schnellen Besserung des Allgemeinbefindens zum Ausdruck komme. Andere Autoren konnten diese Beobachtung nicht in dem Ausmaß bestätigen.

Ob die Folgezustände seit Einführung der Serumtherapie weniger häufig und weniger schwer sind als zuvor, läßt sich nicht mit genügender Sicherheit feststellen, da das Vergleichsmaterial fehlt. Entgegen begeisterten Anhängern der Serumtherapie wie NETTER und DEBRÉ fand KNÖPFELMACHER, daß seit Anwendung des Serums ein großer Teil seiner Kinder unter Bildung eines Hydrocephalus ausheilte, was sich seines Erachtens daraus erklärt, daß die schweren Fälle, die früher zugrunde gingen, nach Anwendung des Serums zwar am Leben bleiben, aber einen Hydrocephalus zurückbehalten.

Die *Anwendungsart des Serums* ist keineswegs einheitlich. Es kann subcutan, intramuskulär, intravenös und intraspinal bzw. zisternal gegeben werden. Von den meisten Autoren wird die intralumbale bzw. zisternale Anwendung als die wirksamste empfohlen. Daß bei Säuglingen das Serum am besten intraventrikulär gegeben wird, ist nach Art und vielleicht auch Pathogenese des Prozesses (DOPTER, LEWKOWICZ) leicht verständlich.

Es ist ratsam, vor der Injektion möglichst ausgiebig Liquor abzulassen. In letzter Zeit mehren sich sogar die Stimmen, die von einer ausgiebigen und häufig wiederholten Lumbalpunktion mehr erwarten als von jeder Serumbehandlung.

Wieviel Liquor abgelassen werden kann, zeigt ein von BURTON mitgeteilter Fall. Bei dem 8jährigen Knaben, bei dem trotz Serumanwendung das Fieber fortbestand, wurden während des 17wöchigen Krankenhausaufenthaltes 78 Lumbalpunktionen (!) vorgenommen und dabei insgesamt 2061 ccm Liquor entleert.

Man wende das Serum so früh wie möglich an, d. h. noch ehe es zur Bildung ausgedehnter eitriger Exsudatmassen und zu Verwachsungen gekommen ist. Man injiziere im allgemeinen nicht mehr als 20—40 ccm auf einmal. Die Injektion kann mehrfach, unter Umständen täglich, wiederholt werden.

Hinsichtlich des unbedingten *Wertes einer Serumtherapie* äußerte sich ein so erfahrener Kliniker wie ED. MÜLLER, der teilweise auch noch die oberschlesische Epidemie miterlebte, 1927 dahin — und damit hat er zweifellos das Richtige getroffen —, daß in vielen Fällen der therapeutische Erfolg mehr durch die Lumbalpunktion als durch die Serumeinspritzungen bedingt werde. Die prophylaktische Wirkung des Serums sei durchaus zweifelhaft, hingegen die therapeutische einigermaßen wahrscheinlich, Voraussetzung aber sei, daß das Serum möglichst frühzeitig zur Anwendung komme.

Wie schwierig die Beurteilung in der Tat ist, haben jüngst auch NORTON und GORDON gezeigt, die über Krankheits- und Todesfälle von epidemischer Meningitis aus den Jahren 1914—1929 in Detroit berichten. Mitte 1928 begann ein Anwachsen der Erkrankungsziffer. 1929 starben von 867 Fällen 430. Die Höhe der Todesfälle, die gegen die aus den Jahren 1924—1926 erheblich absticht, sich aber seit 1927 auf der Höhe hält, ist im einzelnen nicht zu erklären durch zu späte oder schlechte Behandlung, hier müssen andere Faktoren, wie Zunahme der Virulenz der Meningokokkenstämme oder Unwirksamkeit des Serums in Erwägung gezogen werden. GORDON kommt ferner zu dem Schluß, daß das Serum im allgemeinen günstiger bei sporadisch auftretenden Fällen wirkt als zu Zeiten einer Epidemie (Verhältnis der Mortalität 23:54,7%).

Die Gonokokkenmeningitis.

Die Gonokokkenmeningitis muß trotz der nicht kleinen Kasuistik, die zu diesem Thema entstanden ist, auch heute noch als eine sehr seltene Krankheit bezeichnet werden. Ungeachtet aller Einwände, die gegen das Vorkommen von neuralen Komplikationen bei Gonorrhöe erhoben wurden, sind Fälle von echter Meningitis gonorrhoica durch den Nachweis von Gonokokken im Liquor einwandfrei sichergestellt worden.

Aus der Fülle der Einzelmitteilungen sei vor allem auf die Arbeit von R. LORENTZ hingewiesen, der 1929 das gesamte Material kritisch gesichtet und über einen neuen eindeutigen Fall berichtet hat. Als erster hat ENGEL-REIMERS in einer Arbeit „Beiträge zur Kenntnis der gonorrhoischen Nerven- und Rückenmarkserkrankung" 1892 darauf hingewiesen, daß es neben den mannigfachen anderen neuralen Komplikationen des Trippers auch eine Spinalmeningitis gibt. Die in der Folgezeit mitgeteilten Beobachtungen (HOENING, BICK, LINDENFELD, GUILIANI, HAGI-PARASCHIV und NICOLAU, PROCHASKA, DE JONG, BOUQUET) halten nach LORENTZ nur bedingt der Kritik stand, wenngleich z. B. im Falle PROCHASKAs aus Blut und Liquor auf Ascitesagar Keime gezüchtet werden konnten, die von dem Autor als Gonokokken angesprochen wurden, oder in einem Falle BOUQUETs, der nach einer Blennorrhöe mit aufsteigender Cystopyelitis und metastatischer Endocarditis 3 Jahre später meningitisch wurde und starb, aus dem Liquor Diplokokken gezüchtet wurden, die keine Meningokokken waren. BRUNSGAARD und THJOTTA berichten über 2 Fälle von eindeutiger Meningitis gonorrhoica, die allen Kriterien einer balteriologisch-kulturellen Prüfung standhalten. Ihnen hat LORENTZ einen dritten selbst beobachteten Fall mit positivem mikroskopischen und kulturellen Befund angegliedert. Über weitere Fälle wurde in den letzten Jahren berichtet von HAGI-PARASCHIV, von GRENET, LAURENT, DE PAFFEL und LEVENT und von COSTE, RIVALICE und LAYANI, STRUMIA und KOHLHAS, KARWACKI und ENGLERT. Leider wurde aber in keinem dieser Fälle der eindeutige kulturelle Nachweis von Gonokokken erbracht.

Hinsichtlich der Pathogenese ist wohl in erster Linie der Blutweg anzuschuldigen, wofür im besonderen zuweilen gleichzeitig auftretende gonorrhoische Gelenk- und Hautaffektionen sowie auch eine Endokarditis sprechen. Fast immer handelt es sich um verschleppte Fälle von Gonorrhöe, d. h. um Fälle, bei denen es bereits zu Komplikationen (Prostatitis, Parametritis, Vesikulitis, Cystitis, Pyelitis, Epididymitis usw.) gekommen war. Daß gelegentlich auch der Lymphweg pathogenetische Bedeutung haben kann, wird man immerhin für die Fälle von gonorrhoischer Conjunctivitis bzw. Blepharitis, bei denen sich anschließend eine Meningitis entwickelte, zugeben müssen (D'AMATO, DUNCAS, GRACE und GIFTEN und SCHALL). Zu einer von den Genitalorganen ausgehenden aufsteigenden Spinalmeningitis kommt es, wie es z. B. bei dem von LINDENFELD beschriebenen Kranken der Fall gewesen zu sein scheint, wohl nur ausnahmsweise.

Nach der vorliegenden Kasuistik überwiegt zahlenmäßig das männliche Geschlecht bei weitem. Eine Altersdisposition scheint nicht zu bestehen. Wenn die meisten Fälle zwischen dem 20. und 30. Lebensjahr beobachtet wurden, so hat dies zweifellos seinen Grund darin, daß in diesen Jahren die Gonorrhöe am häufigsten akquiriert wird. Daß aber auch Kinder und selbst Säuglinge nicht verschont bleiben, beweisen die Fälle von gonorrhoischer Augenerkrankung mit nachfolgender Meningitis im Kindesalter.

Die *klinischen Erscheinungen* unterscheiden sich hinsichtlich Beginn und Verlauf in nichts von denen andersartiger eitriger Meningitiden. Die Temperatur ist oft nur leicht erhöht, häufiger zeigt sie einen re- und intermittierenden Typ bis zu 40° (O. DITTRICH). Die Pleocytose des Liquors kann außerordentlich schwanken. BRUNSGAARD und THJOTTA zählten 760 Zellen im Kubikmillimeter, HAGI und NICOLAU 1100—4400. Anfangs überwiegen ähnlich wie bei der Meningokokkenmeningitis die Leukocyten. GIBSON und DITTRICH weisen darauf hin, daß die gonorrhoische Meningitis auch sonst große Ähnlichkeit mit der Meningokokkenmeningitis hat.

Die *Diagnose* einer gonorrhoischen Meningitis sollte nur gestellt werden, wenn der bakteriologisch-kulturelle Nachweis wirklich eindeutig erbracht ist. Der mikroskopische Befund allein ist niemals beweisend, da Verwechslungen mit dem Meningococcus und mit dem Micrococcus catarrhalis leicht möglich sind. Daß der kulturelle Nachweis von Gonokokken außerordentlich schwer sein kann, ist bekannt. Daß er bei der Meningitis oft nicht gelingt, mag darin begründet sein, daß die Kranken, denen der Liquor entnommen wurde, meist hoch fiebern. Darauf haben bereits FINGER, GHON, SCHLAGENHAUFER u. a. hingewiesen.

Die *Prognose* ist im Anfangsstadium stets zweifelhaft, aber keineswegs absolut ungünstig. Von den von LORENTZ zusammengestellten 17 Fällen endeten 9 tödlich, während 8 genasen. Nachhaltige, d. h. bleibende Schädigungen wurden bisher nicht beobachtet.

Die *Therapie* deckt sich im wesentlichen mit den üblichen Maßnahmen. Außer diesen, wozu vor allem die wiederholte Lumbalpunktion zu rechnen ist, wird man von der Vaccine- und Serotherapie Gebrauch machen. Da aber auch Fälle bekannt geworden sind, die ohne medikamentöse und ohne spezifische Therapie zur Ausheilung kamen, sollte man in der Wertung der jeweils angewandten Maßnahmen größte Vorsicht walten lassen.

Die Micrococcus catarrhalis-Meningitis.

An die Meningokokken- und Gonokokkenmeningitis reiht sich eng die durch den Micrococcus catarrhalis erzeugte Meningitis an. Die drei genannten Bakterienarten sind bakteriologisch einander nahe verwandt. Ihre Unterscheidung ist nur auf biologischem Wege möglich. Für die Identifizierung der Kokken empfiehlt sich nach GAUPP und AXEN vor allem die Anwendung des LINGELSHEIMschen Zuckernährbodens. Eine weitere Möglichkeit der Identifizierung geben die serodiagnostischen Methoden. WILSON (1908), NIEDERMEYER (1913), MEYERHOFER-LATEINER (1918), DE TONI (1925), GAUPP und AXEN (1932), HALLÉ, GIRARD und GARNIER (1930) haben über bakteriologisch gesicherte Fälle berichtet. Der von GAUPP und AXEN beobachtete klinisch sowie bakteriologisch kritisch bearbeitete Fall wirft insofern ein gutes Licht auf die Pathogenese der Krankheit, als bei ihm nicht nur die Meningen, sondern der ganze Organismus von dem Prozeß in offensichtlich septischer Weise ergriffen worden war. Wenn auch aus dem Blut sowie aus den Hautefflorescenzen bakteriologisch keine Erreger gezüchtet werden konnten, so scheint mir doch die Annahme, daß es sich bei dem 35jährigen Mann um einen septischen Prozeß gehandelt hat, bei dem die Meningitis nur eine Metastase war, gesichert. In diesem Sinne spricht der akute Krankheitsbeginn (hohes Fieber, Gelenkschwellungen, makulopapulöses Exanthem), ferner der ganze Krankheitsverlauf (Leukocytose des Blutes von 48600). Ausgang des septischen Prozesses war eine umschriebene Osteomyelitis des Oberkiefers mit fortgeleiteter Sinusitis maxillaris.

Die Pneumokokken-Meningitis.

Die Pneumokokkenmeningitis ist eine besonders häufige Form unter den eitrigen Meningitiden, im Kindesalter wohl die häufigste.

DAVIDSON und WOLLSTEIN fanden sie in 11% bei 300 Fällen. Von den beobachteten 120 Fällen unter 6 Jahren waren 50% jünger als 6 Monate, 24% $^1/_2$—1 Jahr, 23% 1—2 Jahre alt und die übrigen 3% älter als 2 Jahre. Ähnlich lauten Statistiken anderer Autoren. So fand NEBIGTOVA-LUJANCIKOVA unter 171 Fällen von Meningitis im Kindesalter 12mal eine Pneumokokkenmeningitis, denen nur je 1 Fall von Staphylokokken- und Streptokokkenmeningitis, allerdings 4 Fälle von Influenzameningitis gegenüberstehen. Die restliche Zahl verteilt sich auf die tuberkulöse und epidemische Meningitis, die ungefähr gleich häufig sind. 300 Fälle von Meningitis während der ersten 3 Lebensahre, die HOLT zusammenstellte, verteilen sich in folgender Weise: 73% tuberkulöse Meningitis, 12% Meningitis epidemica, 11% Pneumokokkenmeningitis und 4% eitrige Meningitis anderer Ätiologie.

Die Pneumokokkenmeningitis kann hämatogen (metastatisch) und fortgeleitet per continuitatem oder aber, und das ist häufiger, auf dem Lymphwege entstehen. Nach STRANSKY u. a. ist die hämatogene Ausbreitungsweise die häufigste; Ausgangsherd ist meistens die Lunge (Pneumonie).

In den Fällen von „primärer“ Pneumokokkenmeningitis, bei denen der Ausgangsherd unbekannt blieb (unter den Fällen von DAVIDSON und WOLLSTEIN etwa ein Drittel), vermag nicht ganz selten doch noch eine sorgfältig erhobene Anamnese einen vorangegangenen Schnupfen mit starken Schmerzen in der Stirngegend (Katarrh der Stirnhöhle) aufzudecken.

Die Pneumokokkenmeningitis kommt in jedem Lebensalter zur Beobachtung. Gelegentlich tritt sie zeitlich und örtlich gehäuft auf. Ältere Autoren wie HEUBNER, WEICHSELBAUM u. a. haben sogar von einer Pneumokokkenmeningitisepidemie gesprochen, indessen sind in späteren Jahren andere

Autoren (SCHOTTMÜLLER u. a.) dieser Auffassung entgegengetreten. Immerhin kann kein Zweifel sein, daß die Pneumokokkenmeningitis bevorzugt in den Frühjahrsmonaten und dann auch zeitlich gehäuft auftritt, bald in unmittelbarem Anschluß an einen sog. grippalen Infekt, bald nach einem einfachen Katarrh der Nase mit und ohne Beteiligung der Nebenhöhlen, insbesondere der Stirnhöhle.

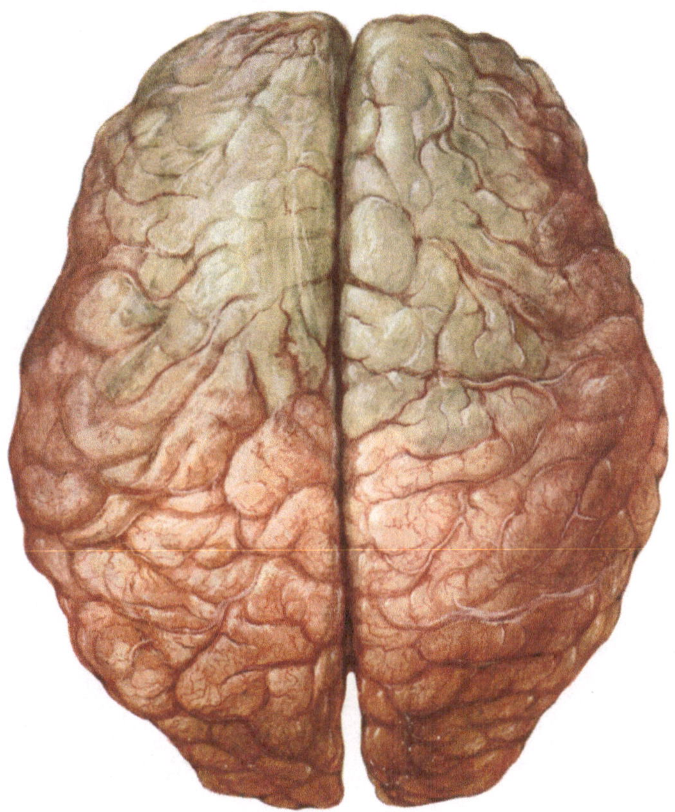

Abb. 16. Pneumokokkenmeningitis, ausgehend von einer Eiterung der Siebbeinzellen (sog. Haubenmeningitis).

Symptomenbild und *Verlauf* der Pneumokokkenmeningitis unterscheiden sich in nichts von den bekannten Formen der eitrigen Meningitis. H. SCHLESINGER unterscheidet zwischen einer apoplektiformen, einer akuten, einer subakuten und einer schleichenden Form. Entsprechend der oft massiven Eiteransammlung über dem Stirn- und Scheitelhirn, können corticale Reizerscheinungen in Form von Konvulsionen ein- oder doppelseitig, nicht ganz selten nach Art echter und sich wiederholender epileptischer Anfälle im Anfangsstadium die Szene beherrschen. Diese Fälle verlaufen im Gegensatz zu den mehr diffusen und den basalen Meningitiden meist außerordentlich foudroyant.

Zu der wenig glücklichen Einteilung nach der Beschaffenheit des Liquors von H. SCHLESINGER, der zwischen einer serösen Form mit sterilem Liquor, einer serösen Form mit Pneumokokken im Liquor und einer eitrigen Form mit oder ohne Pneumokokken unterscheidet, ist zu bemerken, daß die Beschaffenheit des Liquors im gleichen Fall außerordentlich wechseln kann. Der Liquor kann an einem Tage verhältnismäßig klar sein und Pneumokokken enthalten, am anderen Tage hingegen stark getrübt und unter Umständen bakterienfrei

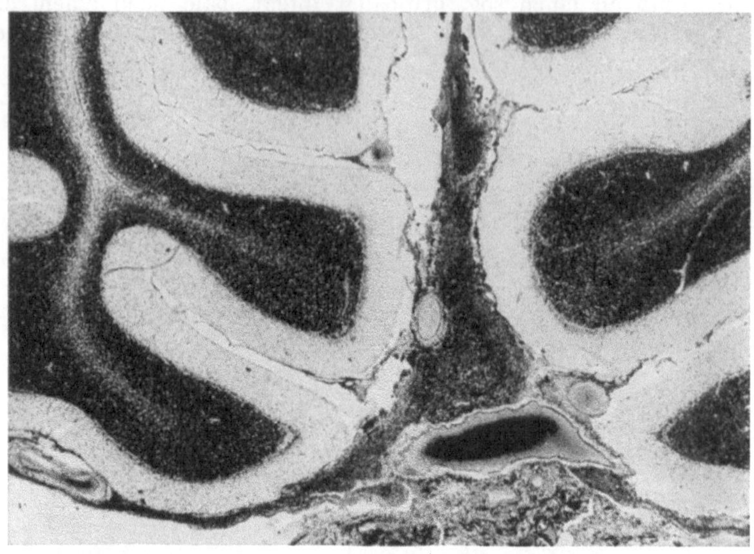

Abb. 17. Eitrige Meningitis (Pneumococcus mucosus) über dem Kleinhirn nach Otitis media.

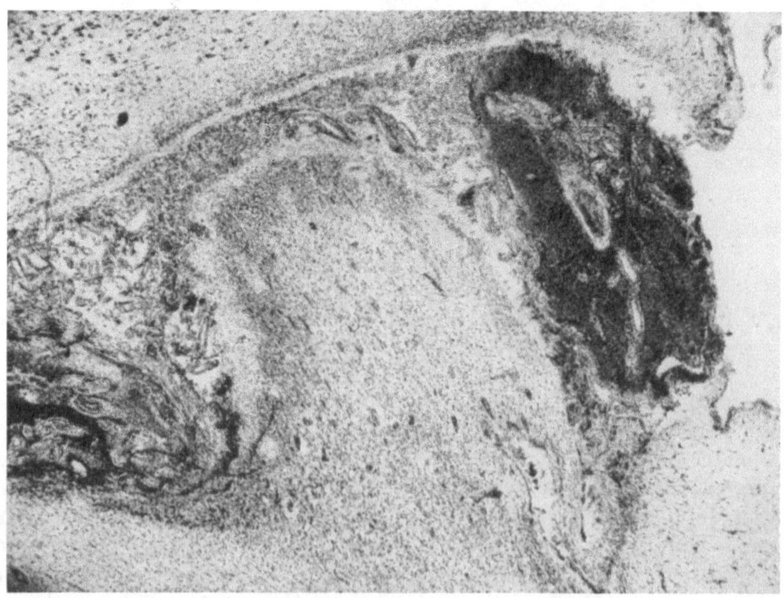

Abb. 18. Sehr ausgedehnte und schwere eitrige Meningitis (Pneumococcus mucosus), ausgehend von den Nasennebenhöhlen. Ausschnitt aus dem Tractus opticus mit der Hemisphärenbasis.

sein. Die Liquorbeschaffenheit hängt keineswegs von der Schwere des meningealen Prozesses allein ab, nicht minder wichtig ist das Moment der Liquorpassage, d. h. ob etwa bestimmte Liquorräume infolge Verklebung verlegt sind.

Daß Adhäsionen an allen Stellen vorkommen können, bedarf nach der Art des anatomischen Prozesses keiner besonderen Erwähnung. Liegen die Verklebungen sehr hoch, z. B. in Gegend der Medulla oblongata, so daß die Foramina Magendi und Luschkae verschlossen sind, so kommt es zur Ausbildung eines Hydrocephalus internus occlusus mit allen daraus resultierenden Komplikationen. Über einen solchen Fall (5 Wochen alter Säugling) berichtete STRANSKY erst vor kurzem. Über einen ähnlichen Fall (1 Monat altes Kind) mit sekundärem Hydrocephalus int. occlus. berichtet auch PELFORT. 2 Fälle STRANSKYs hatten als Ausdruck einer behinderten Liquorpassage ein negatives Lumbal-, aber ein positives Ventrikelpunktat.

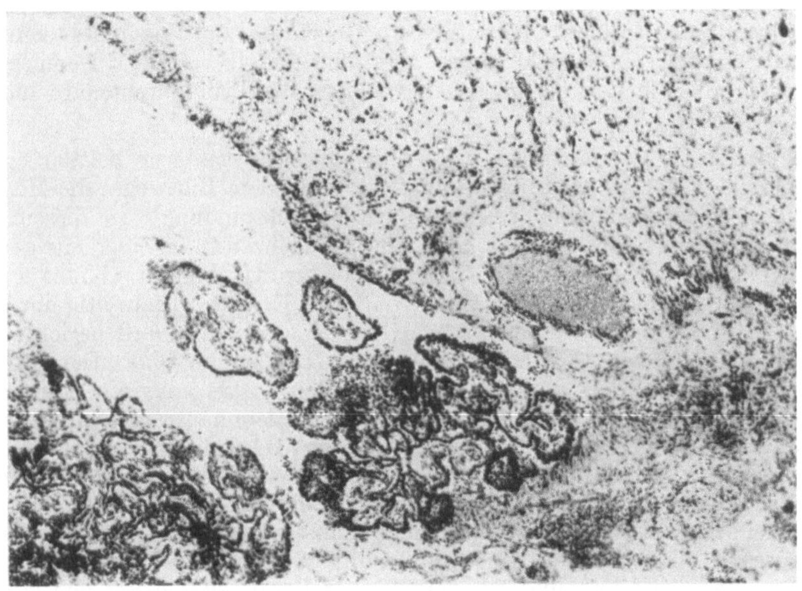

Abb. 19. Infiltrate im Plexus chorioideus bei eitriger Meningitis (Pneumococcus mucosus) nach Otitis media.

Die *Diagnose* ist mit Sicherheit nur auf Grund des Nachweises von Pneumokokken im Liquor zu stellen; dieser Nachweis gelingt im allgemeinen leicht, mikroskopisch wie kulturell. DAVIDSON und WOLLSTEIN hatten bei 95 Fällen 94mal einen positiven mikroskopischen Befund, während die Kultur nur 60mal gelang.

Die Literatur der letzten Jahre hat uns mehr und mehr gelehrt, daß die *Prognose* der Pneumokokkenmeningitis keineswegs als absolut infaust zu bezeichnen ist. Die Kasuistik geheilter Fälle wächst von Jahr zu Jahr.

Die Influenzameningitis.

Die zahlreichen kasuistischen und statistischen Mitteilungen der letzten Jahre zeigen deutlich, daß die Influenzameningitis sehr viel häufiger vorkommt, als man früher angenommen hatte. Wenn auch schon LEICHTENSTERN in NOTHNAGELs Handbuch darauf hinwies, daß die Influenzameningitis eine keineswegs seltene Krankheit sei, so hat doch erst eine bakteriologisch fundierte klinische Medizin die Richtigkeit einer solchen Annahme beweisen können. Es ist nicht möglich, alle Autoren anzuführen, denen der Nachweis von PFEIFFERschen Bacillen im Liquor geglückt ist. In folgendem nur einige kurze Angaben.

RIVERS hat 1922 über 23 eigene Fälle berichtet und 197 Fälle aus der Literatur zusammengetragen. Er bezeichnet die Influenzameningitis als die vierthäufigste unter den eitrigen Meningitiden. TRAMBUSTI hat 1927 27 eigene Fälle mitgeteilt und eine weitere große Zahl von Fällen aus der Literatur zusammengestellt. MOGILNICKI, der über Erfahrungen bei 9 selbstbeobachteten Fällen berichtet, meint sogar, daß die Influenzameningitis nicht seltener sei als die Streptokokken- und Pneumokokkenmeningitis. In VASCONCELLOS Meningitismaterial befanden sich allein 30% Fälle von Influenzameningitis. Demgegenüber bringt TAILLENS nur einen Prozentsatz von 4,7, auf die Gesamtzahl der Meningitisfälle im Kindesalter berechnet. WARD und WRIGHT sahen während der letzten 5 Jahre im Kinderspital in Boston allein 25 Fälle bei Kindern unter 2 Jahren. Ähnlich sind die Beobachtungen von JENKS und RADBILL.

Das Auftreten der Influenzameningitis ist nicht an die Zeiten einer Grippeepidemie gebunden (MOGILNICKI, JENKS und RADBILL, RIVERS u. a.). Die Monate Oktober bis Dezember bilden nach RIVERS in Nordamerika die Prädilektionszeit der Influenzameningitis im Gegensatz zur Pneumokokkenmeningitis, die häufiger in den Monaten März und April auftritt. Demgegenüber scheinen freilich in den europäischen Ländern die Frühjahrsmonate nicht zurückzustehen.

Die Infektion der Meningen erfolgt in gleicher Weise wie bei der epidemischen Meningitis, d. h. weitaus am häufigsten auf dem Blutwege; die Meningitis ist mithin gewissermaßen eine metastatische Entzündung. In diesem Sinne spricht vor allem, daß es nicht ganz selten gleichzeitig zu einer eitrigen Entzündung von Gelenken und zu einer Endokarditis kommt (KLEINSCHMIDT, LEUCHTENBERGER u. a.), ferner auch, daß der Erreger gleichzeitig im Liquor und im Blut gefunden werden kann. Über einen solchen Fall berichtet GARBASI. RIVERS fand in 44% bei 23 Fällen den Erreger im Blut. Der Influenzabacillus tritt vom Nasenrachenraum aus in den Organismus ein, ohne daß es vorher zu einem nachweisbaren Katarrh der Schleimhäute gekommen zu sein braucht. Gelegentlich werden auch die Lungen oder die Pleura als Eintrittspforte genannt. Wie bei jeder anderen Form eitriger Meningitis kann aber auch die Entzündung der Meningen als fortgeleiteter Prozeß von einer entzündeten Keilbein-, Stirn- oder Highmorshöhle aus entstehen. Auch das Ohr kann den Ausgang bilden, wie ein von FODOR mitgeteilter Fall lehrt, bei dem gleichzeitig aus dem Mittelohr und aus dem Liquor PFEIFFERsche Bacillen gezüchtet wurden.

Die Frage, ob und wieweit sich der PFEIFFERsche Bacillus in seinen biologischen Eigenschaften ändert, sobald er in den Organismus bzw. in die verschiedenen Organe eingedrungen ist, hat nicht nur theoretische, sondern auch praktische Bedeutung, vor allem im Hinblick auf eine eventuelle Serumtherapie (GARBASI, WARD und WRIGHT). Nach RIVERS verhalten sich die von Meningitisfällen gezüchteten Bacillen biologisch anders wie die aus dem Nasenrachenraum bzw. von Bronchopneumonien gezüchteten. Bei ersteren erweist sich die Virulenz für Kaninchen als besonders stark. Von Bakterienstämmen 15 verschiedener Meningitisfälle gehörten 12 zwei bestimmten Gruppen an, die bei keinem Fall von Bronchopneumonie vertreten waren. Dagegen stimmten die aus Blut und Liquor gewonnenen Stämme biologisch miteinander überein. RIVERS schließt daraus, daß die Influenzameningitis in der Mehrzahl der Fälle eine primäre, durch eine besondere Gruppe von Influenzabacillen hervorgerufene Erkrankung darstelle.

Der *meningitische Prozeß* dehnt sich bald mehr auf die Hirnbasis, bald mehr auf die Hirnkonvexität aus. Wenn die Meningitis längere Zeit bestanden hat, sind die weichen Häute mit gelblichgrünem Eiter belegt und sulzig verdickt, besonders die Prädilektionsstellen an der Hirnbasis (präpedunkuläre Region, Medulla oblongata, Kleinhirn). Die Gefäße sind überaus stark infiltriert, die Hirnwindungen verstrichen. Die Ventrikel können erweitert sein. Der Prozeß kann sich in gleicher Heftigkeit auf das Rückenmark ausdehnen. In einem von LEUCHTENBERGER beschriebenen Fall stellte sich das Rückenmark vor dem Aufschneiden der Dura als ein derbes, wurstförmiges Gebilde dar, auf Querschnitten nahm die Rückenmarkssubstanz höchstens den 4. Teil des Querschnittes ein. Die häufig beobachteten Bronchopneumonien sind stets sekundär entstanden, d. h. nicht durch PFEIFFERsche Bacillen hervorgerufen. Gleiches gilt für die nicht selten als Komplikation hinzutretende Mittelohrentzündung.

Das *klinische Bild* der Influenzameningitis ist im allgemeinen ähnlich dem der epidemischen Meningitis; hinsichtlich der Einzelsymptome sowie auch hinsichtlich des Verlaufs kann es außerordentlich variieren. In den Fällen von RIVERS schwankte die Krankheitsdauer zwischen 24 Stunden und 6 Monaten. Das *Fieber* ist unregelmäßig, ohne besonderen Charakter, die Leukocytose des Blutes meist mittelstark.

Von der echten Influenzameningitis sind die Fälle von Grippe mit Meningismus scharf zu trennen. Auch diese Fälle können mit tagelang anhaltender leichter Bewußtseinstrübung, heftigen Schmerzen im Hinterkopf und einer gewissen Nackensteifigkeit einhergehen. Sie haben mit der durch PFEIFFERsche Bacillen erzeugten Meningitis nichts zu tun. Es handelt sich um grundverschiedene Krankheitsprozesse.

Die *Prognose* der Influenzameningitis ist stets ernst, der Verlauf meist tödlich.

Der Wert der *Therapie* ist sehr umstritten. Ob in den Fällen, die in Heilung ausgingen, die angewandte Therapie ausschließlich den Erfolg zeitigte, muß zweifelhaft bleiben, wenn man bedenkt, daß auch Fälle zur Ausheilung kamen, denen keine besondere, sei es medikamentöse, sei es Serumtherapie, zuteil wurde. Von den RIVERSschen Fällen genasen 8%, zum Teil mit schweren Defekten wie Blindheit, Taubheit, Lähmungen.

Die Typhusmeningitis.

Wir unterscheiden zwischen der eitrigen und der nichteitrigen Form der Meningitis typhosa. Die eitrige Form tritt als seltene Komplikation des Typhus abdominalis auf, gelegentlich auch einmal als selbständige Erkrankung, d. h. ohne daß sich Zeichen einer Allgemein- bzw. Darmerkrankung nachweisen lassen.

F. SCHULTZE fand unter 648 Fällen aus der Heidelberger Klinik mit 10% Mortalität bei der Sektion kein einziges Mal eine Meningitis. In einem später von ihm beobachteten Typhusfall, der ausgesprochene meningitische Symptome bot, ließen sich nur Andeutungen einer Entzündung in der Pia mater in Form umschriebener Rundzellenanhäufungen um die Gefäße nachweisen. CURSCHMANN sah bei einem großen Beobachtungsmaterial nur 5mal eine eitrige Meningitis (zit. nach FINKELNBURG). Auch SCHOTTMÜLLER sah bis 1925 nur zweimal eine echte Meningitis typhosa, ähnlich WEEBER, der unter 1131 Typhusfällen nur einmal einen Fall von echter typhöser Meningitis fand.

Die Meningitis typhosa entwickelt sich unter den typischen Symptomen einer eitrigen Meningitis im allgemeinen erst in der 3. Woche bzw. am Ende der Fieberperiode; nur ausnahmsweise wird sie schon zu Beginn der Abdominalerkrankung beobachtet. Das erste alarmierende Symptom ist der äußerst heftige Kopfschmerz (G. JÜRGENS, SCHOTTMÜLLER, HEGLER u. a.).

Anatomisch fallen die Meningen im Beginn lediglich durch eine starke Hyperämie auf, so daß erst die mikroskopische Untersuchung Klarheit schaffen kann, nach längerem Bestehen des Prozesses sind ausgesprochen eitrige Beläge auf den weichen Häuten sichtbar.

Typhusbacillen wurden zum ersten Male von JEMMA im Liquor nachgewiesen, später auch von anderen Autoren (STÄUBLI, LEWKOWITZ, GUINON, LENHARTZ, SCHOTTMÜLLER und in den letzten Jahren von PERONI und DWORECKI). Bemerkenswert ist, daß gelegentlich auch aus dem Liquor Typhusbacillen gezüchtet wurden, ohne daß der Liquor Zeichen der Entzündung gezeigt hatte.

Im Falle von PERONI, der einen 20jährigen Mann betraf, trat die Typhusmeningitis im Anschluß an eine Otitis media auf. Bei der Sektion fand sich eine Nekrose des Felsenbeins und ein Schläfenhirnabsceß auf der rechten Seite.

Einen eigenartigen Fall von Typhusmeningitis bei plazentarer Infektion hat W. GERLACH beschrieben. Die Mutter des Kindes war 17 Tage nach der Geburt an Typhus gestorben, das Kind einen Tag früher an einer diffusen Leptomeningitis. Eine direkte Infektion nach der Geburt oder mit der Milch war auszuschließen, sonst war makroskopisch kein Organbefund zu erheben. Im Herzblut, in der Milz, im Darm und im Eiter der Meningen wurden Typhusbacillen nachgewiesen. Der Fall ist auch deswegen bemerkenswert, weil sich ganz allgemein der Typhus beim Neugeborenen in Form einer Sepsis auswirkt.

Die von SPIELMEYER, WOHLWILL u. a. beschriebenen degenerativen und proliferativen Vorgänge („Gliastrauchwerk") im Gehirn sprechen dafür, daß Endotoxine der Typhusbacillen für das Zustandekommen eines neuralen Prozesses eine gewisse Rolle spielen. Bei Anwesenheit von Typhusbacillen im Gewebe — vorausgesetzt, daß die Einschwemmung nicht erst agonal erfolgt ist — ist jedoch anzunehmen, daß es zu entzündlichen Vorgängen kommt. Systematische Untersuchungen nach dieser Richtung liegen bisher nicht vor.

Daß beim Abdominaltyphus aber auch andersartige Meningitiden vorkommen können, beispielsweise als Teilerscheinung eines von Darmgeschwüren ausgehenden septischen Prozesses oder im Gefolge bestimmter Komplikationen (Otitis media, Bronchopneumonie), sei noch besonders erwähnt.

Die Meningitis typhosa kann in jedem *Lebensalter* auftreten, immerhin wird das jugendliche Alter, etwa bis zum 30. Jahre, bevorzugt.

Die *Prognose* ist im allgemeinen schlecht; doch wird auch über Heilungen berichtet, und zwar ohne besondere Therapie.

Die sog. *Meningitis serosa bzw. sympathica typhosa (nichteitrige Form)* verläuft klinisch zunächst wie eine echte Meningitis, mit Somnolenz, Kopfschmerzen, Nackensteifigkeit usw. Charakteristisch für dieses Krankheitsbild ist das häufige Wechseln der klinischen Symptome. Der Liquordruck kann erhöht, der Zellgehalt vermehrt sein, nie aber in dem Maße wie bei einer eitrigen Meningitis. SCHOTTMÜLLER, der in Fällen mit heftigen Kopfschmerzen bei Fehlen sonstiger cerebraler bzw. meningitischer Erscheinungen häufig Zellwerte bis 100 im Kubikmillimeter sah, konnte im Liquor dieser Fälle niemals Typhusbacillen nachweisen, hält aber den positiven Nachweis immerhin für möglich, wenn größere Liquormengen zur Kultur verwendet werden.

SCHOTTMÜLLER sieht in diesen Fällen wohl mit Recht die Ursache der Pleocytose des Liquors in einer Einschwemmung von Typhusbacillen in die Meningen.

Auch beim *Paratyphus* sind Meningitiden beobachtet worden.

STUART und KRIKORIAN berichten über einen Fall von tödlich geendeter Meningitis mit dem GÄRTNERschen Bacillus. BRAHDY beschreibt einen Fall von Meningitis (13 Monate altes Kind), bei dem aus dem eitrigen Liquor Paratyphus B-Bacillen gezüchtet wurden. In einem Fall von LYNCH, FRANK und SAMUEL, der ein 12 Monate altes Mädchen betrifft, setzte die Krankheit mit gehäuften klonischen Zuckungen in der linken Körperseite ein, verlief sehr stürmisch und endete bereits innerhalb 23 Stunden tödlich. Die Autoren konnten insgesamt 15 gleichartige, letal geendete Fälle aus der Literatur zusammenstellen; es handelte sich vorwiegend um Kinder. HAYSAKA sah insgesamt 4 Fälle von Meningitis, erzeugt durch den GÄRTNERschen Bacillus. In allen 4 Fällen handelte es sich um Paralytiker, bei denen sich die Meningitis während einer Fieberkur entwickelte. Über einen weiteren Fall berichteten vor kurzem STEVENSON und WILLS. Auch hier hatte keine schwerere Gastroenteritis bestanden. Anders in einem Fall von VAUGHN, wo sich die meningitischen Erscheinungen bei einem 15 Monate alten Kind anschließend an eine Enteritis ausbildeten.

Daß auch nach *anderen Darminfektionen wie Dysenterie, Amöbenruhr, Cholera, Tuberkulose* usw. Meningitiden vorkommen können, bedarf keiner besonderen Erwähnung. Eintrittspforte für den metastatisch sich ausbreitenden andersartigen Erreger (meist Streptokokken oder Staphylokokken) ist hier stets das Darmgeschwür.

Die Pyocyaneus-Meningitis.

Wenn früher die Pathogenität des Bacillus pyocyaneus für den Menschen als außerordentlich selten galt (KLIENEBERGER, BAUMGARTEN, KOLLE und HETSCH), so wissen wir seit KOSSEL, E. FRAENKEL u. a., daß dieser Bacillus durchaus die Eigenschaften eines pathogenen Mikroorganismus annehmen und in septischer Weise den Organismus gefährden kann.

E. FRAENKEL fand unter seinem Material bis 1912 bei etwa 12 000 Sektionen 13mal den Bac. pyocyaneus als alleinigen oder hauptsächlichen Erreger der auf dem Sektionstisch festgestellten Erkrankungen. Nach seiner Auffassung verläuft die Mehrzahl der Pyocyaneusinfektionen akut und fast ausnahmslos letal.

In der Literatur sind nur wenige Fälle bekannt geworden, in denen der Bac. pyocyaneus zum Erreger einer Meningitis wurde. SONNENSCHEIN konnte bis 1923 nur einige Fälle aus der Literatur zusammenstellen. Er selbst fügte den vornehmlich von SCHLAGENHAUFER mitgeteilten Fällen einen weiteren hinzu, der auch deswegen beachtenswert ist, weil die Meningitis im Anschluß an eine Lumbalpunktion entstanden war.

Die Krankheit begann bei dem 20jährigen Mann wenige Stunden nach dem Eingriff. Nach rascher Steigerung der meningitischen Symptome wurde der Kranke am 9. Tage benommen und starb 2 Tage später. Die Diagnose der Pyocyaneusinfektion gelang bakteriologisch noch zu Lebzeiten (am 5., 7. und 10. Krankheitstage aus dem Lumbalpunktat). Die Sektion ergab eine Meningitis purulenta spinalis et basalis. Das Rückenmark war vom Lenden- bis zum Halsmark in einen dicken, eitrigen Mantel eingehüllt, die Hirnbasis überdeckt von Eiterablagerungen, die Seitenventrikel prall gefüllt mit trüber, eitriger Flüssigkeit; im 3. und 4. Ventrikel fand sich dicker, rahmiger Eiter. Der übrige Sektionsbefund war im wesentlichen regelrecht.

Krankheitsverlauf und Sektionsbefund des Falles von SONNENSCHEIN hatten eine auffallende Ähnlichkeit mit 3 von SCHLAGENHAUFER mitgeteilten tödlich verlaufenen Pyocyaneus-Meningitisfällen, bei denen die Infektion nach Vornahme einer Lumbalanästhesie in Erscheinung getreten war. In diesen Fällen wurde der Bac. pyocyaneus in der verwendeten NaCl-Lösung nachgewiesen. 2 der Fälle starben am 15. Krankheitstage.

Nach Lumbalanästhesie sah auch H. SCHNEIDER eine Pyocyaneusmeningitis entstehen, die ebenfalls nach wochenlanger Krankheitsdauer völlig ausheilte. Auch hier wieder sofort nach der Anästhesie Auftreten meningitischer Symptome, sattelförmig ansteigende Temperatur. Nach wochenlanger Entfieberung traten wieder Rückfälle auf. Eine gleiche Beobachtung machte ADANT.

Einen günstig verlaufenen Fall haben KLIEWE und KOCH mitgeteilt. Bei einem $3^3/_4$jährigen Knaben heilte die Pyocyaneusmeningitis nach mehreren Monaten aus. Von KLIEWE und KOCH wird ein Fall DE LA CAMPS erwähnt, bei dem sich die Krankheit über einen Zeitraum von $1^1/_2$ Jahren hinzog. Anschließend an eine Lumbalpunktion (bei einem Tabiker) sahen auch LEVY und COHEN eine Pyocyaneusmeningitis auftreten. Der Fall ging ebenfalls in Heilung aus. In einem jüngst von SHREWSBURY mitgeteilten Fall enstand eine Pyocyaneusmeningitis anschließend an eine Lumbalanästhesie. Der Fall ging in Heilung aus.

In den letal verlaufenen Fällen von Pyocyaneusmeningitis erfolgte der Exitus durchschnittlich in der 2.—4. Woche, so daß die Prognose eines Falles, der die 4. Woche überlebt, im allgemeinen günstiger zu stellen ist (H. SCHNEIDER).

Die Milzbrandmeningitis (Meningitis anthracica).

Die Milzbrandmeningitis ist eine durch sehr ausgedehnte Hämorrhagien innerhalb der arachnoidealen Räume gekennzeichnete entzündliche Erkrankung der weichen Hirn- und Rückenmarkshäute. Die hämorrhagische Entzündung, die zu profusen flächenhaften Blutungen führen kann, lokalisiert sich vorwiegend an der Hirnkonvexität, so daß in sehr ausgesprochenen Fällen dem Hirn gleichsam eine rote Haube aufzusitzen scheint.

Der erste Fall von Milzbrandmeningitis wurde von WAGNER 1874 mitgeteilt. Ihm folgten weitere Fälle von PALTAUF, MARCHAND, MERKEL, GOLDSCHMIDT, E. FRÄNKEL. 1913 hat FR. FULCI in einer umfassenden Arbeit das in der Literatur verstreut vorliegende Material gesammelt und diesen Fällen einen weiteren sehr eingehend untersuchten Fall hinzugefügt.

WOHLWILL fand in den von ihm untersuchten Fällen, daß rote und weiße Blutelemente im Bereich der entzündlich veränderten Meningen mindestens zu gleichen Teilen gemischt waren. Anders in der Hirnsubstanz, wo im allgemeinen die reinen Blutungen überwiegen; diese treten nicht nach Art von Ringblutungen auf, sondern füllen die meist stark erweiterten Lymphscheiden prall aus. Da der Hauptsitz der parenchymalen Veränderungen die Rinde, die Stammganglien und das Marklager sind, ist mit WOHLWILL und anderen Autoren anzunehmen, daß die Erreger auf dem Lymphweg ins Gehirn gelangen.

Schon 1885 stellte MARCHAND fest, daß die ganze Gefäßwand infolge Nekrose und eitriger Entzündung zerfallen kann. Die Nekrose ist sehr wahrscheinlich eine Folge der Auswirkung von Toxinen der massenhaft in den weichen Häuten liegenden Milzbrandbacillen. HERZOG hielt die ausgedehnten Blutungen in den Meningen für die Folge einer schweren Erkrankung der Gefäßmedia. In gleichen Untersuchungen fand BÉZI, daß größere

Blutungen im Bereiche der Meningen erst dann entstehen, wenn sich die Milzbrandbacillen in den Lymphscheiden der Gefäße sowie den Lymphspalten der Häute stark vermehrt haben.

Bei letal endenden Fällen von Milzbrand wird so häufig eine Meningitis beobachtet, daß ADELHEIM und KAKTIN eine gewisse Affinität der Milzbrandbacillen zu den Meningen annehmen möchten.

Kurz bemerkt sei, daß der Milzbranderreger auf verschiedenen Wegen in den Organismus und damit in die Meningen gelangen kann: 1. durch Eindringen von kleinen Hautwunden aus, 2. durch Verschlucken (Darmmilzbrand) und 3. durch Inhalation (Lungenmilzbrand). Von diesen Formen ist der Hautmilzbrand der häufigste.

Das *klinische Bild* der Anthraxmeningitis deckt sich mit dem anatomischen Geschehen, insofern sich die meningealen Reizerscheinungen entsprechend der diffusen meningealen Blutung innerhalb kürzester Zeit entwickeln und unter tiefer Bewußtseinstrübung bald zum Tode führen.

Der Tod kann bei diesen Fällen aber auch ganz plötzlich eintreten, so bei dem von HERZOG beobachteten Kranken, der beim Umhergehen plötzlich über Unwohlsein klagte und unter tonisch-klonischen Krämpfen innerhalb einer Stunde starb. Nicht ganz so stürmisch war der Verlauf in einem von REYE beschriebenen Fall. Der 59jährige Mann, der am Tage vorher bereits über schlechtes Befinden, Übelkeit und Schwächegefühl in den Beinen geklagt hatte, war morgens noch aufgestanden. Im Laufe des Nachmittags wurde er bereits benommen, abends komatös, wenige Stunden später starb er.

Einen eigenartigen Fall von Milzbrand-Meningo-Myeloencephalitis hat HANSE mitgeteilt. Nach einem Milzbrandkarbunkel am Unterarm entwickelte sich bei dem 39jährigen Mann das Bild einer Meningitis mit hochgradiger Somnolenz und deliranter Unruhe. Nach Rückgang der akuten Erscheinungen bildeten sich encephalomyelitische Symptome aus, die sehr an das Bild einer multiplen Sklerose erinnerten.

Der *Liquor* ist in ausgesprochenen Fällen von Milzbrandmeningitis sanguinolent. Es gelingt regelmäßig und zwar leicht, aus ihm Milzbrandbacillen in Reinkultur zu züchten, so daß die Diagnose einer Milzbrandmeningitis bei positivem Liquorbefund unschwer zu stellen ist.

E. FRAENKEL hält bei jedem Fall von Milzbrand die bakteriologische Untersuchung des Lumbalpunktates für unbedingt erforderlich.

Meningitis bei Maltafieber und BANGscher Krankheit.

Das Maltafieber und die BANGsche Infektion sind septische Krankheiten, die sowohl hinsichtlich der Biologie ihres Erregers als auch hinsichtlich ihres Symptomenbildes und des Krankheitsverlaufes eine weitgehende Ähnlichkeit miteinander aufweisen. SCHITTENHELM hat jüngst in einer vergleichenden Studie „Maltafieber und BANG-Infektion" vom biologischen sowie klinischen Standpunkt beide Krankheiten miteinander verglichen und kommt, nachdem schon andere Autoren vor ihm (EVANS, BURNET und CONSEIL u. a.) auf die enge Verwandtschaft der Erreger hingewiesen hatten, zu dem Schluß, daß beide Erkrankungen „in ihrem Wesen und in ihrer Äußerung als identisch anzusehen sind".

Das *Maltafieber*, dessen Erreger, ein kurzes, plumpes, fast kokkenartiges Bakterium, 1887 von BRUCE entdeckt und deswegen auch als Brucella melitensis bezeichnet wurde, kommt vornehmlich in den Küstenländern des Mittelmeeres, aber auch in tropischen und subtropischen Gebieten Amerikas, Asiens usw. dauernd vor. In Europa wird die Krankheit im gesamten Mittelmeergebiet, insbesondere auf Malta, in der Türkei, in Griechenland, in Italien, auf Sizilien, Korsika und anderen Mittelmeerinseln, in Spanien, Südfrankreich, auch in Südrußland beobachtet. Die Krankheit wird von infizierten Ziegen und anderen Haustieren meist indirekt (Milch, Butter, Sahne usw.) auf den Menschen übertragen.

Die *Inkubationszeit* liegt im allgemeinen zwischen 6 und 14 Tagen; doch wurden auch Zeiträume bis zu 2 Monaten beobachtet. Dem Ausbruch des Fiebers gehen Allgemeinerscheinungen (Apathie, Appetitlosigkeit und Kopfschmerzen) voraus. Das allmählich einsetzende Fieber erreicht Höhen bis zu 39 und 40°, es wechseln kürzere oder längere Fieberperioden mit fieberfreien Phasen ab. Entsprechend haben die Engländer die Krankheit auch als „Undulant Fever" bezeichnet. Die Krankheit kann von Anfang an wie ein schwerer Typhus verlaufen und schnell tödlich enden, immerhin ist ein solcher Verlauf selten. Häufiger ist der ausgesprochen chronische Verlauf, der sich über Zeiträume von Monaten bis zu 2 Jahren erstreckt. Die Dauer der Fieberwellen schwankt zwischen 1 und 6 Wochen. Das Fieberstadium ist durch das gleichzeitige Bestehen von Gelenkschmerzen und Gelenkschwellungen, von allgemeiner Schwäche und häufig auch von sehr heftigen Neuralgien in allen Körperteilen gekennzeichnet.

Die *Diagnose* wird durch den kulturellen Nachweis des Erregers gesichert. Gelingt dieser Nachweis nicht, so entscheidet die Agglutination von Kulturen des Erregers durch das Serum des Kranken, die schon einige Tage nach Einsetzen des Fiebers ziemlich erheblich sein kann und von da ab immer weiter steigt.

Über die mannigfachen *neuralen Komplikationen* verdanken wir ROGER eine Anzahl wertvoller Arbeiten. Er unterscheidet zwischen den cerebralen, den medullären, den radikulären bzw. neuritischen und den meningealen Komplikationen. Mangels eigener Erfahrungen halte ich mich im folgenden an seine Angaben.

Die *Meningen* sind verhältnismäßig häufig beim *Maltafieber* in Mitleidenschaft gezogen. Wir haben hier ähnlich wie beim Typhus zu unterscheiden zwischen meningealer Reaktion und der echten Melitokokkenmeningitis. Die meningeale Reaktion ist lediglich eine Begleiterscheinung der Allgemeininfektion, im Liquor ist nur eine schwache Lymphocytose bei minimaler Eiweißvermehrung nachweisbar. Den gleichen Liquorveränderungen begegnen wir auch bei allen Melitokokkenprozessen in unmittelbarer Nachbarschaft der Meningen, z. B. bei einer Encephalitis, Myelitis oder auch bei Wurzelaffektionen, ferner bei Knochenprozessen (z. B. bei der Spondylitis melitococcica).

Die echte *Melitokokkenmeningitis* ist verhältnismäßig selten, sie verläuft klinisch wie jede andere eitrige Meningitis. Das Fieber ist im allgemeinen auffallend niedrig, selten höher als 38^0 und zeigt einen ausgesprochen chronischen Verlauf. Pleocytose und Eiweißgehalt des Liquors sind mäßig vermehrt. Nach ROGER wurde das Bacterium melitensis bisher nur 3mal im Liquor gefunden, und zwar in den Fällen von DESAGE, PELLERIN und VINERTA, LEMAIRE und SANFILIPPO.

Die Meningitis entwickelt sich in der Regel erst mehrere Wochen nach Überstehen der Allgemeininfektion. Wiederholt wurden Lähmungen einzelner Muskelgruppen beschrieben, z. B. der Schulter- und Fußmuskulatur.

Die *Prognose* ist im allgemeinen günstig.

Über einen Fall chronischer spinaler Pachy- und Leptomeningitis nach Melitokokkeninfektion hat jüngst NOTO berichtet. Nach etwa halbjährigem Verlauf bildete sich bei dem 20jährigen Schlachter zunehmend das Bild einer medullären Kompression in Höhe des 7. und 8. Dorsalsegmentes aus. Der Kranke starb 2 Jahre nach Fieberbeginn unter septischen Erscheinungen. Die Sektion ergab eine adhäsive Meningitis vom Bulbus bis zum 8. Dorsalsegment abwärts.

Die BANG*sche Infektion*, deren Erreger, ein kleines, kokkenähnliches Bacterium, 1896 durch BANG und STRIBOLT entdeckt wurde, ist eine in den letzten Jahren mehr und mehr bekanntgewordene septische Erkrankung. 1921 hat BEVAN erstmals die Erkrankung mit dem Verwerfen des Rindes in Beziehung gebracht. Der erste sichere Fall von BANGscher Krankheit des Menschen wurde 1924 von KEEFER (Nordamerika) mitgeteilt. In der Folgezeit mehrten sich die Mitteilungen gleichartiger Fälle. Das Interesse der Kliniker wurde alsdann (1927/28) durch KRISTENSEN (Dänemark) neu geweckt. In Deutschland haben vor allem BÜRGER, HABS, WEIGMANN, HEGLER, SCHOTTMÜLLER, SCHITTENHELM, PRAUSNITZ und POPPE der Krankheit ein besonderes Interesse geschenkt und unsere Kenntnis vom Wesen der Krankheit erheblich bereichert. Besonders häufig wurde die Krankheit im Norden Europas beobachtet, vor allem in Dänemark und Schleswig-Holstein. Seitdem in größeren Kliniken von allen „typhusverdächtigen“ Kranken regelmäßig neben dem „Typhus-WIDAL“ auch die Agglutination auf den BANGschen Erreger angestellt wird, ist man sich über die außerordentliche Verbreitung dieser Infektion klar geworden (HEGLER).

Die *Infektion* des Menschen mit Bact. abortus BANG geht in der Hauptsache von erkrankten Rindern und Schweinen, seltener Schafen aus. Diese Tiere scheiden das BANGsche Bacterium in großer Masse mit Exkreten und Sekreten (Milch) oft jahrelang aus. Beim Tier kommt es nicht wie beim Menschen zur Allgemeininfektion.

Warum trotz der großen Verbreitung des Erregers immer nur vereinzelt Krankheitsfälle vorkommen, wissen wir nicht. Nur selten erkranken Kinder, Frauen wieder seltener als Männer. Eine direkte Übertragung von Mensch auf Mensch wurde bisher erst einmal beobachtet (SCHNÜRER).

Die *Inkubation* schwankt zwischen 2 und 4 Wochen, sie kann aber auch wie beim Maltafieber bis zu mehreren Monaten betragen. Nicht mit Unrecht hat KRISTENSEN das klinische Bild der BANGschen Krankheit als ein „gutartiges Maltafieber“ bezeichnet. Wie dort verläuft das Fieber auch hier oft wellenförmig, wobei das Allgemeinbefinden auffallend wenig gestört ist. Wie beim Typhus ist der Puls in der Regel verlangsamt, dagegen die Milz oft schmerzhaft geschwollen. Selten bestehen Leberschwellung und Ikterus.

Sowohl Höhe als auch Dauer des Fiebers schwanken innerhalb weiter Grenzen. Es sind Fälle mit einer Erkrankungsdauer bis zu 2 Jahren beschrieben worden.

Über *neurologische Komplikationen* bei *BANGscher Krankheit* ist in den letzten Jahren einige Male berichtet worden. Die während des Fieberstadiums häufig auftretenden neuralgiformen Beschwerden haben offensichtlich keine organische Grundlage, sondern sind ebenso wie andere vasomotorische und vegetative Störungen als eine durch den Allgemeininfekt bedingte funktionelle Schädigung vegetativer Zentren aufzufassen. Über das Vorkommen eines echten encephalitischen bzw. myelitischen Prozesses während oder im Anschluß an eine BANGsche Infektion ist bisher nichts Sicheres bekannt.

Die *Meningen* können sich primär und sekundär am Krankheitsprozeß beteiligen. Wie beim Maltafieber (s. S. 361) kommt es verhältnismäßig häufig zu einer sog. meningealen Reaktion als Begleiterscheinung der Allgemeininfektion. Über die Liquorverhältnisse wissen wir infolge Fehlens systematischer Liquoruntersuchungen bisher nichts. Soviel aber ist sicher, daß wie beim Maltafieber auch bei der BANGschen Infektion eine *echte*, durch den Bac. BANG erzeugte Meningitis vorkommt.

Bei einem von BERGMARK 1931 beschriebenen 55jährigen Mann mit BANGscher Krankheit entwickelte sich ein neurologisches Symptomenbild. Nach vorübergehend bestandener Hyperästhesie der Kopfhaut, einer septischen Retinitis traten wenige Monate später unter Fieber erneut starke Kopfschmerzen sowie eine leichte Nackensteifigkeit mit Schmerzen in Armen und Beinen auf. Das Gehör verschlechterte sich, es bildete sich eine Parese der linken Gesichtshälfte und des linken Armes aus, dabei bestand eine Stauungspapille, die zu Atrophie des Opticus führte. Im Laufe der nächsten Wochen schwanden die Patellar- und Achillessehnenreflexe, das BABINSKIsche Zeichen wurde positiv. Der Liquor war schwach gelb gefärbt, der Eiweißgehalt vermehrt. Die Zellzahl schwankte zwischen 20 und 180 in 1 cmm, der Liquordruck zwischen 150 und 400 mm. Die Komplementreaktionen im Blut und Liquor erwiesen sich als positiv. Der Kranke starb unter den Zeichen einer fortschreitenden Kachexie. Schon vorher (1929) hatte VERA JOHNSON über Auftreten von Muskelatrophien, Paresen und Sensibilitätsstörungen bei einem 36jährigen, an Febris BANG erkrankten Mann berichtet. Die Paresen und Atrophien betrafen hauptsächlich die Schultermuskulatur. Es bestand ferner eine leichte Atrophie der kleinen Handmuskulatur beiderseits.

1932 berichtete SEVERIN auf der Vereinigung südostdeutscher Psychiater und Neurologen über einen 20jährigen Landwirtseleven mit BANGscher Infektion, bei dem „neben dem Symptomenkomplex einer Meningitis stärkere Lordose, Druckschmerzhaftigkeit und leichtes Ödem der Lendenwirbelsäule mit segmentärer hinterer Wurzelreizung“ bestanden. Ob es sich in diesem Fall, der wegen „Verdachtes einer Lendenwirbelknocheneiterung“ nicht lumbalpunktiert wurde, wirklich um eine Meningitis gehandelt hat, scheint mir nicht erwiesen.

Gleiches gilt für die von STARKER 1932 mitgeteilten 7 Fälle. STARKER beschreibt eine Anzahl Kranker, bei denen sich im Anschluß an eine Brucella mehr oder weniger ausgedehnte Muskelatrophien teils der Schulter, teils der Hüfte, aber auch der Extremitäten entwickelten. Leider wurde in keinem der Fälle eine Lumbalpunktion vorgenommen, jedenfalls wird nichts über den Liquorbefund gesagt.

Vor kurzem hat BINGEL aus meiner Abteilung über einen 32jährigen Straßenbahnschaffner berichtet, der mit dem Symptomenbild einer Meningitis zur Krankenhausaufnahme gelangte. Er war unter Allgemeinerscheinungen (Mattigkeit, Appetitlosigkeit, Kopfschmerzen, später auch Erbrechen) erkrankt. Bei der Aufnahme ins Krankenhaus fand sich eine geringe Nackensteifigkeit und eine doppelseitige Stauungspapille von 2—3 D. Der Liquordruck betrug 240 mm Hg. Im klaren Liquor fanden sich 290/3 Zellen in 1 cmm; die Eiweißreaktionen waren positiv. Der Liquor, der bakteriologisch zunächst steril gefunden wurde, agglutinierte BANG-Bacillen bis 1:400, in gleicher Weise agglutinierte das Blutserum. Die Temperaturkurve — die Krankheit verlief subchronisch — zeigte einen deutlich undulierenden Charakter. Die fortlaufende Liquorkontrolle (Liquor teils lumbal, teils zisternal entnommen) ergab ein Ansteigen der Zellzahl bis 940/3. Das Zellbild war im wesentlichen stets das gleiche: vorwiegend kleine Lymphocyten und mäßig viele Makrophagen, nur vereinzelte Leukocyten. Der Eiweißgehalt nahm ständig zu, wobei die Zacke in der Mastixkurve weiter nach rechts rückte. Etwa 3 Monate nach der Krankenhausaufnahme gelang es Prof. JACOBSTHAL, BANG-Bacillen aus dem Liquor zu züchten. Nunmehr konnte es keinem Zweifel mehr unterliegen, daß das meningeale Krankheitsbild, das inzwischen in Heilung ausgegangen ist, eine echte BANG-Meningitis war.

Der von BINGEL und JACOBSTHAL mitgeteilte Fall bringt, soweit sich feststellen ließ, zum ersten Male den bakteriologischen Beweis, daß BANGsche Bacillen eine Meningitis erzeugen können.

Die in diesem Falle gemachten klinischen Erfahrungen, vor allem der Liquorbefund mit dem sehr starken Eiweißgehalt, dürften nunmehr auch die von VERA JOHNSSON, von BERGMARK und STARKER beschriebenen neuritischen und amyotrophischen Vorgänge erklären. In Analogie zu chronischen Meningitiden anderer Ätiologie erscheint es mir erlaubt anzunehmen, daß der meningitische Prozeß sich auf die ein- und austretenden Nervenwurzeln auswirkt, zunächst entzündlich, später narbenbildend bzw. komprimierend.

Über einen Fall von Meningomyelitis bei BANGscher Krankheit hat jüngst KRABBE berichtet. Neben meningealen Reizerscheinungen (Xanthochromie des Liquors mit sehr starker Albuminvermehrung, Pleocytose von 456/3, später sogar von 936/3) bestand eine spastische Parese beider Beine mit BABINSKIschem Phänomen bei Fehlen der Achillessehnenreflexe und Abschwächung der Kniesehnenreflexe. Das Zustandsbild besserte sich unter einer Typhusvaccinebehandlung, jedoch blieben die Pyramidenzeichen bestehen.

Seltenere Formen von Meningitis.

Die Meningitis, die durch den *Streptococcus viridans* erzeugt wird, ist den biologischen Eigenschaften des Erregers entsprechend verhältnismäßig milde und verläuft schleichend.

In einem von SAWITZ beschriebenen Fall, einem 17jährigen Mädchen, betrug die Dauer der Meningitis 26 Tage. Das Mädchen starb jedoch nicht, wie SAWITZ ausdrücklich hervorhebt, unter den Zeichen einer Meningitis, sondern an den Folgen einer Endokarditis. Im Liquor, der bei wiederholter Punktion leicht blutig gefunden wurde und stark leukocytenhaltig war, konnten ebenso wie im Blut die Erreger in Reinkultur nachgewiesen werden. Über weitere Fälle berichten SCHOTTMÜLLER, STEINERT, KUCZINSKI und WOLFF, KOCH und SALUS.

In einem von PATZIG beschriebenen Fall ließen sich keinerlei sonstige Zeichen einer Viridansinfektion, insbesondere nicht eine Endokarditis nachweisen. Der 18jährige Junge war akut mit Schüttelfrost, Fieber und Erbrechen erkrankt. Der Liquor, aus dem der Streptococcus viridans in Reinkultur gezüchtet werden konnte, zeigte eine starke Zellvermehrung, die zu 93% aus Leukocyten bestand. Am 3. Tage trat ein sehr ausgedehnter Herpesausschlag im Gesicht auf. Die Leukocytose des Blutes betrug 10 200. Bereits am 6. Tage war der Kranke fieberfrei und gesundete.

Einen tödlich endenden Fall von Meningitis durch Streptococcus viridans hat LANGE (1926) beobachtet. Der schleichende Krankheitsverlauf war durch schubweise auftretende Blutungen, durch eine Ptosis, epileptiforme Anfälle und eine Hemiplegie gekennzeichnet. Eine Sektion wurde nicht gemacht.

Der *Proteusbacillus* kann, wenn auch selten, zum Erreger einer eitrigen Meningitis werden. Es sind Fälle von GOEBEL, ROSS, BAUER, BISCHOFF und BREKENFELD beschrieben worden.

Bei dem von BISCHOFF und BREKENFELD mitgeteilten Fall ($3^1/_2$ Monate altes Kind) ergab die Sektion neben einer Leptomeningitis, wahrscheinlich infolge Geburtsschädigung, eine eitrige, auf eine Hirnhälfte beschränkte eitrige Entzündung der Hirnhäute. Aus dem Ventrikelpunktat konnte das Bacterium proteus vulgare gezüchtet werden. Als Ausgang der Allgemeininfektion wurde der Darm angesehen.

In einem 1930 von KORTENHAUS mitgeteilten Fall ging die Infektion vom Ohr aus.

Über einen Fall von Meningitis beim Säugling, erzeugt durch den *Bacillus acidi lactici,* hat GREENTHAL 1921 berichtet. Seiner Mitteilung folgten weitere Beobachtungen von SHERMAN (1922) und von PASACHOFF (1931). Daß eine solche Meningitis sich auch in späteren Lebensabschnitten entwickeln kann, beweist eine von RAY mitgeteilte Beobachtung, die einen 55jährigen Mann betraf, der an der Meningitis zugrunde ging. Die Erreger konnten hier im Blut und Liquor kulturell nachgewiesen werden.

Fälle von Meningitis, erzeugt durch den *Bacillus lactis aerogenes,* haben SCHEIB (1900) und BEITZKE (1904) mitgeteilt. In beiden Fällen, die letal endeten, handelte es sich ebenfalls um Säuglinge.

Einen durch den *Micrococcus tetragenus* hervorgerufenen Fall von Meningitis beschrieb BONANNO. Den gleichen Erreger konnte VAN RIEMODYK in einem Fall (2jähriges Kind) von tödlich verlaufener Meningitis züchten.

KOCH-WEEK*sche Bacillen* als Erreger einer *Meningitis* im Kindesalter sind 1927 zum ersten Male von H. MEYER beschrieben worden. Die Kinder im Alter von 2—18 Monate erkrankten fieberhaft mit schweren meningitischen Symptomen. Von 6 Fällen verliefen 2 foudroyant innerhalb weniger Tage tödlich, 4 starben nach 4—5 Wochen. Ungefähr gleichzeitig mit HUGO MEYER sahen HEDWIG MEYER und R. STEINERT 2 Fälle gleicher Genese, die auch letal endeten. Pathologisch-anatomisch fand sich jedesmal das gleiche Bild einer schweren eitrigen Meningitis. Die bakteriologische Untersuchung ergab kleine gramnegative Stäbchen, die als KOCH-WEEKsche Bakterien sichergestellt werden konnten. Auf welchem Wege diese Bakterien, die bisher nur als Erreger einer vornehmlich im Frühjahr und im Sommer vorkommenden Conjunctivitis Bedeutung erlangt haben, in die Meningen gelangten, ist unbekannt.

Die echte *Pestmeningitis* kommt nach PASO nur bei der Bubonen-, nicht aber bei der Lungenpest vor und auch hier nur äußerst selten. PASO konnte 1925 nur 19 Fälle aus der Literatur zusammenstellen, denen er eine weitere Beobachtung anfügte. Ob auch eine primäre Meningenpest ohne vorherige Lokalisation des Erregers in den Drüsen vorkommt, ist nicht mit Sicherheit erwiesen. In 50% der von PASO aufgeführten Fälle handelte es sich um Kinder.

Auffallend selten ist eine *Meningitis nach Lumbalpunktion* beobachtet bzw. beschrieben worden. Dies hat möglicherweise seinen Grund darin, daß der Liquor über bactericide Kräfte verfügt und evtl. mit der Nadel eingedrungene Keime schnell abtötet. In einem von LEVY und COHEN mitgeteilten Fall von Tabes kam es im Anschluß an die Lumbalpunktion zu einer durch Pyocyaneus erzeugten Meningitis, die ausheilte. Über eine gleichartige Infektion haben SCHLAGENHAUFER und SONNENSCHEIN berichtet (s. auch S. 359). Erwähnt sei ferner noch ein Fall HAMMERS, bei dem die Sektion eine eitrige Meningitis spinalis ergab. Eine meningeale Infektion nach Lumbalanästhesie sahen SCHLAGENHAUFER, ferner ADANT und SHREWSBURY (s. auch S. 359).

Die meningeale Spirochätose (WEILsche Krankheit).

Die meningeale Spirochätose hat in den letzten Jahren mehr und mehr das Interesse des Klinikers geweckt. Bei einem meningitischen Symptomenkomplex unklarer Ätiologie ist stets daran zu denken, daß es sich um eine sog. meningeale Spirochätose handeln kann.

TROISIER hat bereits seit 1916 der meningealen Spirochätose sein besonderes Augenmerk geschenkt. In einer 1933 erschienenen, groß angelegten Monographie hat er zusammen mit BOQUIEN alle bis zu diesem Jahre in der Literatur bekannt gewordenen Fälle zusammengestellt und ihnen seine eigenen Beobachtungen angefügt. Als auslösendes Agens dieser Krankheit sehen die beiden Autoren die 1914 von INADA und IDO beim rezidivierenden infektiösen Ikterus gefundene Spirochäte an, die sie durch Übertragung von Blut eines solchen Kranken auf das Kaninchen in der Leber dieses Tieres nachweisen konnten. TROISIER und BOQUIEN sind zu der Überzeugung gelangt, daß wohl in den meisten Fällen von meningealer Spirochätose die Erreger mit den Spirochäten der WEILschen Krankheit, auch Icterus infectiosus und Spirochaetosis icterohaemorrhagica genannt, identisch sind.

Die WEIL*sche Krankheit,* die durch die Spirochaeta icterogenes ausgelöst wird, ist eine Allgemeinerkrankung mit sehr charakteristischem Fieberverlauf, bei der neben Leber, Niere, Muskulatur und Kreislauforganen auch das Hirn sowie vor allem seine Häute vom Prozeß ergriffen werden können.

Die *Spirochaeta icterogenes* ist ein feines, zartes Gebilde von etwa 9—10 μ Länge und etwa 0,2 μ Breite. Von einem dickeren, gestreckten Mittelstab grenzen sich meist deutlich zwei hakenförmige, oft scharf umschriebene Enden wie Kleiderbügel ab, die sich leicht verjüngen und häufig mit einem Knöpfchen endigen (HEGLER). Betreffs färberischer Darstellung und Kultur der Spirochäten sei auf die entsprechenden Handbücher der Bakteriologie verwiesen.

Die *Infektion* erfolgt nicht von Mensch auf Mensch, d. h. nicht durch Kontaktinfektion. Wie Laboratoriumsinfektionen gelehrt haben, dringen die Spirochäten wahrscheinlich durch die Haut oder die Schleimhäute in den Organismus ein. Häufigster Überträger ist das verschmutzte Wasser (Kanäle, Badeanstalten, Siele, Sümpfe usw.). Die Spirochäten sind schon wenige Tage nach Durchwandern der Haut im Blute nachweisbar, und zwar sowohl durch die Kultur als auch durch den Tierversuch. Nach dem 8. Tage gelingt ihr Nachweis im Blut im allgemeinen nicht mehr, dagegen wohl noch gelegentlich im Liquor cerebrospinalis. Die Hauptansiedlungsstätte sind Leber und Niere, von wo aus sie alsdann mit dem Harn ausgeschieden werden.

Größere *Epidemien* sind bisher nicht beobachtet worden. Meist pflegt die Zahl der Erkrankungsfälle nicht größer als 10—20—30 zu sein (HEGLER). Die Kranken infizieren sich meist an einer gemeinsamen Infektionsquelle (Badeanstalt). Die Krankheit tritt bevorzugt in der warmen Jahreszeit auf, nach TROISIER und BOQUIEN besonders in der Zeit vom Juli bis Oktober, nie im April. Es werden Männer sehr viel häufiger befallen als Frauen. Von 77 WEIL-Fällen der letzten 8 Jahre in Hamburg betrafen nur 4 Frauen (HEGLER).

Das *Alter* scheint auf das Zustandekommen der Infektion keinen Einfluß zu haben. Es können Kinder und Erwachsene in gleicher Weise erkranken. TROISIER und BOQUIEN fanden als Durchschnittsalter 24 Jahre.

Der Hauptverbreiter der WEILschen Spirochäte ist die Ratte. Als Dauerausscheider dieser Spirochäten verunreinigt sie die Gewässer (Badeanstalten, Siele, Kanäle usw.). Niemals jedoch ist mit Sicherheit beobachtet worden, daß die Ratte den Menschen direkt infiziert. In den Fragen der Biologie des Erregers der WEILschen Krankheit verdanken wir unsere Hauptkenntnisse den Arbeiten von UHLENHUTH und ZIMMERMANN, M. ZUELZER und SCHÜFFNER.

Die *Inkubation* hält sich zwischen 5 und 14 Tagen. Wenngleich schon das Blut gegen Ende der Inkubationszeit infektiös ist, sind doch klinisch um diese Zeit noch keine besonderen Störungen nachweisbar. In der Regel eröffnet ein Schüttelfrost die Szene; erst von jetzt ab ist das Allgemeinbefinden stärker beinträchtigt. Es wird über hochgradige Apathie, über Muskel-, vor allem Wadenschmerzen geklagt, sodann auch über Kopf- und Nackenschmerzen. Unter 27 von HEGLER beschriebenen Fällen fehlten die außerordentlich charakteristischen Wadenschmerzen nur zweimal; einer von diesen beiden Kranken war längere Zeit stark benommen gewesen. Nicht minder heftig können die Schmerzen in den Nacken- und langen Rückenmuskeln sein. Nur selten fehlt das Erbrechen. Der Appetit ist völlig erloschen, dabei besteht quälender Durst. Das Bewußtsein bleibt nicht immer klar. Der Gesichtsausdruck ist müde, ängstlich, die Zunge trocken, rissig und in der Regel stark belegt. Häufig besteht eine Herpes labialis und eine Conjunctivitis.

Das *Fieber* ist außerordentlich charakteristisch. Es steigt nach dem Schüttelfrost schnell auf 39—40°, die erste Fieberperiode dauert etwa eine Woche, in der es sich schon vom 3. oder 4. Tage an zu senken beginnt. Nach einem fieberfreien Intervall von 4—8 Tagen kommt es zu einem erneuten Anstieg der Temperatur, d. h. etwa vom 14.—16. Tage an. Auch diese Fieberperiode klingt in gleicher Weise ab wie die erste, es können ihr später noch eine dritte und sogar eine vierte Fieberphase folgen. Die Höhe der Temperatur geht keineswegs immer mit der Schwere der Krankheit parallel. Schon während der ersten Fieberperiode setzt der die Krankheit charakterisierende Ikterus ein, er kann freilich auch, wie wir es jüngst in einem von BINGEL[1] mitgeteilten Falle sahen, fehlen. Der *Puls* ist häufig verlangsamt, der *Blutdruck* oft auffallend niedrig.

Betreffs der übrigen klinischen Symptome sei auf die Handbücher der inneren Medizin (s. speziell die Abhandlung von C. HEGLER in der Neuen Deutschen Klinik, Bd. 12. 1934) verwiesen. Erwähnt sei nur noch, daß es zu ausgesprochenen

[1] Erscheint demnächst in Klin. Wschr.

psychischen Störungen kommen kann. FAVRE und MATHIEU sprechen sogar von einer psychischen Form der meningealen Spirochätose. Sorgfältige klinische Feststellungen verdanken wir hier vor allem den Studien von COSTA und TROISIER.

Schon sehr früh kann sich das *Nervensystem* am Prozeß beteiligen. Ein gewisser *Meningismus* fehlt in den schwereren Fällen kaum jemals. TROISIER und BOQUIEN haben die einzelnen Symptome, die auf eine meningeale Beteiligung schließen lassen, sorgfältig aufgezählt. Es sind im ganzen die gleichen Symptome, die wir auch sonst bei meningealen Reizzuständen beobachten. HEGLER berichtet, daß in einem seiner Fälle die allgemeine Muskelspannung so hochgradig war, daß der Verdacht auf Tetanus entstand. Von seinen Fällen hatten 3 einen gelben *Liquor* mit leichter Vermehrung des Eiweißgehaltes und der Zellzahl. TOMITA (zit. nach HEGLER) fand bei 28 Fällen von WEILscher Krankheit in Japan den Liquordruck regelmäßig erhöht. Über weitere Fälle von meningealer Spirochätose haben eingehend TROISIER und BOQUIEN, sodann LAIGNEL-LAVASTINE, GARNIER, NICAUD und MAISLER, HARVIER und WILM berichtet.

In dem von LAIGNEL-LAVASTINE beobachteten Fall erkrankte ein 33jähriger Mann subakut mit Allgemeinerscheinungen, heftigen Kopf- und Rückenschmerzen. Es bestand eine Schwellung der cubitalen Lymphdrüsen, ein Herpes symplex und eine Conjunctivitis, jedoch kein Ikterus und keine Milzschwellung. Die Lumbalpunktion ergab einen trüben Liquor mit 400 Zellen in 1 cmm, davon waren 59% polynucleäre; der Zellgehalt ging innerhalb einer Woche fast bis zur Norm zurück. Der Verdacht, daß es sich um eine Spirochätenmeningitis handeln könne, war dadurch gegeben, daß der Kranke in mit Ratten verseuchten Gewässern gearbeitet hatte. Die Agglutinationsprobe des Liquors, der Spirochäten agglutinierte, machte die Diagnose Spirochätenmeningitis wahrscheinlich, obwohl die Verimpfung von Liquor und Urin auf Meerschweinchen negativ blieb. In dem von GARNIER, NICAUD und MAISLER mitgeteilten Fall erkrankte ein 36jähriger Schlachter fieberhaft mit Kopf- und Rückenschmerzen. Auch hier bestand ein meningeales Syndrom mit Herpes und Conjunctivitis. Im Liquor fand sich eine mäßige Lymphocytose. Die Verimpfung von Liquor und Urin auf Meerschweinchen rief bei den Tieren eine Erkrankung hervor, die mit Blutungen und Ikterus einherging; in diesem Fall wurden Spirochäten nachgewiesen. Das Serum des Kranken agglutinierte Leptospiren in einer Verdünnung von 1 : 100 000, der Liquor nur 1 : 50. Die Infektion war wahrscheinlich im Schlachthaus erfolgt. Über einen dritten Fall berichten HARVIER und WILM. In diesem Fall, der eine Taucherin betraf, fehlten Herpes und Conjunctivitis. Auch hier wurde die Diagnose mittels Agglutination gestellt. Der Fall ging wie die beiden anderen in Heilung aus.

Differentialdiagnostisch ist in unklaren Fällen, besonders wenn ein Ikterus nicht besteht, in erster Linie an den Meningismus bei akuten Infektionskrankheiten zu denken, bei einem sehr akuten Beginn auch an eine epidemische Meningitis, besonders wenn schon am ersten Tage ein Herpes besteht. Entscheiden wird hier stets der Liquorbefund. Für die Diagnose einer meningealen Spirochätose seien als besonders wichtig noch 2 Momente erwähnt. Das eine ist die Blutsenkungsgeschwindigkeit: sie ist schon in den ersten Tagen nach Ausbruch der Krankheit stark erhöht, das andere ist das Auftreten agglutinierender und komplementbindender Stoffe im Blut. Ein Agglutinationstiter von 1 : 200, etwa vom 10.—12. Tage an und ein weiterer Anstieg in den folgenden Tagen ist diagnostisch absolut beweisend. Besonders wertvoll ist die jüngst von GAETHGENS angegebene Komplementbindungsreaktion.

TROISIER und BOQUIEN erörtern die Möglichkeit, daß vielleicht auch gewisse Fälle sog. aseptischer Meningitis hierher gehören, ebenso wie Fälle von herpetischer Meningitis. Es sind dies einstweilen nur Vermutungen, für die vorläufig noch jeder Beweis fehlt.

Über das *histologische Substrat* ist bisher nur wenig bekannt geworden, dies offensichtlich aus dem Grunde, weil die Prognose der meningealen Spirochätose im allgemeinen günstig ist. BINGEL hat über einen tödlich verlaufenen Fall von WEILscher Krankheit berichtet, bei dem sich eine Makrophagenmeningitis und frische, entzündliche Veränderungen im Ependym fanden, außerdem auch herdförmig verteilte Zellveränderungen ischämischer Art an verschiedenen Stellen des Rindengraues. Es fanden sich hier zahlreiche Spirochäten im Myokard, in der Wadenmuskulatur, in der Leber und in der Niere, nicht aber in den Meningen. Dieser Befund deckt sich mit dem anderer Autoren insofern, als bisher die Spirochäten zwar häufig in den Organen, aber nicht in den Meningen gefunden worden sind. Nur KANEKO berichtet über einige Fälle mit positivem Spirochätennachweis in den Meningen und um die Gefäße im Nervengewebe. Es handelt sich hier jedoch um Fälle, die schon in einem relativ frühen Stadium gestorben waren. Dies erklärt auch, warum bei der experimentellen Spirochätose der Meningen die Spirochäten beim Meerschweinchen häufig und in großer Zahl nachgewiesen werden konnten.

Tierexperimentell haben zuerst COSTA und TROISIER eine Meningitis mit WEILscher Spirochäte erzeugt. Die geimpften Tiere (Meerschweinchen) erkrankten nach subduraler Infektion unter meningealen Erscheinungen, für die sich später auch ein entsprechender histologischer Befund erheben ließ.

Die *Prognose* der meningealen Spirochätose ist durchweg gut, während sie in Fällen von WEILscher Krankheit, die von Anfang an mit schweren Allgemeinerscheinungen einhergehen, nach den bisher vorliegenden Berichten keineswegs als absolut günstig bezeichnet werden kann (s. hierzu HEGLER in der Neuen Deutschen Klinik).

In der *Behandlung* der meningealen Spirochätose müssen wir uns vorläufig noch mit allgemeinen und symptomatischen Maßnahmen begnügen. Eine spezifische Therapie kennen wir bis jetzt nicht. Immerhin sei erwähnt, daß TROISIER und BOQUIEN Wismut und Yatren empfehlen.

Die Blastomykose der Meningen.

Die Blastomykose des Zentralnervensystems ist eine verhältnismäßig seltene Krankheit. Sie scheint in anderen Ländern, vor allem in Amerika häufiger vorzukommen als in Deutschland.

Über einen Fall von Blastomykose des Hirns hat zum erstenmal v. HANSEMANN (1905) berichtet. Die richtige Diagnose wurde in diesem wie in einem 1907 von BENDA mitgeteilten Fall freilich erst durch die histologische Untersuchung gestellt. Demgegenüber konnte TÜRK 1907 über einen schon zu Lebzeiten diagnostizierten Fall berichten. Seitdem ist eine größere Anzahl von Fällen beschrieben worden (zit. nach FREEMAN): BENDA (1907); RUSK und FARNELL (1912); VERSÉ (1914); GOTO (1915); STODDARD und CUTLER (1916); SWIFT und BULL (1917); PIERSON (1917); FLU und WOENSDREGHT (1918); WATANABE (1919); EVANS (1922); WILLIAMS (1922); FREEMAN und WEIDMAN (1922); VOSS (1923); BARLOW (1923); HANSMANN (1924); BETTIN (1924); SCHAPIRO und NEAL (1925); WILHELMJ (1925); MILLER (1925); LYNCH und ROSE (1926); RAPPAPORT und KAPLAN (1926); WORTIS und WIGHTMAN (1928); HALL, HIRSCH und MOCK, SEMERAK (1928); HIRSCH und COLEMAN (1929); SCHALTENBRAND und BAILEY (1928); MASSEE und ROONEY (1930); STONE und STURDIVANT (1929); SMITH und CRAWFORD (1930); BALL (1930); DEMME und MUMME (1932); WATTS (1932).

W. FREEMAN, dem wir eine umfassende Monographie über die Blastomykose des Zentralnervensystems verdanken, hat das gesamte bis zum Jahre 1930 in der Literatur vorliegende Material zusammengestellt und ihm weitere selbst untersuchte Fälle angegliedert. Betreffs aller Einzelheiten sei auf die Studie W. FREEMANS verwiesen. In diesem Zusammenhang soll nur eine kurze Übersicht über die wichtigsten Tatsachen gegeben werden.

Die Blastomykose des Zentralnervensystems bzw. der Meningen ist eine selbständige Krankheit, nur selten ist sie Teilerscheinung einer Allgemeininfektion.

Die *Eingangspforte* in den Körper ist häufig die Lunge (Bronchiektasen, Tuberkulose). BUSCHKE und JOSEPH fanden in $^3/_4$ der von ihnen zusammengestellten 21 Fälle die Eingangsstelle in den Lungen. In TÜRKS Fall war der Nasenrachenraum die Eingangspforte, in VERSÉS Fall eine Cholangitis. In einem von BINGOLD mitgeteilten Fall hatte sich die Meningitis von einer Otitis media aus entwickelt. DEMME und MUMME sahen einen Wirbelprozeß als Ausgangsherd an. Auch der Magendarmtraktus kann zur Eingangspforte werden.

Das *anatomische Substrat* der Blastomykose-Meningitis ist außerordentlich typisch und weicht von dem der bakteriellen Meningitis insofern ab, als die Granulationsvorgänge über die echt entzündlichen Erscheinungen überwiegen. In vielen Fällen ist der Prozeß bereits makroskopisch erkennbar, und zwar gilt dies besonders für die auf embolischem Wege entstandene Form. Der Prozeß bevorzugt die graue Substanz, d. h. die Hirnrinde, die basalen Ganglien und das Rückenmarksgrau. Knötchen- und cystenförmig werden die genannten Teile von der Blastomykose durchsetzt. Ist die Herdbildung im Hirn und Rückenmark gering, oder fehlt sie, und wirkt sich der Prozeß vorwiegend meningeal aus, so ist eine Verwechslung mit der tuberkulösen Meningitis leicht möglich und auch wiederholt vorgekommen.

KLARFELD hat 1920 auf Grund experimenteller Studien die Histopathologie der Blastomykose des Gehirns eingehend beschrieben. Er hat Hunden und Kaninchen aufgeschwemmte Kulturen intravenös injiziert. Danach fand er im wesentlichen die gleichen Veränderungen,

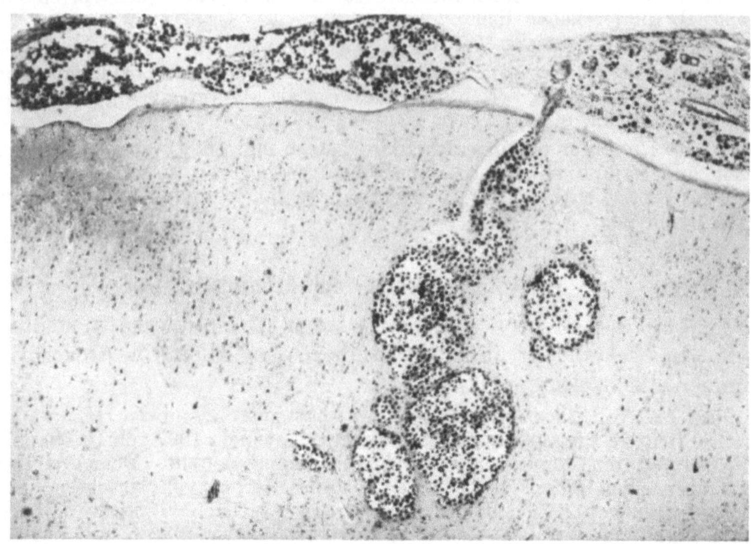

Abb. 20. Blastomykose der Meningen. Eindringen der Hefen von den Meningen aus in die Hirnrinde auf dem Wege der perivasculären Lymphräume. (Aus der Arbeit von DEMME und MUMME, Dtsch. Z. Nervenheilk. **127**, 1932.)

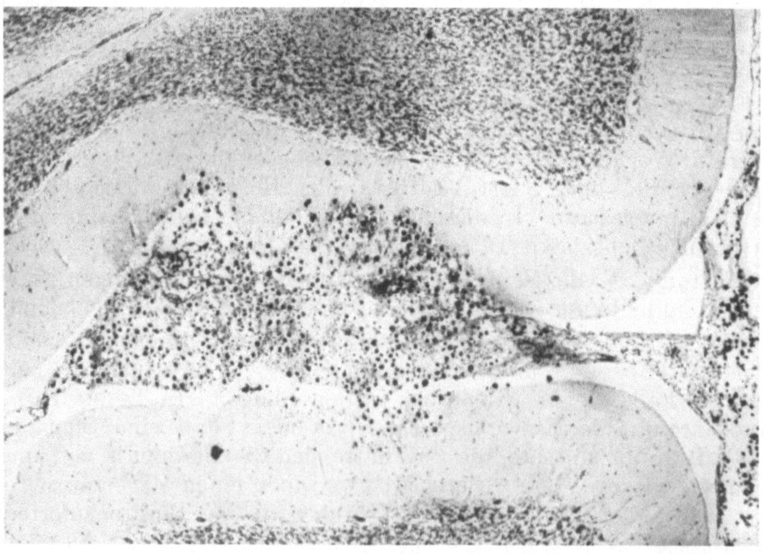

Abb. 21. Blastomykose der Meningen. (Gleicher Fall wie Abb. 20.)

wie sie uns aus der menschlichen Pathologie bekannt geworden sind. Bemerkenswert ist, daß sich die Erkrankung der Meningen als die konstanteste Teilerscheinung im histologischen Gesamtbild der Gehirnblastomykose erwies. Die Meningen waren niemals in allen Abschnitten gleich stark betroffen. Am wenigsten waren gewöhnlich die Häute des Rückenmarks erkrankt, am konstantesten und am stärksten die des Kleinhirns, während die Häute des Großhirns eine Mittelstellung einnahmen.

Die Meningen sind von Hefezellen meist dicht, jedoch niemals gleichmäßig durchsetzt, ein gleiches Bild können auch die Plexus chorioidei bieten. Wie die meisten anderen Autoren sahen DEMME und MUMME neben Partien mit schwersten Veränderungen fast normale Areale. Die lymphocytäre sowie leukocytäre Reaktion des Gewebes auf die Hefezellen ist außerordentlich gering. Die Meningen sind bald mehr diffus, bald mehr herdförmig von Granulationsgewebe durchsetzt, wobei jedoch die Gefäße nur selten Wucherungsvorgänge der Endothelien erkennen lassen. In die Meningen sowie in die Nervensubstanz eingestreute Cysten stellen Ansammlungen von Mikroorganismen mit ihren Schleimkapseln dar. Knötchenförmige Granulome, wie man sie bei der embolischen Blastomykose besonders zahlreich in der Hirnrinde sieht, sind Konglomerate von endothelialen Elementen meist mit zentraler Nekrose, wie sie auch KLARFELD bei seinen tierexperimentellen Befunden beschrieben hat. Auffallend ist die erhebliche Zahl der Riesenzellen im Gewebe, die ungewöhnlich groß sein können, sie sind oft mit teils noch erhaltenen, teils aber bereits in Zerfall begriffenen Hefezellen angefüllt. Besonders charakteristisch sind Befunde im Bereich der Rindengefäße, die dadurch entstehen, daß die Hefezellen in den VIRCHOW-ROBINschen Räumen der von den Meningen in die Rinde eintretenden Gefäße wie durch einen Flaschenhals hirneinwärts wachsen. Sie wirken sich fremdkörperartig aus und erweitern die perivasculären Räume im allgemeinen nur, ohne die Pia-Gliamembran zu zerstören. Wird die Pia-Gliamembran durchbrochen, so wachsen die Hefezellen in kleinen Nestern weiter, ebenfalls nur verdrängend, nicht zerstörend. Die mesodermale Reaktion ist auch hier im allgemeinen gering, sie besteht in einer mäßigen lymphocytären und vor allem plasmocytären Infiltratbildung. Dabei reagiert die Glia noch weniger als das mesodermale Gewebe.

Eine histolytische Wirkung auf das Gewebe, wie man sie vermuten sollte, üben die Hefen im allgemeinen nicht aus. DEMME und MUMME sahen einen Einbruch ins Hirngewebe mit sekundärer Zerstörung nur an einer einzigen Stelle der Ventrikelwand.

Verhältnismäßig häufig werden auch andere Organe des Körpers auf metastatischem Wege von der Blastomykose ergriffen, vor allem die Lungen, die nach FREEMAN in etwa der Hälfte aller Fälle erkranken. Auch Lymphdrüsen können befallen werden, so daß ein HODGKIN-ähnliches Krankheitsbild entsteht, ferner kommt es gelegentlich zu Ulcerationen im Darmtractus, Knötchenbildung auf dem Peritoneum, Herden im Knochen, in der Leber, in der Milz und in den Nieren, selten in der Haut.

Von den außerordentlich zahlreichen Blastomykosearten sind nur einige für den Menschen pathogen. W. FREEMAN hat Richtlinien für die Unterscheidung bestimmter Arten und vor allem auch hinsichtlich ihrer Auswirkung auf das Zentralnervensystem gegeben.

Symptomatologie. Zu Beginn der Erkrankung klagen die Kranken meist nur über sehr vage Beschwerden: eingenommenen Kopf, ziehende Schmerzen im Nacken, Neuralgien, ferner über Störungen des Schlafes, der Verdauung u. a. m. Es bestehen Nackensteifigkeit und KERNIGsches Phänomen. Verhältnismäßig häufig wurden Augenmuskelstörungen (Pupillenanomalien, Diplopie, Ptosis) beobachtet, auch der Opticus kann in Mitleidenschaft gezogen werden (Stauungspapille, Atrophie nicht selten bis zur Erblindung), desgleichen der Acusticus (Schwerhörigkeit bis zur Ertaubung). Rindenreizerscheinungen (epileptiforme Anfälle) und andere lokal cerebrale Symptome werden seltener beobachtet. Das Krankheitsbild zieht sich meist bis zu vielen Monaten hin, bald das Bild einer chronischen, speziell einer tuberkulösen oder auch einer sarkomatösen bzw. carcinomatösen Meningitis nachahmend, bald das einer Hirngeschwulst. Ausgesprochen psychotische Erscheinungen sind selten. DEMME und MUMME sahen bei ihrem Fall ein KORSAKOWsches Syndrom. Der Blutbefund ist uncharakteristisch, bei langer Dauer der Krankheit kommt es lediglich zu einer sekundären Anämie. Bei diesem Verlauf ist es nicht verwunderlich, daß einzelne Fälle unter dem Verdacht eines raumbeschränkenden intrakraniellen Prozesses operiert wurden, während andere wieder für eine tuberkulöse Meningitis oder eine chronische Encephalitis ungeklärter Ätiologie gehalten wurden und als solche zur Sektion kamen.

Im *Liquor* lassen sich regelmäßig Hefezellen nachweisen, deren Kultur leicht gelingt. Die Pleocytose ist sehr verschieden, sie kann bis zu mehreren Hundert in 1 cmm betragen, dabei besteht im allgemeinen nur ein kleiner Prozentsatz der Zellen aus Leukocyten. Neben Lymphocyten findet man viele Makrophagen und endotheliale Elemente. Der Eiweißgehalt ist anfangs wenig, später meist, und zwar infolge partieller oder totaler Blockierung des Liquorsystems stark vermehrt. Nicht selten ist der Liquor xanthochrom.

Die *Prognose* ist absolut ungünstig. Die Krankheit endet stets tödlich. Jedenfalls sind geheilte Fälle von Blastomykose des Zentralnervensystems bisher nicht bekannt geworden.

Jede *Therapie* erweist sich als machtlos.

Nur in seltenen Fällen greift die **Aktinomykose** auf die Meningen über. Nach Morawiecka, der einen einschlägigen Fall beschrieben hat, unterscheidet sich die Meningitis actinomycotica von der purulenten Meningitis vor allem durch die sehr geringe Neigung zur Eiterbildung. Die Verhältnisse liegen hier mithin ähnlich wie bei der Blastomykose der Meningen.

Die infektiösen Meningitiden nichtbakterieller Art.

Die im folgenden Abschnitt zu besprechenden Formen der Meningitis unterscheiden sich von den vorher aufgeführten dadurch, daß der Nachweis des sie erzeugenden Agens im Liquor mit unseren heutigen Untersuchungsmethoden (mikroskopisch, kulturell, biologisch) nicht möglich ist. Trotzdem aber erscheint es mir berechtigt, sie den infektiösen Meningitiden zuzurechnen. In diese Gruppe gehört

a) die idiopathische aseptische Meningitis.

Unter dieser Bezeichnung verstehen wir eine Form der Meningitis, mit der wir erst in den letzten Jahren mehr und mehr vertraut geworden sind. Sie ist dadurch gekennzeichnet, daß sie, wie das ihr vielfach auch gegebene Beiwort „epidemisch“ besagt, zu gewissen Zeiten im Jahr, meist im Herbst, nach Art einer Infektionskrankheit gehäuft auftritt. Das Krankheitsbild kann im ersten Stadium schwer und leicht sein. Die Krankheitsdauer ist im allgemeinen kurz, der Verlauf unkompliziert.

Die *Nomenklatur* der Krankheit ist bis auf den heutigen Tag uneinheitlich geblieben. Man begegnet in buntem Durcheinander Bezeichnungen wie Meningitis acuta aseptica, M. acuta serosa, M. idiopathica, M. epidemica, M. lymphocytaria, M. purulenta benigna und andere mehr. In Analogie zur epidemischen, durch Meningokokken hervorgerufenen Meningitis erscheint mir die Bezeichnung „idiopathische aseptische Meningitis“ zur Zeit am zweckmäßigsten. Diese Bezeichnung präjudiziert nichts, solange wir die Ätiolgoie der Krankheit nicht restlos kennen. Auf jeden Fall aber erscheint es nötig, diese Form der Meningitis aus dem großen Sammeltopf der „Meningitis serosa“ (s. S. 379) herauszunehmen und damit weiterer Verwirrung entgegenzuarbeiten.

Es ist das Verdienst von Wallgren, 1925 mit einer Studie, betitelt „Une nouvelle maladie infectieuse du système nerveux central?“ erneut die Aufmerksamkeit auf dieses Krankheitsbild gelenkt zu haben. Während Wallgren zunächst nur über drei von ihm während der Jahre 1922 und 1923 beobachtete Fälle berichtete, hat sein Schüler Gunther 1930 insgesamt 13 Fälle aus den Jahren 1922—1928 zusammengestellt. Schon vor Wallgren waren in Frankreich ähnliche Beobachtungen bekanntgegeben worden. Die erste Mitteilung stammt von Widal, der 1910 über 6 Fälle mit akuten meningitischen Erscheinungen und glücklichem Ausgang berichten konnte. Rist und Rolland sahen 5mal ein gleiches Krankheitsbild bei Personen im Alter von 11—15 Jahren, und zwar während der Monate August bis September 1910, Lanbry und Paron berichten über 3 und Guillain und Richet über 4 Fälle. Weitere Beobachtungen liegen sodann vor von Esbach und Laprade, Chataignon, Remlinger, Bériel, Etienne, Hutinel und Comby, Gautier und Chausse-Klink, Philibert u. a. Während der nächsten Jahre finden wir nur vereinzelt Mitteilungen in der Literatur, bis dann 1922 durch Wallgren das Interesse für diese Form der Meningitis erneut geweckt wurde. 1924 berichtete Schlesinger über 2 von ihm in Wien beobachtete Fälle, in gleicher Weise berichteten 1925 Brown und Simmer über Fälle aus Boston und New York. Weitere Mitteilungen nach 1925 liegen vor von Stooss, M. Roche, Margulis, Krabbe, Hässler, Andersen und Wulff, Antos, Rankin, Gibbens, Naville, Eckstein, E. Schiff, Berkesy, Siebert, Grün u. a.

Ätiologie und Pathogenese. Die Auffassung vom Wesen dieser Meningitis hat im Laufe der Jahre immer wieder gewechselt und ist bis auf den heutigen Tag umstritten geblieben.

Wenn WIDAL 1910 die Bezeichnung „états méningés" wählte, so wollte er damit zum Ausdruck bringen, daß er keine Möglichkeit einer sicheren Gruppierung der von ihm beobachteten Krankheitsfälle sah. Immerhin aber hielt er es für richtig, von einer Krankheit sui generis zu sprechen. Wie NETTER, COMBY und HUTINEL erwog auch er, ob es sich hier nicht um Sonderformen der Poliomyelitis handeln könne. Gleiche Erwägungen haben später dann auch WALLGREN und GUNTHER für die in Gotenburg beobachteten Fälle angestellt, wobei WALLGREN freilich der Meningitis die Bedeutung einer selbständigen Erkrankung nicht glaubte absprechen zu können. Die gleiche Auffassung vertrat ANTONI, wenngleich zur Zeit, wo er seine Beobachtungen in Stockholm machte, Fälle von Poliomyelitis in ganz Schweden nur selten vorkamen. Eine von ANTONI 1924 mitgeteilte Beobachtung erscheint von besonderem Interesse: Er sah innerhalb einer Familie eine 21jährige Frau akut unter den Erscheinungen einer Meningitis erkranken. Im Liquor 667 Zellen im Kubikmillimeter. Ausgang in Heilung. 3 Tage nach Auftreten der ersten Erscheinungen bei dieser Frau erkrankte der Bruder ebenfalls fieberhaft mit meningealen Symptomen. Im Liquor 259 Zellen im Kubikmillimeter. Danach Paresen der Arm- und Rumpfmuskulatur, also das eindeutige Bild einer Poliomyelitis.

Im Gegensatz zu ANTONI hatte GUNTHER für seine 13 Gotenburger Fälle einen gewissen Parallelismus mit der Frequenz der Kinderlähmung feststellen können. Gleiches ließ sich seinerzeit (1910) für die Pariser Fälle zeigen. Die Möglichkeit einer Identität des Erregers der epidemischen Meningitis mit dem Erreger der Poliomyelitis ist auch in den letzten Jahren immer wieder diskutiert worden (STOOSS, ECKSTEIN, SCHNEIDER, GRÜN, ABRAMSON u. a.).

STOOSS, der sich eingehend mit dem Fragenkomplex der aseptischen sowie der epidemischen Meningitis befaßt hat, kommt zu dem Schluß, daß die Ätiologie keine einheitliche sei. Wie die sekundären meningealen Reaktionen bei den verschiedenen Infekten in ähnlicher Erscheinungsform auftreten können, so sind seines Erachtens auch die anscheinend primären Erkrankungen verschiedenen infektiösen Ursprungs. Dabei nimmt er an, daß ein bestimmter Prozentsatz von Fällen durch das Virus der Poliomyelitis erzeugt wird.

Jüngst hat ECKSTEIN die Hypothese aufgestellt, daß die idiopathische aseptische Meningitis, die er zwar für ein gut abgrenzbares Gebiet hält, mit einer gewissen Wahrscheinlichkeit in das Gebiet der „meningealen Encephalitis" einzureihen sei, d. h. daß sie durch das gleiche Virus erzeugt werde wie die epidemische Encephalitis. ECKSTEIN kommt zu dieser Auffassung auf Grund der Tatsache, daß v. ECONOMO bereits und später auch HOFSTADT u. a. Fälle von epidemischer Encephalitis beschrieben haben, die sich klinisch unter dem Bilde einer unkomplizierten Meningitis auswirkten. In dieser Auffassung bestärkt ihn, daß zu gleicher Zeit, in der die von ihm beschriebenen Fälle vorkamen, im Düsseldorfer Bezirk sporadisch Fälle von epidemischer Encephalitis beobachtet wurden. Schon vor ECKSTEIN hatten NAUCLÉR, MADSEN, KRABBE, USTVEDT, M. ROCHE, BÉRIEL und DEVIC, GORTER u. a. die Möglichkeit einer Identität bzw. einer nahen Verwandtschaft des Erregers der idiopathischen aseptischen Meningitis mit dem Virus der epidemischen Encephalitis erwogen. Eine sehr erhebliche Stütze für seine Annahme glaubt ECKSTEIN vor allem aber in dem Ergebnis seiner tierexperimentellen Untersuchungen zu haben. Wir werden später (S. 374) zeigen, daß diese Beweisführung nicht als gelungen gelten kann. Nicht angängig erscheint mir, aus der Symptomatologie der einzelnen Fälle von idiopathischer aseptischer Meningitis (Apathie, Schlafsucht, Speichelfluß, Augenmuskelstörungen), wie es nach ECKSTEIN teilweise auch SCHNEIDER und GRÜN, freilich mit einer gewissen Reserve, getan haben, auf enge Beziehungen zur epidemischen Encephalitis zu schließen. Schon früher hat GUNTHER einen solchen Versuch mit kritischen Bemerkungen zurückgewiesen.

Von anderen Versuchen, die idiopathische aseptische Meningitis ätiologisch zu erfassen, seien noch die von ETIENNE, VERAIN und REMY erwähnt. Sie glaubten, daß die von ihnen beobachteten Fälle benigner Meningitis tuberkulösen Ursprungs seien. HAGLSTEM dachte an die Möglichkeit einer Infektion durch den Influenzaerreger. Auch an die Möglichkeit einer Mumpsmeningitis wurde gedacht, wobei man sich auf die Erfahrungstatsache stützte, daß die Meningitis vor der Parotitis auftreten, ja daß die Erkrankung der Ohrspeicheldrüse sogar völlig ausbleiben kann. Erwähnt sei schließlich noch, daß man versucht hat, für die Fälle der epidemischen Meningitis und der postvakzinalen Encephalitis den gleichen Erreger anzuschuldigen. Alles dieses aber sind Hypothesen geblieben, denen irgendwelche Bedeutung heute kaum noch zukommt.

Zusammenfassend ist zu sagen, daß wir den Erreger der idiopathischen aseptischen Meningitis bis heute nicht kennen. Daß es ein visibles Agens, speziell ein Bacterium, mit größter Wahrscheinlichkeit nicht ist, ergibt sich aus der Tatsache, daß alle Kulturversuche aerob und anaerob, so oft sie angestellt wurden, negativ blieben. Aber auch die Tierversuche blieben negativ, jedenfalls fehlt den bisher beschriebenen Befunden jede Beweiskraft. Die Annahme, daß der Erreger mit dem Virus der epidemischen Encephalitis identisch sei, erscheint schon deswegen in hohem Maße unwahrscheinlich, weil es bisher in keinem Fall zu Folgezuständen nach Art derjenigen bei der ECONOMOschen Krankheit gekommen ist. Auch der bei beiden Krankheiten verschiedene Liquorbefund spricht dagegen. Anders steht es mit den Beziehungen zur Poliomyelitis. Von WIDAL, WALLGREN, GUNTHER, ANTONI, STOOSS, GRÜN u. a. ist bereits darauf hingewiesen worden, daß beide Krankheiten bevorzugt in den Spätsommer- sowie in den Herbstmonaten vorkommen, ferner daß wir auch zu Zeiten einer Poliomyelitisepidemie regelmäßig Fälle isolierter meningealer Erkrankung beobachten. Berücksichtigen wir, daß diese Fälle symptomatologisch sowohl dem präparalytischen Stadium der Poliomyelitis als auch der idiopathischen aseptischen Meningitis weitgehend gleichen, so erscheint es immerhin erlaubt anzunehmen, daß wenigstens ein Teil der als idiopathische aseptische Meningitis beschriebenen Fälle zur Poliomyelitis und umgekehrt ein Teil der Fälle, die als präparalytisches bzw. meningeales Stadium der Poliomyelitis angesprochen wurde, gleichfalls zur idiopathischen aseptischen Meningitis gehört. Symptomatologisch klinisch verwischen sich die Grenzen. Solange wir den Erreger der Meningitis nicht kennen, wird es deswegen auch nicht möglich sein, den einzelnen Fall zu gruppieren. Immerhin gibt es für gewisse Fälle charakteristische Unterschiede, jedenfalls haben wir sie bisher als solche angesprochen. Erwähnt sei vor allem der gelegentlich auffallend lange Fieberverlauf sowie das lange Verharren einer Pleocytose im Liquor. Ein weiteres nicht zu unterschätzendes Moment ist die Tatsache, daß Fälle von idiopathischer aseptischer Meningitis zu Zeiten auftraten, wo von einer Poliomyelitis weit und breit nichts bekannt war. Es wäre immerhin möglich, daß sich das Poliomyelitisvirus zu gegebener Zeit und unter gegebenen Bedingungen, die innerhalb wie außerhalb des Organismus zu suchen wären, verschieden auswirkt, im einen Falle meningeal + parenchymal, im anderen hingegen *nur* meningeal. Den Beweis für die Richtigkeit einer solchen Annahme könnte nur das Tierexperiment erbringen, wenn es gelänge, mit dem Erreger einer idiopathischen aseptischen Meningitis, und zwar in *allen* Fällen beim Affen eine echte Poliomyelitis zu erzeugen. Daß hier jedoch einstweilen noch unüberwindliche Schwierigkeiten bestehen, ergibt sich daraus, daß es bisher nur ausnahmsweise möglich gewesen ist, mit Liquor von Poliomyelitisfällen im präparalytischen Stadium Affen zu infizieren. Uns selbst ist dieser Versuch niemals gelungen. Bei dem augenblicklichen Stand der Forschung müssen wir somit jeden Deutungsversuch mit „non liquet“ bezeichnen. Davon bleibt freilich die Einstellung unberührt, daß die hier besprochene Meningitis eine in sich geschlossene Krankheitseinheit darstellt.

Es besteht eine ausgesprochene *Altersdisposition,* insofern jugendliche Individuen bevorzugt befallen werden. Das ergibt sich eindeutig aus den meisten der bisher mitgeteilten Beobachtungen. Unter GUNTHERs Fällen überwog das Alter bis zu 20 Jahren. Demgegenüber berichtet SCHNEIDER, der eine Kasuistik von 66 Fällen mitteilt, daß die Mehrzahl seiner Fälle im reifen Alter und darüber hinaus erkrankte. Daß disponierende Faktoren vegetativer sowie endokriner Art gelegentlich im Spiele sein können, haben MARINESCO, SAGER und GRIGORESCO zu zeigen versucht.

Die *Hauptzeit der Erkrankung* fällt in den Spätsommer und in den Herbst (NAUCLÉR und ANTONI, M. ROCHE, GUNTHER, HÄSSLER, ECKSTEIN, SCHNEIDER), nur SCHLESINGER beobachtete seine Fälle im Frühjahr. In unseren Fällen ging wiederholt *ein anderer Infekt* (Angina, Schnupfen) den meningealen Symptomen *voraus*. Auch Eckstein beobachtete Angina und Nasopharyngitis im Vorstadium. Übelkeit und Erbrechen können bestehen. Unter den Gotenburger von Gunther mitgeteilten Fällen hatte einer über längere Zeit bestandenes starkes Müdigkeitsgefühl geklagt, bevor die akute Erkrankung einsetzte. In allen übrigen Fällen reichte die Krankengeschichte nur ungefähr eine Woche lang zurück, so daß die Eltern der Kinder bzw. die Kranken selbst den Tag der Erkrankung ziemlich genau angeben konnten.

Über die *Inkubationszeit* wissen wir nichts Sicheres. Schneider sah in 2 Familien 14 Tage nach der Erkrankung eines Mitgliedes ein zweites erkranken.

Die *Kontagiosität* ist offensichtlich gering. Schneider isolierte die Fälle niemals und sah innerhalb des Krankenhauses keine Hausinfektion. Gleiche Erfahrungen machten auch wir.

Daß sich die Mitteilungen in den letzten Jahren gehäuft haben, ist sicherlich nicht allein darauf zurückzuführen, daß Wallgren durch seine Arbeit (1925) die Aufmerksamkeit auf dieses Krankheitsbild gelenkt hat. Es kann kein Zweifel sein, daß die Krankheit in den letzten Jahren häufiger aufgetreten ist. Das konnten auch wir in Übereinstimmung mit anderen Autoren (Eckstein, Bessau, Hässler u. a.) feststellen. Wiederholt ist sie in den letzten Jahren innerhalb und außerhalb Deutschlands in kleinen Epidemien aufgetreten. Das hat besonders eindrucksvoll H. Schneider gezeigt, der während eines Zeitraumes von 4 Jahren in Neunkirchen (Niederösterreich) allein 66 Fälle beobachten konnte. Auffallend war hierbei, daß mehrfach an einem oder innerhalb weniger Tage mehrere Kranke aus dem gleichen Ort ins Krankenhaus eingeliefert wurden; darunter waren einige Male Familienangehörige, Hausgenossen oder Personen, die sonst miteinander in Berührung gekommen waren.

Wie die *Infektion* erfolgt ist ebensowenig bekannt wie die Art der Übertragung. Daß eine stärkere Kontagiosität nicht besteht, geht daraus hervor, daß nur ausnahmsweise 2 oder gar mehrere Familienmitglieder gleichzeitig erkranken. Unter Ecksteins 13 Fällen waren 2 Geschwister und 2 Kinder, die die gleiche Schulklasse besuchten.

Symptomatologie. Die Krankheit, die meist nach Art einer leichten Meningitis verläuft, beginnt akut mit mehr oder weniger hohem Fieber, mit Allgemeinerscheinungen, vor allem mit Kopfschmerzen, die bald mehr in den Vorderkopf, bald mehr in den Hinterkopf bzw. in die Nackengegend lokalisiert werden. Die Nackensteifigkeit fehlt in ausgesprochenen Fällen nie, ebenso nicht das Kernigsche Phänomen. Außer über Kopfschmerzen wird vor allem in schweren Fällen häufig über Schmerzen im Rücken und im Kreuz geklagt. Das Bewußtsein ist meist klar, nur ausnahmsweise leicht getrübt. Delirien sind selten, desgleichen Konvulsionen. Anfangs kann eine gewisse Schlafsucht bestehen, auch eine vorübergehende Schlaflosigkeit, niemals jedoch wurden ausgesprochene lethargische Zustände beobachtet wie bei der epidemischen Encephalitis. Gegenüber der allgemein meningealen Reaktion treten die Lokalsymptome völlig zurück. Eckstein sah bei einer Reihe von Kranken Augenerscheinungen: Strabismus, Ptosis, Nystagmus, Beeinträchtigung der Pupillenreaktion, auch 2mal unter 13 Fällen eine Neuritis optica, 1mal mit Blutungen. Ähnlich sind die Beobachtungen von Ustvedt und Schneider, während die meisten anderen Autoren Hirnnervenstörungen nicht sahen. Caramazza beschreibt außer Stauungspapille auch Gesichtsfeldstörungen.

Der *Liquor* steht häufig unter einem erhöhten Druck. Eckstein fand 7mal (unter 13 Fällen) eine starke Druckerhöhung. In Grüns Fällen war der Druck stets in mäßigem Grade erhöht, einmal unter 12 Fällen sogar bis 400 mm. Der Liquor ist klar, in den Fällen mit sehr erheblicher Pleocytose entsprechend der Zellzahl leicht getrübt; nur ausnahmsweise ist er xanthochrom (Schneider). Der Eiweißgehalt ist im allgemeinen schwach vermehrt. Eckstein sah in 3 Fällen ein deutliches Spinnwebgerinnsel, ebenso auch 1mal Schneider.

Die *Mastixkurve* kann trotz erheblicher Pleocytose normal sein, oder eine leichte, aber durchaus uncharakteristische Zackenbildung aufweisen. Die *Zahl der Zellen* schwankt innerhalb weiter Grenzen, bis zu mehreren tausend in 1 cmm. ECKSTEIN sah in einem Falle sogar 5600/3. Entgegen den meisten Mitteilungen in der Literatur, daß der Zellgehalt ausgesprochen lymphocytären Charakters sei, fanden wir bei 2 unserer Fälle in den ersten Tagen eine Leukocytose bis zu 30%. Ähnlich USTVEDT und SCHNEIDER. Über eine starke Leukocytose berichten REMLINGER, SCHLESINGER und SCHIFF. In SCHIFFs Fällen war der Liquor stark getrübt, einmal sogar „eitriggetrübt". Während bei den meisten Fällen die Zellzahlen schnell zur Norm zurückkehren, beobachtet man — in allerdings selteneren Fällen — nach Art echter Rezidive ein starkes Schwanken der Zahlen oder auch ein Vorherrschen mittelhoher Werte über einige Wochen hin, ohne daß die Temperatur erhöht zu sein braucht. Der *Liquorzucker* ist annähernd normal (ECKSTEIN, GUNTHER). ECKSTEIN fand unter 13 Fällen nur einmal eine Erniedrigung. Den gleichen Befund konnte USTVEDT bei einigen Fällen erheben.

Bis jetzt ist im Liquor ein krankmachendes Agens weder mikroskopisch noch kulturell nachgewiesen worden. Auch an Affen, Kaninchen und Meerschweinchen ausgeführte Versuche blieben bisher erfolglos. Jedenfalls können die nach dieser Richtung vorliegenden Befunde keinen Anspruch darauf erheben, daß sie überzeugen.

Wenn ECKSTEIN meint, daß eine von ihm vorgenommene Liquorüberimpfung auf Affen (Macacus rhesus) erfolgreich gewesen sei und daß er damit den infektiösen Charakter der Krankheit bewiesen habe, so kann dem keineswegs zugestimmt werden. ECKSTEIN überimpfte 3 ccm Liquor eines 12jährigen Mädchens (Fall 7 seiner Beobachtungen), das das Bild einer epidemischen Meningitis ungeklärter Ätiologie bot, zisternal auf einen Affen, der bereits 6 Monate in der Klinik beherbergt bzw. als Kontrolltier gepflegt worden war. Schon am nächsten Tag ergab die Liquoruntersuchung einen Gehalt an Zellen von „schätzungsweise 1200/3", die sich hauptsächlich als Leukocyten erwiesen. In den nächsten Tagen wurde der Affe unsicher mit den Hinterbeinen, außerdem wurde er ungeschickt beim Fressen und verschluckte sich. Die Pleocytose des Liquors sank schon am 4. Tage nach der Impfung wieder auf 100/3 ab, um später noch einmal auf 280/3 zu steigen. Das Tier wurde am 18. Tage nach der Überimpfung getötet. Die histologische Untersuchung von Hirn und Rückenmark, die von SCHLEUSSING (Patholog. Institut, Düsseldorf) vorgenommen wurde, ergab folgenden Befund, den ich ziemlich wortgetreu wiedergebe: geringe zellige Infiltration der Meningen. Im oberen Halsmark und verlängerten Mark besonders reichlich Zellinfiltrate in den Meningen, hier auch starke Zellvermehrung innerhalb der Nervensubstanz und Nekrosen. Im obersten Teil des verlängerten Markes ebenfalls starke Zellvermehrung, massenhaft Fettresorption; Infiltrate und Fettkörnchenzellen entlang den Gefäßen. In allen Abschnitten deutliche, meist umschriebene Vermehrung der Gliafasern, auch im Halsmark, entlang den Gefäßen, und zwar auffallend gleichmäßig, dorsal und ventral. Die Veränderungen erstrecken sich an der Oberfläche bis weit ins Innere. Im Bereich der Infiltrate weitgehende Aufhellungen innerhalb des Nervengewebes. Aus diesem Befund geht hervor, daß die entzündliche Komponente, worauf auch SPIELMEYER, dem die Präparate vorgelegen haben, hinweist, im Bereich der Veränderungen auffallend zurücktritt hinter den Nekrosen, die mit sehr starker Fettkörnchenzellbildung einhergehen. Befremden aber muß vor allem die starke Gliafaserbildung, die auch im Bilde zur Darstellung kommt. Weiter muß befremden, daß der Prozeß trotz seiner Schwere sich auf sehr kleine Areale des Zentralnervensystems, d. h. auf die Medulla oblongata und die obersten Teile des Halsmarkes beschränkt, trotzdem der Liquor in die subarachnoidealen Räume (zisternal) gespritzt wurde. Daß die bestandene Ataxie und die Beeinträchtigung des Schluckaktes Auswirkung des medullären Prozesses waren, wird niemand bestreiten wollen. Wohl aber wird man erhebliche Zweifel haben können, ob die beschriebenen Veränderungen wirklich Folge eines im übertragenen Liquor enthaltenen infektiösen Agens sind. Prinzipielle Bedenken, die sich aus Erfahrungen des Tierexperimentes auf dem Gebiete infektiöser Erkrankungen des Zentralnervensystems ergeben, stehen einer solchen Auffassung entgegen. Dieser Hinweis mag genügen, um darzutun, daß die Deutung ECKSTEINs unseres Erachtens einer Kritik nicht standhält.

Die Temperaturkurve ist absolut uncharakteristisch. Im allgemeinen fällt die *Temperatur,* die hohe Werte bis 40° und mehr erreichen kann, schon nach wenigen Tagen kritisch oder lytisch ab, doch kommen auch nach Abklingen der ersten Temperatur erneute, meist allerdings nur subfebrile Anstiege vor, die sich über mehrere Wochen hinziehen können. SCHNEIDER sah Fieber bis zu 6 Wochen, GRÜN bis zu 3 und 4 Wochen.

Herpes labialis wird nur ausnahmsweise beobachtet, hingegen wird über ein uncharakteristisches Exanthem insbesondere bei Kindern wiederholt berichtet (M. ROCHE, SCHNEIDER, ECKSTEIN). SCHNEIDER sah einige Male subikterische Verfärbungen mit einer geringen derben Milzschwellung, ähnlich M. ROCHE, während eine Milzschwellung sonst nirgends erwähnt wird.

Der *Puls* geht entweder der Fieberkurve parallel oder ist etwas verlangsamt, zu einem ausgesprochenen Druckpuls kommt es jedoch nicht.

Das *Blutbild* ist im allgemeinen wenig verändert. Die Zahl der weißen Blutkörperchen ist nur bei schweren Fällen leicht vermehrt. GRÜN sah selten Werte über 13 oder gar 15 000. Dabei bestand eine mäßige, aber immerhin deutliche Lymphocytose bei geringer oder fehlender Linksverschiebung. USTVEDT beobachtete bei einigen Fällen eine ausgesprochene Leukopenie. Für SCHNEIDER erwies sich das Blutbild, das er in über 60% seiner Fälle auf der Höhe der Erkrankung prüfte insofern als charakteristisch, als er eine meist mäßige Leukocytose mit Fehlen einer Eosinophilie fand, wobei die absoluten Werte für die Lymphocyten nur wenig verändert waren. Ähnlich ECKSTEIN und M. ROCHE.

Die *Blutkörperchensenkungsgeschwindigkeit* ist, wenn überhaupt, nur wenig erhöht.

Der *Urin* kann vorübergehend Spuren Eiweiß, ausnahmsweise auch krankhafte Formbestandteile im Sediment zeigen.

Diagnose und Differentialdiagnose. Die Abgrenzung gegenüber jeder anderen Form der Meningitis kann, besonders wenn die Meningitis sporadisch auftritt, bei der ersten Untersuchung schwierig, ja unmöglich sein. Die Erschöpfung aller diagnostischen Maßnahmen, wie mikroskopische Untersuchung des Liquorsedimentes, Kulturverfahren, Wassermannreaktion usw. schafft im allgemeinen schon nach wenigen Tagen Klarheit. Besonders schwer ist die Abgrenzung gegenüber der Meningokokkenmeningitis, vor allem in den leichteren Fällen, wo die Pleocytose und besonders die Leukocytose des Liquors nur verhältnismäßig gering ist und sich Meningokokken weder mikroskopisch noch kulturell nachweisen lassen. Entscheiden kann hier bis zu einem gewissen Grade der Zeitpunkt der Erkrankung im Jahr. Wir wissen, daß die Meningokokkenmeningitis eine ausgesprochene Frühjahrskrankheit ist, während diese Form der Meningitis bevorzugt in den Herbstmonaten auftritt. Wichtiger aber noch ist nach unseren Erfahrungen die Prüfung der *Blutsenkungsgeschwindigkeit.* Sie ist bei der Meningokokkenmeningitis im allgemeinen stark erhöht, hingegen nicht oder doch nur wenig bei der idiopathischen aseptischen Meningitis.

Auszuschließen sind ferner fortgeleitete Meningitiden, die von eitrigen Entzündungen im Bereiche des Kopfes (Otitis media, Nebenhöhleneiterungen) ausgehen.

Daß Fehldiagnosen gerade nach dieser Richtung möglich sind, zeigte folgender Fall: Eine Frau in mittleren Jahren war akut fieberhaft mit schweren meningealen Reizerscheinungen erkrankt. Da sich außer einer vermehrten Druckempfindlichkeit am linken Proc. mastoideus kein die Meningitis (der Liquor war trübe, aber kulturell steril, er enthielt mehrere 1000 Zellen in 1 cmm) ursächlich erklärender Befund erheben ließ, wurde der linke Proc. mastoideus aufgemeißelt. Ein krankhafter Befund wurde jedoch nicht erhoben. Das Krankheitsbild entlarvte sich später als eine epidemische Meningitis ungeklärter Ätiologie.

Allgemein bekannt ist, daß die Poliomyelitis vor allem in ihren abortiven Formen ebenfalls unter dem Bilde einer Meningitis verlaufen kann. Der jahreszeitliche Faktor vermag für die Abgrenzung keinen sicheren Ausschlag zu geben, da beide Krankheiten vornehmlich in den Spätsommer- bzw. in den Herbstmonaten auftreten. Wir beobachteten sowohl in diesem als auch im vergangenen

Jahr ein Nebeneinandervorkommen beider Krankheiten. Ein längeres Hinziehen der Krankheitserscheinungen, vor allem aber ein längeres Vorhandensein einer Pleocytose im Liquor spricht mit überwiegender Wahrscheinlichkeit im Sinne einer idiopathischen aseptischen Meningitis, denn abortive Fälle von Poliomyelitis pflegen sehr schnell ihre Zellen aus dem Liquor zu verlieren.

Die Prognose ist eine absolut gute. ECKSTEIN sah unter den 1930 von ihm beschriebenen Fällen als Restsymptom nur einmal einen Strabismus. Es ist sogar auffallend, wie schnell die akut und anfangs sogar bedrohlichen Erscheinungen abklingen. Daß es sich hierbei um *Dauer*heilungen handelt, haben die von SCHNEIDER angestellten Nachuntersuchungen ergeben. Zu dem gleichen Ergebnis kam GUNTHER; in seinen Fällen betrug das Intervall zwischen Erkrankung und Nachuntersuchung 8 Monate bis $7^1/_2$ Jahre. Ob es sich bei den Fällen von USTVEDT, G. HERMANN und ECKSTEIN, HOTTINGER und SCHLEUSSING, die später schwerere organische Symptome aufwiesen, um eindeutige Fälle gehandelt hat, erscheint zum mindesten fraglich.

Zusammen mit HOTTINGER und SCHLEUSSING hat ECKSTEIN 1931 weitere Fälle von „Meningitis serosa epidemica“ mitgeteilt. Ihre Studie bedarf an dieser Stelle einer kritischen Besprechung aus zweierlei Gründen: 1. weil 2 der mitgeteilten Fälle letal endeten und dadurch die Prognose des Krankheitsbildes anders zu gestalten scheinen, und 2. weil ECKSTEIN und Mitarbeiter aus ihren anatomischen und experimentellen Befunden weitgehende Schlüsse hinsichtlich der Ätiologie der hier besprochenen Meningitis ziehen. Im 1. Fall handelt es sich um ein $6^1/_2$jähriges Mädchen, das mit eigenartigen Symptomen erkrankt war (Erkranken aus scheinbar völliger Gesundheit, gehäuftes starkes Erbrechen und rasch einsetzende Bewußtseinstrübung). Der Zellgehalt im Liquor betrug nur 24/3, der Zuckergehalt im Liquor 162 mg-%. Das Kind starb unter zunehmender Atemstörung. Der 2. Fall betraf einen 2jährigen Knaben, der ebenfalls akut erkrankt war mit Müdigkeit, Erbrechen und Unruhe. Am folgenden Tage konnte das Kind schlecht schlucken. Bei der Aufnahme in die Klinik bestand eine deutliche Facialisparese links und eine Lähmung der Nackenmuskulatur. Der Schluckreflex fehlte. Im Liquor fand sich eine Pleocytose von 401/3 bei schwachem Eiweißgehalt. Es traten Atembeschwerden hinzu, die Schlucklähmung wurde deutlicher. 4 Tage nach der Aufnahme in die Klinik starb das Kind. Man muß nach dem klinischen Befund bereits ernste Bedenken haben, diese beiden Fälle als eine rein meningeale Erkrankung und speziell als eine epidemische Meningitis ungeklärter Ätiologie aufzufassen. Es wächst die Skepsis bei Kenntnis des histologischen Substrates. In Fall 2 fanden sich bei Intaktsein von Großhirn und Kleinhirn ausgedehnte entzündliche Veränderungen im Rückenmark und im Hirnstamm, die vorwiegend auf die graue Substanz lokalisiert waren. „Neben ausgeprägten Schädigungen der nervösen Substanz, vor allem der Ganglienzellen, konnten entzündliche Infiltrate innerhalb und in der Umgebung der Gefäßwände sowie ausgesprochene Gliazellwucherungen nachgewiesen werden.“ Gleiches geht aus den der Studie beigegebenen Abbildungen hervor. Nach diesem Befund liegt es meines Erachtens weit näher anzunehmen, daß hier eine echte Poliomyelitis bestanden hat. Damit aber fällt die Bedeutung, die ECKSTEIN und Mitarbeiter den Fällen hinsichtlich der Prognose der epidemischen Meningitis zugesprochen haben, es sei denn, daß man diese Form der Meningitis in den Krankheitsbegriff der Poliomyelitis übergehen läßt. Soweit aber sind wir, wie vorher gezeigt wurde, noch nicht. Fall 1 wurde leider nicht seziert.

Therapie. Eine spezifische Behandlung kennen wir nicht. Medikamentös wird man Urotropin oral oder intravenös verabreichen. Im übrigen aber sind sich alle Autoren, die über hinreichende Eigenerfahrungen verfügen, dahin einig, daß die Lumbalpunktion, und zwar wiederholt ausgeführt, den Krankheitszustand außerordentlich günstig zu beeinflussen vermag, vor allem in den Fällen mit starker Beeinträchtigung des Allgemeinbefindens und mit Trübung des Sensoriums.

SCHNEIDER sah gute Erfolge auch nach intravenöser Injektion von hypertonischer Traubenzuckerlösung, ferner nach Injektion von Meningokokken- und Rekonvaleszentenserum.

b) Die Mumpsmeningitis.

Von den bei Mumps vorkommenden Komplikationen ist zweifellos die Meningitis neben der Entzündung der Geschlechtsdrüsen die häufigste und auch gefährlichste (SCHOTTMÜLLER, KLOTZ, BERGMARK, WEISSENBACH). Es erkranken Kinder und Erwachsene, zahlenmäßig überwiegen die jüngeren Jahrgänge. Da die meningealen Reizerscheinungen außerordentlich gering sein können, wird die Diagnose oft nicht gestellt.

Ein besonderes Interesse verdienen die Beobachtungen von MONOD, der unter 8 Fällen von Mumps, die klinisch keinerlei manifeste Zeichen einer Meningitis boten, 6mal eine Pleocytose des Liquors fand. Nach einer Zusammenstellung von BERGMARK schwankt die Häufigkeit der Mumpsmeningitis bei den verschiedenen Epidemien innerhalb weiter Grenzen (0,1—10%). SONNECK fand bei einer ausgedehnten Mumpsepidemie in Wien 1920/21 in keinem Fall meningitische Symptome. Ebenso haben amerikanische Ärzte bei großen Epidemien in ihren Heeren nur ausnahmsweise Fälle von Meningitis beobachten können. Während MORQUIO in Montevideo in zahlreichen Fällen eine Mumpsmeningitis sah, konnten in Buenos-Aires solche nicht festgestellt werden (zit. nach H. SCHMID). Warum die Angaben über Auftreten einer Mumpsmeningitis so widersprechend sind und warum das Vorkommen der Meningitis während der einzelnen Epidemien so außerordentlich verschieden ist, wissen wir nicht.

Die Meningitis bei Mumps tritt im allgemeinen einige — nach SCHÖNTHAL in der Regel 5—6 Tage nach Beginn der Parotisschwellung ein, d. h. solange noch die Parotitis besteht. Sie kann sich aber auch schon vor Beginn der Schwellung entwickeln oder erst auftreten, wenn die Schwellung bereits abgeklungen ist, immerhin ist das eine Ausnahme (BEDINGFIELD, WEISSENBACH, ZADE, BERGMARK u. a.). Über Fälle ohne Parotitis mit meningitischen Erscheinungen zu Zeiten einer Mumpsepidemie hat WALLGREN berichtet, ebenso GUNDERSEN, der epidemiologische Parallelen zur Encephalitis epidemica sah. Er ist der Meinung, daß manche Fälle, die früher als Meningokokkenmeningitis diagnostiziert wurden, Fälle von Mumpsmeningitis waren, und andererseits, daß Fälle von Meningitis, die dem Mumps zugerechnet wurden, der epidemischen Meningitis ungeklärter Ätiologie zuzurechnen seien.

Das *klinische Bild* kann außerordentlich verschieden sein. In den schwereren Fällen besteht das typische Meningitissyndrom, Augenmuskelstörungen und Facialisparesen kommen vor, ferner psychische Störungen in Form von Delirien, Konvulsionen, seltener Acusticusstörungen, die mit Ertaubung enden. In leichteren Fällen klagen die Kranken nur über Kopf- und Nackenschmerzen. Daß eine Acusticusneuritis auch isoliert, d. h. ohne begleitende Meningitis auftreten kann, sei noch besonders erwähnt. Ob es neben der Meningitis gleichzeitig zu einer Encephalitis kommen kann, wie SCHOTTMÜLLER u. a. annehmen, steht dahin. Immerhin läßt die Tatsache, daß gelegentlich Halbseitenlähmungen, Sprachstörungen, Ataxie und anderes mehr auftreten, an diese Möglichkeit denken.

Der *Liquor* zeigt in ausgesprochenen Fällen Vermehrung des Zell- und Eiweißgehaltes. HOLTZ sah im ersten Stadium eine erhebliche Polynucleose. Der Liquordruck ist normal oder leicht erhöht (ACKER, URBANTSCHITSCH, HOLTZ). Nicht selten besteht eine erhebliche Pleocytose bei nur verhältnismäßig geringen klinischen Erscheinungen und umgekehrt. DOPTER beobachtete unter 1705 Mumpsfällen 158mal meningitische Erscheinungen. MASSARY fand bei systematischen Liquoruntersuchungen in 23% der Fälle unabhängig von der Schwere der Erkrankung Liquorveränderungen, meist vom 3.—4. Tage an bis zur Dauer von 60 Tagen (zit. nach DEMME).

Kulturell wird der Liquor stets steril gefunden. Die von verschiedenen Autoren beschriebenen bakteriellen Erreger haben einer Kritik nicht standhalten können.

Ätiologisch dürfte heute soviel feststehen, daß die Meningitis eine direkte Folge der Allgemeininfektion ist, als die der Mumps nach der Verschiedenartigkeit der Verlaufsformen und nach dem Blutbefund aufgefaßt werden muß.

WEISSENBACH u. a. nehmen dagegen an, daß der Erreger ein ultravisibles Agens ist, das dem Virus der Poliomyelitis oder der epidemischen Encephalitis nahesteht.

Die *Histologie* der Mumpsmeningitis ist wenig geklärt; in den von ACKER und FABIAN beschriebenen Fällen waren die Veränderungen durchaus unspezifisch.

Die *Prognose* ist durchweg günstig. Nach den vorliegenden Berichten ist es nicht möglich, die Mortalitätsziffer prozentual zu bestimmen. TAILLENS fand unter 38 Fällen der Literatur nur 2 Todesfälle. In den weitaus meisten Fällen bilden sich alle Erscheinungen innerhalb weniger Tage restlos zurück. Ein Rezidiv mit erneutem Auftreten aller typischen Meningitiszeichen beschreibt nur SCHMID. Von Komplikationen ist vor allem die Otitis media zu erwähnen, von Dauerschäden die doppelseitige Ertaubung.

Eine besondere *Therapie* der Mumpsmeningitis kennen wir nicht. Empfohlen wird neben Urotropin besonders die Lumbalpunktion, die je nach Schwere des Falles wiederholt werden muß. Mit einer spezifischen Serumtherapie sind eindeutige Erfolge bisher nicht erzielt worden. Jedenfalls konnte WIESE, der die Wirksamkeit eines Rekonvaleszentenserums bei einer Anzahl von Mumpskranken prüfte, keinen nennenswerten Einfluß auf den Krankheitsverlauf feststellen.

Anhangsweise sei hier noch der **Meningitis herpetica** Erwähnung getan. Wir verstehen hierunter einen Krankheitsprozeß, dessen Erreger möglicherweise das Virus des Herpes simplex ist.

Die sog. Febris herpetica wurde zum erstenmal von GRIESINGER als Krankheitseinheit aufgestellt. Die lebhafte Diskussion, die in späteren Jahren zu diesem Thema entstanden ist, hat gelehrt, daß bei weitem nicht alle Fälle, die unter kurzdauerndem bzw. eintägigem Fieber, gefolgt von einem mehr oder weniger ausgedehnten Herpes simplex, verliefen, primär herpetischen Ursprungs waren. So hat vor allem KÜHN darzutun versucht, daß viele Fälle die Diagnose „Febris herpetica“ zu Unrecht tragen, daß es sich hier vielmehr um Fälle „rudimentärer Pneumonie mit Herpesausschlag“ handle. Ferner hat SCHOTTMÜLLER 1912 gezeigt, daß viele Fälle von Eintagfieber mit oft sehr ausgedehntem Herpes simplex Folge einer akuten Coliinfektion der Harnwege sind. Trotz dieser Mitteilungen möchte ich persönlich glauben, daß es in der Tat Zustände kurzdauernden Fiebers mit ausgedehntem Herpesausschlag gibt, die weder als unmittelbarer Ausdruck einer Pneumonie noch einer anderen Infektion, speziell einer Coliinfektion gedeutet werden können. Für diese seltenen Fälle akuter fieberhafter Erkrankung mit Herpes muß als Erreger ausschließlich das Herpesvirus angeschuldigt werden, auch wenn der biologische Beweis für die Richtigkeit einer solchen Annahme bisher nicht erbracht worden ist. Mit SCHÖNFELD können wir jedenfalls soviel sagen, daß die Forschungen der letzten Jahre, insbesondere die tierexperimentellen Ergebnisse zum mindesten nicht gegen die Annahme einer „Febris herpetica“ als eines selbständigen Krankheitsbildes sprechen.

Noch mehr umstritten aber als die „Febris herpetica“ ist die „Meningitis herpetica“, als deren Erreger das Herpesvirus angeschuldigt wird. Immerhin liegen einige Mitteilungen vor, die das Vorkommen eines solchen Krankheitsbildes wahrscheinlich machen.

1923 hat PHILIBERT über eine 32jährige Frau berichtet, die bei ausgedehntem Herpesausschlag im Gesicht akut meningitisch erkrankte. 1929 beschrieb ich das Krankheitsbild eines 31jährigen Mannes, der von Kindheit an sehr häufig, meist unmittelbar anschließend an Erkältungen, aber auch bei anderen Infektionen an einem sehr ausgedehnten Gesichtsherpes litt. Mit 25 Jahren ging dem Herpes zum erstenmal eine schwere akute Meningitis voraus. Dieser Zustand kehrte bisher insgesamt 5mal wieder. Die meningitischen Symptome traten regelmäßig akut auf, und zwar die ersten 4 Male, nachdem 8—14 Tage vorher influenzaartige Erscheinungen mit schwerem Katarrh der oberen Luftwege bestanden hatten. Der Kranke wurde jedesmal in bewußtlosem Zustand ins Krankenhaus eingeliefert, innerhalb der ersten Stunden wurden stets mehrere epileptiforme Anfälle beobachtet. Die Temperatur war erhöht bis 39,5°. Dabei bestand hochgradige Nackensteifigkeit. Im Liquor zeigte sich regelmäßig eine mittelstarke Pleocytose bei geringer Eiweißvermehrung. Der Zustand klang innerhalb weniger Tage unter Aufsprießen eines ganz außergewöhnlich starken Gesichtsherpes ab. Der Liquor wurde bakteriologisch stets steril gefunden; desgleichen blieb der

Versuch, das Herpesvirus im Liquor biologisch (Cornea des Kaninchens) nachzuweisen, erfolglos, während der Inhalt der Herpesbläschen im Gesicht sich im Tierversuch als außergewöhnlich virulent erwies. Wenn auch in diesem Fall der biologische Nachweis des Herpesvirus in Blut und Liquor nicht gelungen ist, so möchte ich doch annehmen, daß die meningocerebralen Symptome Ausdruck der gleichen, d. h. herpetischen Allgemeininfektion gewesen sind.

Weitere Beobachtungen mit entsprechenden tierexperimentellen Versuchen sind erforderlich, um Klarheit zu schaffen, ob in der Tat das Herpesvirus beim Menschen, wo es im allgemeinen nur als ein für die Haut pathogenes Agens bekannt ist, ähnlich wie bei gewissen Tieren (Kaninchen, Meerschweinchen) eine Allgemein- sowie eine neurale Infektion zu erzeugen vermag.

Die sog. Meningitis serosa.

Im folgenden werden bestimmte Formen entzündlich meningealer Erkrankungen behandelt werden, die ihre Entstehung nicht unmittelbar einem lebenden Agens verdanken bzw. bei denen es nicht möglich ist, Bakterien oder sonstige Erreger mikroskopisch, kulturell oder biologisch im Liquor nachzuweisen. Die zahlreichen Versuche, eine geeignete Nomenklatur für diese Krankheitsformen zu finden, kennzeichnen die Unsicherheit in ätiologischer und pathogenetischer Hinsicht. Die Kollektivbezeichnung „Meningitis serosa", die heute vielfach noch für die verschiedensten Krankheitsformen Anwendung findet, verleiht dieser Tatsache beredten Ausdruck.

Im Jahre 1893 hat QUINCKE unter der Bezeichnung „*Meningitis serosa*" ein Krankheitsbild beschrieben, das er sowohl selbständig als auch im Gefolge anderer Krankheiten auftreten sah.

QUINCKE versuchte damals und mehr noch einige Jahre später (1897) diesen Krankheitsbegriff wie folgt zu umgrenzen. Die Krankheit wirkt sich neben mehr oder minder ausgesprochen meningealen Reizerscheinungen in einer allgemeinen Hirndrucksteigerung aus, der Liquor erweist sich dabei in vielen Fällen als leicht pathologisch verändert, in anderen hingegen als normal. Ätiologisch schuldigte QUINCKE an: Schädeltraumen, anhaltende geistige Überanstrengung, akute und chronische Alkoholwirkung, akute fieberhafte Krankheiten, Schwangerschaft, Otitis media, Influenza und Durchnässung.

In den folgenden Jahren wurde der Begriff der Meningitis serosa sehr viel weiter gefaßt, so daß sie allmählich zum „Sammeltopf" mannigfachster ätiologisch unklarer Formen von Meningitis wurde. Meningopathien nach Trauma sowie arachnitische Prozesse sind unter dem gemeinsamen Begriff der Meningitis serosa vereint worden. Nicht zu vergessen sind sodann die Fälle, bei denen die meningealen Symptome nur Teilerscheinung eines allgemeinen Infektes (Grippe, Pneumonie, Typhus, Malaria) oder Auswirkungen einer in nächster Nachbarschaft der Meningen sich abspielenden Entzündung (Erkrankungen des Mittelohres, des Labyrinthes, der Siebbeinzellen) waren.

Diese kurzen Ausführungen kennzeichnen die Schwierigkeiten, die sich dem Versuch einer Begriffsbestimmung auf Grund der in der Literatur vorliegenden Mitteilungen entgegenstellen. Wir können H. CLAUDE, der auf der letztjährigen Neurologentagung in Paris (1933) über das Thema referierte, nur restlos zustimmen, wenn er den Ausdruck „Meningitis serosa" sowohl von klinischen als auch von anatomischen Gesichtspunkten aus ablehnte. Wir teilen deswegen in folgendem den Krankheitsbegriff der Meningitis serosa in verschiedene Krankheitsformen auf:

1. Den meningealen Reizzustand bei akuten Infektionskrankheiten und Intoxikationen,
2. die sog. Meningitis sympathica,
3. die Arachnitis adhaesiva circumscripta et cystica.

a) Der meningeale Reizzustand bei akuten Infektionskrankheiten und Intoxikationen.

Der meningeale Reizzustand bei Infektionskrankheiten und bei Intoxikationen ist gewissermaßen eine Begleiterscheinung dieser Krankheiten, die gleichzeitig, und zwar in bevorzugtem Maße andere Teile des Organismus befallen. Von Infektionskrankheiten sind vor allem zu nennen: Grippe, Pneumonie, Scharlach, Masern, Typhus, Paratyphus, Typhus exanthematicus, Ruhr, Malaria, Sepsis, von Intoxikationen: Saturnismus, Helminthiasis, Urämie.

Symptomatologisch wirkt sich die meningeale Reaktion in Kopfschmerzen, Schwindel, Erbrechen, mehr oder weniger ausgesprochener Nackensteifigkeit und gelegentlich auch in einer Bewußtseinsstörung aus. Die Erscheinungen sind im allgemeinen vorübergehender Natur, selten bestehen sie während des ganzen Krankheitsverlaufes. Niemals beobachten wir bei einer meningealen Reaktion im Gefolge von Infektionskrankheiten *Lokal*symptome cerebraler Art. Anders bei Intoxikationen, insbesondere bei Urämie, wo Lokalsymptome als Ausdruck einer funktionellen Gefäßbeteiligung (Angiospasmus) nicht ganz selten sind.

Warum es bei verschiedenen Krankheiten zu einem meningealen Reizzustand kommt, wissen wir nicht, sicher ist diese Reaktion nicht einheitlicher *Ätiologie*. Am nächsten liegt die Annahme, daß sie Ausdruck einer allgemeinen mesodermalen Reaktion auf den Infekt, sei es den Erreger selbst oder seine Toxine, ist. Dafür spricht vor allem die Vermehrung des Eiweiß- und Zellgehaltes im Liquor, die allerdings meist nicht erheblich ist. Nur selten werden Zellwerte bis zu mehreren hundert in 1 cmm erreicht. Der Eiweißquotient ist im allgemeinen erhöht (Kafka, Demme).

Stooss weist mit Recht die Angabe v. Groers, daß der Liquorbefund bei der meningealen Reaktion stets normal sei, zurück. Auch er fand „in einer gewissen Anzahl von Fällen" sicher vermehrten Eiweiß- und Zellgehalt, besonders bei der Influenza.

Anstatt des Begriffes „meningealer Reizzustand" wird heute von einzelnen Autoren (Matthes, Le Blanc, Demme u. a.) auch noch das Wort „Meningismus" gebraucht. Mir erscheint diese Bezeichnung nicht prägnant genug, zumal wir unter dem Ausdruck Meningismus bereits seit langem das klinische Symptom der Nackensteifigkeit verstehen, das bei jeder Meningitis in jedem Stadium vorkommen kann. Auch in der französischen Literatur ist das Wort „méningisme", das 1894 von Dupré geprägt wurde, von den meisten Autoren wegen seiner Vieldeutigkeit wieder aufgegeben worden. In Anlehnung an Duprés Gedankengänge, daß die Hirnrinde am Prozeß beteiligt sei, hat v. Groer später (1919) den Begriff „Meningoencephalismus" geprägt, womit er zum Ausdruck bringen wollte, daß dem Symptom kein anatomisch nachweisbarer lokalentzündlicher Prozeß zugrunde zu liegen braucht. Auch Schottmüller lehnt die Bezeichnung „Meningismus" ab. Bossert hat die Bezeichnung „Meningopathie" vorgeschlagen.

Über das *anatomische Substrat* der meningealen Reaktion bei Infektionskrankheiten liegen bisher nur wenige Mitteilungen vor. Makroskopisch werden abgesehen von einer gewissen Hyperämie der Meningen keine greifbaren Veränderungen gefunden. Über die histologischen Vorgänge geben vor allem die systematischen Untersuchungen Osekis Aufschluß. In Fortsetzung der Studien von Rosenthal, Fr. Schultze, Wolff, Quincke, v. Hansemann, Sawada, Donath u. a. hat Oseki zahlreiche Gehirne von an akuten Infektionskrankheiten gestorbenen Patienten histologisch untersucht. In fast allen Fällen wies er in den Meningen und teilweise auch im Hirn und im Rückenmark entzündliche Veränderungen in Form von Infiltraten nach, gelegentlich auch circumscripte Herde mit Ansiedlung von Bakterien im Zentrum. Wichtige Aufschlüsse liefert auch die Studie Hergesells.

Oseki weist besonders darauf hin, daß sich derartige Veränderungen auch dann nachweisen ließen, wenn keine meningitischen Symptome bestanden hatten. Diese Feststellungen decken sich mit Befunden von Schottmüller und E. Fraenkel, über die bereits früher berichtet wurde. Stooss konnte die Angaben Osekis in 3 Fällen bestätigen.

Hergesell hat bei 32 Fällen mit verschiedenster Grundkrankheit, die klinisch keine ausgesprochenen neuralen Symptome gezeigt hatten, bei denen aber eine erhöhte Durchlässigkeit der Blut-Liquorschranke wahrscheinlich gewesen war, die Meningen histologisch untersucht. Hierbei fand er entzündliche Veränderungen verschiedenen Ausmaßes. Auf Grund dieser Untersuchungen kommt Hergesell zu dem Schluß, daß die Meningitis serosa keine Krankheit sui generis ist, sondern entweder ein Anfangsstadium oder eine abortiv verlaufende Form eitriger Meningitis.

Bei der *Urämie* kann die Pleocytose sehr erheblich sein, bis zu 1000/3 in 1 cmm, ausnahmsweise auch mehr, wobei häufig ein erheblicher Teil der Zellen aus Leukocyten besteht.

Therapeutisch wird man sich auf eine Allgemeinbehandlung beschränken müssen. Daneben können symptomatische Maßnahmen, vor allem eine ausgiebige, wiederholte Lumbal- oder Zisternalpunktion von Nutzen sein.

b) Die Meningitis sympathica.

Unter einer sympathischen Meningitis verstehen wir jene Vorgänge im Bereich der Hirn-Rückenmarkshäute, die in Reaktion auf einen in Nähe der Meningen gelegenen entzündlichen Prozeß, sei es im Zentralorgan selbst, sei es in den das Organ umgebenden Hüllen, entstehen. Die Bezeichnung „sympathisch" besagt, daß die Meningen lediglich in „Mitleidenschaft" gezogen sind, ohne jedoch selbständig erkrankt zu sein.

Eine Meningitis sympathica beobachten wir bei allen nichteitrigen Encephalitiden und Encephalomyelitiden, z. B. bei der Poliomyelitis, der epidemischen Encephalitis, der Lyssa, ferner bei der diffusen und disseminierten Encephalomyelitis bzw. der akuten multiplen Sklerose. Der Grad der meningealen Beteiligung wird bestimmt einmal durch die Schwere der Infektion, sodann aber vor allem durch die Lokalisation des Prozesses, insbesondere durch die Entfernung der entzündlichen Herde von den Meningen. Die meningeale Auswirkung ist also mehr oder weniger umschrieben, während die übrigen Meningen sich nur sekundär an dem Reizzustand beteiligen. Eine selbständige Bedeutung kommt dieser Form der Meningitis niemals zu, außer bei der Poliomyelitis, wo sie zu Zeiten einer Epidemie — wenigstens klinisch — isoliert in die Erscheinung treten kann.

Demme hat vorgeschlagen, für diese Form der Meningitis speziell den Ausdruck „Meningitis concomitans" zu gebrauchen.

Von größerer praktischer Bedeutung sind jene Fälle, bei denen durch bakterielle Erreger erzeugte Eiterherde eine sympathische Meningitis auslösen. Zu nennen sind: Prozesse im Bereich der Schädel- und Wirbelknochen, mögen sie einem Trauma oder einer fortgeleiteten oder metastatischen Infektion ihre Entstehung verdanken (Osteomyelitis, vom Ohr sowie von der Nase ausgehende Affektionen, besonders Empyeme der zugehörigen Höhlen), ferner phlebitische Prozesse der Hirnsinus und der Hirnvenen sowie infizierte embolische Prozesse, z. B. bei septischer Endokarditis und schließlich alle innerhalb der Hirn- und Rückenmarkssubstanz sich entwickelnden Abscesse. Eine besondere Bedeutung kommt den chronischen Infekten zu, die vom Ohr und von der Nase ausgehen. Der infolge Bakteriendurchbruches in die subarachnoidealen Räume entstehenden eitrigen Meningitis kann auf längere Zeit eine sympathische Meningitis vorangehen.

Symptomatologisch ist das Bild der meningealen Reizung (Kopfschmerzen, Schwindel, Erbrechen, Nackensteifigkeit, Kernigsches Phänomen usw.) bald nur eben angedeutet, bald aber auch sehr ausgesprochen. Selten kommt es zu stärkerer Bewußtseinstrübung. Die Temperatur erreicht nur ausnahmsweise so hohe Grade wie bei der infektiösen Meningitis. Sie schwindet mitsamt den meningealen Reizerscheinungen, sobald der primäre Entzündungsherd beseitigt worden ist. Die Abgrenzung von einer bakteriellen Meningitis kann sehr schwer sein, entscheiden kann hier nur der Liquorbefund.

Der *Liquor* steht häufig unter einem erhöhten Druck, der allerdings nur selten Grade wie bei einer infektiösen Meningitis erreicht. Die nie fehlende Pleocytose kann auf hohe Werte, mehrere tausend in 1 cmm, ansteigen. Qualitativ herrscht meist die Lymphocytose vor, doch kann auch, besonders bei eitrigen Prozessen in unmittelbarer Nachbarschaft der Meningen, die Leukocytose prozentual sehr erheblich sein. Dem hohen Zellgehalt entsprechend ist der Liquor stark getrübt, so daß der nicht hinreichend Erfahrene fälschlicherweise geneigt sein kann, lediglich aus dieser Tatsache auf eine eitrige Meningitis und damit auf eine schlechte Prognose zu schließen. Vorsicht ist hier am Platze.

Der Eiweißgehalt des Liquors ist stets vermehrt, und zwar meist mehr als dem Zellgehalt entspricht. DEMME stellte fest, daß im Gegensatz zur eitrigen Meningitis mit positivem Bakterienbefund der Eiweißquotient regelmäßig sehr hoch ist (über 1,0). Die von DEMME bei oto- und rhinogenen Prozessen gemachte Beobachtung konnte SAMSON bei einem Fall von Wirbelosteomyelitis und KAFKA bei einer durch einen Hirntuberkel bedingten sympathischen Meningitis bestätigen. Diese Feststellung ist, falls sie sich bei weiteren Untersuchungen als Regel erweisen sollte, deshalb von besonderem Werte, weil sie uns eine differentialdiagnostisch wichtige Handhabe für die häufig so außerordentlich schwierige Abgrenzung der sympathischen von der echten Meningitis geben kann.

Die Diagnose „Meningitis sympathica“ darf nur gestellt werden, wenn sich der Liquor bei wiederholter Untersuchung als bakterienfrei erwiesen hat. Daß ein einmalig erhobener bakteriologisch negativer Befund nicht ohne weiteres eine bakterielle Meningitis ausschließt, sei nochmals ausdrücklich betont. Erweist sich nach wiederholter Punktion der Liquor aber als bakterienfrei und besteht nach dem klinischen Bild der Verdacht einer sympathischen Meningitis weiter, so ist vor allem der primäre Entzündungsherd zu suchen. Die getrennt durchgeführte Untersuchung des lumbal und cisternal entnommenen Liquors kann unter Umständen lokaldiagnostisch weiterhelfen, und zwar nach Gesetzmäßigkeiten, die sich aus früheren Ausführungen ergeben.

Die **Therapie** der sympathischen Meningitis muß vor allem den primären Entzündungsherd zu beseitigen versuchen, auf alle Fälle aber verhüten, daß der Eiterherd in die subarachnoidealen Räume durchbricht. Im übrigen wird man sich auf die bereits früher besprochenen allgemeinen Maßnahmen beschränken müssen. Bei Verdacht eines Hirnabscesses bzw. einer Eiterung in unmittelbarer Nachbarschaft der Meningen ist stets nur soviel Liquor, wie zur Untersuchung eben erforderlich ist, abzulassen, um nicht einen Eiterdurchbruch ins Liquorsystem zu begünstigen.

c) Die Arachnitis adhaesiva circumscripta et cystica.

Unter dieser Bezeichnung verstehen wir Krankheitsprozesse, die ätiologisch keineswegs einheitlich sind, dennoch aber eine gemeinsame Besprechung gestatten, da sie hinsichtlich Symptomatologie und Therapie weitgehend übereinstimmen. Es handelt sich um Folgezustände nach meningealer bzw. arachnoidealer Schädigung, die mit einer mehr oder weniger ausgedehnten narbigen Verwachsung der Hirn-Rückenmarkshäute, speziell der Arachnoidea endigen. Unter dem Einfluß der Liquorsekretion und Liquorströmung resultieren später Bilder, die anatomisch-makroskopisch bis zu einem gewissen Grade charakteristisch sind.

Der Prozeß verhält sich quantitativ sehr verschieden, bald ist er mehr diffus über größere und verschiedene Areale des Zentralorgans ausgebreitet, bald mehr circumscript.

Die **Ätiologie** der adhäsiven Arachnitis kann sehr verschieden sein. Nicht ganz selten bleibt sie ungeklärt. Wie schon OPPENHEIM, BRUNS, PLACZEK und F. KRAUSE, BORCHARD, SEIFFER und RZITKOWSKI u. a. betont haben, spielt das *Trauma* eine besondere Rolle. Es braucht keineswegs penetrierend gewesen zu sein. Auf Grund der Kriegserfahrungen hat die Auffassung von der traumatischen Genese immer mehr Boden gewonnen; sie wurde später durch die Ergebnisse encephalographischer Studien weitgehend gestützt (O. FOERSTER, SCHWAB, BIELSCHOWSKY, WARTENBBERG, HAUPTMANN, GUTTMANN, CUSHING, HORRAX, F. H. LEWY u. a.).

Mehr noch als das stumpfe Trauma ohne Schädigung des Knochens disponiert ein Trauma, bei dem es zu einer Fraktur oder Fissur des Knochens gekommen ist, vor allem in jenen Fällen, bei denen eine von außen kommende eitrige Entzündung gegen die Meningen vordrang und sich an ihnen lokal auswirkte.

Bereits in der früheren Literatur wurden vereinzelt Beobachtungen über cerebrale bezw. spinale Arachnitis mitgeteilt (H. SCHLESINGER, SPILLER, MUSSER und MARTIN, STROEBE, A. SCHMIDT), von denen vor allem der Fall STROEBES Beachtung verdient. Es ist aber das Verdienst von OPPENHEIM und F. KRAUSE, auf der Naturforscherversammlung 1906 in Stuttgart in ihrem Referat über Diagnostik und chirurgische Behandlung der Gehirn- und Rückenmarkstumoren auf die Meningitis circumscripta spinalis als auf ein besonderes Krankheitsbild die Aufmerksamkeit gelenkt zu haben. OPPENHEIM hatte in einem von LEXER operierten Fall von Wirbelcaries und dann in einem Falle von traumatischer Wirbelschädigung bioptisch den Befund einer adhäsiven Meningitis erhoben. In der Arbeit GERSTMANNS (1915), die die Geschichte der Meningitis spinalis circumscripta übermittelt, werden zahlreiche Autoren angegeben, die schon wenige Jahre nach dem Referat von OPPENHEIM und F. KRAUSE über eigene Beobachtungen berichtet haben (MENDEL-ADLER, DE MONTET, BRUNS, HORSLEY, SPILLER, BLISS, WEISSENBURG-MÜLLER, MILLS, POTTS, HILDEBRANDT). HORSLEY sah bis 1909 allein über 20 größtenteils von ihm operierter Fälle chronischer Spinalmeningitis, die unter dem Bilde eines Rückenmarkstumors oder einer Caries verlaufen waren. Freilich hat es sich nicht in allen Fällen, worauf GERSTMANN hinweist, um Fälle abgegrenzter adhäsiver, sondern zum Teil auch diffuser Meningitis gehandelt. Die Diagnose der meisten dieser Fälle wurde durch die Operation (bzw. durch den operativen Erfolg) sichergestellt.

Auch hier wieder haben die Kriegserfahrungen unser Wissen erheblich vertieft. Wie nachhaltig sich ein selbst leichtes Trauma auf die Rückenmarkshäute auswirken kann, haben uns die Beobachtungen von MAUSS und KRÜGER, O. FOERSTER, MARBURG und RANZI, v. EISELSBERG, CASSIRER u. a. gelehrt. Wir wissen durch die Mitteilungen von MAUSS und KRÜGER, O. FOERSTER u. a., daß es selbst dann zu arachnoidealen Veränderungen kommen kann, wenn bei plötzlich einwirkender traumatischer Schädigung die Wirbelsäule selbst nicht vom Trauma betroffen wurde, d. h. wenn die Verletzung vielleicht nur im Bereich des Thorax oder des Schultergürtels oder der Extremitäten erfolgte. Wenn auch CASSIRER gewisse Bedenken hat, die zahlreichen (14) Fälle von MAUSS und KRÜGER als diagnostisch genügend geklärt anzuerkennen, so kann es nach den eindeutigen Beobachtungen O. FOERSTERS doch keinem Zweifel unterliegen, daß derartige Fälle vorkommen.

O. FOERSTER erklärt das Entstehen einer Arachnitis infolge Fernschädigung damit, daß die Häute des Rückenmarks, speziell die Arachnoidea, infolge der plötzlichen enormen Drucksteigerung, welche die Liquorsäule im Augenblick des Traumas erfährt, einer akuten Pressung unterworfen werden, wodurch es zu einer Lockerung des Gewebsverbandes und hieran anschließend zu einem chronischen Proliferationsprozeß komme.

Von größeren Studien, die uns zum Teil eine erhebliche Kasuistik anschaulicher Fälle, vermitteln, seien erwähnt, die Arbeiten von MEYER, MARBURG und RANZI, v. EISELSBERG, MAUSS und KRÜGER, GOLDSTEIN, FINKELNBURG, BAUER, BENDA, O. FOERSTER, CASSIRER, GLETTENBERG. Schon 1914 hatte GOLDAMMER einen Fall aus dem griechisch-türkischen

Krieg mitgeteilt. Wie außerordentlich häufig die Arachnitis adhaesiva im Gefolge einer traumatischen Rückenmarksschädigung ist, lehren folgende Zahlen: Marburg und Ranzi sahen sie bei 142 Operationen, die sie an Schußverletzten vornahmen, 121mal, Mauss und Krüger bei 71 Operationen 23mal. O. Foerster spricht unter allen traumatischen Spätschädigungen des Kopfes und der Wirbelsäule den Meningopathien die größte Bedeutung zu, speziell der Meningitis et Arachnitis chronica sero-fibrinosa adhaesiva cystica.

Die arachnoidealen Verwachsungen sind, wie ohne weiteres verständlich, besonders hochgradig dort, wo es neben einer Schädigung des Knochens gleichzeitig zu einer Infektion der blutig imbibierten Weichteile und speziell der Rückenmarkshäute kam. Dabei braucht die Dura keineswegs verletzt gewesen zu sein. Eine epidurale Eiterung kann sich im Sinne einer sympathischen Entzündung auf die Pia und vor allem auf die Arachnoidea auswirken, so daß es zu Verklebungen und Verwachsungen im Bereich benachbarter arachnoidealer Maschen kommt. Gleiches gilt für die Osteomyelitis des Schädelknochens und der Wirbelsäule. Auch hier kommt es, falls nicht ein akuter Eitereinbruch in die epiduralen Räume durch die meist schnell einsetzenden Komplikationen dem Leben vorher ein Ende macht, zu einer Auswirkung auf die weichen Häute, der schließlich eine mehr oder weniger ausgedehnte Narbenbildung folgt.

Es kann aber auch jede andere von außen oder von innen auf die Meningen wirkende Noxe die Arachnoidea in Mitleidenschaft ziehen, so daß es zu einer adhäsiven Arachnitis kommt. Das gilt besonders für die *Tumoren des Zentralnervensystems.* Die Arachnitis verschleiert nicht selten das Symptomenbild des Tumors, vor allem des medullären Tumors, sie kann hier, falls sie sich einige Segmente oberhalb des Tumors entwickelt, zu falscher Höhendiagnose Anlaß geben (Oppenheim, F. Schultze, Nonne, O. Foerster, Gerstmann u. a.).

Die Kenntnis der Tatsache, daß sich auch bei intramedullären Geschwülsten, d. h. bei *Gliomen* sowie bei *Syringomyelie* gelegentlich eine Arachnitis mit Liquorstauung entwickelt, ist deswegen wichtig, weil ein Ausbleiben des Erfolges nach Beseitigung arachnoidealer Cysten immer an die Möglichkeit einer intramedullären Geschwulstbildung denken lassen sollte.

Andererseits ist, wenn nach operativer Beseitigung eines Rückenmarkstumors aus sonst nicht geklärtem Anlaß von neuem spinale Symptome auftreten, stets die Möglichkeit des Bestehens arachnoidealer Verwachsungen bzw. das Rückenmark komprimierender Cysten zu erwägen.

Eine besondere Rolle spielt in der Vorgeschichte der Arachnitis die *allgemeine oder lokale Infektion,* sei es, daß eine metastatische Entzündung im Bereich der Hirn-Rückenmarkshäute bestand, oder daß ein in Nachbarschaft des Zentralorganes ablaufender Prozeß sich meningealwärts ausbreitete (Osteomyelitis, epiduraler Absceß, Tuberkulose). Darauf hat ebenfalls schon Oppenheim, dem wir ein wichtiges Beobachtungsmaterial gerade nach dieser Richtung verdanken, hingewiesen. Auf das Entstehen einer adhäsiven Arachnitis nach Allgemeininfektionen (Grippe, Typhus abdominalis u. a.) hat jüngst vor allem wieder F. H. Lewy hingewiesen. Erwähnt wurde bereits, daß eitrig-entzündliche Prozesse seitens des Ohres sowie der Nase bzw. ihrer Nebenhöhlen nicht selten eine cerebrale Arachnitis zur Folge haben.

Zu erwähnen sind ferner die arachnoidealen Verwachsungen, die sich im Anschluß an einen *encephalitischen* sowie *myelitischen Prozeß* als Folge einer sympathischen Meningitis entwickeln. Bei operativ-diagnostischem Handeln (Encephalographie, Myelographie) können solche Verwachsungen diagnostisch gelegentlich große Schwierigkeiten bereiten.

Von den ätiologisch ungeklärten Fällen gehört zweifellos ein nicht kleiner Teil zur *cerebrospinalen Lues.* In den Fällen, wo dem Kranken von einer Lues nichts bekannt ist und Blut und Liquor nach Wassermann negativ sind, wird man über eine Vermutung freilich nicht hinauskommen. Auch die *Tuberkulose* wird von einigen Autoren immer wieder in ätiologisch unklaren Fällen ursächlich angeschuldigt (OPPENHEIM, HEUBNER, H. CLAUDE u. a.). Man hat vielfach von einer lokalisierten tuberkulösen Encephalitis mit meningealer Beteiligung gesprochen, ohne freilich durch den Bacillenbefund den Beweis für die Richtigkeit einer solchen Annahme erbracht zu haben. Nicht ganz selten findet sich ein arachnitischer Prozeß bei der Caries tuberculosa der Wirbelsäule. Sicher weit häufiger als bekannt, sind im Verlauf einer Caries auftretende spinale Störungen auf diese Weise zu erklären.

O. FOERSTER sah einmal eine Arachnitis als Folge einer *Starkstromverletzung*.

In einem nicht kleinen Prozentsatz aller mitgeteilten Fälle war ein ätiologisches Moment jedoch überhaupt nicht auffindbar (OPPENHEIM, F. KRAUSE, MENDEL-ADLER, BRUNS, NONNE, MINGAZZINI, GERSTMANN u. a.).

Anatomisch-makroskopisch ist die Arachnitis im allgemeinen gut gekennzeichnet. Neben der Arachnitis besteht häufig eine ausgedehnte Narben- bzw. Schwielenbildung im Bereich der übrigen Hirn-Rückenmarkshäute. Grad und Ausdehnung hängen von der Schwere des primären Prozesses ab.

Bei der Trepanation bzw. Laminektomie zeigt sich nach Wegnahme des Knochens, daß die Dura nur sehr wenig oder gar nicht pulsiert. Wird die mit den darunter liegenden Häuten verwachsene oder nur verklebte Dura gespalten, so quillt zunächst nur sehr wenig Liquor nach außen, dafür aber wölben sich im Bereich der Arachnitis meist prall gefüllte, dünnwandige, glasig-rötlich erscheinende Cysten vor, aus denen sich nach Einstich eine klare, meist stärker einweißhaltige Flüssigkeit entleert. Das Gewebe der Nachbarschaft kann ödematös geschwollen sein. Es besteht eine erhebliche Hyperämie, die Venen der Umgebung sind stark geschlängelt.

Die Arachnitis ist, wie auch BARRÉ betont, durchaus von der gewöhnlichen Meningitis zu trennen. Die eigentliche Arachnitis wird in ihrer klinischen Auswirkung einzig und allein durch die Vorgänge innerhalb der Arachnoidea selbst gekennzeichnet. BROUWER weist darauf hin, daß man den Namen „Arachnoiditis" in früherer Zeit zwar erwähnt findet, daß das Hauptaugenmerk jedoch stets auf die „Meningitis" gerichtet war. Ferner weist er auch darauf hin, daß man bei der Operation nicht selten eine Arachnitis sieht, während die pathologischen Veränderungen an der Pia und an der Dura nur sehr geringfügig sind. Über einen solchen Fall hatte schon OPPENHEIM 1906 berichtet.

Die erste *anatomisch-mikroskopische* Beschreibung einer Arachnitis verdanken wir STROEBE (1903). In späteren Jahren ist ihr auffallend wenig Beachtung geschenkt worden, erst der Krieg hat das Interesse erneut geweckt. Nach MARBURG, der 1919 auf der Leipziger Neurologentagung einen eingehenden Bericht des histologischen Substrates gegeben hat, ist die Arachnoidea niemals isoliert erkrankt, stets ist die Dura in Mitleidenschaft gezogen. Die Arachnoidea kann nicht primär, d. h. von sich aus erkranken, da ihr ein eigener Gefäßapparat fehlt. Der arachnoideale Prozeß geht einmal aus von dem Endothel der Dura, das zu wuchern beginnt und gelegentlich eine sehr erhebliche Dicke erreicht. In Fällen von MAUSS und KRÜGER war die Dura bis auf das 10fache verdickt. Die Zellproliferationen greifen unmittelbar auf die Arachnoidea über. Die andere Quelle, von der aus die Arachnoidea ihre Anlagerungen erhält, ist der in abgesackten Arachnoidealmaschen gestaute, meist eiweiß- und zellreiche Liquor. Es kommt zu fibrinösen Beschlägen, die ihrerseits die arachnoidealen Lamellen versteifen und verdicken. Die in sich abgeschlossenen Kammern dehnen sich dadurch aus, daß das Endothel der Arachnoidea ebenfalls und mit ihr das darunter gelegene Bindegewebe zu wuchern beginnt. Auf diese Weise entsteht ein später kernarmes Gewebe mit zottigen Vorsprüngen, wie es schon 1915 von P. SCHUSTER beschrieben worden ist. Der arachnoideale adhäsive Prozeß im Spinalraum kann sich über sehr weite Strecken des Rückenmarkes ausdehnen. Im Gegensatz zur Dura beteiligt sich die Pia mater nur sehr wenig am Prozeß; es mehrt sich lediglich ihr Bindegewebe. Dies alles gilt in erster Linie für die traumatisch bedingte Arachnitis. Anders bei den Folgezuständen nach eitriger Meningitis und bei spinalem Sitz nach entzündlichen Affektionen im epiduralen Raum, wo der Prozeß gelegentlich gleichmäßig auf die gesamten Rückenmarkshäute übergreift. Ein derbes, schwieliges Narbengewebe, das das Rückenmark fest ummauert, ist hier das Endergebnis.

In solchen Fällen kann unmöglich vor der Operation entschieden werden, was von den klinischen Symptomen Folge der Schwielenbildung und was Folge der auch hier meist sehr ausgedehnten, d. h. über den Schwielenprozeß hinausgreifenden Arachnitis ist.

Die Diagnose einer Arachnitis wird nicht selten erst durch die histologische Untersuchung gesichert. Gefordert werden muß stets der Nachweis eines Endothelbelags. Darauf hat jüngst auch wieder SCHOTZKY an Hand eines Falles, der makroskopisch als Cystizerkose imponierte, in Wirklichkeit aber eine Arachnitis war, hingewiesen.

Die *klinischen Symptome* der Arachnitis adhaesiva entwickeln sich im allgemeinen allmählich, sowohl dort, wo ein Trauma, als auch dort, wo eine Infektion das auslösende Moment bildet. Das Krankheitsbild kann aber auch plötzlich mit Reizsymptomen (epileptiforme Anfälle), seltener apoplektiform in die Erscheinung treten. Gleiches gilt für die spinale Arachnitis, wo es infolge einer akut auftretenden Liquorstauung oder eines akut einsetzenden medullären Ödems zu einer schnell fortschreitenden Lähmung der Extremitäten kommen kann. Hinsichtlich des weiteren Verlaufes ist für die meisten Fälle das wechselnde An- und Abschwellen der Erscheinungen charakteristisch. Es ist ein durch Remissionen und Exacerbationen ausgezeichnetes Krankheitsbild (O. FOERSTER).

Im folgenden wird 1. die cerebrale und 2. die spinale Form der Arachnitis besprochen werden.

a) Die cerebrale Arachnitis. Die Arachnitis adhaesiva circumscripta kann sich an jeder Stelle des Hirns entwickeln. Prädilektionsstellen finden sich besonders dort, wo schon normalerweise die arachnoidealen Räume sehr ausgedehnt sind, also vor allem in der Gegend der großen Zisternen.

Wie bei jedem raumbeschränkenden Prozeß, und einen solchen stellt die Arachnitis circumscripta ebenfalls dar, sind die Erscheinungen im ersten Stadium sehr wenig charakteristisch. Kopfschmerzen können fehlen, können aber auch schon früh sehr heftig sein und sich in Attacken bis zur Unerträglichkeit steigern. Gerade der Wechsel der subjektiven Erscheinungen, wozu auch häufig Übelkeit und Schwindel treten, ist bis zu einem gewissen Grade typisch. Von anderen Erscheinungen seien genannt: Ohrensausen, Flimmern vor den Augen, vasomotorische Labilität, Herabsetzung der körperlichen und geistigen Leistungsfähigkeit, Unregelmäßigkeit der Verdauung, Schlafstörung, depressive Verstimmung, Intoleranz gegen Tabak und Alkohol. F. H. LEWY mißt dem anfallsweisen Auftreten der Beschwerden diagnostisch eine besondere Bedeutung zu. Bei den von ihm beschriebenen Fällen traten die Erscheinungen anfangs in größeren, später in immer kürzerwerdenden Abständen auf. Die Anfälle sahen manchmal sehr bedrohlich aus, neben tiefer Bewußtlosigkeit beobachtete er Krämpfe, auch einen vorübergehenden Verwirrtheitszustand.

Nach F. H. LEWY bildet die einseitige Tonuserhöhung der Augenmuskulatur bei der calorischen Prüfung ein nie fehlendes Zeichen, mag der Prozeß in der vorderen oder hinteren Schädelgrube gelegen sein. Die Vestibularisreaktion kann schon sehr früh gestört sein.

Wie beim Hirntumor können die Erscheinungen zunächst so vage sein, daß man in Zweifel gerät, ob es sich überhaupt um etwas Prozeßhaftes handelt, ganz besonders dann, wenn Veränderungen am Augenhintergrund entweder völlig fehlen oder doch nur sehr gering sind. Zu einer ausgesprochenen Stauungspapille kommt es bei der Arachnitis im Bereich der Großhirnhemisphären nur ausnahmsweise.

Hinsichtlich des *Liquorsystems* sind Anomalien der Liquorproduktion, der Liquorresorption, der Liquorpassage, des Liquordruckes sowie der Liquorzusammensetzung beschrieben worden. Mittels chemischer Agentien (Jodnatrium) gelingt es, Störungen der Liquorproduktion, -resorption und -passage nachzuweisen. Der Liquordruck ist weitgehend abhängig vom Sitz der Arachnitis. Bei Prozessen im Bereich der Großhirnhemisphären ist der Druck entweder regelrecht oder wenig, nur ausnahmsweise stark erhöht. Offensichtlich haben die Autoren, die als Kriterium der Arachnitis eine starke Erhöhung des Liquordruckes fordern, nicht immer genügend zwischen der supra- und infratentoriellen Arachnitis unterschieden. Daß der Liquordruck bei adhäsiven Vorgängen im Bereich der Liquorabflußöffnungen (Foramina Luschkae und Magendi) hohe Werte erreichen kann, wird später noch erörtert werden. Der Eiweißgehalt des Liquors erweist sich in den meisten Fällen als vermehrt, und zwar ist es meist das Albumin. Dabei kann der Zellgehalt normal oder leicht erhöht sein. Wie H. CLAUDE fand auch F. H. LEWY gelegentlich den Eiweißgehalt bis auf 20—30 mg-% vermehrt, in anderen Fällen sah er normale Werte, einige Male auch eine Erniedrigung des Eiweißgehaltes. H. CLAUDE sah gelegentlich Werte um 15 bis 16 mg-%. Aus alledem ergibt sich, daß es einen für die unkomplizierte Arachnitis charakteristischen Liquorbefund nicht gibt.

Wichtiger als die Liquoruntersuchung ist die *Encephalographie,* d. h. der Versuch, den Sitz der arachnoidealen Cysten auf der Röntgenplatte sichtbar zu machen. Dies gelingt in den meisten Fällen, sei es dadurch, daß an den Stellen der Arachnitis die subarachnoidealen Räume überhaupt keine Luft aufnehmen, weil ausgedehnte Verwachsungen bestehen oder sich die cystisch erweiterten Liquorräume nach Abfluß der Flüssigkeit mit Luft füllen. In diesen Fällen kommt es zu einer mehr oder weniger starken, sich von der Umgebung abhebenden Aufhellung.

In manchen Fällen erweisen sich die *gesamten* subarachnoidealen Räume (d. h. über den Sitz der Arachnitis hinaus) als vermehrt lufthaltig (Hydrocephalus externus), worin die vermehrte Liquorproduktion bzw. die gestörte Liquorresorption zum Ausdruck kommt. Das Ventrikelsystem kann, aber braucht nicht in der Konfiguration verändert zu sein, ausnahmsweise ist es leicht zur Seite verdrängt, selten an dieser oder jener Stelle eingedellt bzw. ausgespart. F. H. LEWY fand ein Zurückbleiben der Füllung des Hinter- oder Unterhorns besonders bei Fällen von Arachnitis im Bereich des Kleinhirns, hingegen eine Erweiterung bzw. eine fingerförmige Vorstülpung nach hinten bei Sitz der Arachnitis im Bereich des Stirnhirns. Eine leichte Erweiterung des gesamten Ventrikelsystems ist nicht selten. Häufiger aber wird beobachtet, daß die Ventrikel luftleer bleiben. Das läßt auf eine evtl. vorübergehende Verlegung der Liquorabflußwege schließen. Ein hochgradiger Hydrocephalus internus entsteht nur dann, wenn die Abflußwege dauernd blockiert sind, also vor allem bei schwerer Arachnitis bzw. Meningitis im Bereich der hinteren Schädelgrube.

Veränderungen am Schädelknochen als Folge eines chronischen intrakraniellen Überdruckes sind selten. Immerhin wird gelegentlich eine Rarefizierung des Knochens im Bereich der Arachnitis beobachtet. Zu den Erscheinungen einer allgemeinen Druckvermehrung innerhalb des Schädels wie Entkalkung der Processus clinoidei, Usurierung des Felsenbeines, Verdünnung des Schädeldaches mit wolkiger Aufhellung im Bereich der Hirnwindungen kommt es jedoch nur, wenn der Druck sehr erheblich ist und wenn er schon lange Zeit bestanden hat, d. h. vor allem bei den mit Hydrocephalus internus einhergehenden Fällen.

Der Verdacht einer circumscripten Arachnitis wächst mit dem Auftreten von *Lokalsymptomen,* sei es in Form von Rindenreizerscheinungen, sei es in Form von Schädigung basaler Hirnnerven.

Nach den Hauptprädilektionsstellen, an denen sich der Prozeß ausbildet, läßt sich unterscheiden eine *Arachnitis*

1. Im Bereich der Fossa Sylvii. Die Symptomatologie dieser Fälle wird im wesentlichen durch die unmittelbare Nachbarschaft der Zentralwindungen bestimmt, d. h. es kommt je nach Ausdehnung des Prozesses zu epileptiformen Anfällen JACKSONscher oder auch universeller Art, die in gewissen Zwischenräumen immer wieder auftreten, gelegentlich auch in einen Status epilepticus mit nachfolgender sich meist aber wieder zurückbildender Mono- oder Hemiparese übergehen können.

H. CLAUDE sah bei einem Fall rhythmische Zuckungen und Myoklonien in einer oberen Extremität. Wohl mit Recht nimmt er an, daß es sich hier um Auswirkungen einer gleichzeitig bestehenden lokalisierten Meningoencephalitis gehandelt hat.

Besonders häufig ist in allen diesen Fällen der anfallsweise auftretende Schwindel. Ob es sich hierbei um cerebellare Erscheinungen handelt, wie F. H. LEWY glaubt, scheint mir nicht erwiesen. Jedenfalls kann eine Stauungspapille hier lange Zeit fehlen. Greift der Prozeß auf das Stirnhirn über, so kann es zu psychischen Störungen im Sinne des Stirnhirnsyndroms kommen. Einige von H. CLAUDE beobachtete Fälle erweckten nach Art der Störungen (anfallsweise auftretende Verwirrungszustände, Halluzinationen, Gedächtnisschwäche u. a. m.) den Verdacht echter primärer Psychosen.

2. Im Bereich der Hirnbasis. Die Symptomatologie dieser Fälle kann außerordentlich verschieden sein, sie hängt ab vom Sitz der Arachnitis, sodann auch von dem Auftreten gelegentlicher Liquorstauung in der näheren oder weiteren Umgebung des eigentlichen Prozesses. Daraus erhellt, daß es unmöglich ist, bestimmte und in sich charakteristische Krankheitsbilder herauszuarbeiten. Es gleicht kaum ein Fall dem anderen. Sitzt der Prozeß weit vorn, so kann es zu Riech- und Sehstörungen kommen. Greift der Prozeß auf den Boden des 3. Ventrikels über, so entsteht das bekannte Syndrom dieser Region, infolge Verlegung der Liquorpassage evtl. auch das Symptomenbild eines Hydrocephalus internus occlusus ähnlich wie bei der Arachnitis der hinteren Schädelgrube. Auch hier kann es zu eigenartigen psychischen Störungen, zu schwerer Beeinträchtigung vegetativer Funktionen, zu Gleichgewichtsstörungen, Haltungsanomalien u. a. m. kommen (CL. VINCENT, H. CLAUDE). Dabei werden basale Hirnnerven zuweilen in Mitleidenschaft gezogen. Die Erscheinungen sind im Einzelfall um so ausgesprochener, je weiter sich die Arachnitis nach hinten ausdehnt.

3. Im Bereich der hinteren Schädelgrube. Nach der Zahl der in der Literatur mitgeteilten Fälle zu urteilen, ist diese Form der Arachnitis die häufigste von allen. Die außerordentliche Mannigfaltigkeit des klinischen Bildes erklärt sich aus der Möglichkeit einer erheblichen Variation des Sitzes der Arachnitis. Das klinische Bild wird verschieden sein, je nachdem der meningeale Prozeß im Bereich der Ober- oder Unterfläche der Kleinhirnhemisphären, des Wurmes, des Pons oder gar der pontocerebellaren Region lokalisiert ist.

Schon 1906 beschrieb SCHOLZ einen cystischen Prozeß im Bereich der linken Kleinhirnhemisphäre, FINKELSTEIN 1908 und UNGER 1909 einen Fall mit Arachnitis im Bereich des Wurmes, PLACZEK und F. KRAUSE im Bereich der rechten Kleinhirnhemisphäre, OPPENHEIM und BORCHARDT 1910 im Bereich der Kleinhirnunterfläche und des Wurmes.

Die meisten der im Schrifttum mitgeteilten Fälle wurden bioptisch sichergestellt (H. CLAUDE, BARRÉ, SCHOLZ und LIEON, VAN BOGAERT und P. MARTIN, von DOULENKO und ORLANDO, CUSHING, HORRAX u. a.).

Ein besonderes Interesse verdient hier die Studie von HORRAX, der 1924 das große Material der CUSHINGschen Klinik zusammengestellt hat. Insgesamt wurden 33 Fälle operiert. Bei den meisten von ihnen war an einen cerebellaren Tumor gedacht worden. 5 dieser Fälle starben, von denen 4 zur Sektion kamen. Diese ergab lediglich eine zum Teil ausgedehnte Arachnitis im Bereich der hinteren Schädelgrube. Alle übrigen Fälle, die über einen Zeitraum von einem bis zu neun Jahren verfolgt werden konnten, heilten aus und blieben ohne Rezidiv (zit. nach H. CLAUDE).

Trotz der Vielseitigkeit der Erscheinungen gibt es auch bei der Arachnitis der hinteren Schädelgrube *Achsensymptome*. Als solche sind zu nennen Kopfschmerzen, die in den Hinterkopf und in den Nacken ausstrahlen, mit einem Gefühl der Spannung in der Nackenmuskulatur, Schwindelgefühl, oft verbunden mit profusem Erbrechen und Veränderungen am Augenhintergrund, die entgegen der Arachnitis im Bereich der Großhirnhemisphären meist schon früh auftreten. Bei völligem Verschluß der Liquorabflußwege und bei Ausbildung eines Hydrocephalus internus occlusus kann die Stauungspapille sehr hohe Grade erreichen, doch ist die Gefahr für den Visus im allgemeinen nicht so erheblich wie bei Tumoren der hinteren Schädelgrube. H. CLAUDE weist darauf hin, daß der Acusticus, was sich auch mit unseren Erfahrungen deckt, verhältnismäßig selten geschädigt wird, während Vestibularisstörungen weit häufiger sind. Auf Zeiten schwerster Prostration können Zeiten allgemeinen Wohlbefindens folgen. Ein Nystagmus kann an einzelnen Tagen bestehen, an anderen fehlen. Gleiches gilt für evtl. Pyramidensymptome. Wichtig für die Abgrenzung gegen den Tumor der hinteren Schädelgrube ist, daß alle diese Störungen selten massiv werden, im allgemeinen sind sie nur angedeutet bzw. flüchtig. Dies erklärt sich daraus, daß die einzelnen Nerven durch die arachnoidealen Cysten bzw. den Hydrocephalus nur gedrückt, aber niemals abgequetscht werden.

Wie mannigfach und vieldeutig die Symptome sein können, lehrt auch ein von LEHOTZKY mitgeteilter Fall, bei dem Pupillenstörungen im wechselnden Ausmaß und eigenartige Anfälle (nach Art des BRUNSschen Syndroms) bestanden hatten. Der Krankheitsverlauf war sprunghaft. Das Symptomenbild fand erst autoptisch seine Klärung durch den Nachweis ausgedehnter Cysten, die makroskopisch wie Cystizerkenbläschen aussahen, sich histologisch aber als arachnitischen Ursprunges erwiesen.

BARRÉ hat vor kurzem in einem auf der Pariser Neurologentagung erstatteten Referat das Krankheitsbild der Arachnitis der hinteren Schädelgrube weiter aufgeteilt, und zwar teilte er in 1. eine allgemeine Arachnitis der hinteren Schädelgrube, 2. eine Arachnitis der großen Cisterne, 3. eine Arachnitis der Acusticusregion und 4. eine Arachnitis der präpontinen oder cerebellaren Region.

Diagnose und Differentialdiagnose. Dem Krankheitsbild der Arachnitis circumscripta ist auch vom Neurologen bisher in differentialdiagnostischer Hinsicht nicht immer die ihm gebührende Beachtung geschenkt worden. Es kann auf Grund der Kriegs- und Nachkriegserfahrungen kein Zweifel sein, daß eine Arachnitis weit häufiger ist als vielfach angenommen wird. So findet vielleicht auch mancher Fall von sog. Pseudotumor (NONNE) seine Erklärung in dem Bestehen einer lokalisierten Arachnitis.

An die Möglichkeit einer Arachnitis ist in jedem Fall von lang anhaltenden, früher nicht bestandenen Kopfschmerzen zu denken, wenn kürzere oder längere Zeit vorher ein entzündlicher Prozeß im Bereich des Schädels, insbesondere wenn eine Eiterung der Ohren oder der Nase bzw. ihrer Nebenhöhlen bestanden hat, oder eine Allgemeininfektion (Typhus, Grippe, Sepsis u. a. m.) vorangegangen ist. Der Verdacht bleibt auch dann bestehen, wenn der klinische Befund zunächst völlig negativ ist.

Die Abgrenzung vom Hirnabsceß, von der tuberkulösen und syphilitischen Meningitis ist nur auf Grund einer sorgfältigen klinischen Beobachtung, Untersuchung des Liquors (Zell- und Eiweißgehalt, Eiweißquotient), unter Umständen erst nach einer Encephalographie möglich.

Trotz Encephalographie und Ventrikulographie ist die Abgrenzung gegenüber dem Kleinhirntumor, wie besonders HORRAX gezeigt hat, häufig außerordentlich schwierig, nicht selten unmöglich. Die sorgfältige Auswertung aller klinischen Tatsachen ist hier nicht minder wichtig als der Röntgenbefund.

Es sei nochmals darauf hingewiesen, daß bei der Arachnitis die Ausfallserscheinungen basaler Hirnnerven im allgemeinen nicht so konstant und auch nicht so massiv sind wie bei Tumoren dieser Region. Bei Übergreifen der Arachnitis auf die Brückenwinkelregion kann die Dissoziation im Grade der Schädigung von Vestibularis und Acusticus für die Diagnose ausschlaggebend sein, insofern der Vestibularis meist früher und schwerer, nicht selten sogar isoliert geschädigt ist, also umgekehrt wie beim Acusticustumor. Wichtig ist auch zu wissen, daß die Stauungspapille bei der Arachnitis nur ausnahmsweise so hohe Grade erreicht wie beim Tumor.

Therapie. Die Voraussetzungen zu einer definitiven Heilung bei der Arachnitis sind dann gegeben, wenn es gelingt, die arachnoidealen Verwachsungen und die mehr oder weniger abgekapselten Liquorräume zu beseitigen; die Möglichkeit eines Rezidivs ist freilich niemals auszuschließen. Von medikamentösen Maßnahmen ist im allgemeinen nur ein vorübergehender bzw. symptomatischer Erfolg zu erwarten. Dies gilt auch für die von älteren Autoren besonders gern empfohlene Quecksilberschmierkur. F. H. LEWY hat jüngst der Enzephalographie nicht nur in diagnostischer, sondern auch in therapeutischer Hinsicht das Wort geredet.

F. H. LEWY geht hierbei von der Tatsache aus, daß die bindegewebigen Narbenzüge der Arachnoidea immer nur die Eckversteifung entündlich veränderter Kammerwände sind, die mittels einströmender Luft zur Zerreißung gebracht werden können. Er stützt sich auf die Beobachtung, daß er bei einzelnen Fällen, die mehrere Wochen nach der ersten Encephalographie erneut Luft erhielten, eine cystöse Luftansammlung in Gegend der früher angenommenen Arachnitis nicht mehr nachweisen konnte. Über ähnliche günstige Erfolge, vor allem bei Fällen traumatisch bedingter Arachnitis haben O. FOERSTER, SCHWAB, HAUPTMANN, PENFIELD u. a. berichtet.

Die bisher vorliegenden Erfahrungen lassen die Anwendung der Methode in jedem Falle indiziert erscheinen. Erst wenn die Encephalographie nicht zum Ziel geführt hat, versuche man operativ etwaige Verwachsungen zu lösen bzw. abzutragen, um die normale Liquorzirkulation wiederherzustellen. Finden sich nur cystische Kammern, so begnüge man sich niemals mit einer einfachen Eröffnung, man stichele bzw. fenstere vielmehr an möglichst vielen Stellen, um der Gefahr erneuter Verwachsungen möglichst zu begegnen. Daß ein etwaiger primärer Entzündungsherd (Ohr, Nase, Nebenhöhlen) in erster Linie zu behandeln ist, bedarf keiner besonderen Erwähnung.

Ausführliche Angaben über die Art der operativen Maßnahmen finden sich in dem Referat von PETIT-DUTAILLIS.

b) Die spinale Arachnitis. Die Arachnitis circumscripta spinalis kann sich in jeder Höhe des Rückenmarkes entwickeln. Nur selten treten die ersten spinalen Symptome gleichzeitig mit der primären Erkrankung, sei es ein Trauma, sei es eine Infektion in die Erscheinung, meist vergehen vielmehr Wochen oder gar Monate (MAUSS und KRÜGER, MARBURG und RANZI, FOERSTER, NONNE, PETTE, BARRÉ). Die Kranken klagen über *neuralgiforme Schmerzen* im Rumpf oder in den Extremitäten, je nach Sitz des arachnitischen Prozesses. Häufig sind die Schmerzen nur von kurzer Dauer, nicht selten abhängig von Witterung und Klima. In anderen Fällen sind es weniger Schmerzen als Parästhesien, ein Bein oder ein Arm ist dauernd „wie eingeschlafen" oder friert abnorm leicht.

Die objektiven *Sensibilitätsstörungen,* die radikulären sowie medullären Ursprungs sein können, sind nach Art und Ausdehnung abhängig vom Sitz der Arachnitis. Charakteristisch ist der Wechsel der Erscheinungen, ihr Kommen und Gehen im Frühstadium.

Ähnlich liegen die Verhältnisse für die *Motilität.* Auch hier lassen sich die radikulären Erscheinungen gut von den medullären scheiden. Gelegentlich beobachtet man ein starkes Zittern in der den geschädigten Wurzelnerven zugehörigen Muskulatur. Bei stärkerer Kompression bzw. Abschnürung der Wurzeln kommt es zu trophischen Störungen. Alle diese Erscheinungen können halb- und doppelseitig sein. Bei Querschnittsläsion des Rückenmarkes durch sich plötzlich stärker füllende Liquorcysten oder auch infolge einer Lymph- und Blutgefäßstauung treten Paresen bzw. Paraparesen auf. Je nach Auswirkung des Prozesses sind die Sehnenreflexe bald abgeschwächt, bald gesteigert.

Erwähnt sei, daß radikuläre und medulläre Erscheinungen nicht selten nebeneinander bestehen. Dies gilt besonders für die Arachnitis cervicalis (Atrophie von Hand- und Armmuskeln mit Reflexverlust, Spastik in den Beinen.) Daß die Arachnitis auch das Symptomenbild eines Brown-Séquardschen Syndroms erzeugen kann, hat schon Oppenheim beschrieben, später Mauss und Krüger, Foerster, Kennedy, Brouwer u. a.).

Vasomotorische Störungen werden nur selten vermißt (livide Verfärbung der Extremitäten, später trophische Störungen der Haut mit Wachstumsanomalien der Nägel und der Haare, Hyperkeratosis u. a. m.).

Auffallend früh pflegen *Störungen der Blasen- und Darmtätigkeit* aufzutreten, meist im Sinne einer Retention.

Charakteristisch ist bis zu einem gewissen Grade das meist *gleichzeitige Auftreten von Reiz- und Ausfallserscheinungen* an verschiedenen Stellen des Körpers und zwar an Stellen, die auf einen verschieden hohen, nicht selten weit voneinander entfernten Sitz des Prozesses schließen lassen.

F. Krause, Oppenheim, Mauss und Krüger, O. Foerster, Barré u. a. haben Fälle mit flüchtig auftretenden Fernsymptomen beschrieben, bei denen es sich offensichtlich um nur temporäre Liquorstauungen handelte, eine Annahme, die in dem wiederholt erhobenen bioptischen Befund von arachnoidealen Verwachsungen weit abseits des Hauptprozesses ihre Stütze findet. Wieweit aufwärts Fernsymptome reichen können, lehrt eine Beobachtung von Mauss und Krüger, wo zu sensiblen Störungen im Bereich von D 2—D 6 plötzlich bulbäre Erscheinungen traten. Der Fall wurde bioptisch als ausgedehnte spinale Meningitis bzw. Arachnitis sichergestellt. Gefürchtet sind besonders die traumatischen Schädigungen der Halswirbelsäule, in deren Verlauf neben den spinalen cerebrale Reiz- und Ausfallserscheinungen (heftige Kopfschmerzen, Schwindel, Erbrechen, Paresen von Augenmuskelnerven, Vestibularisausfall u. a. m.) beobachtet wurden. Später kann sich sogar eine Stauungspapille ausbilden (H. Claude).

Mauss und Krüger sahen 3 Fälle, bei denen im Verlauf einer Arachnitis psychische Störungen (triebhafte Unruhe, Sinnestäuschungen, Verkennung der Umgebung, depressiv-reizbare Stimmung, Schwerbesinnlichkeit, Neigung zum Konfabulieren) auftraten. In allen 3 Fällen erwies sich der Liquordruck als stark erhöht. Diese Tatsache läßt immerhin an die Möglichkeit eines direkten Zusammenhanges der psychischen Erscheinungen mit dem meningealen Prozeß denken.

Auf die Bedeutung der Fernsymptome weist auch O. Foerster hin, und zwar vor allem im Hinblick auf die Tatsache, daß die Arachnitis traumatischen Ursprungs sehr oft den Rückgang der durch die Markschädigung verursachten Ausfallserscheinungen verhindert. Nach weitgehender Besserung der spinalen Symptome verschlechtert sich unerwartet das klinische Bild wieder, ja, es können mit Ausbildung des arachnitischen Prozesses neue Reiz- und Ausfallserscheinungen seitens benachbarter und weit abliegender Rückenmarkssegmente auftreten.

Wenn auch höheres *Fieber* bei einer unkomplizierten Arachnitis im allgemeinen nicht vorkommt, so sind doch vorübergehende leichte Temperatursteigerungen — wahrscheinlich als Folge einer akut auftretenden Liquorstauung — nicht selten.

Barré beschreibt Fälle von Arachnitis spinalis, in denen gleichzeitig Zeichen einer Arthritis vertebralis bestanden. Brouwer ist geneigt, diese Arthritis für sekundär zu halten, beobachte man doch auch bei extramedullären Tumoren gelegentlich arthritische Veränderungen. Tatsache ist, daß es chronische Arthritiden der Wirbelsäule gibt, die sich röntgenologisch nicht darstellen lassen, und die nicht ins Gebiet der Arthritis ankylopoetica gehören. Diese Fälle können mit Wurzelerscheinungen einhergehen, ohne daß sich klinisch irgendein Anhalt für das Bestehen eines organischen Substrates im Bereich der Rückenmarkshäute nachweisen läßt. Eigene Erfahrungen haben mich gelehrt, daß in solchen Fällen der Liquor völlig normal ist.

Liquor. Der *Liquordruck* kann bei der Arachnitis spinalis erhöht sein. Irgendwelche Gesetzmäßigkeiten, wann dies der Fall ist und wann nicht, lassen sich jedoch nicht aufstellen. Der Liquor ist meist klar, selten leicht gelb; in Fällen von Kompression kann er ausgesprochen xanthochrom sein (OPPENHEIM, F. KRAUSE, NONNE, PAPPENHEIM, MINGAZZINI, PETTE, HORRAX, STOOKEY, BROUWER, H. CLAUDE, BARRÉ u. a.). Bis vor nicht langer Zeit wurde der *Eiweißgehalt* fast immer normal gefunden. STOOKEY fand ihn unter 10 Fällen nur zweimal vermehrt. Mit Verfeinerung der Liquordiagnostik ist der Prozentsatz der Fälle mit krankhaften Veränderungen immer größer geworden. Auch in unkomplizierten Fällen, wo es nicht zu einer nachweisbaren Unterbrechung der Liquorpassage kam, ist der Eiweißgehalt meist leicht vermehrt. Dabei fand DEMME die Albumine stärker, hingegen die Globuline nicht oder nur minimal vermehrt, entsprechend den Eiweißquotient abnorm niedrig. Die Erhöhung des Eiweißgehaltes kann, aber braucht sich in der Mastixkurve nicht wiederzuspiegeln. Der *Zellgehalt* ist im allgemeinen normal oder nur wenig erhöht (0—10—30 in 1 cmm). BARRÉ sah bis zu 40 Zellen in 1 cmm, meist aber weniger, einige Male auch keine Vermehrung. Ähnlich CL. VINCENT. Es sind vorwiegend lymphocytäre Elemente. Bei fraktionierter Liquoruntersuchung erhält man in den verschiedenen Portionen verschiedene Werte. Am deutlichsten kommt die Verschiedenheit in der Zusammensetzung des Liquors zum Ausdruck, wenn nebeneinander cisternaler und lumbaler Liquor untersucht werden.

BROUWER sah bei mehreren Fällen ein Kompressionssyndrom, das sich bei späterer Untersuchung nicht wieder nachweisen ließ.

Sehr gefördert wurde die Diagnose der Arachnitis spinalis durch die *Myelographie*. Auch wenn der QUECKENSTEDTsche Druckversuch scheinbar normale Verhältnisse hinsichtlich der Liquorpassage ergeben hat, kann das Kontrastverfahren noch Überraschungen bringen. Infolge der arachnitischen Verklebungen, die sehr oft zu Taschen- bzw. Nischenbildung führen, ist es dem Jodipin nicht möglich, ungehindert abwärts zu gleiten. Es haftet überall, wo sich ihm ein Hindernis bietet. Auf diese Weise kann es zu einem tropfen- bzw. perlschnurartigen oder auch strähnenförmigen Stopp kommen. Der Stopp ist nur dann total, wenn die Liquorpassage infolge Verwachsungen oder Cystenbildung völlig verlegt ist, und wenn klinisch ein Querschnittssyndrom besteht.

Daß aber eine selbst cystöse Arachnitis keineswegs immer das Jodöl zum Stopp zu bringen braucht, lehrt eine von CL. VINCENT mitgeteilte Beobachtung. In diesem Falle hatte sich auch bei der Lumbalpunktion die Liquorpassage als ungestört erwiesen. Daß die eine Probe positiv, die andere negativ sein kann, beweist auch eine Beobachtung von SCHAEFFER und MARTEL. Hier war das QUECKENSTEDTsche Zeichen positiv, während ein Jodipinstopp nicht entstand.

BROUWER empfiehlt zum besseren Absuchen des arachnoidealen Raumes den drehbaren Röntgentisch, der gestattet, den Kranken in jede beliebige Lage zu bringen. Auf diese Weise läßt sich das Wandern des Lipjodolschattens genauestens vor dem Röntgenschirm verfolgen. Sistiert der Schatten, wird der Tisch fixiert und die Aufnahme gemacht.

Sehr bewährt hat sich uns die Aufnahme in 2 Ebenen. Man erkennt alsdann vor allem, ob die Verwachsungen vorn oder, wie dies meist der Fall ist, vorwiegend an der Rückenfläche des Rückenmarkes gelegen sind.

HOHLBAUM rät, möglichst nur dann zu jodipinisieren, wenn bald darauf operiert werden kann. Wird ein stufenartiger Stopp gefunden, so hält er eine Laminektomie auf jeden Fall für indiziert.

Wichtig ist, die Röntgenaufnahme möglichst unmittelbar nach der Injektion des Jodöls zu machen, ferner auch sich mittels Kontrollaufnahme nach mehreren Stunden und evtl. auch noch am nächsten Tage davon zu überzeugen, ob es sich um einen *Dauer*stopp handelt.

Diagnose und Differentialdiagnose. Die Diagnose einer Arachnitis spinalis ist stets nur mit einer gewissen Sicherheit möglich. Als charakteristisch kann angesehen werden:

1. Das isolierte Auftreten sensibler Reizerscheinungen, die meist ausgesprochen radikulär bzw. segmental sind.

2. Eine atrophische Parese von Muskeln in segmentaler Verteilung.
3. Das Auftreten vasomotorisch-trophischer Störungen in sensibel gestörten Bezirken.
4. Das Fehlen einer medullären Leitungsunterbrechung, jedenfalls wenn sie auf längere Zeit hin ausbleibt.
5. Der außerordentliche Wechsel aller Erscheinungen sowohl nach Intensität als auch nach Extensität.
6. Das Auftreten von Fernsymptomen, vor allem von Wurzelreizerscheinungen mehr oder weniger weit abseits der von der Arachnitis vornehmlich befallenen Segmente.
7. Der Liquorbefund, wie er vorher beschrieben wurde.
8. Der tropfen- bzw. perlschnurartige oder auch strähnenförmige Stopp des Jodipins im Myelogramm.

So leicht die Diagnose bei ausgesprochener Symptomatologie und vor allem ätiologisch klarer Anamnese (Trauma, Infektion) im allgemeinen ist, so schwer kann gelegentlich die Abgrenzung von andersartigen Prozessen sein.

Wenn es auch beim *extramedullären Tumor* nicht selten zu arachnoidealen Verklebungen kommt, so sind doch die Fernsymptome hier kaum jemals so ausgesprochen wie bei der Arachnitis, auch beobachtet man hier wohl nur ausnahmsweise ein so starkes Schwanken der Symptome. Weniger schwierig ist im allgemeinen die Abgrenzung gegenüber dem *intramedullären Tumor*, wenngleich auch hier eine begleitende Arachnitis vorkommen kann.

Bei vorausgegangenem Trauma sind differentialdiagnostisch die sog. Spätschädigungen des Markes infolge *Vasopathien* im Sinne Marburgs zu berücksichtigen. Mancher Fall von technisch einwandfrei operierter Arachnitis, bei dem der klinische Erfolg ausblieb, dürfte in solchen Gefäßkomplikationen mit sekundären Erweichungen (Myelomalacien) seine Erklärung finden. Sie kommen, worauf besonders O. Foerster hingewiesen hat, sicher häufiger vor, als sie diagnostiziert werden. Man übersieht, so führt O. Foerster aus, daß die Arachnitis oft nur einen bei der Biopsie besonders stark in die Augen springenden, in Wahrheit aber nur konkomitierenden Prozeß darstellt, hinter dem sich ein im Innern des Markes oder der Wurzeln der Cauda equina befindlicher Gefäßprozeß verbirgt. Dies beweist nicht zuletzt die Tatsache, daß in solchen Fällen die operative Beseitigung einzelner und vielleicht sogar ausgedehnter arachnitischer Verwachsungen entweder keine oder doch nur eine geringe Besserung zeitigt.

Hinsichtlich der Abgrenzung gegen eine *syphilitische Affektion* ist zu sagen, daß sich die Lues im allgemeinen nicht auf die Meningen beschränkt, sondern meistens gleichzeitig auch intramedulläre Gefäße befällt, die von sich aus Parenchymschädigungen erzeugen. Daß eine negative Wa.R. im Blut und Liquor eine früher bestandene Lues nicht ausschließt, auch dann nicht, wenn eine spezifische Behandlung nicht durchgeführt wurde, ist hinreichend bekannt.

Auch eine *multiple Sklerose* kann unter dem Bilde einer Arachnitis verlaufen. Die Differentialdiagnose ist besonders schwer dann, wenn sich in der Vorgeschichte ein schweres Trauma der Wirbelsäule findet. Daß das Myelogramm differentialdiagnostisch nicht immer weiterhilft, darauf hat schon Cassirer hingewiesen.

Brouwer beschreibt einen Fall von Arachnitis, der unter dem Bilde einer kombinierten Systemerkrankung verlief. Er erwähnt ferner einen von Bonhoeffer mitgeteilten Fall, bei dem eine Laminektomie gemacht und eine arachnoideale Cyste gefunden wurde, die histologische Untersuchung des Rückenmarkes aber später eine kombinierte Systemerkrankung ergab.

Therapie. Spontane Rückbildungen einer Arachnitis sind wiederholt beschrieben worden (Henschen, Oppenheim, Bruns, Nonne, Marburg, Gerstmann u. a.). Der Beweis aber, daß es sich mit Sicherheit um eine Arachnitis gehandelt hat, konnte naturgemäß von den Autoren nicht erbracht werden. Auf jeden Fall ist die spontane und anhaltende Rückbildung einer wirklichen Arachnitis so selten, daß man praktisch mit ihr nicht rechnen kann.

Von *konservativen Maßnahmen* wird vor allem die *Röntgenbestrahlung* empfohlen. Guillain glaubt auf diese Weise einen Kranken geheilt zu haben. Auch Medea und Gouducheau sahen wiederholt eine wesentliche Besserung. Da mit dieser Behandlung bei richtiger Dosierung Schäden bisher nicht beobachtet wurden, wird ein Versuch auf alle Fälle erlaubt sein. Gleiches gilt für die *Diathermie*.

O. Foerster sah nach *wiederholter Lumbalpunktion* in einem Falle eine Besserung, ein Beweis dafür, daß die Liquorstauung den Grad der Störungen ungünstig beeinflussen kann. Eine Punktion ist deswegen in allen Fällen mit erhöhtem Liquordruck indiziert.

Aber auch schon die einfache *Jodipinisierung* vermag gelegentlich die Störungen zu mindern. Man mag deswegen nach der Jodipinisierung zum mindesten einige Tage warten, ehe man zu weiteren Eingriffen schreitet. Weitgehende Besserungen sind auch nach Einblasen von Luft in den Lumbalkanal beobachtet worden (Metzger), entsprechend den Erfolgen F. H. Lewys nach Lufteinblasung bei der Arachnitis cerebralis.

Erweisen sich die soeben aufgeführten Maßnahmen als unzulänglich, so zögere man nicht länger mit der *operativen Freilegung des Rückenmarkes*. Intensität und Extensität der Störungen werden den Zeitpunkt bestimmen, wann zur Laminektomie geschritten werden soll.

Ohne auf Einzelheiten der *Operationstechnik* einzugehen, sei hervorgehoben, daß es unerläßlich ist, den Kranken in tiefer Narkose zu operieren. Zum mindesten ist eine Narkose dann erforderlich, wenn das Rückenmark freiliegt und die arachnitischen Verwachsungen von ihm bzw. seinen Wurzeln gelöst werden müssen.

Findet man bei der Laminektomie lediglich Cysten mit klarer durchsichtiger Wandung, d. h. ohne jede erkennbare Narben- oder Strangbildung, so ist nach Stichelung oder Abtragen der cystischen Membran eine Wegnahme weiterer Wirbelbögen unbedingt erforderlich, um ober- und unterhalb der Arachnitis das Rückenmark nach andersartigen Prozessen abzusuchen, da die Cystenbildung häufig nur Begleiterscheinung eines anderen Prozesses, z. B. eines Tumor spinalis ist.

Die Cysten stehen im allgemeinen unter einem sehr starken Druck, sticht man sie an, so kann der Liquor springbrunnenartig hervorquellen. In anderen Fällen findet man statt der Cysten ein derbes Narbengewebe, das die Pia und die Dura mater miteinbezieht, so daß der Versuch gemacht werden muß, alle 3 Häute gemeinsam zu lösen. Bei ausgedehnten Prozessen ist die Wegnahme zahlreicher Wirbelkörper erforderlich. Mauss und Krüger nahmen bei einem Fall insgesamt 10 Bögen fort, ohne daß der Kranke später nennenswerte Beschwerden hatte.

Da wir, wie vorher ausgeführt, absolut sichere Kriterien für die Abgrenzung der selbständigen Arachnitis von Prozessen des Rückenmarkes (extramedullärer Tumor, Gliose, Syringomyelie, spezifische Infektionen) mit sekundärer Beteiligung der Arachnoidea nicht haben, sollte man mit der Indikationsstellung zur Operation nicht zu zaghaft sein. Bei Wirbelsäulenaffektionen (Osteomyelitis, Caries) kann die Laminektomie mit Revision der Meningen gelegentlich einen vollen Erfolg zeitigen, denn nicht ganz selten wird dem Kranken nicht der Wirbelprozeß, sondern die Mitbeteiligung der Meningen zum Verhängnis, besonders dann, wenn es zum Bilde der Querschnittslähmung kommt. Bei erheblicher Schwartenbildung, z. B. nach epidemischer Meningitis oder nach schweren Traumen oder nach fortgeleiteten, aber lokal gebliebenen Eiterungen (Osteomyelitis) wird man zunächst versuchen, das Rückenmark aus seinen Verwachsungen zu lösen, wird alsdann aber nicht unterlassen, die Passage oberhalb und unterhalb des Narbenprozesses mit der Sonde zu prüfen. Mißerfolge nach derartigen, meist sehr eingreifenden Operationen würden vielleicht weniger häufig sein, wenn man bei jeder Laminektomie diesen Grundsatz befolgte.

Es wird erlaubt sein, eine geraume Zeit mit der Operation zu warten, wenn der bisherige Krankheitsverlauf mit großen Schwankungen im Symptomenbild einherging. Nicht aber warte man und vergeude Zeit mit einer medikamentösen oder physikalischen Behandlung, wenn die subjektiven Beschwerden des Kranken unerträglich geworden sind oder wenn sich Zeichen einer Leitungsunterbrechung innerhalb des Rückenmarkes auszubilden beginnen. Damit wächst nur die Gefahr der Komplikationen (Cystopyelitis mit septischer Infektion, Decubitus u. a. m.), während sich die Aussichten auf völlige Rückbildung der Erscheinungen verschlechtern.

Bei der Eigenart des Prozesses ist es naturgemäß nicht möglich, irgendwelche prozentualen oder statistischen Angaben über die operativen Erfolge zu machen.

Über dauernde nachteilige Folgen einer Operation ist kaum etwas bekannt geworden. Die Kasuistik der erfolgreich operierten Fälle ist in den letzten Jahren sehr beträchtlich geworden.

Zur Vermeidung von Rezidiven infolge neuer Verwachsungen bzw. neuer Verlegung der Liquorpassage hat CL. VINCENT geraten, der Operation eine Röntgenbestrahlung des Rückenmarkes folgen zu lassen.

Bei einer Arachnitis nach schwerer eitriger spinaler Meningitis wird man mit der Möglichkeit eines erneuten Aufflackerns der Entzündung rechnen müssen, fand doch BENDA in einem solchen Fall innerhalb der Schwielen abgekapselte Abscesse.

Literatur.

Pachymeningitis externa.

ALEXANDER, G.: Die extraduralen Erkrankungen. Handbuch der Neurologie des Ohres von ALEXANDER und MARBURG, Bd. 2, 2. Wien u. Berlin: Urban & Schwarzenberg 1929. — AYER: Arch. of Neur. **20**, 127 (1928).

BORNSTEIN: Experimentelle und pathologisch-anatomische Untersuchungen über die Kompression des Rückenmarks. Z. Neur. **30**, 184 (1916). — BRAUN: Über Epimeningitis spinalis. Zbl. Chir. **49**, 1274 (1922). — BRUNNER, H.: Der otogene Schläfenlappenabsceß. Handbuch der Neurologie des Ohres von ALEXANDER u. MARBURG, Bd. 2, 2. 1929.

CASSIRER: OPPENHEIMS Lehrbuch der Nervenkrankheiten. Berlin: S. Karger 1923. — CLAIRMONT: Schweiz Arch. Neur. **13**, 194 (1923). — CROUZON, O., D. PETIT-DUTAILLIS et J. CHRISTOPHE: Compression médullaire par pachyméningite et abscès epidural d'origine ostéitique et de nature indéterminée. Opération. Guérison. Revue neur. **39**, 912 (1932).

DANDY, W.: Abscesses and inflammatory tumors in the spinal epidural space. Arch. Surg. **13**, 477 (1926). — DELÉARDE: De la périméningite aiguë spinale. Gaz. Méd. et Chir. **1900**, No 42, 493. — DONATI: Über die akute und subakute Osteomyelitis purulenta der Wirbelsäule. Arch. klin. Chir. **79**, 1116.

FINKELNBURG: Die Erkrankungen der Meningen. LEWANDOWSKYS Handbuch der Neurologie, Bd. 2, S. 1083. — FRAENKEL, EUGEN: Über Spondylitis acuta infectiosa und Rückenmarkserkrankungen. Fortschr. Röntgenstr. **30**, 103. — FUCHS: Kasuistischer Beitrag zur Pathologie der Rückenmarkshäute (Pachymeningitis externa). Dtsch. Z. Nervenheilk. **66**, 231 (1920).

GRADENIGO: Über die Paralyse des Nervus abducens bei Otitis. Arch. Ohrenheilk. **74**, 149. — GUTTMANN, E. u. L. SINGER: Der Epiduralabsceß oder die Pachymeningitis spinalis externa. Arch. klin. Chir. **161** (1931).

HASSIN: Circumscribed suppurative (nontuberculous) peripachymeningitis. Arch. of Neur. **20**, 110 (1928). — HENNEBERG: Perimeningitis externa purulenta nach Nackenabsceß. Berl. Ges. f. Psychiatrie u. Nervenkrankh. Zbl. Neur. **25**, 95 (1921). — HINZ: Über einen Fall von Perimeningitis purulenta. Dtsch. med. Wschr. **1921 II**. — HÖSTERMANN: Über Myelitis transversa. Zbl. Neur. **1913**, 1007.

JACCHIA, P.: Compressione del midello in méningite spinale da ascesso tonsillare occulto. Pediatr. riv. **37**, 557 (1929).

KAMINSKI: Eine metastatische Peripachymeningitis und Periostitis spinalis purulenta nach Furunkulose. Inaug.-Diss. Greifswald 1917. — KEIENBURG: Über akute eitrige Perimeningitis. Med. Klin. **1924 I**. — KMENT u. SALUS: Pachymeningitis hypertrophica. Bruns' Beitr. **154** (1932). — KÖRNER-GRÜNBERG: Die otitischen Erkrankungen des Hirns, der Hirnhäute und der Blutleiter, 5. Aufl. Wiesbaden: J. F. Bergmann 1925.

Lemoine et Lannois: Periméningite spinale aigue. Revue Méd. **1882**, 533. — Leyden: Rückenmarkskrankheiten. Berlin 1874. — Leyden u. Goldscheider: Erkrankungen des Rückenmarks. Nothnagels Handbuch, 2. Aufl., S. 78. — Lin, Wei Yu: Acute spinal pachymeningitis externa. China med. J. **42** (1928). Ref. Zbl. Neur. **52**, 63. — Luce, H.: Zur Klinik des extraduralen spinalen Raumes (Peripachymeningitis, Leukämie, Hodgkin). Dtsch. Z. Nervenheilk. **78**, 347 (1923).

Marx, H.: Zur Symptomatologie des Extraduralabscesses. Z. Hals- usw. Heilk. **7**, 98 (1923). — Moniz, E.: Pachymeningitis spinalis hypertrophica. Revue neur. **32**, 433 (1925). — Morawitz: Über akute eitrige Perimeningitis. Dtsch. Arch. klin. Med. **128**, 294 (1919).

Nonne: Pachymeningitis externa nach Pneumonie. Ärztl. Ver. Hamburg, Sitzg 29. April 1902. Zit. Neur. Zbl. **1902**, 622.

Oehlecker: Die chronische Osteomyelitis der Wirbelsäule in neurologischer Hinsicht. Dtsch. Z. Nervenheilk. **117—119** (1931) (Nonne-Festschrift). — Oppenheim, E. A.: Über einen Fall von extraduraler Spinaleiterung. Berl. klin. Wschr. **1910 II**, 1412. — Oppenheim, H.: Lehrbuch der Nervenkrankheiten, 7. Aufl. Berlin: S. Karger 1923.

Peters: Über die Entzündung des extraduralen Gewebes des Rückenmarks bei der Genickstarre. Dtsch. med. Wschr. **1906 II**. — Pincoffs, M. C.: Purulent spinal perimeningitis. Trans. Assoc. amer. Physicians **41**, 247 (1926).

Riccard, Dechaume et Croizat: Compression médullaire par pachyméningite hypertrophique posttraumatique. Lyon. méd. **1929 II**, 93. — Rümke u. Goudsmit: Über chirurgische Behandlung von Pachymeningitis cervicalis hypertrophica. Nederl. Tijdschr. Geneesk. **71**, 2854. — Runge, W.: Beitrag zur Frage der Pachymeningitis dorsalis im Zusammenhang mit Trauma. Ärztl. Sachverst.ztg **26**, 61 (1920).

Saiz: Versuche zur Sondierung des Wirbelkanals. Z. Neur. **135**, 433 (1931). — Schick: Pachymeningitis spinalis externa purulenta als Metastase nach Diplokokkenbronchitis. Wien. klin. Wschr. **1909**, 1185. — Schmalz, A.: Über akute Pachymeningitis spinalis externa. Virchows Arch. **257**, 521 (1925). — Schultze, Fr.: Die Krankheiten der Hirnhäute. Nothnagels Handbuch, Bd. 9. — Schwab: Akute eitrige Perimeningitis. Dtsch. med. Wschr. **1924 II**, 1544. — Sicard et Paraf: Epidurite ascendante à staphylocoque. Radio-lipiodol. Laminectomie. Guérison. Bull. Soc. méd. Hôp. Paris **41**, 50 (1925).

Wertheimer, P. et J. Dechaume: Les epidurites aigues et chroniques. Lyon chir. **30**, 129 (1933).

Pachymeningitis haemorrhagica interna.

D'Antona, L.: Über die Pathogenese und Ätiologie der Pachymeningitis haemorrhagica interna. Sperimentale **79**, 151—171 (1925). Ref. Neur. Zbl. **41**, 186. — Apelt: Zum Kapitel des extra- und intraduralen traumatischen und pachymeningitischen Hämatoms. Mitt. Grenzgeb. Med. u. Chir. **16**. — Arend, R.: Beitrag zur Symptomatologie und Diagnostik der Pachymeningitis haemorrhagica interna. Z. Neur. **110**, 611—621 (1927). — D'Astros: Les Hydrocéphalies. Paris 1898.

Barrat, O. W.: The pachymeningitis haem. int. Brain **1902**. — Beneke: Über Tentoriumzerreißungen bei der Geburt sowie die Bedeutung der Duraspannung für chronische Gehirnerkrankungen. Münch. med. Wschr. **1910 II**, 2125. — Berger: Zur Ätiologie und Pathogenese der Pachymeningitis int. chron. Inaug.-Diss. Erlangen 1890. — Bernheim-Karrer: Zur Diagnose subarachnoidealer Blutungen beim Neugeborenen. Mschr. Kinderheilk. **1917**, 308. — Boeckmann: Ein Beitrag zur Ätiologie der Pachymeningitis haemorrhagica interna. Virchows Arch. **214**, 380 (1913). — Bókay, J.: Beiträge zur Kenntnis des kongenitalen Hydrocephalus externus. Jb. Kinderheilk. **49** (1899). — Bucholz: Beiträge zur Kenntnis der Pachymeningitis interna. Inaug.-Diss. Leipzig 1901. — Burhans, C. W. and H. J. Gerstenberger: Pachymeningitis haem. int. J. amer. med. Assoc. **80**, 604—609 (1923). — Bychowski, Z.: Über 2 Fälle von subduralem Hämatom. Z. Neur. **14**, 340 (1913).

Castens: Beiträge zur pathologischen Anatomie und Statistik der Syphilis congen. Inaug.-Diss. Kiel 1898. — Chiari: Zur Kenntnis der Pachymeningitis tuberculosa interna bei Meningitis tuberculosa. Arch. f. exper. Path., Festschrift **1908**. — Ciarla, E.: Beitrag zum pathologisch-anatomischen Studium der Pachymeningitis cerebralis haem. Arch. f. Psychiatr. **52**, 439 (1913).

Debré, R. u. G. Semelaigne: Ein neuer Fall von Pachymeningitis haem. int. beim Säugling. Bull. Soc. Pédiatr. Paris **23**, 271—273 (1925). — Die hämorrhagische Pachymeningitis des Säuglings. Presse méd. **34**, 337 (1926). Ref. Zbl. Neur. **44**, 73. — Doehle: Über chronische Pachymeningitis haem. bei Kindern und ihre forensische Bedeutung. Verh. 10. internat. med. Kongr. V. **17** (1890).

Fahr, Th.: Histologische Beiträge zur Frage der Pachymeningitis haem. int. Zbl. Path. **23**, 977 (1912). — Finkelnburg: Die Erkrankungen der Meningen. Handbuch der Neurologie, 1. Aufl., Bd. 2. Berlin: Julius Springer 1911. — Finkelstein: Demonstration eines Falles von Pachymeningitis haem. int. Ges. Charité-Ärzte, 25. Juni. 1903. — Lehrbuch der Säuglingskrankheiten. — Über Pachymeningitis haem. int. Demonstration im Verein für Kinderheilkunde. Dtsch. med. Wschr. **1911 I**, 713. — FREUND: Zur Therapie des Hydrocephalus; zugleich ein Beitrag zur Kenntnis der Pachymeningitis haemorrhagica im Säuglingsalter. Mschr. f. Kinderheilk. **7** (1908). — FÜRSTNER: Zur Genese und Symptomatologie der Pachymeningitis haem. Arch. f. Psychiatr. **8** (1878).

GÖPPERT: Drei Fälle von Pachymeningitis haem. mit Hydrocephalus ext. Jb. Kinderheilk. **61** (1905). — GORDON: Intern Pachymeningitis in young children. N. Y. med. J. **1914**, 720. — GRISWOLD, R. A. u. FRANKLIN JELSMA: Die Beziehungen zwischen dem chronischen subduralen Hämatom und der Pachymeningitis haem. int. Arch. Surg. **15**, 45—56 (1927). Ref. Neur. Zbl. **48**, 185. — GULDBERG, G.: Pachymeningitis haem. int. bei Lues congenita. Arch. f. Dermat. **157**, 409—418 (1929).

HADA: Über die Gehirnkomplikationen des Keuchhustens mit besonderer Berücksichtigung der Pachymeningitis productiva int. Virchows Arch. **214** (1913). — HAHN: Klinischer Beitrag zur Lehre von der Pachymeningitis haem. int. im frühen Kindesalter. Dtsch. med. Wschr. **1911**. — HASSE: Krankheiten des Nervensystems. Handbuch der speziellen Therapie von VIRCHOW, 1855. — HENSCHEN, C.: Diagnostik und Operation der traumatischen Subduralblutung. Arch. klin. Chir. **99**, 67. — Über die Ursachen des postkommotionellen und posttraumatischen Hirndrucks, insbesondere über Hirnödem, -schwellung und -verkleinerung nach Schädelverletzungen. Zbl. Chir. **1927**, Nr 50. — Zur Pathologie, Diagnostik und Therapie der „blutenden Dura“ (Pachymeningosis et Pachymeningitis haem. int.). Schweiz. med. Wschr. **1930 I**, 599. — HEUBNER: Pachymeningitis haem. bei hereditärer Syphilis. Virchows Arch. **84** (1881). — Hydrocephalus. EULENBURGs Realenzyklopädie, Bd. 5. 1908. — HUGUENIN: Der chronische Hydrocephalus. Handbuch der speziellen Pathologie und Therapie von ZIEMSSEN, 2. Aufl. 1878.

JORES: Über die Beziehungen primärer subduraler Blutungen zur Pachymeningitis haem. Verh. dtsch. path. Ges. **1** (1898). — JORES-LAURENT: Zur Histologie und Histogenese der Pachymeningitis haem. Beitr. path. Anat. **29** (1901).

KASEMEYER: Posttraumatische Pachymeningitis. Dtsch. med. Wschr. **1912 II**, 2020. — KEY u. RETZIUS: Studien über die Anatomie des Nervensystems und des Bindegewebes. Stockholm 1875. — KIHN: Experimentelle Avitaminosen. STEPP u. GYÖRGY: Avitaminosen. Berlin: Julius Springer 1927. — KLUCK: Ein Fall von vereitertem Haematoma durae matris. Inaug.-Diss. Greifswald 1890. — KNÖPFELMACHER: Ein Fall von Pachymeningitis im Säuglingsalter. Münch. med. Wschr. **1919 II**, 1483. — KÖNIG: Über Pachymeningitis haem. int. Inaug.-Diss. Berlin 1882. — KOWITZ: Intrakranielle Blutungen und Pachymeningitis haem. chron. int. bei Neugeborenen und Säuglingen. Inaug.-Diss. Kiel 1914. — KREMIANSKI: Über die Pachymeningitis haem. int. bei Menschen und Hunden. Virchows Arch. **42** (1868). — KRÜCKE: Ein Fall von eitrig-entzündlicher Pachymeningitis haemorrhagica bei Diphtherie. Inaug.-Diss. Kiel 1902. — KUNDRAT: Über die intermeningealen Blutungen Neugeborener. Wien. klin. Wschr. **1890 I**, 887.

LABORDE: Über die Entstehung der Blutcysten in der Arachnoidea. Schmidts Jb. **1867**, 133. — LADE: Pachymeningitis haem. int. (Hygroma durae matris) kompliziert mit diffuser Sklerose. Mschr. f. Kinderheilk. **15**, 290 (1919). — LAFORA: Über umschriebene bindegewebige Verdickungen an der inneren Fläche der Dura mater bei Pachymeningitis haem. int. Virchows Arch. **210** (1912). — LAURENT: Zur Histogenese der Pachymeningitis haem. int. Inaug.-Diss. Bonn 1898. — LEWIN: Über die Wirkung des Alkoholismus auf den tierischen Organismus. Zbl. med. Wiss. **1871**, 593.

MELNIKOW-RASWEDENKOW: Histologische Untersuchungen über den normalen Bau der Dura und über Pachymeningitis int. Beitr. path. Anat. **28** (1900). — MARIE, ROUSSY et LA ROCHE: Sur la reproduction expérim. des pachym. hémorrh. C. r. Soc. Biol. Paris **74**, No 23 (1913).

NONNE: Traumatisches Hämatom der Dura mater. Dtsch. med. Wschr. **1907 II**, 1664. — Syphilis und Nervensystem. 5. Aufl. Berlin: S. Karger 1923. — NONNE u. APELT: Über frakturierte Eiweißausfällung in der Spinalflüssigkeit von Gesunden, Luetikern usw. Arch. f. Psychiatr. **43** (1908).

OPPENHEIM: Lehrbuch der Nervenkrankheiten, 7. Aufl. Berlin: S. Karger 1923. — OSTERTAG, B.: Pachymeningitis int. productiva nach Keuchhusten. Virchows Arch. **255**, 129 (1925).

PFEIFER, R. A.: Die Angioarchitektonik der Großhirnrinde. Berlin: Julius Springer 1928. — Grundlegende Untersuchungen für die Angioarchitektonik des menschlichen Gehirns. Berlin: Julius Springer 1930. — PUTNAM, T. J. and H. CUSHING: Chronic subdural haematoma and its surgical treatment. Arch. Surg. **11**, 329 (1925).

REICHMANN: Zur Klinik, insbesondere zur Diagnose der Pachymeningitis haem. int. Dtsch. Z. Nervenheilk. **81**, 304—320 (1924). — RÖSSLE: Zur Systematik der Pachymeningitiden. Zbl. Path. **1909**, 1043. — ROSENBERG: Pachymeningitis haem. int. im Kindesalter. Erg. inn. Med. **20**, 549 (1921). — ROTH: Zur Genese und Ätiologie der Pachymeningitis haem. int. Berl. klin. Wschr. **1920 I**, 175.

Salomon: Über den Zusammenhang zwischen Pachymeningitis int. chron. und Atrophie bei Säuglingen. Inaug.-Diss. 1897. — Sarbó, A. v.: Über die Pachymeningitis haem. int. Dtsch. Z. Nervenheilk. **92**, 216—239 (1926). — Schlesinger, H.: Krankheiten der Meningen. Spezielle Pathologie und Therapie von Kraus u. Brugsch. Wien u. Berlin: Urban & Schwarzenberg 1924. — Schmincke: Beitrag zur Kenntnis der Pachymeningitis haem. int. bei Lues congenita. Z. Kinderheilk. **19** (1919). — Schottmüller: Pachymeningitis int. infect. acuta und Meningismus. Münch. med. Wschr. **1910**, 1984. — Schultze, Fr.: Die Krankheiten der Hirnhäute und die Hydrocephalie. Nothnagels Handbuch der Pathologie und Therapie, Bd. 9. 1901. — Schwartz: Zur Ätiologie der Pachymeningitis haem. int. im Säuglingsalter. Chicago 1915. Ref. Jb. Kinderheilk. **84**, 316 (1916).

Uhthoff: Die Augenveränderungen bei den Erkrankungen der Hirnhäute. Graefe-Saemisch' Handbuch der gesamten Augenheilkunde 1911.

Virchow: Das Hämatom der Dura mater. Verh. physik.-med. Ges. Würzburg **1857**. — Vleuten, van: Über Pachymeningitis haem. Inaug.-Diss. Bonn 1898.

Weyhe: Über die Häufigkeit von Hämorrhagien im Schädel und Schädelinhalt bei Säuglingen. Inaug.-Diss. Kiel 1889. — Wohlwill: Über Pachymeningitis haem. int. Virchows Arch. **214**, 388 (1913). — Berl. klin. Wschr. **1913 II**. — Wolff, W.: Beiträge zur Frage der Pachymeningitis haem. Virchows Arch. **230**, 215 (1921).

Leptomeningitis. (Allgemeiner Teil.)

Adant: Un microbe d'une méningite accidentelle. C. r. Soc. Biol. Paris **102**, 941 (1929). — Alexander: Über die chirurgische Behandlung der otogenen Meningitis. Dtsch. med. Wschr. **1905 II**, 1554. — Zur Klinik und Behandlung der labyrinthogenen Meningitis. Z. Ohrenheilk. **56**, 249. — Klinische Studien zur Chirurgie der otogenen Meningitis. Arch. Ohrenheilk. **75/76** (1908). — Anton u. Schmieden: Der Subokzipitalstich. Zbl. Chir. **1917**, 193. — Aschoff: Ein Fall von ausgedehnter Blutung der Rückenmarkshäute und des Gehirns nach Lumbalpunktion. Zbl. Path. **33**, 100 (1923). — Ayer: Experimental acute hematog. meningitis. Monop. Rockefeller Assoc. med. Rec. **1920**, Nr 12, 113. — Spinal subarachnoid block. Arch. of Neur. **10**, 420 (1923).

Barth: Chirurgische Behandlung der eitrigen Meningitis. Kongr. dtsch. Ges. Chir., April 1914. S. 545. — Arch. klin. Chir. **105**, 653 (1914). — Beck: Meningitis suppurativa, Extraduralabsceß der hinteren Schädelgrube nach eitriger Tonsillitis. Verh. dtsch. otol. Ges. **1914**, 84. — Beck, Beringer u. Gundel: Experimentelle Untersuchungen zur Chemotherapie der Meningitis. Münch. med. Wschr. **1932 II**, 1305. — Béril: La ponction des espaces sous-arachnoidieus cérébraux par la feute sphénoidale. Lyon chir. **11**, 320 (1909). — Biemond u. Goudsmit: Die Bedeutung der Gefäßveränderungen bei subakuter purulenter Meningitis. Nederl. Tijdschr. Geneesk. **1932**, 4206. — Bier: Hyperämie als Heilmittel, 6. Aufl., 1907. — Birkholz: Kritischer Beitrag zur Frage der Wirksamkeit des Vuzins usw. Arch. Ohrenheilk. **109**, 112. — Über die biologische Wirkung des Vuzins usw. Verh. dtsch. Hals-, Nasen-, Ohrenärzte Breslau **1924**. — Über die biologische Wirkung des Vuzins bei seiner endolumbalen Anwendung als Heilmittel gegen die Meningitis. Arch. Ohr- usw. Heilk. **112**, 261 (1925). — Blanc, le: Meningitis. Neue deutsche Klinik von G. u. F. Klemperer, Bd. 7, S. 330. 1931. — Bondy: Zur Frage der Heilbarkeit der Streptokokkenmeningitis. Wien. klin. Wschr. **1917 II**. — Borries: Über otogene Meningitis. Mschr. Ohrenheilk. **51**, 371 (1917). — Zur Heilbarkeit der otogenen Meningitis. Mschr. Ohrenheilk. **52**, 214 (1918). — Beiträge zur frühzeitigen Diagnose der otogenen Meningitis. Mschr. Ohrenheilk. **1920**, 810. — Zur Frage des Lumbalpunktates bei Hirnabscessen und bei anderen Hirnkomplikationen. Verh. Ges. Hals-Nasen-Ohrenärzte München **1925**. — Z. Hals- usw. Heilk. **12**, 186 (1925). — Brun: Der Schädelverletzte und seine Schicksale. Bruns' Beitr. **38**, 192 (1903). — Brunner: Vorteile über Vuzin und Rivanol bei Meningitis. Klin. Wschr. **1924 I**. — Brunner, H.: Zur Pathogenese der Meningitis bei akuter Otitis media. Mschr. Ohrenheilk. **64**, 271 (1930). — Buss: Intralumb. Dispargeninjektionen bei Meningitis epidemica. Münch. med. Wschr. **1924 I**, 715.

Cestan et Riser: Les directoires modernes du traitement des méningites et des neuraxites infectieuses. Paris méd. **14**, 255 (1924). — Cordua: Ein Beitrag zur Optochinbehandlung der eitrigen Meningitis. Berl. klin. Wschr. **1921 II**, 1323. — Crohn: Zur Frage der Wirkung des Hexamethylentetramins besonders bei Meningitis. Med. Klin. **1923 I**. — Cushing: Physiologische und anatomische Beobachtungen über den Einfluß von Hirnkompression usw. Mitt. Grenzgeb. Med. u. Chir. **9**. — The third circulation and its channels. Lancet **1925 I**, 851.

Dandy: The treatment of staphylococcus and streptococcus meningitis by contineous drainage of the cisterna magna. Surg. etc. **39**, 760 (1924). — Dattner: Meningitisbehandlung mit Pregl-Jodlösung. Dtsch. med. Wschr. **1923 II**. — Demme, H.: Liquorbefunde bei akuten Infektionen des Nervensystems. Dtsch. Z. Nervenheilk. **111** (1929). — Differentialdiagnostische Verwertung des Liquors bei der sog. „Sympathischen Meningitis" bei oto- und rhinogenen Erkrankungen des Zentralnervensystems. Dtsch. Z. Nervenheilk. **113** (1930). — Die praktische und theoretische Bedeutung der Eiweißrelation im Liquor cerebrospinalis bei Nervenkrankheiten. Arch. f. Psychiatr. **92** (1930). — DENK u. LEISCHNER: Prophylaxe der operativen Meningitis. Verh. dtsch. Chir.kongr. **1911**.

EAGLETON, W. P.: Laryngoscope **32**, 1 (1922). Ref. Zbl. Neur. **29**, 466. — The surgical treatment of meningitis. J. amer. med. Assoc. **83**, 1900 (1924). — Les meningites en oto-rhinologie. Ann. d'Otolaryng. **9**, 957 (1932). — EHRENROOTH, E.: Eitrige Meningitis, akut entstanden nach Kopftrauma ohne nachweisbare Wunde. Dtsch. Z. gerichtl. Med. **12** (1928). — EIGLER, G. u. W. GEISLER: Über schwere Schädigungen nach endolumbalen Trypaflavingaben bei eitriger rhinogener und otogener Meningitis mit einigen tierexperimentellen Untersuchungen. Arch. Ohr- usw. Heilk. **134**, 201 (1933). — EISELSBERG, v.: Hirnchirurgie. Chir.kongr. 1913. — Gehirnschüsse. Ref. 2. Kriegs-Chir.tagg Berlin 1916. Bruns' Beitr. **101**, 59 (1916). — ENDERLEN: Über Schädelschüsse. Ref. Chir.kongr. Brüssel 1915. Bruns' Beitr. **96**, 467 (1915). — ERSNER and MENDELL: Streptococcic. meningitis with intracarotid. treatment and recovery. J. amer. med. Assoc. **99**, 1596 (1932). — ESKUCHEN: Die Lumbalpunktion. Wien u. Berlin: Urban & Schwarzenberg 1919. — Die BÉRIELsche Orbitalpunktion nebst vergleichenden Untersuchungen zwischen Lumbal- und Orbitalliquor. Klin. Wschr. **1922 II**, 1645. — Die Punktion der Cisterna cerebello-medullaris. Klin. Wschr. **1923 II**, 1830. — Diagnose des Subarachnoideal blockes. Klin. Wschr. **1925 I**, 870. — Die Zisternenpunktion. Erg. inn. Med. **34**, 241 (1928). — Neue deutsche Klinik, Bd. 6. S. 213. 1930.

FINKELNBURG: Über Spätabszesse und Spätenzephalitis des Gehirns nach Oberflächenschüssen des Schädels. Dtsch. med. Wschr. **1916 II**. — Beitrag zur Therapie der eitrigen otogenen Meningitis. Passow-Schaefers Beitr. **10** (1918). — Klinische Betrachtungen über die Rolle der Zerebrospinalflüssigkeit. Berl. klin. Wschr. **1921 I**, 60. — Zur Frage der Sero- und „Chemotherapie" der otogenen und rhinogenen Meningitis. Klin. Wschr. **1922 I**, 217. — Der heutige Standpunkt in der Behandlung der otogenen und rhinogenen eitrigen Meningitis. Klin. Wschr. **1922 II**, 2386. — Diagnostik der otogenen und rhinogenen Meningitis. Z. Hals- usw. Heilk. **12** (1925). — Zur Frage des diagnostischen Werts der Lumbalpunktion. Arch. Ohrenheilk. **102**. — FREMONT-SMITH: Cerebrospinal fluid sugar. Arch. of Neur. **14**, 390 (1925). — Pathogenesis of the changes in the cerebrospinal fluid in meningitis. Arch. of Neur. **28**, 778 (1932).

GAUTIER, P.: Un cas de méningite vermineuse. Bull. Soc. méd. Hôp. Paris **39**, 429 (1923). — GELBENEGGER, F.: Intralumbale Solganalbehandlung bei Meningitiden und cerebrospinalen Erkrankungen. Wien. klin. Wschr. **1933 I**, 238. — GELDRICH, J.: Nachweis und Bestimmung der Milchsäure im Liquor bei der Hirnhautentzündung. Arch. Kinderheilk. **101**, 108 (1934). — GOLDMANN: Vitalfärbung am Zentralnervensystem. Abh. preuß. Akad. Wiss., Physik.-math. Kl. I, **1913**. — GOLMANN, S. W.: Beiträge zur normalen und pathologischen Histologie der weichen Hirn- und Rückenmarkshäute des Menschen. Z. Neur. **135** (1931). — GRADENIGO: Über die Diagnose und Heilbarkeit der otitischen Leptomeningitis. Arch. Ohrenheilk. **47**. — GROBER: Pneumokokkenmeningitis und Serumbehandlung. Münch. med. Wschr. **1910 I**. — GULEKE: Über Prognose und Therapie der Schädelschüsse. Münch. med. Wschr. **1915 II**. — Chirurgische Behandlung der Meningitis im Gefolge von Traumen und Infektionen. Arch. klin. Chir. **152**, 292 (1928). — Die Entzündung der Hirnhäute. Neue Deutsche Chirurgie, Bd. 48. 1930.

HALD: Zur Permeabilität der Leptomeningen, besonders Hexamethylentetramin gegenüber. Arch. f. exper. Path. **64**. — HAMMER: Todesfall an Meningitis spinalis nach Lumbalpunktion. Dermat. Wschr. **86**, 467 (1928). — HANKE: Über die Drainage des Subarachnoidealtraumas bei eitriger Meningitis. Bruns' Beitr. **1924**, 131. — HARTMANN: Zur Therapie der eitrigen Meningitis cerebrospinalis. NaCl-Spülungen, dann Autovaccine, Heilung. Münch. med. Wschr. **1921 I**, 141. — HARTWICH: Zur Suboccipitalpunktion bei epidemischer Meningitis. Münch. med. Wschr. **1924 I**, 935. — Zbl. inn. Med. **1924**, Nr 24. — HASSIN, G. B.: Histologic studies in meningitis. Arch. of Neur. **28**, 789 (1932). — HAUKE: Über die Drainage des Subarachnoidalraumes bei eitriger Meningitis. Bruns' Beitr. **131**, 10 (1924). — HAYMANN: Die Heilbarkeit der otogenen Meningitis. Sammelreferat. Zbl. Ohrenheilk. **1911**, H. 9, 401. — HENNING, N.: Intralumbale Optochinbehandlung oder Serumtherapie der epidemischen Meningitis? Med. Klin. **1924 II**, 1834. — HILDEBRAND: Spätmeningitis, Spätabszeß, alte Steckschüsse. Handbuch der ärztlichen Erfahrungen im Weltkrieg, Bd. 1, S. 472. 1922. — HINSBERG: Zur operativen Behandlung der eitrigen Meningitis. Z. Ohrenheilk. **50**, 261 (1905). — Zur Therapie der otogenen Meningitis. Dtsch. med. Wschr. **1924**, 1265. — Bericht über die von 1903—1925 an der Breslauer Klinik beobachteten Fälle von otogener Meningitis. KÜMMEL-Festschrift. Beitr. Anat. usw. Ohr usw. **23** (1926). — HINSBERG u. R. WEISE: Zur Urotropinbehandlung der eitrigen Meningitis. Ther. Gegenw. **71**, 196 (1930). — HOLMGREN: Meningitiden und Meningitisbehandlung in der Ohrenklinik des Krankenhauses Sabbatsberg in Stockholm 1910—14. Mschr. Ohrenheilk. **49**, 556 (1915). — Labyrinthogene eitrige Cerebrospinalmeningitis. Zbl. Ohrenheilk. **9**, 33. — HOLZMANN:

Diagnostische und therapeutische Lumbalpunktion. Neue deutsche Chirurgie, Bd. 12. — Homén: Experimentelle und pathologische Beiträge zur Kenntnis der infektiös-toxischen meningealen Veränderungen. Arb.-path. Inst. Helsingfors **1921** (N. F. **2**), W. 3/4, 225.

Jakob: Normale und pathologische Anatomie und Histologie des Großhirns. Berlin-Wien: Franz Deuticke 1924. — Jauerneck, A.: Erste Erfahrungen mit Meningitisbehandlung durch Acetyleneinblasung nach der Methode von Prof. Zeller. Dtsch. med. Wschr. **1933 II**, 1790. — Jung u. Silberberg: Histopathologische Untersuchungen über die Meningitis mit Ausnahme der epidemischen Meningitis. Z. Hals- usw. Heilk. **28** (1931).

Kaeding: Bericht über einige geheilte Fälle von eitriger Meningitis. Dtsch. med. Wschr. **1920 II**, 1066. — Kafka: Die Zerebrospinalflüssigkeit. Berlin-Wien: Franz Deuticke 1930. — Funktionell-genetische Liquoranalysen. II. Mitt. Das Liquorbild der akuten infektiösen, nicht syphilitischen Meningitis in funktionell-genetischer Betrachtung. Z. Neur. **137**, 373 (1931). — Kafka u. Riebeling: Die Eiweißrelation im Liquor cerebrospinalis. VI. Mitt. Z. Neur. **131**, 610 (1931). — Kafka u. Samson: Die Eiweißrelation des Liquor cerebrospinalis. II. Mitt. Z. Neur. **115**, 85 (1928). III. Mitt. Z. Neur. **119**, 153 (1929). IV. Mitt. Z. Neur. **120**, 744 (1929). — Karplus, D.: Die Meningitis der Neugeborenen. Wien. klin. Wschr. **1927 I**, 250. — Kaufmann: Lehrbuch der speziellen pathologischen Anatomie, Bd. 2, S. 1104. 1911. — Endolumbale Injektions- und Spülbehandlung. Dtsch. med. Wschr. **1928 I**, 136. — Kaufmann, E.: Zur endolumbalen Injektions- und Spülbehandlung meningitischer und anderer Erkrankungen des Zentralnervensystems, insbesondere mit Chinin. Verh. dtsch. Ges. inn. Med. **1927**, 95, 102. — Key u. Retzius: Studien in der Anatomie des Bindegewebes und Nervengewebes. Stockholm 1875. — Kindler, W.: Die rhinogene Meningitis. Passow-Schaefers Beitr. **29**, 309 (1932). — Kleinschmidt, H.: Die verschiedenen Formen der eitrigen Leptomeningitis im Kindesalter. Schmidts Jb., Aug. **1916**, 324. — Knick: Die Pathologie des Liquor cerebrospinalis bei otitischen Komplikationen. Verh. otol. Ges. **1913**, 403, 22. — Köhler: Die Differentialdiagnose der Meningitis. Zbl. Tbk.forsch. **29**, 401 (1928). — Körner-Grünberg: Die otitischen Erkrankungen des Gehirns, 5. Aufl. München: J. F. Bergmann 1925. — Kolmer: The chemotherapie and serumtherapie of pneumococcus and streptococcus meningitis. Arch. of Otolaryngol. **3**, 481 (1926). — Kolmer and Amano: Oral immunisation against pneumococcus meningitis. Laryngoscope **42**, 610 (1932). — Kolmer, J. and A. Rule: A note on the treatment of experimental streptococcus meningitis of rabbits with bacteriophage. J. Labor. a. clin. Med. **18**, 1001 (1933). — Konno, J.: Beiträge zur Diagnose und Therapie der eitrigen Meningitis. 4 Mitteilungen. Z. Laryng. usw. **38** (1933) (jap.-deutsche Zusammenfassung). — Krause, F.: Behandlung der septischen Gehirnnervenentzündung und der eitrigen Hirnhautentzündung. Dtsch. med. Wschr. **1916 I**. — Komplikationen der frischen Hirnverletzungen. Handbuch der ärztlichen Erfahrungen im Weltkriege, Bd. 1, S. 410. 1922. — Neue deutsche Chirurgie. Stuttgart: Ferdinand Enke. — Kümmell: Die operative Behandlung der eitrigen Meningitis. Verh. dtsch. Ges. Chir. **1905**, 517. — Zbl. Chir. **1909**, 1180. — Arch. klin. Chir. **77**, 930. — Küttner: Die traumatische Meningitis und andere Meningitisformen. Handbuch der praktischen Chirurgie, Bd. 1. 1926.

Ledl: Behandlung der eitrigen Meningitis mit Rivanol. Oto-laryng. Ges. Prag, Mai 1923. — Leede: Bakteriologische Untersuchung des Liquor cerebrospinalis bei Diphtherie. Z. Hyg. **70** (1911). — Lenhartz: Über den diagnostischen und therapeutischen Wert der Lumbalpunktion. Verh. 14. Kongr. inn. Med. **1896**. — Zur Behandlung der epidemischen Genickstarre. Münch. med. Wschr. **1915**. — Linck, A.: Vuzin und die Behandlung der Meningitis in der Oto-Rhino-Chirurgie. Arch. Ohr- usw. Heilk. **106**, 219 (1920). — Die Therapie der eitrigen Meningitis in der Oto-Rhinologie. Z. Hals- usw. Heilk. **12** (1925).

Mader: Endolumbale Eingriffe und Stoffwechsel. Klin. Wschr. **1928 I**, 982. — Mader, A. u. S. Saenger: Experimentelle Liquorstudien im Säuglingsalter. Klin. Wschr. **1925**. — Jb. Kinderheilk. **59**, 101, 109 (1925). — Liquorstudien bei intralumbarer Injektion. Jb. Kinderheilk. **60**, 233 (1925). — Experimentelle Liquoruntersuchungen im Säuglingsalter. Klin. Wschr. **1926**, 1091. — Mann: Traumatische Meningitis. Klin. Wschr. **1926 II**. — Matzdorff u. Loebell: Beiträge zur Kenntnis fraktionierter Liquoruntersuchungen. Z. Neur. **75**, 147 (1922). — Mautner: Meningitis und Meningismus. Wien. klin. Wschr. **39**, Nr 52, Sonderbeil. (1926). — Mayer, O.: Zur Behandlung der eitrigen Meningitis. Wien. klin. Wschr. **1933 I**. — Mogilnicki: La valeur diagnost. et prognost. de l'examen du sucre dans le liquide cephalo-rachidien pendant le méningitis chez les enfants. Acta pédiatr. (Stockh.) **11**, 369 (1930). — Musser and Watkins: Some notes on meningococcic meningitis with especial reference to the sugar content of the cerebrospinal fluid. Internat. Clin., XLI. s. **2**, 35—47 (1931).

Nagai, H.: Über die klinische Bedeutung der Milchsäure in der Spinalflüssigkeit bei Meningitiden. J. inf. Dis. **15** (1934) (jap.-deutsche Zusammenfassung). — Nebijkova-Lujancikova: Zur Ätiologie der Meningitis im frühen Kindesalter. Ref. Zbl. Neur. **48**, 183. — Nedelmann: Pneumatocele conjunctival als Folge einer Liquorausblasung bei einem Fall von Influenzabazillenmeningitis. Z. Kinderheilk. **43**, 352 (1927). — NEEDLES, W.: Influenzal meningitis with recovery. J. amer. med. Assoc. **99**, 1342 (1932). — NEEL, A. W.: Über den Zellen- und Eiweißgehalt der normalen Spinalflüssigkeit. Schweiz. Arch. Neur. **15** (1924). — Über den Zellen- und Eiweißgehalt der normalen Spinalflüssigkeit, sowie über die Bedeutung der kleinen Zunahmen an Zellen und Eiweiß. Schweiz. Arch. Neur. **17** (1925). — Über den Zellen- und Eiweißgehalt der normalen Spinalflüssigkeit sowie über die Bedeutung, die schwachen pathologischen Veränderungen nachweisen zu können. Münch. med. Wschr. **1928**, 728. — Die Bedeutung der Eiweißvermehrung ohne gleichzeitige entsprechende Zellvermehrung in der Spinalflüssigkeit. Dtsch. Z. Nervenheilk. **117—119** (1931) (NONNE-Festschrift). — NEISSER u. POLLAK: Die Hirnpunktion und Punktion des Gehirns und seiner Häute durch den intakten Schädel. Mitt. Grenzgeb. Med. u. Chir. **13**, 807 (1904). — NONNE: Über das Vorkommen von starker Phase I bei fehlender Lymphocytose bei 6 Fällen von Rückenmarkstumoren. Dtsch. Z. Nervenheilk. **40**, 161 (1910). — NÜSSMANN: Zur Behandlung der otogenen Meningitis mit Vuzin. Verh. Ges. dtsch. Hals-Nasen-Ohrenärzte, Breslau **1924**.

OTAIRA, K.: Über exsudative oder produktive Zellen bei experimenteller Meningitis oder Encephalitis. Trans. jap. path. Soc. **14**, 89 (1924).

PAPPENHEIM: Die Lumbalpunktion. Rikola-Verlag 1922. — PATZIG: Meningitis durch Infektion mit Streptococcus viridans. Dtsch. med. Wschr. **1922 I**, 783. — PAYR: Der frische Schädelschuß. SCHJERNINGs Handbuch der ärztlichen Erfahrungen im Weltkrieg, Bd. 1. — Diagnose und Behandlung der Schädelbrüche. Dtsch. med. Wschr. **1910 I**. — Meningitis serosa bei und nach Schädelverletzungen. Med. Klin. **1916 I**, 841, 869. — PETER, K.: Beiträge zur Liquordiagnose der Rückenmarkskompression. Med. Klin. **1925 I**. — PETTE: Experimentelle Untersuchungen zum Problem der therapeutischen Nutzanwendung intralumbaler Seruminjektionen. Dtsch. Z. Nervenheilk. **96** (1927). — PETZEL, E.: Über chronische intermittierende otogene Meningitis. Z. Laryng. usw. **22**, 146 (1932). — PFEIFER, B.: Psychosen bei Gehirnerkrankungen. Meningitis. Handbuch der Geisteskrankheiten, Bd. 7, Spez. Teil III. BUMKEs Handbuch der Geisteskrankheiten. Berlin: Julius Springer 1928. — PLAUT, F.: Normale und pathologische Physiologie des Liquor cerebrospinalis. Handbuch der normalen und pathologischen Physiologie von BETHE-BERGMANN-EMBDEN. Berlin: Julius Springer. — PLAUT, REHM u. SCHOTTMÜLLER: Leitfaden zur Untersuchung der Zerebrospinalflüssigkeit. Jena: Gustav Fischer 1913. — PREYSING: Bericht über die Heilbarkeit der otogenen Meningitis. Verh. otol. Ges. **1912**. — POPPER: Experimentelle Studien zur Pathologie der Meningitis. Z. Hals- usw. Heilk. **27**, Kongr. Ber. II, 636 (1930).

QUINCKE: Die Lumbalpunktion des Hydrocephalus. Berl. klin. Wschr. **1891 I**, 38. — Über Lumbalpunktion. Berl. klin. Wschr. **1895 I**, 41. — Die diagnostische und therapeutische Bedeutung der Lumbalpunktion. Dtsch. med. Wschr. **1905 II**.

RANZI u. MARBURG: Erfahrungen über die Behandlung von Hirnschüssen. Wien. klin. Wschr. **1914 II**. — REICHE: Über Lufteinblasung bei tuberkulöser Meningitis. Med. Klin. **1923 I**, 244. — REICHE, A.: Über Liquorausblasung in der Behandlung der Meningitis im Säuglings- und Kindesalter. Dtsch. med. Wschr. **1925 II**, 1955. — Mschr. Kinderheilk. **31**, 295 (1926). — REICHMANN: Prognose und Therapie der Meningitis. Münch. med. Wschr. **1913 I**. — REINKING: Gefahren der Hirnpunktion. Z. Ohrenheilk. **60**, 67 (1910). — RIEDER: Zur Frage der Heilung der Pneumokokkenmeningitis. Klin. Wschr. **1924 II**, 1628. — ROSENBERG and NOTTLEY: Recovery from streptococcus meningitis. Ann. int. Med. **4**, 1154 (1931). — ROSENOW: Heilung der Pneumokokkenmeningitis durch Optochin. Dtsch. med. Wschr. **1920 I**, 9. — ROSTOCK, P.: Die Urotropinbehandlung der Meningitis. Dtsch. Z. Chir. **217**, 264—279 (1929). — ROTHSCHILD, K.: Meningitis caused by FRIEDLÄNDERs Bacillus. J. amer. med. Assoc. **97**, 1956 (1931). — RUPPRECHT: Über Meningitisheilung im Kindesalter. Münch. med. Wschr. **1921**.

SAMSON: Die Liquordiagnostik im Kindesalter. Erg. inn. Med. **41**, 553 (1931). — SCHALTENBRAND: Die Physiologie und Pathologie der Liquorzirkulation. Münch. med. Wschr. **1928 II**, 1548. — SCHLAGENHAUFER: Zbl. Bakter. **59**, 385 (1911). — SCHLESINGER, H.: Geheilte eitrige Pneumokokkenmeningitis. Berl. klin. Wschr. **1911 I**, 194. — Krankheiten der Meningen in Spezielle Pathologie und Therapie innerer Krankheiten von KRAUS-BRUGSCH, Bd. 10, Teil 2. 1924. — SCHLESS, R.: Staphylococcus aureus meningitis treatment with specific. bacteriophage. Amer. J. Dis. Childr. **44**, 813 (1932). — SCHMIDT, W.: Kolloidreaktionen der Rückenmarksflüssigkeit (Technik, Klinik und Therapie). Dresden: Theodor Steinkopff 1932. — SCHNITZER, R.: Die Grundlagen der Chemotherapie der Meningitis. Verh. Ges. dtsch. Hals-Nasen-Ohrenärzte. Z. Hals- usw. Heilk. **12**, Kongreßber. I, 35 (1925). — SCHÖNBAUER: Nachuntersuchungen an geheilten Fällen von Meningitis. Arch. klin. Chir. **152**, Chir.kongr. 67 (1928). — SCHÖNBAUER u. BRUNNER: Zur Behandlung der Meningitis mit Staphylokokkenvakzine. Wien. klin. Wschr. **1920 I**, 491. — SCHOTTMÜLLER: Sepsis. Handbuch der inneren Medizin von BERGMANN u. STAEHELIN, Bd. 1,2. Berlin: Julius Springer 1925. — SONNENSCHEIN: Tödliche Meningitis nach Lumbalpunktion. Dtsch.

med. Wschr. **1923 I**, 881. — SPATZ, H.: Die Bedeutung der vitalen Färbung für die Lehre vom Stoffaustausch zwischen dem Zentralnervensystem und dem übrigen Körper. Arch. f. Psychiatr. **101**, 267 (1933). — STARLINGER: Meningitis-Diskussion. Chir.kongr. 1928, S. 67. — Experimentelle Beiträge zur Meningitistherapie. Zbl. Chir. **1928**, 91. — Arch.klin. Chir. **151**, 329 (1928). — STEINER u. BECK: Über die diagnostische Bedeutung der Bestimmung des Chlorgehaltes im Liquor cerebrospinalis. Jb. Kinderheilk. **53**, 223 (1923). — STOLTE: Behandlung der eitrigen Meningitis vom pädiatrischen Standpunkt. Bruns' Beitr. **139**, 176 (1927). — STRANSKY, EUGEN: Beiträge zur Kenntnis der eitrigen Meningitis im frühen Kindesalter. Mschr. Kinderheilk. **53**, 235 (1932). — STRECKER: Kritisches Sammelreferat über die Behandlung auf dem Liquorwege. Dtsch. med. Wschr. **1924 II**, 1099. — STREIT: Zur Histologie und Pathologie der Meningitis. Mschr. Ohrenheilk. **1918**, 82. — Weitere Beiträge zur Histologie und Pathologie der Meningitis und Sinusthrombose. Arch. f. Ohrenheilk. **89**. — STURSBERG: Kritische und experimentelle Beiträge zur Frage der Verwendbarkeit der BIERschen Stauung bei Hirnhautentzündung. Münch. med. Wschr. **1908**. — SYMONDS: A case of meningitis following lumbar puncture irrigation. Recovery. Lancet **1925 I**, 434.

UFFENORDE: Die therapeutischen Erfahrungen über die otogene Meningitis in der Göttinger Ohrenklinik. Verh. dtsch. otol. Ges. Hannover **21**, 69 (1912). — Die chirurgischen Erkrankungen des inneren Ohres. Handbuch der speziellen Chirurgie des Ohres usw. von KATZ, BLUMENFELD und PREYSING, Bd. 2. — Die Erfahrungen über otogene Meningitis usw. Dtsch. Z. Chir. **117**, Nr 5/6. — Dürfen wir die Fälle von chronischer Mittelohreiterung und zentraler Perforation ohne Einschränkung als harmlos ansehen? Z. Ohrenheilk. **81** (1921). — URBANTSCHITSCH: Traumatische Meningitis. Mschr. Ohrenheilk. **48**, 951 (1914). — Schläfenlappenabsceß und Meningitis, geheilt. Mschr. Ohrenheilk. **52**, 37 (1918). — Rhinogene Meningitis im Verlaufe einer eitrigen otogenen Mastoiditis. Mschr. Ohrenheilk. **55**, 367 (1921). — Otitis, eitrige Mastoiditis, Meningitis, Keilbeinhöhleneiterung. Mschr. Ohrenheilk. **55**, 376 (1921).

VALENTIN: Zur operativen Behandlung von Schädelbasisbrüchen. Verh. dtsch. otol. Ges. **1911**, 388. — VALERIO, A.: Eine Beobachtung von Meningitis durch Ascariden. Brazil. méd. **1**, 309 (1926). Ref. Zbl. f. Neur. **45**, 208. — VOSS: Operatives Vorgehen gegen Schädelbasisfrakturen bei Mitbeteiligung von Ohr und Nase. Passow-Schaefers Beitr. **3**, 385 (1910).

WEIGELDT: Regelmäßige Unterschiede in der Zusammensetzung des Liquors an verschiedenen Stellen des Subarachnoidealraumes. Münch. med. Wschr. **1921 I**, 838. — Studien zur Physiologie und Pathologie des Liquor cerebrospinalis. Jena: Gustav Fischer 1923. — WEIL u. KAFKA: Weitere Untersuchungen über den Hämolysingehalt der Zerebrospinalflüssigkeit bei akuter Meningitis. Med. Klin. **1911 II**, 1314. — WESTENHÖFER: Behandlung des Pyocephalus mittels Incision des Lig. atlanto occipitale und Drainage der Cisterna magna. Münch. med. Wschr. **1624**. — WESTENHÖFER u. MÜHSAM: Die Behandlung der Meningitis usw. durch Occipitalincision und Unterhorndrainage. Dtsch. med. Wschr. **1916 I**, 51. — WITTMAACK: Die Entwicklung der endokraniellen und septiko-pyämischen Komplikationen. Handbuch der speziellen pathologischen Anatomie und Histologie von HENKE-LUBARSCH, Bd. 12, S. 380. Berlin: Julius Springer 1926. — WITZEL: Die operative Behandlung der phlegmonösen Meningitis. Mitt. Grenzgeb. Med. u. Chir. 8. — WITZEL u. HEIDERICH: Die anatomisch-chirurgische Orientierung für die Gehirnoberfläche und die Gehirnkammern. Zbl. Chir. **1919**, 81.

ZANGE: Über einen Fall von geheilter rhinogener Meningitis, nebst Bemerkungen über die Diagnose und den prognostischen Wert der Lumbalpunktion. Arch. Ohrenheilk. **92**, 132 (1913). — Über Subarachnoidalblock, insbesondere den der Cisterna cerebello-medullaris („Zisternenblock"). Münch. med. Wschr. **1926 II**, 1150. — Die chirurgische Behandlung der Meningitis, der gewöhnlichen oto-rhino-pharyngenen und der traumatischen nach Schädelbasisverletzungen. Arch. klin. Chir. **152**, 335 (1928). — ZANGE u. KINDLER: Die diagnostische Bedeutung des Zisternenstiches sowie des gleichzeitig verbundenen Zisternen- und Lendenstiches. Z. Hals- usw. Heilk. **12 II**, 150 (1925). — ZELLER: Die chirurgische Behandlung der Meningitis. Jkurse ärztl. Fortbildg **12**, 53 (1928). — ZELLER, O.: Zur Behandlung der eitrigen Meningitis. Wien. klin. Wschr. **1933 I**, 847. — ZIMMERMANN: Einiges über Urotropin und sein Verhalten im Liquor cerebrospinalis. Z. Ohrenheilk. **69**, 185 (1913). — Ein Beitrag zur endolumbalen Vuzinbehandlung der otogenen Meningitis. Arch. Ohren- usw. Heilk. **108**, 40 (1921).

Meningokokkenmeningitis.

Eine ausgedehnte Literaturzusammenstellung bis zum Jahre 1924 findet sich bei F. GÖPPERT: Meningitis cerebrospinalis epidemica im Handbuch der inneren Medizin von BERGMANN u. STAEHELIN, Bd. 1, Teil 1. Berlin: Julius Springer 1925 und in JOCHMANN-HEGLER: Lehrbuch der Infektionskrankheiten, 2. Aufl. Berlin: Julius Springer 1924. An wichtigeren Arbeiten aus der Folgezeit seien genannt:

ARONOWITSCH, G. D.: Meningitis und Trauma. (Über Fälle von Meningokokken- und Pneumokokkenmeningitis nach Kopfverletzung.) Dtsch. Z. Nervenheilk. **129** (1932).

BALABAN, W. G. u. R. H. KRITSCHEWSKA: Cerebrospinalmeningitis im frühen Kindesalter. Jb. Kinderheilk. **137**, (1932). — BLANC, LE: Meningitis. Neue deutsche Klinik von F. KLEMPERER, Bd. 7. 1931. — BURTON: A case of cerebrospinal fever. Recovery after 78 lumbar punctures. Lancet **1932 I**, 668.

CANTALAMESSA: Contributo clinico allo studio della meningite meningococcica del lattante. Pediatr. riv. **39**, 233 (1931). Ref. Zbl. Neur. **59**. — CHRISTIANSEN: 2 Fälle spät auftretender Folgen einer akuten Cerebrospinalmeningitis. (dän.) Ref. Zbl. Neur. **63**, 675.

DEGKWITZ, R.: Akute Infektionskrankheiten des Kindesalters. Lehrbuch der Kinderheilkunde. Berlin: Julius Springer 1933. — DOPTER: Pourquoi ne pas pratiquer d'emblée chez le nourrisson l'injection ventriculaire de sérum antiméningococcique. Paris méd. **14**, 534 (1924).

FRONTALI: Progressi nella terapia della meningite da meningococco di WEICHSELBAUM. Boll. Soc. ital. Pediatr. **1**, 145 (1932). Ref. Zbl. Neur. **66**, 742.

GOLDMAN and BOWER: Treatment of meningococcus meningitis by cisterna puncture. Amer. J. med. Sci. **181**, 414 (1931). — GUTZEIT u. STERN: Trauma und epidemische Meningitis. Med. Klin. **1929 II**, 1400.

HARTWICH, A.: Zur Subokzipitalpunktion bei epidemischer Meningitis. Münch. med. Wschr. **1924 I**, 935. — HEYMANN: Über die Anwendung des künstlichen Pneumocephalus in der Therapie der eitrigen Meningitis mit besonderer Berücksichtigung der übertragbaren Genickstarre. Dtsch. med. Wschr. **1925 II**, 1025. — HEYMANOWITSCH, A. u. N. GOLIK: Zur Gefäßpathologie der epidemischen Cerebrospinalmeningitis (russ.). Ref. Zbl. Neur. **75**, 52 (1935).

JÖTTEN: Meningokokkenerkrankungen. Handbuch der pathogenen Mikroorganismen von KOLLE, WASSERMANN, UHLENHUTH, Bd. 4,1. 1929.

KEMPF, G. F., L. G. ZERFAS and M. J. JOINER: Meningococcic meningitis and epidemic meningo-encephalopathy. Arch. of Neur. **29**, 433 (1933). — KUGELMEIER: Erfolgreiche Behandlung mit Pyrifer bei Meningokokkenmeningitis und drohendem Hydrocephalus internus. Med. Klin. **1932 I**, 1101.

LAYBOURN: A studic of epidemic meningitis in Missouri. South. med. J. **24**, 678 (1931). — LEONOW: Zur Frage der Beziehungen zwischen den konstitutionellen Eigentümlichkeiten des kindlichen Organismus und der epidemischen Meningitis (russ.). Ref. Zbl. Neur. **58**, 584. — LEWKOWICZ: Cerebrospinal fever. Lancet **1924 I**, 487. — LODE u. SCHMUTTERMAYER: Traumatische Meningokokkenmeningitis. Wien. klin. Wschr. **1929 I**, 5.

MADER: Cerebrospinalmeningitis und Exanthem. Dtsch. med. Wschr. **1928 II**, 1873. — MOGILNICKI: Les difficultés du diagnostic et les résultats de la sérotherapie spécifique de la méningite cérébrospinale ches les nourrissons. Arch. Méd. Enf. 28, 476 (1925). — MROZ, E.: Veränderungen der Plexus chorioidei im Verlauf einer fulminanten Meningokokkensepsis als Ausgangspunkt der Genickstarre. Bull. internat. Acad. pol. Sci. Méd. **4** (1932). Ref. Zbl. Neur. **67**, 424.

NEAL: The treatment of epidemic meningitis. N. Y. State J. med. **30**, 79 (1930). — NOBÉCOURT: Les primières phases cliniques des méningites à meningocoques chez les nourrissons. Clinique **19**, 75 (1924). — NORTON and GORDON: Meningococcus meningitis in Detroit in 1928—1929. J. prevent. Med. **4**, 206 (1930).

OVZECHOWSKI: Ventrikelstase bei cerebrospinaler Meningitis und ihre Behandlung mittels Lufteinblasung (poln.). Ref. Zbl. Neur. **54**, 798.

PAOLUCCI: Les recidives de la meningite cerebrospinale epidemica. Pediatr. prat. **5**, 229 (1928).

RIDING and CORKILL: Prophylactic vaccination in epidemic meningococcal meningitis. J. of Hyg. **32**, 258 (1932).

SELIGMANN u. PIEPER: Die Cerebrospinalmeningitis in Preußen 1923 u. 1924. Veröff. Med.verw. **20** (1926). — SMITHBURN, KEMPF, ZERFAS and GILMAN: Meningococcique meningitis. A clinical study of 144 epidemic cases. J. amer. med. Assoc. **95**, 776 (1930). — STOOKEY, ELLIOT and TEACHENOW: The mechanisme of spinal block in epidemic meningitis. J. amer. med. Assoc. **95**, 106 (1930).

TERBRÜGGEN: Ein weiterer Fall von epidemischer Zerebrospinalmeningitis nach Schädelbasisfraktur. Z. Laryng. usw. **18**, 312 (1929).

VOSS: Epidemische Cerebrospinalmeningitis im Anschluß an Schädelbasisfrakturen. Z. Laryng. usw. **17**, 221 (1928).

WADSWORTH: Practical problems in the serum therapy of meningococcus meningitis Amer. J. publ. Health **21**, 157 (1931). — WILLIAMS: The prevalence and trend of meningococcus meningitis in the U. St. Publ. Health Rep. **1930**, 1657.

Gonokokkenmeningitis.

D'AMATO: Ref. Mschr. prakt. Dermat. **31**, 255 (1900).

BIEK: Jber. path. Mikroorgan. **1907**, 198. — BOUQUET: Dermat. Wschr. **1912 I**, 102. — BRUUSGAARD and THJÖTTA: A case of meningitis and purpura gonorrhoica. Acta dermato. vener. (Stockh.) **6**, 262 (1925).

COSTE, F., E. RIVALIER et F. LAYANI: Nouveau cas de méningite gonococcique. Bull. Soc. méd. Hôp. Paris **3**, 47 (1931).

DITTRICH, O.: Handbuch der Haut- und Geschlechtskrankheiten von JADASSOHN, Bd. 20, Teil 2. Berlin: Julius Springer 1930.

ENGEL-REIMERS: Jb. Hamb. Staatskrk.häuser **2** (1892).

GRENET, H., LAUREND, DE PFEFFEL et LEVENT: Vulvovaginite, septicémie, endocardite et méningite à gonocoque. Arch. Méd. Enf. **33**, 731 (1930). — GUILIANI: Zbl. Hautkrkh. **20**, 104 (1926).

HAGI-PARASCHIV et NICOLAU: Méningite suivie de mort à la suite d'une septicémie gonococcique. Bull. Soc. méd. Hôp. Bucarest et Soc. Sci. méd. Cluj **9**, 140 (1927). — HOENING: Ref. Mschr. prakt. Dermat. **31**, 255 (1900).

JONG, DE: Zbl. Bakter. **45**, 501 (1907).

KARWACKI u. ENGLERT: Meningitis gonococcica. Polska Gaz. lek. **1933**, 750 (ref. i. Zbl. Neur. **70**, 504).

LINDENFELD: Über Meningitis gonorrhoica. Med. Klin. **1922 I**, 176. — LORENTZ, K.: Über Meningitis gonorrhoica. Dermat. Wschr. **1929 II**, 1305.

PROCHASKA: Dtsch. Arch. klin. Med. **83**, 93 (1905).

SCHALL: Gonorrhoischer Lidabsceß und tödliche Meningitis nach Gonoblenorrhoe eines Neugeborenen. Klin. Mbl. Augenheilk. **69**, 597 (1922).

STRUMIA, M. u. J. KOHLHAS: Gonococcia meningitis T. inf. Dis. **53**, 212 (1933).

Micrococcus catarrhalis-Meningitis.

GAUPP u. AXEN: Meningitis cerebrospinalis purulenta durch den Micrococcus catarrhalis. Klin. Wschr. **1933**, 1177 (hier auch Literaturzusammenstellung).

HALLÉ, GIRARD et GARNIER: Méningite d'origine otique à micrococcus catarrhalis. Guérison après trépanation et autovaccination. Bull. Soc. Pédiatr. Paris **28**, 540 (1930).

MAYERHOFER-LATEINER: Wien. klin. Wschr. **1918**, 1107.

NIEDERMAYER: Dissert. Würzburg 1913.

TONI, DE: Le meningiti pseudomeningococciche e parameningococciche dei lattanti. Riv. di chir. pediatr. **23**, 649 (1925). — Meningitis cerebrospinalis purulenta durch den Micrococcus catarrhalis. Klin. Wschr. **1933 II**, 1811.

Pneumokokkenmeningitis.

BARANSKI, R. u. J. WISNIEWSKI: Beiträge zur Klinik der Pneumokokkenmeningiti im Säuglingsalter. Jb. Kinderheilk. **113**, 63, 245—258 (1926).

BEDELL, C.: Pneumococcic meningitis. J. amer. med. Assoc. **102**, 820 (1934).

CHALIER, J. et GUICHARD: De l'association du pneumocoque et du méningocoque dans les Méningites cérébrospinales. Progrès méd. **1931**, 1341. — CLARK, J. G.: Recovery from pneumococcal meningitis. Lancet **1932 II**, 1330. — CSÖKE, v. L.: Pneumokokkenmeningitis beim Neugeborenen. Z. Kinderheilk. **52**, 613—618 (1932).

DAVIDSON, L. and M. WOLLSTEIN: Pneumococcus meningitis in children, with an analysis of 122 cases. Acta paediatr. (Stockh.) **11**, 367—369 (1930).

KLEINSCHMIDT, H.: Beitrag zur Behandlung der Pneumokokkenmeningitis. Med. Klin. **1931**.

LAIGNEL-LAVASTINE et BERNAL: Guérison d'un cas de méningite otique purulente à pneumocoques. Bull. Soc. méd. Hôp. Paris **45**, 1283—1285 (1929). — LYNCH, L.: Pneumococcus meningitis with recovery. New England J. Med. **203**, 256—257 (1930).

MCAULY, J. and F. M. HILLIARD: Recovery from pneumococcal meningitis. Brit. med. J. **1933**, Nr 3760.

RIEDER, W.: Zur Frage der Heilung der Pneumokokkenmeningitis. Klin. Wschr. **1924 II**, 1628—1629.

SCHLESINGER, H.: Wien. med. Wschr. **1911 I**, 40. — STOESSIGER, HILDA: Recovery from pneumococcal meningitis. Brit. J. Childr. Dis. **27**, 35—40 (1930). — STRANSKY, E.: Beiträge zur Kenntnis der Pneumokokkenmeningitis im frühen Kindesalter. II. Mitt. Gleichzeitig ein Beitrag zur Frage der Mischinfektionen der Meningen. Jb. Kinderheilk. **135**, 82—90 (1932). — STRANSKY, E. u. WITTENBERG: Beiträge zur Klinik der Pneumokokkenmeningitis im Säuglingsalter. Jb. Kinderheilk. **113**, 63, 245—258 (1926).

Influenzameningitis.

FODOR, E.: Eitrige Meningitisfälle durch Influenzabacillus im Säuglingsalter. Orv. Hetil. (ung.) **1931 I,** 315—316. Ref. Zbl. Neur. **60,** 804.

GARBASI, M.: Ulteriore contributo allo studio della meningite influenzale nei bambini. Pediatr. riv. **35,** 842—847 (1927). — GIBBENS, J.: Influenzal meningitis. With a report of two cases. Lancet **1931 I,** 291—293.

HSU, J. T.: Influenza bacillus meningitis. China med. J. **45,** 1183—1184 (1931). Ref. Zbl. Neur. **63,** 475.

KLEINSCHMIDT: Die verschiedenen Formen der eitrigen Leptomeningitis im Kindesalter. Schmidts Jb. **1916,** 324.

LEICHTENSTERN: Influenza. NOTHNAGELs Handbuch, Bd. 4. — LEUCHTENBERGER, R.: Zur Frage der Influenzameningitis. Münch. med. Wschr. **1924 I,** 1061.

MASSINI, R.: Influenza, Grippe. Handbuch der inneren Medizin von BERGMANN u. STAEHELIN, Bd. 1, Teil 1. Berlin: Julius Springer 1925. — MOGILNICKI, T.: Eitrige Meningitis durch PFEIFFERsche Bacillen. Pedjatr. polska **10,** 85—93 (1930). Ref. Zbl. Neur. **57,** 295.

RIVERS, T. M.: Influenzal meningitis. Amer. J. Dis. Childr. **24,** 102—124 (1922).

TAILLENS: La méningite aiguë à bacillus de PFEIFFER. Bull. Soc. Pédiatr. Paris **29,** 294 (1931). — TRAMBUSTI, B.: Meningite cerebro-spinale da bacillo di PFEIFFER nell'infanzia. Riv. Clin. pediatr. **25,** 473—497 (1927).

VASCONCELLOS, J.: 3 Fälle von Meningitis durch den PFEIFFERschen Bacillus. Arch. lat.-amer. Pediatr. **23,** 941—947 (1929). Ref. Zbl. Neur. **60,** 804.

WARD, H. K. and JOYCE WRIGHT: Studies on influenzal meningitis. I. The problems of specific therapy. J. of exper. Med. **55,** 223—234 (1932).

Typhusmeningitis.

BRAHDY, M. B.: A case of meningitis caused by the bacillus paratyphosus B. Arch. of Pediatr. **42,** 550—553 (1925).

COTTIN, E. et M. C. SALOZ: Les manifestations méningées d'origine éberthienne. Leurs formes cliniques. Rev. Méd. **38,** 191—213 (1921).

DWORECKI, J.: Abdominaltyphus und Meningen. Med. doświadcz. i spot. (poln.) **14,** 694—697 (1932). Ref. Zbl. Neur. **64,** 627 u. Schweiz. Arch. Neur. **33,** 1 (1934).

GERLACH, W.: Über einen Fall von Typhusmeningitis bei placentarer Infektion. Zbl. Path. **34,** 404—407 (1924).

HAYASAKA, CH.: Im Verlauf einer Malariakur durch Bacillus enteritidis GÄRTNER entstandene Meningitis und Sepsis. J. of exper. Med. **21,** 466 (1933).

JAKOB, A.: Normale und pathologische Anatomie und Histologie des Großhirns, Bd. 1. Berlin-Wien: Franz Deuticke 1927. — JOCHMANN-HEGLER: Lehrbuch der Infektionskrankheiten. Berlin: Julius Springer 1924.

LYNCH, F. B. and S. A. SHELBURNE: Paratyphoid-enteritidis meningitis. Report of an additional case due to bacillus enteritidis. Amer. J. med. Sci. **179,** 411—418 (1930).

MEYERHOF: Meningitis typhosa oder Meningotyphus. Berl. klin. Wschr. **1920 I,** 132.

PERONI, A.: Ototifo cronico con ascesso cerebrale e meningite. Arch. ital. Otol. **42,** 500—510 (1931).

REINHARDT: Über einen Fall von Colimeningitis. Mschr. Kinderheilk. **36,** 341 (1927).

SCHMITT, P.: Über einen Fall von Gehirnhautentzündung durch Bacterium enteritidis GÄRTNER. Mschr. Kinderheilk. **59,** 269 (1934). — SCHOTTMÜLLER, H.: Die typhösen Erkrankungen. Handbuch der inneren Medizin von v. BERGMANN u. STAEHELIN, Bd. 1, Teil II. Berlin: Julius Springer 1925. — SCHULTZE, FR.: Die Krankheiten der Hirnhäute in NOTHNAGELs Handbuch, Bd. 9. — SPIELMEYER: Histopathologie des Nervensystems. Berlin: Julius Springer 1922. — STEVENSON, F. and L. K. WILLS: Primary meningitis due to the GÄRTNER bacillus. Lancet **1933,** 1084. — STUART, G. and K. S. KRIKORIAN: Meningitis due to Bacillus enteritidis GAERTNER. J. of Hyg. **25,** Nr 2, 160—164 (1926).

VAUGHN, J. O.: Bacillus enteritidis meningitis in an infant of fifteen months. J. Pediatr. **4,** 631 (1934).

WEEBER, J.: Über Meningitis typhosa. Beitr. path. Anat. **92,** 223 (1933). — WOHLWILL: Nichteitrige Entzündungen des Zentralnervensystems. Spezielle Pathologie und Therapie von KRAUS und BRUGSCH, Bd. 10, 2. Wien u. Berlin: Urban & Schwarzenberg 1924.

Pyocyaneusmeningitis.

ADANT: Un microbe d'une méningite accidentelle. C. r. Soc. Biol. Paris **102,** 941 (1929).

BRUCK, C.: Pyocyaneuserkrankungen. Handbuch der Haut- und Geschlechtskrankheiten, Bd. 9,1. Berlin: Julius Springer 1929.

Fraenkel, E.: Virchows Arch. **183**, 405 (1906). — Z. Hyg. **72**, 76 (1912); **84, 95.** Kliewe u. Koch: Pyocyaneusmeningitis. Münch. med. Wschr. **71**, 867 (1924). — Kolle u. Hetsch: Bakteriologie, 7. Aufl. Wien u. Berlin: Urban & Schwarzenberg 1929.
Levy and Cohen: Pyocyaneus-meningitis after lumbar puncture. J. amer. med. Assoc. 85, 1968 (1925).
Schlagenhaufer: Pyocyaneusmeningitis. Zbl. Bakter. **59**, 385 (1911). — Schneider, H.: Zur Klinik und Therapie der Pyocyaneusmeningitis. Wien. klin. Wschr. **1924** I, 3. — Shrewsburg, J. F. D.: B. pyocyaneus meningitis with recovery. Brit. med. J. **3815**, 280 (1934). — Sonnenschein: Tödliche Meningitis nach Lumbalpunktion. Dtsch. med. Wschr. **1923 I**, 881.

Milzbrandmeningitis.

Adelheim u. Kaktin: Experimentelle Beiträge zur Milzbrandinfektion. Klin. Wschr. **1924 II**, 1721.
Bézi: Über die Entstehungsweise der hämorrhagischen Milzbrandmeningitis. Zbl. Path. **37**, Erg.-H., 435 (1926).
Fraenkel, E.: Über Inhalationsmilzbrand. Virchows Arch. **254** (1925). — Fulci, Fr.:. Die akute hämorrhagische Leptomeningoencephalitis bei der Milzbrandinfektion des Menschen. Histol. Arb. Großhirnrinde **6** (1918).
Goldschmidt: Ein Fall von Anthrax hominis. Münch. med. Wschr. **1893 I**, 729.
Hamant, D. Chalnot et J. Simonin: Un cas de méningite suraiguë charbonneuse. Bull. Soc. méd. Hôp. Paris III **49** (1933). — Hanse: Über einen eigenartigen Fall von Milzbrandmeningitis mit ungewöhnlichem Verlauf. Zbl. Neur. **49**, 670. — Dtsch. Z. Nervenheilk. **103** (1928). — Herzog, F.: Beitr. path. Anat. **60.**
Marchand: Handbuch der allgemeinen Pathologie von Henke-Lubarsch, Bd. 4. Berlin: Julius Springer 1924. — Virchows Arch. **119**. — Merkel: Über einen Fall von Gehirnmilzbrand. Münch. med. Wschr. **1892 II.**
Simmonds: Milzbrandmeningitis. Neur. Zbl. **1905**, 728. — Sobernheim, G.: Milzbrand. Handbuch der Haut- und Geschlechtskrankheiten, Bd. 9,1. Berlin: Julius Springer 1929.
Wagner: Die Intestinalmykose und ihre Beziehung zum Milzbrand. Arch. Heilk. **15** (1874). — Wohlwill: Nichteitrige Entzündungen des Zentralnervensystems. Spezielle Pathologie und Therapie von Kraus u. Brugsch, Bd. 10,2. Wien u. Berlin: Urban & Schwarzenberg 1924.

Meningitis bei Maltafieber und Bang*scher Krankheit.*

Bergmark: Acta psychiatr. (Københ.) **6**, 387 (1931). — Bingel u. Jacobsthal: Über Meningitis bei Banginfektion, ihr klinisches und bakteriologisch-serologisches Bild. Klin. Wschr. **1933 I**, 1093.
Desarge, Pellerin et Vinerta: Un cas de méningite à melitensis. Bull. Soc. méd. Hôp. Paris **42**, 872 (1926).
Habs: Febris undulans. Erg. inn. Med. **34** (1928). — Hegler: Bangsche Krankheit des Menschen. Neue deutsche Klinik von G. Klemperer, Erg.-Bd. 1, S. 337. 1933.
Johnsson: Vorläufige Mitteilung über einen Fall von Febris undulans Bang mit neurologischen Komplikationen. Med. Klin. **1929 I**, 389.
Krabbe, K. H.: Méningo-myélite causée par la fièvre ondulante (bacille de Bang). Revue neur. **41**, 34 (1934).
Kristensen u. Perholm: Zbl. Bakter. Orig. **112**, 281 (1929); **120**, 179 (1931).
Lemaire: Méningite a mélitococques. Bull. Soc. méd. Hôp. Paris **40**, 1636 (1924).
Noto, G.: Chronische spinale adhaesive Pachy- und Leptomeningitis nach Maltakokkeninfektion (ital.). Ref. Zbl. Neur. **67**, 598.
Poppe: Über die Banginfektion. Münch. med. Wschr. **1929 I.** — Prausnitz: Infektionen des Menschen durch das Bacterium Abortus Bang. Med. Klin. **1929 I.**
Roger, H.: Les complications méningées de la mélitococcie. Paris méd. 1. Okt. **1933.**
Sanfilippo: Sulle complicanze nervose che possono insorgere nel rorso della febre mediterranea. Giorn. Clin. med. **12**, 507 (1931). Ref. Zbl. Neur. **61**, 336. — Schittenhelm: Maltafieber und Banginfektion. Klin. Wschr. **1932 I**, 905. — Schnürer: Banginfektion von Tier und Mensch. Wien. klin. Wschr. **1931 II.** — Schottmüller: Dtsch. med. Wschr. **1930 II.**; **1931 I.** — Severin: Meningitis serosa in Begleitung von Spondylitis lumbalis. Klin. Wschr. **1932 I**, 1125.
Weigmann: Ergebnisse unserer Untersuchungen über Infekte und Erkrankungen durch Bact. abortus Bang beim Menschen. Dtsch. med. Wschr. **1931 I.**

Seltenere Formen der Meningitis.

BAUER: Bull. Inst. Pasteur **16** (1918). — BISCHOFF u. BERKENFELDT: Über Proteusmeningitis im Säuglingsalter. Z. Kinderheilk. **39**, 421 (1925). — BONANNO, A. M.: Meningite da „micrococcus tetragenus tardissimus" (Gaffkya tardissima). Riforma med. **1931 I**, 363.

FORLINI, E.: Meningite cerebro-spinale da enterococchi in un neonato. Ateneo parm., II. s. **4** (1932). Ref. Zbl. Neur. **67**, 170.

GOEBEL: Dtsch. Arch. klin. Med. **116** (1914). — GREKOWITZ, G.: Über einen Meningitiserreger aus der Pasteurellagruppe. Zbl. Bakter. I Orig. **113**, 509 (1929).

HAUDUROY, P., G. DUHAMEL, G. EHRINGER et J. MONDIN: Sur un bacille inconnu retiré d'une méningite. C. r. Soc. Biol. Paris **110**, 362—363 (1932).

JACOBI, J. u. F. MEYTHALER: Über einen geheilten Fall von Enterokokken-Meningitis. Klin. Wschr. **1931 II**, 2222.

KLIEWE u. KOCH: Pyocyaneusmeningitis. Münch. med. Wschr. **1924 I**, 867. — KOCH: Zur Kenntnis der Pneumokokken und Streptokokken. Virchows Arch. **227**, 39 (1920). — KORTENHAUS, F.: Proteusmeningitis vom Ohr her. Z. Laryng. **19**, 146 (1930). — KUCZINSKI u. WOLFF: Untersuchungen über die experimentelle Streptokokkeninfektion der Maus. Ein Beitrag zum Problem der Viridanssepsis. Berl. klin. Wschr. **1920 I**, 777.

MEYER, H. u. R. STEINERT: Eine eigentümliche Meningitisform im Kindesalter, hervorgerufen durch KOCH-WEEKSche Bacillen. Münch. med. Wschr. **75**, 945 (1928).

NYBERG, C.: On the bacteriology of Meningitis purulens. Acta path. scand. (København.) **3**, 385 (1926).

PASACHOFF, H. D.: Meningitis due to bacillus acidi-lactici in a new-born infant. Amer. J. Dis. Childr. **41**, 862 (1931). — PASO, F. R.: Pestmeningitis. Semana méd. **32**, 1139 (1925). Ref. Zbl. Neur. **43**, 169.

RIEMSDYK, VAN: Mikrococcus tetragenus albus. Z. Hyg. **89**, 146 (1919). — ROSS: Bull. Inst. Pasteur **16** (1918).

SALUS: Streptococcus viridans bei Endocarditis lenta (benigna). Med. Klin. **1920 I**, 1107. — SAWITZ, W.: Endokarditis und Meningitis durch Streptococcus viridans. Dtsch. med. Wschr. **47**, 288 (1921). — SCHOTTMÜLLER: Die septischen Erkrankungen. Handbuch der inneren Medizin von BERGMANN u. STAEHELIN, Bd. 1, Teil 2. Berlin: Julius Springer 1925. — STEINERT: Münch. med. Wschr. **1926 II**, 1910.

URBANTSCHITSCH, E.: Über Mucosus-Meningitis. Z. Hals- usw. Heilk. **16**, 129 (1926). — Zur Frage der Mucosus-Meningitis. Mschr. Ohrenheilk. **66**, 1932 (1926).

Meningeale Spirochaetose.

COSTA et TROISIER: Spirochétose ictéro-hémorragique sans ictère hémorrhagie ni rechute. Bull. Soc. méd. Hôp. Paris **1916**, 1806. — Méningite avec subictère dans la spirochétose ictéro-hémorrhagique. Virulence du liquide céphalorachidien. Bull. Soc. méd. Hôp. Paris **1916**.

FAVRE et MATHIEU: Notes cliniques sur quelques cas de spirochétose anictérique. Bull. Soc. méd. Hôp. Paris **1917**.

GARNIER, M., P. NICAUD et A. MAISLER: Spirochétose méningée pure à rechute. Bull. Soc. méd. Hôp. Paris III. s., **47**, 869 (1931). Ref. Zbl. Neur. **61**, 333.

HARVIER, P. et A. WILM: Méningite aiguë, bénigne à polynucléaires. Spirochétose méningée pure. Bull. Soc. med. Hôp. Paris, III. s. **47**, 893 (1931). Ref. Zbl. Neur. **61**, 334. — HEGLER, C.: WEILsche Krankheit. Neue Deutsche Klinik, Bd. 12. 1934.

INADA u. IDA: Eine zusammenfassende Mitteilung über die Entdeckung des Erregers (eine neue Spezies Spirochaeta) der WEILschen Krankheit (Spirochaeta nodosa). Münch. med. Wschr. **1917 I**, 87.

KANEKO, E.: Über die pathologische Anatomie der Spirochaetosis icterohaemorrhagica. Rikola Verlag 1922.

LAIGNEL-LAVASTINE, M. BOQUIEN et CH. PUYMARTIN: Spirochétose méningée anictérique. Bull. Soc. méd. Hôp. Paris, III. s., **47**, 802. Ref. Zbl. Neur. **61**, 333.

SCHÜFFNER, W.: Beitrag zur Leptospirose der Ratten. Arch. Schiffs- u. Tropenhyg. **29**, 333 (1925).

TROISIER, J.: La spirochétose méningée expérimentale. Ann. Inst Pasteur **49**, 343 (1932). Ref. Zbl. Neur. **66**, 281. — TROISIER, J. et Y. BOQUIEN: La spirochétose méningée. Paris: Masson & Co. 1933.

UHLENHUTH, P.: Zur Ätiologie der WEILschen Krankheit. Dtsch. med. Wschr. **1916 II**, 1134. — Zur Epidemiologie der WEILschen Krankheit mit besonderer Berücksichtigung der Wasserinfektion. Münch. med. Wschr. **1930 II**, 2047, 2098. — UHLENHUTH u. M. ZUELZER: Zur Epidemiologie der WEILschen Krankheit. Zugleich ein Beitrag zur Frage der freilebenden Spirochäten. Zbl. Bakter. **85**, 141 (1921). — Über die biologischen und immunisatorischen Beziehungen des Erregers der WEILschen Krankheit (Spirochaeta icterogenes) zu der freilebenden Wasserspirochäte (Spirochaeta pseudoicterogenes). Zugleich ein Beitrag zum Virulenzproblem. Klin. Wschr. **1922 II**, 2124.

ZUELZER, M.: Biologische und systematische Spirochätenuntersuchungen (8. Tagg der freien Vergg f. Mikrob. in Jena, 1920. Zbl. Bakter. **85**, 154—167.

Pilzerkrankungen der Meningen (Blastomykose, Aktinomykose).

BENDA: Ein Fall von Blastomykosis cerebri. Dtsch. med. Wschr. **1907 I**, 945. — BINGOLD: Über atypische Meningitisformen. Münch. med. Wschr. **1930 II**, 1995. — BRYDE, MAC and E. J. THOMPSON: Meningitis and dermatitis caused by a new variety of blastomycete (endomycete). Arch. of Dermat. **27** (1933). — BUSCHKE u. JOSEPH: Die Sproßpilze. Handbuch der pathogenen Mikroorganismen, 3. Aufl., Bd. 5,1. 1928. — BUSSE: Die Hefen als Krankheitserreger. Berlin: August Hirschwald 1897. — BUSSE and BUSCHKE: Quoted by Montgomery and Ormsby, Systemic Blastomycosis. Arch. int. Med. **2**, 1 (1908).

DANDY, W. E. and F. KINDELL: Unreported case from John Hopkins Hospital, Baltimore, Md. — DEMME u. MUMME: Blastomykose des Zentralnervensystems. Dtsch. Z. Nervenheilk. **127** (1932).

ELMENDORF, TEN EYCK and J. B. NEAL: Streptothrix meningitis. Arch. of Pediatr. **42**, 260 (1925). — EVANS, N.: Coccidioidal granuloma and blastomycosis in the central nervous system. J. Tenn. State M. A. **2**, 166 (1909). — Torula Infection; report of two cases. California State J. Med. **20**, 383 (1922, Nov.).

FREEMAN, W.: Torula Infection of the Central Nervous System. J. Psychol. u. Neur. **236**, 43 (1931). — Fungus infections of the central nervous system. Ann. int. Med. **6** (1932).

GREENFIELD, J. G.: Blastomycotic infection of nervous system. Med. Sci. **10**, 267 (1924).

HALL, G. W., E. F. HIRSCH and MOCK: Torula histolytica meningoencephalitis. Arch. of Neur. **19**, 689 (1928). — HANSEMANN, v.: Über eine eigentümliche Erkrankung des Gehirns durch Hefe. Zbl. Path. **16**, 802 (1905). — Über eine bisher nicht beobachtete Gehirnerkrankung durch Hefen. Verh. dtsch. path. Ges. **1905**, 21—24. Jena 1906.

KLARFELD: Zur Histopathologie der experimentellen Blastomykose des Gehirns. Z. Neur. **58**, 176 (1920).

MORAWIECKA, J.: Über die aktinomykotische Meningitis cerebrospinalis (poln.). Ref. Zbl. Neur. **40**, 558.

SCHALTENBRAND, G. and F. BALLY: Die perivaskuläre Piagliamembran des Gehirns. J. Psychol. u. Neur. **35**, 199—278 (1928). — SHAPIRO, L. L. and J. B. NEAL: Torula meningitis. Arch. of Neur. **13**, 74 (1925, Febr.).

TÜRK: Arch. klin. Med. **90**.

VERSÉ: Über einen Fall von generalisierter Blastomykose beim Menschen. Verh. dtsch. path. Ges. **17**, 275 (1914). — VITETTI, G.: Contributo alla conoscenza della meningiti de la streptotrichel. Rinasc. med. **1**, 277 (1924). Ref. Zbl. Neur. **38**, 438.

ZENKER: Encephalitis mit Pilzentwicklung im Gehirn. Jverslg Ges. Natur- u. Heilk. Dresden, 1861—62, S. 51.

Idiopathische aseptische Meningitis.

ABRAMSON, J. L.: Acute lymphcytic meningitis. Arch. of Neur. **31** (1934). — ANDERSEN, SIGGARD et F. WUILFF: Méningite aigue séreuse idiopathique bénigne. C. r. Soc. Biol. Paris **104**, 1355 (1930). — ANTONI, N.: Über gehäufte gutartige Gehirnhautentzündungen im Spätsommer und Herbst nebst einer vorläufigen Mitteilung über positive Kaninchenimpfungen mit Liquor von einem Fall HEINE-MEDINscher Krankheit (Poliomyelitis acuta). Sv. Läkartidn. **21**, Nr 14, 321 (1924).

BERKEXY, L.: Über Fälle von epidemisch auftretender Meningitis serosa im Sommer 1931 in Szeged. Wien. klin. Wschr. **1932 II**, 879. —

ECKSTEIN, A.: Epidemische Meningitis serosa. Z. Kinderheilk. **50**, 564 (1931). — Klin. Wschr. **1931 I**, 22. — ECKSTEIN, A., A. HOTTINGER u. H. SCHLEUSSING: Über die Beziehungen der Meningitis serosa epidemica zur Poliomyelitis bzw. Encephalitis epidemica. Z. klin Med. **118**, 98 (1931).

GIBBENS, J.: Acute aseptic meningitis. Lancet **1931 II**, 12. — GRÜN, R.: Über benigne fieberhafte lymphocytäre Meningitis unbekannter Ätiologie. Dtsch. Arch. klin. Med. **172**, 429 (1932). — GUNTHER, A.: Über akute „aseptische“ Meningitis. Jb. Kinderheilk. **128**, 127 (1930).

HÄSSLER: Klinische Berichte über 156 Fälle spinaler Kinderlähmung der Leipziger Epidemie 1927. Mschr. Kinderheilk. **42**, 202 (1929) und die sog. „aseptische Meningitis". Med. Welt **1934**, 1658. — HASSMANN, K.: Beitrag zur Kenntnis der akuten aseptischen Meningitis (Meningitis serosa epidemica). Z. Kinderheilk. **53**, 612 (1932).

KNAUER: Klin. Wschr. **1932**. — KRABBE, K. H.: Benigne lymphocytäre Meningitiden. Bibl. Laeg. (dän.) **121**, 511 (1929).

LANGSTEIN: Dtsch. med. Wschr. **1929 I**, 51. — LICHTENSTEIN, A.: Zur Kenntnis der gutartigen, aseptischen, eitrigen Meningitis. Dtsch. med. Wschr. **1931 I**, 54.

MARGULIS, S.: Zur Nosographie und Pathogenese der akuten serösen Meningitis. Moskov. med. Ž. **1926**, Nr 12, 29.

NAVILLE, F.: A propos de la méningité aiguë lymphocytaire bénigne. Schweiz. Arch. Neur. **27**, 340 (1931). — NETTER: Die meningitische Form der Poliomyelitis. Mschr. Kinderheilkunde **12**, 555 (1914).

OSEKI: Über makroskopisch latente Meningitis und Encephalitis bei akuten Infektionskrankheiten. Beitr. path. Anat. **52** (1912).

PELNÁŘ, J.: Epidemischer Meningismus. Infektiöse Polyneuritiden. Epidemische Bulbopathien. Disseminierte Encephalomyelitiden. Paraencephalitis. Bratislav. lék. Listy **11**, 397—404 (1931) und deutsche Zusammenfassung, S. 92—95. Ref. Neur. Zbl. **63**, 170 (1931). — PETTE, H.: Die epidemische Meningitis ungeklärter Ätiologie. Allg. Z. Psychiatr. **102**, 160 (1934). — PREBIL, M.: Contributo alla conscenza della meningiti puriformi asettiche. Pediatr. riv. **39**, 697 (1931).

QUINCKE, H.: Volkmanns Beitr. **67** (1893). — Dtsch. Z. Nervenheilk. **9** (1897).

RANKIN, ADAM L. K.: Acute aseptic meningitis. Brit. med. J. **1932**, Nr 3707, 138.

SCHIFF, E.: Über gutartige aseptische eitrige Meningitis im Kindesalter. Mschr. Kinderheilk. **48**, 434 (1930). — SCHLESINGER, B.: Epidemie serous meningitis. Proc. roy. Soc. Med. **26**, 145 (1932). — SCHNEIDER, H.: Über epidemische akute „Meningitis serosa". Wien. klin. Wschr. **1931 I**, 350. — Die epidemische akute Meningitis serosa. Wien: Wilhelm Maudrich 1932. — Zur Epidemiologie und Pathogenese der „epidemischen akuten serösen Meningitis". Wien. klin. Wschr. **1935**, 425. — SCHOENTHAL: Msch. Kinderheilk. **36**, 306. SIEBERT, H.: Das Auftreten der Meningitis serosa. Psychiatr.-neur. Wschr. **1932 I**, 445. STOOSS, M.: Über meningeale Reaktionen und akute seröse Meningitis im Kindesalter. Jb. Kinderheilk. **105**, III. F. **55**, 345 (1924).

USTVEDT, Y.: La méningite séreuse. Acta med. scand. (Stockh.), Suppl. **7**, 370 (1924).

VIETS, H. R. and J. W. WATTS: Acute aseptic Meningitis. J. nerv. Dis. **80**, 253 (1934).

WALLGREN: Acta med. scand (Stockh.) **54**, 117, **65**, 722. — Wien. Arch. inn. Med. **12**, 297.

ZAPPERT, J.: Arch. Kinderheilk. **92** (1930).

Mumpsmeningitis.

BEDINGFIELD: Lancet **1927, I**. — BERGMARK, G.: Sur la méningite primitive ourlienne. Acta med. scand. (Stockh.) **16**.

DOPTER: De la méningite dans la paritite epidémique. Paris méd. **1910**, Nr 2.

FÁBIÁN, L.: Beiträge zum Krankheitsbilde der Meningitis parotidea. Orv. Hetil. (ung. **70**, 1413 (1926). Ref. Zbl. Neur. **47**, 306.

GUNDERSEN: J. inf. Dis. **41**, Nr 4 (1927).

HOLTZ, K.: Mumpsmeningitis. Dtsch. med. Wschr. **1931 I**, 536. — HOYNAES, J.: Einige seltene Komplikationen nach Mumps. Norsk Mag. Laegevidensk. **91**, 1141 (1930). Ref. Zbl. Neur. **59** 584.

JOHANNSEN, N.: Gutartige Meningitis als Komplikation von Mumps. Münch. med. Wschr. **1930 II**, 1403.

KLOTZ: Parotitis epidemica. Handbuch der inneren Medizin von BERGMANN und STAEHELIN, Bd. 1, Teil 1. Berlin: Julius Springer 1925.

SCHMID, H.: Mumps-Meningitis. Inaug.-Diss. München 1931. — SCHÖNTHAL: Mschr. Kinderheilk. **36** (1927). — SCHOTTMÜLLER: Nothnagels Handbuch, Bd. 3. 1904. —

TAILLENS, J.: La méningite ourlienne. Rev. méd. Suisse rom. **48**, 420 (1928).

URBANTSCHITSCH: Toxische Meningitis bei Mumps. Wien. med. Wschr. **1921 I**, 556.

WALLGREN, A.: Méningite ourlienne sans oreillons. Acta paediatr. (Stockh.) **6**, H. 1/2 53—66 (1926). — WEISSENBACH, R. J., TURQUÉTY et A. DURUPT: Méningite ourlienne primitive. Bull. Soc. méd. Hôp. Paris **43**, 881 (1927).

ZADE: Arch. Kinderheilk. **1912**.

Meningitis herpetica.

GRIESINGER: Virchows Handbuch der speziellen Pathologie und Therapie, Bd. 2. 1857.

HIRSCH: Febris herpetica. NOTHNAGELS Spezielle Pathologie und Therapie, Bd. 3, 1.

MASSINI: Febris herpetica. Handbuch der inneren Medizin von v. BERGMANN und STAEHELIN, Teil 1. Berlin: Julius Springer 1925.

PETTE: Beitrag zur Frage der Frebis herpetica (Meningitis herpetica?). Acta med. scand. (Stockh.) **1929** (KLING-Festschrift). — PHILIBERT: Progrès méd. **51**, 631 (1923). — SCHOTTMÜLLER: Beitr. Klin. Inf.krkh. **1**, 41 (1913).

Sogenannte Meningitis serosa.

ANSCHÜTZ, W.: Meningitis chronica circumscripta (erstes Symptom Blasenblutung). Dtsch. med. Wschr. **1929 II**, 1384.

BARRÉ: Arachnoidite de la fosse postérieure. Rev. Neur. (tschech.) **2**, Nr 6 (1931, Dez.). BARRÉ u. KUHLMANN Arachnoidite de la fosse postérieure. Rev. Neur. (tschech.) **1931**. — BAUER: Wien. med. Wschr. **1917**. — BIELSCHOWSKY, P.: Störungen des Liquorsystems bei Schädeltraumen. Z. Neur. **117** (1928). — BING: Die Meningitis cystica serosa der hinteren Schädelgrube. Med. Klin. **1911 I**. — BITTORF: Zur Kenntnis der traumatischen Meningitis, besonders der Meningitis serosa traumatica. Münch. med. Wschr. **1916 I**, 439. — BLANC, LE: Meningitis. Neue deutsche Klinik, Bd. 7. 1931. — BLISS: Cysts within the spinal canal. J. amer. med. Assoc. **52**, 885 (1909). — BORCHARD: Akute progrediente Encephalitis, akute circumscripte Meningitis und Meningoencephalitis. Dtsch. Z. Chir. **127**, 415 (1914). — BOGAERT, VAN et MARTIN: Arachnoidite subaigüe du lac postérieur. Intervention, guérison. Revue Neur. **1930 II**, 149. — BROUWER, R.: Arachnitis adhaesiva circumscripta. Dtsch. Z. Nervenheilk. **117—119**, 34—66 (1931). — Über Arachnoiditis der hinteren Schädelgrube. Nederl. Tijdschr. Geneesk. **1932**, 223—235. — BRUNS: Zur Frage der idiopathischen Form der Meningitis serosa circumscripta. Berl. klin. Wschr. **1908 II**, 1753.

CASSIRER: Zur Klinik der traumatischen Schädigung des Rückenmarkes. Zbl. Neur. **70** (1921). — CLAUDE, H.: La méningite séreuse encystée de la corticalité cérébrale. Paris méd., Okt. **1931**. — CLAUDE, VELTER et DE MARTEL: Méningite séreuse à localisations multiples. Revue Neur., März **1931**, Nr 3.

DAVIS, LOYAL and HALE A. HAVEN: A clinico-pathologic study of the intracranial arachnoid membrane. J. nerv. Dis. **73**, 129—143, 286—300 (1931). — DEMME, H.: Eiweißbefunde im Liquor von Schädeltraumatikern. Med. Klin. **1930**, 590. — Differentialdiagnostische Verwertung des Liquors bei der sog. „sympathischen Meningitis“ bei oto- und rhinogenen Erkrankungen des Zentralnervensystems. Dtsch. Z. Nervenheilk. **113**, 99 (1930). — Meningitis. Fortschr. Neur. **5**, 150 (1933). — DONATH: Ein Fall von Pseudomeningitis. Dtsch. med. Wschr. **16**, 294. — DUPRÉ: Du méningisme. Congr. Lyon, Séance II Manuel Méd., Vol. 3.

EISELSBERG, v.: Handbuch der ärztlichen Erfahrungen im Weltkrieg (Rückenmark-, Wirbel- und Kreuzbeinschüsse).

FINKELNBURG: Die Erkrankungen der Meningen. LEWANDOWSKYS Handbuch der Neurologie, Bd. 2. 1911. — Dtsch. med. Wschr. **1914**, **1915** u. **1916**. — FINKELSTEIN: Zbl. Chir. **1908**, 1475. — FOERSTER, O.: Encephalographische Erfahrungen. Z. Neur. **72** (1921). — Die Leitungsbahnen des Schmerzgefühls und die chirurgische Behandlung der Schmerzzustände. Bruns' Beitr., Sonderband. Wien u. Berlin: Urban & Schwarzenberg 1927. — Handbuch der ärztlichen Erfahrungen im Weltkrieg. Rückenmarksverletzungen. — FOERSTER u. PENFIELD: Z. Neur. **125**, 476.

GAUDUCHEAU: La radiothérapie des méningites séreuses. Revue neur. **1933**, Nr 6, 948. GERSTMANN: Beiträge zur Pathologie des Rückenmarkes. Zur Frage der Meningitis serosa und serofibrinosa circumscripta spinalis. Z. Neur. **29**, 97 (1915). — GOLDAMMER: Beitr. klin. Chir. **91**, 14 (1914). — GOLDSTEIN: Beobachtungen an Schußverletzungen des Gehirns und des Rückenmarkes. Dtsch. med. Wschr. **1915 I**, 215, 250. — GRÖER, v.: Zur Kenntnis des Meningoencephalismus. Z. Kinderheilk. **21** (1919). — GUILLAIN, GARCIN et SIGWALD: Considération sur les arachnoidites spinales. Revue neur. **1933 I**, No 6, 939. — GUTTMANN: Möglichkeiten und Grenzen der Encephalographie bei cerebraler Kinderlähmung. Fortschr. Röntgenstr. **40**, 965 (1929).

HANKE, H.: Über aseptische eitrige Meningitis nach Unfall. Dtsch. Z. Chir. **229**, 385 (1930). — HANSEMANN, v.: Über seröse Meningitis. Verh. Kongr. inn. Med. **1897**. — Neur. Zbl. **1915**, 135. — HERGESELL, E.: Histologische Untersuchungen zur Frage der Meningitis serosa. Z. Neur. **148**, 478 (1933). — HILDEBRANDT: Beiträge zur Rückenmarkschirurgie. Arch. klin. Chir. **1911**, 219, 225. — Arch. klin. Chir. **100**. — HOHLBAUM: Operative Beseitigung postmeningitischer Rückenmarksverwachsungen. Arch. klin. Chir. **142**, Kongr.ber.

723 (1926). — Über Pachymeningitis adhaesiva spinalis. Arch. klin. Chir. **142**, 723 (1926). — Zbl. Chir. **1930**, 979. — HORRAX: Arachnoidite séreuse généralisée simulant une tumeur cérébelleuse. Traitement chirurgical et résultats éloignés. Arch. Surg., 18. Juli **1924**, No 1. — Arachnoiditis generalised cisternal simulating cerebellartumor. Arch. of Neur. **12**, 580. — Arachnoidite généralisée de la fosse postérieure simulant une tumeur cérébelleuse, son traitement chirurgical et les resultats. Arch. Surg. **9**, 95—112 (1924). — HORSLEY, VIKTOR: Clinical lecture on chronic spin. meningitis. Brit. med. J. **1909**, 513.

KRAUSE, F.: Zur Kenntnis der Meningitis serosa spinalis. Verh. Berl. med. Ges. **1906**, 213. — Berl. klin. Wschr. **1906 I**, 827. — Über Meningitis chronica fibrosa. Therap. Gegenw. **1909**, 553. — KRAUSE, FEDOR u. OPPENHEIM: Über Diagnostik und operative Behandlung der Gehirn- und Rückenmarkstumoren. Verh. Ges. dtsch. Naturforsch., 78. Verslg Stuttgart **1906 II**, H. 2, 194. — KRAUSE u. PLACZEK: Berl. klin. Wschr. **1910 I**, 2.

LEBLANC: Meningitis. Neue deutsche Klinik von G. u. F. KLEMPERER, Bd. 7. 1930. — LEHOTZKY: Zur Klinik der Meningitis chronica cystica circumscripta. Mschr. Psychiatr. **82**, 186 (1932). — LEWY, F. H.: Der Adhäsionskopfschmerz als Folge der Meningitis serosa adhaesiva circumscripta. Z. klin. Med. **116**, 36 (1931). — LINDBERG: Über posttraumatische seröse Meningitis bei Kindern. Hygiea (Stockh.) **83** (1925).

MARBURG: Pathologische Anatomie und Klinik der Schädigungen des Rückenmarkes. Dtsch. Z. Nervenheilk. **70** (1921). — MARBURG u. RANZI: Über Rückenmarksschüsse. Wien. klin. Wschr. **1915 I**, 113. — MARINESCO, SAGER et D. GRIGORESCO: Considérations sur la pathogénie, le diagnostic et le traitement des méningites séreuses. J. de Neur. Jan. **1930**, No 1. — MARTEL et GUILLAUME: Considérations sur les méningites séreuses circonscrites. Revue neur. **1933 I**, No 6, 954. — MAUSS u. KRÜGER: Über die unter dem Bilde der Meningitis serosa circumscripta verlaufenden Kriegsschädigungen des Rückenmarkes und ihre operative Behandlung. Dtsch. Z. Nervenheilk. **62** (1918). — MEDEA: Revue neur. **1933 I**, No 6, 947. — MENDEL-ADLER: Zur Kenntnis der Meningitis spinalis serosa. Berl. klin. Wschr. **1908 II**, 1596. — METZGER, OSCAR: L'Arachnoidite spinale. Thèse de Strasbourg **1932**. — MILLS: Cysts of the spinal cord. J. nerv. Dis. **1910**, 529. — MONTET, DE: Explorative Laminektomie und Meningitis. — MÜHSAM, RICHARD: Die Behandlung der als Spätfolge von Schädelschüssen auftretenden Meningitis serosa circumscripta. Ther. Gegenw. **66**, H. 5, 244—246 (1925).

NONNE, M.: Kasuistisches zur Differentialdiagnose zwischen multipler Sklerose und Rückenmarkskompression. Dtsch. med. Wschr. **1910 II**, 1697. — Weitere Erfahrungen zum Kapitel der Diagnose von komprimierenden Rückenmarkstumoren. Dtsch. Z. Nervenheilk. **47**, **48**, 461 (1913).

OHNACKER, PAUL: Über einige vielfach verkannte Eigentümlichkeiten verschiedener Meningitisformen. Münch. med. Wschr. **1925 I**, 888—889. — OPPENHEIM, H.: Zur Symptomatologie und Therapie der sich im Umkreis des Rückenmarks entwickelnden Neubildungen. Mitt. Grenzgeb. Med. u. Chir. **15**, H. 5 (1906). — Beiträge zur Diagnostik und Therapie der Geschwülste im Bereiche des zentralen Nervensystems, S. 151. Berlin: S. Karger 1907. — Beiträge zur Pathologie des Rückenmarkes. Z. Neur. **5**, 636 (1911). — Über den die Symptomatologie des Tumors vortäuschenden Entzündungsprozeß am untersten Rückenmarksabschnitt. Mschr. Psychiatr. **1913**, 451. — OPPENHEIM u. BORCHARDT: Dtsch. med. Wschr. **1910 I**, 2. — OPPENHEIM u. KRAUSE: Über erfolgreiche Operationen bei Meningitis spinalis chronica serofibrosa circumscripta, zugleich ein Beitrag zur Lehre von den Caudaerkrankungen. Mitt. Grenzgeb. Med. u. Chir. **27**, 545 (1914). — OSEKI: Über makroskopische latente Meningitis und Encephalitis bei akuten Infektionskrankheiten. Beitr. path. Anat. **52**, 540 (1912).

PETTE: Über circumscripte seröse Meningitis des Gehirns. Münch. med. Wschr. **1923 I**, 236. — Über lokalisierte, unter dem Bilde eines raumbeschränkenden Prozesses verlaufende Spinalmeningitis. Arch. f. Psychiatr. **74**, 631 (1925). — PLACZEK, S. u. F. KRAUSE: Zur Kenntnis der umschriebenen Arachnitis adhaesiva cerebralis. Berl. klin. Wschr. **1907 II**, 911. — POTTS: Intradural cyst of the spinal mening. removed by operation. J. nerv. Dis. **1910**, 621.

QUINCKE: Die Lumbalpunktion des Hydrocephalus. Berl. klin. Wschr. **1891**, 38. — Über Lumbalpunktion. Berl. klin. Wschr. **1895 I**, 41. — Über Meningitis serosa. Dtsch. Z. Nervenheilk. **1909**.

RAYMOND, F. et H. CLAUDE: La méningite séreuse circonscrite de la corticalité cérébrale. Semaine méd., 7. Dez. **1909**. — REICHE, F.: Über Meningitis serosa bei Masern nebst Bemerkungen zur Chemie des Liquor spinalis. Arch. Kinderheilk. **81**, 241 (1927). — Befunde im Liquor spinalis bei inneren Erkrankungen. Z. klin. Med. **110**, 506 (1929). — ROGER et ALLICZ: Quelques cas de méningite séreuse de la fosse cérébrale postérieure. Revue neur. **1933 I**, No 6, 971. — Dix cas d'arachnoidite spinale. Revue neur. **1933 I**, No 6, 974. — ROSENTHAL: Über die anatomischen Veränderungen im Gehirn bei infektiösen Krankheiten. Zbl. med. Wiss. **1881**, Nr 20.

SAWADA: Die Veränderungen der weichen Hirnhaut bei akuten Infektionskrankheiten. Virchows Arch. **166**, 485 (1901). — SCHAEFFER u. MARTEL: Revue neur. **1933 I**, No 6. — SCHLESINGER, H.: Krankheiten der Meningen. Spezielle Pathologie und Therapie von KRAUS und BRUGSCH, Bd. 10, Teil 2. 1924. — SCHMIDT, A.: Dtsch. Z. Nervenheilk. **26**, 318 (1904). — SCHULTZE: Über Diagnose und erfolgreiche chirurgische Behandlung von Geschwülsten der Rückenmarkshäute. Mitt. Grenzgeb. Med. u. Chir. **12** (1903). — SCHULTZE, FR.: Zur Diagnostik der akuten Meningitis. Verh. Kongr. inn. Med. **1887**, **393**. — Krankheiten der Hirnhäute. NOTHNAGELS Handbuch, Bd. 9. 1901. — Zur Diagnose und operativen Behandlung der Rückenmarkstumoren. Münch. med. Wschr. **1908** II. — SCHUSTER: Mschr. Psychiatr. **37** (1915). — SCHWAB, J.: Zur Klinik und Diagnose der protrahierten Hirnhautreizung nach banalen Infekten. Münch. med. Wschr. **1923 I**, 872. — SCHWAB, OTTO: Encephalographie, Liquorpassage- und Liquorresorptionsprüfungen im Dienste der Beurteilung von sog. Commotionsneurosen. Z. Neur. **102**, 294 (1926). — STOCKEY: Arachnoidite spinale. Arch. of Neur. **1927 I**, **1927 II**. — STOOSS: Über meningeale Reaktionen und akute seröse Meningitis im Kindesalter. Jb. Kinderheilk. **105**, 345 (1924). — STRÖBE: Erkrankung der Wirbelsäule und der Rückenmarkshüllen. Handbuch der pathologischen Anatomie des Nervensystems, herausgeg. von FLATAU, JAKOBSOHN u. MINOR, 1903. S. 740.

VINCENT, CL. et HENRI BERDET: Les méningites séreuses. Semaine Méd. Hôp. **1932.**

WARTENBERG: Z. Neur. **97** (1925). — WEISSENBURG-MÜLLER: Amer. J. med. Sci. **1910.** WIDAL, SICARD et RAVANT: Cytologie du liquide céphalo- rachidien au cours de quelques processus méningées chroniques. Bull. Soc. méd. Hôp. Paris **18** (1901). — Gaz. méd. **7** (1901). — WINTHER, K.: La méningite séreuse d'originé encéphalitique. Revue neur. **1933 I**, No 6, 983. — WOLFF: Über meningitische Erscheinungen bei Typhus abdominalis. Dtsch. Arch. klin. Med. **43** (1888).

ZANGE: Über Subarachnoidealblock, insbesondere den der Cisterna cerebello-medullaris, ‚Zisternenblock". Münch. med. Wschr. **1926 II**, 1150.

Die Subarachnoidealblutung.

Von LENNART EHRENBERG-Falun (Schweden).

Einleitung. Als Subarachnoidealblutung bezeichnet man eine Blutung, die im Subarachnoidealraum entstanden ist und die sich hauptsächlich dort mehr oder weniger diffus verbreitet hat. Man kann bei diesen Blutungen traumatische und nicht traumatische, spontane unterscheiden. Der Übersichtlichkeit wegen ist es zweckmäßig, die spontanen Blutungen in zwei klinische Hauptgruppen, die primären und die sekundären Blutungen, zu zerlegen. 1. Die primären spontanen Subarachnoidealblutungen treten ganz unvorbereitet bei früher anscheinend Hirngesunden auf. 2. Die sekundären sind diejenigen Fälle, wo während einer schon manifesten, das Gehirn oder seine Hüllen betreffenden Krankheit — wie beim basalen Aneurysma, der Paralyse oder einer der verschiedenen akuten Cerebrospinalmeningitiden — die Blutung das Endstadium der Krankheit ausmacht bzw. als eine nur akzidentelle Erscheinung eintritt.

Wegen der sekundären Subarachnoidealblutungen sei auf die Kapitel der entsprechenden primären Krankheiten hingewiesen. Dagegen erheischen *die primären spontanen Subarachnoidealblutungen* eine gesonderte Darstellung schon aus dem Grunde, weil die hierher gehörenden Fälle sich sonst nosographisch nicht einordnen ließen. Diese Form der Subarachnoidealblutung ist überdies die praktisch weitaus wichtigste und sie ist in den letzten Jahrzehnten Gegenstand eines immer größeren Interesses geworden. Den primären spontanen Subarachnoidealblutungen ist daher die folgende Darstellung gewidmet. Sekundäre spontane Blutungen ebenso wie traumatische werden nur nebenbei berücksichtigt.

Die primären, spontanen Subarachnoidealblutungen stellen von klinischem Gesichtspunkt aus ein einheitliches Krankheitsbild dar. Seine Abgrenzbarkeit und die Berechtigung, es als selbständige Krankheit zu behandeln, kann nicht dadurch beeinträchtigt werden, daß die hierher gehörigen Fälle bisweilen dieselbe Ätiologie haben wie gewisse Fälle, die nach den obigen Einteilungsgründen zur Gruppe der sekundären Blutungen zu rechnen sind. Die Selbständigkeit des Krankheitsbildes leidet auch nicht, wie PETRÉN einmal geltend machen wollte, unter dem Umstand, daß eine ganz andere Krankheit, die Gehirnblutung mit sekundärem Blutaustritt in den Subarachnoidealraum, die sog. *cerebromeningeale Blutung*, bisweilen unter demselben Bilde wie die reine Subarachnoidealblutung auftreten kann. Die hieraus hervorgehenden Schwierigkeiten betreffen offenbar nicht die Abgrenzbarkeit und Klassifizierung, wohl aber die Frage der Diagnose.

Geschichtliches. Man kann behaupten, daß die spontane Subarachnoidealblutung den Ärzten vor etwa 100 Jahren schon bekannt war, daß sie später aber wieder fast in Vergessenheit geraten ist. Schon längst war es durch Beobachtungen am Sektionstisch, z. B. schon MORGAGNI, bekannt, daß das Leben eines Menschen durch eine solche Blutung beendet werden konnte. Arbeiten, wie die von SERRES und PRUS, ebenso wie Darstellungen in maßgebenden Handbüchern, z. B. die von HASSE, bezeugen, daß das klinische Studium dieser Krankheit damals mit beachtlichem Erfolg betrieben wurde. Infolge der immer wiederholten Erfahrungen über die schwierige Diagnose und die trostlose Prognose der Krankheit trat diese in den Darstellungen der inneren Medizin jedoch immer mehr zurück. Besonders in deutschen Lehr- und Handbüchern trugen seit mehreren Jahrzehnten die wenigen Zeilen, die dieser Krankheit eventuell gewidmet wurden, vielmehr das Gepräge obsoleter Paragraphen an sich.

Dank der Erfindung der Lumbalpunktion durch Quincke hat unsere Kenntnis von dieser Krankheit einen neuen Aufschwung erhalten. Die Frage, wie die bei der Lumbalpunktion artifiziell entstandene Blutung von einer *echten Blutung* zu unterscheiden sei, wurde vor der Jahrhundertwende von Quincke selbst und von Fürbringer, Krönig und Henneberg bearbeitet und später von Bard, Tuffier und Millian, Chauffard, Froin u. a. weiter behandelt. Bald wurde dank dieser neuen Erfahrungen durch vereinzelte Beobachtungen erwiesen, daß etliche, hauptsächlich meningitisähnliche Zustände durch subarachnoideale Blutungen hervorgerufen werden (Chauffard, Widal, Froin u. a.). Es zeigte sich dann auch, daß diese spontan auftretenden Krankheitszustände nicht, wie man früher angenommen hatte, so gut wie immer tödlich verliefen. Die erweiterten Kenntnisse von dieser Krankheit, die dann allmählich durch zahlreiche kasuistische Mitteilungen und durch Zusammenstellungen (zuerst von einigen französischen Autoren, Froin, Pavy, Vigneras, dann in größerem Umfange von mir, 1912 und 1924) gewonnen wurden, sind, wenigstens in deutschen und englischen Handbüchern, bisher meistens unbeachtet geblieben.

Ätiologie. Die Ursache der Blutung ist in einem pathologischen Mißverhältnis zwischen der Gefäßwandfestigkeit und dem Blutdruck zu suchen. Die verschiedenen Ursachen für die Gefäßschädigung sind zum Teil klinisch oder anatomisch sichergestellt, zum Teil aber nur hypothetisch.

Zu der ersten Gruppe gehören in erster Linie die verhältnismäßig wenigen Fälle, wo bei vorher anscheinend ganz Gesunden unvorbereitet eine Subarachnoidealblutung auftritt und ein autoptisch nachweisbares basales *Aneurysma* zugrunde liegt.

Wahrscheinlich ist die relative Seltenheit festgestellter Basalaneurysmen zum Teil von der Schwierigkeit abhängig, ein kleines, mitunter dünnwandiges und in Blutkoagula eingebettetes Aneurysma nachzuweisen. Antoni hat vor kurzem auf diesen Umstand hingewiesen, wobei er erwähnt, daß er ein Aneurysma als Ausgangsort der Blutung in 7 von 9 sezierten Fällen gefunden habe. Aus meiner Zusammenstellung sezierter Fälle ist ersichtlich, daß die tödlichen Subarachnoidealblutungen sich meistens an der Hirnbase ausbreiten, was mit dem Prädilektionssitz der Basalaneurysmen wohl übereinstimmt.

Selten wird von einer nachweisbaren, nicht aneurysmatischen Ruptur einer Basilararterie gesprochen (Froin, Gendrin, Perrin, Bauer). In einigen Fällen ist die Hämophilie (Vorderbrügge, Rimbaud u. a.), eine hämorrhagische Diathese (Launois-Mauban) oder eine infektiös-hämorrhagische Encephalitis (Cordier) die offenbare Ursache einer subarachnoidealen Blutung, die zuweilen die erste ernsthafte Äußerung der Grundkrankheit gewesen ist. Etwas häufiger hat man autoptisch eine Arteriosklerose, entweder in den basalen Arterien oder in anderen Arteriengebieten, bzw. nur in der Aorta gefunden oder es wurden erst mikroskopisch (Leopold, Ingvar) entsprechende Veränderungen in den pialen oder basalen Gefäßen angetroffen.

Daß die *Syphilis* durch die Arteriitis und ein auf deren Boden entstehendes Aneurysma eine tödliche Subarachnoidealblutung verursachen kann, ist (u. a. in einem meiner Fälle) sicher. Wahrscheinlich können aber auch prognostisch günstige Blutungen aus spezifischen arteriitischen Prozessen entstehen. In meiner kasuistischen Zusammenstellung fand sich Syphilis in etwa 8% der Fälle.

In meinem eigenen Materiale sind 2 syphilitisch infiziert, bei den übrigen 13 fand sich keine Syphilis.

Vielleicht hat auch der Alkoholismus in einigen Fällen eine wesentliche ätiologische Bedeutung. Bekanntlich kommen bei Alkoholikern oft Hyperämie der Hirnhäute und auch entzündliche Trübungen derselben vor, die in Verbindung mit dem gesteigerten Affektwechsel dieser Kranken das Entstehen von Blutungen im Subarachnoidealraum wohl verständlich machen. In meinem eigenen Material kommt der Alkoholismus zwar nicht vor. Von manchen Autoren (FOLLET und CHEVREL, DREYFUS, NORDMARK u. a.) wird ähnliches berichtet. In meiner Zusammenstellung waren etwa 12% der Kranken als Alkoholiker bezeichnet.

Von französischen Autoren (CLARET, AUBERT u. a.) wird die Anschauung vertreten, daß die subarachnoideale Blutung bei jüngeren Individuen öfters die Folge einer *latenten Tuberkulose* der Meningen sei und daß, ähnlich wie die initiale Hämoptyse bei der Lungentuberkulose, diese Blutung bei der Meningealtuberkulose mitunter die Szene öffne. Es ist zwar bekannt, daß die Blutung sekundär, im Gefolge einer manifesten Miliartuberkulose der Meningen erscheinen kann (THIELE, HEUBNER, ALTERMANN, LEOPOLD). Die Hypothese, daß günstig verlaufende Subarachnoidealblutungen auf etwaige „diskrete", tuberkulöse Meningitiden zurückzuführen wären, findet aber in der mir bekannten Kasuistik keine Stütze. Unter meinen eigenen katamnestisch untersuchten Fällen fand sich noch nach mehreren Jahren keiner, der im geringsten tuberkuloseverdächtig war.

Eine wichtige Frage ist die, inwieweit andere Infektionskrankheiten als Syphilis, Tuberkulose und Infektionen, die die Entwicklung einer Arteriosklerose begünstigen, die Ursache einer subarachnoidealen Blutung sein können. Hier interessiert weniger die schon längst bekannte Tatsache, daß eine solche Blutung selten während einer der verschiedensten Infektionskrankheiten, wie Pocken, Scharlach, Masern, Diphtherie, Milzbrand, Influenza, Keuchhusten, akute Meningitis oder Sepsis, als ein meistens fatales Ereignis eintritt. Wichtiger erscheint die Frage, ob durch die genannten oder andere banale Infektionen irgendwelche degenerativen Gefäßwandschädigungen reversibler Natur bewirkt werden können, wodurch eine *vorhergehende Infektion die Rolle des vorbereitenden Momentes* einer späteren bei *scheinbarer Gesundheit* auftretenden Blutung spielen könnte. In welchem Grade ein solcher Zusammenhang eine allgemeinere Gültigkeit haben könnte, ist indessen aus der Kasuistik kaum zu ersehen. Fälle, die in diesem Sinne verwendet werden könnten, sind von LAIGNEL-LAVASTINE, BAUER, FOLLET und CHEVREL, BITTORF, ESKUCHEN beschrieben worden. In den meisten anderen Fällen aber sprechen die Krankenberichte von einer vorher bestehenden, ungestörten Gesundheit. Die weitere Beachtung dieser Möglichkeit dürfte aber angebracht sein.

Besonders unter den vielen gutartigen Fällen sind überhaupt keine sicheren Anhaltspunkte für die Beurteilung, welcher Art die Gefäßschädigung sei, zu gewinnen. Um die Entstehung dieser Fälle begreiflich zu machen, sind einige *pathogenetische Hypothesen* herangezogen worden.

So berichtet GOLDFLAM, daß 5 von seinen 13 Kranken an Migräne litten. Er will daher in vasomotorischen Störungen eine gemeinsame Ursache der Migräne und der Blutung sehen. FOLLET und CHEVREL vertreten die Auffassung, daß mit den Menses eintretende Veränderungen, ähnlich wie bei den sog. vikariierenden Lungenblutungen, von Bedeutung sein könnten. Ebenso hypothetisch ist die früher von mir ausgesprochene Vermutung, daß manche der bei sonst gesunden Individuen entstehenden gutartigen Subarachnoidealblutungen eine Äußerung solcher Gefäßveränderungen sein könnten, die wir als

Ursache des gewöhnlichen spontanen Nasenblutens und der gelegentlich vorkommenden spontanen Subkonjunktivalblutungen vermuten. Die Annahme einer derartigen Ätiologie würde jedenfalls damit gut übereinstimmen, daß so viele Kranke vor der Krankheit und, nach meiner Erfahrung, auch viele Jahre nach derselben sich einer guten Gesundheit erfreuen.

An Hand zweier sezierter Fälle von abundanter Blutung ohne nachweisbaren Ausgangsort bespricht MEYLAHN die Pathogenese. Er nimmt an, daß die Meningealblutungen fast immer durch Störungen der Gefäßinnervation, per diapedesin, entstehen. Inwieweit diese Anschauung, die schon früher von OPPENHEIM für die kleineren Hirnblutungen angenommen wurde, für die Erklärung der Blutungen ohne grobanatomisch wahrnehmbare Ursachen zutrifft, ist schwer zu beurteilen.

Die wichtige Frage, in welchem Grade die *arterielle Hypertension* für die Subarachnoidealblutungen verantwortlich gemacht werden darf, habe ich bei meiner Zusammenstellung von klinisch beobachteten Fällen zu klären versucht. Ich habe gefunden, daß eine hochgradige Blutdruckssteigerung nur selten beobachtet wird, und es ging mit voller Deutlichkeit hervor, daß bei zahlreichen Subarachnoidealblutungen keine permanente arterielle Hypertension zu finden ist. Außerdem ist eine gewisse Vorsicht bei der Beurteilung des Vorkommens einer arteriellen Blutdrucksteigerung im Einzelfalle sicherlich angesichts der Schwankungen, denen der Blutdruck unterliegen kann, am Platze. Es fehlt in der Kasuistik auch nicht an Belegen hierfür, so in auffallender Weise in einem von BERGMARK und in zwei von ANTONI beobachteten Fällen.

INGVAR findet es anläßlich des mikroskopischen Untersuchungsbefundes eines Falles wahrscheinlich, daß eine nicht allzu kleine Anzahl der meningealen Blutungen bei jüngeren Leuten vielleicht durch eine *präsenile Arteriosklerose* erklärt werden könne. Es ist klar, daß die Vermutung INGVARs auf manche der nicht tödlichen Fälle bezug nimmt. Für seine Anschauung findet INGVAR eine Stütze in der Analogie mit dem, was über die Bedeutung der Arteriosklerose für die Entstehung der Gehirnblutung bei älteren Individuen bekannt ist.

Zur Beleuchtung dieser Frage sei darauf hingewiesen, daß die bekannte Disposition der höheren Altersklassen zur Gehirnblutung, wie sie z. B. aus den großen Zusammenstellungen von GINTRAC und von HOWARD TOOTH hervorgeht, da wo es sich um Subarachnoidealblutungen handelt, bei weitem nicht in demselben Grade vorliegt. Nach GINTRAC ist die Gehirnblutung vor dem Eintritt ins 42. Lebensjahr in nur 22,5% aller Fälle aufgetreten, nach HOWARD TOOTH in 25,8%. Unter den sezierten Fällen in meiner Zusammenstellung war die entsprechende Ziffer 59%. Aus der alten Zusammenstellung GINTRACs von 42 Fällen spontaner Subarachnoidealblutung ergibt sich 53,6%. Von meinem eigenen, 15 Fälle umfassenden Material waren es 6. Auch ANTONI hat ähnliche Erfahrungen gemacht.

Nach unserem bisherigen Wissen dürfte also *die Altersdisposition* zur spontanen Subarachnoidealblutung wesentlich anders sein als seit alters her für die Gehirnblutung bekannt ist. Sowohl diese Feststellungen wie die Ergebnisse meiner katamnestischen Nachforschungen sprechen gegen ein vorwiegendes oder regelmäßigeres Vorkommen der arteriosklerotischen Ätiologie in den überlebenden Fällen.

Als *Gelegenheitsursachen* zur Entstehung der Blutung werden bisweilen eine stärkere Körperanstrengung oder eine heftige Gemütsbewegung oder, wie in einem Falle BERGMARKs, das Zusammentreffen beider, angegeben. Bisweilen ist die auslösende Körperanstrengung auffallend gering, wie die bei angestrengter Defäkation oder beim Vorwärtsbeugen des Körpers beim Schnüren der Schuhe, wie es MORGAGNI beschrieben hat. Vereinzelte Male ist die Blutung während der

Narkose (NOTHNAGELs multiple Basalaneurysmen) oder im warmen Bade (bei einem 20jährigen Manne, nach HERFORD) aufgetreten. In einigen Fällen war sie die unmittelbare Folge einer starken Sonnenbestrahlung. Daß die Blutung während des Schlafes zum Ausbruch kommt, scheint selten zu sein.

Es ist von Bedeutung, daß anscheinend spontane Subarachnoidealblutungen mitunter tatsächlich traumatischer Herkunft sind. Ältere Erfahrungen dieser Art werden von HERFORD angeführt, der die Bedeutung auch eines leichten Traumas, besonders bei Kindern, wie z. B. des einer Ohrfeige, betont.

Zum Schluß noch einige Worte über *die Möglichkeit eines aneurysmatischen Ursprunges* auch verhältnismäßig gelind verlaufender und *in Gesundheit übergehender Subarachnoidealblutungen*. Die Annahme einer solchen Möglichkeit mag beim ersten Blicke etwas kühn erscheinen, sie kann aber, meines Erachtens, deshalb nicht ohne weiteres abgelehnt werden. Die erste Bedingung wäre die, daß, wie es ANTONIs Befunde nahelegen, tödliche Fälle primär auftretender Subarachnoidealblutung tatsächlich *meistens* auf Berstung von Aneurysmen beruhen. Daß es bei manifesten Basalaneurysmen zu wiederholten, mitunter durch lange Zeiträume getrennten Blutungen kommen kann, ist längst bekannt. Schon diese Tatsache macht die Möglichkeit einer spontanen Heilung dieser Aneurysmen unleugbar. Über eine solche Heilung wird tatsächlich auch von OPPENHEIM auf Grund eigener Fälle und Beobachtungen anderer Autoren gesprochen. Wenn man nun einräumen will, daß Aneurysmen an den basalen Arterien vorkommen können, die von erheblich geringerer Größe sind als die Aneurysmen, die wir bei Sektionen nachzuweisen pflegen, so ist die Möglichkeit eines häufigeren Vorkommens der Spontanheilung naheliegend. Es muß zugegeben werden, daß oft Aneurysmen von so unerheblicher Größe entstehen, daß ein gutartiger Verlauf durch die vollständige und endgültige Heilung des kleinen Aneurysmas durchaus befriedigend erklärt wäre.

Außer dem Umstand, daß gutartige Subarachnoidealblutungen mitunter wie offenkundige Aneurysmablutungen, in weit voneinander getrennten Schüben auftreten und dann endgültig heilen, könnte noch zugunsten dieser Anschauung herangezogen werden, daß die klinischen Zeichen in den gutartigen Fällen so oft die Annahme eben einer basalen Lokalisation der Blutung wahrscheinlich machen. Hierfür spricht schon die so häufige Lokalisation der initialen Kopfschmerzen in der Stirn und besonders im Nacken und weiterhin die häufig anzutreffenden Opticussymptome, die Anordnung, in welcher gewisse Lokalsymptome, wie die gleichsinnige Abweichung des Kopfes und der Augen und die Pyramidenbahnstörungen, vereinigt auftreten, fernerhin das doppelseitige BABINSKI-Zeichen bei fehlender oder schwacher Entwicklung anderer Pyramidenbahnstörungen und wohl auch das Auftreten gewisser Krampfzustände und endlich das etwaige Auftreten einer vorübergehenden Glykosurie oder einer kurzdauernden, massiven Albuminurie.

Die durch diese Betrachtungen sich eröffnende Möglichkeit, daß unsere Krankheit unter demselben Gesichtspunkt wie die Aneurysmakrankheit zu betrachten wäre, hat manches für sich. Es verhält sich vielleicht so, daß die seit altersher wohlbekannte Aneurysmaerkrankung nur eine verhältnismäßig seltene, schwere und fatale Erscheinungsform einer häufigen Krankheit ist, die hier mit Rücksicht auf ihre greifbaren Äußerungen unter dem Namen Subarachnoidealblutung beschrieben ist. Die obige Erörterung weist jedenfalls auf enge ätiologische Beziehungen zwischen den beiden Krankheiten hin, diese mag in exogenen oder kongenitalen Momenten zu suchen sein. Bei dieser Betrachtungsweise bleibt die Aufgabe bestehen, den Ursachen einer etwaigen Aneurysmabildung nachzuforschen. Für manche primären Subarachnoidealblutungsfälle, wie z. B. bei hämophiler oder hämorrhagisch-diäthetischer Genese, kann diese Aneurysmatheorie übrigens nicht gelten.

Pathologische Anatomie. Nach tödlicher Blutung im Subarachnoidealraum findet man bei der Autopsie in diesem Raume eine beträchtliche Menge Blut, teils flüssig mit dem Liquor vermengt, teils geronnen. Das Auftreten von Blut auch subdural, außerhalb der Arachnoidea, kommt auch bei subarachnoidealer Blutung vor, ist aber selten. Mitunter kann eine heftige, im Subarachnoidealraum entstandene Blutung eine oberflächliche Verletzung oder Zerreißung des anliegenden Hirngebietes (z. B. in einem Falle Ingvars) hervorrufen. Wenn dies der Fall ist, dürfte wohl in der Regel ein größeres Aneurysma der Ausgangsort sein. In seltenen Fällen von subarachnoidealer Blutung kann man einige mäßige, subpiale Suggillationen (Babinski-Jumentié u. a.) antreffen. Das Eindringen des Blutes in die Opticusscheide ist mehrmals beschrieben worden.

Betreffs der Eigenschaften des Extravasates und der Veränderungen, die dieses erfährt, falls nicht der Tod dem Leben ein baldiges Ende macht, kann auf ältere Darstellungen (Herford, Hasse) hingewiesen werden.

Einige Male wird von einer starken Blutüberfülle der pialen Gefäße und ausnahmsweise von erheblicher Verdickung der weichen Häute gesprochen.

Die Ausbreitung des Blutergusses kann in den einzelnen Fällen sehr verschieden groß sein. In einigen ist dem Liquor, sowohl im kraniellen als im spinalen Teil des Arachnoidealsackes, so viel Blut beigemengt, daß man den Eindruck bekommt, daß Gehirn und Rückenmark fast ganz mit einem Blutmantel bekleidet sind (Dejerine, Froin). In anderen Fällen findet man, daß auch eine Blutung von ziemlich beschränkter Ausbreitung zum Eintritt des Todes ausreichend war. So in einem meiner Fälle, wo die Patientin nach viertägigem Krankenlager verschied, und wo die sichtbare Blutung auf die Gegend der Brücke, den obersten Teil der Oblongata und den vorderen Teil des Kleinhirns beschränkt war.

Beispiele vom Eindringen des Blutes aus dem Subarachnoidealraume in den vierten Ventrikel und weiter ins übrige Ventrikelsystem sind schon von Morgagni und in neuerer Zeit von mehreren Autoren mitgeteilt worden. Diese Verbreitung ist dem Wege gerade entgegengesetzt, den die in das Ventrikelsystem durchbrechenden, cerebromeningealen Blutungen und die primären Ventrikelblutungen nehmen. In derartigen Fällen ist daher bei der Sektion auf einen etwaigen, atypischen Gehirnblutungsherd und auf die nähere Verteilung des Blutergusses zu achten, um nicht irregeführt zu werden.

Je nach dem wesentlichen Ausbreitungsgebiete kann man *drei Lokalisationstypen* der Blutung unterscheiden, den basalen, den spinalen und den Konvexitätstypus. Nach einer Zusammenstellung der mir zugänglichen, der Lumbalpunktionsära bis 1923 entstammenden Veröffentlichungen sezierter Fälle, 23 an der Zahl, war die rein basale oder basospinale Lokalisation recht gewöhnlich (10 Fälle), in nur 2 Fällen war die Blutung auf die Konvexität beschränkt, und zwar auf die einer Hemisphäre (Babinski, Ingvar).

In den meisten übrigen Fällen betraf die Ausbreitung entweder die eine oder beide Hemisphären und gleichzeitig immer die Hirnbasis und in einigen Fällen auch den spinalen Teil. Die rein spinale Lokalisation war nur durch einen Fall (Boinet) vertreten. Von dieser seltenen Form, die bei traumatischer Genese nicht ungewöhnlich ist, finden sich in der älteren Literatur einige von sicher spontaner Genese (Jackson, Ollivier, Bernard). In ein paar dieser Fälle war allerdings die subarachnoideale Blutung mit ausgiebigen, subduralen und auch epiduralen Blutergüssen verbunden.

Krankheitsbild. Der Zustand einer frischen Subarachnoidealblutung ist in der Regel entweder durch eine mehr oder weniger starke Herabsetzung des Bewußtseins oder durch das mehr oder weniger ausgeprägte Bild einer akuten cerebrospinalen Meningitis gekennzeichnet. In Fällen, wo der Kranke *soporös* oder *komatös* daliegt, kann mitunter ermittelt werden, daß die Bewußtlosigkeit schlagartig, ohne jeden Vorboten eingetreten ist. In anderen Fällen hat die Bewußtseinsstörung nicht apoplektisch begonnen, ihr sind kurzdauernde Empfindungen, wie Ohrensausen, Schwindel, Schwarzwerden vor den Augen oder ein schweres Unwohlsein mit Übelkeit vorausgegangen. Oft gehen dem soporösen Zustand sehr schwere Kopfschmerzen voraus, die plötzlich beginnen und eine Weile andauern. Auch wenn es zu einer hochgradigen Störung des Bewußtseins kommt, kann der Kranke, ehe er die Herrschaft über sich selbst verliert, mitunter eine recht lange Strecke Weges zurücklegen. BABINSKI und JUMENTIÉ erwähnen, daß ihr Kranker kurz nach dem schlagartig komatösen Krankwerden wieder erwacht und dann den recht langen Weg nach Hause gegangen sei.

Bisweilen verbindet sich die initiale Bewußtseinsstörung mit Erbrechen, seltener, wie in Fällen von ACHARD, BITTORF und DUNN, mit allgemeinen Konvulsionen, in anderen Fällen wiederum mit lokalisierten Krämpfen oder mit gleichsinniger Abweichung des Kopfes und der Augen, wovon weiter unten die Rede sein wird.

Die Tiefe der Bewußtseinsstörung ist verschieden. Ein tiefes Koma, im engeren Sinne des Wortes, kommt nur selten vor. *Oft ist ein gewisses Reaktionsvermögen noch erhalten.* Wenn der Kranke nur somnolent ist, kann der Zustand entweder der Lethargie (ACHARD) oder dem Stupor ähnlich sein oder sich nur als Apathie und Gleichgültigkeit der Umgebung gegenüber äußern. Etwaige Äußerungen des Kranken sind meist sehr knapp, und entschleiern nicht selten eine Desorientierung und eine schwere Störung des Gedächtnisses (AUBERT, BABINSKI, ANTONI, eigene Beobachtungen und andere). Daß bisweilen sogar ein an die KORSAKOFFsche Psychose erinnernder Zustand sich hieraus entwickeln kann, ist von FLATAU und später von GOLDFLAM hervorgehoben worden. Andere psychische Symptome, wie motorische und psychische Unruhe, werden seltener beobachtet.

Nach GUILLAIN und BARRÉ soll man bei meningealen Blutungen wie überhaupt bei meningealen Symptomen gewisse „wirkliche Abwehrbewegungen“ wahrnehmen können. Diese äußern sich ganz einfach darin, daß der tiefsoporöse Kranke, wenn man eine Extremität durch Kneifen einer Hautfalte reizt, sofort eine mehr oder weniger wohlgelungene Bewegung des Armes oder des Beines der anderen Körperhälfte zum Abwehren des Angriffes ausführt. Dieser Zustand, der nach den genannten Autoren auch bei der Hirnblutung, wenn auch viel weniger ausgeprägt, vorkommen soll, ist auch in einem Falle INGVARS beschrieben worden.

In 2 seiner Fälle hat ANTONI eine eigentümliche „schizophrenieartige Störung“ in bezug auf den Schmerzsinn beschrieben, ein Fehlen jeglicher Schmerzreaktion bei erhaltenem Unterscheidungsvermögen.

Die Herabsetzung des Bewußtseins kann von sehr verschiedener Dauer sein, einmal nur wenige Minuten, ein anderes Mal Stunden oder Tage anhaltend. Wenn sie nicht unmittelbar tödlich endet, erfolgt das Erwachen öfters ziemlich plötzlich. Zuweilen macht die tiefere Bewußtseinstrübung nur langsam der Somnolenz Platz, deren langsames Verschwinden dann endgültig sein kann oder nicht.

Die objektive Untersuchung des Komatösen oder Soporösen ergibt in der Regel keine weiteren Anzeichen cerebraler Schäden, wohl aber oft schon während der Bewußtseinsstörung deutliche Anzeichen einer meningealen Reizung. Wenn die initiale Bewußtseinsstörung vorüber ist, wie auch in allen Fällen, wo eine solche sich nicht entwickelt, sind es *meningeale, bzw. radikuläre Reizsymptome,* die das Bild beherrschen.

Die *von vornherein an Meningitis erinnernden,* ohne initiale Bewußtseinsstörung verlaufenden Fälle beginnen fast immer mit *heftigen Kopfschmerzen,* die in der Regel ganz *plötzlich* und intensiv einsetzen. Nur ausnahmsweise beginnen die Kopfschmerzen langsam, um erst nach einigen Stunden ihre volle Stärke zu erreichen (BLOM, LAUNOIS-MAUBAN), noch seltener dürfte es vorkommen, daß die Kopfschmerzen, wenigstens im Anfang, fehlen, so in den als spinal bezeichneten Fällen von BOINET und von RENAULT-FOIX. Die Kopfschmerzen werden oft als äußerst heftig und unerträglich beschrieben; sie sind bisweilen in der Stirn, besonders oft aber im Nacken lokalisiert, von wo sie in Hals, Schultern und Rücken herabziehen. Zu Beginn sind sie oft mit Übelsein, Erbrechen und manchmal auch mit Diarrhöe verbunden. Diese Symptome gehören wie die Bewußtseinsstörung dem initialen Stadium an. Die Kopfschmerzen dagegen sind von größerer Hartnäckigkeit und dauern, wie auch mit abnehmender Stärke, oft in der Rekonvaleszenz noch an. Wahrscheinlich liegt der Grund dieser Hartnäckigkeit in der später zu erwähnenden, von FORSHEIM beschriebenen reaktiven Vermehrung der Cerebrospinalflüssigkeit. Mitunter zeigen Wiederauftreten der Bewußtseinsstörung und Erbrechen eine Wiederholung der Blutung an. Selten ist beobachtet worden, daß die Kopfschmerzen der Ausbreitung des Blutergusses entsprechend nur einseitig lokalisiert sind (GRIOLET, BRAILLON).

Das Bild der akuten cerebrospinalen Meningitis, das die Kranken zu Beginn der Krankheit darbieten, kann als sehr vollständig bezeichnet werden. Sehr oft sind Nackensteifigkeit und das KERNIGsche Symptom vorhanden. Mitunter kann aber dieses oder jenes meningeale Symptom fehlen. Nur ausnahmsweise wird angegeben, daß solche ganz vermißt werden, so z. B. im Falle BITTORFS, und in den tödlich endenden Fällen, die von LETULLE-LEMIERRE und SCHRÖDER beschrieben sind. Das Bild der Meningitis wird oft in den Krankenberichten durch Erwähnung anderer bei Meningitis gewöhnliche Symptome vervollständigt. Verlangsamung und Unregelmäßigkeit des Pulses werden verhältnismäßig selten bemerkt, meistens war die Pulsfrequenz normal, oder seltener, erhöht.

In vielen Fällen entspricht *das ganze Krankheitsbild dem einer, mit oder ohne* Herabsetzen *des Bewußtseins, plötzlich beginnenden Meningitis,* die tödlich oder in Genesung ausgeht. Bisweilen treten aber noch andere Symptome, motorische Lähmungs- oder Reizerscheinungen und Reflexstörungen hinzu.

Motorische Paresen werden nur verhältnismäßig selten beobachtet. Es scheint, als ob die heftige Entstehung der Blutung aus einem großen Aneurysma das Zustandekommen motorisch-paretischer Erscheinungen begünstigt. Aber auch in autoptisch bestätigten Fällen reiner Subarachnoidealblutung, wo ein Aneurysma bei der Sektion nicht angetroffen wurde, sind bisweilen motorische Paresen beobachtet worden, so u. a. eine bald vorübergehende Hemiparese in Fällen von BABINSKI-JUMENTIÉ und INGVAR und eine ebenfalls kurzdauernde brachiale Monoparese in einem Fall von LETULLE-LEMIERRE. Es gibt ferner in der Literatur eine Anzahl von günstig verlaufenen Fällen mit ähnlichen ephemären motorischen Ausfallserscheinungen, wo die übrigen Umstände es wahrscheinlich machen, daß es sich wirklich um subarachnoideale und nicht um cerebromeningeale Blutungen gehandelt hat. In diesen Fällen ist es der auf der subarachnoidealen Blutung beruhende Anteil des Krankheitsbildes, der

der Krankheit ihr hauptsächliches Gepräge aufdrückt und der auch das unmittelbar lebensbedrohende Moment darstellt. Solche Subarachnoidealblutungen mit leichten paretischen Symptomen sind besonders in Hinsicht auf das künftige Schicksal dieser Kranken von Interesse. Diese Fälle scheinen *nicht häufig* zu sein. Unter 20 eigenen Fällen habe ich noch keinen einzigen derartigen gesehen. Unter GOLDFLAMS 13 eigenen Fällen waren nur 2 paretisch. Eine kurze Erwähnung einiger solcher Fälle aus der Literatur sei hier angefügt.

DUNN beschreibt in 2 seiner Fälle eine faciolinguale Monoparese mit BABINSKIS Zehenphänomen, das eine Mal an der gelähmten Seite, das andere Mal an der nicht gelähmten. Im Falle LEMIERRE-GOUGÉROTS bestand rechtsseitige Monoparese des Facialis, hier fanden sich aber von Anfang an eine Beuge- und Adduktionskontraktur beider Arme und dazu noch Zuckungen im rechten Arm. In diesem Falle wurde auch das oculopupilläre Sympathicussyndrom beobachtet. In dem Falle von ACHARD trat bei einem 18jährigen Jüngling nach initialen Zuckungen in Gesicht und Armen später eine leichte und bald verschwindende faciobrachiale Parese auf. Hinzutretende, starke Beeinträchtigung der Sehschärfe, Anzeichen einer doppelseitigen Oculomotoriusparese und eines doppelseitigen BABINSKI deuteten darauf hin, daß es sich um eine in der Gegend der Fossa Sylvii sinistra und an der Hirnbasis verbreitete Blutung handelte. Dieser Kranke konnte schon nach 10 Tagen außer Bett sein, und die völlige Genesung ging sehr rasch vonstatten. Der von BITTORF beschriebene Kranke bot anscheinend eine Monoparese des rechten Beines mit doppelseitigem BABINSKI dar. In dem 5. der von SCHRÖDER beschriebenen Fälle war dieselbe doppelseitige Reflexstörung mit einer linksseitigen peripheren Facialisparese und einer Parese des rechten Arms verbunden. Mehr oder weniger ausgesprochene, atypische Hemiparesen kamen in den Fällen von LAIGNEL-LAVASTINE, BRAILLON, CLARET, GRIOLET und POROT vor. In dem erstgenannten dieser Fälle war die Hemiparese rechtsseitig mit leichter, sehr schnell vorübergehender Aphasie und gleichsinniger Ablenkung nach rechts verbunden. Die Hemiparese ging sehr rasch zurück, und die Kranke war nach 12 Tagen wieder ganz hergestellt. In den anderen Fällen, unter ihnen in den von BRAILLON, CLARET und GRIOLET, welche jugendliche Individuen betrafen, dauerte die Hemiparese etwas länger an.

Diese letztgenannten 4 Fälle befinden sich schon an der Grenze der Gruppe von Krankheitsbildern, in denen die Unsicherheit hinsichtlich der Möglichkeit, es handle sich tatsächlich um cerebromeningeale Blutung, sich geltend zu machen beginnt. Fälle, die zwar als Beispiele meningealer oder subarachnoidealer Blutung angeführt werden, aber diese Grenze meines Erachtens entschieden überschritten haben, finden sich übrigens in der Literatur zur Genüge (z. B. von VAN HASSELT, FROIN und LETULLE-LEMIERRE).

Außer durch ihre Flüchtigkeit sind die motorischen Paresen bei unserer Krankheit durch ihre Unvollständigkeit und atypische Form gekennzeichnet (INGVAR, BABINSKI-JUMENTIÉ). In manchen Fällen beobachtet man eine sehr frühzeitig auftretende *Rigidität* und *Kontraktur* einer oder mehrerer Extremitäten. Derartige Kontrakturphänomene können entweder eine deutlich paretische Extremität betreffen, wie im Falle LETULLE-LEMIERRES, oder auch ohne festgestellte Parese in einer oder mehreren Extremitäten auftreten (BAUER, CHAUFFARD, FROIN, INGVAR). In dem in dieser Hinsicht besonders eingehend beschriebenen Falle BAUERS war der Körper rigid und die vier Extremitäten von einer teilweise unbeständigen Kontraktur betroffen. In diesem Falle war die Blutung bei der Sektion auf die Hirnbase und die Medulla streng beschränkt.

In einigen Fällen werden frühzeitig Konvulsionen beobachtet, die auf ein begrenztes Gebiet, wie das des Facialis oder des einen Arms beschränkt sind.

Öfters sind diese *Zuckungen* doppelseitig, dabei aber beschränkt, so daß sie z. B. nur in den beiden Armen auftreten. In selteneren Fällen stellen sich auch ausgebildete halbseitige JACKSONsche Anfälle ein. Einer von meinen Kranken wurde, aller Wahrscheinlichkeit nach, infolge einer aus der Basilararterie ungefähr an der Grenze zwischen Pons und Oblongata sich in wiederholten Schüben vollziehenden Blutung von anfallsweise auftretenden, kurzdauernden, großen Zusammenziehungen der vier Extremitäten betroffen.

Das Symptom der *gleichsinnigen Abweichung des Kopfes und der Augen* nach einer Seite ist bei unserer Krankheit öfters beobachtet worden. Es war dabei in recht verschiedenartiger Weise mit anderen Symptomen verbunden. Wenn die Abweichung, wie im Falle POROTS, beim Vorhandensein einer Hemiparese nach der (der Parese) entgegengesetzten Seite gerichtet ist, muß dieser Umstand den Verdacht auf eine primäre cerebrale Blutung erwecken. In allen übrigen Fällen, wo das ganze Krankheitsbild die Annahme einer primären subarachnoidealen Blutung zuließ, waren bemerkenswerterweise die Verhältnisse anders gestaltet. Entweder war, wie in den Fällen von LAIGNEL-LAVASTINE und DUNN, die Abweichung nach der hemiparetischen rechten Seite gerichtet, oder sie trat, wie bei BABINSKI-JUMENTIÉ, nur im Geleite der halbseitigen Konvulsionen, und zwar nach der von den Konvulsionen betroffenen rechten Seite gerichtet, auf. In anderen Fällen dagegen, wie bei CORDIER, DUNN, BAUER, FROIN, fehlten gleichzeitige Paresen. In diesem Falle DUNNS war neben der Abweichung eine plötzlich eintretende Erblindung das einzige lokale Symptom. In den beiden letztgenannten Fällen bestanden Kontrakturen sämtlicher Extremitäten, im Falle FROINS ferner ein positiver BABINSKI an der, nach der Abweichung gerichteten Seite. 4 von den hier genannten 7 Fällen sind anatomisch untersucht worden, und da die Ausbreitung der Blutung in 3 von diesen (CORDIER, FROIN, BAUER) eine ganz überwiegend oder rein basale war, so ist es für diese Fälle wahrscheinlich, daß die gleichsinnige Abweichung von der Brückengegend aus ausgelöst worden ist. Die Vermutung, daß auch bei den überlebenden Kranken DUNNS und LAIGNEL-LAVASTINES dieselbe Erklärung richtig sei, ist naheliegend. Im Falle von BABINSKI-JUMENTIÉ entspricht der anatomische Befund einer ausgedehnten Blutung über der linken Hemisphäre vollständig der klinischen Erscheinungsform, einer gleichsinnigen Abweichung nach rechts.

Das BABINSKI*sche Zeichen* ist schon oben bei der Besprechung vereinzelter Fälle erwähnt worden. Zusammenfassend kann über dieses Symptom hier folgendes gesagt werden. In den leichteren Fällen kommt es nur selten vor. In den schwereren, mit tieferen Bewußtseinstrübungen verlaufenden Fällen tritt es dagegen öfters in Erscheinung, entweder schon sehr frühzeitig oder erst später. Es liegen einige Beobachtungen vor, in denen das BABINSKI-Zeichen ohne irgendwelche anderen Äußerungen einer Beeinträchtigung der motorischen Bahnen vorhanden war und wo die Sektion die makroskopische Unversehrtheit des Gehirns bestätigt hat (MOUTARD-MARTIN, FROIN, SCHRÖDER). Im letzteren Falle, ebenso wie in einigen wenigen anderen, so auch in dem autoptisch untersuchten von LETULLE-LEMIERRE, war das Zeichen doppelseitig.

Die *Sehnenreflexe* verhalten sich in den meisten leichteren Fällen normal, bemerkenswerterweise manchmal auch noch bei beträchtlicher Bewußtseinstrübung (BAUER, SCHRÖDER, LETULLE-LEMIERRE). Bisweilen wurde eine einseitige Steigerung der Sehnenreflexe mit oder ohne andere halbseitige Störungen verzeichnet (BABINSKI-JUMENTIÉ u. a.).

Die Angaben über die Bauchdeckenreflexe sind nur sehr spärlich und lassen daher eine Diskussion über das Verhalten dieser Reflexe bei der Krankheit nicht zu. Auch über das Verhalten der Sensibilität in den tödlich verlaufenen

Fällen ist nicht viel zu sagen, da Angaben darüber meistens fehlen. LETULLE-LEMIERRE und WIDAL geben an, daß die Sensibilität in ihren Fällen unbeeinträchtigt war. Im Falle BAUERS war die Sensibilität aufgehoben.

Die *Pupillen* verhalten sich oft normal. In einigen Fällen wurde eine Miosis (FROIN, WESTERHUIS, BOINET, eigene Fälle), eine Mydriasis (GRIOLET) oder eine Anisokorie, sogar mit reflektorischer Lichtstarre (MOIZARD), bei dem bewußtlosen Kranken beobachtet. Während des meningitisähnlichen Stadiums wurde recht oft eine mäßige Anisokorie gefunden. Funktionsstörungen in den äußeren Augenmuskeln sind nur selten beobachtet worden, bisweilen in der Form eines vorübergehenden einfachen Strabismus (FORSHEIM u. a.), bisweilen in Verbindung mit einer Ptose des Augenlides (ACHARD, WIDAL).

Starke *Beeinträchtigung bzw. Verlust des Sehvermögens* ist ein Symptom, das, besonders wenn es sich apoplektiform einstellt, dem Falle in hohem Grade sein Gepräge aufdrückt. Es wird in zwei Fällen von DUNN und in einem von ACHARD-PAISSEAU beschrieben. In den beiden ersten war die Amblyopie hochgradig und sie trat sehr schnell im ersten Anfang der Krankheit auf. In dem letzterwähnten Falle wurden die Sehstörungen bei dem somnolenten Kranken erst am 9. Krankheitstage entdeckt. In allen drei Fällen war die Sehstörung doppelseitig und ging in wenigen Tagen vorüber. Eine hemianopische, vorübergehende Sehstörung wurde in einem meiner Fälle und in einem INGVARS beobachtet. Die Ophthalmoskopie deckt bisweilen frische Blutungen am Augenhintergrunde (wie in der zweiten meiner Beobachtungen) oder öfter eine *Stauungspapille* leichteren oder höheren Grades auf (FROIN, FORSHEIM, SCHRÖDER, BITTORF, BERGMARK, ANTONI, NORDMARK u. a.). Die beiden letztgenannten Autoren machen nach ihren Erfahrungen geltend, daß diesen Veränderungen in der Klinik der subarachnoidealen Blutungen eine recht erhebliche Bedeutung zukomme. Zweifellos darf diese Frage nach den von diesen Autoren gemachten Mitteilungen, denen ich, eigenen späteren Erfahrungen zufolge, nur beistimmen kann, künftighin eine viel größere Aufmerksamkeit beanspruchen. Die Stauungserscheinungen an den Sehnervenpapillen können, wie ich in meiner ersten Beobachtung feststellen konnte, sehr frühzeitig auftreten. Ein auffallendes Beispiel dieser schnellen Entwicklung liefert auch ein Fall BERGMARKS, wo schon 4 Stunden nach dem Auftreten der Blutung eine Stauungspapille konstatiert wurde.

Zu den neurologischen Symptomen gehört auch das Decubitalgeschwür, das bei der 20jährigen Kranken von LETULLE-LEMIERRE drei Tage nach dem Beginn der nach sechs Tagen tödlich endenden Krankheit sich in der Gesäßgegend entwickelte. Eine vorübergehende *Glykosurie* ist bei der Krankheit von CHAUFFARD beschrieben und auch in zwei meiner eigenen Beobachtungen an überlebenden Kranken und in einem Falle von NICOLAYSEN und in mehreren von ROEMCKE und USTVEDT bestätigt worden.

GUILLAIN wollte das in seltenen Fällen vorkommende Auftreten einer reichlichen, bald verschwindenden *Albuminurie* zu Beginn der Krankheit als Folge cerebraler Störung auffassen. In der Literatur finden sich einige Beobachtungen, die in der von GUILLAIN angegebenen Richtung gedeutet werden können. So in meinem zweiten Falle, wo der starke Eiweißgehalt des mäßig konzentrierten Harnes zur Annahme einer Nierenkrankheit beigetragen, wo aber die makro- und mikroskopische Untersuchung der Nieren deren vollständige Unversehrtheit dargelegt hat. Vielleicht könnte auch ein Fall von FROIN wegen des reichlichen Harnalbumingehaltes trotz des Vorkommens einer Nierenatrophie in demselben Sinne gedeutet werden. Fraglich dürfte wohl auch die Deutung des von GOLDFLAM hervorgehobenen Falles sein, da hier, neben der sehr schnell verschwindenden, reichlichen Albuminurie, auch eine ebenso schnell vorübergehende Eiterbeimengung des Harnes konstatiert wurde. In Anbetracht älterer Erfahrungen, die u. a. von DEJERINE und OPPENHEIM erwähnt werden und die auf die Möglichkeit des Auftretens einer Albuminurie als Folge einer Erkrankung der Oblongata hinweisen, ist die Berechtigung der von GUILLAIN ausgesprochenen Auffassung nicht von der Hand zu weisen. Dieser Auffassung ist auch von PETRÉN anläßlich eines von ihm beschriebenen Falles spontaner subarachnoidealer Blutung beigepflichtet worden. Später haben auch ROEMCKE und USTVEDT Fälle mit massiver, transitorischer Albuminurie beschrieben.

Seltene, wahrscheinlich durch die Subarachnoidealblutung hervorgerufene Erscheinungen sind die an Röteln, bzw. Masern erinnernden Exantheme, die im Falle GRIOLETs am 9., in einem Falle GOLDFLAMs am 11. Krankheitstage beobachtet wurden. LEMIERRE und GOUGÉROT erwähnen in ihrem Falle Herpeseruptionen, die sie durch die von der subarachnoidealen Blutung hervorgerufene Reizung spinaler Nervenwurzeln erklären.

Die *Körpertemperatur* ist in manchen Fällen afebril, oder sie weist unbedeutende Steigerungen auf. Sehr gewöhnlich ist aber, daß eine Steigerung der Körpertemperatur am zweiten oder dritten Tage sich bemerkbar macht. Mitunter kann sie hohe Grade erreichen; sie sinkt aber nach wenigen Tagen ab und wird wieder afebril. In einigen meiner Fälle, sowie in Fällen von FOLLET-CHEVREL und DUNN, ist eine recht bedeutende *Blutleukocytose* gefunden worden, 15 000 bis 19 000 weiße Blutkörperchen im Kubikmillimeter. Beide Erscheinungen dürften wohl als Äußerungen des Resorptionsprozesses des Extravasates aufzufassen sein.

Liquorbefund. Der bei der Lumbalpunktion erhaltene Liquor ist während der ersten 4—7 Tage deutlich und zwar bei fraktioniertem Abziehen *gleichmäßig* blutig. Läßt man die Flüssigkeit stehen, *tritt keine Koagulation ein.* Dieses bedeutungsvolle Phänomen dürfte nicht etwa darauf beruhen, daß das Blut, wie es von HENNEBERG angenommen wurde, in der Cerebrospinalflüssigkeit seine Gerinnungsfähigkeit verliert, sondern darauf, daß der Gerinnungsprozeß sich schon im Subarachnoidealraume vollzogen hat. Was die Punktion zutage bringt, ist somit eigentlich keine Mischung von Liquor und Blut in einem gewissen Verhältnis, sondern vielmehr ein Liquor, der unter anderen pathologischen Bestandteilen auch *eine Aufschwemmung von roten und weißen Blutkörperchen* enthält.

Der von Blutkörperchen befreite Liquor ist während des ersten oder zweiten Krankheitstages mitunter farblos. Eine leicht gelbliche Färbung kommt aber in manchen Fällen sehr früh vor, wenn die Blutbeimengung sehr reichlich ist, und beruht wahrscheinlich auf den eigenen Farbstoffen des Blutserums. Vom zweiten, dritten oder spätestens vom vierten Tage an trifft man eine rote oder gelbliche Flüssigkeit an, und man kann bezüglich der Liquorbeschaffenheit während der folgenden Tage sagen, daß, in dem Maße wie die Erythrocyten aus dem Liquor verschwinden, die *pathologische Färbung* zunimmt, unter Vorherrschen der rotgelben, braungelben oder rein gelben Farbentöne. Wenn die Punktion erst in der zweiten Krankheitswoche oder später unternommen wird und eine Wiederholung der Blutung in der Zwischenzeit nicht vorgekommen ist, kann man also eine braungelbe oder gelbe Flüssigkeit finden, die schon unmittelbar nach dem Abziehen infolge der vorgeschrittenen Zerstörung der Formelemente klar oder fast klar ist.

Die Anzahl der Erythrocyten ist in den einzelnen Fällen sehr verschieden. Schon im Initialstadium schwanken die Angaben von Fall zu Fall zwischen einigen Tausenden und ein paar Millionen. Mit Rücksicht auf die Veränderungen in der Verteilung der Erythrocyten, die bei der Koagulation eingetreten sind und auch wegen der Möglichkeiten einer lokalen Sedimentierung der Formelemente, die bei einem bettlägerigen Individuum denkbar (und auch von FROIN nachgewiesen) sind, tut man gut, diesen Ziffern keinen allzu großen Wert für die

Beurteilung der Größe des Extravasates beizumessen. Ein approximativer Wert kann aber wiederholten Erythrocytenbestimmungen zuerkannt werden, um im konkreten Falle die regressiven Veränderungen der Erythrocyten oder eine Fortsetzung bzw. eine eventuelle Wiederholung der Blutung zu veranschaulichen.

Das Verschwinden der Erythrocyten aus dem Liquor vollzieht sich nach FROIN auf zweifache Weise, die Hämoglobinolyse und die Globulolyse. Jene äußert sich darin, daß die Erythrocyten kugelförmig und entfärbt werden, so daß sie sich endlich nur als sehr hämoglobinarme Schatten zeigen. Die Globulolyse besteht darin, daß die noch hämoglobinreichen Erythrocyten in kleine Stückchen zerfallen, die mit Eosin leicht zu färben sind. Ein wichtiger Faktor scheint auch die durch die sog. Hämatomakrophagen bewirkte Phagocytose zu sein.

Während *die Erythrocyten* durch diesen Prozeß *recht schnell zerstört* werden, *erfahren die weißen Elemente eine Vermehrung*. Sie ist zuerst von WIDAL beschrieben und als Folge der aseptischen Reizung der Meningen gedeutet worden. Die Formel dieser recht kurzdauernden Zellvermehrung ist zu Beginn eine polynukleäre, um später in eine lymphocytäre überzugehen. Wegen Einzelheiten bezüglich der verschiedenen Zellformen und deren Bedeutung für den Resorptionsprozeß muß auf die Arbeit FROINS hingewiesen werden. Die Bestimmungen der Leukocytenzahl im Liquor geben sehr verschiedene Werte. Der höchste Wert, den ich angegeben fand, ist bei FROIN, 4000 weiße auf 400 000 rote im Kubikmillimeter. Es ist bemerkenswert, daß bei reichlicher Blutung die Zahl der weißen mitunter geringer ist, als man im Vergleich mit der Anzahl der roten Blutkörperchen zu erwarten hätte (BAUER). Vielleicht kann dies durch die Annahme einer Sedimentierung der weißen erklärt werden.

Die rote Farbe des von den Formelementen befreiten Liquors ist von dem gelösten Hämoglobin hervorgerufen, was mit der Guajakprobe oder spektroskopisch nachweisbar ist. Wenn die Farbe später in starkes Gelb oder Braungelb übergegangen ist, fallen die genannten Proben nicht mehr positiv aus. In einigen solchen Fällen hat sich die GMELINsche Gallenfarbstoffprobe positiv erwiesen (BARD, FROIN, WIDAL, JOLTRAIN u. a.).

Der Druck des Liquors ist in der Regel von Anfang an bedeutend gesteigert, mitunter bis zu 300—500 mm. Die *Drucksteigerung* dauert dann während des weiteren Verlaufes der Krankheit einige Zeit an, auch wenn wiederholtes Ablassen, mit Erniedrigung des Druckes bis zur Norm, ausgeführt wird. Auf Grund seiner Beobachtungen bei solchen wiederholten Punktionen will FORSHEIM gefunden haben, daß die Blutung eine vermehrte Liquorproduktion hervorruft und daß der gesteigerte Liquordruck zum Teil dieser gesteigerten Absonderung zuzuschreiben ist.

Wenn die Krankheit einen günstigen Verlauf nimmt, zeigt der Liquor in den späteren Stadien eine gelbliche Farbe, eine gelinde Lymphocytose und eine geringe Drucksteigerung. Schon im Stadium der Genesung kann er wieder ganz normal geworden sein.

Krankheitstypen und Verlauf. Nach der obigen Darstellung kann man gewissermaßen *zwei Haupttypen* der Krankheit unterscheiden: Zu dem einen gehören die Fälle, mit *plötzlich einsetzender Bewußtseinsstörung*, die dann entweder tödlich endet oder später einem meningitisähnlichen Zustande Platz macht, zu dem anderen die Fälle, die schon von vornherein einer heftig oder *plötzlich einsetzenden Meningitis* ähneln. Einen speziellen Typus bilden daneben einige *seltenere Fälle*, wo die Blutung aus dem *spinalen* Teil der Meningen herrührt, wie sie von RABOW, BERNARD, OLIVIER, RENAULT-FOIX, BAUR, BOINET, beschrieben sind. Für diese Fälle ist bezeichnend, daß die Krankheit durchweg oder wenigstens zu Beginn von spinalmeningealen oder sogar medullären Symptomen (BOINET) beherrscht wird. Aber auch in diesen Fällen kommen später meistens noch cephalomeningitische Symptome (Kopfschmerzen, Opistotonus, Bewußtseinstrübung) hinzu.

Bei günstigem *Verlauf* einer Subarachnoidealblutung geht die Genesung ziemlich rasch vonstatten, so daß der Kranke nach zwei oder drei bis fünf Wochen ganz wiederhergestellt ist. Selten ist der Verlauf, wie in Fällen von BABINSKI-JUMENTIÉ, BITTORF und DUNN, protrahierter, was möglicherweise zum Teil in der Wiederholung der Blutung seine Ursache hat. Eine solche Wiederholung, im Verlauf der Krankheit, ist, nach den klinischen Symptomen zu urteilen, auch in anderen günstigen Fällen, wie bei ESKUCHEN, WESTERHUIS, DREYFUS, ANGLADA u. a., sehr wahrscheinlich. Wiederholte „initiale" Attacken während der ersten Krankheitstage waren in einigen meiner Fälle deutlich vorhanden. In seltenen Fällen (SCHRÖDER, RENAULT, MATZDORFF, SEVERIN und zwei meiner Fälle) hat sich offenbar die Blutung nach langer Frist von Monaten oder Jahren wiederholt. Eine Kranke MATZDORFFs wurde erst nach sechs Jahren völliger Gesundheit von einer Wiederholung der auch diesmal glücklich verlaufenden Krankheit betroffen. In meinen beiden Fällen waren die Patienten zehn bzw. sechs Jahre nach der letzten Manifestation der Krankheit noch ganz gesund und der Fall SEVERINs wurde elf Jahre hindurch verfolgt, ohne daß Anhaltspunkte für eine ernstere Krankheit sich nachweisen ließen.

In den Fällen, die tödlich enden, tritt der Tod zu einem Zeitpunkt ein, der von dem des Beginns der Erkrankung recht verschieden entfernt sein kann. Bei rascherem Krankheitsverlaufe handelt es sich um einige Stunden oder ein paar Tage, die nicht selten durch einen komaähnlichen Zustand gekennzeichnet sind. Mitunter tritt das Ende später, nach Tagen oder Wochen ein und die Symptome deuten dann meistens daraufhin, daß eine erneute, große Blutung kurz vor dem Tode hinzugekommen ist. Von einer etwaigen anderen Todesursache als der Blutung wird nicht gesprochen.

Diagnose. Solange eine tiefere Bewußtseinsstörung das Krankheitsbild beherrscht, ist die Differentialdiagnose undankbar, während des komaähnlichen Stadiums oft unmöglich. Dies hat seinen Grund nicht nur in all den verschiedenen möglichen Ursachen eines komaähnlichen Zustandes, sondern vor allem in der Schwierigkeit, eine rein subarachnoideale Blutung in diesem Stadium von einer gewöhnlichen, sog. cerebromeningealen zu unterscheiden. Die *cerebromeningeale Blutung* kann nämlich, wenn der Durchbruch in den Subarachnoidealraum sofort zustande kommt, ebenso wie die subarachnoideale, plötzlich einsetzende meningeale Reizungssymptome (Kopfschmerzen, Nackenstarre) und einen blutigen Liquor hervorrufen. Man tut daher gut, wenn man bei einer stärkeren, auf intracranielle Blutung hindeutenden Bewußseinsstörung in der Regel eine abwartende Stellung einnimmt und sich auf eine differentielle Diagnose der cerebromeningealen Blutung gegenüber zunächst nicht einläßt. Nur wenn Zeichen und Umstände da sind, die besonders für cerebrale Blutung sprechen, kann man schon in diesem Stadium sich für die Hirnblutung als die wahrscheinlichste entschließen. Als solche Anzeichen kann eine hochgradige Hypertrophie der linken Herzkammer, eine sehr hohe Blutdrucksteigerung und wohl auch in gewissem Grade ein höheres Lebensalter gelten. Es ist auch möglich, daß in den Fällen, wo eine Hemiparese mit gleichsinniger Abweichung der Augen und des Kopfes vorkommt, es für Gehirnblutung entscheidend ist, ob die Abweichung nach der nichtparetischen Körperseite gerichtet ist.

In den Fällen oder Stadien, wo die eventuelle Bewußtseinstrübung nur ganz leicht ist und wo *die Krankheit einer cerebrospinalen Meningitis* ähnelt, gibt es kaum ein einziges Symptom, das an und für sich mit Gewißheit besagt, daß die

Krankheit auf einem Bluterguß und nicht auf einer anderen Ursache beruht. In diesem Sinne von nicht zu unterschätzender Bedeutung sind aber bei erwachsenen Individuen die frühzeitig auftretenden, lokalisierten Krämpfe und die Muskelrigidität, die sehr frühzeitig und heftig auftretende Amblyopie oder Amaurose und endlich die sich rasch entwickelnde Stauungspapille. Bezeichnend für die meningitisähnlichen Formen der Krankheit ist aber nicht das Momentbild der Untersuchung, sondern vielmehr *der ganze Verlauf der Krankheit.* Eine meningitisähnliche Krankheit, die sehr heftig begonnen hat, deren Erscheinungen schon von Anfang an ihre volle Entwicklung erreicht haben und bei der dann eine ziemlich schnelle und allmähliche, mitunter von einer plötzlichen Exacerbation unterbrochene Besserung eintritt, recht bald, etwa in zwei bis drei Wochen, in Gesundheit ausgehend, eine solche Meningealkrankheit läßt eine subarachnoideale Blutung als wahrscheinlicher erscheinen als alle anderen Krankheiten. Die Wahrscheinlichkeit wird in hohem Grade vermehrt, wenn eine *genaue Beachtung des Krankheitsbeginnes* gezeigt hat, daß die Krankheit mit ganz plötzlich einsetzenden, schweren Kopfschmerzen und zuweilen mit einer bald auftretenden, oft rasch verschwindenden Herabsetzung des Bewußtseins begonnen hat. Sehr bezeichnend ist es, wenn diese plötzlich einsetzenden Symptome sich in erneuten Attacken wiederholen. Diese so charakteristische Plötzlichkeit des Krankheitsbeginnes kann allerdings in seltenen Fällen, insbesondere wenn Hämophilie oder eine hämorrhagische Diathese die Ursache ist, ganz fehlen.

Bei Beachtung dieser Kennzeichen ist die *klinische Erkennung der Krankheit in manchen Fällen schon ohne Lumbalpunktion leicht,* deren Ergebnis aber zur Bestätigung notwendig ist. In Fällen, wo die initialen Symptome uncharakteristisch sind, ist der Lumbalpunktionsbefund zur Unterscheidung von den verschiedenen akuten Leptomeningitiden ganz unumgänglich.

Auf eine genauere Besprechung der Differentialdiagnose der *verschiedenen Meningitiden* und *meningitisähnlichen Zuständen* (der Encephalitis, dem Gehirntumor, dem Hirnabsceß, der Sinusthrombose, der Urämie und der Hysterie) gegenüber kann hier verzichtet werden. Die Kenntnis der Hauptzüge des Krankheitsbildes der spontanen Subarachnoidealblutung nebst dem Befunde der Lumbalpunktion dürfte fast immer vor wirklichen Verwechslungen mit einer der genannten Krankheiten schützen.

Lokale Gehirnsymptome, auch in der Form der *Mono-* oder *Hemiparese,* schließen eine Subarachnoidealblutung nicht aus. Für eine meningeale Genese spricht es, wenn die Parese in einer Extremität unvollständig entwickelt, flüchtig und unbeständig ist, oder von Anfang an mit Rigidität oder Kontraktur der gleichen oder der anderen Extremitäten oder mit lokalen Zuckungen verbunden ist. Wenn die Parese nicht flüchtig ist, oder auch nur einige wenige Tage andauert, so ist die Möglichkeit einer primär cerebralen Genese schon handgreiflicher. In solchen Fällen ist es angebracht, ohne eine bestimmte Stellungsnahme, ganz einfach von einer subarachnoidealen Blutung mit leichten paretischen Symptomen zu sprechen, selbstverständlich vorausgesetzt, daß nicht andere für Hirnblutung besonders sprechende Umstände vorhanden sind (s. oben).

Bezüglich des diagnostischen Wertes des Babinskischen Zehenphänomens für die Entscheidung, ob der Schaden ein meningealer oder ein cerebraler ist, mag daran erinnert werden, daß in anatomisch bestätigten Fällen rein subarachnoidealer Blutung mit motorischen Lähmungs- oder Reizsymptomen dieses Symptom meistens und auch in dem eigenen Falle Babinskis, positiv war.

Das Auftreten von Paresen deutet auf eine verhältnismäßig starke Beschädigung eines Hirngebietes hin und dürfte m. E. auch als ein Hinweis darauf gelten, daß die Entstehung der Blutung in einem *nicht geringfügigen Aneurysma* zu suchen wäre.

Von anderen Zeichen, die ebenfalls auf eine derartige Genese mit größter Wahrscheinlichkeit hindeuten, sind hier zu nennen: anhaltende oder sich wiederholende, lokal beschränkte, einseitige Kopfschmerzen und vorübergehende lokale Reiz- oder Lähmungserscheinungen, die sich in Schüben wiederholen. Daß darüber hinaus noch alle die Zeichen, die auf eine überwiegend basale Ausbreitung der Blutung hinweisen, wie oben dargelegt wurde, in dieselbe Richtung weisen, sei hier nochmals bemerkt.

Eine subarachnoideale Blutung dürfte kaum je mit einem *pachymeningitischen Hämatome* verwechselt werden, wenigstens nicht wenn man den Fall in den ersten Tagen zu sehen bekommt. Dies schon aus dem Grunde, weil die *Spinalflüssigkeit beim Hämatom regelmäßig nicht blutig* ist. Es sei hier noch bemerkt, daß Unklarheit bezüglich der beim Hämatom zu erwartenden Eigenschaften der Spinalflüssigkeit und der diagnostischen Bedeutung einer echten Blutbeimengung zum Liquor lange bestanden hat (OPPENHEIM, DREYFUS, DUNN, REICHMANN) und sogar immer noch in Lehrbüchern (z. B. bei SCHLESINGER, DOMARUS) zu finden ist.

Ganz vereinzelt wird man einem Fall begegnen, wo alle Zeichen eine primäre, reine Subarachnoidealblutung durchaus wahrscheinlich machen, wo aber der weitere Verlauf doch eine zunehmende cerebromeningeale Blutung aufdeckt. Der anschließende Krankheitsverlauf, die stetige Besserung der Symptome bis zum vollständigen Verschwinden sind daher wichtig, um die Diagnose zu sichern.

Die Eignung der Lumbalpunktion zur Diagnose der subarachnoidealen Blutung gründet sich auf die recht zuverlässigen Kennzeichen, die zur *Unterscheidung einer echten*, schon vorher stattgefundenen *Blutung von der* durch den Punktionsstich *künstlich hervorgerufenen* dienen. In den meisten Fällen ist bei echter Blutung die Verteilung des Blutes in der Cerebrospinalflüssigkeit ganz gleichmäßig, was sich am besten wahrnehmen läßt, wenn man den Liquor während des Abziehens in verschiedene Gläschen auffängt. Eine Gerinnselbildung tritt dann nicht auf, die Blutkörperchen sinken aber langsam zu Boden und der so gebildete Bodensatz läßt sich leicht aufschütteln. Wenn die Blutung nicht ganz frisch, sondern wenigstens einen oder zwei Tage alt ist, hat die von den Blutkörperchen befreite Flüssigkeit eine mehr oder weniger starke, abnorme, rote, gelbe oder gelbbraune Farbe angenommen. In den vorgeschritteneren Stadien macht sich die Verfärbung des Liquors bei immer mehr abnehmendem Gehalt an roten Blutkörperchen bemerkbar. Bei artifizieller Blutung ist eine stärkere Blutbeimengung nicht gewöhnlich. Mitunter bekommt man bekanntlich augenscheinlich reines Blut, wenn die Nadelspitze in einer lädierten Vene des epiduralen Venenplexus stecken geblieben ist. Häufiger ist eine mäßige oder eine ganz geringe, vielleicht erst mikroskopisch wahrnehmbare Blutbeimengung die unbeabsichtigte Folge des Stiches. Besonders bei einer etwas stärkeren Blutbeimengung kann man einen kleinen Kunstgriff benutzen, der darin besteht, daß man durch gelinde Vor- oder Rückwärtsbewegung der Nadel deren Spitze von der blutenden Stelle zu entfernen versucht. Bekommt man dann eine an Blut deutlich ärmere oder gar eine, wenigstens makroskopisch, blutfreie Flüssigkeit, so kann man sicher sein, daß die Blutbeimengung artifiziell war. Auch ohne diesen Kunstgriff ist bei mäßiger Stichblutung die Verteilung des Blutes in der Regel ungleichmäßig. Hat die durch den Stich hervorgerufene Blutung eine sehr stark blutige Flüssigkeit geliefert, so tritt danach in derselben eine deutliche Gerinnselbildung ein. Zu bemerken ist, daß bei einer beträchtlichen Stichblutung die von Formelementen befreite Flüssigkeit schon wegen der Eigenfarbe des Blutserums eine leicht gelbliche Farbe annehmen kann. Man kann daher eine schwache Liquorfarbe bei stärkerer Blutbeimengung nur mit Vorsicht als diagnostisches Merkmal verwenden. Die Kennzeichen der echten, nicht artifiziellen

Blutung sind also vor allem die gleichmäßige Verteilung des Blutes und das Ausbleiben der Fibrinbildung in dem abgezogenen Liquor. Erst wenn der Blutkörperchengehalt verhältnismäßig gering oder die Färbung der Flüssigkeit verhältnismäßig stark ist, bekommt, bei entsprechender Anamnese, die Farbenveränderung eine entscheidende Bedeutung.

Die mikroskopische Untersuchung des Liquorsedimentes kann zuweilen durch den Nachweis von destruierten Erythrocyten oder von Makrophagen den echten Charakter der Blutung ersichtlich machen. Zur Entscheidung, ob nicht in einem bestimmten Falle eine akute infektiöse Meningitis mit sekundärer Blutung vorliegt, kann die bakteriologische und chemische Untersuchung beitragen. Die Anzahl der Leuko- und Lymphocyten im Liquor dürfte nur im allerersten Stadium der Krankheit von Bedeutung sein für die Entscheidung, ob eine primäre infektiöse Meningitis vorhanden ist. Schon die durch die Blutung hervorgerufene aseptische Meningealreizung kann ja, wie oben erwähnt wurde, später zu einer bedeutenden Liquorpleocytose führen.

Prognose. Wenn auch seit alters her die Vermutung von verschiedenen Seiten (PRUS, HASSE, GOWERS u. a.) ausgesprochen wurde, daß gelindere Subarachnoidealblutungen in Genesung übergehen können, so war die allgemein verbreitete Auffassung doch die, daß die Krankheit fast ausnahmslos zum Tode führen müsse. *Diese Auffassung*, die ich auch in den heutigen Lehr- und Handbüchern im allgemeinen vertreten finde, *muß endlich* nach den während der letzten 20—30 Jahre gesammelten Erfahrungen *wesentlich geändert werden*. Unter den 62 Fällen, die ich aus der Literatur gesammelt habe, endeten nicht weniger als 41 mit Genesung. Von meinen eigenen 15 Kranken genasen 12. FLATAU und GOLDFLAM sprechen von ähnlichen günstigen Erfahrungen. Es ergibt sich hieraus, daß die spontane Subarachnoidealblutung ohne Zweifel in weit mehr als der Hälfte der Fälle eine quoad vitam günstige Prognose hat.

Die *Prognose im einzelnen Falle* muß aber, da die bisher bekannte Sterblichkeitsziffer immerhin groß ist, selbstverständlich mit großer Vorsicht gestellt werden. Besonders gilt dies im initialen Stadium, da oft auch die Diagnose nicht ganz feststeht. GOLDFLAM behauptet, daß die zwei ersten Tage, hinsichtlich der Gefahr eines tödlichen Ausganges, am kritischsten sind. Die von mir gesammelte Kasuistik zeigt aber, daß etwa in 65% der tödlichen Fälle der Tod später als am zweiten Tage und oft bedeutend später eingetreten ist. Die Fälle, wo es zu einer initialen, stärkeren Beeinträchtigung des Bewußtseins gekommen ist, sind offenbar bedrohlicher als diejenigen, wo derartige Störungen entweder geringfügig sind oder ganz fehlen. Hier ist die Prognose tatsächlich meistens gut. Die Möglichkeit einer später eintretenden, ungünstigen Wendung kann aber nicht von der Hand gewiesen werden und mahnt daher in jedem Falle zur Vorsicht.

Über das *weitere Schicksal* der von der Krankheit Genesenen hatte man früher kaum irgendwelche Erfahrungen gesammelt. Meine überlebenden Patienten waren alle noch viele Jahre nach durchgemachter Krankheit gesund. Ähnliche Angaben über mehrjährige Gesundheit findet man auch bei ROEMCKE-USTVEDT und SEVERIN und in einigen von DUNNS Fällen. In den Fällen, wo eine die Blutung hervorrufende Grundkrankheit, wie Syphilis, Hämophilie oder eine hämorrhagische Diathese, vorliegt, werden selbstverständlich die Aussichten der Kranken auch durch die Prognose der Grundkrankheit beeinflußt.

Therapie. Es ist zweckmäßig, den von einer spontanen Subarachnoidealblutung Befallenen zuerst nach den bekannten Regeln, die bei der gewöhnlichen Hirnblutung üblich sind, zu behandeln.

Begreiflicherweise ist die *Lumbalpunktion* bei dieser Krankheit als therapeutisches Mittel versucht worden. Viele Autoren, wie z. B. FORSHEIM, PETRÉN,

FLATAU, INGVAR, GOLDFLAM, HERMAN, HESS empfehlen eine ausgedehnte Anwendung dieser Behandlung. Andere, wie AUBERT und CLARET, sehen sogar in dieser Methode ein Mittel von lebensrettender Bedeutung. Vielleicht geht man aber mit derartigen begeisterten Äußerungen etwas zu weit. Meinen Erfahrungen nach *verlaufen die meisten Fälle auch ohne* die empfohlene, *wiederholte* Verwendung der *Punktion doch günstig. Außerdem ist die Lumbalpunktion bei bestehender oder kurz vorher abgeschlossener Blutung nicht immer harmlos.* Besonders in Anbetracht der oben eingehend erörterten Möglichkeit, daß auch die ganz primär auftretende Blutung ihre Ursache in einem rupturierenden, latenten Aneurysma haben kann, ist bei Indikationstellung und Ausführung des Eingriffes alle Vorsicht vonnöten. Mitteilungen von KRÖNIG, SERGENT-GRENET, INGVAR und ROEMCKE-USTVEDT können als Belege für die Möglichkeit unerwünschter Zwischenfälle dienen. Bei therapeutischer wie bei diagnostischer Lumbalpunktion muß daher bei dieser Krankheit mit großer Vorsicht vorgegangen werden. Das Abfließen des Liquors muß jedenfalls sehr langsam geschehen, und der Kranke muß sich selbstverständlich in liegender und nicht wie in dem Falle von SERGENT-GRENET, in sitzender Stellung befinden. Das Einhalten dieser Vorsichtsmaßregeln dürfte wohl die Unschädlichkeit des Eingriffes verbürgen.

Literatur.

ACHARD et PAISSEAU: Bull. Soc. méd. Hôp. Paris, III. s., **21**, 425 (1904). — ALTERMANN: Les hémorrhagies méningées au cours des méningites tuberculeuses. Thèse de Paris **1912**. — ANTONI: Acta Soc. med. suecanae **53**, 194 (1927). — Sv. Läkartidn. **1931**, Nr 36. — AUBERT: Les hémorrhagies méningées. Thèse de Paris **1912**.

BABINSKI et JUMENTIÉ: Bull. Soc. méd. Hôp. Paris **1912**, 744. — BARD: C. r. Soc. Biol. Paris **55**, 1498 (1903). — BAUER: Arch. gén. Méd. **192 II**, 3026 (1903). — BAUR: Arch. Méd. mil. **63**, 608 (1914). — BERNARD: Zit. nach VIGNERAS. — BITTORF: Dtsch. Z. Nervenheilk. **54**, 375 (1915/16). — BLOM: Norsk. Mag. Laegevidensk. **1920**, 551. — BOINET: Revue neur. **7**, 273 (1899).

CHAUFFARD et FROIN: Presse méd. **11 II**, 756 (1903). — CHAUFFARD, FROIN et BOIDIN: Presse méd. **11 I**, 461 (1903). — CLARET: Arch. Méd. mil. **63**, 617 (1914). — CORDIER: Lyon méd. **123**, 127 (1914). — COURMONT et CADE: Arch. de Neur. **10** (1900).

DEJERINE: Revue neur. **16**, 706 (1908). — DOMARUS, A. v.: Grundriß der inneren Medizin, 5. Aufl. Berlin 1931. — DREYFUS: Münch. med. Wschr. **1914 I**, 500. — DUNN: Amer. J. med. Sci., N. s. **163**, 819 (1922).

EHRENBERG: Hygiea (Stockh.) **1912**, 849. — Till kännedomen om s. k. spontan subarachnoidealblödning. Uppsala 1924. — ESKUCHEN: Z. Neur. **47**, 331 (1919).

FAIGE: Hémorrhagies méningées simulantes la méningite cérébrospinale. Thèse de Paris **1910**. — FINKELNBURG: Die Erkrankungen der Meningen. Handbuch der Neurologie von LEWANDOWSKY, Bd. 2,1, S. 1078. Berlin 1910. — FLATAU: Gaz. Hôp. **94**, 1077 (1921). — FOLLET et CHEVREL: Gaz. Hôp. **83**, 547 (1910). — FORSHEIM: Dtsch. Z. Nervenheilk. **49** (1913). — FROIN: Les hémorrhagies sous-arachnoidiennes et le mécanisme de l'hématolyse en général. Thèse de Paris **1904**. — FROIN et BOIDIN: Gaz. Hôp. **77**, 9 (1904). — FÜRBRINGER: Berl. klin. Wschr. **1895 I**, 272.

GALLIARD et BOYÉ: Bull. Soc. méd. Hôp. Paris, III. s. **27**, 1268 (1909). — GINTRAC: Les maladies de l'appareil nerveux, Tome 1 et 2. Paris 1869. — GOLDFLAM: Dtsch. Z. Nervenheilk. **76** (1923). — GOWERS: Diseases of the nervous system, Vol. 2. London 1888. — GRIOLET: Progrès méd. **1912**, 46. — GUILLAIN: Presse méd. **1915**, 441; **1918**, 449. — GUILLAIN et BARRÉ: Bull. Soc. méd. Hôp. Paris **1916**, 1475. — GUILLAIN et VINCENT: Semaine méd. **1909**, 505.

HASSE: Krankheiten des Nervenapparates. VIRCHOWS Handbuch der Speziellen Pathologie und Therapie, Bd. 4, Abt. 1. Erlangen 1855. — HASSELT, v.: Nederl. Tijdschr. Geneesk. Reihe 2, **53**, 1516 (1917). — HENNEBERG: Neur. Zbl. **19**, 374 (1900). — HERFORD, Friedreichs Bl. **56**, 269 (1905); **57**, 54 (1906). — HERMANN: Z. Neur. **105**, 667 (1926). — HESS: Klin. Wschr. **1929 II**, 1672. — HOWARD TOOTH: Cerebral Haemorrhage. A system of Medicine. London: T. C. Allbutt 1901.

INGVAR: Nouv. iconogr. Salpêtrière **28**, 313 (1918).

JACKSON: Lancet **1869**. Zit. nach HERFORD. — JOLTRAIN: Gaz. Hôp. **79**, 1507 (1906).

KRÖNIG: Verh. Kongr. inn. Med., **14**. Kongr., Diskuss. Wiesbaden **1896**, 278.

LAIGNEL-LAVASTINE et BLOCH: Bull. Soc. Anat. Paris VI. u. VII. s. **85**, 967 (1910). — LAMY: Bull. Soc. méd. Hôp. Paris, III. s. **20**, 1123 (1903). — LAUNOIS et MAUBAN: Arch. gén. Méd. **192 II**, 2561 (1903). — LEMIERRE et GOUGÉROT: Gaz. Hôp. **80**, 1335 (1907). — LEOPOLD: J. amer. med. Assoc. **1914**, 1362. — LETULLE et LEMIERRE: Bull. Soc. méd. Hôp. Paris, III. s., **21**, 1121 (1904).

MATZDORFF: Z. Neur. **89**, 247 (1924). — MEYLAHN: Dtsch. Z. Nervenheilk. **78**, 78 (1923). — MILLIAN: Gaz. hebd. Méd. et Chir., N. s. **7**, 733 (1902).

NICOLAYSEN: Acta med. scand (Stockh.) **62**, 392 (1925). — NORDMARK: Sv. Läkartidn. **1929**. — NOTHNAGEL: Wien. med. Presse **43**, 1218 (1902).

OLLIVIER: Zit. nach VIGNERAS.

PAVY: Les hémorrhagies meningées à forme méningitique. Thèse de Montpellier **1905**. — PERRIN: Rev. méd. Est. **39**, 243 (1907). — PETRÉN: Nervsjukdomarne, Lärobok för intern med., 1. u. 2. Aufl. København 1916, 1921. — Dtsch. Z. Nervenheilk. **101**, 308 (1928). — POROT: Rev. Méd. **28**, 38 (1908). — PRUS: Mém. Acad. roy. Méd. **11**, 18 (1845).

QUINCKE: Über Lumbalpunktion. Die deutsche Klinik am Eingang des 20. Jahrhunderts, Bd. 6, Abt. 1, S. 351.

RABOW: Berl. klin. Wschr. **1874 I**, 653. — REICHMANN: Dtsch. Z. Nervenheilk. **81**, 304 (1924). — RENAULT et FOIX: Bull. Soc. méd. Hôp. Paris, III. s., **26**, 205 (1908). — RIMBAUD: Montpellier méd. **1922**. — ROEMCKE u. USTVEDT: Norsk. Mag. Laegevidensk. **1929**, 441. — ROUBIER: Lyon méd. **120**, 476 (1913). — ROY et LÉVY: Bull. Soc. méd. Hôp. Paris, III. s., **29**, 842 (1910).

SCHLESINGER, H.: Krankheiten der Meningen. Spezielle Pathologie und Therapie innerer Krankheiten, herausgeg. von KRAUS u. BRUGSCH, Bd. 10, Teil 2. Berlin u. Wien 1924. — SCHROEDER: Bibl. Laeg. (dän.) **111**, 319 (1919). — SERGENT et GRENET: Bull. Soc. méd. Hôp. Paris **25**, 886 (1908). — SERRES: Zit. nach PRUS. — SEVERIN: Klin. Wschr. **1926 II**, 2188.

TUFFIER et MILLIAN: Presse méd. **10 I**, 221 (1902).

WESTERHUIS: Nederl. Tijdschr. Geneesk., Reihe 2, **53**, 2, 702 (1917). — WIDAL: Presse méd. **11 I**, 413 (1903). — WIDAL et JOLTRAIN: C. r. Soc. Biol. Paris **66**, 927 (1909). — WIDAL et MERKLEN: Bull. Soc. méd. Hôp. Paris **1899**. Zit. nach VIGNERAS.

VIGNERAS: Les hémorrhagies méningées spinales. Thèse de Paris **1908**. — VORDERBRÜGGE: Meningealapoplexie. Inaug.-Diss. München 1898.

Namenverzeichnis.

Die *kursiv* gedruckten Ziffern weisen auf die Literaturverzeichnisse hin.

Sachverzeichnis.